Genética

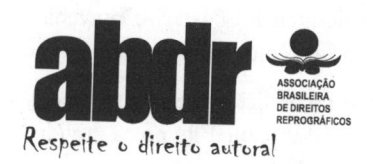

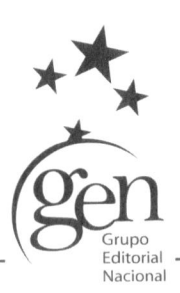

O GEN | Grupo Editorial Nacional – maior plataforma editorial brasileira no segmento científico, técnico e profissional – publica conteúdos nas áreas de ciências da saúde, exatas, humanas, jurídicas e sociais aplicadas, além de prover serviços direcionados à educação continuada e à preparação para concursos.

As editoras que integram o GEN, das mais respeitadas no mercado editorial, construíram catálogos inigualáveis, com obras decisivas para a formação acadêmica e o aperfeiçoamento de várias gerações de profissionais e estudantes, tendo se tornado sinônimo de qualidade e seriedade.

A missão do GEN e dos núcleos de conteúdo que o compõem é prover a melhor informação científica e distribuí-la de maneira flexível e conveniente, a preços justos, gerando benefícios e servindo a autores, docentes, livreiros, funcionários, colaboradores e acionistas.

Nosso comportamento ético incondicional e nossa responsabilidade social e ambiental são reforçados pela natureza educacional de nossa atividade e dão sustentabilidade ao crescimento contínuo e à rentabilidade do grupo.

Genética

GEORGE W. BURNS
Emeritus, Ohio Wesleyan University

PAUL J. BOTTINO
University of Maryland

Tradutores

JOÃO PAULO DE CAMPOS
Professor Adjunto de Bioquímica do Instituto de
Ciências Biomédicas da UFRJ.
Professor Titular de Bioquímica das Faculdades
de Medicina e Enfermagem de Teresópolis

PAULO ARMANDO MOTTA
Professor Adjunto do Instituto de
Biologia da UFRJ e do
Instituto de Biologia da UFF

Revisor Técnico

PAULO ARMANDO MOTTA

Sexta edição

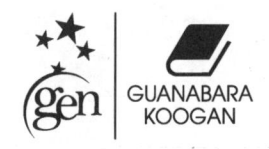

Título do original inglês
The Science of Genetics
Copyright © 1989 by Macmillan Publishing Company,
a division of Macmillan, Inc.

Direitos exclusivos para a língua portuguesa
Copyright © 1991 by
EDITORA GUANABARA KOOGAN LTDA.
Uma editora integrante do GEN | Grupo Editorial Nacional

Travessa do Ouvidor, 11
Rio de Janeiro, RJ — CEP 20040-040
Tels.: (21) 3543-0770 / (11)5080-0770 | Fax: 21-3543-0896
www.grupogen.com.br | faleconosco@grupogen.com.br

CIP-BRASIL. CATALOGAÇÃO-NA-FONTE
SINDICATO NACIONAL DOS EDITORES DE LIVROS, RJ.

B977g

Burns, George W., 1913-
Genética / George W. Burns, Paul J. Bottino ; tradutores João Paulo de Campos, Paulo Armando Motta ; revisor técnico Paulo Armando Motta. - [Reimpr.]. - Rio de Janeiro : Guanabara Koogan, 2019.

Tradução de: The Science of Genetics (6. ed.)
Apêndice
Contém glossário
Inclui bibliografia e índice
ISBN 978-85-277-0184-6

1. Genética. I. Bottino, P J. II. Título.

08-2366.	CDD 575.1	
	CDU 575	

PREFÁCIO

Os conhecimentos de genética vêm se expandindo a uma velocidade espantosa, que ultrapassa os limites da compreensão em um fator de quase oito vezes durante uma carreira universitária de quatro anos de duração. É importante incluir, em qualquer relançamento de um texto, tanto quanto possível, os conhecimentos mais recentes, sem, todavia, atingir uma exagerada dimensão enciclopédica. Nosso enfoque geral tem sido atualizar este livro sem alterar-lhe os aspectos básicos, de grande aceitação entre os usuários de nossos lançamentos anteriores.

Esta edição inclui um maior rearranjo de tópicos, bem como um novo capítulo introdutório que pretende desenvolver o conceito de gene sob uma perspectiva histórica; foi ele escrito primariamente para promover o interesse do estudante. Alguns capítulos acham-se reunidos em outros, isolados: a determinação do sexo, com a herança ligada ao sexo; os alelos múltiplos, com a genética dos grupos sanguíneos; e a herança poligênica, com a estatística. Foram incluídos capítulos inteiramente novos sobre mutação e DNA recombinante. Os que tratam da estrutura e funcionamento do DNA e expressão gênica foram deslocados para o início do livro, de modo que quase todos os tópicos, exceto a genética mendeliana, possam ser tratados a nível molecular. Os capítulos sobre os aspectos moleculares permanecem em um bloco, a fim de atendermos aos professores que preferem iniciar o curso com este material. O texto recebeu, além dos assuntos novos nele contidos, a inclusão de adendos para cobrir tópicos inéditos, ou controversos, em genética. Novos problemas foram acrescentados e outros, de edições antigas, mantidos, visando a conduzir o estudante às etapas necessárias de raciocínio para chegar à total compreensão dos princípios genéticos. Uma calculadora será útil na resolução de muitos destes problemas.

Várias pessoas prestaram-nos relevante auxílio durante o preparo desta edição. Muitas foram mencionadas nas legendas das figuras que gentilmente nos forneceram. Vários colegas da Universidade de Maryland nos ajudaram ao longo dos anos, estimulando discussões e informações. Dentre eles, mencionamos Neal Barnett, Steve Wolniak, John Watson, Richard Imberski. Em seguida registramos os nomes de nossos revisores, responsáveis por grande soma de críticas construtivas (mas, como de hábito, a responsabilidade final recai inteiramente sobre os autores): Alan G. Atherly, Iowa State University; Glenn C. Bewley, North Carolina State University; Darrel S. English, Northern Arizona University; John Erickson, Western Washington University; David J. Fox, Biological Consultants; Jack R. Girton, Iowa State University; Robert M. Kitchin, University of Wyoming; Joyce B. Maxwell, California State University, Northridge; B. W. Mortimore, Graceland College; Harry Nickla, Creighton University; Gene A. Pratt, University of Wyoming; Earline Rupert, Clemson University; David Sadava, Claremont Colleges; Alvin Sarachek, Wichita State University; e Dan R. Varney, Eastern Kentucky University. Além dos revisores, recebemos a valiosa assistência de nossa editora, Barbara Branca. Duas pessoas da Macmillan mostraram-se muito solícitas e merecem um registro especial: Dora Rizzuto, Supervisora de Produção, pela sua paciência infinita, e Alma Orenstein, *designer*, pelo aspecto moderno e expressivo, que contribuiu para o novo visual deste livro. Finalmente, agradecemos a nossas esposas, Hermine e Ann, por seu apoio e encorajamento.

G.W.B.
P.J.B.

CONTEÚDO

Genética

1

INTRODUÇÃO À GENÉTICA

Que é a ciência da **genética?** Muito simplificadamente, é o estudo de dois tópicos principais, **herança** e **variação**. A herança é a causa das semelhanças entre indivíduos. Esta é a razão pela qual irmãos e irmãs com os mesmos pais assemelham-se uns aos outros. Variação é a causa das diferenças entre indivíduos. É por esse motivo que irmãos e irmãs que realmente se assemelham uns aos outros ainda são indivíduos únicos. A ciência da genética tenta explicar o mecanismo e a base tanto para as semelhanças quanto para as diferenças entre indivíduos aparentados.

Além do entendimento dos mecanismos de herança e variação, a genética também abrange outros assuntos interessantes. A explicação para a tremenda variação encontrada em todas as formas de vida é uma das principais questões de que cuida a genética. Essa variação fornece a matéria-prima na qual agem os processos de especiação. Outra área de interesse dos geneticistas é a questão do desenvolvimento: Todos os organismos começam seu ciclo vital como uma só célula, mas nas formas multicelulares esta única célula origina o organismo multicelular complexo, contendo numerosos tipos de células. Como ocorre esse processo de desenvolvimento é uma das principais questões em genética.

Desde o início da domesticação de plantas e animais por seres humanos, foram aplicados princípios genéticos à sua melhora para o consumo humano. De início, as pessoas escolhiam apenas as plantas e animais mais desejáveis para produzir a geração seguinte. Quando se tornaram conhecidas as bases científicas dessas características, foram aplicados princípios genéticos específicos à reprodução de plantações e animais para uso em ambientes específicos.

Os aspectos médicos da genética estão entre as mais recentes aplicações. Há atualmente cerca de três mil doenças hereditárias humanas. Muitos leitos hospitalares são ocupados por pessoas com essas doenças, a maioria delas incurável. O conhecimento da natureza e do padrão de herança dessas doenças permite que os consultores genéticos* dêem informações significativas a casais jovens, para que façam decisões inteligentes quanto ao planejamento de suas famílias.

Finalmente, as aplicações no novo campo da biotecnologia estão dando importantes contribuições à medicina, diagnosticando e tratando doenças, e à agricultura, desenvolvendo novas variedades de plantas e animais para a alimentação.

DESENVOLVIMENTO DO CONCEITO DE GENE

A genética gira em torno de um conceito central, o **gene**. Desde a década de 1860, os geneticistas têm devotado seus esforços à definição e ao entendimento desse tema central. Para apreciar esse fato, devemos lembrar que desde o começo dos tempos os homens têm tentado explicar os padrões de sua herança, observados em populações. A maioria das teorias incorretas, para explicar a herança, baseava-se em uma idéia central, a fusão ou mistura de características dos dois genitores na produção da prole, que aparecia intermediária entre eles.

---

*N.R.: Como não se deve dar conselhos, e sim informações, o termo *counselor* foi traduzido como consultor.

Houve várias teorias propostas para explicar o mecanismo dessa herança por fusão; contudo, a explicação correta veio com a publicação do trabalho de **Gregor Mendel** (Fig. 1.1) em 1866. Baseando-se em experiências de hibridação com ervilhas, Mendel propôs o conceito de unidades hereditárias. Números iguais dessas unidades (fatores) eram herdados de cada genitor e determinavam as características observáveis dos híbridos. Essa foi a primeira conceituação do que atualmente é referido como herança *particulada*. As características em si não são herdadas, mas as partículas, unidades ou fatores que determinam ou controlam os caracteres observáveis são transmitidos dos pais aos filhos. O aparecimento do caráter no filho é determinado pela particular combinação de fatores herdados dos dois genitores. Este foi o início do conceito de um gene, sendo gene o termo moderno para as unidades ou partículas hereditárias descritas originalmente por Mendel.

O significado do trabalho de Mendel não foi levado em conta e ficou quase desconhecido até 1900, quando foi independentemente redescoberto por três biólogos: **Hugo de Vries, Carl Correns** e **Erik von Tschermak.** De 1866 a 1900 desenvolveram-se outros ramos da biologia, em particular a citologia, de modo que em 1902 **Walter S. Sutton** propôs a *teoria cromossômica da herança,* na qual postulava que os recém-descobertos fatores hereditários estavam fisicamente localizados nos cromossomos. Isto se baseou principalmente no comportamento paralelo entre os pares de fatores e os pares de cromossomos durante a meiose. Esta teoria foi importante porque forneceu um mecanismo de transmissão para explicar o comportamento dos recém-descobertos fatores mendelianos.

A teoria cromossômica da herança era apenas isto — uma teoria. Começou a corrida para converter esta teoria em fato. Primeiro, **William Bateson** (Fig. 1.2), em 1906, realmente descobriu o princípio da ligação *(linkage)*, um conceito muito importante em genética, de vários fatores associados em cada cromossomo. No entanto, não conseguiu explicar corretamente esse fenômeno. Bateson recebeu mais crédito pelo desenvolvimento da ciência da genética. Muitos o consideram o real fundador da ciência, depois das descobertas originais de Mendel. Ele foi o primeiro a promover a tradução inglesa do trabalho de Mendel, e a mostrar que a teoria de Mendel também se aplicava a animais. Bateson criou diversos dos termos que usamos hoje, incluindo o nome *genética* para o novo campo. O atual termo *gene* foi primeiro usado em 1909 por W. Johannsen.

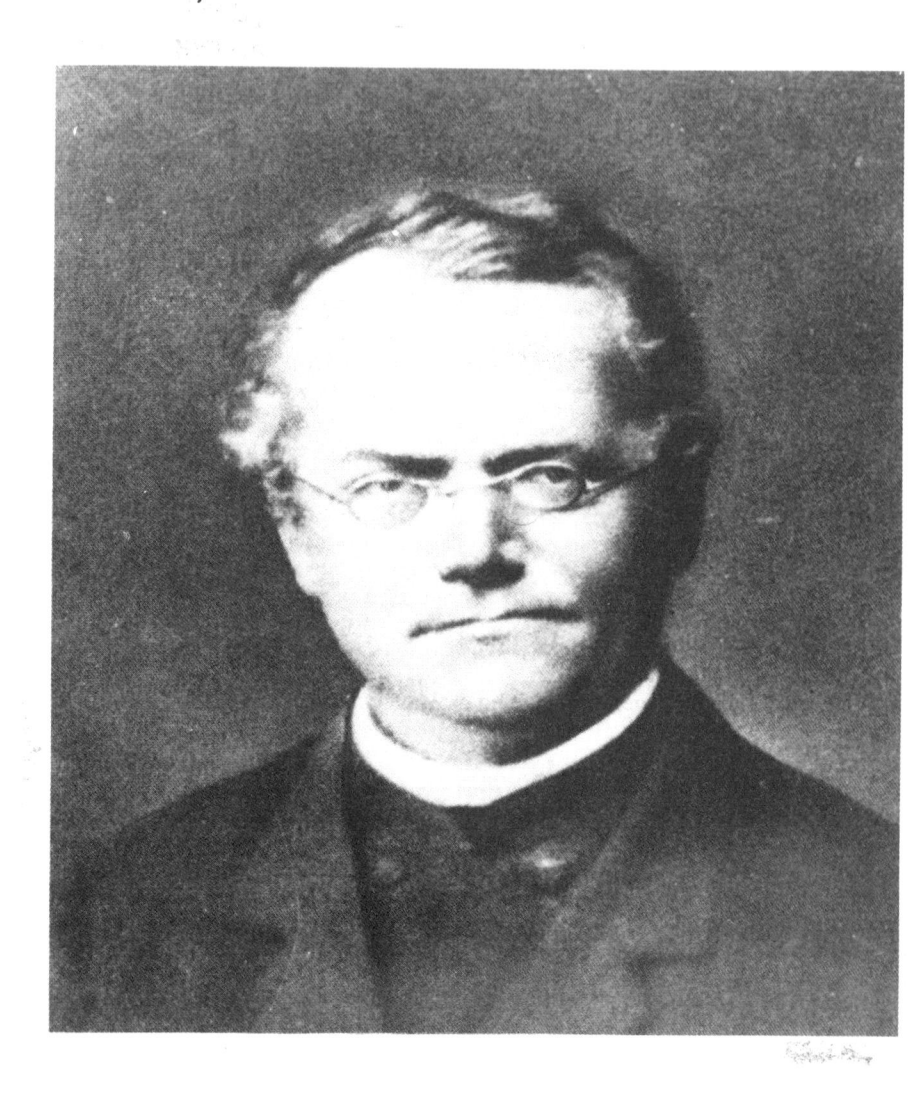

Fig. 1.1 *Gregor Mendel, Ca 1860.* (Foto usada exclusivamente com a permissão do Dr. Hugh Iltis, Departamento de Botânica, Universidade de Wisconsin.)

Começando em torno de 1912, o centro de contribuição para a genética mudou-se da Europa para os Estados Unidos, e para o laboratório de **Thomas Hunt Morgan** na Universidade de Columbia. Inicialmente, Morgan era cético quanto à teoria cromossômica de herança, mas com o elegante trabalho de três estudantes de doutoramento, **C. B. Bridges, H. J. Muller** e **A. H. Sturtevant,** Morgan transformou a teoria cromossômica da herança no conceito da localização dos genes em uma disposição linear em cada cromossomo. Realizando amplas experiências de cruzamentos na mosca de frutas *Drosophila melanogaster,* Morgan e seus estudantes conseguiram demonstrar que os genes da mosca eram ligados em grupos em cada um dos cromossomos. Esta ligação só podia ser rompida pelo processo ordenado de recombinação *(crossing-over).* Analisando cuidadosamente os resultados dos cruzamentos e usando os dados de recombinação, podiam construir um mapa físico de cada cromossomo, mostrando a localização relativa de cada gene e suas distâncias relativas.

Com a publicação em 1926 do livro de Morgan, *The Theory of the Gene* (A Teoria do Gene), foi finalmente assegurado que a herança é devida a unidades transmitidas de genitor para filho, que se comportavam de modo ordenado regular. Esse campo de investigação dos genes partiu então para uma nova direção, o papel dos genes no desenvolvimento. Isto foi muito facilitado pela descoberta por Muller, em 1927, de que os raios X causam mutações e que essas mutações gênicas alteram os padrões de desenvolvimento normal das moscas. Em 1937, **Richard Goldschmidt** tentou definir um gene com base em sua ação fisiológica inferida no desenvolvimento do olho na *Drosophila.* Sua conclusão foi de que os genes existem como pontos em um cromossomo e têm de estar dispostos em uma ordem certa para controlar o processo normal de desenvolvimento do olho. As mutações que resultavam em desenvolvimento ocular normal eram causadas por perturbação do arranjo correto dos genes no cromossomo. Goldschmidt tentou criar uma interpretação química para suas idéias, mas não tinha qualquer evidência experimental. Sua principal contribuição pode ter sido a de estimular a exploração de questões sobre a natureza química do gene.

Se há uma transição da genética mendeliana clássica para a genética moderna, ela é marcada por uma mudança de pensamento do mecanismo de herança para a base química da herança. As questões modernas da genética centralizaram-se na natureza química do gene e na forma como ela age para produzir as características observáveis dos organismos vivos. O pensamento nesta área realmente começou após a redescoberta do trabalho de Mendel com **A. E. Garrod** e sua teoria sobre os *erros inatos do metabolismo.* Garrod propôs que certas doenças metabólicas em seres humanos eram herdadas e tinham fatores mendelianos como base. Foram precisos 35 anos para que suas idéias fossem relembradas e consideradas importantes contribuições em genética.

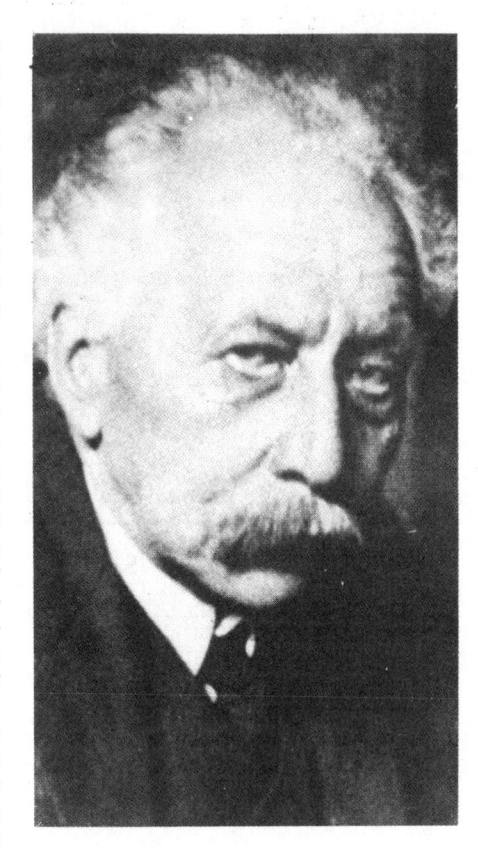

Fig. 1.2 *William Bateson.* (Usado com permissão da Genetics Society of America.)

No início da década de 1940, foram feitas duas descobertas significativas sobre a natureza química do gene. No laboratório de **Oswald Avery** estabeleceu-se que os genes eram compostos de um tipo específico de ácido nucleico — o ácido desoxirribonucleico (DNA de *deoxyribonucleic acid*) —, e não de proteína. Avery e dois colegas, **C. M. MacLeod** e **M. McCarty,** conseguiram demonstrar que, quando o DNA de bactérias mortas causadoras de pneumonia (virulentas) era incorporado em bactérias não virulentas, estas se transformavam em virulentas. Alguns autores consideram que esse foi o começo do que atualmente chamamos **genética molecular.** As investigações sobre os genes focalizaram-se daí em diante no DNA, sua estrutura e função, na produção das características hereditárias do organismo.

Em segundo lugar, ao estudar a base bioquímica da cor dos olhos da *Drosophila,* **George Beadle** e **E. L. Tatum** conseguiram demonstrar que a falta da cor castanha em vários mutantes era devida a um defeito em uma etapa na biossíntese do pigmento castanho. Afinal, demonstraram que cada uma das etapas na síntese do pigmento ocular castanho era devida a um gene isolado. Isto os levou à famosa hipótese de **um gene-uma enzima,** que propunha que a ação de cada gene era através da síntese de uma proteína (enzima), que por sua vez catalisa uma determinada reação química. Conseguiram testar e provar essa hipótese usando um grande número de mutantes do fungo *Neurospora.* Na maioria dos casos, cada mutação era devida a uma alteração de um só gene. Com essas duas descobertas começou um novo nível de investigação em genética — a base molecular da herança.

Em 1953, uma das mais significativas descobertas do século 20 em biologia foi feita por **James Watson** e **Francis Crick.** Seu trabalho, publicado na revista inglesa *Nature,* começava assim: "Desejamos sugerir uma estrutura para o sal do ácido desoxirribonucleico (D.N.A.)." Nesse trabalho e em outro subseqüente propuseram a estrutura molecular do DNA e conseqüentemente a composição molecular do gene.

O gene podia então ser redefinido em termos moleculares. Para fazer isto, o físico transformado em biólogo **Seymour Benzer** publicou os resultados de diversos estudos genéticos no T4, um vírus da *Escherichia coli,* a bactéria comum do intestino. Examinando grande número de gerações do vírus, Benzer conseguiu demonstrar *crossing-over* dentro de um gene, mostrando que produtos proteicos de dois diferentes genes normais funcionavam juntos em mutantes combinados, produzindo o fenótipo normal, e tentando mapear os locais mutantes em unidades moleculares ao longo da molécula do DNA. Simplificadamente, Benzer conseguiu demonstrar que a disposição linear de genes nos cromossomos, como mostrado por Morgan, estendia-se até a molécula de DNA constituinte do cromossomo. O trabalho de Benzer conseguiu definir o gene em termos de função, recombinação e mutação e definir uma estimativa precisa de tamanho molecular dos componentes gênicos conceituais.

Agora que eram conhecidas a composição química e a estrutura dos genes, restavam duas partes da história dos genes para se determinar: o mecanismo de regulação da atividade dos genes e a maneira pela qual a informação codificada no DNA era traduzida para proteínas. Apesar de se saber há vários anos que os produtos finais da maioria dos genes eram proteínas, não se sabia como era regulada a atividade de genes individuais. Em 1961, foram **François Jacob** e **Jacques Monod** que finalmente forneceram evidências genéticas de um mecanismo de regulação gênica em bactérias, atualmente chamado **operon**. O operon consiste de uma série de regiões genéticas, interagindo de modo a regular se será ou não feita uma cópia de ácido ribonucleico (RNA) mensageiro de um gene. Se feita, esta espécie de RNA comanda a síntese de uma proteína. Watson e Crick propuseram que a informação genética de um organismo está na seqüência de bases no DNA, mas a natureza desta informação só foi entendida em 1961-1964. O **código genético,** como é chamado, foi decifrado por **M. W. Nirenberg, J. H. Matthaei** e **P. Leder,** bioquímicos do National Institutes of Health. Sintetizaram pequenas moléculas de RNA de composição conhecida e observaram quais aminoácidos eram incorporados em proteínas em sistemas de síntese de proteínas livres de células. Testando as 64 possibilidades das quatro bases do RNA, consideradas em grupos de três, conseguiram identificar o código exato para cada aminoácido.

ESTUDOS MODERNOS DOS GENES

Há mais de 100 anos desde Mendel e suas explicações originais de herança particulada até os tempos atuais, em que se conhecem bem a estrutura e o funcionamento dos genes a nível molecular. Agora a pergunta a fazer é: "Há mais alguma coisa a saber sobre os genes?" A resposta é que, quanto mais de perto e por mais tempo observamos os genes, mais encontramos para aprender. Há várias áreas novas de investigação de genes que estão dando uma vida excitante para os geneticistas.

Oncogenes

São genes associados com câncer. Originalmente os oncogenes foram encontrados em vírus, e supôs-se que seriam transferidos a células de vertebrados, causando assim o câncer. Contudo soube-se mais tarde que esses genes já estavam presentes nas células da maioria dos vertebrados. Os produtos gênicos de oncogenes normais exercem função normal no crescimento celular. Pensa-se atualmente que mutações em oncogenes levam a aumento de formação de produtos gênicos, o que causa a rápida proliferação celular característica do crescimento neoplásico.

Diversidade de anticorpos

A resposta imune padrão dos vertebrados permite a produção de um número virtualmente ilimitado de anticorpos exclusivos em resposta a um número ilimitado de antígenos possíveis. Cada anticorpo individual é produzido em resposta a — e é específico — cada antígeno. A base para essa interessante resposta complexa está no fenômeno de recombinação somática de segmentos de um número relativamente pequeno de genes e na produção seletiva de um exclusivo produto proteico desses genes recombinados. O número de combinações específicas de segmentos gênicos é quase infinito, permitindo a tremenda diversidade de tipos de anticorpos. O Prêmio Nobel de Medicina de 1987 foi concedido a S. Tonegawa, pelas descobertas primárias nessa excitante área.

Mutações homeóticas

Na *Drosophila* a produção de uma perna no lugar de uma antena é uma mutação homeótica. Isto é causado por mutações em grandes complexos de genes que controlam a localização e o desenvolvimento de estruturas. Esses complexos gênicos estão sob o controle de um único gene *master*. Este gene único, controlando a expressão do complexo gênico, determina a formação do padrão. Dentro do gene *master* há unidades repetitivas de material genético chamadas **homeoboxes** (trechos homogêneos), que parecem exercer uma função na regulação global do sistema. As seqüências de homeoboxes são encontradas em muitos organismos, incluindo o humano, mas nenhuma função específica foi ainda atribuída a elas.

Comportamento

Muito recentemente, estudos de gêmeos idênticos separados desde o nascimento revelaram que os genes exercem papel bem maior na determinação do comportamento do que se pensava anteriormente. Apesar desses gêmeos não terem sido criados juntos, exibiam muitos caracteres comportamentais semelhantes. Esses novos estudos indicam que, em qualquer característica comportamental estudada, os genes exercem pelo menos 50 por cento de influência no caráter. A informação até agora obtida sugere que nosso ambiente pode ter no máximo apenas uma influência de 50 por cento no desenvolvimento de nossa personalidade. A conclusão é de que os genes exercem importante papel na formação de quase todo tipo de comportamento, incluindo alcoolismo, criminalidade, inteligência, atitudes políticas, esquizofrenia e sociabilidade.

DNA recombinante

O último capítulo da história dos genes ainda está sendo escrito. Por diversos avanços técnicos recentes, é agora possível isolar qualquer gene virtualmente intacto. Genes intactos podem ser fixados a moléculas de DNA de outros organismos, tais como bactérias, e reintroduzidos na bactéria, onde o gene é replicado e completamente expresso. Quando colocado em um vetor apropriado, esses genes enxertados podem ser transferidos para organismos não aparentados, onde também são expressos. As possíveis aplicações para essa tecnologia já estão sendo exploradas. Incluem a produção comercial de insulina humana e eventualmente outras proteínas humanas em bactérias, terapia de genes, a correção de um distúrbio genético pela inserção do gene correto no lugar do defeituoso e a manipulação genética de plantas para, por exemplo, tolerância a herbicidas e frio, assim como para resistência a insetos. Estima-se que por volta do ano 2000 todos terão um contato diário com algum produto da tecnologia de DNA recombinante.

2

HERANÇA
MONOÍBRIDA

As primeiras tentativas de determinar os mecanismos genéticos fundamentais falhavam freqüentemente porque os investigadores tentavam examinar simultaneamente todos os caracteres discerníveis. O sucesso de Mendel ao preparar a base do conhecimento moderno estava em (1) concentração em um ou poucos caracteres de cada vez, (2) a execução de cruzamentos controlados e manutenção de cuidadosos registros numéricos de resultados e (3) a sugestão de "fatores" como as causas particuladas de vários padrões genéticos. Do mesmo modo, para aprender algo da herança de asas *vestigiais* na mosca de frutas *Drosophila* (Fig. 2.1), um indivíduo com asas normais, completas, seria cruzado com um portador de asas vestigiais (isto é, pequenas e não funcionais); todos os outros caracteres seriam ignorados. O aparecimento de descendentes por várias gerações e os números de indivíduos *normais* e *vestigiais* produzidos seriam cuidadosamente registrados e avaliados.

Tal cruzamento, abrangendo expressões contrastantes de um caráter, é referido como um **cruzamento monoíbrido.** Apesar desse termo se restringir segundo alguns geneticistas a casos em que os pais *difiram* de modo detectável em um só par de alelos (como no exemplo das moscas de frutas), pode ser estendido a qualquer cruzamento no qual apenas um caráter está sendo considerado, diferindo ou não discernivelmente os pais. Esta definição mais ampla será a usada neste texto.

Apesar de Mendel nada saber sobre cromossomos e seu comportamento na divisão nuclear, e ter apenas inferido um mecanismo particulado na transmissão de caracteres genéticos, ele reconheceu um padrão de comportamento para seus fatores genéticos, como os chamava. Em consequência, desenvolveu o que há muito é conhecido como **primeira lei de Mendel, o princípio da segregação.** Ela afirma essencialmente que os padrões hereditários são determinados por fatores (genes) que ocorrem em pares em um indivíduo, mas que *segregam um do outro na formação das células sexuais (gametas) de modo que qualquer gameta recebe apenas um ou outro dos alelos pareados.* O número duplo de genes é então restabelecido na prole. Uma segunda lei de Mendel será explorada no Cap. 3.

Comecemos nosso estudo de genética seguindo as linhas gerais da técnica de Mendel, usando um organismo diferente para variar. Resumidamente, veremos que os mesmos princípios se aplicam a seres humanos.

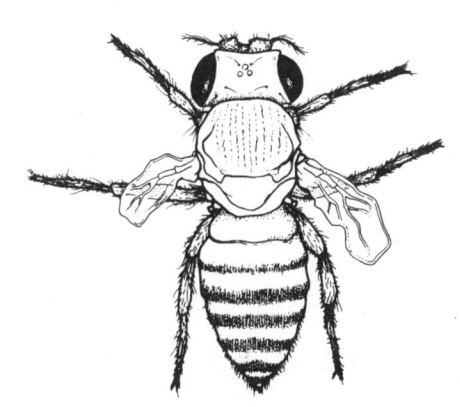

Fig 2.1 Asa vestigial resultante da ação de um gene recessivo, em *Drosophila melanogaster*.

Dominância completa

Uma planta doméstica comum, conhecida por alguns como "tapete" (*Coleus blumei*, da família da hortelã), é uma planta fluorescente que se presta prontamente a uma simples experimentação genética. Ela tem muitas das características desejáveis de um organismo útil para experimentação genética. As características desejáveis dessa planta incluem um ciclo reprodutivo relativamente curto, facilidade de cruzamentos entre indivíduos diferentes

O CRUZAMENTO MONOÍBRIDO PADRÃO

Fig. 2.2 A planta caseira comum *Coleus*, mostrando folhas crenadas.

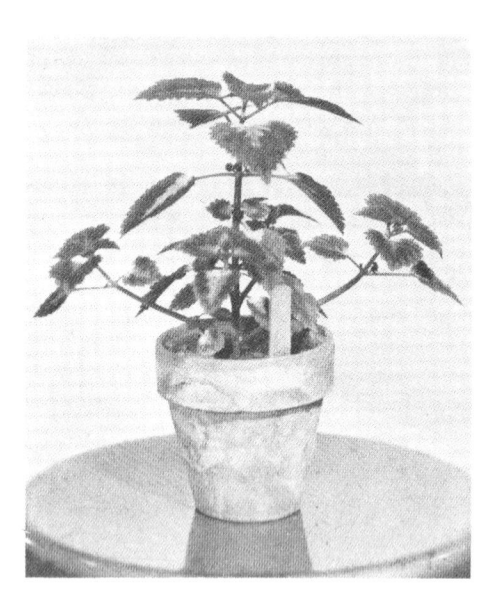
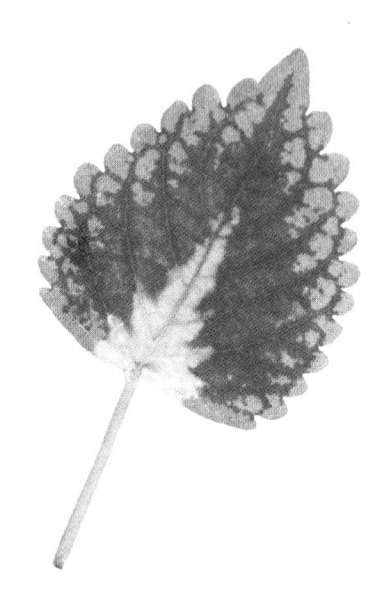

(apesar de ser também possível a autopolinização) e o aparecimento de muitos de seus caracteres geneticamente determinados no estágio de broto.

Um de tais caracteres diz respeito à forma das margens das folhas. Algumas plantas têm bordas crenadas com identações rasas; outras têm folhas com recortes bem profundos (Figs. 2.2 e 2.3). As plantas que apresentem um ou outro desses dois caracteres podem ser referidas como "crenadas" e "recortadas", respectivamente. Imagine duas de tais plantas, cada uma produto de uma longa série de gerações obtidas por autopolinização, na qual o mesmo indivíduo serve tanto como genitor paterno como materno. Se, em tal reprodução repetida, recortada sempre der origem a descendência recortada, e a crenada somente a crenada, cada uma de tais linhagens pode ser estabelecida como de "raça pura" para esse caráter. O geneticista comumente usa o termo **homozigoto** em tais casos. Adiante será vista a precisa implicação genética desse termo.

Suponha agora que foi feito um cruzamento entre dois de tais indivíduos homozigotos, um recortado e o outro crenado. Teoricamente, o resultado poderia ser qualquer um dos seguintes: (1) Todos os filhos podem assemelhar-se apenas a um ou ao outro dos genitores; (2) alguns da prole podem assemelhar-se a um dos genitores, enquanto que os restantes podem parecer com o outro; (3) todos os filhos, embora iguais uns aos outros, podem ter uma aparência intermediária entre os dois genitores; (4) os filhos podem não parecer com qualquer dos genitores, e ainda não ser claramente intermediários entre eles; ou (5) pode haver uma considerável faixa de tipos de prole, alguns com lobos quase tão recortados quanto um dos genitores, alguns tão crenados quanto o outro, com o restante formando um contínuo

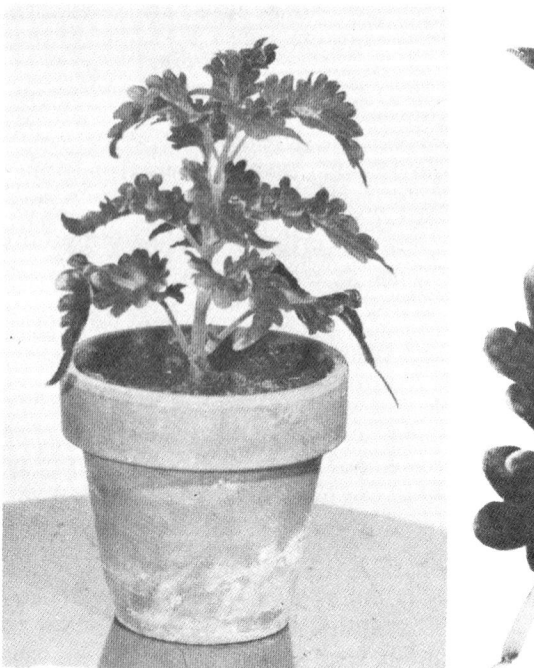
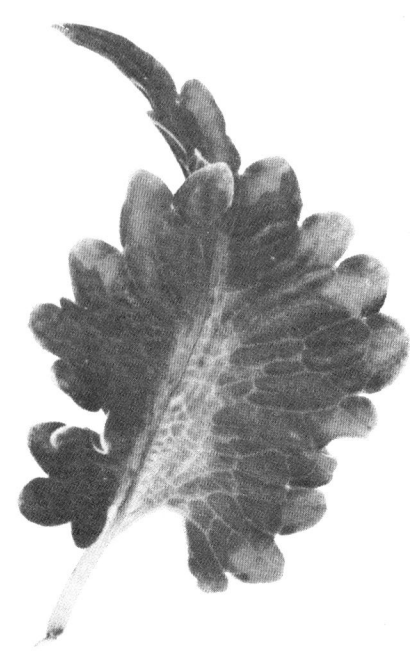

Fig. 2.3 Folhas recortadas em *Coleus*. Compare com a Fig. 2.2.

Quadro 2.1 As primeiras experiências de Mendel com ervilhas

Genitores	Primeira geração	Segunda geração		Proporção
Semente redonda × rugosa	todos redondos	5.474 redondos	1.850 rugosa	2,96:1
Cotilédones amarelos × verdes	todos amarelos	6.022 amarelos	2.001 verdes	3,01:1
Revestimento da semente marrom-cinza-branco	todos cinza-marrom	705 marrom-cinza	224 brancos	3,15:1
Vagem inflada × constrita	todas infladas	882 infladas	229 constritas	2,95:1
Vagem verde × amarela	todas verdes	428 verdes	152 amarelas	2,82:1
Flores axiais × terminais	todas axiais	651 axiais	207 terminais	3,14:1
Caule longo × curto	todos longos	787 longos	277 curtos	2,84:1
TOTAIS		14.949	5.010	Med. 2,98:1

de variação entre os dois tipos parentais. Contudo, quando se examinam os filhos desse cruzamento, todos eles são recortados, como um dos genitores. O caráter crenado de modo algum aparece. Desde os dias de Mendel, uma característica que se expresse em todos os filhos de tal cruzamento monoíbrido (como recortado neste caso) tem sido denominada **dominante**, e o caráter que deixa de ser expresso (aqui o crenado) tem sido referido como **recessivo**.

Se vários indivíduos dessa prole forem intercruzados ou autopolinizados, quais serão os resultados? Pelo trabalho semelhante de Mendel (Quadro 2.1), pode-se prever que cerca de três quartos da segunda geração deve ser recortado e cerca de um quarto crenado. Este resultado previsto é realmente o observado. (Deve-se notar, contudo, que só com amostras bem grandes deve ser esperada uma boa aproximação de uma relação 3:1.)

De acordo com uma terminologia padronizada, os resultados no exemplo do *Coleus* podem ser assim resumidos:

$$\begin{array}{lll} (\textit{Geração parental}) & P & \text{recortada} \times \text{crenada} \\ (\textit{Primeira geração filial}) & F_1 & \text{toda recortada} \\ (\textit{Segunda geração filial}) & F_2 & \frac{3}{4}\,\text{recortada} + \frac{1}{4}\,\text{crenada} \end{array}$$

A geração F_2 é obtida por autofecundação ou por intercruzamento de membros da F_1 precedente.

Mecanismo do cruzamento monoíbrido

Genes e sua localização. Torna-se agora importante determinar qual mecanismo poderia explicar esses resultados. É óbvio que o que é transmitido de pai para filho não é o caráter em si, mas sim algo que determine o posterior desenvolvimento desse caráter, em algum lugar e hora apropriados e em um determinado ambiente. Esses determinadores são chamados *genes*, que ocorrem em duas ou mais formas estruturais, denominadas alelos. Sua real estrutura e comportamento serão examinados adiante.

Como as células sexuais ou **gametas** constituem o único elo entre pais e filhos nos organismos com reprodução sexuada, é claro que os genes devam ser transmitidos de geração por essa ponte de gametas. Onde então estão localizados os genes nos gametas? O exame citológico dos gametas de muitos organismos com reprodução sexuada, tanto vegetais quanto animais, revela que, apesar do óvulo ter uma grande quantidade de citoplasma, o espermatozóide é principalmente núcleo, tendo relativamente pouco citoplasma. Esta relação se altera, é claro, em formas isogaméticas como algumas das algas, em que as quantidades relativas de material citoplasmático e nuclear são bem semelhantes. Embora esta observação não forneça prova conclusiva da localização dos genes nos núcleos das células sexuais, oferece probabilidade de que, no exemplo da *Coleus*, os genes tenham mais é localização nuclear do que citoplasmática. A possibilidade de que outros genes sejam localizados no citoplasma é discutida no Cap. 16.

Que os gametas masculino e feminino neste tipo de cruzamento façam contribuição igual para a geração seguinte é fortemente indicado pelo fato de que, quer o recortado sirva como o genitor **pistilado** (que contribui com o óvulo), quer como o **estaminado** (que contribui com o gameta masculino), o resultado é o mesmo: todos os F_1 têm lobos recortados (Fig. 2.4). Tais **cruzamentos recíprocos** nem sempre produzem os mesmos resultados em todos os casos. De fato, se os cruzamentos recíprocos originam resultados iguais ou diferentes, teremos importantes informações adicionais a respeito da operação dos genes implicados. (Veja Cap. 16)

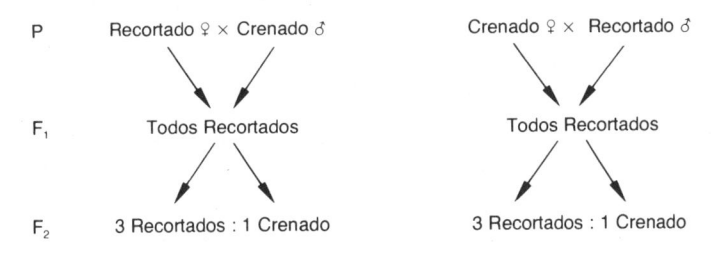

Fig. 2.4 Diagrama de um cruzamento recíproco em *Coleus*. Note que, neste caso, os resultados em F_1 e F_2 são os mesmos, não importando que planta seja usada como o genitor pistilado.

Supondo que os genes estejam situados no núcleo, seria útil localizá-los mais precisamente. Os genes devem estar associados com alguma organela celular que (1) seja quantitativamente distribuída com completa exatidão durante a divisão celular e (2) seja contribuída igualmente pelos dois gametas na união gamética, ou singamia. Embora o Cap. 4 lide mais de perto com os processos celulares envolvidos, os trabalhos que você já fez como estudante de ciências biológicas certamente sugerem que cromossomos poderiam muito bem servir como os veículos de transmissão de genes em tais casos. Dependendo ainda de um teste desta hipótese, esta será a suposição na qual seriam baseadas as tentativas de explicação dessas observações em *Coleus* (e, por implicação, também em outros organismos). A despeito dos atrativos de uma teoria, no entanto, a aceitação deve apoiar-se em testes, e deve-se sempre levar cuidadosamente em consideração uma revisão, à luz de novas evidências experimentais. As células de *Coleus* têm núcleo individualizado, isto é, o *Coleus* é um **eucarioto.** As hipóteses genéticas quanto ao *Coleus* terão de ser um pouco modificadas para os **procariotos** (que não têm núcleo individualizado e nos quais não há cromossomos, como os conhecidos em eucariotos). Tanto bactérias como as cianobactérias são organismos procarióticos, sendo as primeiras de grande importância para os geneticistas e para a espécie humana. Os vírus, que também têm material genético, requerem mais refinamentos ou ampliação de hipóteses, baseadas em eucariotos.

No momento, suporemos que os genes estejam situados nos cromossomos, transmitidos pelos gametas de uma geração para a seguinte, havendo contribuição igual de ambos os genitores. Se R representar o alelo dominante para recontado e r representar o recessivo, a contribuição genética da geração P será:

$$Ⓡ \text{ e } ⓡ$$

onde os dois alelos, um para recortado (R) e o outro para crenado (r), são denominados um par alélico.

Baseados (1) na observação de que os cromossomos de ambos os gametas que se fundem incorporam-se no núcleo do zigoto, cada um mantendo uma identidade separada e (2) na suposição de que os cromossomos sirvam como prováveis candidatos para localização dos genes, conclui-se que os zigotos (que serão os indivíduos F_1) podem ser representados como Rr. Assim, também, os indivíduos P devem ser representados como RR e rr, respectivamente. Portanto, cada um dos genitores possui dois alelos idênticos em cada uma de suas células somáticas, isto é, cada um é **homozigoto.** Do mesmo modo, as plantas F_1 devem ter em cada uma de suas células um alelo para recortado (R) e um para crenado (r), sendo assim **heterozigotos** quanto a esse par de alelos. Como no heterozigoto F_1 o efeito do alelo dominante parece mascarar completamente a presença do alelo recessivo, este caso ilustra uma **dominância completa.**

A suposição é, portanto, de que existam dois alelos para uma dada característica nas células somáticas e apenas um nos gametas. Torna-se necessário, portanto, algum tipo de divisão nuclear, anterior à formação das células sexuais, que reduza o número de alelos de dois por caráter para um — isto é, que separe os alelos. O Cap. 4 explora mais ainda essa possibilidade. O cruzamento original de *Coleus* pode então ser escrito assim:

		masculinos	longo	esférico
P	recortado RR	$\times$		crenado rr
Gametas	P	Ⓡ	$\times$	ⓡ
	F_1		recortado Rr	
Gametas	F_1	Ⓡ	$+$	ⓡ

Fenótipo e genótipo. Os caracteres detectáveis do organismo, quanto às características em consideração, constituem o **fenótipo,** que é em geral designado por uma palavra ou frase descritiva. Os caracteres fenotípicos podem ser morfológicos ou fisiológicos, embora em uma análise final nem sempre seja fácil distinguir esses dois conceitos. Por outro lado, a composição genética do indivíduo é chamada **genótipo** e é comumente dada por letras do alfabeto ou outros símbolos convenientes. Nesse caso, recortado e crenado representam fenótipos, ao passo que RR, Rr, rr, R e r representam genótipos (somático e gamético).

O fenótipo de um indivíduo nem sempre é uma condição "e/ou" rigidamente expressa, mas muitas vezes é modificada por influências ambientais. Por exemplo, apesar de um caráter quantitativo como a altura ser geneticamente determinado em muitas plantas (e seres humanos), mesmo nos casos de plantas em que se pode mostrar que apenas um só par de alelos esteja operando, ocorre freqüentemente variação de altura tanto nos indivíduos altos quanto nos baixos. Tais variações, em geral concentradas em torno de uma média, podem ser demonstradas, em experiências controladas adequadas, ser resultado de influências ambientais. Em outras palavras, o genótipo determina a faixa fenotípica dentro da qual cairá um indivíduo.

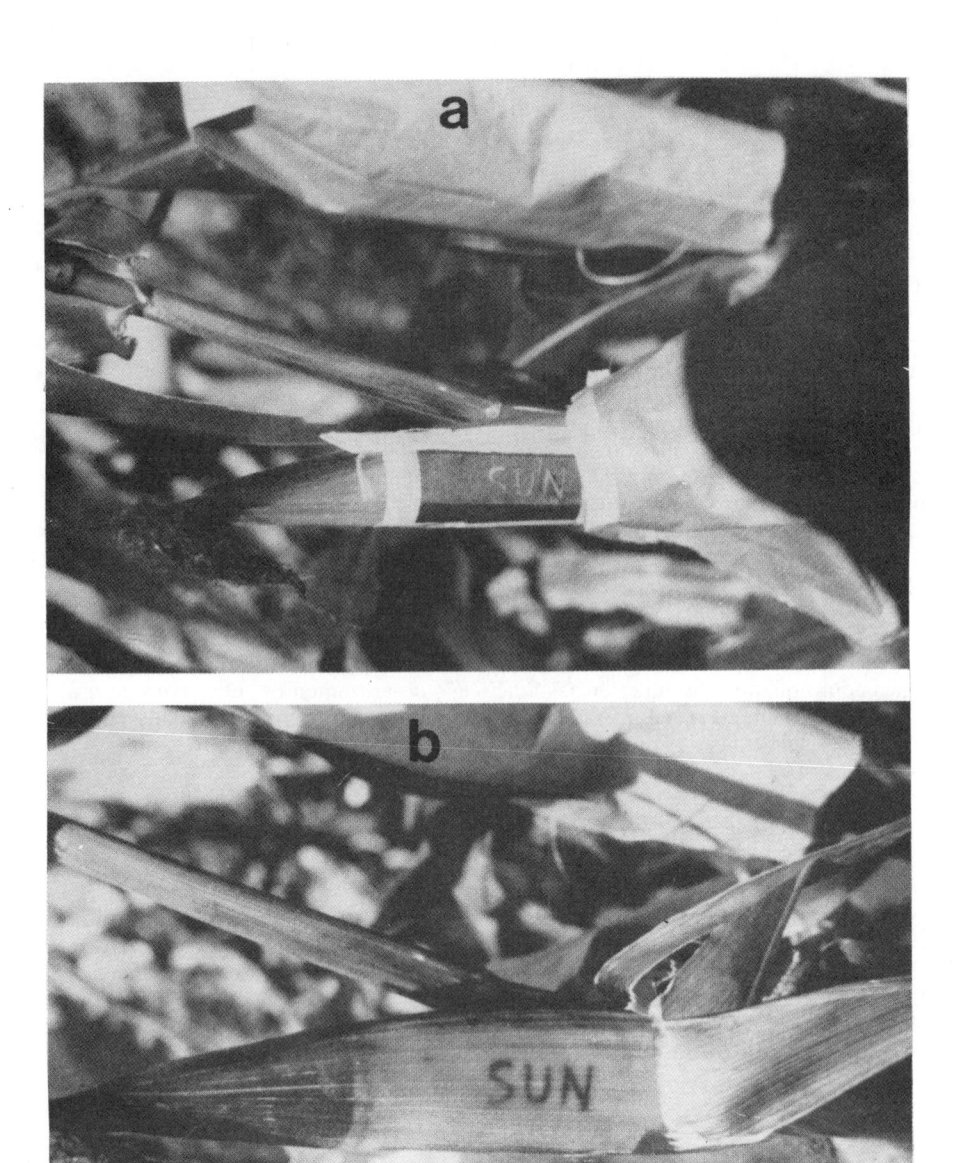

Fig. 2.5 Milho vermelho-sol. A ação do gene vermelho-sol é de produzir pigmento vermelho quando houver exposição à luz; na ausência de luz, o tecido permanece verde. Neste exemplo, as cascas foram cobertas com papel preto com a palavra *sun* (sol) recortada para expor a casca (a). Quando é removida a cobertura, a ação do gene vermelho-sol pode ser observada (b). (Foto-cortesia do Dr. M. G. Neuffer, Universidade de Missouri.)

Também em certos ambientes é possível que um determinado genótipo não chegue a ser expresso. No milho, por exemplo, um alelo ("vermelho-sol") produz grãos vermelhos se a espiga for exposta à luz (Fig. 2.5), mas se as espigas ficarem cobertas os grãos permanecem brancos, de modo que tanto o genótipo vermelho-sol quanto o branco permanecem indistinguíveis. Além disso, como será visto logo, o fenótipo pode muitas vezes ser fisiológico e portanto "observável" apenas no sentido bioquímico.

Método probabilístico de cálculo de proporções. Em uma divisão nuclear, que segregue os alelos R e r durante a formação de gametas, metade dos gametas F_1 devem portar o dominante R e metade o recessivo r. Além disso, se a singamia for aleatória de modo que um gameta feminino R tenha oportunidade igual de ser fertilizado por um gameta masculino R ou r, o cruzamento de F_1 que produzirá a F_2 será assim representado:

$$\textit{gametas da } ♀ \text{ } F_1 \text{ } \tfrac{1}{2}\,\textcircled{R} + \tfrac{1}{2}\,\textcircled{r}$$
$$\textit{gametas do } ♂ \text{ } F_1 \text{ } \tfrac{1}{2}\,\textcircled{R} + \tfrac{1}{2}\,\textcircled{r}$$
$$F_2 \text{ } \tfrac{1}{4}\,RR + \tfrac{1}{4}\,Rr + \tfrac{1}{4}\,rR + \tfrac{1}{4}\,rr$$

ou $\tfrac{1}{4}\,RR + \tfrac{2}{4}\,Rr + \tfrac{1}{4}\,rr$ (isto é, $\tfrac{1}{4} + \tfrac{1}{2} + \tfrac{1}{4}$) uma **proporção genotípica monoíbrida** de 1:2:1.

A base para este tipo de cálculo é a **lei (regra) do produto da probabilidade.** Em resumo, esta lei diz que a probabilidade da ocorrência simultânea de dois eventos independentes é igual ao produto das probabilidades de suas ocorrências separadas. Assim, se metade dos

Fig. 2.6 Uma proporção 3:1 púrpura:branco em milho. Esta é a F_2 de homozigoto púrpura × branco.

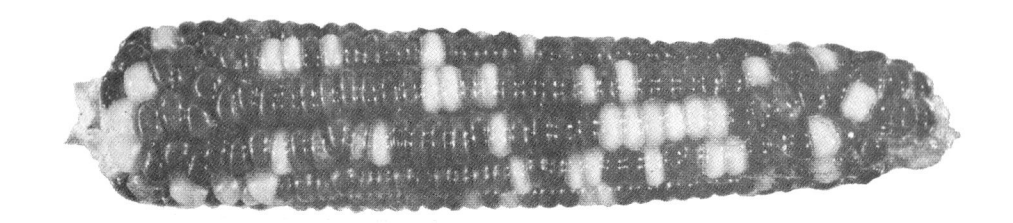

gametas femininos tem o alelo R e metade dos masculinos também porta o alelo R e se a fertilização for um evento completamente ao acaso, então a probabilidade de um zigoto RR e de $\frac{1}{2} \times \frac{1}{2} = \frac{1}{4}$. Contudo, para determinar a probabilidade total de caracteres que não requerem ocorrência simultânea de eventos independentes, soma-se. Por exemplo, a probabilidade do heterozigoto é de $\frac{1}{4} + \frac{1}{4} = \frac{1}{2}$. Somando-se os dois genótipos (RR e rr) que originam o fenótipo dominante, obtém-se $\frac{1}{4} + \frac{1}{2} = \frac{3}{4}$.

Quanto aos fenótipos, vemos que os organismos RR e rr são visualmente indistinguíveis, de modo que a relação genotípica 1:2:1 dá a proporção fenotípica observada de 3:1 (F_2). Uma proporção 3:1 é mostrada na Fig. 2.6. (Como será visto, estas proporções podem ocorrer em F_1, para certos indivíduos P, e não são, é claro, as únicas proporções monoíbridas possíveis.) Assim, as suposições desenvolvidas até agora levaram a uma explicação completamente compatível com as observações iniciais. Essas suposições devem ainda ser mais testadas, tanto citologicamente quanto em experiências adicionais de cruzamentos. Observe que o método do quadrado de Punnett não foi usado, mas sim um método de probabilidade para cálculo das proporções genotípicas e fenotípicas. Este último sistema torna-se muito vantajoso quando se calculam as proporções envolvendo vários pares de alelos.

O cruzamento-teste

Os indivíduos RR e rr em *Coleus* parecem iguais, como acontece em todos os casos em que a dominância é completa. Isto levanta duas dúvidas: primeira, podem os indivíduos homozigotos dominantes e heterozigotos ser diferenciados de algum modo? A resposta é sim, e o cruzamento-teste é o modo pelo qual isto pode ser determinado. No cruzamento-teste, o indivíduo com o fenótipo dominante (que portanto poderia ser homozigoto ou heterozigoto, e pode ser representado como tendo genótipo $R-$) é cruzado com um que tenha o fenótipo recessivo. No *Coleus* o cruzamento-teste de um homozigoto dominante é:

$$
\begin{array}{lccc}
\text{P} & \text{recortado} & \times & \text{crenado} \\
 & RR & & rr
\end{array}
$$

$$
\begin{array}{ll}
\textit{P gametas} & \text{femininos} \quad \textcircled{R} \\
 & \text{masculinos} \quad \textcircled{r}
\end{array}
$$

$$
\begin{array}{ll}
F_1 & \text{todos } Rr \text{ (recortado)}
\end{array}
$$

Se o fenótipo P fosse heterozigoto, o resultado seria a proporção clássica de um **cruzamento-teste monoíbrido, 1:1**.

$$
\begin{array}{lcc}
\text{P} & \text{recortado} & \times \quad \text{crenado} \\
 & RR & rr
\end{array}
$$

$$
\begin{array}{ll}
\textit{P gametas} & \text{femininos} \quad \frac{1}{2}\,\textcircled{R} + \frac{1}{2}\,\textcircled{r} \\
 & \text{masculinos} \quad\quad 1\,\textcircled{r}
\end{array}
$$

$$
\frac{1}{2}\,Rr \quad + \quad \frac{1}{2}\,rr
$$
$$
\text{recortado} \quad \text{crenado}
$$

Observe que $RR \times rr$ produz uma F_1 toda com o fenótipo dominante, enquanto $Rr \times rr$ dá uma proporção de 1:1 na prole. Uma proporção de 1:1 em cruzamento-teste em milho é mostrada na Fig. 2.7

Neste ponto deve ser explicado o uso da expressão F_1. Ela será usada para designar a primeira geração resultante de qualquer cruzamento, independentemente dos genótipos parentais. Portanto, o termo F_1 não significa necessariamente heterozigose. Nos dois cruzamentos-testes citados, note que o genótipo da F_1 depende dos genótipos P e pode, logicamente, ser heterozigoto (como no primeiro caso) ou homozigoto (como nos indivíduos rr do segundo caso).

A segunda dúvida levantada pela semelhança visual de homozigotos dominantes e heterozigotos é a questão de quantos genes operam para exceder seus efeitos fenotípicos. Embora uma resposta completa deva ser transferida para considerações posteriores quanto à natureza molecular do gene e à química de sua ação, um caráter genético das ervilhas de Mendel

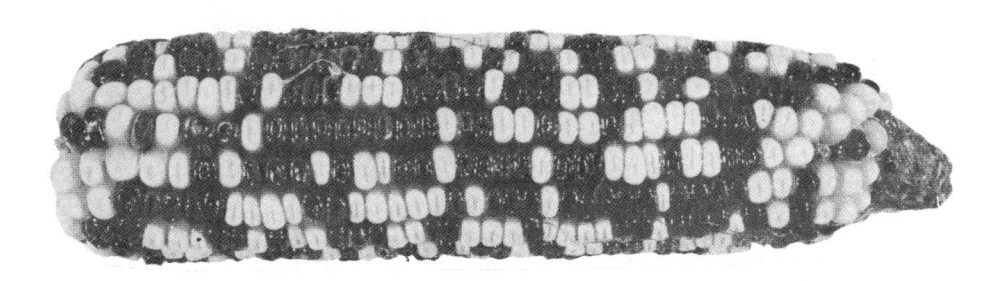

Fig. 2.7 Um cruzamento-teste 1:1 em milho. Esta espiga resultou do cruzamento branco × púrpura heterozigoto.

oferece uma sugestão tentadora. Ele também fornece uma introdução a uma variação na proporção fenotípica clássica de 3:1 vista no *Coleus*. Este caso será examinado na seção seguinte.

MODIFICAÇÕES DA PROPORÇÃO FENOTÍPICA 3:1

Dominância incompleta

Os dados do Quadro 2.1 foram primeiro relatados por Mendel em um par de trabalhos originalmente ignorados, lidos na Sociedade Histórica Natural de Brünn em 8 de fevereiro e 8 de março de 1865. Os resultados de Mendel o levaram a designar as sementes arredondadas como (completamente) dominantes em relação às rugosas. De fato, as sementes arredondadas homozigotas e heterozigotas não podem ser diferenciadas macroscopicamente. No entanto, quando as células dos cotilédonos dos três genótipos (WW, Ww, arredondado, e ww, rugosa) são examinadas ao microscópio, vê-se abundância de grãos de amido bem formados nas plantas WW e muito pouco nos indivíduos ww. Os heterozigotos mostram um número intermediário de grãos, muitos de aspecto imperfeito. Além disso, os embriões ww têm mais açúcares redutores (matéria-prima da qual as moléculas de amido são construídas) do que aqueles com genótipo Ww. Os embriões WW são os que têm menos açúcares. Nas células vegetais o amido é sintetizado a partir da glicose-1-fosfato sob a influência de um sistema enzimático. Embora uma discussão sobre a química da interconversão açúcar $\rightleftarrows$ amido esteja fora do escopo de um curso inicial de genética, uma explicação plausível é de que o gene W seja responsável pela produção de uma das enzimas necessárias para a reação glicose-1-fosfato $\rightarrow$ amido. Do mesmo modo, o gene w deve produzir ou uma menor quantidade de enzima ou, talvez, uma molécula que funcione apenas imperfeitamente e produza uma molécula enzimática menos eficiente, ou que seja totalmente incapaz de funcionar devido a grandes diferenças estruturais. A maior quantidade de amido nas plantas WW está associada a uma maior retenção de água (o amido é um colóide hidrofílico) e, portanto, às sementes roliças, distendidas, esféricas. Os embriões homozigotos recessivos, por outro lado, retêm consideravelmente menos água ao atingir a maturidade, e portanto têm um aspecto rugoso. O conteúdo de amido dos heterozigotos, no entanto, é aparentemente suficiente para produzir embriões visualmente indistinguíveis dos do genótipo WW. Em concordância com essas diferenças no conteúdo de amido, os heterozigotos têm quantidades intermediárias da enzima funcional. A relação entre genes e enzimas aqui sugerida é de interesse fundamental na genética moderna e auxilia muito a elucidar a natureza e a ação do gene. Ela receberá considerável atenção em capítulos posteriores deste livro.

Para os atuais propósitos, no entanto, é evidente que ao nível macroscópico, grosseiro, está operando um caso de dominância completa, dando as proporções familiares de 3:1 no fenótipo e de 1:2:1 no genótipo. Mas ao nível microscópico, químico, ou molecular, o alelo W deve ser considerado apenas **incompletamente dominante** ao alelo w. Assim, a nível fisiológico o cruzamento $Ww \times Ww$ fornece proporções fenotípicas e genotípicas idênticas de 1:2:1. O fato de redondo *versus* rugoso ser considerado como dominância completa ou incompleta depende inteiramente do nível de análise. Como o nível fisiológico reflete mais apuradamente a real operação dos genes em jogo, a maioria dos geneticistas prefeririam considerar este caso como de dominância incompleta. É importante notar que na dominância incompleta os heterozigotos são fenotipicamente intermediários entre os dois tipos homozigotos.

Dominância incompleta em outros organismos. Exemplos de dominância incompleta a nível macroscópico ocorrem tanto em vegetais quanto em animais. Por exemplo, os rabanetes podem ser longos, ovais ou esféricos. Os cruzamentos de longo × esférico produzem uma F_1 de fenótipo totalmente oval:

$$
\begin{array}{ccc}
P & \text{longo} \quad \times \quad \text{esférico} \\
& l^1l^1 \qquad\qquad l^2l^2 \\
F_1 & \text{todos ovais} \\
& l^1l^2 \\
\textit{gametas } F_1 \quad \text{femininos} & \tfrac{1}{2}\,\textcircled{l^1} + \tfrac{1}{2}\,\textcircled{l^2} \\
\text{masculinos} & \tfrac{1}{2}\,\textcircled{l^1} + \tfrac{1}{2}\,\textcircled{l^2} \\
F_2 & \tfrac{1}{4}\,l^1l^1 + \tfrac{2}{4}\,l^1l^2 + \tfrac{1}{4}\,l^2l^2
\end{array}
$$

Fig. 2.8 Um caso de dominância incompleta em boca-de-leão. Os híbridos rosa F_1 são realmente intermediários entre os genitores vermelho e branco, e a F_2 se agrega em uma proporção fenotípica característica 1:2:1.

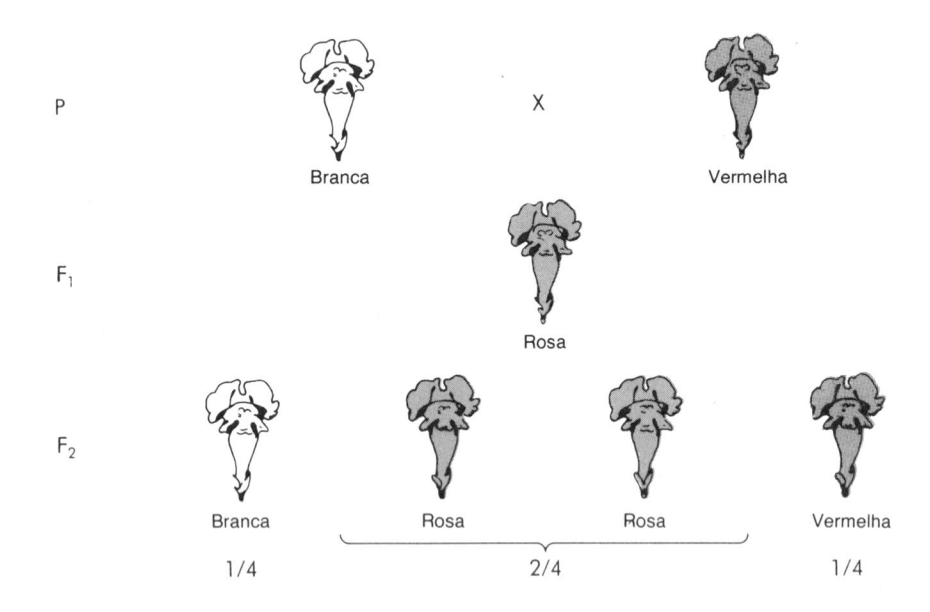

Na prática deste texto serão usadas letras minúsculas com expoentes numéricos para designar alelos com dominância incompleta.

A cor das flores de boca-de-leão (Fig. 2.8) é também associada a um par de alelos com dominância incompleta. Isto também é válido para a altura do gerânio cultivado (*Pelargonium*).

Codominância

Gado. No shorthorn existem genes para pelagem vermelha e pelagem branca. Os cruzamentos entre vermelha (r^1r^1) e branca (r^2r^2) produzem uma prole (r^1r^2) cuja pelagem a distância parece cinza-avermelhada ou de cor ruão. Superficialmente, esse caso pareceria ser um de dominância incompleta, mas o exame minucioso revela que a pelagem dos ruões é composta de uma mistura de pêlos vermelhos e brancos, em vez de pêlos de uma tonalidade intermediária entre vermelha e branca. Casos como este, em que o heterozigoto exibe uma mistura dos caracteres fenotípicos de ambos os homozigotos, em vez de uma só expressão intermediária, ilustram a **codominância**. As proporções genotípicas e fenotípicas são idênticas na dominância incompleta e na codominância, mas a distinção reflete algo sobre o modo pelo qual operam os alelos, um tópico que será discutido em detalhes em capítulos posteriores.

Humanos. Vários exemplos de codominância são encontrados em genética humana. Um deles diz respeito a um par de alelos codominantes, *M* e *N*, responsáveis pela produção das substâncias antigênicas M e N, respectivamente, na superfície das hemácias. Embora a genética dos antígenos sanguíneos seja explorada mais amplamente no Cap. 17, é de interesse notar que, enquanto as pessoas de genótipo *MN* produzem o antígeno *M* e os indivíduos *NN* produzem o antígeno *N* um pouco diferente, os heterozigotos (*MN*) produzem ambos os antígenos, *M* e *N*, e não uma única substância intermediária. Todas as pessoas pertencem a uma das classes fenotípicas, *M, MN,* ou *N*. No entanto, como raramente ocorrem anticorpos para esses antígenos, eles não são levados em conta em transfusões, e a maioria das pessoas não sabe seu grupo sanguíneo *M-N*. Os dados acumulados de famílias em que ambos os genitores foram identificados como *MN* mostram uma grande aproximação esperada de 1:2:1 nos filhos.

Alelos letais

Uma segunda grande modificação das proporções monoíbridas clássicas é produzida por alelos cujo efeito é suficientemente drástico para matar os portadores de certos genótipos.

Doença de Tay-Sachs em humanos. Os recém-nascidos normais exibem uma "resposta de sobressalto", na qual enrijecem os braços e pernas ao ouvir um ruído súbito. A continuação dessa reação além dos quatro a seis meses de idade pode ser sintoma da doença de Tay-Sachs (idiotia amaurótica infantil), que é devida à homozigose para um alelo recessivo. Os homozigotos recessivos não produzem uma enzima, a hexosaminidase A (hex A), com o resultante acúmulo de um lipídeo, o gangliosídeo GM_2, no cérebro. A hex A é, uma de um par de enzimas, em uma seqüência de reações catabólicas de lipídeos (a outra é hexosaminidase B) que é constituída de cadeias e de aminoácidos (cadeias polipeptídicas). A doença de Tay-Sachs resulta de uma alteração (mutação) no alelo responsável pela síntese da cadeia

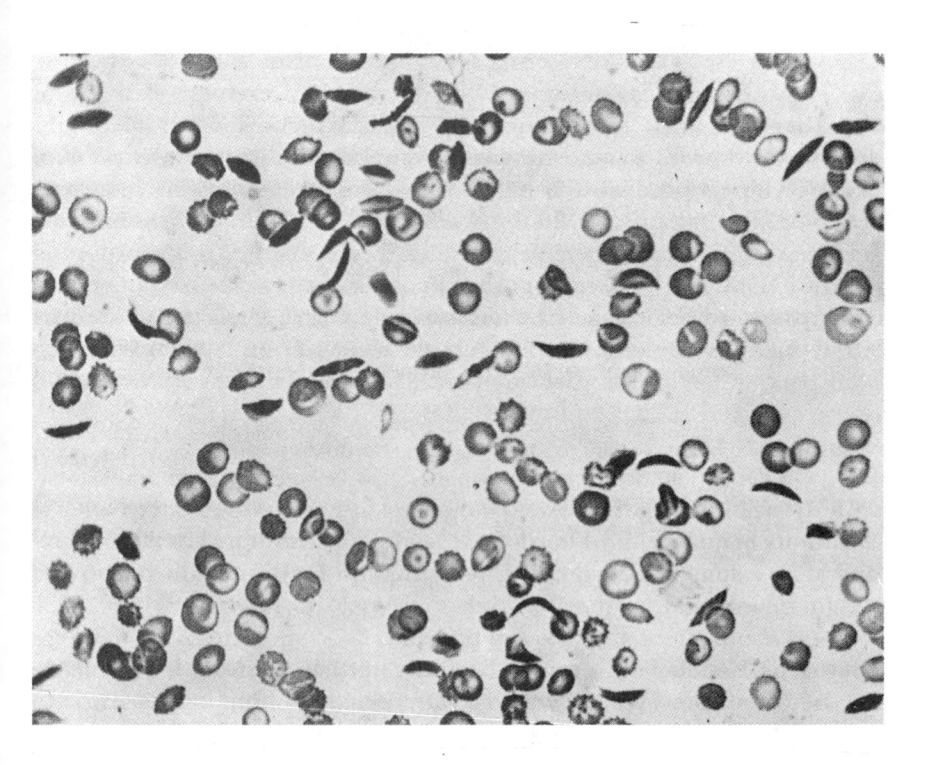

Fig. 2.9 Hemácias normais e afoiçadas.

polipeptídica. Este defeito impede a produção de hex A funcional*. Após o aparecimento dos sintomas, segue-se rapidamente deterioração mental e motora, acompanhada de paralisia e de degeneração da retina, esta última levando a cegueira. O distúrbio culmina em morte, geralmente antes dos quatro anos. Não há tratamento. O alelo recessivo defeituoso responsável é portanto denominado **letal**.

Anemia falciforme em humanos. A anemia falciforme, que envolve um par de alelos com dominância incompleta, é particularmente prevalente em negros nos Estados Unidos e em certos povos da África. Como os alelos têm dominância incompleta, ocorrem certas proporções fenotípicas que diferem das de Tay-Sachs.

A hemoglobina da maioria das pessoas tem uma estrutura química particular, e é conhecida como hemoglobina A (de adulto). Muitas variantes químicas de hemoglobina A são encontradas em números relativamente pequenos de pessoas; uma dessas variantes, a hemoglobina S (de *sickle-cell anemia*, anemia falciforme) está envolvida nesta doença. Os alelos responsáveis por esses tipos de hemoglobina são Hb^A e Hb^S. A maioria das pessoas pertence ao genótipo Hb^AHb^A. Suas hemácias contêm apenas hemoglobina A, e têm forma de disco bicôncavo (Fig. 2.9). As pessoas com anemia falciforme são do genótipo Hb^SHb^S, sendo caracterizadas por um conjunto de sintomas, principalmente uma anemia hemolítica crônica. No sangue de tais pessoas as hemácias, quando sob tensão reduzida de oxigênio, ficam destorcidas e apresentam-se em forma de foice (Fig. 2.9). As células afoiçadas não só impedem a circulação por bloqueio dos capilares, mas também não podem executar adequadamente a função de transporte de oxigênio para os tecidos e, indiretamente, de remoção do dióxido de carbono destes.

Nos heterozigotos, Hb^AHb^S, algumas hemácias contêm hemoglobina A, outras a S. Como ambos os tipos de hemoglobina são produzidos, em vez de uma só forma intermediária, este é outro caso de codominância. O exame microscópico do sangue de heterozigotos sob baixa tensão de oxigênio revela tanto hemácias normais quanto afoiçadas. Em condições normais os heterozigotos não manisfestam quaisquer dos graves sintomas das pessoas Hb^SHb^S, embora possam sofrer algum desconforto periódico e mesmo desenvolver anemia após algum tempo em grandes altitudes. Os genótipos e fenótipos nesse distúrbio são os seguintes:

Hb^AHb^A normal (apenas hemoglobina A; nenhum afoiçamento de hemácias)
Hb^AHb^S traço falcêmico (hemoglobinas A e S; afoiçamento sob tensões reduzidas de oxigênio)
Hb^SHb^S anemia falciforme (apenas hemoglobina S; afoiçamento sob baixas tensões de oxigênio)
A química do distúrbio falcêmico e de outros defeitos de hemoglobina, assim como a operação dos alelos em jogo, será examinada com mais detalhes em capítulos posteriores.

Se for estudado um grande número de casamentos $Hb^AHb^S \times Hb^AHb^S$, encontram-se filhos caindo em uma proporção de 1 homozigoto normal : 2 heterozigotos com traço falcêmico : 1 homozigoto com anemia falciforme. No passado a maioria ou todos os com anemia faciforme morriam, freqüentemente antes de atingir a idade de reprodução. Com métodos

---

*A falta de produção de ambas as enzimas resulta na doença de Sandhoff, cujos sintomas são semelhantes à de Tay-Sachs. A hex B consiste apenas de cadeias β, e assim a doença de Sandhoff envolve defeitos tanto das cadeias α quanto das β.

modernos de tratamento, contudo, esses indivíduos muitas vezes vivem bem além da idade de reprodução. Quando o genótipo $Hb^S Hb^S$ for fatal, a relação fenotípica torna-se 2:1. Sempre que ocorrer a proporção 2:1, deve-se suspeitar de um alelo letal.

Milho. Quase todos os vegetais familiares são caracteristicamente autotróficos; são portanto capazes de produzir todo o alimento necessário a partir de dióxido de carbono e água no processo da fotossíntese. Para esse processo, em todos os autotróficos, salvo em algumas bactérias, é necessária a presença de um pigmento verde, que absorve a luz, a clorofila. No milho (*Zea mays*) foram descritos na literatura vários pares de genes que afetam a produção de clorofila. Um de tais genes, denominado *G* (de *green*, verde), para produção normal de clorofila, é completamente dominante para seu alelo *g*, de modo que as plantas **G-** contêm clorofila e fazem a fotossíntese. Por outro lado, as plantas *gg* não produzem clorofila e são branco-amareladas (porque ainda produzem os pigmentos carotenóides amarelos). (Ver Fig. 2.10)

Na média, cerca de um quarto da prole de dois genitores heterozigotos é portanto sem clorofila, e as plantulas exibem a proporção 3:1 clássica. No milho, a germinação e o início do desenvolvimento da plântula ocorrem à custa do tecido de armazenamento alimentar, o endosperma da semente. Nos vegetais verdes normais, por ocasião da exaustão dessa reserva de alimento (em cerca de 10 a 14 dias), a plântula desenvolveu um sistema suficiente de raízes e uma quantidade de tecido verde para ser fisiologicamente independente. Por isso, no cruzamento de dois heterozigotos, a proporção fenotípica de 3:1 torna-se o que poderia ser denominada uma proporção 3:0, ou "1:0" após cerca de duas semanas:

$$
\begin{array}{ccccc}
\text{P} & \text{verde} & \times & \text{verde} & \\
 & Gg & & Gg & \\
\text{F}_1 & \tfrac{1}{4} \text{ verde} & + \tfrac{2}{4} \text{ verde} & + \tfrac{1}{4} \text{ não verde (morre)} \\
 & \text{GG} & Gg & gg
\end{array}
$$

Observe que, após o alelo *g* ter exercido seu efeito letal, a proporção genotípica é convertida de 1:2:1 para 2:1, como no caso da anemia falciforme humana. Por isso as plantas verdes homozigotas, por exemplo, constituem inicialmente um quarto da F₁ e mais tarde compreendem um terço da prole sobrevivente, devido à morte dos indivíduos *gg*. Esta propor-

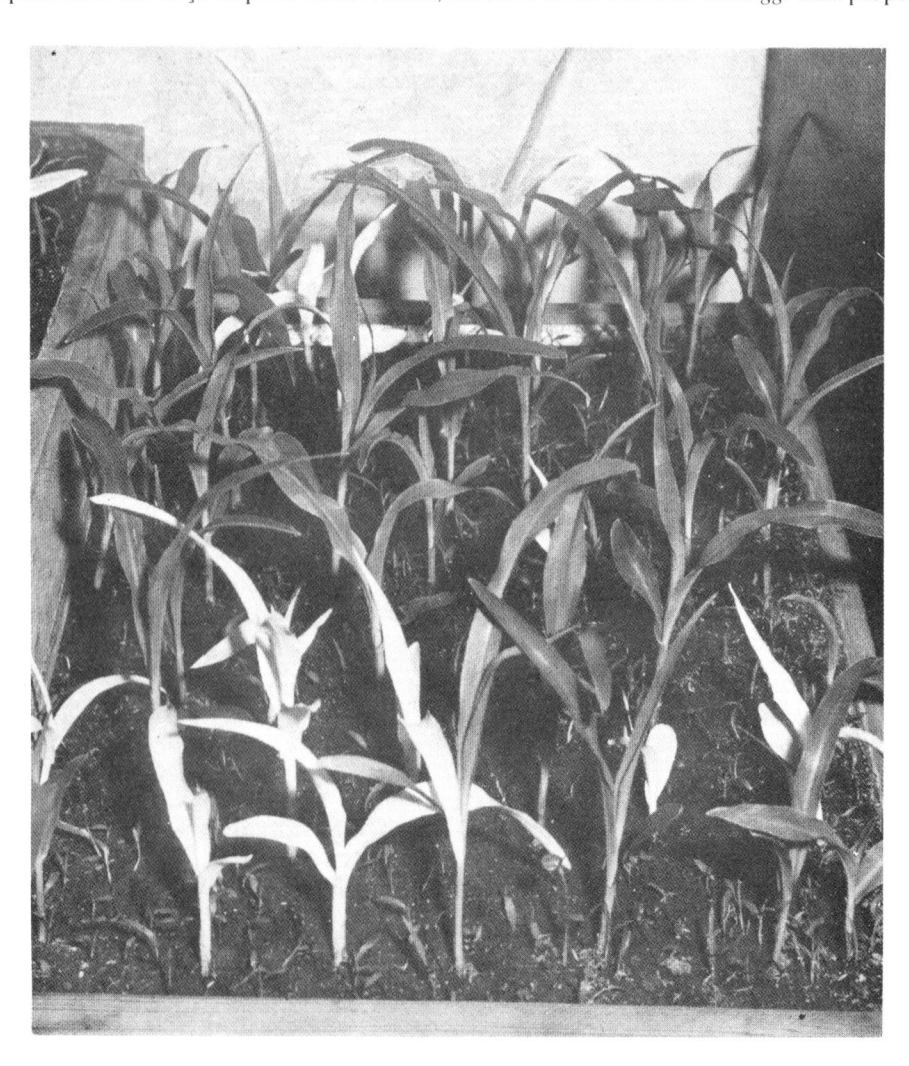

Fig. 2.10 Um gene letal em milho. As plantas sem clorofila são incapazes de fabricar seu próprio alimento e morrem assim que é consumido o alimento armazenado no grão. A foto mostra a prole das plantas do cruzamento verde heterozigoto × verde heterozigoto; há na sementeira 36 plantinhas verdes e 12 "albinas", uma perfeita proporção 3:1.

ção genotípica 2:1, ou a ocorrência de apenas uma classe fenotípica onde seriam esperadas duas com a proporção 3:1, é clara indicação de um alelo letal (recessivo).

No caso acima descrito, a ocorrência e a ação do alelo letal são facilmente discerníveis porque a morte dos homozigotos recessivos ocorre apenas após cerca de duas semanas de crescimento após a germinação. No entanto, o efeito de outros letais poderia ser produzido a qualquer tempo entre a singamia (isto é, no estado de zigoto) ou por toda a embriogênese até um ponto bem tardio da vida. É obvio que o efeito dos letais que matam bem tarde na vida mal poderia ser distinguido de outras causas de morte.

Camundongo. Um clássico de um letal recessivo que mata cedo no desenvolvimento embrionário, e um dos primeiros a ser relatado na literatura, foi o "amarelo" em camundongos. No início deste século, L. Cuénot observou que preto × preto sempre produzia prole preta, mas que amarelo × preto produzia amarelo e preto em uma proporção 1:1. Concluiu corretamente que o amarelo seria heterozigoto. Contudo os cruzamentos de amarelo × amarelo sempre produziam amarelo e preto em uma proporção de 2:1, com ninhadas de tais cruzamentos cerca de um quarto menores do que as de outros cruzamentos. Usemos A^Y para representar um alelo para amarelo e a para preto, como fez Cuénot. Seus cruzamentos podem ser representados assim:

Cruzamento-teste:

$$P \quad amarelo \quad \times \quad preto$$
$$A^Ya \qquad\qquad aa$$
$$F_1 \quad \tfrac{1}{2} \text{ amarelo } + \tfrac{1}{2} \text{ preto}$$
$$A^Ya \qquad\qquad aa$$

ou **monoíbrido simples:**

$$P \quad amarelo \quad \times \quad amarelo$$
$$A^Ya \qquad\qquad A^Ya$$
$$F_1 \quad \tfrac{1}{4} A^YA^Y \quad + \quad \tfrac{2}{4} A^Ya \quad + \quad \tfrac{1}{4} aa$$
$$\text{morre} \qquad\quad \text{amarelo} \qquad \text{preto}$$

Assim, o alelo A^Y parece ser dominante quanto a cor da pelagem, mas recessivo quanto à letalidade. Durante algum tempo era desconhecida a natureza da ação de A^YA^Y. Apesar de ter sido considerada uma fertilização seletiva como possível fator, foi sugerido que os animais A^YA^Y fossem concebidos, mas que morressem logo após. G.G. Robertson e mais tarde G.J. Eaton e M.M. Green conseguiram demonstrar que cerca de um quarto dos embriões de fêmeas amarelas (A^Ya) grávidas, que tinham sido acasaladas com machos amarelos, realmente morriam após a concepção. Neste caso a morte geralmente ocorre na gastrulação.

Galinha. A bem-conhecida condição "aleijado" em galinhas cai na mesma categoria. As aves aleijadas têm pernas e asas mais curtas e deformadas, dando-lhes aspecto atarracado e andar vacilante. Aleijado × aleijado sempre produz dois aleijados para um normal, tendo os aleijados homozigotos tão grandes deformidades (maiores do que nos heterozigotos) que a morte ocorre durante a incubação, geralmente em torno do quarto dia:

$$P \quad aleijado \quad \times \quad aleijado$$
$$c^1c^2 \qquad\qquad c^1c^2$$
$$F_1 \quad \tfrac{1}{4} \text{ normal} \quad + \quad \tfrac{2}{4} \text{ aleijado} \quad + \quad \tfrac{1}{4} \text{ (morre)}$$
$$c^1c^1 \qquad\qquad c^1c^2 \qquad\qquad c^2c^2$$

Foi demonstrado que o alelo aleijado produz retardo geral do crescimento do embrião, sendo o efeito maior no estágio de formação dos membros.

Um letal dominante em humanos? Até aqui, só foram examinados casos em que a letalidade em si era recessiva. Raciocinando *a priori*, não há motivo para que não se esperem alelos letais dominantes desde que a morte do indivíduo afetado ocorra um pouco depois de ter ocorrido reprodução. Tal situação é ilustrada pela doença de Huntington, um distúrbio hereditário humano caracterizado por movimentos involuntários de pares do corpo e progressiva degeneração do sistema nervoso, acompanhada de deterioração mental e física gradual. A idade média de aparecimento desses sintomas é cerca de 35 a 40 anos (apesar de ter sido relatada sua ocorrência desde a primeira década de vida até os 60 ou 70), e por essa ocasião muitas das pessoas afetadas já geraram filhos. Os filhos afetados têm pelo menos um dos pais que exibem, mais cedo ou mais tarde, os sintomas da doença. A variabilidade de idade de início (que pode ser devida a mais outros alelos) torna difícil identificar as pessoas portadoras desse alelo dominante em alguns casos e impossível quando os pais e avós morrem de outras causas em idades relativamente precoces. Embora a doença de Huntington não possa ser considerada letal em todos os casos em termos de reprodução, é eventualmente letal porque realmente leva à morte.

Os letais discutidos neste capítulo estão resumidos no Quadro 2.2.

Quadro 2.2 Comparação de alguns genes letais

| | | Dominância | | Proporção fenotípica de heterozigoto × heterozigoto em F_1 | | |
| | | | | Antes de ocorrer letalidade | Após ocorrer letalidade | |
Organismo	Fenótipo	Fenótipo	Letalidade			Idade da morte
Humano	Anemia falciforme	Codominante	Recessiva	1 normal: 2 traço falcêmico: 1 anemia falciforme*	1 normal:2	Adolescência ou após
Humano	Tay-Sachs	Recessivo	Recessiva	3 normal:1 Tay-Sachs	Todos normais	5 anos
Milho	Albinismo	Recessivo	Recessiva	3 verdes:1 albino	Todos verdes ("1:0")	10-14 dias
Camundongo	Amarelo	Dom. inc.?	Recessiva	Desconhecida	2 amarelos:1 preto	Pós-zigótica
Galinha	Aleijado	Dom. inc.	Recessiva	Desconhecida	2 aleijados:1 normal	Embrião novo
Humano	Doença de Huntington	Dominante	Dominante	3 doentes:1 normal	Todos normais (1:0)	Meia-idade porém variável

*A proporção 1:2:1 listada no fenótipo de F_1 para anemia falciforme é baseada em exame microscópico de amostras de sangue.

PROBLEMAS

2-1 Faça uma lista de diversos caracteres fenotípicos em sua família por quantas gerações e indivíduos for possível. Considere individualmente os caracteres e tente determinar o tipo de herança em jogo. Reserve para mais adiante qualquer um que não se encaixe nos padrões desenvolvidos neste capítulo.

2-2 Nos seres humanos, uma linha frontal de inserção de cabelos em forma de ponta para baixo (bico-de-viúva) é um caráter hereditário. Uma pessoa com bico de viúva sempre tem pelo menos um genitor que também tem esse caráter, ao passo que pessoas com uma linha frontal reta podem ocorrer em famílias em que um ou mesmo ambos os genitores têm bico-de-viúva. Quando ambos os pais têm uma linha frontal reta, todos os filhos também a têm. Usando W e w para simbolizar os alelos desse caráter, qual é o genótipo de um indivíduo sem bico-de-viúva?

2-3 Alguns indivíduos têm um redemoinho de cabelo na parte traseira da cabeça (devida a um alelo com dominância completa), ao passo que outros têm dois. Nos heredogramas abaixo, os símbolos escuros representam um redemoinho e os vazios dois:

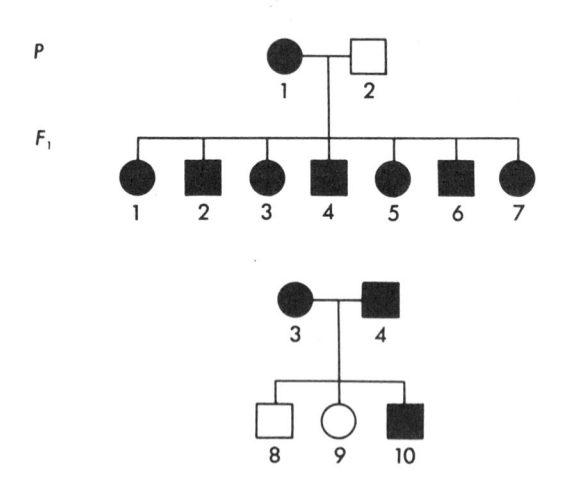

(a) Usando a primeira letra do alfabeto, dê o genótipo provável de (1) P 2; (2) P 3; (3) F_1 7; (4) F_1 8; (5) F_1 10.
(b) Qual seria a proporção fenotípica da prole gerada pelo casamento de F_1 7 × F_1 8, supondo uma família grande?

2-4 Os rabanetes podem ter qualquer uma das três formas: longa, esférica ou ovóide. Os cruzamentos de longo × esférico produzem uma F_1 constituída de apenas rabanetes ovais. Em termos dos alelos discutidos neste capítulo, como poderíamos designar o par de alelos aqui envolvidos?

2-5 O albinismo, ausência total de pigmento, é devido a um alelo recessivo. Um homem e uma mulher planejam casar-se e desejam saber a probabilidade de que tenham um filho albino. Que você lhes diria se (a) ambos tiverem pigmentação normal, mas cada um tiver um genitor albino; (b) o homem for albino, a mulher normal, mas o pai dela for albino; (c) o homem for albino e a família da mulher não incluir

albinos por pelo menos três gerações?

2-6 A fibrose cística do pâncreas é uma condição hereditária caracterizada por metabolismo deficiente de lipídios. Os indivíduos afetados são homozigotos para o alelo responsável e geralmente morrem na infância. Tais indivíduos também produzem uma concentração bem maior de cloretos em seu suor do que os homozigotos normais, ao passo que os heterozigotos, que levam uma vida normal, têm uma concentração de cloretos intermediária. Em termos dos tipos de alelos discutidos neste capítulo, como você denominaria (a) este par de alelos quanto à dominância; (b) o alelo para fibrose cística?

2-7 Um estudo avaliou o número de pessoas nos Estados Unidos que são heterozigotos para fibrose cística em cerca de 8 milhões. Um casal que planeja casar-se decide submeter-se a um teste de suor porque um irmão do homem morreu na infância, com essa doença. Os testes demonstram que o homem é heterozigoto e a mulher homozigota normal. (a) Qual é a probabilidade de que qualquer um de seus filhos possa ter fibrose cística? (b) Poderia algum neto do casal tê-la?

2-8 Em uma certa planta o cruzamento púrpura × azul gera uma prole com flores púrpura e azul em proporções iguais, mas azul × azul sempre origina somente azul. (a) Que isto lhe diz quanto aos genótipos das plantas com flores azuis e púrpura? (b) Qual fenótipo é denominante?

2-9 Em bovinos, o cruzamento de indivíduos com chifres × sem chifres às vezes produz apenas crias sem chifres e em outros cruzamentos aparecem com e sem chifres em números iguais. Um fazendeiro tem um grande rebanho de bovinos sem chifres nos quais ocasionalmente aparece prole com chifres. Ele tem animais vermelhos, ruões e brancos e deseja estabelecer uma linhagem puro-sangue de animais vermelhos sem chifres. Como deverá proceder?

2-10 No milho, a resistência a um determinado fungo é conferida pelo alelo h, que é completamente recessivo em relação a seu alelo H para suscetibilidade. Se uma planta resistente (♀) for polinizada por uma planta homóloga suscetível (♂), dê os genótipos de: (a) genitor pistilado, (b) genitor estaminado, (c) gameta masculino, (d) gameta feminino, (e) núcleo polar, (f) embrião F_1, (g) endosperma que envolve os embriões F_1, (h) epiderme do sabugo que contém os embriões de F_1. Se quiser, consulte o Apéndice B-6, Fig. B-5, antes de responder.

2-11 Duas moscas de frutas (*Drosophila*) com asas recurvadas (*curly*) são cruzadas; A F_1 consiste de 341 recurvadas e 162 normais. Explique.

2-12 Crianças Rh-negativas (as que não produzem o antígeno D do *Rhesus*) podem ser filhas de pais Rh positivos ou negativos, mas as crianças Rh-positivas sempre têm pelo menos um genitor Rh-positivo. Qual dos fenótipos é devido a um gene dominante?

2-13 Um casal normal tem cinco filhos, dois dos quais sofrem de um distúrbio genético um pouco raro que, contudo, tem aparecido esporadicamente nessa linguagem familiar. (a) Que tipo de gene é responsável neste caso: completamente dominante, completamente recessivo, codominante ou incompletamente dominante? (b) O que a ocorrência de filhos afetados nesta família lhe informa acerca dos genótipos dos genitores?

2-14 Entre as muitas substâncias antigênicas que podem ocorrer em hemácias humanas existem duas, conhecidas como M e N. Os fenótipos dos indivíduos são referidos como *M, N,* e *MN*, dependendo de qual ou quais antígenos produzam (um, o outro ou ambos). No caso de um pai *M* e uma mãe *N*, as crianças são sempre *MN*. Que tipo de genes são os responsáveis por esses antígenos? (Escolha entre as opções dadas no Problema 2-17a.)

2-15 A talassemia é um defeito na hemoglobina humana, que ocorre em duas formas, (a) talassemia *minor,* na qual as hemácias são pequenas (microcítica) e em número aumentado (policitêmica), mas a saúde é normal; e (b) talassemia *major,* caracterizada por anemia grave e precoce, aumento do baço, micrócitos e policitemia, entre outros sintomas. Esta última forma geralmente culmina em morte antes da idade reprodutiva. A partir do seguinte heredograma hipotético, determine o modo de herança:

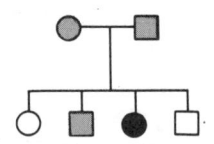

Os símbolos claros representam pessoas normais, os cinza a talassemia *minor,* e os pretos, a talassemia *major.*

2-16 Em famílias em que ambos os genitores têm o traço falcêmico, qual é a probabilidade de terem (a) um filho com o traço falcêmico?, (b) um filho normal?

2-17 Um indivíduo normal, $Hb^A Hb^A$, recebe transfusão de sangue de pessoa que tem o traço falcêmico. Essa transfusão transmitiria o traço falcêmico para o receptor? Explique.

2-18 A fenilcetonúria (PKU) é uma condição hereditária em humanos que implica incapacidade de metabolizar o aminoácido fenilanina, devida à falta de produção da enzima fenilalanina-hidroxilase. Se não diagnosticada e tratada cedo, logo após o nascimento, os pacientes desenvolvem um retardamento mental tão grave (entre outros sintomas) que quase nunca se reproduzem. As crianças com PKU, portanto, são filhas de pais que não têm PKU. O irmão normal de um com PKU procura a opinião de um consultor genético antes de cogitar em casamento. (a) Qual é a probabilidade de que ele seja um heterozigoto? (b) Se a PKU ocorre em um em 25.000 nascidos vivos nos Estados Unidos, e ele pensa em se casar com uma mulher normal em cuja família nenhum caso de PKU ocorreu desde que seus ancestrais vieram do *Mayflower,* qual é a probabilidade deles terem uma criança com PKU? (c) Que mais poderia o consultor genético pensar em dizer a esse casal?

2-19 Na **idiotia amaurótica juvenil,** as crianças são normais até os seis anos de idade. Em seguida há um progressivo declínio no desenvolvimento mental, perda de visão que leva a cegueira, e degeneração muscular, culminando em morte, geralmente antes dos 20. O caráter pode aparecer em famílias em que ambos os genitores são completamente normais. Um casal, com 25 anos de idade, planejando casar-se, é de primos em primeiro grau; irmãos de ambos morreram da doença. (a) Sabendo nada mais do que você sabe até este ponto acerca do genótipo dessas duas pessoas, qual é a probabilidade de ambos serem heterozigotos? (b) Baseado em sua resposta à parte (a), o que você lhes diria acerca da probabilidade de terem um filho afetado? (c) Os heterozigotos podem ser detectados por um aumento de vacuolização dos linfócitos (um dos tipos de glóbulos brancos do sangue). Se tais testes mostrarem que ambas as pessoas são realmente heterozigotas, o que você poderia

dizer sobre a probabilidade de terem um filho afetado?

2-20 A dentinogênese imperfeita (dentina opalescente) é distúrbio dentário hereditário caracterizado por dentina defeituosa, que se parte pelo esforço normal de mastigação e de dentadas, e ocorre em cerca de 1 em 8.000 pessoas. Os dentes das pessoas afetadas variam da cor de âmbar a um azul opalescente. Filhos afetados ocorrem apenas em famílias em que um ou ambos os genitores tenham dentina opalescente; crianças com dentina normal podem ter pais que sejam ambos normais, um normal e um afetado ou ambos afetados. (a) O gene para essa condição é completamente dominante, codominante, incompletamente dominante ou recessivo? (b) Um homem com dentina opalescente casa-se com uma mulher que tem dentes normais; um dos genitores dele era afetado e o outro não, mas nenhum dos genitores da mulher tinha dentina opalescente. Qual proporção de afetados para não-afetados deve ser esperada em filhos de um grande número de tais famílias? (c) Que tipo de cruzamento representa o casamento na parte (b)?

2-21 Além dos antígenos M e N de hemácias, referidos neste capítulo, outros dois antígenos sanguíneos humanos, A e B (entre muitos outros), podem ocorrer nas superfícies das hemácias. As pessoas pertencem a qualquer um dos quatro grupos sanguíneos: A, que têm apenas o antígeno A; B, que têm só o antígeno B; AB, com ambos, e O, com nenhum destes antígenos. Examine os seguintes heredogramas de grupos sanguíneos (um sinal + na prole indica que pode ocorrer um filho de tal grupo):

P	Prole			
	A	B	AB	O
A × A	+			+
A × O	+			+
A × B	+	+	+	+
B × B		+		+
B × O		+		+
AB × A	+	+	+	
AB × B	+	+	+	
AB × O	+	+		
AB × AB	+	+	+	
O × O				+

Supondo três alelos, um para produção do antígeno A, outro para produção do antígeno B e um terceiro que resulta na não produção de qualquer dos antígenos, qual é a relação de dominância entre esses três alelos? (Esta questão lida com uma situação genética que será considerada em um capítulo posterior, mas você pode tentar exercitar seu poder de raciocínio indutivo neste ponto.)

3

HERANÇA DIÍBRIDA

No capítulo anterior acompanhamos o comportamento de um só par de alelos ao longo de várias gerações. Será interessante examinarmos agora o curso de dois ou mais pares, que se segreguem independentemente, ao longo de gerações. O comportamento de alelos que não se segregam independentemente será considerado no Cap. 6.

Dominância completa em dois pares

Além do caráter margem da folha de *Coleus*, considerado no Cap. 2, um outro caráter vegetativo diz respeito ao padrão de nervuras, facilmente observado na face inferior das folhas. Uma disposição típica de nervuras é a mostrada na Fig. 3.1. Aqui, uma única nervura mediana ramifica-se de modo pinulado ("como uma pena") padrão. Uma expressão alternativa é a disposição altamente irregular vista na Fig. 3.2. Por conveniência, usaremos os termos *regular* e *irregular,* respectivamente, referindo-se a esses fenótipos. Um cruzamento monoíbrido simples envolvendo esses dois caracteres pode facilmente demonstrar que *irregular* tem dominância completa sobre *regular.*

Portanto, o cruzamento de um indivíduo duplamente homozigoto recortado irregular com um crenado regular (usando novamente *R* e *r* para representar os genótipos recortado e crenado, e *I* e *i* para irregular e regular) pode ser assim representado:

P recortada irregular $\times$ crenada regular

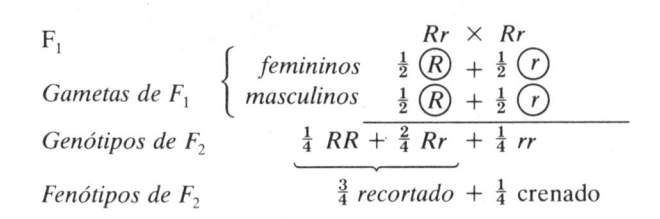

Os indivíduos F_1 são neste caso denominados diíbridos, pois são heterozigotos para cada um dos dois pares de alelos.

Qual será o resultado do cruzamento de dois membros desta F_1 produzindo uma F_2? A conseqüência desse cruzamento pode ser prevista com base nas teses desenvolvidas até aqui. Relembrando as suposições já feitas e suas evidências experimentais, ao se considerar um par de alelos de cada vez, o resultado fenotípico será a proporção usual de 3:1:

Fig. 3.1 Padrão regular de nervuras, um caráter causado por um gene recessivo, em *Coleus*.

Fig. 3.2 Padrão irregular de nervuras, produzido pelo alelo dominante do gene para nervuras regulares em *Coleus*.

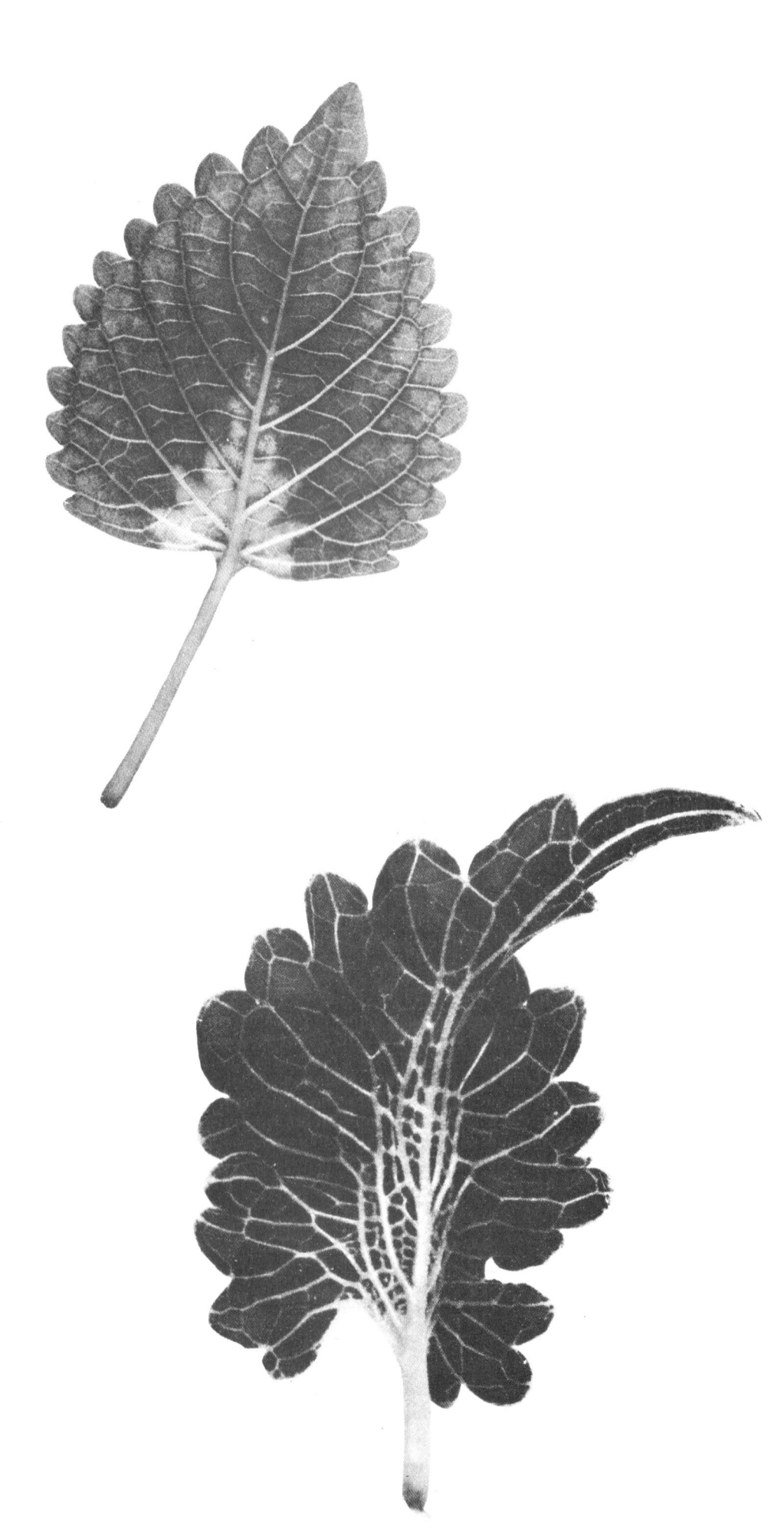

Do mesmo modo $Ii \times Ii$ produz a mesma prole 3/4 irregular $(I-)$: 1/4 regular *(ii)*. Para determinar a proporção fenotípica do cruzamento diíbrido $RrIi \times RrIi$, a suposição mais simples e mais lógica (embora não necessariamente correta) é a de que o fenótipo recortado ou o crenado possa associar-se ao acaso com o fenótipo irregular ou regular, caso os dois pares de alelos envolvidos se segreguem independentemente. Isto é, em termos da lei do produto da probabilidade, destacada no Cap. 2, a proporção fenotípica aqui esperada é o produto aritmético das duas proporções monoíbridas componentes, assim

$$Rr \times Rr \text{ origina: } \tfrac{3}{4} \text{ recortada } + \tfrac{1}{4} \text{ crenada}$$
$$Ii \times Ii \text{ origina: } \tfrac{3}{4} \text{ irregular } + \tfrac{1}{4} \text{ regular}$$

A F_2 resultante, baseada na combinação ao acaso das classes fenotípicas, é o seguinte: (3/4 recortada $\times$ 3/4 irregular) = 9/16 recortada irregular + (1/4 crenada $\times$ 3/4 irregular) = 3/16 crenada irregular + (3/4 recortada $\times$ 1/4 regular) = 3/16 recortada regular + (1/4 crenada $\times$ 1/4 regular) = 1/16 crenada regular.

A proporção 9:3:3:1 é a mesma que Mendel observou em seu trabalho com ervilhas, e é uma das proporções fenotípicas clássicas. Com base nisto, a proporção genotípica desse cruzamento é prontamente determinada:

$$Rr \times Rr \text{ dá: } \quad \tfrac{1}{4} RR \quad + \tfrac{2}{4} Rr \; + \tfrac{1}{4} rr$$
$$Ii \times Ii \text{ dá: } \quad \tfrac{1}{4} II \quad\; + \tfrac{2}{4} Ii \; + \tfrac{1}{4} ii$$

Genótipos de F_2: $\tfrac{1}{16} RRII + \tfrac{2}{16} RrII + \tfrac{1}{16} rrII$
$+ \tfrac{2}{16} RRIi + \tfrac{4}{16} RrIi + \tfrac{2}{16} rrIi$
$+ \tfrac{1}{16} RRii + \tfrac{2}{16} Rrii + \tfrac{1}{16} rrii$

Um exame detalhado desta proporção fenotípica 1:2:1:2:4:2:1:2:1 revela a proporção fenotípica 9:3:3:1

$\tfrac{1}{16} RRII$	$\tfrac{1}{16} rrII$	$\tfrac{1}{16} RRii$	$\tfrac{1}{16} rrii$
$\tfrac{2}{16} RrII$	$\tfrac{2}{16} rrIi$	$\tfrac{2}{16} Rrii$	
$\tfrac{2}{16} RRIi$			
$\tfrac{4}{16} RrIi$			
$\tfrac{9}{16} D-I-$	$\tfrac{3}{16} rrI-$	$\tfrac{3}{16} R-ii$	$\tfrac{1}{16} rrii$
recortado irregular	crenado irregular	recortado regular	crenado regular

$+ \quad + \quad +$

Alternativamente, esta proporção 9:3:3:1 poderia ter sido calculada mais rapidamente deste modo:

$$Rr \times Rr \quad \text{dá} \quad \tfrac{3}{4} R- + \tfrac{1}{4} rr$$
$$Ii \times Ii \quad \text{dá} \quad \tfrac{3}{4} I- + \tfrac{1}{4} ii$$

$\tfrac{3}{4} R- \times \tfrac{3}{4} I-$	dá	$\tfrac{9}{16} R-I-$
$\tfrac{3}{4} R- \times \tfrac{1}{4} ii$	dá	$\tfrac{3}{16} R-ii$
$\tfrac{1}{4} rr \times \tfrac{3}{4} I-$	dá	$\tfrac{3}{16} rrI-$
$\tfrac{1}{4} rr \times \tfrac{1}{4} ii$	dá	$\tfrac{1}{16} rrii$

obtendo o mesmo resultado que ao coletar e somar os nove genótipos acima. *Esta proporção será útil em outros casos:*

9 $R-I-$
3 $rrI-$
3 $R-ii$
1 $rrii$

Uma proporção fenotípica 9:3:3:1 em milho é mostrada na Fig 3.3.

É muito importante reconhecer a importância de uma suposição tácita neste método de cálculo de proporções diíbridas. Pelo comportamento dos cromossomos na divisão nuclear, a ser discutido no próximo capítulo, é claro que o cálculo visto acima baseia-se na expectativa de que, nos gametas, a associação de R com I ou i, e de r com I ou i, é aleatória. Isto implica então números iguais dos quatro genótipos possíveis de gametas: *RI, rI, Rr* e *ri,*

Fig. 3.3 Uma proporção fenotípica 9:3:3:1 púrpura-amiláceo: púrpura doce: branco-amiláceo: branco-doce em milho. Os grãos doces são enrugados e os amiláceos são cheios.

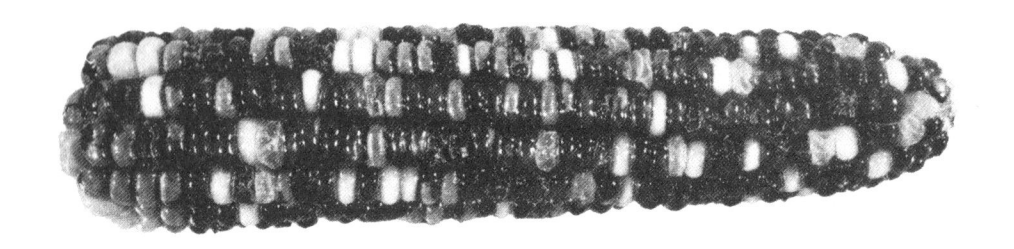

produzidos por um indivíduo *RrIi*. Os resultados do cruzamento *RrIi* × *RrIi* poderiam ser calculados, ou como na página anterior, ou pelos genótipos esperados dos gametas:

Gametas RrIi femininos: $\frac{1}{4}$ (RI) + $\frac{1}{4}$ (rI) + $\frac{1}{4}$ (Ri) + $\frac{1}{4}$ (ri)

Gametas RrIi masculinos: $\frac{1}{4}$ (RI) + $\frac{1}{4}$ (rI) + $\frac{1}{4}$ (Ri) + $\frac{1}{4}$ (ri)

Um exercício útil seria verificar que, se a união dos gametas for também aleatória, as proporções fenotípicas e genotípicas obtidas deste modo serão idênticas às calculadas na página anterior. A produção de quatro tipos de gametas em números iguais por um indivíduo duplo-heterozigoto ocorrerá se cada par de alelos estiver em um par diferente de cromossomos, isto é, cada par de alelos aqui se comporta exatamente como em um cruzamento de um par. A justificativa citológica para esta conclusão será detalhada no próximo capítulo.

Cruzamentos diíbridos mendelianos

Algumas das experiências de Mendel com ervilha-de-cheiro eram sobre cruzamentos entre plantas que produziam sementes amarelas esféricas e as que originavam sementes verdes rugosas. Pelos cruzamentos monoíbridos, era claro para Mendel que os caracteres amarelo e esférico eram dominantes. Usando *G* para representar o amarelo, e *w* para esférico, podemos representar este cruzamento de Mendel como:

P   esférica amarela × rugosa verde
      WWGG   *wwgg*
F₁   todas esféricas amarelas
      WwGg

F₂ 315 esféricas amarelas + 108 esféricas verdes + 101 rugosas amarelas + 32 rugosas verdes
  G-W-   *W-gg*   *wwG-*   *wwgg*

(A barra em três genótipos significa que o alelo assim representado pode tanto ser um dominante quanto um recessivo.) Esta proporção observada aproxima-se bem de 9:3:3:1. Os cruzamentos e seus resultados são mostrados na Fig 3.4. Era claro para Mendel que o par alélico para cor de semente distribuía-se independentemente do par alelo para sementes rugosas/esféricas. Por isso Mendel concluiu que *membros de diferentes pares de alelos distribuem-se independentemente pelos gametas.* Esta é a segunda lei de Mendel, o **princípio da distribuição independente**. As exceções a esta lei revelam alguns fatos acerca da localização dos genes e serão discutidas em um capítulo adiante.

Combinações gaméticas e zigóticas

Como já foi visto antes, um monoíbrido tal como *Rr* produz dois tipos de gametas *(R e r)* em números iguais, que podem combinar-se por singamia, formando três diferentes genótipos zigóticos *(RR, Rr, rr)* dos quais dois fenótipos (recortado e crenado) serão diferenciáveis na prole. Do mesmo modo, um indivíduo duploheterozigoto *(RrIi)* produz quatro tipos de gametas *(RI, Ri; rI, ri)*, novamente em iguais números se os dois pares de alelos forem localizados em pares diferentes de cromossomos. Com a singamia ao acaso, produzem-se nove tipos diferentes de genótipo de zigotos:

RRII	RrII	rrII
RRIi	RrIi	rrIi
RRii	Rrii	rrii

dos quais quatro fenótipos (recortado irregular, recortado regular, crenado irregular, crenado regular) serão visíveis nas plantinhas.

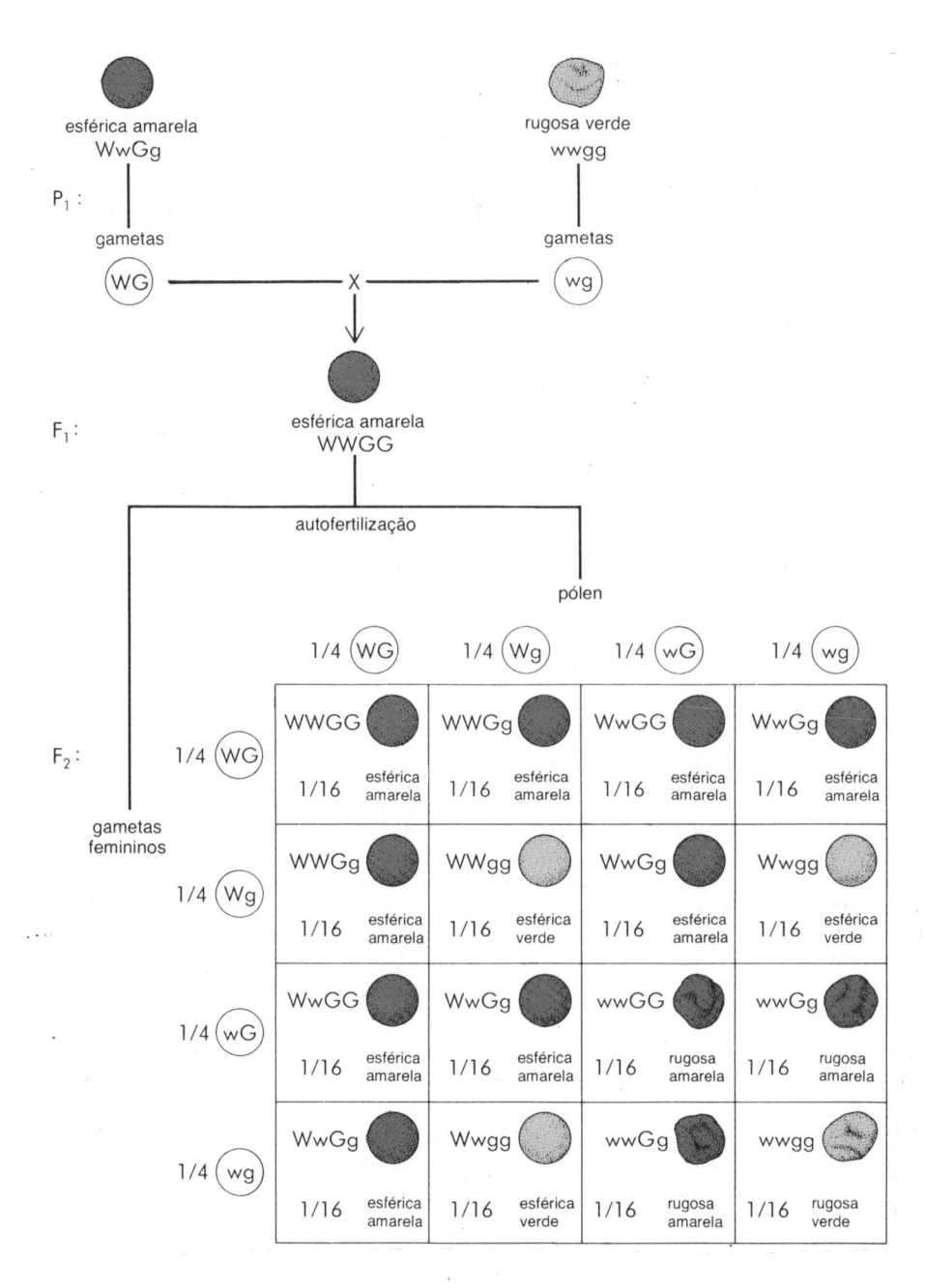

Fig. 3.4 Resumo dos resultados de Mendel com o cruzamento diíbrido mostrando distribuição independente dos dois pares de alelos resultando em uma proporção fenotípica 9:3:3:1.

Um terceiro par de alelos em *Coleus* (Fig 3.1) pode ser simbolizado assim:

W (sem área branca na base da folha)
w (com área branca na base da folha)

Que combinações gaméticas podem ser produzidas pelo tríbrido *RrIiWw?* Se cada um dos três pares de alelos estiver em um diferente par de cromossomos, então cada alelo de qualquer par pode combinar-se com cada alelo de qualquer outro. Uma simples aplicação de método de probabilidades indica oito genótipos possíveis de gametas. Como foi visto, o diíbrido *RrIi* produz quatro tipos de gametas, 1/4 *RI* + 1/4 *Ri* + 1/4 *rI* + 1/4 *ri*. Com a adição do par *W, w* tornam-se possíveis dois tipos adicionais de gametas, *W* e *w*, que podem combinar-se com qualquer dos genótipos de gametas diíbridos:

$$\tfrac{1}{4}\;\boxed{RI}\;+\;\tfrac{1}{4}\;\boxed{Ri}\;+\;\tfrac{1}{4}\;\boxed{rI}\;+\;\tfrac{1}{4}\;\boxed{ri}$$
$$\tfrac{1}{2}\;\boxed{W}\;+\;\tfrac{1}{2}\;\boxed{w}$$

$\frac{1}{8}$ cada de   *RIW, RiW, rIW, riW, RIw, Riw, rIw, riw*

De novo aplicando o método das probabilidades usado para os casos mono- e diíbridos, pode-se esperar que esses oito genótipos de gametas combinem-se aleatoriamente formando os 27 genótipos de zigotos, produzindo oito classes fenotípicas na prole.

Quadro 3.1 Genótipos de gametas parentais, combinações de gametas, e fenótipos e genótipos da prole (dominância completa em todos os pares)

Número de pares de alelos heterozigotos	*Número de genótipos de gametas*	*Número de fenótipos da prole*	*Número de genótipos da prole*	*Número de combinações possíveis de gametas*
1	2	2	3	4
2	4	4	9	16
3	8	8	27	64
4	16	16	81	256
n	2^n	2^n	3^n	4^n

Portanto, considerando o número de genótipos possíveis de gametas por par de alelos heterozigotos em que a dominância seja completa, e localizados em diferentes pares de cromossomos, podem-se deduzir estas relações matemáticas (onde n = número de pares de cromossomos com diferença em um gene):

número de genótipos de gametas produzidos pelos pais $= 2^n$
número de classes fenotípicas na prole $= 2^n$
número de classes genotípicas na prole $= 3^n$

Estas relações estão descritas e ampliadas no Quadro 3.1.

Cruzamento-teste

O cruzamento-teste é um método útil para determinar a homo- ou heterozigose de um fenótipo dominante em casos de um só gene e pode ser igualmente valioso para determinar genótipos em situações com dois ou mais pares de genes. Em um cruzamento de dois pares, em que cada alelo está em um diferente par cromossômico (isto é, os genes não estão ligados), a proporção resultante na prole é o produto de duas proporções de um par. Portanto, como visto, uma proporção monoíbrida em cruzamento-teste é de 1:1 e um cruzamento-teste diíbrido produz uma proporção 1:1:1:1 quando um dos genitores for heterozigoto para ambos os pares alélicos:

P		$RrIi$ $\times$ $rrii$		
Gametas P	$\frac{1}{4}$ (RI) +	$\frac{1}{4}$ (rI) +	$\frac{1}{4}$ (Ri) +	$\frac{1}{4}$ (ri)
	$\times$	1 (ri)		

F_1	$\frac{1}{4}$ $RrIi$ +	$\frac{1}{4}$ $rrIi$ +	$\frac{1}{4}$ $Rrii$ +	$\frac{1}{4}$ $rrii$
	recortado irregular	crenado irregular	recortado regular	crenado regular

O cruzamento-teste é uma técnica muito útil no mapeamento de localizações nos cromossomos, como será discutido no Cap. 6.

Com as informações obtidas até aqui, será útil determinar as proporções de cruzamentos-teste em (1) casos em que apenas um dos pares seja heterozigoto e (2) casos de triíbridos e outros poliíbridos. Os problemas ao final deste capítulo exploram casos como esses.

MODIFICAÇÕES DA PROPORÇÃO 9:3:3:1

Dominância incompleta

Tendo examinado cruzamentos diíbridos nos quais a dominância é completa em ambos os pares, devemos agora determinar se a dominância incompleta em um ou ambos os pares tem algum efeito nas proporções e no número de classes fenotípicas.

No tomate, dois pares de alelos, situados em pares diferentes de cromossomos, são

D- planta alta	h^1h^1 caules sem pêlos
dd planta anã	h^1h^2 pêlos curtos e esparsos
	h^2h^2 caule peludo

Cruzando dois indivíduos de genótipo Ddh^1h^2 obtém-se a seguinte prole:

$\frac{3}{16}$ alta, sem pêlos

$\frac{6}{16}$ alta, pêlos esparsos

$\frac{3}{16}$ alta, peluda

$\frac{1}{16}$ anã, sem pêlos

$\frac{2}{16}$ anã, pêlos esparsos

$\frac{1}{16}$ anã, peluda

Observe que isto é exatamente o esperado. Alta e anã segregam-se em uma proporção 3:1; e sem pêlos, pêlos esparsos e peluda, em uma proporção 1:2:1 produzindo aqui uma proporção fenotípica diíbrida de 3:6:3:1:2:1. Em um caso como este, como $Dd \times Dd$ produz duas classes fenotípicas na prole e $h^1h^2 \times h^1h^2$ é responsável por três classes fenotípicas, o cruzamento $Ddh^1h^2 \times Ddh^1h^2$ produz prole de $2 \times 3 = 6$ classes fenotípicas. Se a dominância for incompleta, o número de classes fenotípicas é de 3^n (onde novamente n = número de pares de cromossomos com uma só diferença alélica). Em uma situação diíbrida em que um par de genes exiba dominância completa e o outro incompleta, como neste exemplo do tomate, o número de classes fenotípicas de F_1 de dois genitores duplamente heterozigotos é de 2×3, como já observado.

Portanto, novamente a dominância incompleta aumenta o número de classes fenotípicas. Outras possibilidades desse tipo são sugeridas em alguns dos problemas no final deste capítulo.

Epistasia

Camundongo. O camundongo de laboratório é encontrado em várias cores e padrões. O tipo selvagem (fenótipo costumeiro ou o mais freqüentemente encontrado em populações naturais, geralmente usado como padrão para comparação) é o "aguti", caracterizado por pêlos com faixas de cores, nos quais a parte mais próxima à pele é cinzenta, depois vindo uma faixa amarela e finalmente a parte distal é preta ou marrom. O tipo selvagem obviamente tem valor seletivo no ambiente natural, favorecendo a camuflagem do indivíduo. Duas outras cores são o albino e o preto. Nos albinos há falta total de pigmento, produzindo cabelo branco e olhos rosados (esta última cor resulta do aparecimento dos vasos sanguíneos através da íris não pigmentada).

O cruzamento *preto* × *albino* produz uma F_1 uniforme de aguti, que em certos casos, quando endocruzada, resulta em uma F_2 de 9 *aguti*:3 *preto*:4 *albino*. A segregação de F_2 em dezesseis sugere imediatamente dois genes, e esta proporção em particular significa uma proporção 9:3:3:1 em que a classe de 1/16 e uma das classes de 3/16 são indistinguíveis. Esses resultados indicariam então que os indivíduos neste caso seriam heterozigotos para ambos os pares de alelos. Suponha que um dos dois pares de genes inclua um alelo para produção de cor e o outro alelo para inibição de cor (o último talvez responsável ou por uma enzima defeituosa ou pela ausência de uma determinada enzima necessária para uma etapa intermediária bioquímica específica na produção do pigmento). Suponha também que os outros genes incluem um alelo para aguti e um para preto. Represente os genes assim:

A	aguti	*C*	cor
a	preto	*c*	inibição de cor

Note que a dominância do aguti sobre o preto é sugerida pela proporção da classe 9/16 aguti *versus* 3/16 preto na F_2 (que é equivalente a uma segregação 3:1). Nessas suposições, o cruzamento no camundongo pode ser assim esquematizado:

P   preto   ×   albino
      aaCC   *AAcc*

F_1 *AaCc* aguti

F_2 $\frac{9}{16}$ $A - C -$ aguti

     $\frac{3}{16}$ *aaC* −   preto

     $\frac{3}{16}$ $A - cc$ $\Big\}$ albino
     $\frac{1}{16}$ *aacc*

Neste exemplo em particular, o alelo *c* (que é recessivo a seu próprio alelo *C*) realmente mascarou o efeito tanto de $A-$ quanto de *aa*, de modo que qualquer indivíduo $-cc$ é albino. Tal gene que mascara o efeito de um ou de ambos os membros de um par *diferente* de alelos, é chamado **epistático**; o gene ou os genes mascarados são denominados **hipostáticos.** Aqui *c* é epistático para *A* e *a*, e este caso ilustra uma epistasia recessiva, porque o *recessivo* de um é epistático para outro. Note que a epistasia é bem diferente da dominância visto que o mascaramento opera entre diferentes pares de alelos em vez de entre membros de um par.

Trevo. Um interessante exemplo com trevo branco (*Trifolium repens*, o trevo freqüentemente

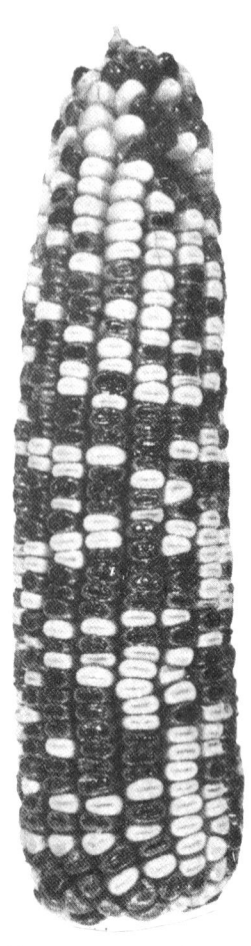

Fig. 3.5 Uma proporção epistática 9:7 púrpura:amarelo em milho.

visto em jardins), relatado em 1943 por S. S. Atwood e J. T. Sullivan, dá evidência para a suposição de que a epistasia dependa de uma relação gene-enzima em uma série de etapas bioquímicas seqüenciais.

Algumas linhagens do trevo branco dão resultados altos no teste para ácido cianídrico (HCN), ao passo que outras dão negativo para esta substância. O conteúdo de HCN está associado com crescimento mais vigoroso e estas variedades não são prejudiciais ao gado que as come. Freqüentemente, o cruzamento *positivo × negativo* resulta em uma F_1 uniformemente positiva para HCN e uma F_2 que é segregada em 3 positiva:1 negativa, sugerindo um só par de alelos com o caráter *positivo* dominante.

Contudo uma série de cruzamentos relatada por Atwood e Sullivan produziu totais inesperados:

P	positiva × negativa
F_1	positiva
F_2	351 positiva + 256 negativa

Uma expectativa de 3:1 na F_2 seria de aproximadamente 455 positiva:152 negativa; os resultados reais diferem suficientemente de uma proporção 3:1 para lançar dúvidas sôbre sua relevância aqui. (Os testes estatísticos, descritos no Cap. 5, dão apoio objetivo para a hipótese de que, apesar da proporção de 351:256 poder ocorrer apenas pelo acaso em uma expectativa de 3:1, este resultado é suficientemente improvável para fazer com que se procure uma melhor explicação.) Note que esses resultados são bem próximos de uma proporção 9:7, que seria de 342 positiva:256 negativa. Uma proporção 9:7 sugere imediatamente uma expressão epistática da 9:3:3:1 que, por sua vez, indica dois pares de genes. Uma dessas proporções 9:7 (púrpura:amarelo) no milho está ilustrada na Fig. 3.5.

A formação de HCN segue uma via que pode ser assim representada:

$$\rightarrow (precursor) \xrightarrow[\text{``}\alpha\text{''}]{\text{enzima}} \text{osídio cianogenético} \xrightarrow[\text{``}\beta\text{''}]{\text{enzima}} HCN$$

Cada uma das conversões indicadas pelas setas é controlada por enzima. Testes de indivíduos F_2 do cruzamento acima descrito, para (1) HCN, (2) enzima "β" e (3) osídio cianogenético, revelaram quatro classes de indivíduos:

Classe	Osídio	Enzima "β"	HCN
1	+	+	+
2	0	+	0
3	+	0	0
4	0	0	0

Cada uma dessas quatro classes foi então testada para HCN após adição ou de enzima "β" ou do osídio a seus extratos de folhas, com os seguintes resultados:

Classe	Teste de controle para HCN	Teste para HCN após adição de enzima "β"	Teste para HCN após adição de osídio
1	+	+	+
2	0	0	+
3	0	+	0
4	0	0	0

Os resultados mostram que as plantas da classe 1 produzem tanto o osídio quanto a enzima "β" (e, por inferência, também da enzima "α"); as plantas da classe 2 produzem enzima "β", mas não o osídio (daí, por inferência, não produzem enzima "α"); a classe 3 produz o osídio (e a enzima "α") mas não a enzima "β"; as plantas da classe 4 não produzem enzima "β" nem o osídio (portanto, por inferência, nem a enzima "α"). As conclusões estão resumidas em forma de quadro:

Classe	Produção			Substância acumulada
	Enzima "α"	Osídio	Enzima "β"	
1	+	+	+	HCN
2	0	0	+	precursor
3	+	+	0	osídio
4	0	0	0	precursor

Portanto parece altamente provável que a produção das enzimas "α" e "β" seja determinada por dois diferentes genes:

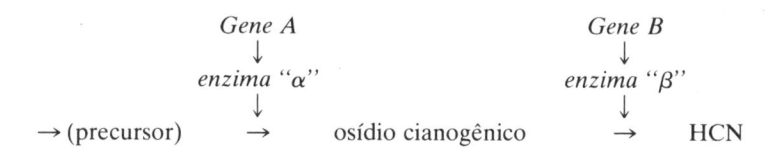

$$Gene\ A \qquad\qquad Gene\ B$$
$$\downarrow \qquad\qquad\qquad \downarrow$$
$$enzima\ "\alpha" \qquad\qquad enzima\ "\beta"$$
$$\downarrow \qquad\qquad\qquad \downarrow$$
$$\rightarrow (precursor) \quad \rightarrow \quad osídio\ cianogênico \quad \rightarrow \quad HCN$$

Assim, um indivíduo deve ter pelo menos um dominante de cada um dos dois pares de alelos, A e B, para levar o processo do precursor até o HCN. A soma dos genótipos do cruzamento desenvolvido na página 27 produz o seguinte:

$$P \qquad positivo \qquad \times \qquad negativo$$
$$AABB \qquad\qquad aabb$$

$$F_1 \qquad\qquad positivo$$
$$AaBb$$

$$F_2 \quad \tfrac{9}{16}\ HCN\ positivo \quad A{-}B{-} \qquad ("classe\ 1") \qquad (9)$$
$$\tfrac{3}{16}\ HCN\ negativa \quad aaB{-} \qquad ("classe\ 2")$$
$$\tfrac{3}{16}\ HCN\ negativa \quad A{-}bb \qquad ("classe\ 3") \left.\right\} \quad (7)$$
$$\tfrac{1}{16}\ HCN\ negativa \quad aabb \qquad ("classe\ 4")$$

Um pouco de raciocínio indicará que esta situação pode ser considerada das seguintes maneiras:

9:7   HCN : sem HCN
12:4   osídio : não-osídio
9:3:4   HCN : osídio : precursor
9:3:3:1   enzimas "α" e "β" : só enzima "β" :
     só enzima "α" : nenhuma das enzimas

A proporção escolhida depende, é claro, do nível de análise química levado em consideração. Portanto, estamos considerando fenótipos em termos de reação química e de produtos ou de produção de enzimas. Como as enzimas são proteínas, no todo ou em parte, isto sugere de novo uma relação entre gene e enzima e, portanto, entre síntese de proteína e fenótipo. Isto será um caminho promissor a ser explorado mais adiante neste livro.

A propósito, surge uma explicação fácil nessas bases para a ocorrência de proles todas positivas para conteúdo de cianeto de cruzamentos de negativo × negativo (o que é também relatado):

$$P \qquad negativo \quad \times \quad negativo$$
$$aaBB \qquad\qquad AAbb$$
$$F_1 \qquad\qquad positivo$$
$$AaBb$$

O cruzamento (P) positivo × negativo que produza uma F_2 de 3 positivos: 1 negativo, referido na página 27, seria genotipicamente como se segue:

$$P \qquad positivo \quad \times \quad negativo$$
$$AABB \qquad\qquad aaBB$$
$$F_1 \qquad\qquad positivo$$
$$AaBB$$
$$F_2 \qquad 3\ positivos\ :\ 1\ negativo$$
$$A\text{-}BB \qquad\qquad aaBB$$

A epistasia (que pode operar em qualquer cruzamento que envolva dois ou mais genes) pode ser reconhecida pela *redução do número de classes fenotípicas esperadas,* quando duas ou mais das classes se tornam indistinguíveis uma da outra.

Muitas outras proporções são possíveis e têm sido relatadas na literatura. Mais exemplos são incluídos nos problemas no final deste capítulo, assim como no Quadro 3.2. Um deles, contudo, requer maiores explicações. Em certas raças de galinhas (por exemplo, a Leghorn branca) os indivíduos são brancos por causa de um alelo I dominante inibidor de cor. Mesmo que essas aves carreguem alelos para cor, tais alelos não podem ser expressos na presença de $I-$. Por outro lado, raças como a Silkie branca são brancas devido à homozigose para o alelo recessivo C, que bloqueia a síntese de um precursor necessário do pigmento.

Quadro 3.2 Resumo das proporções diíbridas no cruzamento $AABB \times aabb$

		Caso	AABB	AABb	AaBB	AaBb	AAbb	Aabb	aaBB	aaBb	aabb
Mais de quatro classes fenotípicas	A e B com dominância incompleta	1	1	2	2	4	1	2	1	2	1
	A com dominância incompleta; B com dominância completa	2	3		6		1	2	3		1
Quatro classes fenotípicas	A e B , ambos com dominância completa (proporção clássica)	3	9				3		3		1
Menos de quatro classes fenotípicas	aa epistático a B e b Epistasia recessiva	4	9				3		4		
	A epistático a B e b Epistasia dominante	5	12						3		1
	A epistático a B e b; bb epistático a A e a Epistasia dominante recessiva	6	13*							3	
	aa epistático a B e b; bb epistático a A e a Epistasia recessiva dupla	7	9				7				
	A epistático a B e b; B epistático a A e a Epistasia dominante dupla	8	15								1
	Interação dupla	9	9				6				1

*O 13 é composto das 12 classes imediatamente acima, mais a *aabb* da última coluna.

Cruzamentos de Leghorn *(IICC)* brancas × Silkie brancas *(iicc)* (caso 6) produzem uma proporção em F$_2$ de 13:3, como segue:

   9   *I-C-* brancas (devido ao *I* inibidor de cor)
   9   *iiC-* coloridas
   3   *I-cc* brancas (devido tanto a *I* quanto a *cc*)
   1   *iicc* brancas (devido a *cc*)

A cor real dos indivíduos *iiC* − depende da presença de mais genes para cores em particular. Estes não são aqui apresentados.

Alelos letais

Alelos letais também reduzem o número de classes fenotípicas esperadas em cruzamentos de dois genes, mas a alteração é um pouco diferente da causada por epistasia. Por exemplo, considerando o caso do milho, onde são conhecidos os fenótipos alto $(D-)$ e anão *(dd)* além das condições verde e albino descritas na Cap. 2. Note que o cruzamento $DdGg \times DdGg$ produzirá a clássica proporção fenotípica de 9:3:3:1 nas plantinhas, mas, devido ao efeito letal de gg, esta torna-se 9 altas verdes:3 anãs verdes (isto é, 3 altas:1 anã) após o *gg* ter exercido seu efeito letal. Em seres humanos, por exemplo, considere o dominante letal para doença de Huntington (Cap. 2) junto com outro par de alelos, lóbulo livre de orelha $(A-)$ *versus* lóbulos presos *(aa)*. Um casamento de dois duplo-heterozigotos, *HhAa* (onde *H* representa o dominante letal para doença de Huntington e *h* seu alelo recessivo

Expressão fenotípica

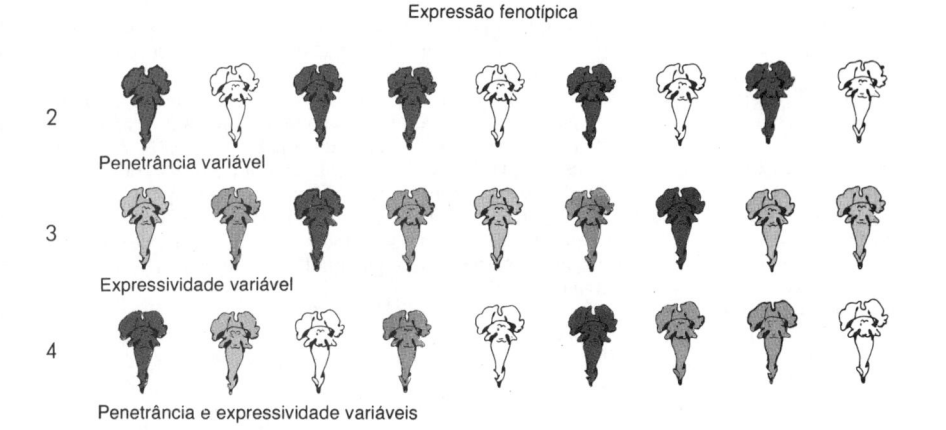

2

Penetrância variável

3

Expressividade variável

4

Penetrância e expressividade variáveis

Fig. 3.6 Penetrância e expressividade mostradas em um exemplo hipotético de cor de flor, em que a cor seja determinada pela intensidade do pigmento produzido.

para "normal"), produziria estatisticamente (ou realmente em coleções de dados familiares) uma proporção inicial de 9:3:3:1, que finalmente se tornariam 3 livres (normais):1 preso (normal) após a morte dos doentes. Lembre-se também da proporção 2:1 no caso do caráter dos camundongos amarelos.

Penetrância e expressividade

Com alguns genes, nem todos os indivíduos podem exibir fenótipos compatíveis com seus genótipos. Por exemplo, em seres humanos um alelo dominante *(F −)* para dedo mínimo dobrado (camptodactilia) afeta a inserção de alguns músculos em uma articulação do dedo. Apesar de algumas pessoas exibirem dedo mínimo dobrado em ambas as mãos, muitas são camptodáctilas em apenas uma das mãos. Se em uma dada população apenas 65 por cento das pessoas *F −* tiverem dedos mínimos dobrados em ambas as mãos, diz-se que este alelo exibe uma **penetrância** de 65 por cento. O dominante para polidactilia *(P)* também tem penetrância reduzida, pois os heterozigotos nem sempre são polidáctilos.

A polidactilia é interessante por outro motivo. Algumas pessoas *P −* têm um dedo extra em ambas as mãos e nos pés, ao passo que em outras algumas das extremidades não são afetadas. Mesmo nos que são polidáctilos, o caráter pode ir de dedos extra completos a um mero rudimento. Por isso, *P* exibe **expressividade** variável. Isto é bem diferente de penetrância. Na *expressividade* é o *grau* de expressão que varia, enquanto que *penetrância* refere-se à incapacidade total de um dado alelo se expressar em alguns indivíduos. A Fig. 3.6 resume penetrância e expressividade em um exemplo hipotético de cor de flores, em que a cor seja determinada pela intensidade do pigmento.

Muitos fatores interagem de modo complexo produzindo expressividade variável e penetrância reduzida. Algumas dessas causas são intracelulares, outras intercelulares e outras ainda dependem do genótipo global, e muitas podem refletir a influência do meio-ambiente.

PROBLEMAS

3-1 Quantos diferentes tipos de cruzamentos podem ser feitos em uma população em que apenas um par de alelos for considerado?

3-2 Cruzando duas plantas *Coleus RrIi,* que fração da prole será (a) crenada irregular, (b) recortada regular, (c) *RRIi,* (d) *rrII?*

3-3 Quantas classes fenotípicas da prole resultam de duas plantas *Coleus* (a) de genótipo *RrIiWw;* (b) heterozigotas para um par de alelos (exibindo dominância completa) em cada um de seus pares de cromossomos?

3-4 Qual é a proporção fenotípica do cruzamento-teste em *Coleus* (a) *RrII × rrii,* (b) *RrIiWw × rriiww?*

3-5 Quantas classes diferentes de gametas são produzidas pelo tetraíbrido *AaBbCcDd?*

3-6 Se for feito o cruzamento de dois tetraíbridos como os do problema anterior, o que se esperaria na prole quanto ao número de (a) classes fenotípicas (b) classes genotípicas?

3-7 De quantos modos podem ser combinados gametas dos dois tetraíbridos *(AaBbCcDd),* para formar zigotos?

3-8 Quantas classes fenotípicas são produzidas por um cruzamento-teste em que um dos genitores seja heterozigoto para (a) dois genes, (b) três genes, (c) quatro genes, (d) *n* genes?

3-9 Sugira uma fórmula matemática para determinar a probabilidade de um indivíduo completamente homozigoto recessivo resultar da autofecundação de uma planta heterozigota para *n* genes, todos eles exibindo dominância completa.

3-10 Suponha os seguintes conjuntos de genes em seres humanos:

A −	lóbulo de orelha livre	h^1h^1	cabelo liso
aa	lóbulo de orelha preso	h^1h^2	cabelo ondulado
		h^2h^2	cabelo crespo
R −	cabelo não-ruivo	*P −*	polidactilia
rr	cabelo ruivo	*pp*	sem polidactilia

(a) Um marido e sua esposa, $Aah^1h^2PpRr × Aah^1h^2ppRr$, querem saber a probabilidade de ter um filho com lóbulos presos, cabelo ruivo ondulado e sem polidactilia. O que você lhes diria? (b) Qual a probabilidade de terem um filho com cabelo crespo ruivo (sem se importar com os outros caracteres)?

3-11 Alguns dos muitos genes conhecidos (cada um em um diferente par cromossômico) no tomate são:

P	fruto com casca lisa	*p*	aveludado (fruto pubescente)
W	flores amarelas	*w*	flores brancas
h^1	caule e folhas sem pêlos	h^2	caule e folhas peludas
C	margens recortadas nas folhas	*c*	folhas não recortadas ("batata")
Cc	mostra dominância completa de *C*		

O h^1, h^2 exibe dominância incompleta. Uma planta tetraíbrida lisa, amarela, recortada, com pêlos esparsos é autofecundada. (a) Quantas classes fenotípicas podem ocorrer na prole? (b) Qual fração da prole espera-se que seja aveludada, branca, batata, sem pêlos? (c) Qual fração da prole espera-se que seja aveludada, branca, batata, com pêlos esparsos?

3-12 Você cultiva 100 tomateiros de sementes recebidas de um amigo e encontra 37 deles com frutos vermelhos e pêlos curtos esparsos nos caules e folhas, 19 vermelhos e sem pêlos, 18 vermelhos peludos, 13 com frutos amarelos com pêlos esparsos e curtos, 7 amarelos peludos e 6 amarelos sem pêlos. Sugira os genótipos das desconhecidas plantas genitoras das quais foram obtidas as 100 sementes.

3-13 A pelagem nas cobaias pode ser longa ou curta; cruzamentos curta × curta podem produzir prole com pêlos longos, mas longa × longa originam apenas longa. Além disso, a cor da pelagem pode ser amarela, creme ou branca. O cruzamento creme × creme produz prole de todas as três cores. Dado o seguinte heredograma incompleto:

P   longa amarela × curta branca
F_1 todas curtas

(a) Qual é a cor da pelagem na F_1? (b) Se os membros da F_1 forem intercruzados, que fração de sua prole seria longa e creme?

3-14 Que proporção fenotípica na prole resulta do cruzamento $AaBbc^Ic^2$ × $AaBbC^IC^2$, se os indivíduos bb morrem durante o estágio embrionário inicial?

3-15 Além dos genes para cor de flores em boca-de-leão descritos no Cap. 2, as folhas dessa planta podem ser largas, estreitas ou intermediárias. Do cruzamento vermelha larga × branca estreita foi obtida esta F_2: 10 vermelhas largas, 20 vermelhas intermediárias, 10 vermelhas estreitas, 20 rosas largas, 40 rosas intermediárias, 20 rosas estreitas, 10 brancas largas, 20 brancas intermediárias e 10 brancas estreitas. (a) Quantos genes estão envolvidos e que tipo de dominância é demonstrada por este caso? (b) Quais dessas classes fenotípicas de F_2 você pode reconhecer como homozigotas?

3-16 A poinsettia de Natal *(Euphorbia pulcherrima)* produz folhas modificadas (brácteas) coloridas abaixo dos aglomerados de pequenas flores. Estas brácteas podem ser vermelhas, rosas ou brancas. O trabalho de Steward e Arisumi (1966) mostra que a pigmentação vermelha resulta de um processo bioquímico em duas etapas, controladas por enzimas, de um precursor incolor através de um pigmento rosa intermediário, que é convertido em um pigmento vermelho numa segunda etapa. Usemos W representando o alelo completamente dominante que é responsável pela produção da enzima que catalisa a primeira etapa, de incolor a rosa, e o P o alelo completamente dominante para produção da enzima que leva à conversão do pigmento rosa em vermelho. Se uma planta $wwpp$ com brácteas brancas for cruzada com uma duplo-homozigota com brácteas vermelhas, qual proporção fenotípica pode-se esperar na F_2?

3-17 A audição normal depende da presença de pelo menos um dominante de cada um dos dois genes, D e E. Se você examinasse a prole coletiva de um grande número de casamentos $DdEe$ × $DdEe$, qual proporção fenotípica você esperaria encontrar?

3-18 Em ervilhas, o cruzamento flores brancas × flores brancas produziu uma F_1 toda de flores púrpuras. Foi então obtida uma F_2 de 350 brancas e 450 púrpuras. (a) Qual é a proporção fenotípica na F_2? Usando a primeira letra do alfabeto, quantas mais em seqüência forem necessárias, dê (b) o genótipo das F_2 púrpuras, (c) o genótipo da F_1, (d) os genótipos dos dois indivíduos P.

3-19 O fruto da planta bolsa-de-pastor *(Capsella bursa-pastoris)* tem normalmente forma de coração ou um pouco achatados, mas ocasionalmente ocorrem indivíduos com frutos ovóides. Cruzamentos entre raças puras coração e ovóide dão uma F_1 toda coração. A autofecundação dessa F_1 produz uma F_2 na qual 6 por cento dos indivíduos são ovóides. Começando com a primeira letra do alfabeto, e usando quantas mais forem necessárias, dê os genótipos de (a) ovóide (b) F_1 coração, (c) F_2 coração.

3-20 Em certas raças de cachorro o genótipo C– produz uma pelagem pigmentada, ao passo que cc origina uma pelagem branca (não-albina). Outro par de alelos *(B e b)* determina a cor da pelagem nos cães C–, e assim os animais C– B– são pretos e os C– bb são marrons.

Suponha que sejam cruzados dois animais do genótipo $CcBb$. Qual proporção fenotípica resulta nas crias de um grande número de tais cruzamentos?

3-21 Em vez de ação gênica descrita no problema anterior, suponha que os animais C– sejam brancos, enquanto que os cc tenham pelagem pigmentada. Suponha também que o par de alelos B, b produza cor (na presença de cc) como no problema anterior. Se dois cães $CcBb$ forem cruzados, qual proporção fenotípica seria esperada na F_2?

3-22 Dê as proporções fenotípicas em F_1 resultantes do cruzamento de dois cães $CcBb$ se C– for um genótipo de inibição de cor, cc um genótipo produzindo uma pelagem pigmentada, e os animais B– com pelagem castanha e os bb preta.

3-23 Se, em outra raça de cães, C– for responsável por uma pelagem pigmentada e cc por não-pigmentada, B– produzir pelagem castanha e bb preta, qual será a proporção fenotípica na F_1 do cruzamento $CcBb$ × $CcBb$?

3-24 Em algumas plantas o pigmento vermelho cianidina é sintetizado enzimaticamente a partir de um precursor incolor; a delfinidina, um pigmento púrpura, pode ser feita da cianidina pela adição enzimática de um grupamento – OH à molécula da cianidina. Em um cruzamento envolvendo esses pigmentos, púrpura × púrpura produziu a seguinte prole F_1: 81 púrpuras, 27 vermelhas e 36 brancas. (a) Quantos genes estão envolvidos? (b) Qual é o genótipo dos genitores púrpura? (c) Qual é o genótipo de cada uma das três classes fenotípicas em F_1? (Use quantas letras do alfabeto forem necessárias, começando pelo A.)

3-25 Em termos de *produção de enzimas*, em vez de cor de flor, como caráter fenotípico nos dados do problema precedente, qual é a proporção fenotípica de F_1? A enzima que catalisa a conversão de precursor em cianidina pode ser designada enzima 1 e a que controla a produção de delfinidina a partir de cianidina pode ser designada enzima 2.

3-26 Nas plantas do problema 3-24, um cruzamento branco × vermelho produziu uma prole toda púrpura, enquanto que outro cruzamento branco × vermelho deu origem a 1 púrpura:2 brancos:1 vermelho. Quais eram os genótipos parentais em cada um desses dois cruzamentos?

3-27 Além dos rabanetes esféricos, ovais e longos mencionados anteriormente, eles podem ser vermelhos, púrpura ou brancos. Vermelho × vermelho produz prole toda ela púrpura. Se púrpuras ovais fossem cruzados com púrpuras ovais, quantos tipos de raça pura ocorreriam na prole?

3-28 Nos bovinos a "espinha curta" é letal pouco depois do nascimento; é causada pelo genótipo ss, homozigoto recessivo. Os heterozigotos são normais. Uma série de cruzamentos entre animais ruões (ver Cap. 2) heterozigotos para o gene de espinha curta produz qual proporção fenotípica (a) no nascimento e (b) após algumas semanas?

3-29 Em abobrinhas, os frutos podem ser brancos, amarelos ou verdes. Em um caso, o cruzamento de amarela × branca produziu uma F_1 toda de plantas com frutos brancos que, quando autofecundada, deu uma F_2 segregando 12 brancas:3 amarelas:1 verde. (a) Sugira genótipos para os fenótipos branco, amarelo e verde. (b) Dê os genótipos de P, F_1 e F_2 desse cruzamento. Use símbolos de genótipos começando com a primeira letra do alfabeto.

3-30 As formas dos frutos das abobrinhas podem ser discóide, esférica ou alongada. O cruzamento de esférica × esférica produziu uma F_1 toda com frutos discóides. A autofecundação da F_1 deu 9 discóides:6 esféricas:1 alongada. (a) Sugira genótipos para discóide, esférica e alongada. (b) Dê genótipos de P, F_1 e F_2 desse cruzamento. Use símbolos de genótipos começando com a primeira letra do alfabeto seguinte às usadas para o problema precedente.

3-31 Considerando os fatos sugeridos pelos dois problemas precedentes, quantos diferentes genótipos são responsáveis pelos fenótipos (a) amarelo esférico, (b) verde alongado, (c) discóide branco?

3-32 Uma planta tetraíbrida discóide branca é autofecundada. (a) Quantas classes fenotípicas poderiam ocorrer em sua F_1? (b) Que fração da F_1 será discóide branca?

3-33 Nos porcos Duroc Jersey, interagem dois genes, R (de *red*, vermelho) e S (de *Sandy*, areia). (a) O cruzamento vermelho × vermelho às vezes produz uma proporção fenotípica de 9 vermelhos:6 areia:1 branco. Qual é o genótipo de cada um desses fenótipos de F_1? (b) Para cada um dos cruzamentos a seguir, dê os genótipos parentais:

	P	F_1	F_2
Caso 1	Vermelho × vermelho	Todos vermelhos	Todos vermelhos
Caso 2	Vermelho × vermelho	3 vermelhos: 1 areia	Não relatado
Caso 3	Vermelho × branco	Todos vermelhos	9 vermelhos: 6 areia: 1 branco
Caso 4	Areia × areia	Todos vermelhos	9 vermelhos: 6 areia: 1 branco
Caso 5	Areia × areia	1 vermelho: 2 areia: 1 branco	Não relatado

3-34 Determine as proporções genotípicas e fenotípicas resultantes de cada um dos seguintes cruzamentos diíbridos (suponha que os letais exerçam seus efeitos durante o início do desenvolvimento do embrião):

Genótipos parentais	Características dos genes		Proporções da prole	
	Gene 1	Gene 2	Genotípica	Fenotípica
(a) $AaBb \times AaBb$	Dominância completa	Dominância completa		
(b) Aab^1b^2 $\times Aab^1b^2$	Dominância completa	Dominância incompleta		
(c) $a^1a^2b^1b^2$ $\times a^1a^2b^1b^2$	Dominância incompleta	Dominância incompleta		
(d) $AaBb \times AaBb$	Dominância completa	Letal recessivo		
(e) a^1a^2Bb $\times a^1a^2Bb$	Dominância incompleta	Letal recessivo		
(f) $AaBb \times AaBb$	Letal recessivo	Letal recessivo		

3-35 Em uma planta hipotética, suponha que a cor das pétalas seja devida a um par de alelos codominantes, a^1 e a^2, sendo os heterozigotos púrpura e os homozigotos ou vermelhos (a^1a^1) ou azuis ($a^2 a^2$). Suponha também outro par de alelos B completamente dominante para cor, e b recessivo para inibição de cor. Este par segrega independentemente do par a^1, a^2. Cruzam-se duas plantas púrpura, duplamente heterozigotas, $a^1 a^2Bb$. Que proporção fenotípica resulta na prole?

3-36 O que sugerem as seguintes proporções da prole? (a) $Aa \times Aa \rightarrow$ 259:37, (b) 2:1 (c) 9:7, (d) o alelo dominante *(O)* produz ossos frágeis *(osteogenesis imperfecta),* contudo apenas 10 por cento das pessoas do genótipo *(Oo)* têm ossos frágeis. Escolha entre (1) epistasia, (2) expressividade, (3) alelo letal, (4) penetrância reduzida, (5) cruzamento-teste.

4

BASES CITOLÓGICAS DA HERANÇA

Nos Caps. 2 e 3 supusemos que os genes estivessem localizados no núcleo. Se esta suposição for verdadeira, devem ser encontradas algumas evidências objetivas que a confirmem. Existem realmente tais evidências, e podem ser convenientemente designadas como citológicas ou químicas. Na história da ciência da genética as primeiras precederam as outras de muitos anos. As evidências citológicas são aqui examinadas, e as químicas são discutidas no Cap. 8 em um ponto lógico no desenvolvimento de nossos conceitos de mecanismos genéticos.

Como sua experiência anterior em ciências biológicas já mostrou, as células vivas da maioria dos organismos (*eucariontes*) caracterizam-se pela presença de um corpo distinto, em geral esférico, o **núcleo,** (Fig. 4.1). Exceções notáveis são os *procariontes,* como as Cianobactérias e bactérias nas quais, embora se possa demonstrar a presença de "material nuclear", falta a organização estrutural visível tão típica das células de organismos superiores. Os procariontes não têm as divisões nucleares convencionais, mitótica e meiótica, que caracterizam os eucariontes. Além desses dois tipos de sistema genético, podemos ainda reconhecer um terceiro nos vírus. O Cap. 8 descreve mais completamente a estrutura dos bacteriófagos, um tipo importante de vírus.

O núcleo interfásico (não divisional ou intercinético) é delimitado pela **membrana nuclear,** que não é facilmente visualizada com o microscópio óptico. Contudo, as micrografias eletrônicas revelam que essa membrana é uma camada dupla, dotada de numerosos "poros" de cerca de 20 a 80 nm de diâmetro interno. (Um nanômetro é 1×10^{-9} metros, ou 10 unidades angstrom.) Cada poro é rodeado de um anel espesso, eletron-denso na membrana nuclear, dando um diâmetro externo de até 200 nm. Esses poros funcionam no controle ativo da passagem de macromoléculas entre o núcleo e o citoplasma. A membrana nuclear tem continuidade com um sistema de membranas duplas no citoplasma, o **retículo endoplasmático,** ao qual pode ser geralmente visto, em micrografias eletrônicas, que se ligam estruturas granulares densas, os **ribossomos** — alguns de tamanho entre 17 e 22 nm (Fig. 4.2). Os ribossomos são ricos em **ácido ribonucleico** (RNA — de *ribonucleic acid*) e exercem um papel importante na síntese de proteínas (veja Caps. 9 e 10).

Dentro do núcleo interfásico podem-se distinguir três componentes principais. O primeiro desses é o líquido nuclear, ou **cariolinfa,** um material coloidal, principalmente proteináceo, geralmente não corável. O segundo componente intranuclear é um corpo geralmente esférico de coloração densa, o **nucléolo.** Muitos núcleos contêm dois ou mais nucléolos. A faixa normal de tamanho é de 2 a 5 μm, mas esse tamanho varia com o tipo de tecido, grau de atividade de síntese de proteínas ou de RNA da célula (o nucléolo é maior quando essa atividade é alta) e fatores nutricionais. Os nucléolos contêm RNA assim como um pouco de DNA e proteína. É típico que cada nucléolo seja produzido por, e que esteja fisicamente associado com, uma região organizadora de nucléolo (que é o local de síntese

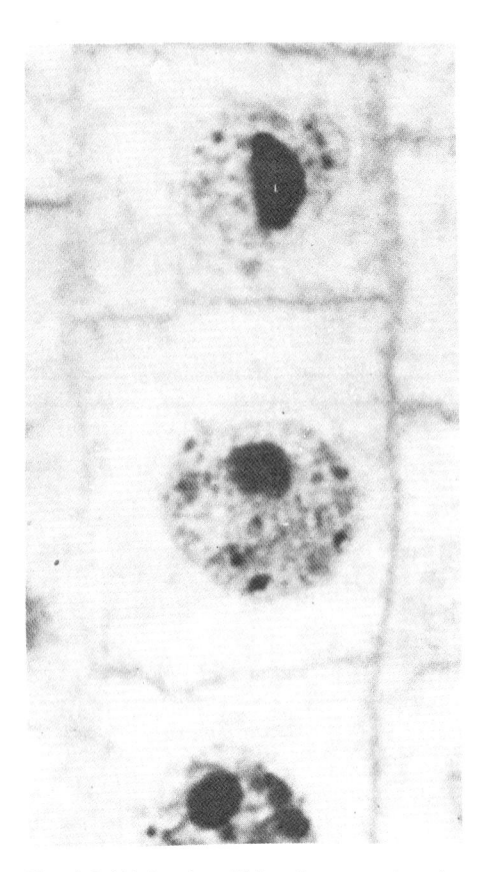

Fig. 4.1 Núcleo interfásico de ponta de raiz de cebola, visto com microscópio óptico. Compare com a Fig. 4.2. Note o nucléolo proeminente. (Cortesia da Carolina Biological Supply Co.)

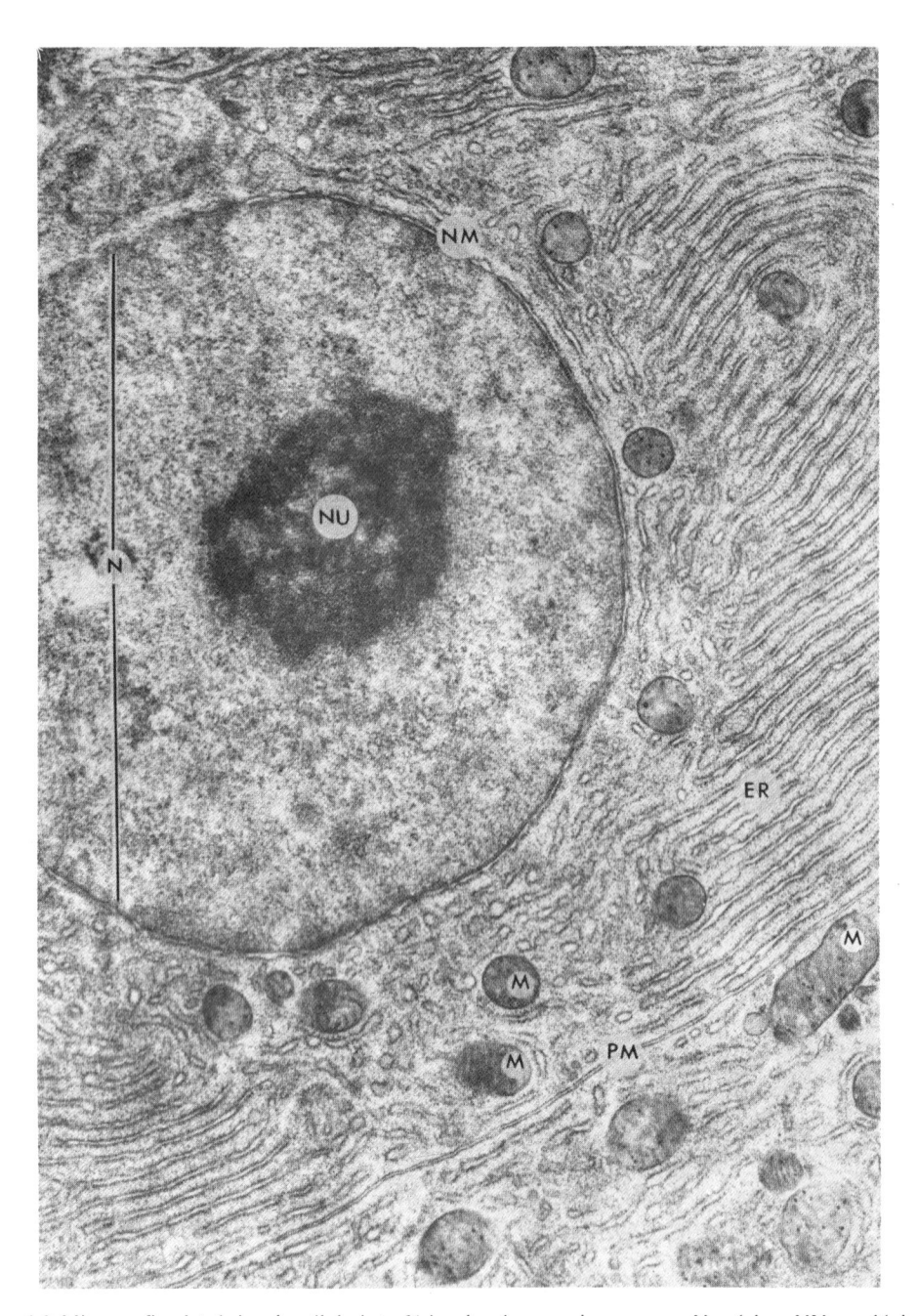

Fig. 4.2 Micrografia eletrônica de célula interfásica de pâncreas de morcego. N, núcleo; NU, nucléolo; NM, membrana nuclear; ER, retículo endoplasmático com ribossomos ligados; M, mitocôndria; PM, membrana citoplasmática delimitando a célula. Note a duplicidade dos sistemas de membranas. (De *Cell Ultrastructure*, de William Jensen e Roderick Park. Copyright 1967 de Wadsworth Publishing Co., Inc., Belmont California. Reproduzido com permissão.)

de RNA ribossômico, como descrito no Cap. 9) de um determinado cromossomo, o terceiro dos principais componentes do núcleo.

O restante do núcleo consiste de **cromatina,** filamentos finos de ácido desoxirribonucleico (DNA — de *deoxyribonucleic acid*) intimamente complexado com várias proteínas, formando *nucleoproteínas*. Estas incluem (1) cinco tipos de proteínas básicas (com carga positiva) de baixo peso molecular, denominadas **histonas,** e (2) todas as outras proteínas de cromatina, chamadas **proteínas não-histônicas,** que atingem talvez 100 tipos diferentes, se forem consideradas todas as espécies eucarióticas.

O NÚCLEO EM DIVISÃO

Durante a divisão nuclear os filamentos de cromatina contraem-se e ficam mais espessos, transformando-se nos **cromossomos,** que são visíveis ao microscópio óptico comum. O número e a morfologia dos cromossomos são específicos, distintos e geralmente constantes para cada

Quadro 4.1 Número de cromossomos em alguns vegetais e animais

Nome comum	Nome científico	Número haploide de cromossomos
Abelha	*Apis mellifera*	16
Abóbora	*Cucurbita pepo*	20
Algas vermelhas	*Chlamydomonas reinhardi*	16
Algodão	*Gossypium hirsutum*	26
Aveia	*Avena sativa*	21
Batata	*Solanum tuberosum*	24
Bolor de pão	*Neurospora crassa*	7
Bovinos	*Bos taurus*	30
Burro	*Equus asinus*	31
Cachorro	*Canis familiaris*	39
Camundongo	*Mus musculus*	20
Carvalho	*Quercus alba*	12
Cavalo	*Equus caballus*	32
Cebola	*Allium cepa*	8
Centeio	*Secale cereale*	7
Chimpanzé	*Pan troglodytes*	24
Cobaia	*Cavia cobaya*	32
Ervilha	*Pisum sativum*	7
Fava	*Vicia faba*	6
Feijão	*Phaseolus vulgaris*	11
Gafanhoto	*Melanoplus differentialis*	♀ 24, ♂ 23
Galinha	*Gallus domesticatus*	39
Gato	*Felis domestica*	19
Hamster	*Mesocricetus auratus*	22
Homem	*Homo sapiens*	23
Língua-de-serpente	*Ophioglossum reticulatum*	631
Melancia	*Citrullus vulgaris*	11
Milho	*Zea mays*	10
Mosca comum	*Musca domestica*	6
Mosca das frutas	*Drosophila melanogaster*	4
Mosquito	*Culex pipiens*	3
Penicillium	*Penicillium sp.*	2, 4, 5
Pinho	*Pinus sp.*	12
Rã	*Rana pipiens*	13
Rato	*Rattus norvegicus*	21
Soja	*Glycine max*	20
Tabaco	*Nicotiana tabacum*	24
"Tapete"	*Coleus blumei*	12
Tomate	*Lycopersicon esculentum*	12
Trigo	*Triticum aestivum*	21

espécie, embora não sejam raras categorias taxonômicas subespecíficas com conjuntos múltiplos (poliplóides), especialmente em plantas. Em alguns casos, no entanto, as diferenças morfológicas entre diferentes raças cromossômicas são suficientes para lhes dar grau de espécie ou de subespécie (Quadro 4.1 e Cap. 14). Alguns detalhes da morfologia dos cromossomos são apresentados mais adiante neste capítulo, e sua estrutura molecular está descrita no Cap. 8.

A natureza e a função dos cromossomos são cobertas nos Caps. 8-11, mas deve-se notar aqui que o DNA leva a informação codificada para a maioria das atividades celulares. Contudo muitas dessas atividades, apesar de codificadas pelo DNA, ocorrem principalmente no citoplasma.

O ciclo interfásico pode ser definido como toda a seqüência de eventos desde o término de uma divisão nuclear até o início da seguinte. O tempo total varia com a espécie, a maturação, o tecido e a temperatura, entre outros fatores. Foi relatada para vários organismos duração desde 3 horas até 174 horas. Em diversos tipos de tecido humano *in vitro* o ciclo interfásico ocupa tipicamente 18 a 24 horas. Por conveniência, reconhecem-se os seguintes estágios:

G_1 **O Ciclo da intérfase.** O primeiro estágio G (de *gap* = espaço, intervalo ou de *growth* = crescimento) da intérfase, no qual o núcleo e o citoplasma estão crescendo até o tamanho maduro, começa imediatamente após a divisão celular. A cromatina está completamente distendida e é indistinguível como cromossomos isolados com o microscópio óptico. Esta é uma fase de síntese ativa de RNA e de proteína, especialmente de (1) enzimas necessárias para a replicação do DNA do estágio seguinte, (2) possivelmente de uma proteína que aja como disparadora da divisão nuclear, e (3) de tubulina (a proteína componente dos microtúbulos) e as proteínas do aparelho mitótico (veja pág. 41), assim como o reatamento do metabolismo celular normal, refreado durante a divisão. Esta é a etapa mais variável quanto à duração; pode ocupar 30 a 50 por cento do tempo total do ciclo interfásico ou faltar totalmente em células de divisão rápida (por exemplo, as do embrião inicial dos mamíferos e as de formas inferiores como as de mixomicetos e leveduras). Contudo, a G_1 pode durar até 151 horas em células maduras de raízes

Fig. 4.3 Diagrama das quantidades relativas de tempo ocupadas por cada estágio da intérfase e do ciclo mitótico. G_1, primeiro estágio de crescimento; S, síntese de DNA e de histonas; G_2, segundo estágio de crescimento; P, prófase da mitose; M, metáfase da mitose; A, anáfase da mitose; T, telófase da mitose; Mt, período mitótico.

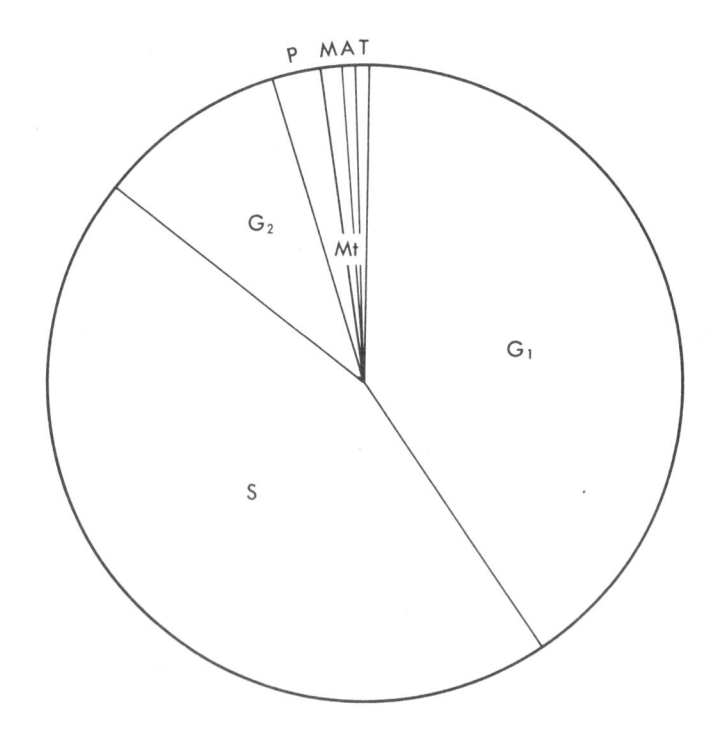

de milho. Células somáticas diferenciadas que não mais se dividem (por exemplo, neurônios) param geralmente no estágio G_1. Algumas autoridades preferem designar esta última situação como estágio G_0. Mesmo que ocorram alterações nos padrões de sínteses em tais células diferenciadas, a condição de seu DNA é a mesma que as de células típicas em G_1. Portanto levantou-se a questão de G_0 representar nada mais do que uma modificação de G_1. Watson (1976) refere-se adequadamente a G_1 como uma seqüência de "operações pré-programadas" em preparação para a replicação do DNA. Isto pode incluir a síntese no citoplasma de DNA-polimerase (um sistema enzimático que catalisa a replicação do DNA).

S   Durante o estágio de *síntese*, ocorre a replicação do DNA e a síntese de histonas, sendo que o primeiro dobra exatamente de quantidade durante S. Os cromossomos estão compostos de duas *cromátides irmãs* (que partilham um centrômero comum como descrito adiante neste capítulo) no final desse estágio. Essa é a atividade mais importante do estágio S. No início de S ocorre rápido aumento de DNA-polimerases (isto requer transporte do citoplasma para o núcleo) e de um RNA necessário para posterior degeneração da membrana nuclear, além de outros RNAs. Esta etapa pode ocupar aproximadamente 35 a 45 por cento do ciclo interfásico; em células humanas cultivadas vai de 6 a 8 horas.

G_2 Este é um segundo estágio G, de intervalo (ou crescimento) não tão bem entendido quanto o G_1, no qual o novo DNA é rapidamente complexado com proteínas cromossômicas, e continua a síntese de RNA (em quantidades menores do que em G_1) e de proteínas. Pode ocupar cerca de 10 a 20 por cento do ciclo interfásico.

A duração dos diversos estágios do ciclo interfásico em culturas de células HeLa (células de câncer humano cultivadas desde 1952; veja Glossário) é aproximadamente a seguinte: G_1, 8,2 horas; S, 6,2 horas; G_2, 4,6 horas. A Fig.4.3 mostra um diagrama esquemático das quantidades relativas de tempo ocupado por cada etapa da intérfase e da divisão nuclear. À medida que se encerra o estágio G_2, a célula entra gradualmente em divisão, *Mt*, embora não estejam completamente esclarecidos os fatores que governam essa transição.

DIVISÃO CELULAR

O crescimento e o desenvolvimento de cada organismo dependem em grande parte da multiplicação, do crescimento e da diferenciação de suas células, começando com o zigoto. Em indivíduos multicelulares, alcançar a forma adulta depende de uma seqüência coordenada de aumento de número, tamanho e diferenciação desde o zigoto até a maturidade. Em organismos unicelulares a divisão da célula também serve como uma forma de reprodução, freqüentemente a única. As formas com reprodução sexuada também dependem, na maioria dos casos, diretamente da divisão celular para a formação das células sexuais, ou gametas.

A divisão das células nucleadas consiste de duas atividades distintas mas integradas, a divisão do núcleo (**cariocinese**) e a do citoplasma (**citocinese**). Em geral a citocinese começa quando a divisão do núcleo já está em andamento, mas em muitos casos pode ser adiada ou mesmo faltar. Por exemplo, no desenvolvimento do gametófito feminino do pinheiro (veja Apêndice B), ocorrem cerca de onze divisões nucleares antes que comece a citocinese, e em algumas algas e fungos o corpo da planta é um cenócito, sem qualquer parede separando os núcleos, exceto nas células reprodutivas.

Dois tipos de divisão nuclear, **mitose** e **meiose,** são característicos da maioria das células vegetais e animais. A mitose é regularmente associada à divisão nuclear de células vegetativas ou *somáticas:* a meiose ocorre em conjunto com a formação de células reprodutivas (gametas ou meiósporos) em espécies com reprodução sexual.

Mitose

Como um processo, a mitose é extremamente semelhante, exceto em pequenos detalhes, em vegetais e animais, desde as formas menos especializadas às mais altamente evoluídas. A mitose é um processo suavemente contínuo e é dividida arbitrariamente em diversos estágios ou fases por conveniência nas referências. A descrição que se segue, do processo mitótico em vegetais, servirá adequadamente ao propósito de determinar se o mecanismo fornece uma base razoável às suposições genéticas desenvolvidas nos Caps. 2 e 3.

Prófase. À medida que o estágio G_2 da intérfase dá lugar à prófase da mitose, os cromossomos se encurtam e se espessam formando estruturas alongadas, longitudinalmente duplas, reconhe-

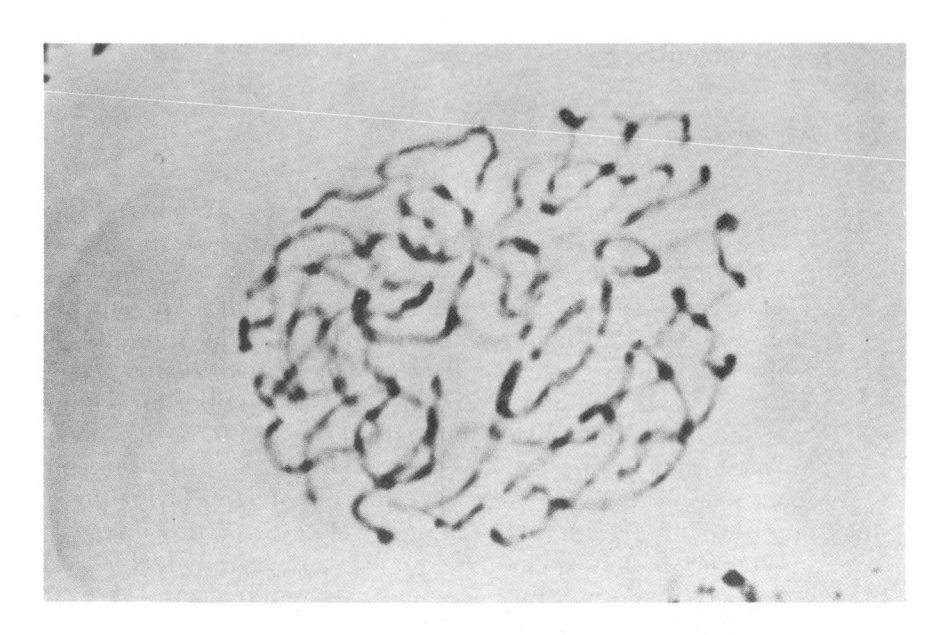

Fig. 4.4 Meio da prófase em célula de ponta de raiz de cebola. A duplicidade longitudinal é evidente em alguns dos cromossomos; a membrana nuclear tornou-se bem indistinta. (Foto — cortesia do Dr. W. Tai, University of Manitoba.)

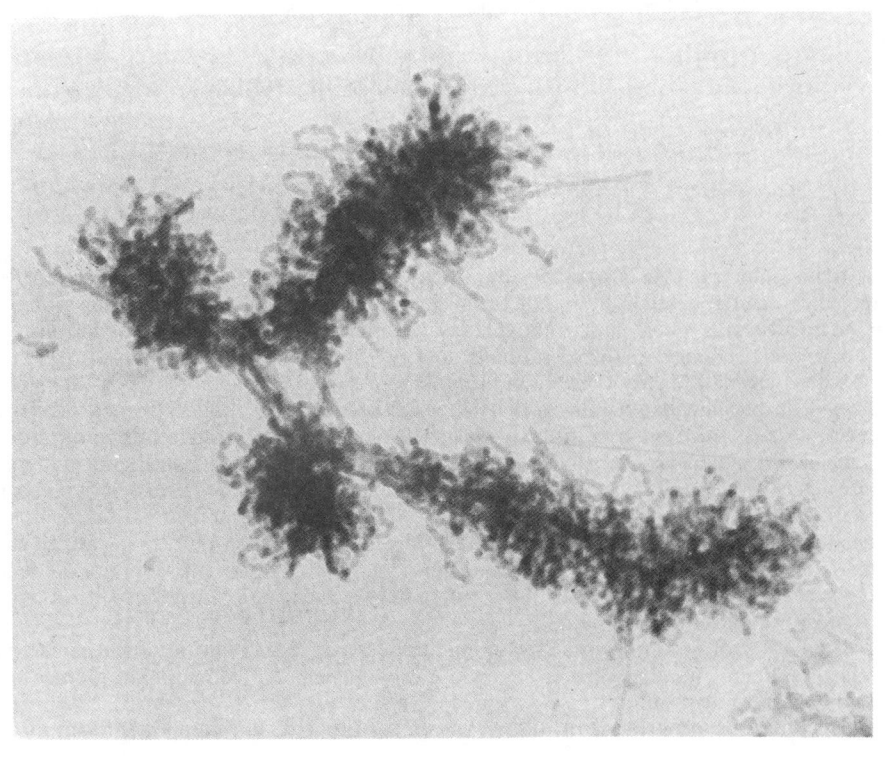

Fig. 4.5 Micrografia eletrônica de duas cromátides irmãs reunidas por fibras de cromatina na região do centrômero. Este é um dos cromossomos humanos. (Foto — cortesia do Dr. E. J. Du Praw. De E. J. Du Praw, 1970. *DNA and Chromosomes.* Holt, Rinehart and Winston, Inc., New York. Usado com permissão.)

Fig. 4.6 Formação do fuso da prófase até a metáfase.

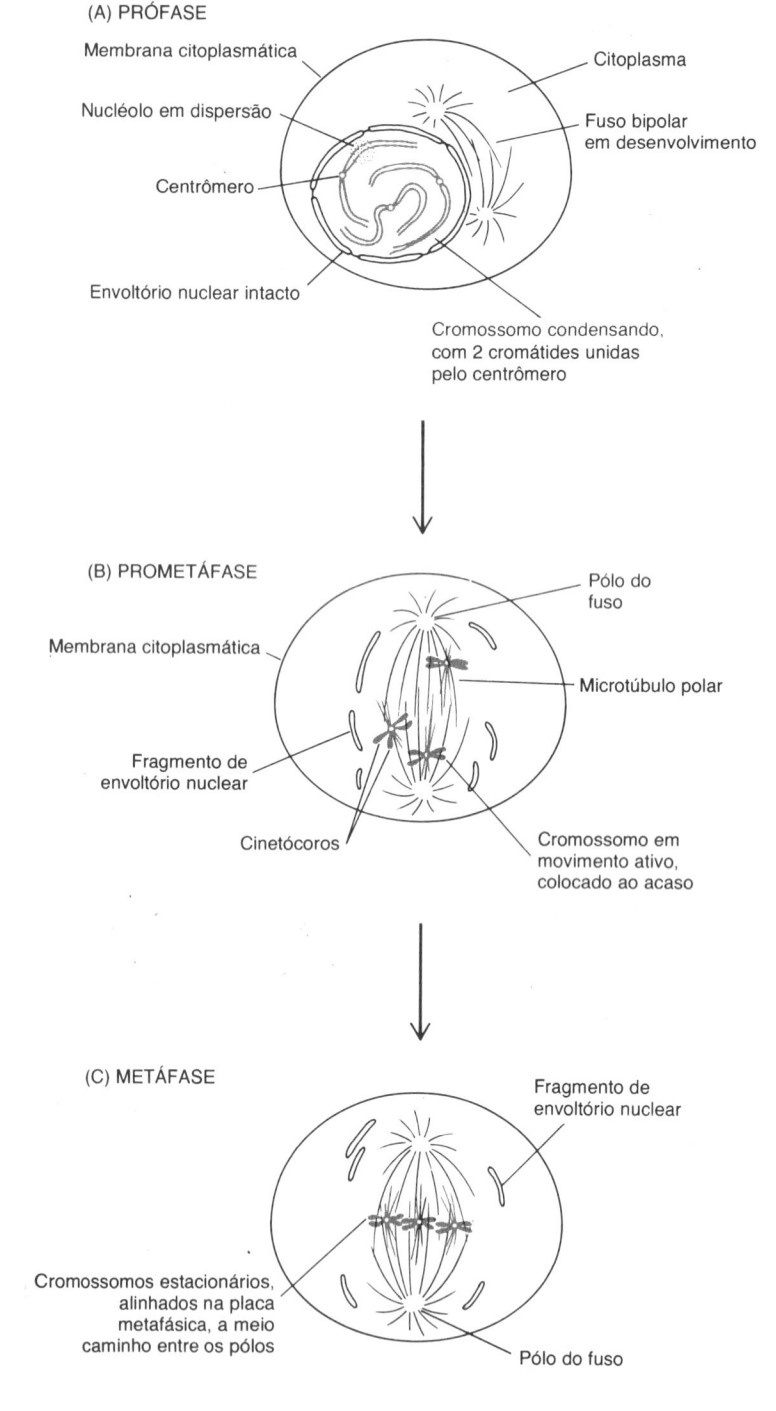

(A) PRÓFASE

Membrana citoplasmática
Nucléolo em dispersão
Centrômero
Envoltório nuclear intacto
Citoplasma
Fuso bipolar em desenvolvimento
Cromossomo condensando, com 2 cromátides unidas pelo centrômero

(B) PROMETÁFASE

Membrana citoplasmática
Fragmento de envoltório nuclear
Cinetócoros
Pólo do fuso
Microtúbulo polar
Cromossomo em movimento ativo, colocado ao acaso

(C) METÁFASE

Cromossomos estacionários, alinhados na placa metafásica, a meio caminho entre os pólos
Fragmento de envoltório nuclear
Pólo do fuso

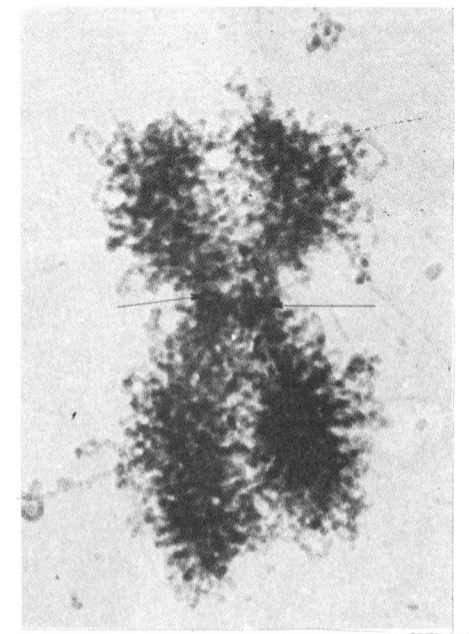

Fig. 4.7 Micrografia eletrônica de um dos cromossomos humanos, mostrando os dois cinetócoros do centrômero. (Foto — cortesia do Dr. E. J. Du Praw. De E. J. Du Praw, 1970, *DNA and Chromosomes.* Holt, Rinehart e Winston, Inc., New York. Usado com permissão.)

cíveis individualmente (Fig. 4.4) dispostas ao acaso no núcleo. Esta contração dos cromossomos é uma das características mais nítidas da prófase. As duas **cromátides irmãs** de cada cromossomo estão bem próximas e um pouco enoveladas. O aperto dessas hélices contribui em grande parte para o encurtamento e espessamento dos cromossomos.

As duas cromátides irmãs de cada cromossomo são mantidas unidas por filamentos em uma região especializada, o **centrômero** (Fig. 4.5). A microscopia eletrônica mostrou que o centrômero é uma região complexa do cromossomo. O centrômero de cada cromátide irmã inclui um **cinetócoro** ao qual se ligam microtúbulos do fuso (estes serão examinados adiante neste capítulo). Parece que os cinetócoros se organizam na prófase só após a ocorrência da contração dos cromossomos. Na ausência do centrômero, fragmentos de cromossomos (fragmentos acêntricos), como os resultantes de quebra induzida pela radiação, deixam de mover-se normalmente durante a divisão nuclear e geralmente perdem-se de um ou de ambos os núcleos em reorganização. Isto ilustra o papel essencial do centrômero no movimento do cromossomo durante a divisão.

Durante a prófase o nucléolo gradualmente desaparece na maioria dos organismos. Em algumas gramíneas, na alga verde *Spirogyra* e na *Euglena*, o nucléolo aparentemente deixa de funcionar durante a mitose.

À medida que progride a prófase, começa a formar-se um componente importante e freqüentemente nítido, um **aparelho mitótico** ovóide (fuso e estruturas associadas — veja Fig. 4.6). No final da prófase essa estrutura ocupa uma grande porção do volume da célula, e muitas vezes estende-se de bem perto de uma "extremidade" da célula à outra. O aparelho mitótico é constituído de finas fibras do fuso, evidenciadas em microscopia eletrônica como **microtúbulos,** dispostas ao longo de eixo maior do fuso. Alguns desses microtúbulos são contínuos de um pólo ao outro do aparelho mitótico, e são as **fibras contínuas.** Grupos de outras, as **fibras cromossômicas,** estendem-se de um pólo ou do outro até cada cinetócoro de cromossomo, ao qual se ligam (Fig. 4.7).

Em muitos organismos a prófase compreende a maior parte do tempo consumido pela mitose (Quadro 4.2). Quando vai chegando ao fim, os cromossomos longitudinalmente duplos movem-se ou são movidos na direção do plano médio (equador) do fuso em desenvolvimento; um período de tempo muitas vezes designado como **prometáfase** (Fig.4.12).

Outro aspecto comum da prometáfase é a degeneração e o desaparecimento da membrana nuclear (Fig. 4.12). O mecanismo não está completamente esclarecido, mas a agregação de mitocôndrias (especialmente em células animais) sugere processos enzimáticos. Tensões físicas exercidas pelos microtúbulos, que se ligam à membrana nuclear, podem também exercer um papel na degeneração desta membrana.

Metáfase. É o período de tempo (Figs. 4.6 e 4.8) no qual os centrômeros dos cromossomos longitudinalmente duplos ocupam o plano do equador do aparelho mitótico, embora os braços dos cromossomos possam estender-se em qualquer direção. Nesta estapa as cromátides irmãs são mantidas juntas pelas fibras conectantes de cromatina nas regiões dos centrômeros. A microscopia eletrônica mostra que os cinetócoros das duas cromátides irmãs estão voltados para pólos opostos; isto permitirá a separação adequada na fase seguinte (a anáfase).

Durante a metáfase os cromossomos estão no máximo de encurtamento e espessamento. Vistos pelos pólos, obtém-se bom material para contagem de cromossomos; tanto a visão lateral quanto a polar são úteis para o estudo da morfologia dos cromossomos.

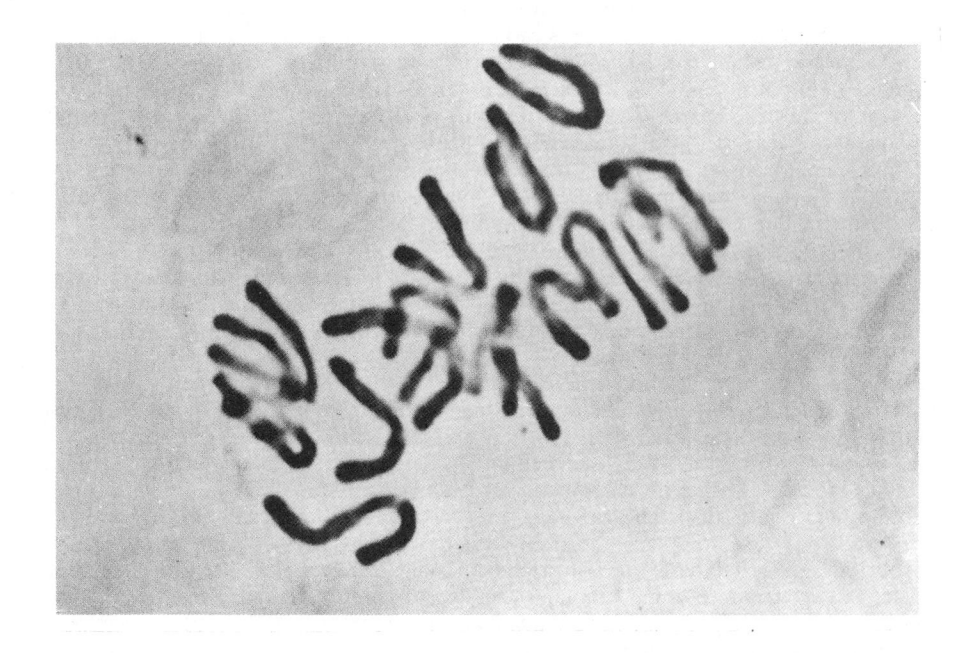

Fig. 4.8 Metáfase em célula dè ponta de raiz de cebola. (Foto — cortesia do Dr. W. Tai, University of Manitoba.)

Quadro 4.2 Duração da mitose em células vivas

Comum	Científico	Tecido	Temp. °C	P	M	A	T	Total
	Nome do organismo					Duração, minutos		
		Vegetais (angiospermas)						
Cebola	*Allium cepa*	Ponta da raiz	20	71	6,5	2,4	3,8	83,7
Aveia do campo	*Arrhenatherum sp.*	Estigma	19	36-45	7-10	15-20	20-35	78-110
Ervilha	*Pisum sativum*	•Endosperma	—	40	20	12	110	182
Ervilha	*Pisum sativum*	Ponta da raiz	20	78	14,4	4,2	13,2	110
Erva da fortuna	*Tradescantia sp.*	Pêlo de estame	20	181	14	15	130	340
Fava	*Vicia faba*	Ponta da raiz	19	90	31	34	34	155
		Animais						
Galinha	*Gallus sp.*	Cultura de fibroblasto	—	19-25	4-7	3,5-6	7,5-14	34-52
Gafanhoto	*Melanoplus differentialis*	Neuroblasto	—	102	13	9	57	181
Camundongo	*Mus musculus*	Mesênquima de baço	38	21	13	5	20	59
Salamandra	*Salamandra maculosa*	Rim de embrião	20	59	55	6	75	195

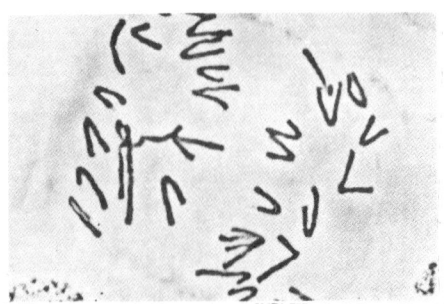

Fig. 4.9 Anáfase em célula de ponta de raiz de cebola. (Foto — cortesia do Dr. W. Tai. University of Manitoba.)

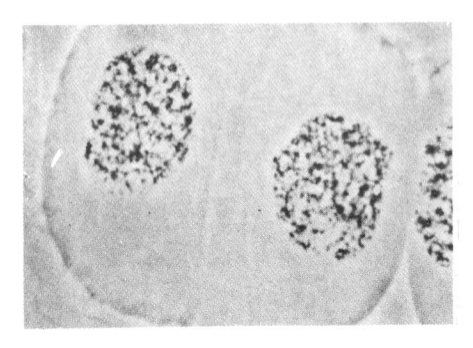

Fig. 4.10 Final de telófase em célula de ponta de raiz de cebola. (Foto — cortesia do Dr. W. Tai, University of Manitoba.)

Anáfase. Caracteriza-se pela separação das **cromátides irmãs** da metáfase e sua passagem como **cromossomos filhos** para os pólos do fuso (Fig. 4.9). Começa no momento em que é liberada a ligação dos centrômeros irmãos entre si e termina com sua chegada aos pólos. A anáfase portanto realiza a distribuição *quantitativamente* igual do material cromossômico entre os dois núcleos filhos em desenvolvimento. A distribuição é também *qualitativamente* igual se o processo de replicação do estágio S precedente tiver sido exato. O processo de replicação será examinado mais intimamente a nível molecular no Cap. 8. O mecanismo do movimento anafásico é desconhecido, a despeito de intensa experimentação e estudo.

Telófase. A chegada dos cromossomos filhos (longitudinalmente únicos) nos pólos do fuso marca o início da telófase; esta, por sua vez, termina com a reorganização dos dois novos núcleos e sua entrada no estágio G_1 da intérfase (Figs. 4.10 e 4.12). Em termos gerais, os eventos da prófase ocorrem ao contrário durante esta fase. Constroem-se novas membranas nucleares, a partir de materiais que podem ser remanescentes da membrana original, ou derivados do retículo endoplasmático, ou recém sintetizados a partir de componentes celulares adequados. O aparelho mitótico desaparece gradualmente, os nucléolos são reformados nos locais de organização nucleolar dos cromossomos específicos, e os cromossomos reassumem sua forma longa, fina, distendida conforme se relaxam suas hélices. A replicação do material cromossômico, pela qual cada cromossomo consiste de duas cromátides irmãs, ocorre então no estágio S da intérfase subseqüente.

Citocinese

Se ocorrer a citocinese, o processo se dá durante a telófase, apesar de poder ser iniciado durante a anáfase. Nas células de vegetais superiores a citocinese é tipicamente conseguida pela formação de uma **placa celular** (Figs. 4.11 e 4.12). As etapas iniciais da citocinese incluem a formção de vesículas no plano médio do aparelho mitótico e a coalescência dessas vesículas, começando no centro do fuso, para formar uma placa celular que é depois transformada em uma **lamela média,** com a deposição de novas paredes transversais entre as células filhas, em cada lado da lamela média (Fig. 4.11). Em células animais a citocinese é conseguida simplesmente pelo pinçamento do citoplasma das células pela metade. Essa clivagem começa primeiro como um processo de formação de um sulco em torno da célula, quase sempre no plano da placa metafásica. Continua como um anel contrátil, fechando-se como os cordões de uma bolsa, conforme se torna mais firme em torno do centro da célula. Filamentos das proteínas contráteis, actina e miosina, estão envolvidos nesse processo. A Fig. 4.12 mostra toda a seqüência da mitose e da citocinese em uma célula vegetal.

Significado da mitose. O processo de mitose e a subseqüente replicação do material cromossômico na intérfase que sucede tem o resultado inevitável — se a célula não "cometer erros" — de criar, a partir de uma célula, duas novas que são cromossomicamente idênticas. Certamente na mitose o material cromossômico é distribuído em igual quantidade para as duas células, de modo extremamente preciso.

Se o processo de replicação durante o estágio S da intérfase for qualitativamente igual, então os cromossomos servem bem adequadamente como portadores físicos dos genes considerados nos Caps. 2 e 3. O padrão de herança seguido em *Coleus,* por exemplo, requer que os genes sejam transmitidos na divisão celular do zigoto para todas as células somáticas do indivíduo maduro. O mesmo é também verdadeiro para seres humanos. Na mitose há um processo pelo qual a distribuição igual e precisa das estruturas chamadas cromossomos pode ser levada por geração após geração de células. As suposições dos dois capítulos precedentes sobre os genes também são confirmadas se eles estiverem de fato localizados nos cromossomos; certamente o comportamento desses corpos torna-os o veículo ideal para os genes, em termos das especulações levantadas anteriormente. Contudo, antes de aceitar as localizações cromossômicas dos genes, devem ser notificados mais paralelos entre o comportamento dos genes, como deduzido de experiências de cruzamentos, e o comportamento dos cromossomos vistos no microscópio. O mecanismo da mitose fornece boa evidência presuntiva

Fig. 4.11 Microscopia de interferência diferencial de formação de placa celular em célula capilar de estame de erva-da-fortuna, *Tradescantia virginiana* (cv Zwanenburg Blue). Note o decurso de tempo em minutos para o processo. (Foto — cortesia do Dr. Steve Wolniak, University of Maryland.)

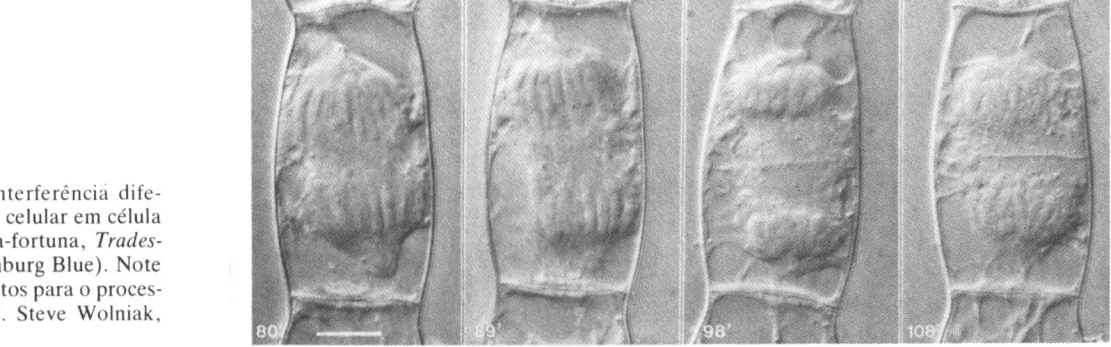

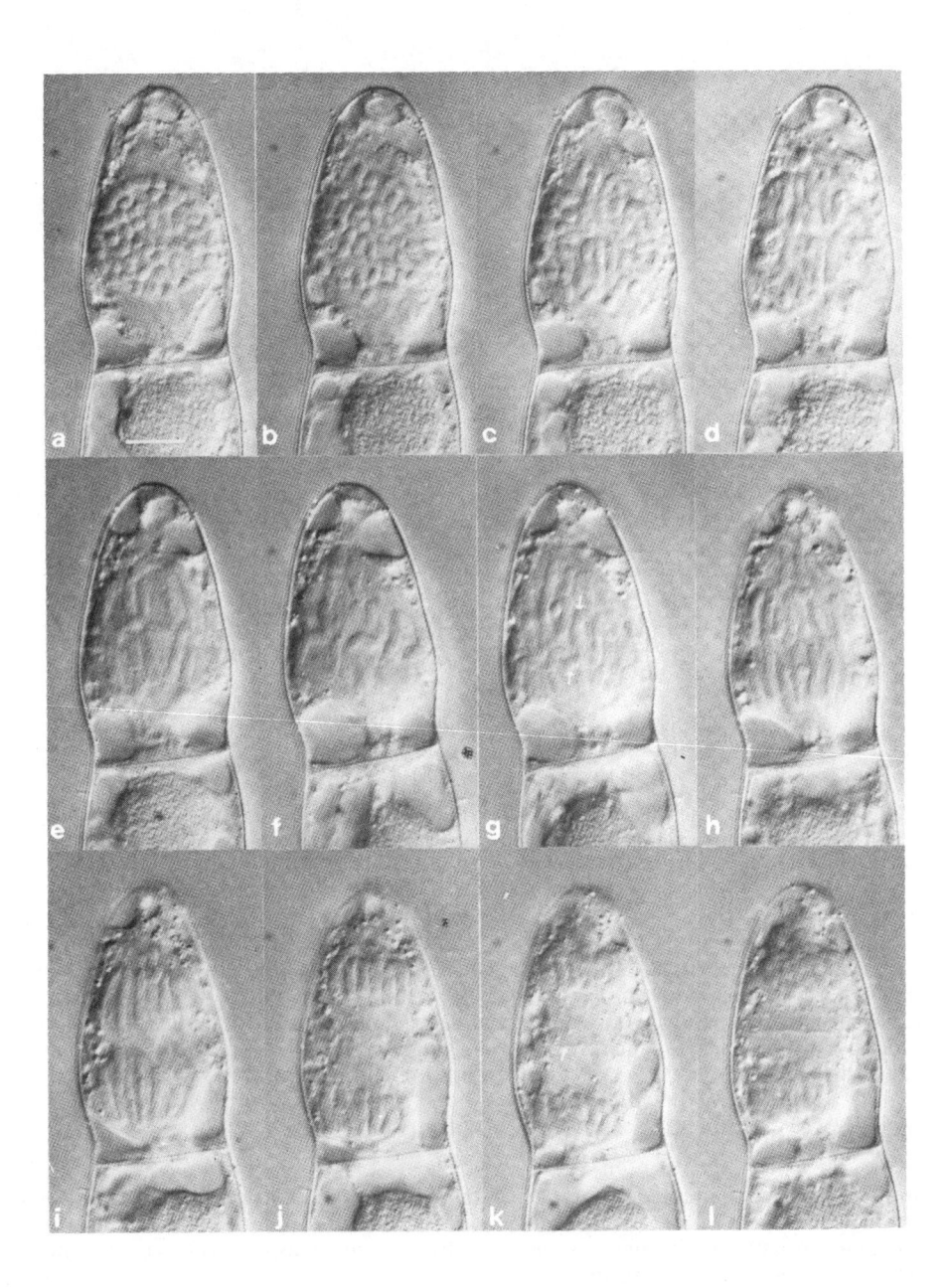

Fig. 4.12 Fotomicrografia de uma célula capilar de estame de erva-da-fortuna, *Tradescantia virginiana* (cv Zwanenburg Blue), em vários estágios de mitose. (a) Prófase. O envoltório nuclear ainda não se rompeu e a cromatina condensou-se em cromossomos (replicados). As zonas de forma triangular acima e abaixo do núcleo esférico são regiões onde se está formando o aparelho mitótico. (b) Prometáfase. O envoltório nuclear rompeu-se e os cromossomos começaram a mover-se para o centro do fuso. Esse movimento é conhecido como congressão. (c,d) A congressão continua, enquanto os cromossomos continuam a se alinhar no centro do fuso. (e,f) Metáfase. Os cromossomos estão alinhados na parte central do fuso, a placa metafásica. (g) Início da anáfase. As cromátides cindiram-se em seus centrômeros e as cromátides filhas estão se separando umas das outras. (h,i) Meio da anáfase. Os cromossomos continuam a separar-se. (j) Final da anáfase. Os braços cromossômicos estão-se "contraindo" perto das regiões polares do fuso. (k) Telófase. As vesículas da placa celular começaram a se agregar na região média do fuso (seta). (l) Telófase. A placa celular está se tornando cada vez mais bem organizada como uma parede que separará as duas células filhas. Logo após ter sido tirada esta fotografia, os envoltórios nucleares reformaram-se em cada célula filha e, em seguida, os cromossomos começaram a condensar-se. Todas as micrografias, microscopia de interferência diferencial. Barra = 10 μm. (Foto — cortesia do Dr. Steve Wolniak, University of Maryland.)

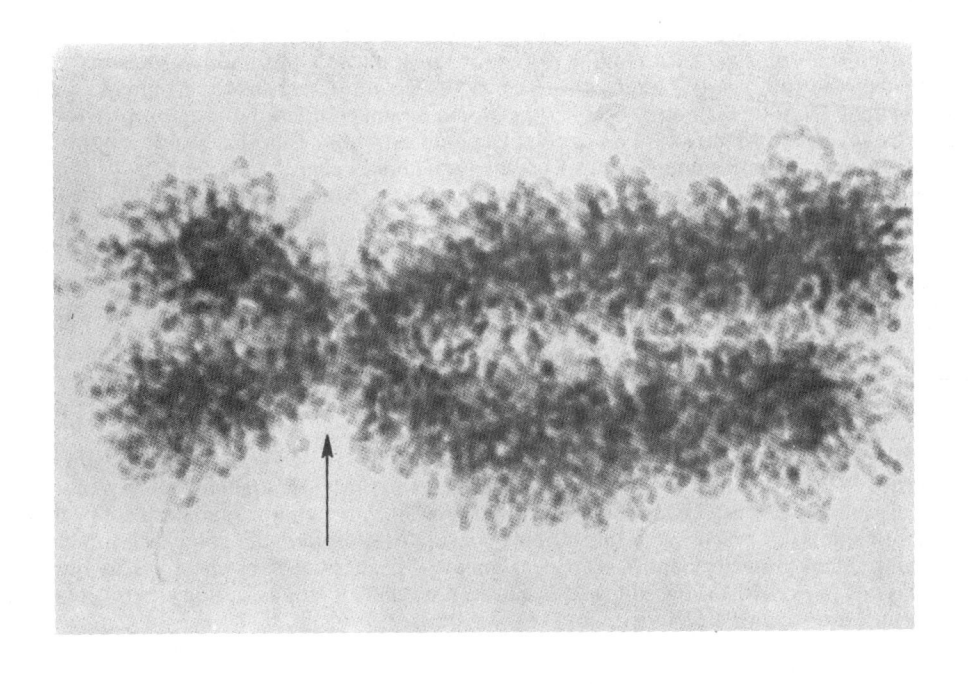

Fig. 4.13 Micrografia eletrônica de um dos cromossomos humanos, mostrando o centrômero (seta) e fibrilas de DNA. (Cortesia do Dr. E. J. du Praw, de E. J. Du Praw, 1970. *DNA and Chromosomes*. Holt, Rinehart and Winston, Inc., New York. Usado com permissão.)

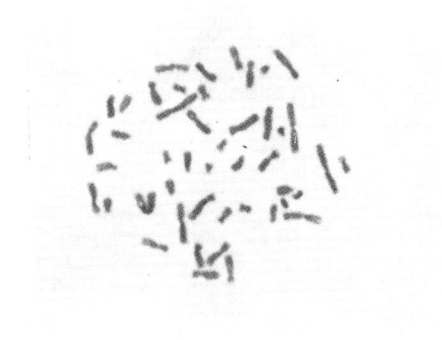

Fig. 4.14 Metáfase mitótica de cromossomos humanos masculinos. (Fotomicrografia de Mr. John Derr.)

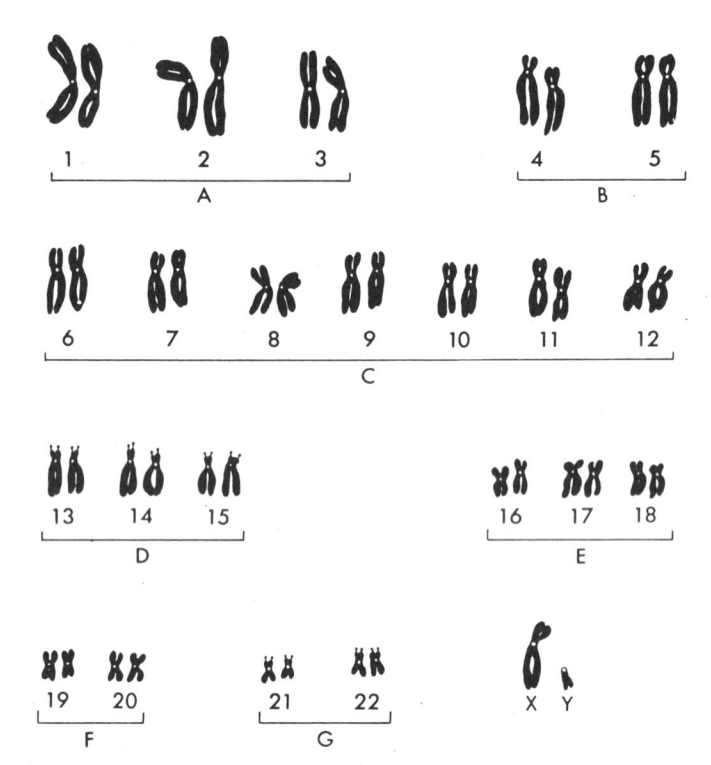

Fig. 4.15 Os cromossomos de um homem normal dispostos em um cariótipo. Note os satélites em vários pares. Devido às semelhanças morfológicas entre vários dos cromossomos humanos, os grupos recebem designações com letras, como aqui apresentado.

de que muitas das teorias propostas nos Caps. 2 e 3 quanto à localização dos genes são verídicas. Ainda são necessárias provas físicas e químicas, mas a teoria parece suficientemente promissora para ser mantida no momento.

Embora não diretamente ligado à nossa finalidade, é interessante notar que as complicadas alterações físicas e químicas no núcleo mitótico geralmente ocorrem em um tempo supreendentemente curto. O Quadro 4.2 resume alguns estudos da literatura.

Morfologia cromossômica

Estrutura geral. Em preparações coradas, vistas em microscópio óptico, os cromossomos parecem possuir poucas características morfológicas definidas pelas quais membros individuais de um conjunto possam ser distinguidos uns dos outros. Os únicos aspectos úteis nesse contexto são (1) comprimento, (2) localização dos centrômeros e comprimentos relativos dos braços, e (3) presença ou ausência de satélites (segmentos cromossômicos distais separados por uma constrição secundária) (Fig. 4.16).

Durante a metáfase mitótica, os cromossomos estão geralmente em seu mínimo de comprimento e máximo de espessura (Fig. 4.13) como foi destacado, variando desde uma fração de um micrômetro (1×10^{-6} metros) até cerca de 400 μm em casos excepcionais, e entre cerca de 0,2 e 2 μm de diâmetro. Cada cromossomo de um conjunto tem seu próprio comprimento característico (dentro de limites relativamente estreitos) e localização do centrômero. No entanto, em alguns organismos, especialmente naqueles com grande número de cromossomos, há freqüentemente considerável semelhança de tamanho entre alguns dos membros de um conjunto. Isto é verdadeiro para alguns dos cromossomos humanos e, até recentemente, membros de diferentes pares homólogos não podiam ser facilmente distinguidos. Essa dificuldade atrapalhou bastante a atribuição de grupos de genes ao cromossomo correspondente, assim como a distinção de várias aberrações cromossômicas. Antes do desenvolvimento de novas técnicas, que serão descritas na seção seguinte, só era possível fotografar esfregaços de células metafásicas (Fig. 4.14), recortar os cromossomos e dispô-los em pares tão correspondentes quanto pudessem ser determinados pelo tamanho, localização dos centrômeros e presença ou ausência de satélites. As fotografias assim preparadas (ou desenhos feitos delas) são referidas como **cariótipos** (Fig. 4.15).

Embora não exista algo como um cromossomo "típico", a Fig. 4.16 esquematiza um composto. Contudo, muitos cromossomos exibem uma perturbadora falta de marcos morfológicos, tais como satélites. Todos os normais possuem um centrômero; sua posição e portanto os comprimentos dos braços são relativamente constantes. Propriedades como estas realmente permitem algum grau de identificação de algumas das aberrações cromossômicas que são descritas nos Caps. 14 e 15. Baseados na localização do centrômero os citologistas reconhecem quatro tipos principais de cromossomos (Fig. 4.17):

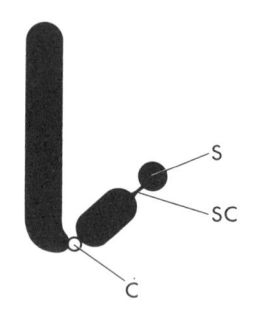

Fig. 4.16 Diagrama de um cromossomo composto, como poderia aparecer em grande aumento em um microscópio óptico. Para simplificar, não são representadas as cromátides. C, centrômero; S, satélite; SC, constrição secundária.

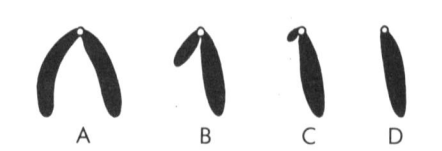

Fig. 4.17 Os quatro principais tipos morfológicos de cromossomos são reconhecidos com base na posição do centrômero e conseqüente comprimento relativo dos braços. (A) metacêntrico; (B) submetacêntrico; (C) acrocêntrico; (D) telocêntrico.

Metacêntricos: centrômero central; braços de comprimento igual ou essencialmente igual
Submetacêntricos: centrômero submediano, dando um braço mais longo e um mais curto
Acrocêntricos: centrômero muito próximo de uma extremidade; braços de comprimento bem desigual
Telocêntricos: centrômero terminal; apenas um braço

Heterocromatina e eucromatina. Na intérfase e no início da prófase a cromatina assume duas formas: **heterocromatina,** bem helicoidal (condensada) e mais, ou menos, corável do que a **eucromatina,** que não é condensada. Durante a divisão nuclear a heterocromatina pode ocorrer na vizinhança dos centrômeros, nas extremidades dos braços (*telomérica*) ou em outras posições ao longo do cromossomo.

    A *heterocromatina constitutiva* pode ser encontrada na região centromérica ou em quase qualquer outra parte ao longo do cromossomo, como já relatado. Contudo, localizações especiais de heterocromatina constitutiva intercalar, embora compatíveis para indivíduos citologicamente "normais" de uma dada espécie, podem variar entre espécies diferentes. A heterocromatina, outrora considerada completamente inerte do ponto de vista genético, é agora acreditada como incluindo algumas regiões importantes geneticamente ativas. Elas incluem os organizadores de nucléolos e genes para algumas das moléculas do RNA assim como regiões mais geneticamente inertes contendo seqüências de nucleotídeos muito repetidas,

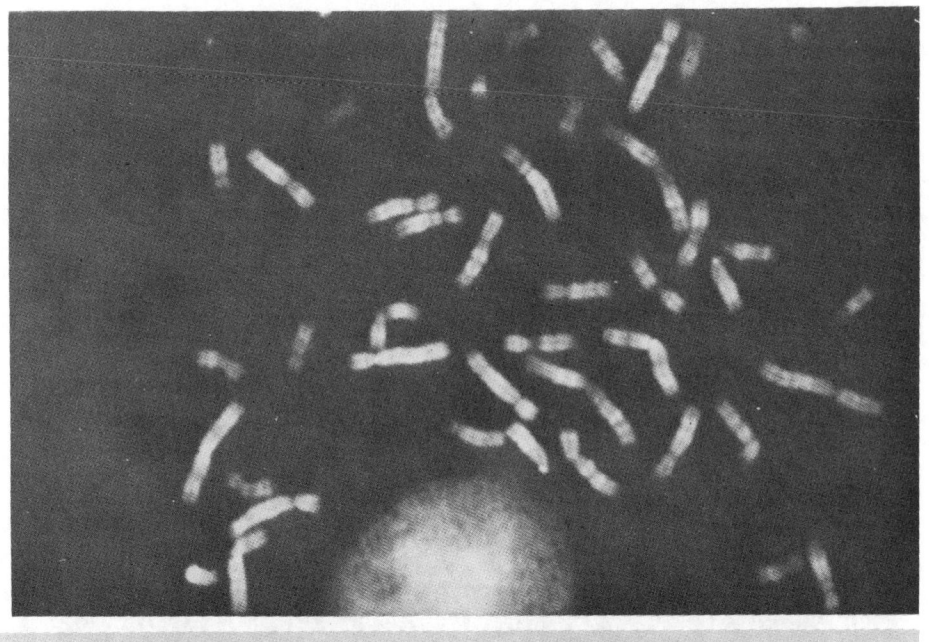

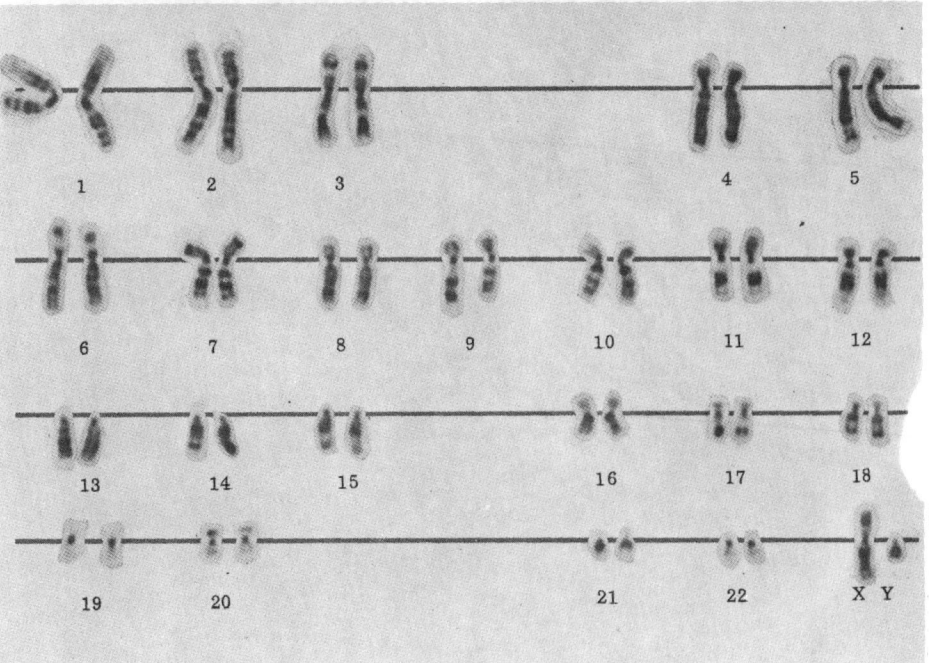

Fig. 4.18 (A) Metáfase de homem normal, com cromossomos mostrando as bandas Q. (Fotos — cortesia do Dr. C. C. Lin.)

referidas como *DNA repetitivo ou satélite*. A heterocromatina constitutiva centromérica provavelmente exerce uma função desconhecida na separação anafásica das cromátides irmãs.

Com a *heterocromatina facultativa* um cromossomo de um par homólogo torna-se parcial ou completamente heterocromático e geneticamente inativo. Este é o caso de um dos cromossomos X das mulheres.

Bandeamento cromossômico. O progresso na identificação positiva dos cromossomos veio em uma rápida série de desenvolvimentos, que se iniciou em 1968 e 1969 com o trabalho de T. Caspersson e colegas na Suécia. Em resumo, a base dessa grande mudança reside no fato de que muitos corantes que têm afinidade pelo DNA apresentam fluorescência sob luz ultravioleta. Após tratamento adequado com tais corantes, cada cromossomo exibe zonas, ou bandas, brilhantes e escuras, que são específicas em localização e extensão para tal cromossomo. Esta característica é mais bem observada em cromossomos de metáfase. Considerável

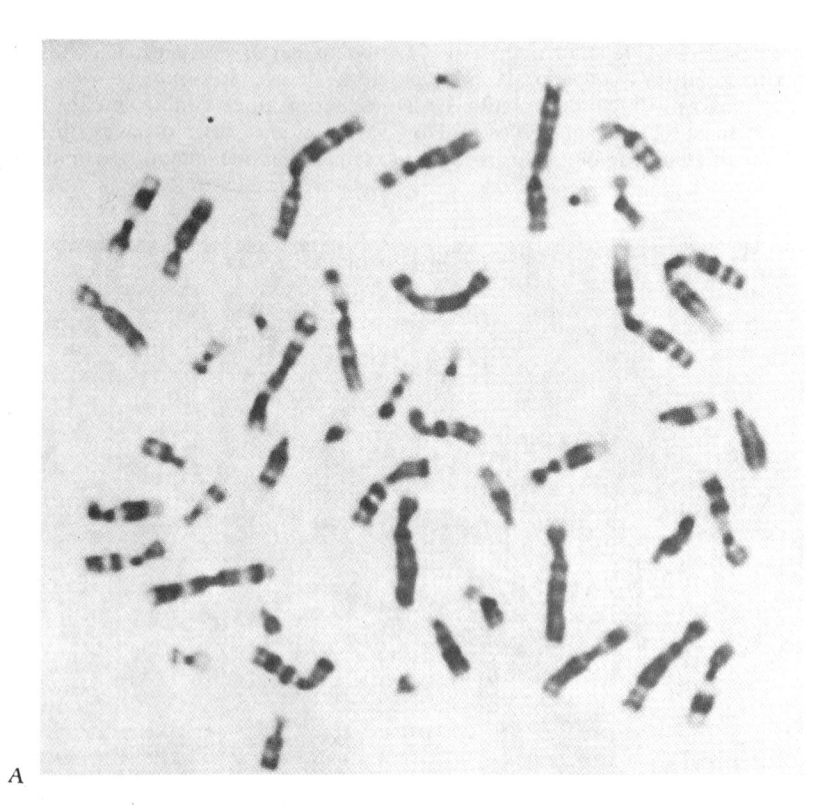

A

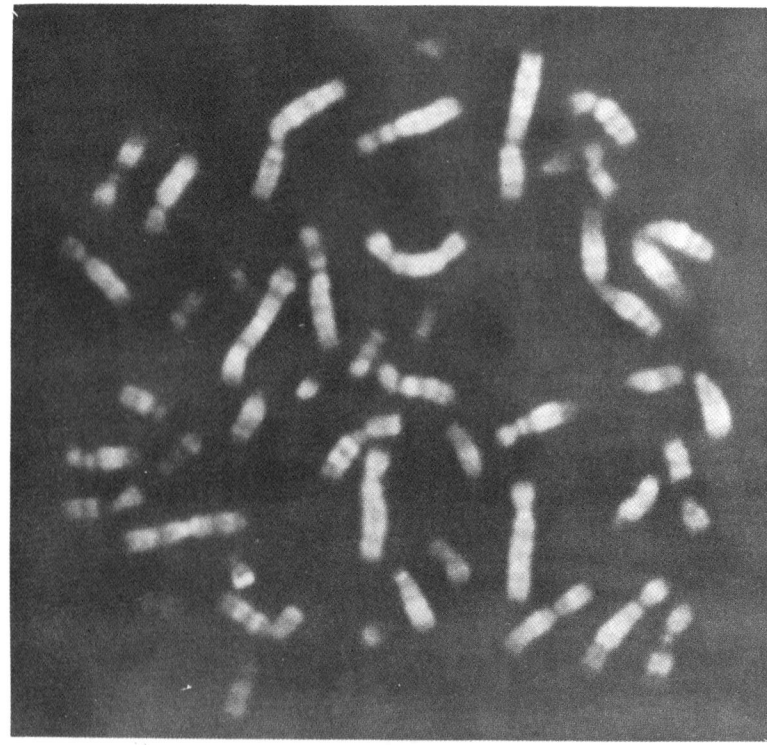

B

Fig. 4.19 (A) Metáfase de homem normal, com cromossomos mostrando bandas G. (B) Metáfase de homem normal, com bandas Q. (Fotos — cortesia do Dr. Herbert A. Lubs.)

sucesso foi obtido com a *mostarda de quinacrina,* que produz bandas fluorescentes de vários graus de brilho. As bandas produzidas pela mostarda de quinacrina são chamadas **bandas Q** (Fig. 4.18A).

Os padrões de bandeamento são únicos para cada membro do complemento de cromossomos humanos. São portanto fáceis a identificação positiva e a construção de um cariótipo (Fig. 4.18B). Há no entanto algumas desvantagens na técnica de bandeamento Q, particularmente a não-permanência da fluorescência. Essa dificuldade pode ser superada pela coloração com a mistura de *Giemsa,* que produz um tipo único de bandas — as **bandas G.** A Fig. 4.19A apresenta um esfregaço de metáfase de uma célula masculina humana corada com o Giemsa. Comparando as bandas G (Fig. 4.19A) com as Q (Fig. 4.19B), pode-se ver que, em geral, as bandas coradas fortemente pelo Giemsa correspondem em alto grau às bandas Q de fluorescência brilhante, apesar da correspondência não ser completa. Entretanto, virtualmente cada cromossomo de um complemento pode ser positivamente identificado e determinadas claramente as alterações estruturais de partes dos cromossomos, como no caso do bandeamento Q. Uma variação do método de Giemsa produz padrões de bandas que são o reverso das bandas G, isto é, as bandas G normalmente coradas intensamente são bandas R coradas fracamente (Fig.4.20) e vice-versa. A Fig. 4.21 mostra esquematicamente os padrões de bandas Q, G e R do complemento de cromossomos humanos.

Em outra modificação da técnica que usa o corante de Giemsa, o tratamento de células (fixadas em lâminas) com álcalis leva a uma coloração densa e brilhante da região do centrômero. Isto produz o **bandeamento C,** que é específico para a heterocromatina constitutiva. A região do centrômero, que inclui DNA repetitivo, responde apenas à técnica de bandeamento C, assim como qualquer região intercalar que também contenha DNA repetitivo.

Bandeamento cromossômico e correlação taxonômica. As técnicas de bandeamento têm sido agora aplicadas a uma ampla faixa de eucariontes. Como se pode suspeitar, onde as espécies receberam correlação taxonômica íntima, com bases morfo- e fisiológicas, encontraram-se semelhanças de bandeamento. Um dos mais interessantes conjuntos de achados veio da comparação dos cariótipos bandeados de homem (*Homo sapiens*), em que 2n = 46, com os de chimpanzé (*Pan troglodytes*), gorila (*Gorilla gorilla*) e o orangotango *(Pongo pygmaeus)*. Nestas últimas três espécies o número diplóide de cromossomos é de 48. Alguns cromossomos dos quatro cariótipos foram evolucionariamente estáveis; por exemplo, o autossomo humano 1 é intimamente semelhante ao autossomo 1 das três outras espécies. Outros, como o autossomo humano 3, são intimamente semelhantes em todos menos no orangotango. Achou-se que o autossomo 2 humano resultou da fusão de dois cromossomos acrocêntricos dos símios, números 12 e 13, o que dá conta da diferença no número de cromossomos somáticos entre o homem e as três espécies símias. A Fig. 4.22 mostra as correlações entre os cariótipos.

Importância clínica do bandeamento de cromossomos. Como relatado no parágrafo precedente, os padrões de bandeamento são únicos e constantes para cada cromossomo *normal.* No caso de grande número de anormalidades cromossômicas, tais como a perda de uma pequena parte, inserção de um segmento adicional e adição de cromossomos inteiros, foi possível determinar qual parte do cromossomo é anormal, e de que modo. Por exemplo, em seres

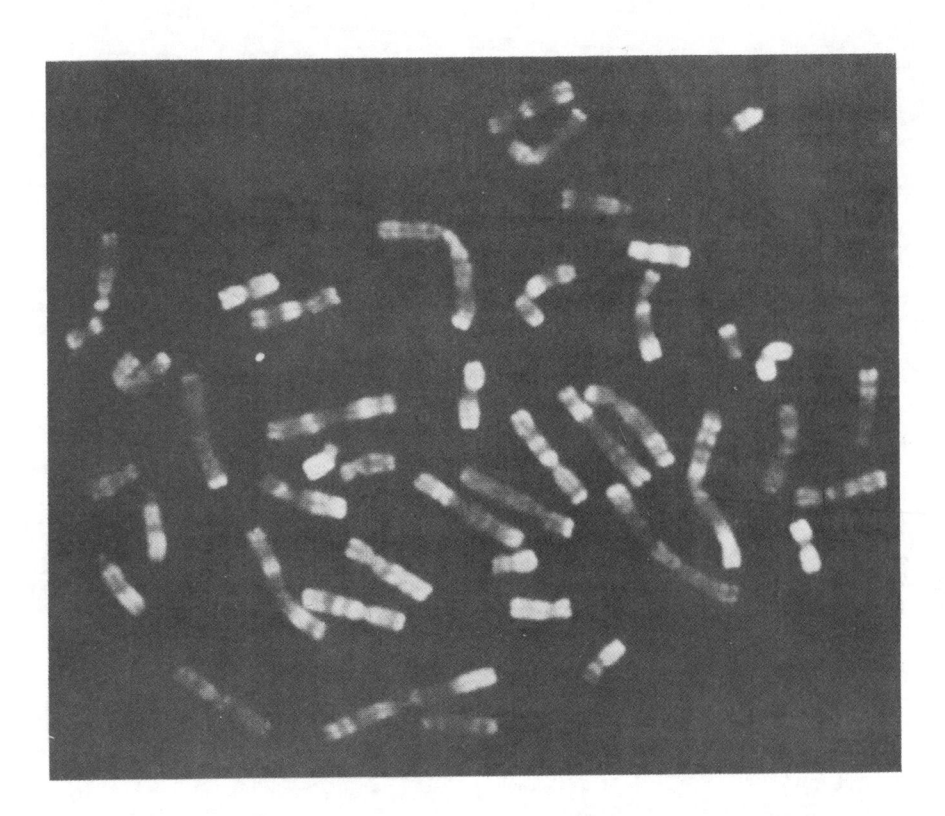

Fig. 4.20 Bandeamento reverso (R) com laranja de acridina. Cromossomos de metáfase de mulher normal. (Cortesia do Dr. C. C. Lin.)

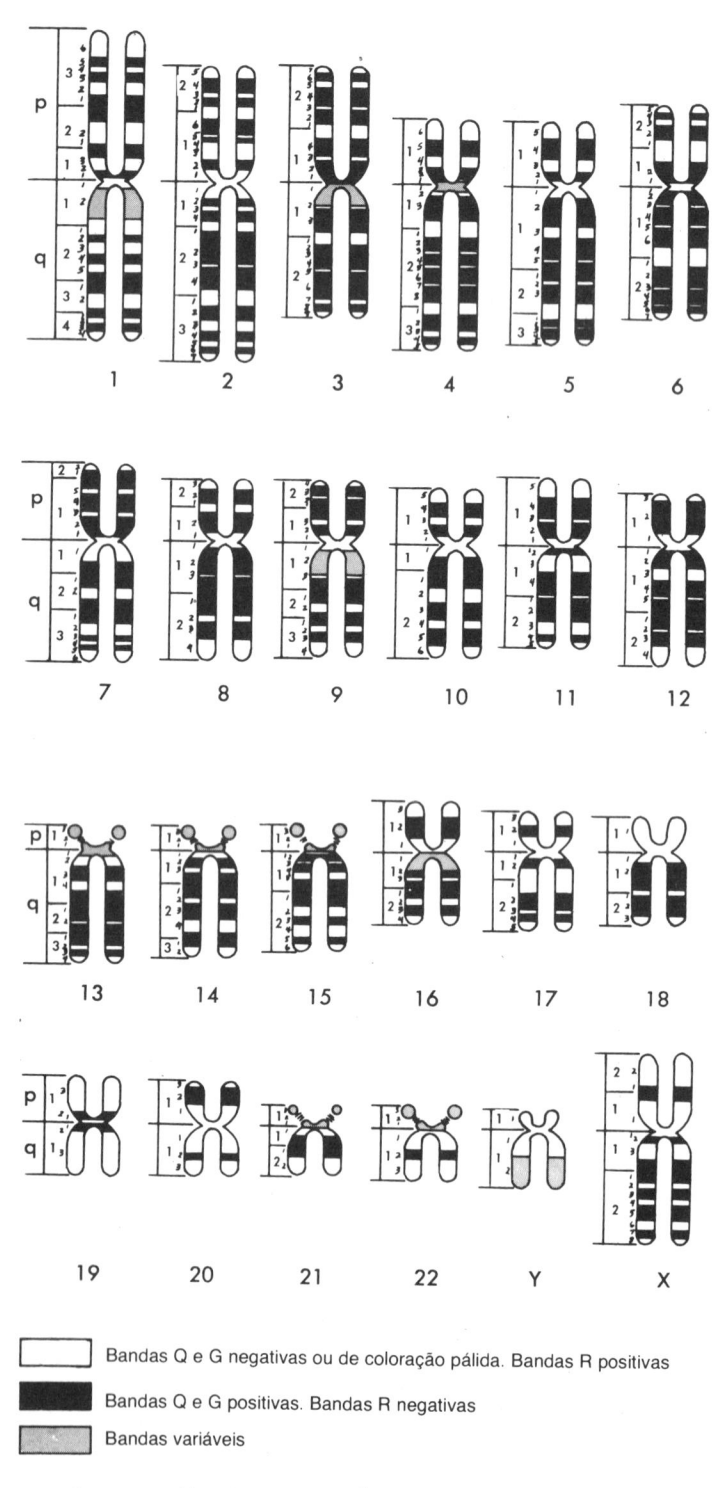

Bandas Q e G negativas ou de coloração pálida. Bandas R positivas

Bandas Q e G positivas. Bandas R negativas

Bandas variáveis

Fig. 4.21 Comparação esquemática de cariótipo de homem normal, observado com as técnicas de bandeamento Q, G, e R. O centrômero é representado apenas como observado no bandeamento Q. (Redesenhado de *Paris Conference (1971): Standardization in Human Cytogenetics.* Em Birth defects: Orig. Art. Ser., D. Bergsma. ed. Publicado por The National Foundation - March of Dimes, White Plains, New York, Vol. III (7), 1972. Usado com permissão.)

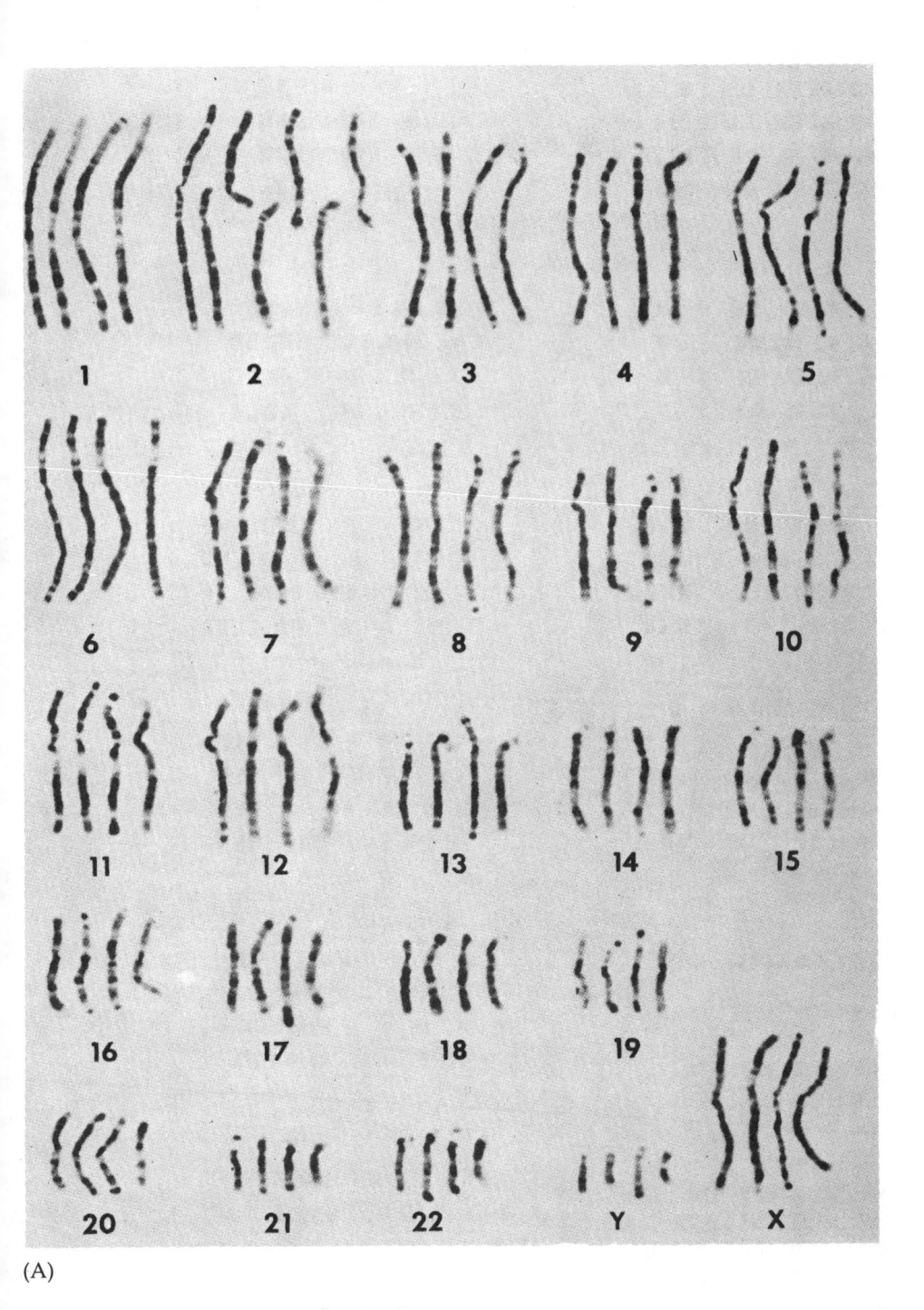

(A)

Fig. 4.22 (A) Cromossomos de final de prófase com bandeamento G na fase de 1.000 bandas de (da esquerda para a direita) homem, chimpanzé, gorila e orangotango, mostrando claramente a ampla homologia cromossômica entre as quatro espécies. (B) Representação esquemática de cromossomos de final de prófase, com bandas G, das mesmas quatro espécies (de esquerda para a direita) homem, chimpanzé, gorila e orangotango. A homologia das bandas é aqui ainda mais evidente. (Foto de Yunis e Prakash, 1982, usado com permissão.)

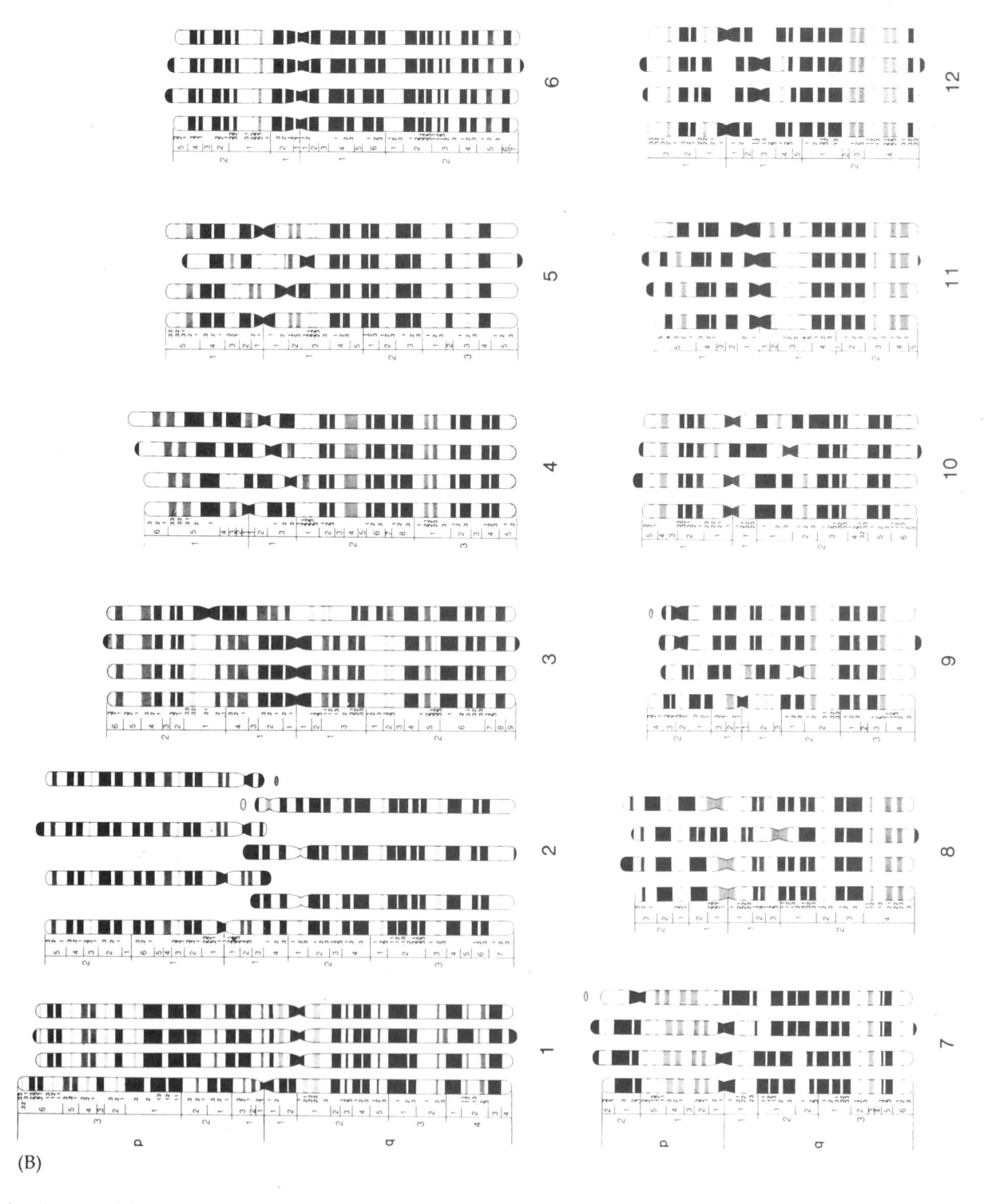

(B)

Fig. 4.22B (continua na página seguinte).

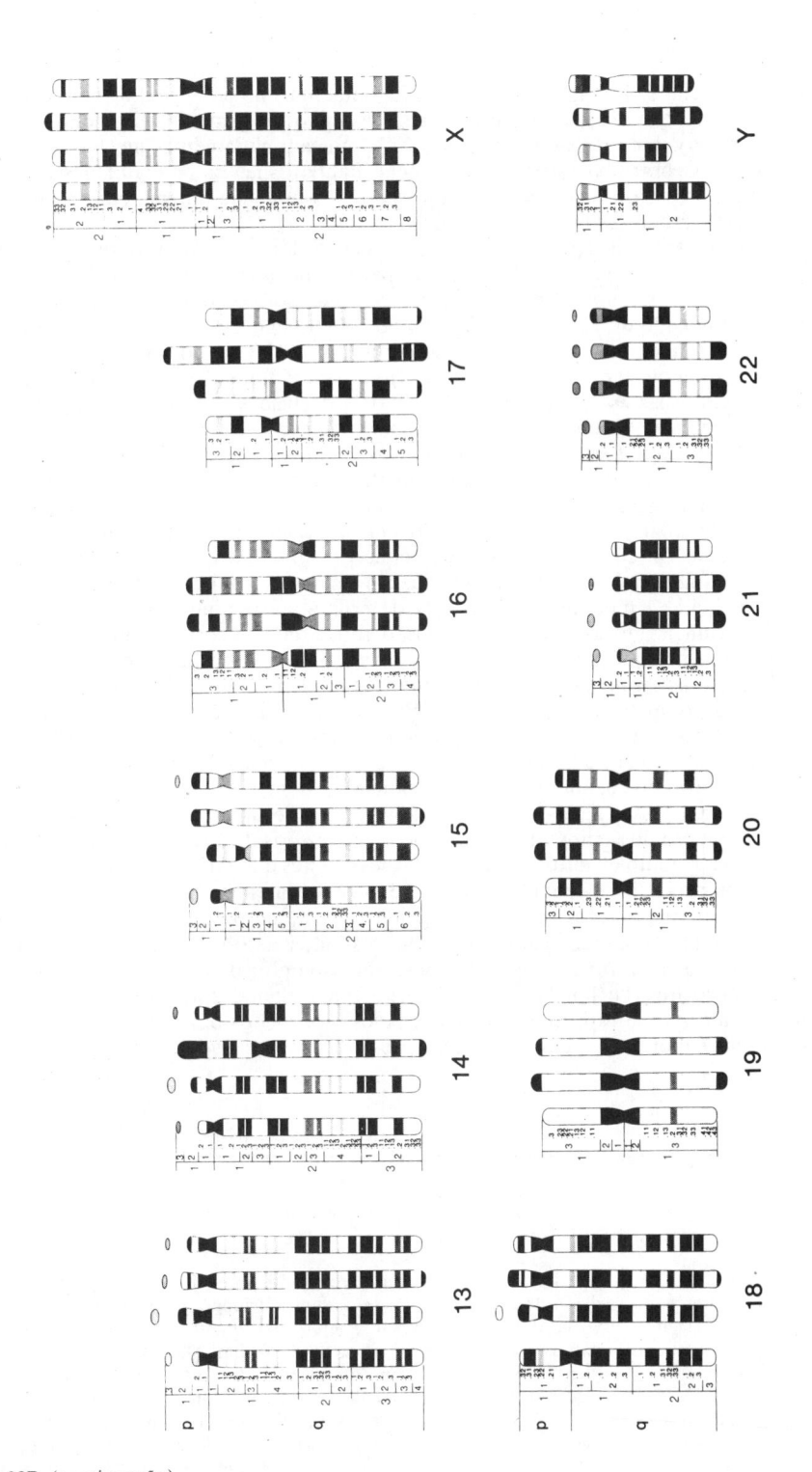

Fig. 4.22B (continuação).

humanos achou-se que a síndrome do miado de gato era causada pela perda de uma pequena parte do cromossomo 5, e a síndrome de Down é devida a um cromossomo 21 extra, ou parte dele. Foi mesmo possível reduzir a região cromossômica responsável a uma pequena parte do cromossomo 21. Esses e outros distúrbios associados com anormalidades de estrutura de cromossomos são discutidos nos Caps. 14 e 15.

Meiose

Um dos dois eventos citológicos e genéticos fundamentais no ciclo vital de vegetais e animais com reprodução sexuada é a singamia, que é a união de gametas ou células sexuais para formar um zigoto. Estudos desde o século XIX indicam claramente que na união gamética os cromossomos contribuídos por cada gameta mantêm suas individualidades no núcleo do zigoto. Portanto o zigoto contém o dobro dos cromossomos de um gameta ou, mais corretamente, todos os cromossomos de ambos os gametas.

Este fato é responsável pela presença, em células diplóides ou *2n,* de pares correspondentes de cromossomos; cada membro de um dado par é o **homólogo** do outro. Portanto em cada núcleo diplóide ocorre um número haplóide de *pares* de cromossomos, sendo um membro de cada par originado do genitor paterno e o outro pelo materno. Assim, se entre os cromossomos do espermatozóide houver, por exemplo, um cromossomo metacêntrico (Fig. 4.16) com um comprimento metafásico médio de 5 μm, haverá um cromossomo idêntico no óvulo. No zigoto e em todas as células subseqüentes dele derivadas por mitose, serão encontrados *dois* cromossomos metacêntricos com um comprimento metafásico médio de 5 μm. Esta afirmativa aplica-se a todos os *autossomos* (os cromossomos não associados ao sexo dos portadores). Como se verá adiante, essas afirmativas terão de ser modificadas para os *cromossomos sexuais,* nas espécies em que eles ocorrem.

O resultado da singamia é a incorporação, em um núcleo zigótico, de todos os cromossomos de cada gameta. Tal circunstância parece requerer um evento compensatório, pelo qual a duplicação da quantidade de cromossomos na singamia seja contrabalançada por uma divisão nuclear que divida à metade a quantidade de cromatina por núcleo, em algum momento anterior à formação do gameta. Tal "divisão reducional" ocorre realmente em todos os organismos com reprodução sexuada, que tenham núcleos individualizados. Esta é a **meiose,** o segundo dos dois eventos citológicos e genéticos fundamentais no ciclo sexual.

A meiose como forma de divisão nuclear difere muito da mitose. Consiste de duas divisões sucessivas, cada uma com suas próprias prófase, metáfase, anáfase e telófase; resulta portanto em quatro núcleos filhos em vez de dois como na mitose (embora em muitas espécies nem todos os produtos celulares sejam funcionais). Além disso, devido a diferenças fundamentais entre mitose e meiose, os produtos nucleares de uma divisão meiótica têm apenas um conjunto de cromossomos cada (haplóides) em vez dos dois conjuntos (diplóides) encontrados em cada produto da mitose. Mais ainda, se os genes e os cromossomos tiverem qualquer correlação, os produtos da meiose podem ser geneticamente diferentes um do outro, em comparação com os produtos geneticamente idênticos da mitose.

Um **meiócito** é qualquer célula diplóide destinada a sofrer meiose. Nas plantas com semente e em outras formas heterosporadas, por exemplo, os meiócitos são representados pelos megasporócitos ("células-mãe dos esporos"); nas plantas homosporadas (as que produzem apenas um tipo de esporo por meiose), pelos esporócitos ou "células-mãe de esporos", e, em animais superiores, pelos espermatócitos primários e ovócitos primários. A posição

CROMOSSOMOS ARTIFICIAIS

Uma nova técnica foi desenvolvida, pela qual se pode construir um cromossomo artificial e transferi-lo para uma célula de levedura, onde funciona quase tão bem quanto um cromossomo real do levedo. O significado dessa descoberta é que virtualmente qualquer gene ou pequeno bloco de genes pode ser adicionado a esse cromossomo artificial e sua expressão na célula do levedo ser subseqüentemente estudada. Vários laboratórios conseguiram isolar os vários componentes dos cromossomos de levedo que são essenciais às atividades dos cromossomos. Esses componentes incluem o centrômero, responsável pelo movimento do cromossomo; uma chamada seqüência de replicação autônoma (ARC, de *autonomous replicating sequence*) que é responsável pela duplicação do cromossomo entre as divisões celulares; e telômeros, as extremidades cromossômicas que são necessárias para completar a duplicação do cromossomo. Quando esses elementos de qualquer cromossomo são isolados e fundidos, e então reintroduzidos em uma célula de levedo, eles comportam-se durante as divisões celulares quase como um cromossomo normal.

Esta técnica tem um tremendo potencial. Um aspecto excitante dessa descoberta é que se podem adicionar genes estranhos ao levedo ao cromossomo artificial. Além disso, quanto maior o bloco de genes não-levedo adicionado dentro de certos limites, melhor parece funcionar o cromossomo. Um importante uso potencial de cromossomos artificiais seria o de ligar genes estranhos, humanos ou não, e estudar sua expressão na célula do levedo. Além disso, cultivando a levedura em grandes quantidades, podem-se isolar numerosas cópias do gene humano a partir do material genético das células. Atualmente isto só pode ser feito em células bacterianas, mas em bactérias há limitações quanto ao número de genes que possam ser adicionados ao cromossomo da bactéria. Essa limitação é substancialmente evitada pelo uso de cromossomos artificiais de levedo.

do meiócito no ciclo vital varia muito de um dos grupos pincipais para outro. Por exemplo, nas plantas vasculares os meiócitos originam diretamente megasporos e microsporos (isto é, os **meiósporos**), que por mitose produzem plantas portadoras de gametas. Nas plantas com semente, estas plantas portadoras de gametas (os gametófitos) têm tamanho, número de células e complexidade muito reduzidos; veja o Apêndice B. Contudo, em animais os meiócitos originam diretamente os gametas. Em muitas algas e fungos o próprio núcleo zigótico funciona como um meiócito, originando células haplóides que finalmente produzem por mitose plantas haplóides, portadoras de gametas. Em suma, a meiose pode ser espórica (vegetais vasculares e outros) ou gamética (homem e muitos outros animais) ou zigótica, e pode ser feita por (1) esporócitos ("células-mãe de esporos"), (2) espermatócitos e ovócitos primários, ou (3) o próprio zigoto.

Primeira divisão: prófase I. Embora a maioria dos citologistas reconheça e denomine pelo menos cinco estágios da prófase-I devido à suas complexidades no comportamento dos cromossomos, bastará para nossos propósitos simplesmente enfatizar os eventos em seqüência. A primeira prófase meiótica freqüentemente persiste por um tempo bem longo e pode ser medida em semanas, meses ou até mais. Nas mulheres, persiste em cada ovócito primário desde a idade fetal de 12 a 16 semanas até a ovulação, geralmente uma a cada 28 dias, após a maturidade sexual. Portanto alguns ovócitos humanos persistem parados em prófase-I até o final do ciclo reprodutivo na menopausa, o que dá em torno de 45 anos. Bem no início da prófase-I, o número diplóide de cromossomos torna-se reconhecível no microscópio óptico como estruturas longas e delgadas (Fig. 4.23). No microscópio óptico os cromossomos *parecem* ser longitudinalmente únicos no início da prófase-I **(leptóteno),** embora estudos químicos e auto-radiográficos mostrem que a replicação já ocorreu no estágio S da intérfase precedente. Por definição, então, não existem cromátides visíveis nesse momento em um meiócito. Os cromossomos se encurtam e espessam progressivamente, presumivelmente pelo mesmo mecanismo que na mitose.

Enquanto ocorre essa contração, dá-se um segundo evento que caracteriza a meiose (em contraste com a mitose). Lembre-se que cada núcleo diplóide (incluindo o dos meiócitos) contém *pares* de cromossomos homólogos. No início da prófase-I **(zigóteno)** os homólogos começam a se parear, ou fazer **sinapse.** Essa **sinapse** é extremamente exata e específica, ocorrendo ponto a ponto, com dois homólogos geralmente um pouco torcidos um sobre o outro (Fig. 4.24). Contudo, nada se sabe em definitivo sobre as forças atrativas que reúnem os homólogos, em vez dos cromossomos se unirem ao acaso. A sinapse se inicia por um mecanismo desconhecido quando as extremidades dos homólogos estiverem dentro de cerca de 300 nm de cada outra.

A microscopia eletrônica mostra na sinapse uma estrutura de dimensões muito pequenas para ser distinguível com o microscópio óptico, o **complexo sinaptonêmico** (Fig. 4.25). Essa estrutura intrincada e complexa é o mecanismo físico pelo qual (1) os homólogos são mantidos juntos na sinapse e (2) torna-se possível o *crossing-over* (a ser descrito). O complexo sinaptonêmico é composto de três faixas paralelas, interconectadas por filamentos finos dispostos perpendicularmente a elas. As duas faixas externas são componentes axiais dos cromossomos homólogos e têm cerca de 30 a 60 nm de diâmetro; a central pode ser preformada no nucléolo. O componente central origina os elementos laterais e tem cerca de 100 nm de largura. Esses elementos podem ser amorfos (tanto o central quanto os laterais, na maioria dos animais e vegetais superiores, incluindo no homem), bandeados (elementos laterais em ascomicetos e em alguns insetos) ou entrecruzados, com bastões finos espaçados de cerca de 10 nm (elemento central em insetos).

Toda a estrutura tem cerca de 140 a 170 nm de largura, logo abaixo do limite de resolução

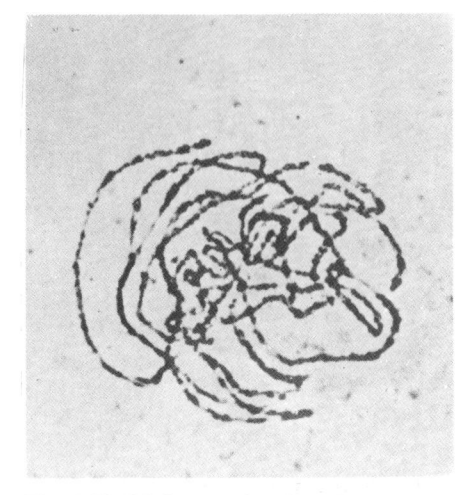

Fig. 4.23 Célula-mãe de pólen da gramínea *Agropyron cristatum* no final do zigóteno da meiose. (Foto — cortesia do Dr. W. Tai, University of Manitoba.)

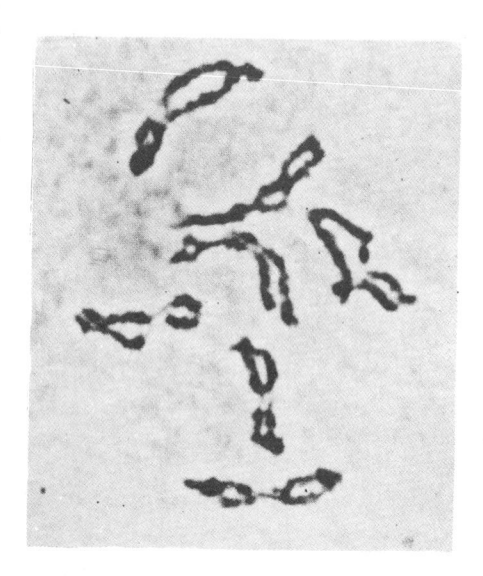

Fig. 4.24 Diplóteno da meiose em gramínea mostrando sinapses e quiasmas. (Foto — cortesia do Dr. W. Tai, University of Manitoba.)

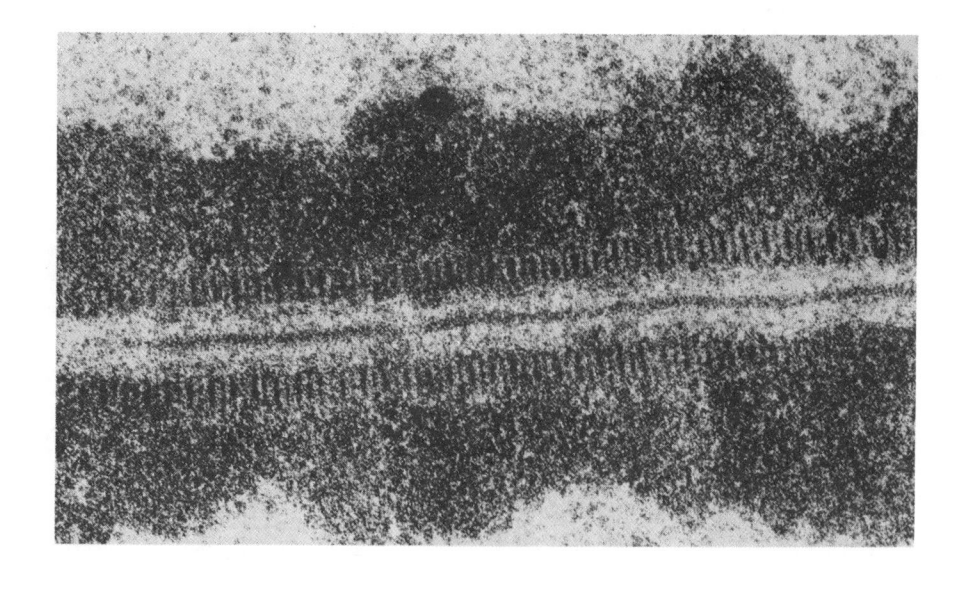

Fig. 4.25 Complexo sinaptonêmico em Neottiella. (Foto — cortesia do Dr. D. von Wettstein.)

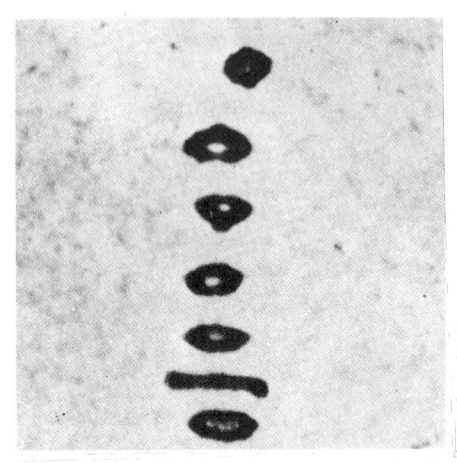

Fig. 4.26 Metáfase-I de meiose em gramínea. (Foto — cortesia do Dr. W. Tai, University of Manitoba.)

em microscopia óptica. A formação do complexo sinaptonêmico inicia-se em vários pontos ao longo do par de homólogos. Há boas evidências químicas de que a cisão e reparo de moléculas de DNA dos cromossomos ocorrem dentro do complexo sinaptonêmico. Isto pode e muitas vezes resulta em troca de materiais entre cromátides não-irmãs *(crossing-over).* Além disso os complexos sinaptonêmicos não são encontrados em organismos em que não ocorre *crossing-over* (por exemplo, no macho da mosca das frutas, a *Drosophila).* Os cromossomos em sinapse continuam a encurtar e espessar-se e, no processo, sua duplicidade longitudinal torna-se aparente em microscopia óptica.

O complexo sinaptonêmico é completado no estágio seguinte da prófase-I **(paquíteno),** durante o qual os homólogos em sinapse se apresentam claramente compostos cada um de duas cromátides. Os pontos onde ocorre troca de material entre cromátides não-irmãs é evidenciado por configurações mais ou menos em *X*, os **quiasmas,** como visto na Fig. 4.24. Quanto maior o cromossomo, maior a probabilidade de mais de um quiasma, embora pareça que um quiasma interfira com a formação de outro em uma região intimamente adjacente do cromossomo no mesmo lado do centrômero. A base dessa **interferência** ainda não está de todo esclarecida.

Em seguida, no estágio de **diplóteno** da prófase-I, inicia-se a separação dos homólogos (exceto nos pontos onde ocorrem quiasmas). Os cromossomos continuam a contrair-se e o nucléolo começa a desaparecer.

Finalmente, no último estágio da prófase-I **(diacinese),** os cromossomos atingem o máximo de contração. No final da diacinese, os homólogos em sinapse ficam bem espaçados no núcleo, geralmente próximos da membrana nuclear. Os quiasmas gradualmente se *terminalizam,* isto é, parecem mover-se até as extremidades dos braços e finalmente se separam, devido à continuação do encurtamento dos cromossomos. O nucléolo então desaparece, a membrana nuclear degenera-se, e forma-se o fuso.

Metáfase-I. A chegada dos pares de cromossomos homólogos em sinapse no equador do fuso começa na metáfase-I. Essa fase difere da metáfase mitótica (1) no arranjo do número haplóide de pares de cromossomos homólogos em sinapse no plano equatorial e (2) na tendência do centrômero de cada homólogo em se dirigir um pouco na direção de um dos pólos (Fig. 4.26). Um ponto importante a ser aqui notado é a disposição *aleatória* dos homólogos pareados, isto é, **para um dado par, é igualmente provável que o membro paterno fique dirigido para o pólo "norte", ou seja o membro materno a ficar assim orientado.** Lembre os tipos de gametas produzidos por um indivíduo políbrido (Cap. 3).

Anáfase-I. Na anáfase-I ocorre a real **disjunção** dos homólogos em sinapse, com um cromossomo (longitudinalmente duplo) de cada par movendo-se para cada pólo, completando portanto o processo de terminalização. Há aqui mais uma diferença em relação à mitose, pois a anáfase mitótica é marcada pela separação das cromátides irmãs, que então se movem para os pólos como cromossomos filhos longitudinalmente únicos. Portanto, na mitose, um de cada dos cromossomos presentes viaja para cada pólo, com o resultado de que cada novo núcleo tem o mesmo número de cromossomos que o núcleo genitor tinha, fosse ele haplóide ou diplóide. Contudo, na meiose, cromossomos inteiros de cada par homólogo (modificados pelo *crossing-over* que ocorreu na prófase-I) separam-se, de modo que cada pólo recebe um cromossomo longitudinalmente duplo, paterno ou materno, de cada par. Isto garante uma mudança de número de cromossomos de diplóide para haplóide nos resultantes núcleos filhos reorganizados. Em suma, enquanto a anáfase mitótica era marcada pela separação de *cromátides* irmãs, a anáfase-I da meiose caracteriza-se pela separação de *cromossomos* homólogos (Fig. 4.27).

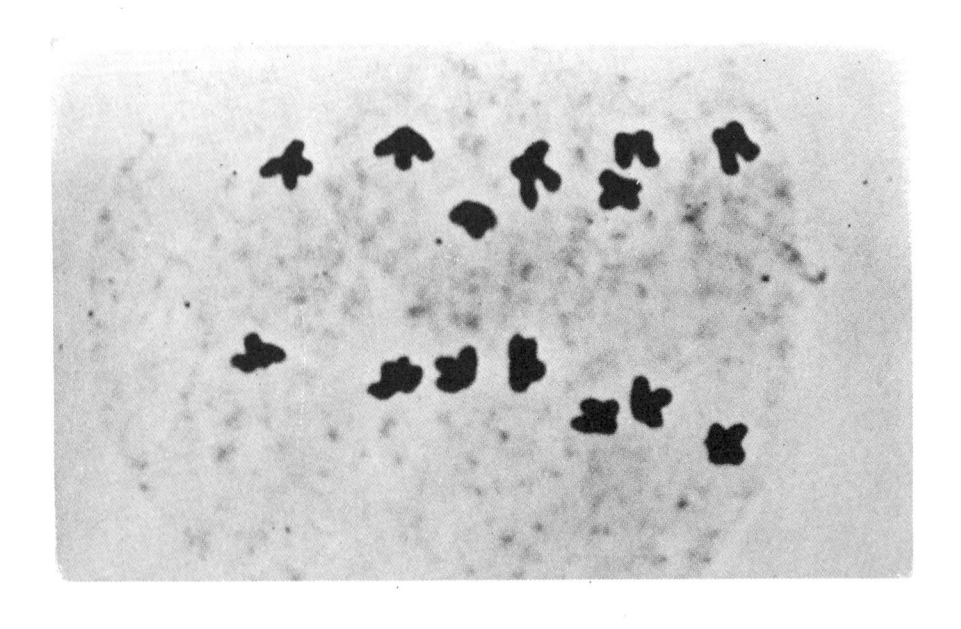

Fig. 4.27 Anáfase-I de meiose em gramínea. (Foto — cortesia do Dr. W. Tai, University of Manitoba.)

Telófase-I. A chegada dos cromossomos aos pólos do fuso assinala o término da anáfase-I e o começo da telófase-I. Durante esta fase os cromossomos podem persistir por algum tempo no estado condensado, e o nucléolo e as membranas nucleares reconstituírem-se, e pode também ocorrer a citocinese (Fig. 4.28). Em alguns casos, como no gênero *Trillium* de plantas florais, relatou-se que os meiócitos progridem quase diretamente da anáfase-I para a prófase-II ou mesmo a metáfase-II; em outros organismos pode haver uma intérfase ou intercinese curta ou bem longa entre a primeira e a segunda divisão da meiose. De qualquer modo, a primeira divisão conseguiu assim a separação do complemento de cromossomos em dois núcleos haplóides. Não há replicação entre as divisões meióticas.

Segunda divisão: prófase-II. A prófase-II é geralmente curta e assemelha-se superficialmente à prófase mitótica, exceto em que as cromátides irmãs de cada cromossomo são em geral bem divergentes, não exibindo helicoidização relacional.

Metáfase-II. Nos dois fusos, geralmente orientados perpendicularmente ao fuso da primeira divisão e muitas vezes separados por uma membrana ou parede, os números haplóides de cromossomos, cada um constituído de duas cromátides unidas pelos centrômeros, são dispostos no plano equatorial. Esse estágio é geralmente curto (Fig. 4.29).

Anáfase-II. Os centrômeros agora separam-se e as *cromátides irmãs* da metáfase-II movem-se para os pólos *como cromátides filhas,* em movimento semelhante ao da mitose. Sua chegada aos pólos marca o final dessa fase.

Telófase-II. Após a chegada aos pólos do número haplóide de cromossomos filhos, estes voltam à conformação longa, atenuada, reticulada, as membranas nucleares são reconstituídas, reaparecem os nucléolos, e a citocinese geralmente separa cada núcleo dos outros (Fig. 4.30).

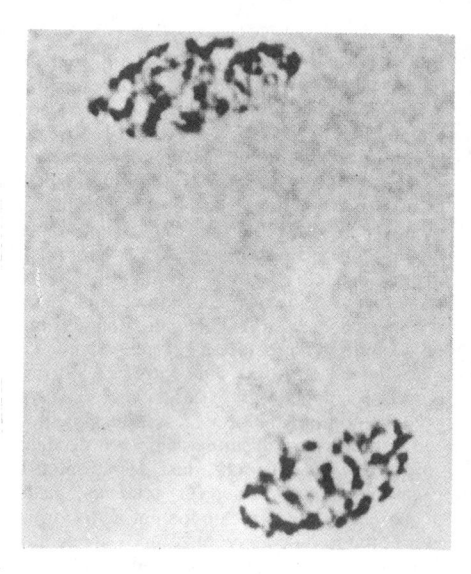

Fig. 4.28 Final de telófase-I de meiose em gramínea. (Foto — cortesia do Dr. W. Tai, University of Manitoba).

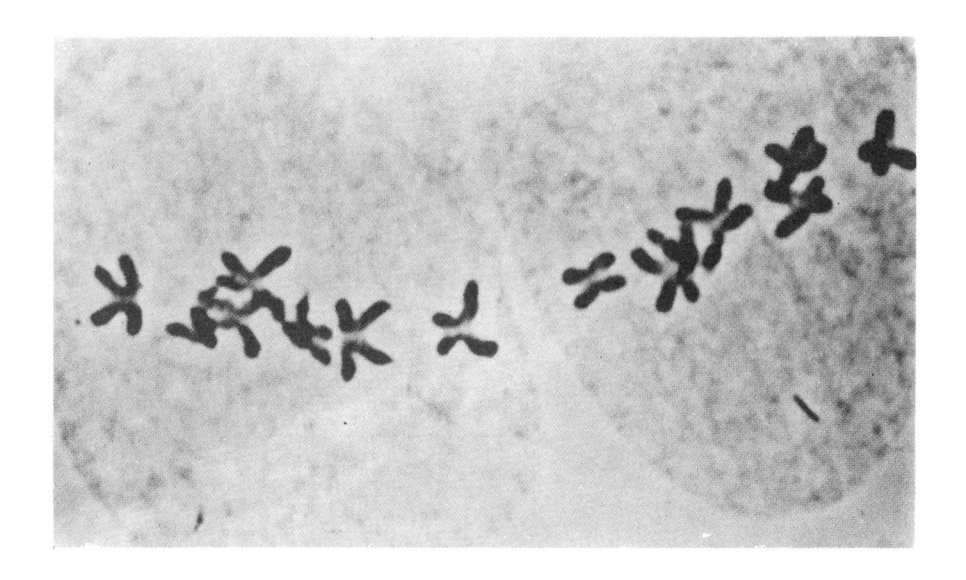

Fig. 4.29 Metáfase-II de meiose em gramínea. (Foto — cortesia do Dr. W. Tai, University of Manitoba.)

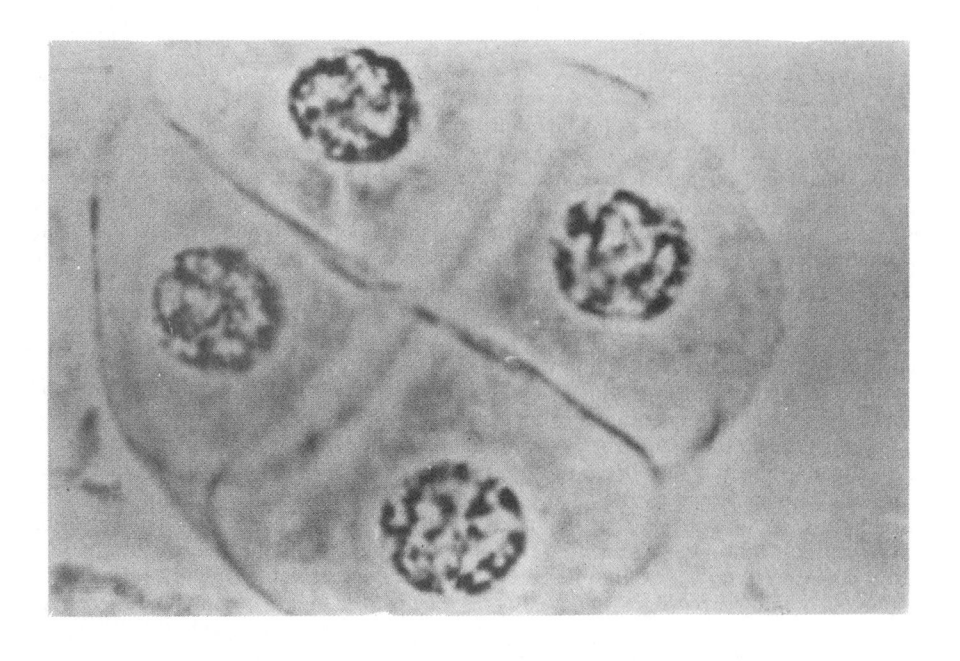

Fig. 4.30 Tétrades em gramínea. (Foto — cortesia do Dr. W. Tai, University of Manitoba.)

Fig. 4.31 Representação esquemática de
meiose em um meiócito, mostrando um par
de cromossomos homólogos (2n = 2) baseada
em microscopia óptica. (A) Prófase-I, cromossomos longos e finos, apresentando-se longitudinalmente únicos, embora já tenham sido produzidas as cromátides irmãs na intérfase precedente; (B) prófase-I, cromossomos homólogos
em sinapse, e ainda parecendo longitudinalmente únicos; (C) prófase-I, cromátides agora
visualmente evidentes, com um quiasma; (D)
disjunção da prófase-I ocorrendo, quiasma ainda evidente; (E) metáfase-I, cromossomos no
plano médio do fuso, com centrômeros diver-
gindo; (F) anáfase-I, separação em direção aos
polos de homólogos antes em sinapse; note que
cada cromossomo é ainda composto de duas
cromátides, mas algumas delas foram modificadas por *crossing-over;* (G) telófase-I, cada
núcleo em reorganização contém agora o número monoplóide de cromossomos, que ainda
são compostos de duas cromátides cada um;
(H) prófase-II; (I) metáfase-II; (J) anáfase-II;
(K) uma tétrade pós-meiótica de células monoplóides. Note que neste caso cada célula contém um cromossomo geneticamente diferenciado, devido ao *crossing-over.*

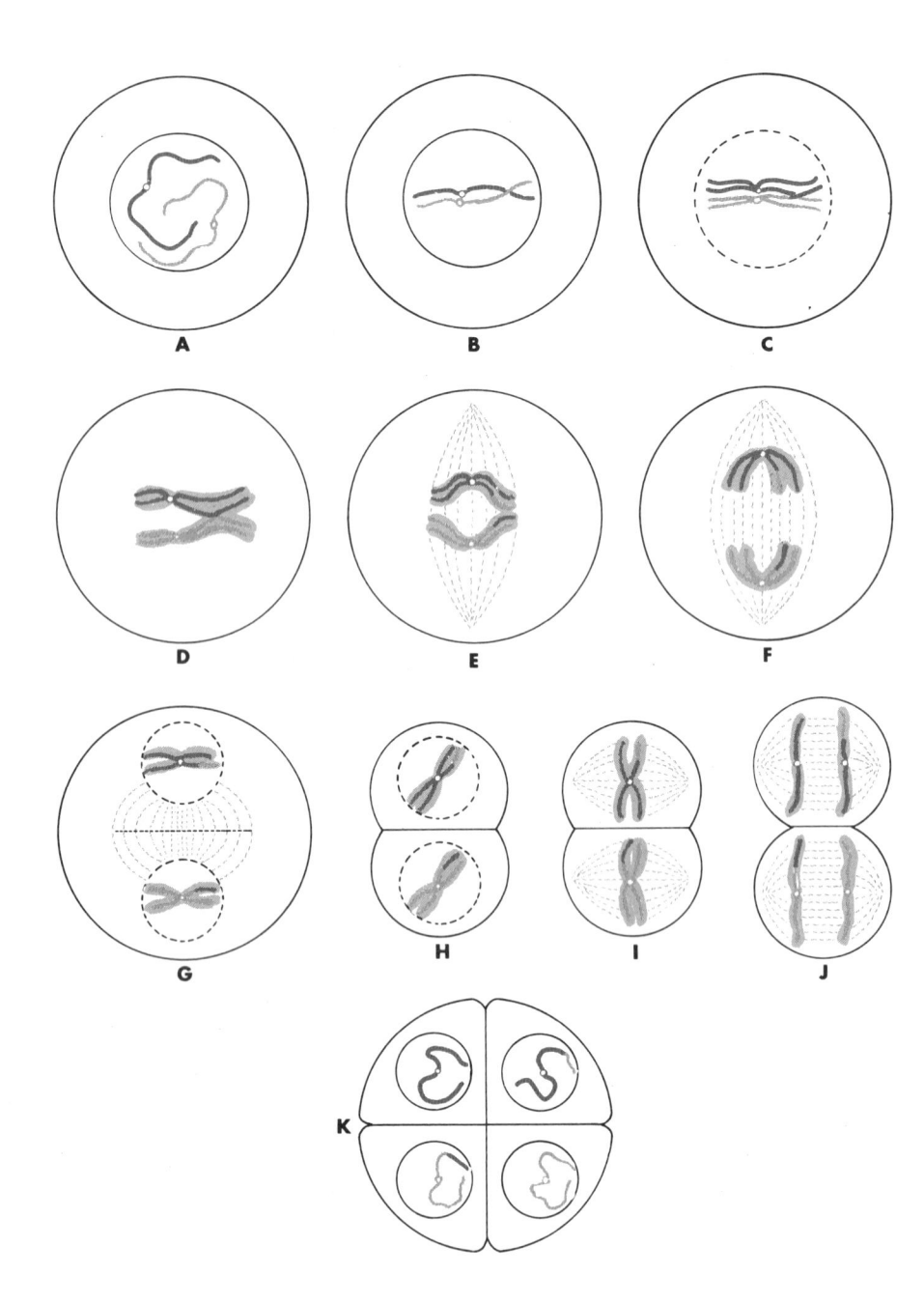

O processo da meiose está resumido no esquema da Fig. 4.31.
Conclusões. A microscopia eletrônica deu respostas a algumas das questões sobre a meiose,
mas outras permanecem sem resposta. Por exemplo, tais técnicas permitem a observação
de que na anáfase-I separam-se os *homólogos;* na anáfase mitótica as *cromátides irmãs* orientam-se em direções opostas, uma para cada pólo; na metáfase-I, os dois centrômeros de
cada par de *homólogos em sinapse* orientam-se para pólos diferentes. Devido à ligação dos
microtúbulos aos cinetócoros dos centrômeros, cromossomos homólogos inteiros são então
separados na anáfase-I, mas na anáfase mitótica separam-se as cromátides irmãs.
    A segunda divisão meiótica tem sido comparada à mitose, mas é bem diferente. Nos
fusos da meiose-II os cromossomos estão presentes no número haplóide; na mitose podem
ocorrer números haplóides ou diplóides de cromossomos, dependendo do tecido onde esteja
ocorrendo a divisão. As cromátides na segunda divisão são bem separadas, não exibem helicoidização relacional e freqüentemente foram modificadas por *crossing-over.*
    Embora as observações em microscópio eletrônico do complexo sinaptonêmico tenham
dado alguma informação sobre o mecanismo e o tempo de *crossing-over,* ainda restam para
ser elucidados os detalhes físicos e químicos precisos da sinapse. Finalmente, o estímulo
disparador da meiose é ainda desconhecido, embora pareça ser provável que seja hormonal,
ou pelo menos químico. Meiócitos excisados na intérfase muitas vezes sofrem mitose em
vez de meiose *in vitro;* a excisão de células em fases sucessivamente posteriores na prófase-I
resulta em um número progressivamente maior de células que sofrem meiose. É bem provável

que o comprometimento com a meiose em vez de com a mitose possa ocorrer desde o estágio S ou G_2 da intérfase.

Significado da meiose

Do ponto de vista citológico, o significado básico da meiose é a formação de quatro núcleos monoplóides a partir de um só núcleo diplóide em duas divisões sucessivas, equilibrando assim a duplicação do número de cromossomos que resulta da singamia. Note que a primeira divisão meiótica leva à redução do número de cromossomos de diplóide para haplóide, ao passo que a segunda é equacional por distribuir números iguais de cromossomos aos novos núcleos em desenvolvimento. Em animais superiores os produtos celulares da meiose tornam-se diretamente gametas e/ou corpos polares (Apêndice B-8), mas nos vegetais vasculares os produtos meióticos são meiósporos e dão origem às plantas reduzidas portadoras de gametas (Apêndice B-6).

Mas como a meiose se relaciona com as hipóteses levantadas quanto à provável distribuição dos genes em células somáticas e gaméticas no capítulo precedente? Se os genes estiverem localizados nos cromossomos, o processo da meiose gera variabilidade genética por dois modos importantes: (1) distribuição aleatória de cromossomos paternos e maternos e (2) *crossing-over.* Suponha, por exemplo, um organismo heterozigoto para três pares de alelos (um tríbrido), *AaBbCc,* no qual *ABC* foi derivado do genitor paterno e *abc* do materno. Se esses três pares de alelos estiverem localizados em três diferentes pares de cromossomos homólogos (que poderiam ser designados como pares 1, 2, 3), então os cromossomos número 1 paterno e materno (portando alelos *A* e *a,* respectivamente) entrarão em sinapse, assim como os de número 2 (com *B* e *b*) e os de número 3 (com alelos *C* e *c*).

A disposição de cada par de homólogos em sinapse no fuso da metáfase-I é aleatória, isto é, o membro paterno e o materno de cada par têm uma probabilidade igual de estar orientados para cada pólo. Na anáfase-I cada cromossomo (longitudinalmente duplo) move-se para o pólo mais próximo ao separar-se de seu homólogo. Portanto, cada núcleo da telófase-I tem uma probabilidade de receber um homólogo paterno ou materno de cada cromossomo. Portanto, para três pares de genes em três pares diferentes de cromossomos homólogos são possíveis oito combinações gaméticas na telófase-I:

Núcleo filho n° 1	*Núcleo filho n° 2*
ABC	abc
ABc	abC
AbC	aBc
Abc	aBC
aBC	Abc
aBc	AbC
abC	ABc
abc	ABC

A segunda divisão simplesmente aumentará o número de cada arranjo genético de gametas de um para dois. O número de tipos possíveis de gametas ocorrentes após a segunda divisão meiótica é de 2^3, ou 8. Isto é, um dado gameta neste exemplo tem $(\frac{1}{2})^3$ de chance de receber qualquer arranjo particular de cromossomos e genes paternos e/ou maternos. Além disso, em uma amostra de várias centenas de gametas de tal indivíduo, é de se esperar que os oito tipos ocorram em número aproximadamente igual. Para organismos com muitos cromossomos o número de combinações possíveis torna-se bem grande. Em seres humanos, por exemplo, com 23 pares de cromossomos homólogos, a probabilidade de qualquer gameta em particular ter uma conbinação específica de cromossomos (excluindo o *crossing-over*) é de $(\frac{1}{2})^{23}$, ou cerca de 1 em 8 milhões. Os genótipos zigóticos resultantes de fusões aleatórias desses gametas vai até cerca de 64 trilhões. Boa parte da variação em populações naturais é devida a esse tipo de **segregação independente** de genes de ocorrência normal na população em cruzamento.

Qual seria a situação se esses três pares de alelos fossem, pelo contrário, localizados em um só par de cromossomos homólogos (isto é, **ligados**)? Suponha, para fim de ilustração, que um membro do par de homólogos porte os genes *A*, *B* e *C* em um dado braço e que o outro homólogo tenha os genes *a*, *b* e *c*. Se nenhum quiasma for formado, indicando nenhum *crossing-over,*então serão produzidos apenas dois tipos de gametas (*ABC* e *abc*), ocorrendo em números iguais. Se forem formados quiasmas entre *A* e *B* e entre *B* e *C* em pelo menos alguns meiócitos, como é mais freqüentemente o caso, então novamente serão produzidos oito genótipos gaméticos. Contudo, neste caso a *fração de cada tipo produzido dependerá da freqüência com que cada* crossing-over *ocorre entre* A *e* B *e entre* B *e* C. Isto tem considerável importância no mapeamento de genes, o que será considerado em detalhes no Cap. 6.

PROBLEMAS

4-1 Em *Coleus* as células somáticas são diplóides, com 24 cromossomos. Quanto de cada um dos seguintes estão presentes em cada célula no estágio de mitose ou meiose indicado? (Suponha a ocorrência de citocinese no meio da telófase.) (a) Centrômeros na anáfase, (b) centrômeros na anáfase-I, (c) cromátides na metáfase-I, (d) cromátides na anáfase, (e) cromossomos na anáfase, (f) cromossomos na metáfase-I, (g) cromossomos no final da telófase-I, (h) cromossomos na telófase-II.

4-2 O milho é uma planta cujo número somático de cromossomos é de 20. Quanto de cada um dos seguintes estarão presentes em *uma* célula somática no estágio listado: (a) centrômeros na prófase, (b) cromátides na prófase, (c) cinetócoros na prófase, (d) cromátides em G_1, (e) cromátides em G_2?

4-3 A partir das informações que você já tem, ou baseado em fatos no Apêndice B, para um pé de milho quantos cromossomos estão presentes em cada um dos seguintes: (a) célula da epiderme da folha, (b) núcleo antipoda, (c) célula do endosperma, (d) núcleo degenerativo, (e) óvulo, (f) megasporo, (g) célula-mãe do microsporo?

4-4 Pelo seu conhecimento atual, ou após consulta ao Apêndice B, quantos óvulos humanos serão formados a partir de (a) 40 ovócitos primários, (b) 40 ovócitos secundários, (c) 40 ovótides?

4-5 Pelo seu conhecimento atual, ou após consulta ao Apêndice B, quantos espermatozóides humanos serão formados a partir de 40 espermatócitos primários?

4-6 Pelo seu conhecimento atual, ou pelo Apêndice B, espera-se que 20 microsporócitos de uma planta produzam quantos (a) microsporos, (b) gametas masculinos?

4-7 Consulte o Quadro 4.1 para responder às seguintes questões: (a) Qual é a probabilidade em bovinos de que um determinado óvulo contenha apenas os cromossomos derivados do genitor materno da vaca que produziu o óvulo? (b) Se essa vaca for cruzada com seu irmão, qual é a probabilidade do bezerro receber apenas cromossomos originalmente contribuídos pela avó do bezerro? (*Sugestão:* A lei do produto das probabilidades poderia ajudar aqui?)

4-8 As melancias triplóides têm a vantagem de não possuir sementes. (a) Qual é o número somático de cromossomos de tais plantas? (b) Qual explicação você pode dar sobre sua falta de sementes?

4-9 Uma célula de genótipo *Aa* sofre mitose. Quais serão os genótipos das células filhas?

4-10 Uma célula de genótipo *Aa* sofre meiose. Quais serão os genótipos das células filhas se todas elas forem funcionais?

4-11 Um estudante examinando várias pontas de raiz de cebola contou 1.000 células em alguma fase da mitose. Notou 692 células em prófase, 105 em metáfase, 35 em anáfase e 168 em telófase. Por esses dados, o que se pode concluir sobre a duração relativa dos diferentes estágios do processo?

4-12 Qual é a probabilidade de qualquer ascosporo do bolor laranja-rosado do pão *(Neurospora crassa)* ter todos seus cromossomos derivados do genitor + ? (Você pode querer consultar o Quadro 4.1 e o Apêndice B antes de tentar responder.)

4-13 Quantos diferentes genótipos de gametas serão produzidos por indivíduos dos seguintes genótipos se todos os genes apresentados estiverem em pares diferentes de cromossomos: (a) *AA*, (b) *Aa*, (c) *AaBB*, (d) *AaBb*, (e) *AAbbCc*, (f) *AaBbCcDdEe*?

4-14 Um dado indivíduo é heterozigoto para dois pares de alelos que estão localizados no *mesmo* par homólogo de cromossomos, *A* e *B* em um cromossomo, com *a* e *b* localizados no homólogo. (a) Quantos tipos de gametas pode tal indivíduo produzir se não houver *crossing-over*? (b) Quais serão esses tipos?

4-15 Use o mesmo indivíduo do problema anterior, mas suponha que ocorra *crossing-over* entre os dois pares de alelos com uma freqüência total de 0,2 (isto é, 2 em cada 10 gametas terão genótipos com *crossing*). (a) Quantos tipos de gametas pode este indivíduo produzir? (b) Quais serão esses tipos? (c) Usando a lei do produto das probabilidades, com qual freqüência ocorrerá *cada* um dos tipos de gametas com *crossing*? (d) Com qual freqüência ocorrerá *cada* um dos gametas *sem crossing*?

4-16 No milho, o gene recessivo *hm* determina a sensibilidade ao fungo *Helminthosporium*, que produz lesões nas folhas e nas espigas, reduzindo o rendimento, o vigor e o valor de mercado da colheita. Seu alelo dominante determina a resistência ao fungo. O alelo recessivo de um segundo gene, br_1, produz encurtamento de internodos (segmentos do caule entre folhas sucessivas) e folhas rígidas e eretas (plantas braquiadas). Seu alelo dominante é responsável por forma normal da planta. Esses dois pares de genes estão ligados no cromossomo 1. Se uma planta resistente, normal, heterozigota para ambos os pares de genes (com os dominantes de cada gene em um dos cromossomos homólogos) é polinizada por uma planta braquiada, suscetível, (a) você esperaria indivíduos resistentes, braquiados e suscetíveis normais na prole? (b) Explique a base citológica de sua resposta.

4-17 Suponha que um determinado cromossomo humano de metáfase tenha um comprimento médio de 5 μm. Dê o equivalente em (a) metros, (b) milímetros, (c) nanômetros, (d) unidades angstrom.

4-18 Que possíveis vantagens para uma espécie você pode ver no *crossing-over*?

4-19 Você pode ver possíveis desvantagens que poderiam resultar de *crossing-over*?

5

PROBABILIDADE E GRAU DE CONCORDÂNCIA

O conhecimento das leis da probabilidade é de fundamental importância para (1) apreciação do funcionamento dos mecanismos genéticos, (2) previsão da probabilidade de certos resultados de um dado cruzamento, e (3) estabelecer o quanto uma proporção fenotípica de prole se adapta a um determinado padrão de herança postulado. Uma das leis fundamentais da probabilidade (isto é, a lei da probabilidade de eventos independentes coincidentes) já foi aplicada nos estudos das proporções diíbridas e poliíbridas, baseadas na transmissão de dois pares de alelos considerados como estando em diferentes pares de cromossomos, assim como de pares de alelos que estejam em um só par de cromossomos. Esta lei do produto das probabilidades diz, em essência, que **a chance (ou probabilidade) da ocorrência simultânea de dois ou mais eventos independentes é igual ao produto das probabilidades de cada evento.** Lembre também a regra *aditiva* de probabilidade do Cap. 2.

Lançamento de uma moeda

As leis da probabilidade podem ser aplicadas a *qualquer* chance ou evento aleatório. Por exemplo, uma moeda lançada ao ar e deixada cair é provável que caia com "cara" ou "coroa", se for desprezada a altamente improvável chance de cair em pé. Por isso pode-se prever que, no conjunto total de possibilidades (cara mais coroa), a probabilidade de dar cara ou coroa é de 1 em 2. Mas, se uma moeda for atirada quatro vezes sucessivas, não será surpreendente encontrar uma proporção diferente de 2 cara: 2 coroa. Ocasionalmente, podem-se esperar combinações tais como quatro caras, ou três caras e uma coroa, ou uma cara e três coroas, ou mesmo quatro coroas. Se contudo se fizesse um número bem grande de lançamentos, seria esperado um resultado bem próximo de uma proporção 1:1. Note que os lançamentos sucessivos são tidos como independentes um do outro, isto é, o resultado de um lançamento não tem qualquer efeito em qualquer um dos lançamentos subseqüentes.

Lançamentos de duas moedas

O que se pode esperar se duas moedas forem lançadas simultaneamente por, digamos, 50 vezes? Suponha que se peça a dois estudantes que lancem cada um duas moedas simultaneamente, por 50 vezes, sacudindo as moedas com as mãos fechadas e deixando-as cair de leve em uma mesa. Ignorando a possibilidade de que uma moeda caia em pé, só podem ocorrer dois resultados: cada moeda ficará deitada sobre a mesa com a cara ou a outra face, a coroa, para cima. Portanto, com duas moedas, o resultado de qualquer lançamento será cara-cara, cara-coroa ou coroa-coroa. O resultado da série do estudante *A* foi

cara-cara	12
cara-coroa	27
coroa-coroa	11

Agora devemos perguntar: "Esses resultados são o que eu podia esperar, baseado na teoria de que cada moeda tem uma chance igual de dar cara ou coroa?" Ou, em uma experiência genética, após ter feito um dado cruzamento e obtido certos resultados, pode-se perguntar: "Quais possíveis mecanismos poderiam estar agindo para produzir esses resultados?" Tanto em lançamento de moedas quanto em uma experiência de cruzamento genético, uma das primeiras etapas necessárias é formular certas hipóteses para explicar ou prever resultados, e então perguntar se, *nos termos dessas hipóteses, o desvio dos resultados previstos está dentro de limites apenas do acaso.* Caso esteja, as hipóteses podem ser usadas para prever resultados de casos não testados; se não, as hipóteses terão de ser alteradas. (O teste do qui-quadrado, a ser discutido mais adiante neste capítulo, permitirá um julgamento da validade de hipóteses.)

Para julgar a questão detalhada no parágrafo precedente, devem-se fazer várias **suposições simplificadoras** sobre as moedas, assim como sobre as condições gerais da experiência em si. Primeiro, deve-se perguntar *se as moedas não são tendenciosas,* isto é, se elas foram fisicamente fabricadas de modo que cada moeda tenha uma chance igual de dar cara ou coroa. Não havendo evidência em contrário, pode-se supor que as moedas de fato não sejam tendenciosas. Se esta suposição não for verdadeira, então a avaliação final dos resultados terá de ser alterada.

Uma segunda questão deve também ser examinada, isto é, se o fato de dar cara ou coroa terá algum efeito sobre a queda da segunda moeda. Quer dizer, *cada* moeda tem uma chance *igual* de dar cara ou coroa? Certamente nesta experiência não deve haver mais do que uma chance remota de que a queda final de uma moeda afete a outra. Portanto, uma *segunda suposição* será de que *o comportamento de uma moeda é independente da outra.*

Uma *terceira suposição* também terá de ser feita, pelo menos no início, a de que os *lançamentos (eventos) sucessivos são também independentes um do outro.* Isto implicaria, por exemplo, que um lançamento resultando em duas caras de modo algum afetará o resultado do lançamento seguinte ou de qualquer outro.

Se supusermos, portanto, que **as moedas são (1) não tendenciosas e (2) independentes uma da outra, e também que (3) as várias tentativas ou lançamentos são também independentes uma da outra,** que tipo de resultado seria *esperado?* Cada moeda tem uma chance em duas, ou uma probabilidade de $\frac{1}{2}$, de dar cara, e uma probabilidade de $\frac{1}{2}$ de dar coroa. Pela regra do produto das probabilidades, a chance de *ambas* as moedas caírem cara no mesmo lançamento é de $\frac{1}{2} \times \frac{1}{2}$, ou $\frac{1}{4}$. O estudante *A* conseguiu de fato duas caras em quase exatamente um quarto dos lançamentos. Do mesmo modo, a probabilidade de dar duas coroas simultaneamente é também de $\frac{1}{2} \times \frac{1}{2} = \frac{1}{4}$. Este resultado não foi bem o obtido no exemplo em consideração.

O que se deveria esperar quanto a uma cara e uma coroa? A chance da moeda 1 dar cara é de $\frac{1}{2}$, e a chance de moeda 2 dar coroa é também de $\frac{1}{2}$. Agora, $\frac{1}{2} \times \frac{1}{2} = \frac{1}{4}$, mas o conjunto total de possibilidades chegou assim a ($\frac{1}{4}$ cara-cara + $\frac{1}{4}$ coroa-coroa + $\frac{1}{4}$ cara-caroa) igual apenas a $\frac{3}{4}$, deixando $\frac{1}{4}$ das possibilidades sem explicação. Note que, pela regra da probabilidade aditiva, a chance de uma coroa mais uma cara é realmente a *soma* da probabilidade da moeda 1 ser cara e a 2 coroa, *mais* a probabilidade da moeda 1 ser coroa e a 2 cara, isto é, a categoria cara-coroa é realmente cara-coroa + coroa-cara, ou 2 cara-coroa. Portanto a probabilidade de uma cara e uma coroa é de $2(\frac{1}{2} \times \frac{1}{2})$, ou $\frac{1}{2}$.

A formulação geral de *dois eventos independentes* de probabilidade conhecida pode ser escrita

$$a^2 + 2ab + b^2$$

onde *a* representa a probabilidade de cara e *b* a probabilidade de coroa. Se, como neste exemplo, *a* e *b* forem cada um igual a $\frac{1}{2}$, então o valor desta expressão após substituição torna-se $(\frac{1}{2})^2 + 2(\frac{1}{2} \times \frac{1}{2}) + (\frac{1}{2})^2$ ou $\frac{1}{4} + \frac{2}{4} + \frac{1}{4} = 1$. Note que o conjunto total de probabilidades é aqui 1, e também que $a^2 + 2ab + b^2$ **é a expansão do binômio** $(a + b)^2$, **onde o expoente representa o número de vezes que o evento ocorre.**

As observações e expectativas para este lançamento de duas moedas podem portanto ser resumidas assim:

Classe	Observado	Esperado
cara-cara	12	12,5
cara-coroa	27	25
coroa-coroa	11	12,5
	50	50,0

Os resultados do estudante *B* foram contudo um pouco diferentes:

Classe	Observado	Esperado
cara-cara	10	12,5
cara-coroa	33	25
coroa-coroa	7	12,5
	50	50,0

É óbvio que o primeiro conjunto de dados está muito mais próximo dos resultados esperados, nas suposições já feitas, mas o segundo conjunto de resultados foi realmente obtido. Cada um desses conjuntos de dados será examinado para ver se o desvio dos resultados esperados é grande demais para que *apenas o acaso* tenha operado dentro dos limites das três suposições enunciadas na página anterior.

Lançamentos de quatro moedas

Considere uma experiência utilizando quatro moedas jogadas juntas 100 vezes. As combinações possíveis de caras e coroas, e os resultados realmente obtidos em uma determinada experiência, são as seguintes:

Classe	Observado
cara-cara-cara-cara	9
cara-cara-cara-coroa	32
cara-cara-coroa-coroa	29
cara-coroa-coroa-coroa	25
coroa-coroa-coroa-coroa	5

Assim como um conjunto de resultados ideais em um lançamento de duas moedas foi determinado pela expansão de $(a + b)^2$, o binômio $(a + b)^4$ deve ser aqui expandido para determinar os resultados esperados. A *potência* (expoente) do binômio usado é determinada pelo número de eventos (moedas, filhos, e assim por diante) em jogo. De novo, seja

$$a = \text{probabilidade de uma cara para qualquer moeda} = \tfrac{1}{2}$$

e

$$b = \text{probabilidade de uma coroa para qualquer moeda} = \tfrac{1}{2}$$

Expandindo $(a + b)^4$:

$$a^4 + 4a^3b + 6a^2b^2 + 4ab^3 + b^4$$

Substituindo pelos valores numéricos de *a* e *b:*

$$(\tfrac{1}{2})^4 + 4[(\tfrac{1}{2})^3 \cdot (\tfrac{1}{2})] + 6[(\tfrac{1}{2})^2 \cdot (\tfrac{1}{2})^2] + 4[(\tfrac{1}{2}) \cdot (\tfrac{1}{2})^3] + (\tfrac{1}{2})^4 = 1$$

ou

$$\tfrac{1}{16} + \tfrac{4}{16} + \tfrac{6}{16} + \tfrac{4}{16} + \tfrac{1}{16} = 1$$

O primeiro termo da expressão, $(\tfrac{1}{2})^4$, dá-nos a probabilidade de todas as quatro moedas darem cara simultaneamente; o segundo termo, a de três caras (a^3) mais uma coroa *(b)*, e assim por diante. Os resultados observados podem agora ser comparados com os calculados como expectativa em um lance de quatro moedas:

Classe	Observado	Calculado
cara-cara-cara-cara	9	6,25 (= 1/16 de 100)
cara-cara-cara-coroa	32	25,00 (= 4/16 de 100)
cara-cara-coroa-coroa	29	37,50 (= 6/16 de 100)
cara-coroa-coroa-coroa	25	25,00 (= 4/16 de 100)
coroa-coroa-coroa-coroa	5	6,25 (= 1/16 de 100)
	100	100,00

De novo, o problema de determinar *o quanto* estas observações se aproximam dos resultados esperados deve ser considerado com base nas três suposições simplificativas anteriormente discutidas — isto é, se a diferença entre esses resultados e os valores calculados deveria ser aceita como *desvios casuais* dos resultados de lançamentos de duas ou quatro moedas onde as moedas *sejam* não tendenciosas e independentes uma da outra, assim como os lançamentos sucessivos.

A EXPRESSÃO BINOMIAL

As respostas a muitos problemas genéticos envolvendo situações "ou-ou", incluindo aquelas com as quais os membros de profissão médica ou legal tem de lidar de vez em quando, são facilmente dadas pelo enfoque **binomial**. É portanto necessário conhecer o método da expansão binomial antes de prosseguir. Em vez da multiplicação algébrica, podem-se aplicar as seguintes regras simples para expansão de $(a + b)^n$.

1. *A potência do binômio escolhido, isto é, o valor de* **n,** *é determinada pelo número de moedas, indivíduos etc.* Portanto, para duas moedas usa-se a expressão $(a + b)^2$, mesmo que as moedas sejam lançadas 50 vezes; para um lançamento de quatro moedas usa-se $(a + b)^4$, e assim por diante. A potência do binômio permanece constante para um dado número de eventos, mesmo que seja mudado o número de lançamentos. O mesmo princípio aplica-se a famílias de n filhos apresentando uma ou outra de duas expresões fenotípicas.
2. *O número de termos na expansão é $n + 1$.* Assim, $(a + b)^2$ expande-se para $a^2 + 2ab + b^2$, que tem três termos, $(a + b)^4$ expandido contém cinco termos, e assim por diante.
3. *Todos os termos da expansão contêm* tanto a quanto b. A potência de a no primeiro termo é igual a n, a potência do binômio, e desce em unidades de 1 até 0 no último termo (e a^0, que é igual a 1, não é escrito); do mesmo modo, b aumenta de b^0 (não escrito) no primeiro termo até b^n no último. Além disso, a soma das potências *de cada termo* é igual a n. Confira isto na expansão de $(a + b)^4$.
4. *O coeficiente do primeiro termo é 1 (não escrito);* o do segundo é achado multiplicando-se o coeficiente do termo anterior pelo expoente de a e dividindo pelo número que indica a posição do termo anterior na série:

coeficiente do termo seguinte =

$$\frac{\text{coeficiente do termo precedente} \times \text{expoente do termo precedente}}{\text{número ordinal do termo anterior}}$$

O mesmo princípio pode ser representado graficamente na forma do triângulo de Pascal, onde cada coeficiente é mostrado como a soma de dois números imediatamente acima. Note que o segundo coeficiente em cada linha horizontal também representa a potência do binômio. Assim, o segundo número da última linha é 6, portanto esta linha representa a série de coeficientes na expansão de $(a + b)^6$.

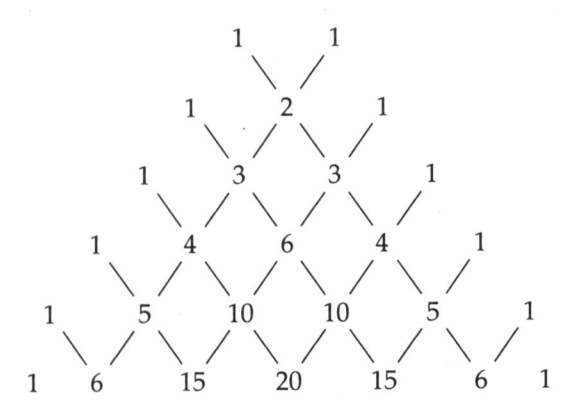

Portanto na expansão de $(a + b)^4$, o primeiro termo é a^4 (para $1a^4b^0$). O segundo termo é $4a^3b$, isto é, do termo precedente, a^4,

$$\frac{4 \times 1}{1} = 4$$

que é o coeficiente do segundo termo. O terceiro termo, que pela regra 3 sabemos que

Quadro 5.1 Expansões de binômios

$(a + b)^1 = a + b$
$(a + b)^2 = a^2 + 2ab + b^2$
$(a + b)^3 = a^3 + 3a^2b + 3ab^2 + b^3$
$(a + b)^4 = a^4 + 4a^3b + 6a^2b^2 + 4ab^3 + b^4$
$(a + b)^5 = a^5 + 5a^1b + 10a^3b^2 + 10a^2b^3 + 5ab^4 + b^5$
$(a + b)^6 = a^6 + 6a^5b + 15a^4b^2 + 20\,a^3b^3 + 15a^2b^4 + 6ab^5 + b^6$

contém a^2b^2, torna-se $6a^2b^2$ do mesmo modo:

$$\frac{4 \times 3}{2} = 6$$

e assim por diante. Desse modo obtêm-se as expansões binomiais listadas no Quadro 5.1.

Outro modo útil de considerar as expansões binomiais é lembrar que a expressão $(a + b)^2$ significa, é claro, $(a + b) \times (a + b)$;

$$\begin{array}{r} a + b \\ \times\ a + b \\ \hline a^2 + ab + ab + b^2 \end{array}$$

Reunindo os termos semelhantes desta última expressão chegamos a $a^2 + 2ab + b^2$. Similarmente, $(a + b)^3$ pode ser visto como $(a + b) \times (a + b) \times (a + b)$, ou

$$\begin{array}{r} a^2 + 2ab + b^2 \\ \times\ \ \ a + b \\ \hline a^3 + 2a^2b + ab^2 + a^2b + 2ab^2 + b^3 \end{array}$$

que pode ser reescrito como

$$a^3 + 3a^2b + 3ab^2 + b^3$$

Se a e b forem cada um igual a $\frac{1}{2}$, serão produzidas curvas de probabilidade simétricas, como mostrado na Fig. 5.1. Por outro lado, se $a = \frac{3}{4}$ e $b = \frac{1}{4}$ obtém-se uma curva assimétrica, como indicado na Fig. 5.2.

APLICAÇÕES GENÉTICAS DO BINÔMIO

Assim como o binômio é usado para determinar os resultados esperados em lançamentos de moedas, pode também ser usado para determinar a probabilidade de uma criança exibir um determinado caráter em uma família em particular.

Por exemplo, a *ptose* (queda das pálpebras) é um caráter herdado no qual as pessoas afetadas são incapazes de levantar as pálpebras, de modo que só resta um espaço relativamente pequeno entre as pálpebras superiores e inferiores disponível para a visão, dando-lhes um

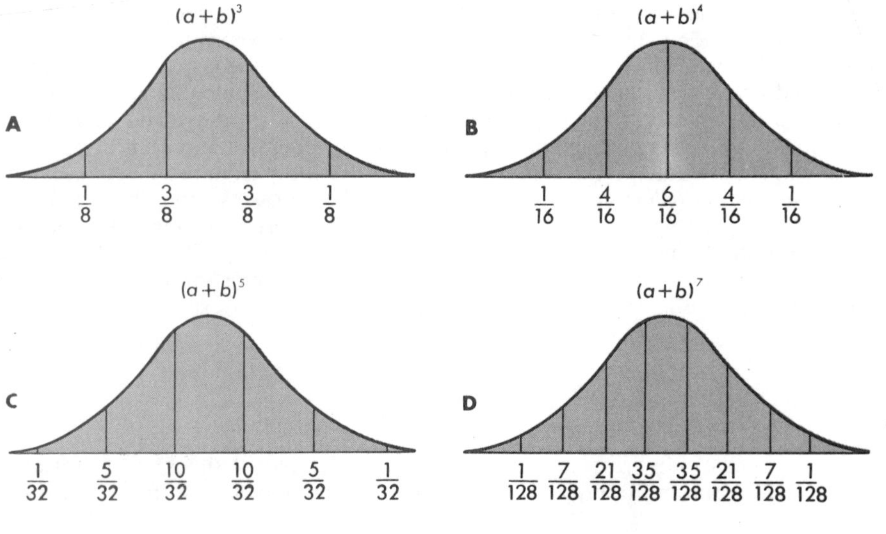

Fig. 5.1 Curvas de probabilidade para expansões binomiais onde a = b = $\frac{1}{2}$. (A) $(a + b)^3$; (B) $(a + b)^4$; (C) $(a + b)^5$; (D) $(a + b)^7$.

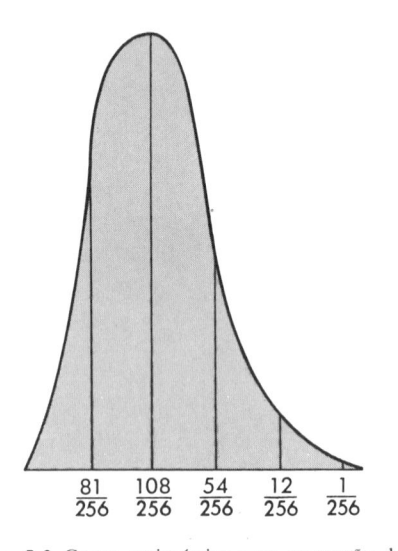

$$\frac{81}{256} \quad \frac{108}{256} \quad \frac{54}{256} \quad \frac{12}{256} \quad \frac{1}{256}$$

Fig. 5.2 Curva assimétrica para expansão do binômio $(a + b)^4$ onde $a = \frac{3}{4}$ e $b = \frac{1}{4}$.

aspecto sonolento. Muítos heredogramas indicam que a ptose é devida a um dominante autossômico. Suponha que um homem com ptose, cujo pai também exibia o mesmo caráter, mas a mãe não, quer casar-se com uma mulher com pálpebras normais. Eles consultam um médico para determinar a possibilidade da ocorrência do defeito em seus filhos. Se, por exemplo, planejam ter quatro filhos, qual é a probabilidade de três deles serem normais e um ter ptose?

Pelos fatos conhecidos, é evidente que o jovem é heterozigoto porque tem ptose (usando P para representar o caráter, seu fenótipo já nos diz que ele é $P\,-$), embora sua mãe fosse normal e, portanto, pp. Portanto, tendo o caráter e tendo necessariamente recebido um gene recessivo de sua mãe, ele tem de ser Pp. A mulher, por outro lado, é pp, como determinado por seu fenótipo normal. Assim, este é o cruzamento $Pp \times pp$. Isto é reconhecido como um cruzamento-teste, de modo que a probabilidade de filhos normais é de $\frac{1}{2}$. Mas qual é a chance de uma família de *três filhos normais e um afetado* se tiverem quatro filhos? Dado o binômio $(a + b)^4$ onde

$$a = \text{probabilidade de um filho normal} = \tfrac{1}{2}$$

$$b = \text{probabilidade de um filho com ptose} = \tfrac{1}{2}$$

a expansão do segundo termo, $4a^3b$ dará, com a substituição, a informação:

$$4a^3b = 4[(\tfrac{1}{2})^3 \times \tfrac{1}{2}] = \tfrac{4}{16} = \tfrac{1}{4}$$

O segundo termo $(4a^3b)$ desta expansão é escolhido porque contém a^3 (representando três filhos do fenótipo denotado por a) e b (para um filho do fenótipo representado por b). Portanto, há uma probabilidade neste caso de 1 em 4, ou 0,25, *se tiverem quatro filhos*, três sejam normais e um com ptose. Ou pode-se dizer que, de todas as famílias de quatro filhos nascidos de pais com esses genótipos, espera-se que uma em quatro consista de três filhos sem ptose e um com a condição. Do mesmo modo, há uma chance em dezesseis (a^4), ou 0,0625, de que nenhum dos quatro exiba ptose ou (b^4) de que todos os quatro tenham ptose.

Por outro lado, considere um casal jovem, ambos com ptose e heterozigotos. Se eles se casarem e tiverem quatro filhos, qual é a probabilidade de três serem normais e um com ptose? Os pais em potencial são representados como $Pp \times Pp$. Da experiência anterior com cruzamentos monoíbridos de dois heterozigotos sabe-se que, no caso de dominância completa, a proporção fenotípica esperada na prole é de 3:1. Isto é, deve-se aqui esperar que a probabilidade de uma criança afetada seja de $\frac{3}{4}$ e a de um normal $\frac{1}{4}$. Como no exemplo anterior, seja

$$a = \text{probabilidade de um filho normal} = \tfrac{1}{4}$$

$$b = \text{probabilidade de um filho com ptose} = \tfrac{3}{4}$$

Como este caso novamente diz respeito a uma família com quatro filhos, mais uma vez usa-se o binômio $(a + b)^4$. Da expansão binomial desse binômio deve-se novamente substituir no segundo termo:

$$4a^3b = 4[(\tfrac{1}{4})^3 \times \tfrac{3}{4}] = \tfrac{12}{256}$$

Portanto, com dois pais heterozigotos a probabilidade de três filhos normais e um afetado é de $\frac{12}{256}$ ou 0,47. Esta é bem diferente da probabilidade de 0,25 para o caso precedente.

Se a questão fosse de, digamos, dois filhos normais e dois afetados, o terceiro termo, $6a^2b^2$, na expansão de $(a + b)^4$ seria usado. Em qualquer de tais problemas é imperativo selecionar tanto o binômio na potência adequada quanto o termo correto dentro da expansão. O primeiro é determinado pelo número de eventos (filhos, moedas etc.) e o último pelo número de indivíduos de cada uma das duas alternativas (por exemplo, afetado *versus* normal, cara *versus* coroa). É óbvio que a ptose em si não é um sério desvio do "normal", mas este método de cálculo da probabilidade pode ser de considerável importância para os pais, sendo ambos heterozigotos para algum alelo recessivo incapacitante ou letal. É também imperativo determinar os valores corretos para a e b; eles *não* são sempre iguais a $\frac{1}{2}$ cada.

Mais de duas possibilidades podem ser lidadas com o emprego de um polinômio elevado à potência apropriada, por exemplo, $(a + b + c)^2$, $(a + b + c + d)^5$, e assim por diante. Mas, conforme se eleva o número de possibilidades, os polinômios tornam-se cada vez mais incômodos. Em tais casos pode-se usar a fórmula geral

$$\frac{n!}{s!\,t!}\, p^s\, q^t$$

Aqui n representa o número total de eventos (por exemplo, 4 filhos) $n!$ (fatorial de n) indica ao usuário que multiplique $4 \times 3 \times 2 \times 1$, supondo $n = 4$, p e q representam as probabilidades de cada evento (por exemplo, p para a probabilidade de um fenótipo dominante, ou de uma menina, ou de um menino, no qual se combina um determinado número de caracteres genéticos específicos etc.), q representa a probabilidade do evento alternativo, e s e t os números representados respectivamente por p e q. Esta fórmula servirá no lugar de uma expansão binomial ou polinomial, mas é mais útil em casos em que o número de eventos é de três ou mais. Um exemplo servirá para ilustrar.

O cabelo ruivo *(rr)* é completamente recessivo ao cabelo não ruivo *(R−)* e o cabelo ondulado é a expressão heterozigota de um par de genes com dominância incompleta. Com qual freqüência, em famílias de três filhos onde ambos os pais são heterozigotos para cabelo não ruivo *(Rr)* e ondulado *(h^1h^2)* os filhos serão uma menina ruiva de cabelo ondulado, um menino com cabelo encaracolado não ruivo, e uma menina com cabelo ruivo liso? As probabilidades de cada um desses três fenótipos são:

$$\text{menina, ruiva, ondulada} \quad \tfrac{1}{2} \times \tfrac{1}{4} \times \tfrac{1}{2} = \tfrac{1}{16} = a'$$

$$\text{menino, não ruivo, encaracolado} \quad \tfrac{1}{2} \times \tfrac{3}{4} \times \tfrac{1}{4} = \tfrac{3}{32} = b'$$

$$\text{menina, ruiva, lisa} \quad \tfrac{1}{2} \times \tfrac{1}{4} \times \tfrac{1}{4} = \tfrac{1}{32} = c'$$

Aplicando *(a'b'c')* na fórmula do parágrafo anterior,

$$= \frac{3!}{1 \times 1 \times 1} \left(\tfrac{1}{16}\right)^1 \left(\tfrac{3}{32}\right)^1 \left(\tfrac{1}{16}\right)^1$$

$$= \frac{3 \times 2 \times 1}{1} \times \tfrac{1}{16} \times \tfrac{3}{32} \times \tfrac{1}{32}$$

$$= 6 \times \tfrac{1}{16} \times \tfrac{3}{32} \times \tfrac{1}{32} = \frac{18}{16.384} = 0,0010986$$

ou cerca de 0,11 por cento. Ou, a probabilidade pode ser expressa como de cerca de 11 em 10.000 de tais famílias. Se a família consistisse em *quatro* filhos, digamos com *duas* meninas com cabelo ruivo ondulado (em vez de uma), com as duas outras crianças como no exemplo precedente, substituindo,

$$\frac{4!}{2 \times 1 \times 1} \left(\tfrac{1}{16}\right)^2 \times \left(\tfrac{3}{32}\right)^1 \times \left(\tfrac{1}{32}\right)^1 = 12 \times \tfrac{1}{256} \times \tfrac{3}{32} \times \tfrac{1}{32} = \frac{36}{262.144}$$

ou aproximadamente 0,00014, isto é, cerca de 14 famílias em 100.000 de tais casos.

PROBABILIDADE DE OCORRÊNCIA SEPARADA DE EVENTOS INDEPENDENTES

Assim como a probabilidade de ocorrência simultânea de dois eventos independentes é o produto de suas probabilidades separadas, **a probabilidade da ocorrência separada de qualquer um de dois eventos independentes é igual à raiz quadrada de sua ocorrência simultânea,** desde que, é claro, os dois eventos sejam de probabilidade igual. Na seção anterior vimos que a probabilidade de lançar simultaneamente duas caras é $\tfrac{1}{4}$. A probabilidade de dar uma cara em um lance é $\sqrt{\tfrac{1}{4}}$ ou $\tfrac{1}{2}$.

O mesmo enfoque pode ser aplicado em genética. Suponha que se deseje determinar a freqüência de um alelo para albinismo em uma determinada população. Os estudos mostram, por exemplo, que cerca de 1 em 10.000 bebês na Noruega e na Irlanda é um albino, uma condição que é o resultado da ação de um alelo autossômico recessivo. Cada criança albina representa a ocorrência simultânea de eventos independentes de freqüência igual, isto é, a união de dois gametas, cada um com o alelo recessivo. Como a freqüência de albinos neste caso é de 0,0001, a probabilidade de que qualquer gameta na população contenha o alelo para albinismo é igual a $\sqrt{0,0001}$, ou 0,01. Como este alelo é um membro de um *par* de alelos cuja freqüência total, portanto, tem de ser 1, a freqüência do alelo dominante para pigmentação normal é de $1 - 0,01 = 0,99$.

Tendo esses dois valores, podem-se prontamente calcular as freqüências dos três genótipos possíveis. Seja

a = freqüência do alelo para pigmentação normal *(A)* = 0,99

b = freqüência do alelo para albinismo *(a)* = 0,01

Aplicando a expansão $(a + b)^2 = 1$, obtêm-se as freqüências genotípicas:

expansão binomial:	a^2	+	$2ab$	+	b^2
genótipo:	AA		Aa		aa
freqüência:	$(0,99)^2 = 0,9801$	+	$2(0,99 \times 0,01) = 0,0198$	+	$(0,01)^2 = 0,0001$

Esta operação tem aplicações em genética de populações (Cap. 19).

DETERMINANDO O GRAU DE CONCORDÂNCIA

Eventos não-genéticos

Na discussão anterior sobre o cálculo dos resultados esperados em lançamento de moedas, levantou-se uma dúvida ainda não respondida: *Em termos das suposições feitas acerca de moedas e lançamentos, o desvio dos resultados é devido apenas ao acaso?* Esta questão implica que não se espera sempre alcançar resultados *exatamente* iguais ao calculado e levanta o problema de quanto o desvio das probabilidades calculadas pode ser aceito como possivelmente sendo devido puramente ao acaso. A observação do Quadro 2.1 mostra que mesmo os resultados de Mendel, envolvendo centenas de milhares de indivíduos, não refletiram *exatamente* as proporções esperadas (embora fossem surpreendentemente próximos!). Em outras palavras, é necessário um instrumento matemático para determinar o "grau de concordância" ("goodness of fit"). Este instrumento é o teste do qui-quadrado (χ^2).

Para entender como usar esse importante teste estatístico, reexamine os lançamentos de moedas anteriores. Lembremos dos dois conjuntos de lançamentos de duas moedas feitos pelos estudantes A e B:

	Lançamentos de A			Lançamentos de B	
Classe	Observado	Calculado	Classe	Observado	Calculado
cara-cara	12	12,5	cara-cara	10	12,5
cara-coroa	27	25,0	cara-coroa	33	25,0
coroa-coroa	11	12,5	coroa-coroa	7	12,5

É óbvio que os lançamentos de A estão mais próximos dos resultados esperados, mas não correspondem exatamente. Portanto, serão aceitáveis os desvios de grandeza nos dois conjuntos de resultados como desvios casuais quando as suposições feitas anteriormente forem corretas e completas, e apenas o acaso está operando? Até que ponto o desvio dos resultados esperados, sob um dado conjunto de suposições, pode ser tolerado como representando meramente desvios aleatórios não-significativos? O teste do qui-quadrado tornará possível um julgamento nesta questão.

A fórmula para o cálculo do qui-quadrado é

$$\chi^2 = \Sigma \left[\frac{(o - c)^2}{c} \right]$$

onde o é igual ao número de eventos observados, c é o número de eventos e Σ indica que a quantidade no colchete deve ser somada para todas as classes. Tanto o quanto c *têm de ser calculados em números reais e não em percentagens*. Além disso, *cada classe tem que conter mais de cinco indivíduos*.

Para calcular o qui-quadrado para os lançamentos de moedas do estudante A (expectativa 1:2:1), seus dados podem ser convenientemente dispostos assim:

Classe	Observado o	Calculado c	Desvio $o - c$	Desvio ao quadrado $(o - c)^2$	$\dfrac{(o - c)^2}{c}$
cara-cara	12	12,5	$- 0,5$	0,25	0,02
cara-coroa	27	25,0	$+ 2,0$	4,00	0,16
coroa-coroa	11	12,5	$- 1,5$	2,25	0,18
Totais	50	50,0	0		$\chi^2 = 0,36$

Com o valor $\chi^2 = 0,36$, nossa pergunta pode agora ser feita assim: "Com qual freqüência, *apenas casual*, será encontrado um desvio *com este valor ou com valor maior* quando se espera uma proporção 1:2:1?'' ou, ''Com qual freqüência, pelo acaso, pode-se esperar um valor de $\chi^2 \geq 0,36$?'' Se esta probabilidade for bem alta, pode-se então aceitar a validade das suposições sob as quais foi determinada a expectativa, assim como a tese de que os desvios observados foram produzidos pelo acaso.

A resposta a nossa questão pode ser obtida pela consulta ao quadro do qui-quadrado (Quadro 5.2).

Para usar o quadro é necessário apenas conhecer o ''grau de liberdade'' que opera em cada caso. Este é um a menos do que o número de classes envolvidas e representa o número de classes *independentes* que contribuem para o valor calculado de χ^2. Nos lançamentos de moedas de *A,* duas das classes podem ter qualquer valor (entre 0 e 50), mas, uma vez estabelecidos os valores destas duas, a terceira é automaticamente determinada como a diferença entre o total para *todas* as classes e a soma de todas as *outras.* Os valores de *P* no lado do quadro indicam a *probabilidade* de obter um valor de qui-quadrado (e, portanto, um desvio) igual ou maior, *puramente pelo acaso.*

Então no Quadro 5.2, com dois graus de liberdade, lê-se na horizontal até encontrar o valor calculado do qui-quadrado, ou dois valores entre os quais ele se encontra. No caso em estudo, o valor de $\chi^2 = 0,36$ não aparece no quadro, mas para dois graus de liberdade há dois valores, 0,103 e 0,446, entre os quais ele se situa. Subindo para os valores de *P,* vê-se que um valor de qui-quadrado de 0,36 corresponde a um valor de probabilidade entre 0,95 e 0,80. Isto significa que, para uma expectativa de 1:2:1, pode-se esperar um desvio igual ou maior do que o experimentado, entre 80 e 95 por cento das tentativas repetidas. O desvio observado poderia, portanto, ser facilmente um resultado do acaso, e tanto a expectativa quanto as suposições em que se baseou parecem boas, isto é, há *bom ajuste (good fit)* entre os resultados observados e a expectativa calculada. Note que, quanto *maior o valor de P* (e, portanto, *menor o valor de χ^2*), mais perto os dados aproximam-se da proporção esperada e maior a evidência de que as hipóteses originais eram corretas. Do mesmo modo, quanto *menor o valor de P,* menor é a evidência de que as hipóteses são corretas. Finalmente, em um nível de $P \leq 0,05$, a possibilidade de um conjunto correto de hipóteses é tão pequena que estas devem ser rejeitadas. Dois modos de ação abrem-se neste ponto: (1) obter uma amostra maior, ou (2) rever as hipóteses e testar os dados contra as hipóteses revistas.

Do mesmo modo, χ^2 para os lançamentos de *B* (contra uma expectativa de 1:2:1) é calculado do mesmo modo:

Classe	Observado o	Calculado c	Desvio $o - c$	Desvio ao quadrado $(o - c)^2$	$\dfrac{(o - c)^2}{c}$
cara-cara	10	12,5	− 2,5	6,25	0,50
cara-coroa	33	25,0	+ 8,0	64,00	2,56
coroa-coroa	7	12,5	− 5,5	30,25	2,42
Totais	50	50,0	0		$\chi^2 = 5,48$

No Quadro 5.2 vê-se que podia-se esperar, apenas pelo acaso, um valor de $\chi^2 = 5,48$ entre 5 e 20 por cento de tais tentativas. Este não é obviamente um ajuste entre os resultados observados e calculados tão bom quanto o obtido pelo estudante A, mas é suficientemente próximo para ser aceito? A resposta é ''sim'', porque *P* é maior do que 0,05. No nível de $P = 0,05$ apenas 1 entre 20 de tais tentativas mostrará este desvio tão grande apenas pelo acaso. Um valor de qui-quadrado igual ou maior do que aquele para uma probabilidade de 0,05 não *diz* que o grande desvio necessário para produzir valor tão alto de qui-quadrado *não* poderia ocorrer por acaso, apenas diz que é altamente improvável que isto ocorra.

Quadro 5.2 Quadro de Qui-quadrado

Graus de liberdade	P = 0,99	0,95	0,80	0,70	0,50	0,30	0,20	0,05	0,01
1	0,00016	0,004	0,064	0,148	0,455	1,074	1,642	3,841	6,635
2	0,0201	0,103	0,446	0,713	1,386	2,408	3,219	5,991	9,210
3	0,115	0,352	1,005	1,424	2,366	3,665	4,642	7,815	11,341
4	0,297	0,711	1,649	2,195	3,357	4,878	5,989	9,488	13,277
5	0,554	1,145	2,343	3,000	4,351	6,064	7,289	11,070	15,086
6	0,872	1,635	3,070	3,828	5,348	7,231	8,558	12,592	16,812
7	1,239	2,167	3,822	4,671	6,346	8,383	9,803	14,067	18,475
8	1,646	2,733	4,594	5,527	7,344	9,524	11,030	15,507	20,090
9	2,088	3,325	5,380	6,393	8,343	10,656	12,242	16,919	21,666
10	2,558	3,940	6,179	7,267	9,342	11,781	13,442	18,307	23,209

Tirado do Quadro 3 de Fisher, *Statistical Methods for Research Workers,* publicado por Oliver and Boyd, Ltd., Edinburgh, com permissão.

Portanto nos lançamentos de duas moedas os valores de χ^2 até (mas não incluindo) 5,991 indicam uma probabilidade suficiente de apenas o acaso ser aceito como a causa do desvio. Contudo, valores maiores de qui-quadrado para dois graus de liberdade necessitariam uma revisão cuidadosa das suposições com as quais se calculou (neste caso) uma expectativa de 1:2:1.

Do mesmo modo, χ^2 para o lançamento de quatro moedas, também relatado neste capítulo, é calculado em 5,35. O Quadro 5.2 mostra que, para este valor de qui-quadrado e os quatro graus de liberdade (lembre-se, são possíveis cinco combinações), $P = 0,30$ a 0,20, o que mostra que este valor de qui-quadrado está bem abaixo do nível de significância.

Aplicações genéticas do qui-quadrado

Lembre-se do caso do ácido cianídrico no trevo, discutido no Cap. 3. Uma série de cruzamentos (pág. 27-30) de duas linhagens parentais, uma apenas das quais produzia esta substância nas folhas, deu origem a uma F_2 de 351 HCN:256 sem HCN. Apesar dos 607 indivíduos F_2 relatados por Atwood e Sullivan resultarem de cerca de 23 cruzamentos diferentes, basta tratá-los como se fossem todos irmãos do mesmo cruzamento. O cálculo do qui-quadrado para uma expectativa de 3:1 dá o valor $\chi^2 = 95,49$:

Classe	o	c	$o - c$	$(o - c)^2$	$\dfrac{(o - c)^2}{c}$
HCN positivo	351	455,25	− 104,25	10.868	23,87
HCN negativo	256	151,75	+ 104,25	10.868	71,62
Totais	607	607,00	0,0		$\chi^2 = 95,49$

Consultando o Quadro 5.2 vemos que, para um grau de liberdade, tal valor é bem significativo, de vez que é provável que ocorra por acaso em bem menos de uma em cem tentativas. Embora o grande desvio que produz este valor extremamente alto de qui-quadrado não seja impossível quando se espera uma proporção 3:1, é tão improvável que devem ser reexaminadas as suposições nas quais se baseou a proporção esperada. Para uma proporção 3:1, elas incluiriam, é claro, o conceito de um só par de alelos, com um completamente dominante, ou (para uma proporção 12:4) dois pares onde, digamos, A e a sejam ambos epistáticos para B e b, apesar de A ser dominante para a:

$$\left.\begin{array}{l} 9\ A - B - \\ 3A - bb \end{array}\right\} \text{12 se } A \text{ for epistático para } B \text{ e } b$$

$$\left.\begin{array}{l} 3\ aaB - \\ 1\ aabb \end{array}\right\} \text{4 se } a \text{ for epistático para } B \text{ e } b \text{ e recessivo para } A$$

Como 351:256 é consideravelmente mais próximo de uma expectativa de 9:7, vale à pena determinar χ^2 para esta proporção:

Classe	o	c	$o - c$	$(o - c)^2$	$\dfrac{(o - c)^2}{c}$
HCN positivo	351	341,4	+ 9,6	92,16	0,27
HCN negativo	256	265,6	− 9,6	92,16	0,35
Totais	607	607,0	0,0		$\chi^2 = 0,62$

Com um grau de liberdade, o Quadro 5.2 indica, para este valor de χ^2, uma probabilidade de entre 0,30 e 0,50. Esse valor de χ^2 é bem abaixo do nível de significância, e a interpolação no Quadro 5.2 indica que tal valor de χ^2 correrá em pouco mais de 44 por cento de tentativas semelhantes, quando estiverem em operação as suposições responsáveis pela proporção 9:7. Portanto, até aparecerem dados conflitantes, essas suposições são aceitáveis. Como descrito no Cap. 3, incluem o conceito de dois genes com "epistasia recessiva dupla" onde apenas os indivíduos $A - B -$ são fenotipicamente distinguíveis dos outros genótipos possíveis resultantes dos cruzamentos estudados.

O teste do qui-quadrado é muito útil para obter-se uma aproximação objetiva do grau de concordância, mas, como já foi dito, só é confiável quando o valor observado ou calculado em qualquer classe for maior do que cinco, e se forem usados os números dos indivíduos (não as percentagens). Seu uso adequado em situações genéticas pode, como visto neste capítulo, esclarecer a operação de mecanismos em determinados cruzamentos.

PROBLEMAS

5-1 Lançando-se simultaneamente três moedas, qual é a probabilidade, em um lançamento, de (a) três caras, (b) duas caras e uma coroa?

5-2 Um casal tem duas filhas e está esperando a terceira criança. Eles têm esperança de que seja um menino. Qual é a probabilidade de que seu desejo seja realizado?

5-3 Outro casal tem oito crianças, todas meninos. Qual é a chance de seu nono filho ser outro menino?

5-4 Com que freqüência, em famílias de oito filhos, todos os oito serão meninas?

5-5 Cinco crianças nascem no Natal em um certo hospital. Qual é a probabilidade de que (a) todas as cinco sejam meninas, (b) todas as cinco sejam do mesmo sexo (isto é, ou todas meninos *ou* todas meninas)?

5-6 Qual é a probabilidade de se obter (a) um 5 com um só dado, (b) um 5 em cada um de dois dados jogados simultaneamente, (c) qualquer combinação totalizando 7 em dois dados jogados simultaneamente?

5-7 Cruzando-se duas plantas *Coleus* recortadas heterozigotas, qual é a probabilidade da ocorrência na F_1 de (a) recortada, (b) crenada?

5-8 Cruzando-se duas plantas *Coleus* do genótipo *Rrli*, qual é a probabilidade na F_1 de (a) *RrIi*, (b) *rrII*, (c) recortada irregular, (d) crenada irregular?

5-9 (a) Dê o terceiro termo na expansão de $(a + b)^8$. (b) Se $a = b = \frac{1}{2}$, qual é o valor numérico desse termo? (c) Se $a = \frac{1}{4}$ e $b = \frac{3}{4}$, qual será então o valor numérico desse termo?

5-10 Para este problema refira-se os Problemas 3−29 a 3−32. Você planta 256 sementes de abobrinha de um cruzamento entre duas plantas tetraí-bridas discóides brancas *(AaBbCcDd)* e espera que algumas das F_1 tenha frutos amarelos esféricos. Se todas as 256 sementes originarem plantas frutificantes, quantas delas é de se esperar que produzam frutos amarelos esféricos?

5-11 O astigmatismo é um defeito de visão produzido por curvatura desigual da córnea, fazendo com que os objetos em um plano fique em foco mais nítido do que em outro. Resulta de um alelo dominante. O cabelo ondulado parece ser a expressão heterozigota de um par de alelos para cabelo liso *(h¹)* ou encaracolado *(h²)*. Uma mulher de cabelo ondulado que tem astigmatismo, mas cuja mãe não, casa-se com um homem de cabelo ondulado que não tem astigmatismo. Qual é a probabilidade de que seu primeiro filho seja (a) não astigmata de cabelo encaracolado? (b) astigmata de cabelo ondulado? (c) Quantos fenótipos diferentes poderiam aparecer em seus filhos quanto a estas condições de cabelos e olhos?

5-12 Lóbulos de orelha soltos *(A−)* e redemoinho no sentido horário no alto da cabeça *(C−)* são dominantes para lóbulos presos e redemoinho anti-horário, respectivamente. Um marido e esposa sabem que seus genótipos são *AaCc* e *aaCc*. Pretendem ter cinco filhos. Qual é a probabilidade de que três sejam "livre-horário" e dois "preso-anti-horário"?

5-13 Cabelo ruivo *(rr)* e ter dois redemoinhos de cabelo *(ww)* no alto da cabeça parecem ambos ser herdados como caracteres recessivos na maioria dos heredogramas. (a) Quantas vezes, em famílias com três filhos, em que ambos os parentes sejam *RrWw* (não-ruivos, um rede-moinho), serão elas constituídas de um menino ruivo com dois redemoi-nhos e duas meninas não ruivas com um redemoinho? (b) $a + b = 1$ neste caso? Por quê?

5-14 Para um dado alelo recessivo em uma determinada população, 4 pessoas em 100 são homozigotas. Qual é a probabilidade de que qualquer gameta nesta população porte o alelo recessivo?

5-15 Um homem e sua esposa têm ambos lóbulos de orelha soltos, mas ambos são heterozigotos. Eles têm quatro filhos. Qual é a probabilidade de que essas crianças incluam uma menina com lóbulos soltos, um menino com lóbulos presos e duas meninas com lóbulos presos? (Você pode precisar usar a fórmula da página 64.)

5-16 **A telangiectasia múltipla** em seres humanos é a expressão heterozigota de um alelo que é letal quando homozigoto. Os heterozigotos têm vasos sangüíneos dilatados na face, língua, lábios, nariz e/ou dedos e são sujeitos a hemorragias nasais sérias e muito freqüentes. Os homo-zigotos para o caráter têm muitos capilares frágeis e anormalmente dilatados; devido a graves hemorragias múltiplas esses indivíduos mor-rem dentro de poucos meses após o nascimento. Dois heterozigotos casaram-se há 40 anos e têm quatro filhos crescidos. Qual é a probabi-lidade de que dois desses sejam normais e dois com telangiectasia múltipla?

5-17 Um estudo por Danks *et al.* (1965) mostra que na Austrália quatro em 10.000 nascidos vivos são indivíduos que têm **fibrose cística** do pâncreas, um defeito metabólico na digestão de gorduras, de herança recessiva, que é finalmente fatal em crianças homozigotas para o alelo. Esse número é semelhante ao de outros estudos nos Estados Unidos. Qual é a probabilidade de que qualquer gameta nessas populações tenha este alelo recessivo?

5-18 Nas populações australiana e americana referidas no problema anterior, qual é a freqüência calculada de pessoas heterozigotas para fibrose cística?

5-19 Calcula-se o qui-quadrado para uma dada proporção de prole observada contra duas expectativas, *A* e *B*. O valor de qui-quadrado é mais baixo para *A* do que para *B*. (a) Qual das expectativas, *A* ou *B*, adapta-se melhor aos dados observados? (b) Para qual expectativa, *A* ou *B*, será mais baixo o valor de *P*? (c) Qual expectativa, *A* ou *B*, adapta-se melhor à proporção observada?

5-20 Um valor de $\chi^2 = 0$ indica qual grau de correspondência entre os resultados calculados e os realmente observados?

5-21 Qual é o valor de *P* no caso descrito no problema anterior?

5-22 Um determinado cruzamento gera uma proporção de prole de 210:90. O qui-quadrado para uma expectativa de 2:1 é de 1,5 e aquele para 3:1 é 4,0. (a) Quantos graus de liberdade há neste caso? (b) O desvio é significativo em ambos os casos? (c) Que explicação genética você deveria portanto preferir?

5-23 Um certo cruzamento produz uma propoção e F_1 de 157:43. Pelo teste do qui-quadrado, determine a probabilidade de um desvio por acaso, deste tamanho ou maior, com base em uma expectativa de 13:3.

5-24 Outro cruzamento envolvendo genes diferentes origina uma F_1 de 110:90. Por meio do teste de qui-quadrado determine a probabilidade de um desvio casual deste tamanho ou maior com base em (a) uma expectativa de 1:1 e (b) uma expectativa de 9:7. (c) O desvio é signifi-cativo em algum desses casos? (d) O que você faz com esses resultados?

5-25 Suponha, com genes envolvidos no Problema 5-24, que a proporção em F_1 tenha sido 1.100:900. Tente um teste de qui-quadrado com essa amostra para determinar se há desvio significativo de (a) expec-tativa de 1:1 e (b) de 9:7. (c) O desvio é agora significativo em algum dos casos? (d) Qual é o efeito do tamanho da amostra na utilidade do teste de qui-quadrado?

5-26 Abaixo estão listados alguns dos resultados relatados por Mendel com a ervilha-de-cheiro. Teste cada um quanto ao grau de ajuste com as hipóteses dadas:

Cruzamento	Prole		Hipótese
(a) Cotiledones amarelos × verdes	(F_2)	6.022:2.001	3:1
(b) Vagens verdes × amarelas	(F_2)	428:152	3:1
(c) Flores violetas × brancas	(F_1)	47:40	1:1
(d) Sementes amarelas redondas × verdes rugosas	(F_1)	31:26:27:26	1:1:1:1

5-27 A fenilcetonúria (PKU; veja Problema 2-22) ocorre em 1 em 10.000 brancos. Esse defeito metabólico resulta de um genótipo homozigoto recessivo. Qual é a freqüência calculada de fenilcetonúricos na popu-lação branca?

6

LIGAÇÃO, *CROSSING-OVER* E MAPEAMENTO GENÉTICO DE CROMOSSOMOS

Na discussão da herança diíbrida (Cap. 3), lembre-se que o cruzamento-teste de *Coleus RrIi* (recortado irregular) × *rrii* (crenado regular) produzia quatro classes fenotípicas na prole em uma proporção de 1:1:1:1. Note também que esse resultado é o esperado com base no comportamento dos cromossomos na meiose, se cada par de alelos estiver em um diferente par de cromossomos. Com este arranjo *não-ligado* de alelos, qualquer um dos membros de um par pode combinar-se aleatoriamente com qualquer um dos membros do outro par, resultando na produção de quatro tipos de gametas, *RI, Ri, rI,* e *ri, em igual número* pelo indivíduo duplo heterozigoto. A fusão ao acaso desses quatro genótipos de gametas com gametas *ri* do genitor completamente recessivo resulta na proporção fenotípica de 1:1:1:1 na prole. Conforme aumenta o conhecimento da genética de diversos organismos, torna-se claro que o número de genes por espécie excede, por considerável margem, o número de pares de cromossomos. Por exemplo, foi estimado, tanto em bases genéticas quanto moleculares, que o número de genes na mosca de frutas (*Drosophila melanogaster*) é de cerca de 5.000. Outras estimativas têm sido mais altas, e portanto esse número pode até ser modesto. Como esta espécie tem apenas quatro pares de cromossomos, cada cromossomo tem de transportar muitos genes. A mesma expectativa é válida para todos os organismos eucarióticos.

Todos os genes transportados em um dado par de autossomos constituem **um grupo de ligação,** e devia-se esperar que fossem herdados em bloco, se não fosse o *crossing-over* (Cap. 4). Portanto, devia-se esperar que o número de grupos de ligação para qualquer organismo fosse igual ao número haplóide de cromossomos. Essa espectativa terá que ser emendada quando se considerar os cromossomos sexuais (Cap. 7). É bem interessante que a ligação foi prevista bem antes de ser realmente demonstrada. Apenas três anos após a redescoberta do trabalho pioneiro de Mendel, Sutton (1903) sugeriu que cada cromossomo deve ter mais de um alelo e que os alelos "representados por um cromossomo qualquer devem ser herdados juntos". No entanto, Sutton foi incapaz de sustentar experimentalmente sua hipótese. Apenas poucos anos após, Bateson e Punnett (1905-1908) chegaram a ter dados para fazê-lo, mas não reconheceram que estavam lidando com pares alélicos localizados no mesmo cromossomo. O método de interpretação de Bateson e Punnett será examinado na seção seguinte.

LIGAÇÃO E *CROSSING-OVER*

Drosophila

Na mosca das frutas, *Drosophila melanogaster*, costuma-se usar uma letra minúscula com um índice mais (+) para designar o alelo dominante de um par e uma letra minúscula isolada designando o recessivo. Além disso, como são conhecidos muito mais genes do que as letras do alfabeto, é necessário o uso de duas ou mais letras denotando um dado alelo. Na mosca das frutas ocorrem esses genes no cromossomo II (a designação do número do cromossomo em *Drosophila* é com algarismos romanos).[1]

$$h^+ \quad \text{cerdas normais} \quad h \text{ cerdas encurvadas}$$
$$pr^+ \text{ olhos vermelhos} \quad pr \text{ olhos púrpura}$$

Quando se faz o cruzamento $h^+ pr^+/h\ pr$ ♀ × $h\ pr/h\ pr$ ♂ , 99,4% da prole têm cerdas normais *e* olhos vermelhos, ou cerdas curvas *e* olhos púrpura. Os restantes 0,6% têm cerdas *normais* e olhos *púrpura*, ou cerdas *curvas* e olhos *vermelhos*. Portanto, se esse cruzamento gerar uma F_1 de 1.000 indivíduos:

$$\left. \begin{array}{ll} \text{normal, vermelho} & h^+\ pr^+\ /\ h\ pr \\ \text{curva, púrpura} & h\ pr\ /\ h\ pr \end{array} \right\} \quad 994$$

$$\left. \begin{array}{ll} \text{normal, púrpura} & h^+\ pr\ /\ h\ pr \\ \text{curva, vermelho} & h\ pr^+\ /\ h\ pr \end{array} \right\} \quad 6$$

Como a proporção fenotípica na F_1 afasta-se tanto da relação 1:1:1:1 esperada para alelos não ligados, pode-se com segurança supor que os dois *loci* são *ligados*.

Experiência de Bateson e Punnett com ervilhas

Na ervilha (*Lathyrus odoratus*) ocorrem dois pares de alelos, que afetam cor de flores e forma de grão de pólen, cada par exibindo dominância completa:

$$R \text{ flores púrpura} \qquad Ro \text{ grãos de pólen longos}$$
$$r \text{ flores vermelhas} \qquad ro \text{ grãos de pólen redondos}$$

Bateson e Punnett cruzaram um púrpura-longo completamente homozigoto com um vermelho redondo. A F_1 era, como esperado, toda púrpura longo, e esperava-se uma proporção fenotípica de 9:3:3:1 na F_2. Contudo, os resultados foram bem diferentes, como visto no Quadro 6.1.

Quadro 6.1 Cruzamentos de Bateson e Punnett em ervilhas

Fenótipo	Observado		Esperado (9:3:3:1)	
	Número	Freqüência	Número	Freqüência
Púrpura-longo	296	0,6932	240	0,5625 (= 9/16)
Púrpura-redondo	19	0,0445	80	0,1875 (= 3/16)
Vermelha-longo	27	0,0632	80	0,1875 (= 3/16)
Vermelha-redondo	85	0,1991	27	0,0625 (= 1/16)
	427	1,0000	427	1,0000

O qui-quadrado para uma espectativa de 9:3:3:1 é 219,28. A inspeção do Quadro 5.2 mostra que, para três graus de liberdade, é inaceitável a base para esta proporção esperada (segregação independente de dois pares de alelos). Do ponto de vista aritmético, Bateson e Punnett reconheceram que a proporção observada era "explicável pela suposição de que... os gametas eram produzidos em uma série de 16, a saber, 7 púrpura-longos, 1 púrpura-redondo, 1 vermelha-longo e 7 vermelha-redondos". Por exemplo, se cada genitor produzisse gametas *r ro* com uma freqüência de 7/16 (= 0,4375), então $(7/16)^2$, ou 49/256 (= 0,1914), da prole deveria ser vermelha-redondo. A freqüência observada de tais plantas, 0,1991, é bem próxima da freqüência calculada de 0,1914. Ou, visto de outro modo, as plantas vermelha-redondo representam a fusão de dois gametas *r ro* e, pela lei do produto das probabilidades, a freqüência de tais gametas deve ser igual à raiz quadrada da freqüência das plantas vermelha-redondo. A raiz quadrada de 0,1991, isto é, a freqüência observada dos indivíduos vermelha-redondo é de 0,4462, o que é aceitavelmente próximo de 0,4375, o valor de Bateson e Punnett para 7/16. Expresso em decimais, o conjunto 7:1:1:7 de genótipos de gametas seria de 0,4375 *R Ro*, 0,0625 *R ro*, 0,0625 *r Ro* e 0,4375 *r ro*. No entanto, Bateson e Punnett não foram

---

[1]Dois ou mais conjuntos de alelos que estejam no mesmo cromossomo são separados por barras (/).

capazes de explicar por que ou como se formou esta proporção de gametas, porque não a relacionaram com o comportamento dos cromossomos na meiose. Estudos genéticos posteriores evidenciaram que os genes para cor de flor e forma de grãos de pólen são ligados.

Arranjo de genes ligados

Quando dois pares de genes são ligados, esta ligação pode ser de um de dois tipos em um indivíduo heterozigoto para ambos os pares: (1) os dois dominantes, *R* e *Ro*, podem estar localizados em um membro do par de cromossomos, com os dois recessivos, *r* e *ro*, no outro, ou (2) o dominante de um par e o recessivo do outro podem estar localizados em um cromossomo do par, com o recessivo do primeiro par de genes e o dominante do segundo no outro cromossomo. O primeiro arranjo, com os dois dominantes no mesmo cromossomo, é referido como o arranjo *cis;* o segundo, com um dominante e um recessivo no mesmo cromossomo, é chamado de arranjo *trans*. A Fig. 6.1 ilustra essas possibilidades.

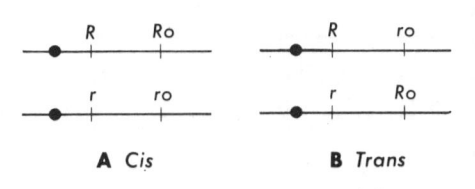

Fig. 6.1 Arranjos *cis* e *trans* para dois pares de genes ligados em uma célula diplóide.

Portanto os genótipos das gerações parental e primeira filial no cruzamento de Bateson e Punnett podem ser escritos do modo padronizado para refletir a ligação:

P $R\ Ro/R\ Ro \times r\ ro/r\ ro$
F$_1$ $R\ Ro/r\ ro$

Sem o *crossing-over*, a F$_1$ produziria apenas dois tipos de gametas, *R Ro* e *r ro*. Contudo o *crossing-over* produz mais dois genótipos de gametas, *R ro* e *r Ro*. Pode-se ver facilmente que esses quatro genótipos *não* são produzidos em freqüência igual se fizermos um cruzamento-teste em que o duplo heterozigoto tem esses genes com ligação *cis*:

P púrpura-longo ♀ $\times$ vermelha-redondo ♂
$R\ Ro/r\ ro$ $r\ ro/r\ ro$

Se os dois pares de alelos não fossem ligados resultaria, é claro, uma proporção 1:1:1:1 de cruzamento-teste diíbrido. Baseando-se contudo na freqüência de gametas reconhecida por Bateson e Punnett, a prole do cruzamento-teste ocorreria nestas freqüências:

Fenótipo	Genótipo	Freqüência		Tipo	
1. Púrpura-longo	*R Ro / r ro*	0,4375	0,875	Sem *crossing* ou	
2. Vermelha-redondo	*r ro / r ro*	0,4375		não-recombinantes	
3. Púrpura-redondo	*R ro / r ro*	0,0625	0,125	Com *crossing* ou	
4. Vermelha-longo	*r Ro / r ro*	0,0625		recombinantes	

As duas primeiras classes fenotípicas receberam do genitor pistilado um cromossomo inalterado com *R Ro* ou com *r ro*. Contudo, as duas últimas classes receberam um cromossomo com *crossing*, com *R ro* ou com *r Ro*. Gametas com cada um desses cromossomos alterados devem ocorrer com uma freqüência de apenas 0,0625 (= 1/16), em vez de 0,25, como seria o caso com alelos não ligados. Com os genes *R* e *Ro*, a *freqüência de crossing-over* é de 12,5%. Essa freqüência é bem constante, não importa o tipo de cruzamento ou o tipo de ligação (*cis* ou *trans*).

Para entender como isto acontece, lembre a ocorrência de quiasmas na prófase-I, como descrito no Cap. 4. Se ocorrer um quiasma entre esses dois pares de alelos, ocorreu o *crossing-over*, de modo que a ligação original, *R Ro/r ro* transformou-se em *R ro/r Ro*, como indicado na Fig. 6.2. Para cada meiócito em que isto ocorre, o resultado é de quatro núcleos haplóides de genótipos *R Ro, R ro, r Ro,* e *r ro*. Para cada meiócito em que deixa de ocorrer um *crossover* entre esses dois pares de genes, o resultado é de quatro núcleos haplóides, dois

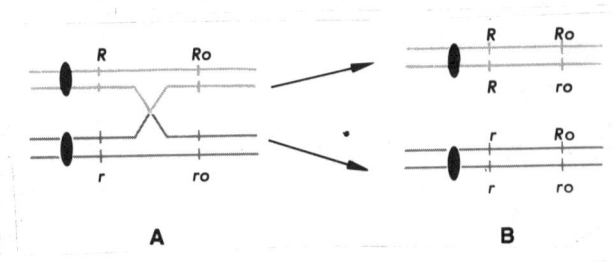

Fig. 6.2 Resultado do *crossing-over*. Um quiasma que ocorra entre os genes ligados *R* e *Ro*, e envolvendo duas cromátides não irmãs como mostrado em (A) pode resultar em "reparo", de modo que a ligação *cis* original é transformada em uma ligação *trans* em duas das quatro cromátides, como mostrado em (B).

de cada dos genótipos *R Ro* e *r ro.* Se o meiócito tem esses genes na configuração *cis,* como neste caso, os gametas *R ro* e *r Ro* são denominados *gametas de crossing,* e as células sexuais *R Ro* e *r ro* como tipos *não-crossing.* Os descendentes das classes 1 e 2, que recebem um ou outro *cromossomo intacto* do genitor heterozigoto, são referidos como tipos parentais. Os que constituem as classes 3 e 4 nesse cruzamento-teste incorporam novas combinações de genes ligados, e são referidos como recombinantes.

LIGAÇÃO, GRUPOS DE LIGAÇÃO E MAPEAMENTO

A base cromossômica da hereditariedade tornou-se claramente estabelecida na segunda década deste século, confirmando assim a hipótese anterior de Sutton e fornecendo dados experimentais para explicar e entender os casos que desafiavam Bateson e Punnett. Descobertas sucederam descobertas em rápida sucessão. Em 1910, Thomas Hunt Morgan conseguiu fornecer evidências para a localização de um gene em particular de *Drosophila* em um cromossomo específico (Morgan, 1910a). Em pouco tempo ele demonstrou claramente que realmente existe a ligação e que os genes ligados são freqüentemente herdados juntos, mas podem ser separados por *crossing-over* (Morgan, 1910b, 1911a). Ainda mais excitante do que essas provas de hipóteses anteriores foi a conclusão de Morgan de que existe uma relação definida entre freqüência de recombinação e distância linear separando genes dentro de um cromossomo. Ele escreveu (Morgan, 1911b): "Em consequência, encontramos acoplamento em certos caracteres, e pouca ou nenhuma evidência de acoplamento em outros caracteres, a diferença *dependendo da distância linear entre os materiais cromossômicos que representam os fatores*" (itálicos adicionados). Morgan usou o termo *acoplamento* no sentido desenvolvido por Bateson, Saunders e Punnett (1905), isto é, referindo-se a uma maior freqüência de gametas portando dois dominantes (ou dois recessivos) do que ocorreria pela segregação aleatória. Chamaram a associação semelhante de um dominante e um recessivo de *repulsão.* Principalmente pelo trabalho citológico de Morgan, o conceito de acoplamento e repulsão foi substituído pelo de ligação e *crossing-over.* Os termos *cis* e *trans* foram empregados mais tarde (Haldane, 1942), o primeiro substituindo *acoplamento* e o segundo, *repulsão.*

Tais técnicas tornaram possível atribuir genes a determinado cromossomo, assim como começar a construção de *mapas cromossômicos* que mostram grupos de ligação e distâncias relativas entre genes sucessivos. Os grupos de ligação foram desenvolvidos rapidamente para a *Drosophila melanogaster* e também para uma variedade de animais e vegetais. Talvez o mais marcante aspecto desse conhecimento desabrochante era o de que os geneticistas podiam agora atribuir posições relativas em cromossomos a genes que não podiam ser vistos no microscópio óptico e cuja natureza e função precisa não seriam esclarecidas por outros quarenta ou cinqüenta anos.

Conforme se foi acumulando tal tipo de informação, tornou-se claro que o número de grupos de ligação em qualquer espécie é finalmente encontrado como igual ao número haplóide de cromossomos ou, no sexo que tem cromossomos sexuais não similares, um a mais do que o número haplóide. Assim, conhecem-se quatro grupos de ligação em fêmeas de *Drosophila melanogaster,* em que $n = 4$, cinco no macho da mesma espécie, cujos cromossomos sexuais não são homólogos (veja Cap. 15), e 10 no milho (*Zea mays*), que tem 10 pares de cromossomos. Em espécies cuja genética foi menos completamente definida, o número de grupos de ligação *conhecidos* é temporariamente menor do que seu número haplóide de cromossomos. Estas assertivas aplicam-se apenas aos genes nucleares de eucariotos; o tema de genes extranucleares será examinado no Cap. 16.

A determinação de grupos de ligação e atribuição a cromossomos em seres humanos está-se processando em ritmo rápido (veja o Quadro 6.2). Desde 1976, que os geneticistas foram capazes de atribuir pelo menos um gene a cada um dos cromossomos humanos. Em 1978, o número de genes atribuídos aos autossomos (cromossomos não sexuais) elevava-se a 1.300 (McKusick, 1983). Na mesma época conheciam-se 107 no cromossomo X (mais muitos "prováveis"), e um tinha sido atribuído ao cromossomo Y. (Os cromossomos X e Y são os cromossomos sexuais; são discutidos no Cap. 7.) Quando se pensa que a estimativa para o número diplóide de genes no *Homo sapiens* pode ser na casa de dezenas de milhares, fica claro que há ainda muito mapeamento a ser feito.

Evidência citológica do *crossing-over*

Sempre que um determinado par de cromossomos (portando certos genes) pode ser claramente identificado devido a alguma característica estrutural, as evidências experimentais mostram que, quando ocorre uma troca de material entre dois homólogos, há também uma troca de genes (isto é, *crossing-over* genético). Em uma análise de tal situação no milho, Creighton e McClintock (1931) forneceram uma correlação tão convincente entre evidências citológicas e resultados genéticos que seu trabalho foi corretamente considerado um marco na genética experimental.

No milho, o cromossomo 9 (o segundo menor na bateria de 10 pares) normalmente não tem uma pequena protuberância (satélite). Mas, em uma determinada linhagem investigada, encontrou-se uma só planta com os nonos cromossomos não semelhantes. Um possuía um satélite na extremidade do braço curto e também um segmento adicionado, que tinha

Quadro 6.2 Alguns grupos de ligação e atribuições a cromossomos em seres humanos

Cromossomo	Gene	Cromossomo	Gene
1	Succinato-desidrogenase	4	Fator de crescimento epidérmico
1	Glicose-desidrogenase	4	AGLOMERADO GÊNICO DE FIBRINOGÊNIO
1	Amilase (pancreática)	4	Fibrinogênio, cadeia alfa
1	Amilase (salivar)	4	Fibrinogênio, cadeia beta
1	Actina, cadeia alfa de músculo esquelético	4	Oncogene KIT
1	Fosfatase alcalina, forma fígado/osso	4	Oncogene RAF2
1	Antígenos sanguíneos Duffy	5	Resistência a emetina, proteína S14 ribossômica
1	Xeroderma pigmentosum A	5	Oncogene FMA, sarcoma felino de McDonough
1	Fumarato hidratase	5	Sensibilidade a toxina diftérica
1	Peptidase C	5	Hexosaminidase B (subunidade beta)
1	Fosfoglicomutase-1	5	Fator de crescimento de células endoteliais
1	Antígenos sanguíneos Rhesus (Rh)	5	Resistência a cromato, transporte de sulfato
1	AGLOMERADO B DE HISTONAS: H3, H4	5	Arginil-tRNA-sintetase
1	Antígeno de fibrose cística	5	Treonil-tRNA-sintetase
1	Enolase-1	5	Leucil-tRNA-sintetase
1	Fator III de coagulação	5	Histidil-tRNA-sintetase
1	Grupo sanguíneo Radin	5	Diidrofolato-redutase
1	Guanilato-cinase, 1	5	Histocompatibilidade: antígenos classe II, cadeia gama
1	Guanilato-cinase, 2	5	Fator de crescimento de fibroblastos, ácido
1	Renina	6	tRNA iniciador de metionina
1	Oncogene TRK	6	Tubulina beta, M40
1	Oncogene ARG	6	Diabete melito insulino-dependente
1	Oncogene MRAS1	6	Fator XIII de coagulação, componente A
1	Oncogene MYC	6	Sensibilidade a pólen de tasneira
2	Fosfatase ácida-1	6	Fator XII de coagulação; fator Hageman
2	Elastina	6	Prolactina
2	AGLOMERADO GÊNICO DE CADEIA LEVE KAPPA DE IMUNOGLOBULINA	6	COMPLEXO PRINCIPAL DE HISTOCOMPATIBILIDADE
2	Interferon-1	6	Arginase, fígado
2	Grupo sanguíneo Kidd	6	Fosfoglicomutase-3
2	Malato-desidrogenase (solúvel)	6	Enzima málica mitocondrial
2	Ribulose-5-fosfato-3-epimerase	6	Enzima málica citoplasmática
2	Colágeno III	6	Tipo tissular HLA-A
2	Colágeno IV	6	Tipo tissular HLA-C
2	Interferon beta-3	6	Tipo tissular HLA-B
2	Grupo sanguíneo Colton	6	Tipo tissular HLA-DZ
2	Homeobox-4	6	Tipo tissular HLA-DR
2	Região J da cadeia leve kappa	6	Tipo tissular HLA-DQ
2	Região constante da cadeia leve kappa	6	Tipo tissular HLA-DP
2	Oncogene NMYC	6	Diidrofolato-redutase, pseudogene-2
2	Oncogene REL	6	Glioxalase I
2	AGLOMERADO POLIPEPTÍDEO GAMA CRISTALINO	6	Arginase, fígado
2	Isocitrato desidrogenase, solúvel	6	Plasminogênio
2	Glucagon	6	Oncogene, vírus de sarcoma de rato de Kirsten
2	Tubulina, alfa, específica de testículo	6	Oncogene MCF3
2	Proteína complexante-2 de adenosina-desaminase	6	Oncogene SYN
2	Fosfatase alcalina, placentária	6	Oncogene YES-2
2	Desmina	6	Oncogene PIM1
2	Ornitina-descarboxilase-1	6	Oncogene, vírus de mieloblastose de ave
3	Sensibilidade ao vírus do herpes	7	Actina beta de citoesqueleto
3	Câncer de pneumócito I	7	Colágeno I alfa-2
3	Beta-galactosidase-1	7	Receptor de fator de crescimento epidérmico
3	Aminoacilase-1	7	AGLOMERADO A DE HISTONA: H1, H2A, H2B
3	Carcinoma de células renais	7	Fosfosserina-fosfatase
3	Glutatião peroxidase-1	7	Homeobox-1
3	Alfa-2HS-glicoproteína	7	Oncogene ERBB
3	Transferrina	7	Oncogene ARAF2
3	Rodopsina	7	Oncogene PKS1
3	Pseudocolinesterase-1	7	Oncogene MET
3	Somatostatina	7	Malato-desidrogenase mitocondrial
3	Diidrofolato-redutase, pseudogene-4	7	Asparagina-sintetase
3	Proteína celular ligante de retinol	7	Actina beta do citoesqueleto, pseudogene-5
4	Doença de Huntington	7	Pigmento azul dos cones
4	Grupo sanguíneo MN	7	Fibrose cística
4	Fosfoglicomutase-2	7	Fator XIII de coagulação, componente B
4	Grupo sanguíneo Stoltzfus	7	Interferon beta-2
4	Diabete insípido	7	Proteína cromossômica não-histona, 2
4	Peptidase S	7	Carboxipeptidase A
4	Metalotioneína II, pseudogene processado	8	Polimerase, DNA, beta
4	Alfafetoproteína	8	Glutatião-redutase
4	AGLOMERADO ÁLCOOL-DESIDROGENASE, CLASSE I	8	Oncogene MOS
4	Formaldeído-desidrogenase	8	Oncogene MYC
4	Álcool-desidrogenase classe III	8	Oncogene Moloney, vírus de sarcoma murino
		8	AGLOMERADO DE ANIDRASE CARBÔNICA
		8	Anidrase carbônica I

Quadro 6.2 Alguns grupos de ligação e atribuições a cromossomos em seres humanos (*cont.*)

Cromossomo	Gene	Cromossomo	Gene
8	Anidrase carbônica II	13	RNA ribossômico
8	Anidrase carbônica III	13	Imunoglobulina E, nível de
8	Fator VII de coagulação	13	Fator VII de coagulação
8	Tiroglobulina	13	Fator X de coagulação
9	Oncogene ABL	13	Colágeno IV, cadeia alfa-1
9	Grupos sangüíneos ABO	13	Colágeno IV, cadeia alfa-2
9	Interferon de fibroblastos; interferon beta	13	Esterase D; S-formil glutatião-hidrolase
9	AGLOMERADO GÊNICO DE INTERFERON	13	Propionil CoA-carboxilase, subunidade alfa
	LEUCOCITÁRIO; INTERFERON ALFA	14	Receptor de antígeno de célula T, subunidade alfa
9	Galactosil-transferase-1	14	RNA ribossômico
9	Síndrome unha-rótula	14	Triptofanil-tRNA sintetase
9	Aldeído-desidrogenase-1	14	Nucleosídeo-fosforilase
9	Galactose-1-fosfatouridil-transferase	14	Oncogene FOS, FBJ, vírus de osteossarcoma murino
9	Interferon F (interferon de fibroblasto)	14	Oncogene AKT1
9	Imunoglobulina, cadeia pesada epsilon, pseudogene	14	Creatina-cinase, tipo cerebral
9	Relaxina H1	14	Leucemia-1 de células T
9	Relaxina H2	14	AGLOMERADO GÊNICO DE CADEIA PESADA
10	Adenosina-cinase		DE IMUNOGLOBULINA
10	Fosfofrutocinase, tipo plaquetário	14	Genes de região variável
10	Hexocinase-1	14	Genes de região J
10	Pirofosfatase inorgânica	14	Genes de região D
10	Aldolase B, pseudogene	14	Região constante da cadeia pesada de IgM1
10	Glutamato-desidrogenase	14	Região constante da cadeia pesada de IgM2
10	Pirofosfatase inorgânica	14	Região constante da cadeia pesada de IgD
10	Desoxinucleotidil-transferase terminal	14	Região constante da cadeia pesada de IgE2
10	Ornitina amino-transferase	14	Região constante da cadeia pesada de IgG4
10	Fosfoglicerato mutase A	14	Região constante da cadeia pesada de IgG3
10	Resistência a oligomicina; ATPase mitocondrial,	14	Região constante da cadeia pesada de IgG1
	ATPM	14	Região constante da cadeia pesada de IgE
11	Sensibilidade a vírus do herpes	14	Região constante da cadeia pesada de IgEp1
11	Esterase-A-4	14	Região constante da cadeia pesada de IgA1
11	Fosfatase ácida-2	14	Região constante da cadeia pesada de IgA2
11	Catalase	14	Glicogênio-fosforilase hepática
11	Oncogene EST-1	14	Ribonuclease pancreática
11	AGLOMERADO DE GLOBINA NÃO-ALFA;	15	Dislexia-1
	AGLOMERADO DE HEMOGLOBINA BETA	15	Hexosaminidase A
11	Hemoglobina beta	15	Oncogene FES: vírus de sarcoma felino
11	Hemoglobina delta	15	RNA ribossômico
11	Hemoglobina epsilon	15	Sorbitol-desidrogenase
11	Hemoglobina gama 136 alanina	15	Fator XI
11	Hemoglobina gama 136 glicina	15	Cadeia pesada de imunoglobulina, região-2 de
11	Insulina		diversidade de cadeia
11	Lactato-desidrogenase A	15	Actina alfa cardíaca
11	Oncogene HRSAS1 (Harvey rat sarcoma-1)	15	Beta-2-microglobina
11	AGLOMERADO I DE APOLIPOPROTEÍNA	15	Isocitrato-desidrogenase mitocondrial
11	Apolipoproteína A-I	15	Piruvato cinase-3
11	Apolipoproteína C-III	16	Fator-2 de controle de velocidade de crescimento
11	Apolipoproteína A-IV	16	Distrofia muscular viteliforme atípica
11	AGLOMERADO DE PEPSINOGÊNIO A	16	AGLOMERADO GÊNICO DE GLOBINA ALFA
11	Pepsinogênio A3	16	Fosfoglicolato fosfatase
11	Pepsinogênio A4	16	Proteína-cinase, forma beta
11	Pepsinogênio A5	16	Catarata congênita
11	AGLOMERADO GÊNICO DE CATEPSINA	16	Timidina-cinase mitocondrial
11	Catepsina D	16	Haptoglobina
11	Catepsina B, H, L	16	Hemoglobina alfa
11	Glaucoma congênito	16	Hemoglobina zeta, pseudogene
12	Lactato-desidrogenase C	16	Hemoglobina zeta
12	Metionil tRNA	16	AGLOMERADO I DE METALOTIONEÍNA
12	Enolase-2	16	AGLOMERADO II DE METALOTIONEÍNA
12	Citrato sintase mitocondrial	16	Quimotripsinogênio B
12	Lactato desidrogenase	16	Esterase-B3
12	Oncogene INT1 (vírus de câncer mamário murino)	16	Fator-2 de controle de velocidade de crescimento
12	Oncogene Kras2 (vírus de sarcoma de rato de Kirsten)	16	Proteína-1 não-histona cromossômica
12	COMPLEXO DE PROTEÍNA SALIVAR	16	Aldolase A
12	Proteína salivar Pe	17	Homeobox-2
12	Proteína salivar Po	17	Galactocinase
12	Elastase-1	17	RNA-polimerase II, subunidade maior
12	Principal proteína intrínseca de fibra de cristalino	17	Oncogene ERBA, vírus de leucemia eritroblástica de
12	Homeobox-3		aves
12	Colágeno II, alfa-I	17	Timidina-cinase-1
12	Peptidase B	17	MIOSINA, AGLOMERADO DE CADEIA
12	Interferon gama ou tipo imune		PESADA
12	Fenilalanina-hidrolase	17	Miosina, cadeia pesada cardíaca, alfa-adulto
12	Aldeído-desidrogenase mitocondrial	17	Miosina, cadeia pesada, beta-fetal
13	Retinoblastoma-1	17	Miosina, cadeia pesada, adulto-1

Quadro 6.2 Alguns grupos de ligação e atribuições a cromossomos em seres humanos (*cont.*)

Cromossomo	Gene	Cromossomo	Gene
17	Miosina, cadeia pesada, adulto-2	21	Proteína antiviral; receptor de interferon beta
17	Miosina, cadeia pesada, embrionária-2	21	Fosfofrutocinase, tipo hepático
17	Oncogene ERB-B2	21	Alfa-A cristalina
17	Oncogene NGL	22	Beta-galactosidase-2; proteína protetora GLB
17	AGLOMERADO GÊNICO U2 smRNA	22	Mioglobina
17	Colágeno I, polipeptídeo alfa-1	22	Grupo sanguíneo P1
17	Proteína-cinase C, forma alfa	22	RNA ribossômico
17	Peptidase E	22	AGLOMERADO GÊNICO DE CADEIA LEVE
17	Aldolase C		LAMBDA DE IMUNOGLOBULINAS
17	AGLOMERADO GÊNICO HORMÔNIO DE	22	Região variável das cadeias leve lambda
	CRESCIMENTO/LACTOGÊNIO PLACENTÁRIO	22	Região J das cadeias leve lambda
17	Hormônio do crescimento, normal	22	Região constante das cadeias leve lambda
17	Hormônio do crescimento, variante	22	Aconitase mitocondrial
18	Oncogene endógeno, retrovírus-1	22	Citocromo P450, família II, subfamília D
18	Peptídeo liberador de gastrina	22	NADH-diaforase-1
18	Oncogene leucemia de células B/linfoma-2	22	Adenilossuccinase
18	Oncogene YES-1	22	Aldolase A
18	Timidilato-sintetase	X	Esteróide-sulfatase
18	Proteína básica de mielina	X	Hipoplasia adrenal primária
18	Peptidase A	X	Agamaglobulinemia
18	Asparaginil-tRNA-sintetase	X	Grupo sanguíneo Xg
18	Diidrofolato-redutase	X	DNA-polimerase, alfa
19	Fenótipo Bombaim	X	Ornitina transcarbamilase
19	Grupo sanguíneo Lewis	X	Oncogene ARAF1
19	Grupo sanguíneo Lutheran	X	Oncogene PKS2
19	Receptor de insulina	X	Glicose-6-fosfato-desidrogenase
19	DNAse lisossômica	X	Disgenesia gonadal, tipo XY fêmea
19	Sensibilidade a poliovírus	X	Regulador, ou repressor, de H-Y
19	Secretor	X	Hemofilia A; fator VIII
19	LW; grupo sanguíneo Landsteiner-Weiner	X	Hemofilia B; fator IX
19	Peptidase D; prolidase	X	Hipoxantina-guanina fosforribosiltransferase
19	Cor de olhos verde/azul	X	Retinite pigmentosa ligada ao X
19	Citocromo P450, família II, subfamília C	X	Distrofia muscular Duchenne
19	AGLOMERADO II DE APOLIPOPROTEÍNA	X	Fosfoglicerato-cinase-1, pseudogene-1
19	Apolipoproteína E	X	Monoamina-oxidase A
19	Apolipoproteína C-II	X	Fosfoglicerato-cinase-1
19	Apolipoproteína C-I	X	Feminização testicular; receptor de androgênio
19	Glicose-fosfato-isomerase	X	Alfa-galactosidase A
19	Creatina-cinase, tipo muscular	X	Retardamento mental ligado ao X
19	Proteína-cinase C, forma gama	X	Glutamato-desidrogenase, pseudogene-1
19	Ferritina, cadeia leve	X	Distrofia muscular Becker
19	GONADOTROPINA CORIÔNICA BETA	X	Daltonismo deutan; pigmento verde dos cones
19	Fator-2 de alongamento	X	Daltonismo protan; pigmento vermelho dos cones
19	Suscetibilidade a vírus Coxsackie B3	X	Albinismo ocular, tipo Forsius-Ericksson
20	Adenosina-desaminase	X	Albinismo ocular, tipo Nettleship-Falls
20	Fator de liberação de hormônio de crescimento, somatocrinina	X	Elemento controlador do cromossomo X; centro de inativação do X
20	Cromogranina B	Y	Azoospermia — terceiro fator
20	Inosina-trifosfatase-A	Y	Estatura
20	Leucina, transporte, alto	Y	Antígeno H-Y
20	Adenosina-desaminase	Y	Homólogo do *locus* ligado ao X para o antígeno de superfície MIC2
20	Proto-oncogene SRC, sarcoma de Rous		
21	Cistationina-beta-sintetase	Y	Velocidade de maturação
21	Oncogene ETS-2	Y	Fator determinante de testículos (TDF)
21	RNA ribossômico	Y	Segmento pseudo-autossômico (PAS)
21	Superóxido dismutase-1, solúvel	Y	Arginino-succinato-sintetase, pseudogene
21	Proteína antiviral; receptor de interferon alfa	Y	Actina, pseudogene

Fonte: V. A. McKusick, *The Human Gene Map*, 7 de janeiro, 1987.

sido translocado do cromossomo 8 para o braço longo. O outro membro do par era normal, sem o satélite nem o segmento adicionado do número 8. O cromossomo 9 transporta, entre outros pares de alelos, os seguintes:

C	aleurona colorida	*Wx*	endosperma amiláceo
c	aleurona incolor	*wx*	endosperma ceroso

A aleurona e o endosperma fazem parte do tecido triplóide de reserva alimentar no grão. A planta com esses cromossomos nonos dissimilares era heterozigota para ambos os alelos, aleurona e endosperma. De trabalhos anteriores, Creighton e McClintock sabiam qual cromossomo do par portava qual gene. Portanto, os dois cromossomos 9 dessa planta, que foi usada como genitor pistilado em seus cruzamentos, podiam ser identificados visualmente, e assim representados:

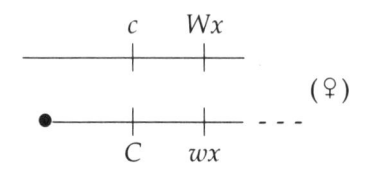

A parte tracejada indica o segmento translocado do cromossomo 8. Um indivíduo portador de tal nono par dissimilar de cromossomos foi cruzado com uma planta *c Wx/c wx* possuindo dois cromossomos 9 sem satélite que também não tinham o segmento adicionado do cromossomo 8 (isto é, cromossomos 9 "normais"):

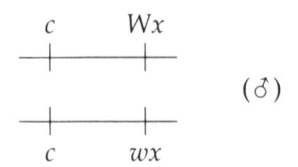

Apesar de terem resultado apenas 28 grãos desse cruzamento, o exame citológico de microsporócitos de adultos cultivados a partir desses grãos confirmou a relação prevista entre citologia e genética (exceto quanto a uma classe, que não foi encontrada).

Esse cruzamento, com os cromossomos 9 de cada genitor e de cada classe de prole, está esquematizado na Fig. 6.3.

O fato de que o endosperma e a aleurona são tecidos triplóides não precisa complicar nosso entendimento dessa importante pesquisa, porque Creighton e McClintock usaram cromossomos dos microsporócitos *diplóides* para demonstrar a correlação entre *crossing-over* citológico e genético.

Uma verificação semelhante de que o *crossing-over* genético é acompanhado de uma troca física entre cromossomos homólogos foi também estabelecida em 1931 por Stern, para a *Drosophila*. Ele usou uma linhagem em que as fêmeas tinham uma porção do cromossomo Y ligada a um de seus cromossomos X. O trabalho de Stern e o de Creighton e McClintock indicam uma clara relação entre a troca de material entre homólogos e o *crossing-over* genético.

Os aspectos genéticos da localização nos genes nos cromossomos vistos até aqui podem ser resumidos assim:

1. Certos genes se segregam *aleatoriamente;* são os genes não-ligados (Cap. 3).
2. *Outros genes não se segregam aleatoriamente, mas são ligados* (Cap. 6). Esses *grupos*

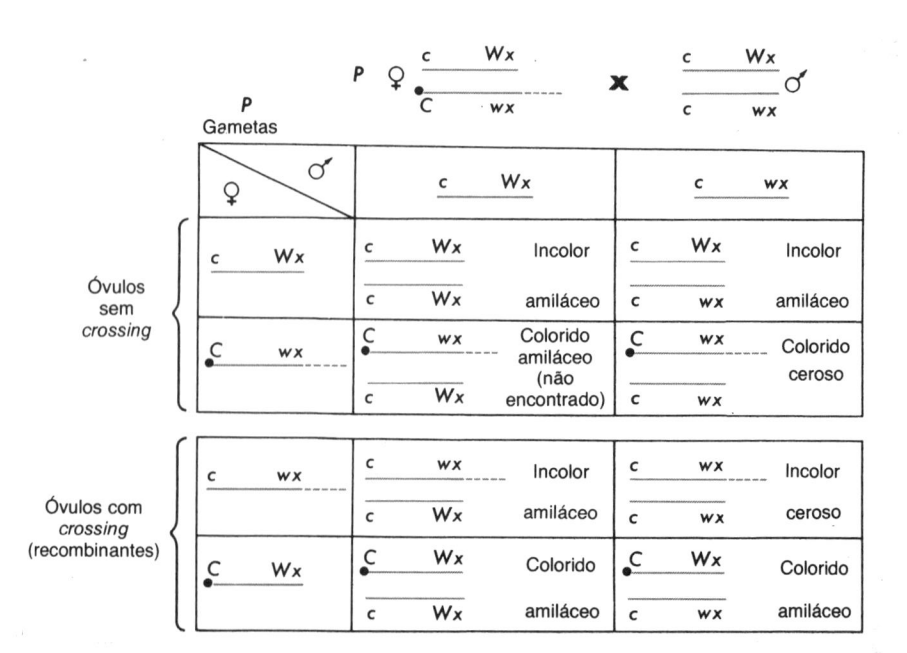

Fig 6.3 Uma representação esquemática do paralelismo entre *crossing-over* citológico e genético, mostrando o fenótipo de aleurona e endosperma de grãos F_1 e a morfologia de cromossomos e genótipos de microsporos produzidos por plantas F_1. (Baseado no trabalho de Creighton e McClintock. Veja o texto para melhor explicação.)

de ligação tendem a ser transmitidos em grupos unitários.

3. Em células diplóides *os cromossomos também ocorrem em pares* que são normalmente transmitidos como unidades aos núcleos filhos (Cap. 4).

4. Os genes ligados nem sempre "ficam juntos", mas são freqüentemente trocados reciprocamente (*crossing-over* genético) (Cap. 6).

5. Podem-se observar cromossomos formando *quiasmas* e trocando partes reciprocamente (Caps. 4 e 6). Tal troca é refletida no *crossing-over* genético. Além disso, a formação de quiasmas e o *crossing-over* genético ocorrem com freqüências semelhantes.

Esta ligação é uma exceção ao padrão de segregação aleatória de genes, e o *crossing-over* resulta em uma exceção às conseqüências usuais de ligação.

MAPEAMENTO DE CROMOSSOMOS HUMANOS

Como Morgan (1911b) previu, a freqüência de *crossing-over* é governada principalmente pela distância entre os genes. Isto é, a probabilidade de ocorrência de *crossing-over* entre dois *determinados* genes aumenta conforme a distância entre eles seja maior, de modo que a freqüência de *crossing* parece ser diretamente proporcional às distâncias entre os genes. Como será descrito adiante, a relação é bem válida, mas não igualmente em todas as partes de um cromossomo, porque a proximidade de um *crossing* a outro diminui a probabilidade de mais outro muito perto. O centrômero tem uma interferência semelhante; a freqüência de *crossing* é também reduzida perto das extremidades dos braços dos cromossomos. Devido a esta relação geral entre distância intergênica e freqüência de *crossing-over,* e como tais distâncias não podem ser medidas com as unidades costumeiras empregadas em microscopia óptica, os geneticistas usam uma unidade arbitrária de medida, a **unidade de mapa,** para descrever as distâncias entre os genes ligados. *Uma unidade de mapa é igual a 1% dos crossings* (recombinantes); isto é, representa a distância linear ao longo do cromossomo para o qual se observa uma freqüência de 1% de recombinação. Essas distâncias também podem ser expressas em **unidades morgan;** uma dessas unidades representa 100% de *crossing.* Portanto, 1% de *crossing-over* também pode ser expresso como 1 *centimorgan* (1 cM), 10% de *crossing over* como 1 *decimorgan,* e assim por diante. É óbvio que a unidade morgan tem esse nome em homenagem a T. H. Morgan (pág. 74). Assim, para as ervilhas, a distância de *R* a *Ro* seria descrita como 12,5 unidades de mapa, ou 12,5 centimorgans. Contudo, a maioria dos geneticistas prefere unidades de mapa.

É bem interessante que atualmente é possível calcular os tamanhos de muitos genes, assim como as distâncias que os separam, e fotografar genes no microscópio eletrônico. Tais enfoques requerem o uso de informações sobre a estrutura molecular do material, que serão exploradas em capítulos posteriores.

O cruzamento de três pontos

O método mais comumente usado em mapeamento genético de cromossomos de *Drosophila* e de muitos outros eucariotos não-humanos é o cruzamento-teste triíbrido (ou de "três pontos"). Tal cruzamento em *Drosophila melanogaster,* a pequena mosca das frutas cuja genética é tão bem conhecida, demonstrará este enfoque. Usando um sinal *mais* para denotar o chamado tipo selvagem, como é comum em problemas de mapeamento, examinaremos um cruzamento-teste em três pontos usando estes genes:

Símbolo gênico	Fenótipo
+	Asa normal (*dominante*)
cu	Asa ondulada (*recessiva*)
+	Tórax normal (*dominante*)
sr	Tórax listado (*recessivo*)
+	Cerdas normais (*dominante*)
ss	Cerdas desfibradas (*recessivo*)

Os números de indivíduos em cada classe de prole na ilustração a seguir são hipotéticos, mas as distâncias de mapa e os genes são reais. Por ora, escolheremos uma seqüência arbitrária dos genes; os resultados poderão confirmar a ordem ou ditar uma diferente. Como determinar a seqüência correta dos genes será demonstrado após examinarmos o cruzamento:

P   normal normal normal ♀ × ondulada listada desfibrada ♂
      +++ / *cu ss sr*   *cu ss sr* / *cu ss sr*

Fenótipo de F_1	Cromossomo materno	N.º	%	Tipo
Normal normal normal	+ + +	430 }	88,2	{ sem *crossing*
Ondulada desfibrada listada	*cu ss sr*	452 }		
Normal desfibrada listada	+ *ss sr*	45 }	8,3	{ um só
Ondulada normal normal	*cu* + +	38 }		*crossing cu-ss*
Normal normal listada	+ + *sr*	16 }	3,3	{ um só *crossing*
Ondulada desfibrada normal	*cu ss* +	17 }		*ss-sr*
Normal desfibrada normal	+ *ss* +	1 }	0,2	{ *crossing*
Ondulada normal listada	*cu* + *sr*	1 }		duplo
		1.000	100,0	

As duas primeiras classes, normal-normal-normal e ondulada-desfibrada-listada, neste exemplo, são fenotipicamente iguais a um ou outro dos genitores. Por esse motivo, são às vezes referidas como tipos parentais. Contudo, em alguns dos problemas no final deste capítulo, será visto que há classes de prole que se assemelham aos pais no *fenótipo,* diferindo no *genótipo.* Por isso é melhor referir-se a essas duas classes meramente como tipos **sem crossing.**

Agrupando os dados de F_1 como no quadro, aparecem várias considerações importantes:

1. **O cromossomo materno recebido pelos membros de cada uma das duas classes numericamente maiores** (moscas sem *crossing*), determinável pelos fenótipos, **mostra a ligação** *cis* **ou** *trans* **obtida no genitor materno.** Aqui, por exemplo, os indivíduos normal-normal-normal devem ter recebido + + + do genitor materno e *cu ss sr* do paterno. Como os gametas sem *crossing* serão mais freqüentes do que as células sexuais com *crossing,* moscas + + +/*cu ss sr* e *cu ss sr/ cu ss sr* ocorrerão na maioria, se a ligação for na configuração *cis*.

2. **Aparecem indivíduos com duplo** *crossing-over* (que não seriam notados em um cruzamento de dois pares, envolvendo apenas *cu* e *sr).* Esses indivíduos, como o termo faz supor, resultam da ocorrência de dois *crossing-over* entre o primeiro e o terceiro genes, em ordem no cromossomo materno. *Números pares de* crossings *entre dois genes sucessivos não serão detectados se as mesmas duas cromátides estiverem envolvidas em ambos os* crossings.

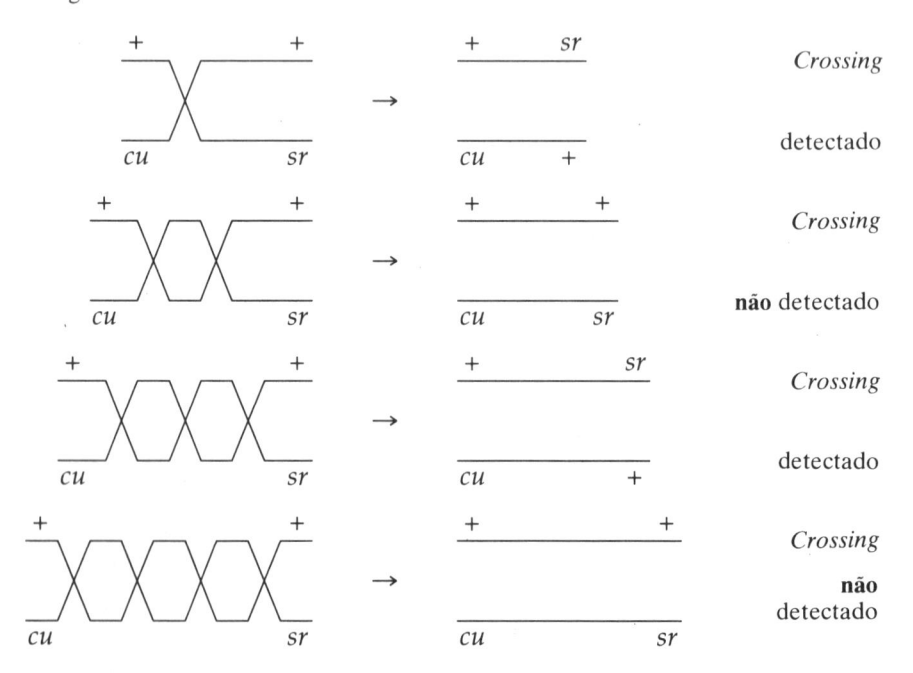

3. **Os** *crossings duplos são reconhecíveis como os grupos de prole numericamente menores e podem ser usados para determinar a seqüência dos genes.* Os com *crossing* duplo são numericamente os grupos menores porque a eles aplica-se a lei da probabilidade, isto é, se a freqüência de um só *crossing* entre os genes 1 e 2 for de 0,1, e a freqüência entre os genes 2 e 3 for de 0,2, então a probabilidade dos dois *crossing-over* nas *mesmas cromátides,* um entre os genes 1 e 2 e outro entre o 2 e o 3 (e, assim, um *crossing* duplo), deveria ser de $0,1 \times 0,2$, ou 0,02 — uma freqüência bem menor do que para qualquer uma das classes de *crossing* único. Como + *ss* + e *cu* + *sr* são aqui portanto identificáveis como *crossings* duplos, há apenas uma seqüência de genes na configuração

cis no genitor materno que originaria essas duas configurações gênicas após um *crossing* duplo. Isto fica claro se pensarmos no arranjo *cis* original e como dele podem ser derivados os cromossomos + *ss* + e *cu* + *sr*. Isto só será possível com um *crossing* entre o primeiro e o segundo genes na seqüência, *mais* outro entre o segundo e o terceiro:

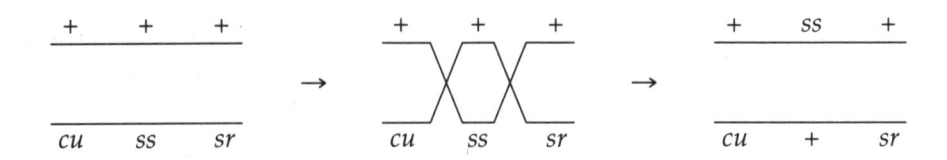

Se, por outro lado, estes genes fossem dispostos em uma das outras seqüências possíveis (*sr cu ss* ou *ss sr cu*), o resultado do *crossing-over* duplo seria incompatível com os resultados observados neste exemplo:

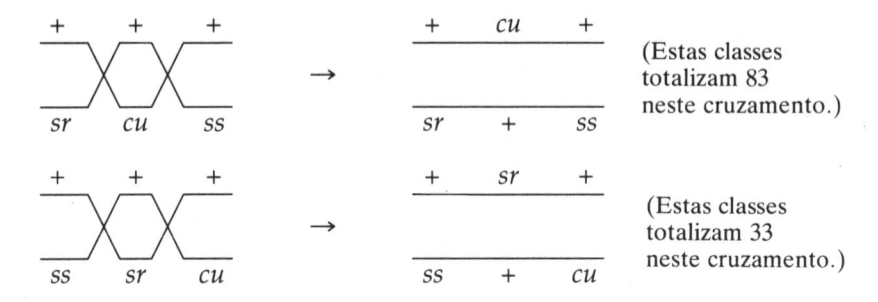

(Estas classes totalizam 83 neste cruzamento.)

(Estas classes totalizam 33 neste cruzamento.)

Portanto, a seqüência verdadeira aqui só pode ser *cu ss sr*.

4. **A verdadeira distância** entre *cu* e *ss* é, portanto, 8,3 + 0,2 = 8,5 (*crossings* únicos + *crossings* duplos).

5. **A verdadeira distância** entre *ss* e *sr* é, portanto, 3,3 + 0,2 = 3,5 (*crossings* únicos + *crossings* duplos).

6. **A verdadeira distância** entre *cu* e *sr* é 8,3 + 0,2 + 3,3 + 0,2 = 12,0 (*crossings* únicos *cu ss* + únicos *ss sr* + *duas vezes* os duplos). Isto é correto porque os *crossings* duplos representam exatamente o que seu nome supõe: *dois crossings*, um entre *cu* e *ss*, mais um segundo entre *ss* e *sr*.

Os genes aqui descritos constituem três membros de um grupo de ligação em *Drosophila*. Com o cruzamento acima esboçado, pode ser feito o começo do mapeamento genético de um cromossomo da *Drosophila*. Se pensarmos que estes sejam os três primeiros a serem conhecidos em um novo grupo de ligação, eles podem ser arbitrariamente colocados em *loci* particulares:

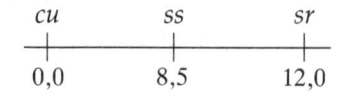

É claro que *sr* pode ser colocado na extremidade "esquerda" e a seqüência revertida. Se um trabalho posterior mostrar outro gene, *W* (dominante para as enrugadas), a ser localizado a 4,0 unidade de mapa à "esquerda" de *cu*, então o mapa será redesenhado e cada *locus* renumerado de acordo:

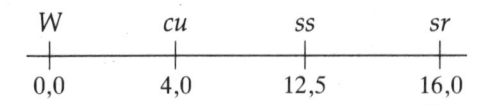

A Fig. 6.4 mostra as localizações destes e de outros genes, como atualmente atribuídos. O conhecimento de qual cromossomo porta quais genes na *Drosophila* (e em outros dípteros) é auxiliado pelo estudo de cromossomos gigantes (Cap. 15). A Fig. 6.5 mostra um mapa de ligação semelhante para o milho (*Zea mays*). Alguns dos problemas no final deste capítulo exploram mais ainda as técnicas de mapeamento genético.

Se tivesse sido feito o recíproco de cruzamento-teste tríbrido da pág. 79, isto é,

$$cu\ ss\ sr/cu\ ss\ sr\ ♀ × +\ +\ +/cu\ ss\ sr\ ♂$$

só teriam sido recuperados na prole os dois fenótipos sem *crossing* (normal-normal-normal

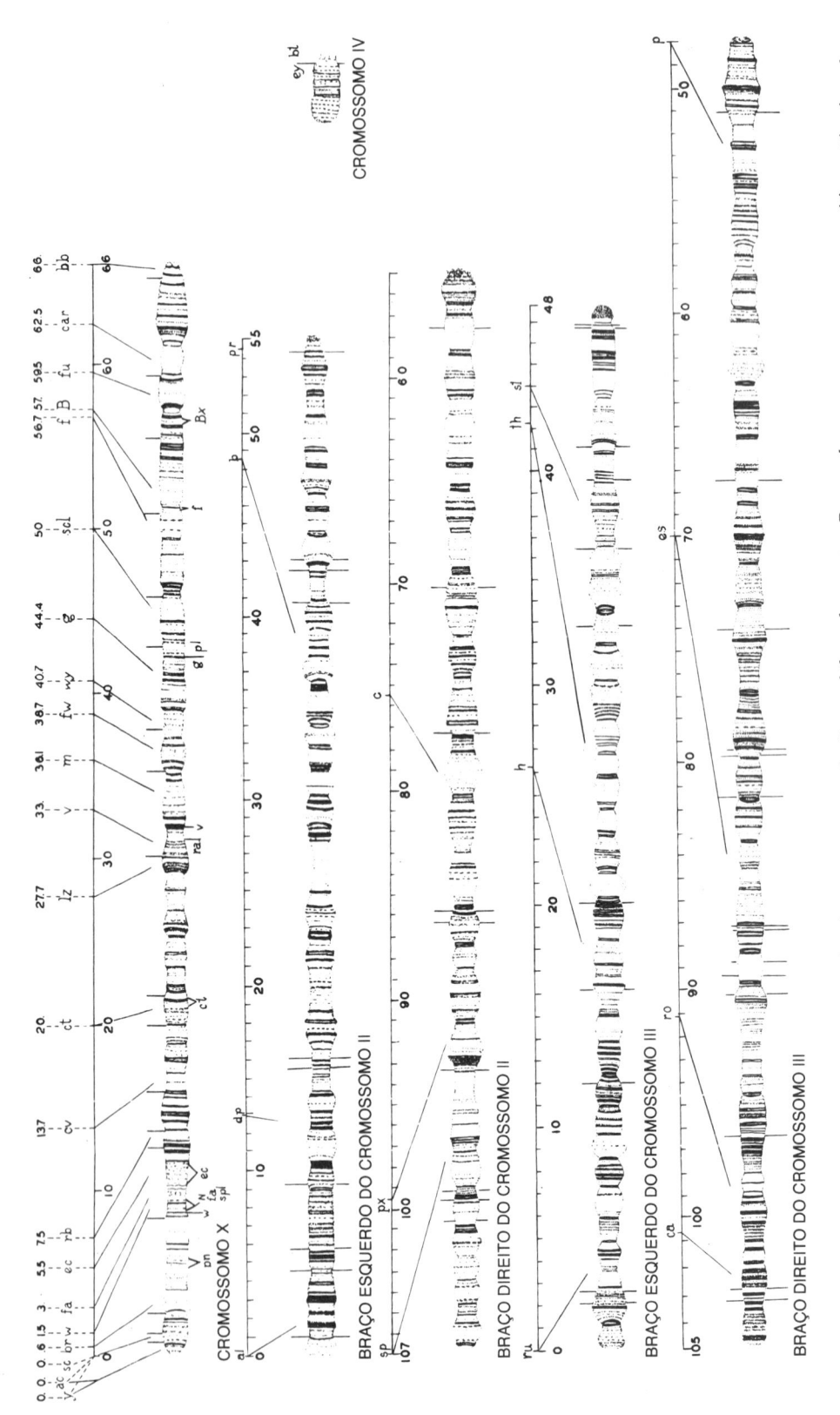

Fig. 6.4 Comparação dos mapas citológico e genético dos cromossomos de *Drosophila melanogaster*. Para cada cromossomo, o mapa genético está acima do citológico. (De T. S. Painter, 1934, usado com permissão.)

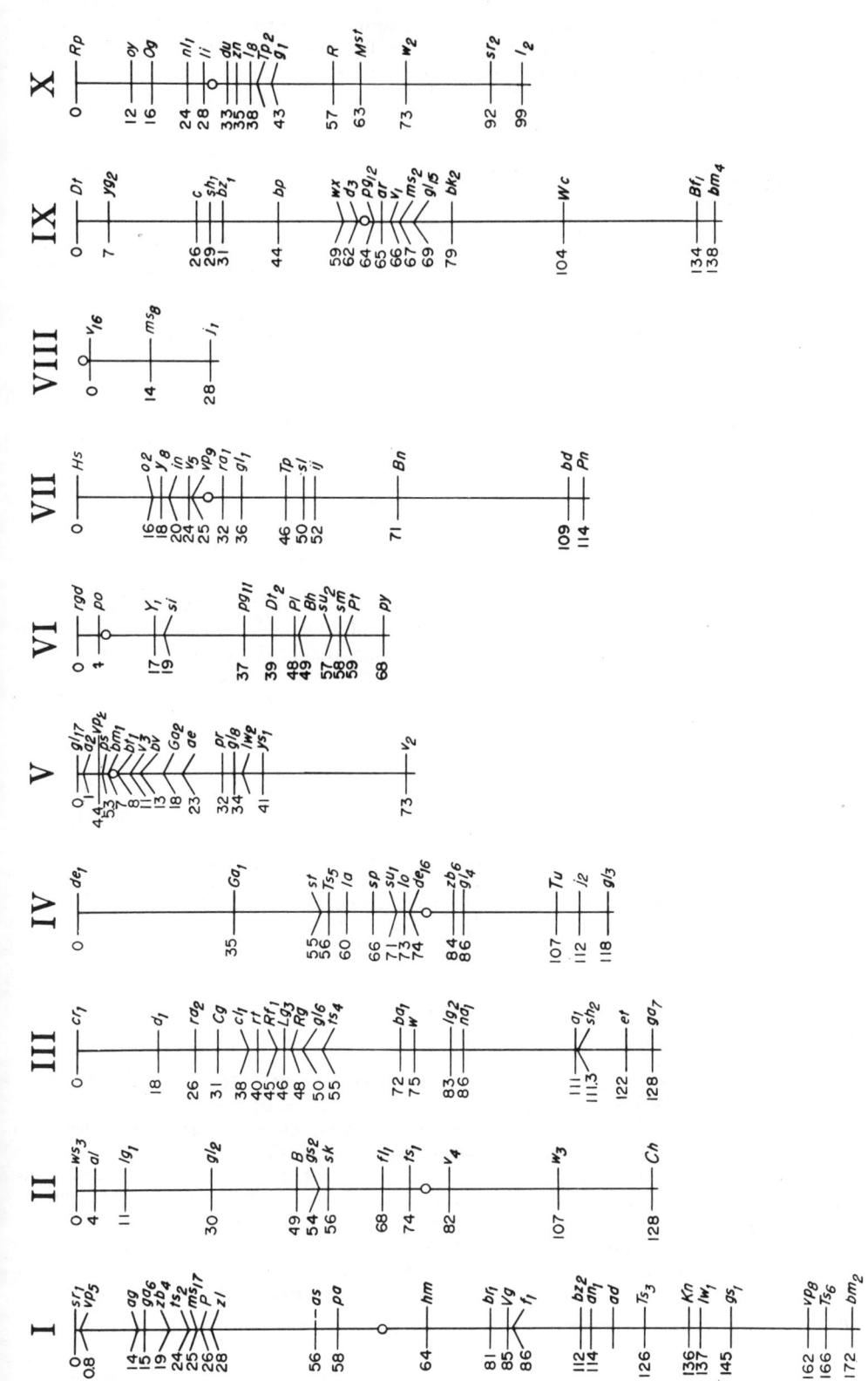

Fig. 6.5. Mapa de ligação dos 10 cromossomos do milho, mostrando as localizações dos vários genes conhecidos (simbolizados por letras). As distâncias entre os genes são obtidas por experiências de cruzamentos descritas no Cap. 6. (Segundo Neuffer, 1965, cortesia de De Kalb Agricultural Association, Inc.; De Kalb, Illinois, com permissão.)

e ondulada-desfibrada-listada). Isto é porque o *crossing-over* não ocorre nas moscas macho. Os diípteros são incomuns quanto a isto.

Interferência e coincidência

A discussão das técnicas de mapeamento até aqui pareceria implicar que o *crossing-over* em uma parte de um cromossomo seria independente do *crossing* em outra parte desse cromossomo. O fato de que isto não é verdadeiro foi demonstrado há muito tempo, em 1916 pelo geneticista H. J. Muller, ganhador do prêmio Nobel.

Considere um cromossomo que seja portador de três genes, *a, b* e *c:*

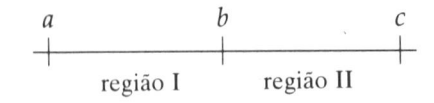

Chame a porção *a-b* de região I e o segmento *b-c* de região II. Então, lembrando a agora familiar lei do produto das probabilidades, a freqüência de *crossings duplos* entre os genes *a* e *c* deveria ser igual à freqüência de *crossing* da região I vezes a da região II. Na realidade, isto é raramente verdadeiro, a menos que as distâncias envolvidas sejam grandes.

Por exemplo, na experiência de mapeamento de três pontos em *Drosophila*, obtiveram-se as seguintes freqüências:

"Região"	Genes	Freqüência de crossing	Percentagem de crossing	Distância de mapa (unidades)
I	cu ss	0,083	8,3	8,3 + 0,2 = 8,5
II	ss rr	0,033	3,3	3,3 + 0,2 = 3,5
Crossings duplos	cu ss sr	0,002	0,2	

Se os *crossings* nas regiões I e II fossem independentes, $0,085 \times 0,035$, ou quase 0,3% de *crossings* duplos poderiam ser previsto, mas só foi observado 0,2 por cento. Uma disparidade desse tipo, em que o número de reais *crossings* duplos é menor do que o número calculado com base na independência, é muito comum, sugerindo que, uma vez ocorrido um *crossing*, a probabilidade de outro em uma região adjacente fica reduzida. Este fenômeno é chamado **interferência.**

A interferência parece ser desigual em partes diferentes de um cromossomo, assim como entre os diversos cromossomos de uma dada bateria. Em geral, a interferência parece máxima próximo ao centrômero e nas extremidades do cromossomo. Os graus de interferência são comumente expressos em **coeficientes de coincidência** ou simplesmente como coincidência:

$$\text{coincidência} = \frac{\text{freqüência real de } crossings \text{ duplos}}{\text{freqüência calculada de } crossings \text{ duplos}}$$

No exemplo em *Drosophila*, a coincidência é

$$\frac{0,002}{0,003} = 0,67$$

À medida que diminui a interferência, a coincidência aumenta. Os valores de coincidência geralmente variam entre 0 e 1. A ausência de interferência dá um valor de coincidência de 1, ao passo que a interferência completa resulta em uma coincidência de 0. A coincidência é geralmente bem pequena para pequenas distâncias de mapa. Em *Drosophila*, a coincidência é zero para distâncias de menos de 10 a 15 unidades de mapa, mas aumenta gradualmente até 1 quando as distâncias excedem 15 unidades de mapa. Mais ainda, parece não haver interferência através do centrômero, de um braço para o outro do cromossomo.

Semelhantemente, relata-se interferência em uma ampla variedade de organismos. Por exemplo, Hutchison, que descobriu a ligação *c-sh* no milho, relatou distâncias de mapa para três genes, *c* (aleurona incolor), *sh* (grãos enrugados) e *wx* (endosperma ceroso). Seus dados indicavam as seguintes freqüências de *crossing:*

"Região"	Genes	Freqüência de crossing	Percentagem de crossing	Distância de mapa (unidades)
I	c sh	0,034	3,4	3,4 + 0,1 = 3,5
II	sh wx	0,183	18,3	18,3 + 0,1 = 18,4
Crossings duplos	c sh wx	0,001	0,1	

Novamente, se os *crossing-over* nas regiões I e II fossem independentes, podia-se prever $0,035 \times 0,184 = 0,6\%$ de *crossing* duplo, mas apenas 0,1% foi observado, dando um coeficiente de coincidência de 0,167. Por outro lado, especialmente em genética de bactérias e bacteriófagos, podem-se encontrar *crossings* duplos em excesso da expectativa do acaso, dando valores de coincidência > 1. Isto é referido como *interferência negativa.*

MAPEAMENTO DE CROMOSSOMOS HUMANOS

Como os seres humanos não são criados em laboratórios, é necessário recorrer a outros procedimentos para mapear o genoma humano. Um método de muito sucesso, a hibridação de células somáticas, começou por volta de 1960, como um dividendo inesperado de uma experiência na França sobre linhagens de células de câncer. Descobriu-se que células de espécies muito diferentes podem e realmente se fundem *in vitro,* apesar das características evolutivas dessas espécies serem tão divergentes que não é possível o cruzamento. O trabalho em particular aqui em estudo envolve a produção de células híbridas homem-camundongo. As células murinas são particularmente valiosas nesse tipo de experiência porque (1) há um grande número de linhagens mutantes de camundongos prontamente disponíveis em laboratórios comerciais; (2) os cromossomos de camundongo e humanos podem facilmente ser distinguidos uns dos outros por sua morfologia e diferentes padrões de bandeamento, e (3) tanto os genes humanos quanto os murinos são expressos nas células híbridas.

Quando misturadas, fundem-se muito poucas células (cerca de uma em um milhão) murinas e humanas. A fusão extende-se até os núcleos, de modo que as células híbridas contêm inicialmente todos os 40 cromossomos murinos e todos os 46 humanos. Em experiências de mapeamento, a velocidade de fusão pode ser aumentada pela adição de polietilenoglicol ou de vírus Sendai (relacionados com os vírus da influenza) que tenham sido inativados, mas não destruídos, por tratamento químico ou por irradiação ultravioleta. Esse vírus altera as superfícies das células, de modo que a velocidade de fusão é aumentada de um fator até de 1.000. Os cromossomos de camundongo e de homem também podem ser diferenciados pelo fato de que todos os da primeira espécie são acrocêntricos, enquanto que todos os cromossomos humanos, com exceção dos 13, 14, 15, 21, 22 e Y, são metacêntricos ou submetacêntricos.

Conforme se vai cultivando células híbridas homem-camundongo, os cromossomos humanos são progressiva e preferencialmente perdidos em cada ciclo de divisão. (No entanto, em células híbridas camundongo-rato e camundongo-hamster chinês, são os cromossomos do *camundongo* que são perdidos preferencialmente.) Aproximadamente um a quinze cromossomos humanos são preferencialmente perdidos durante as primeiras gerações de células.

Após 100 gerações muitas células perderam todos os cromossomos humanos. O uso de uma variedade de métodos seletivos determina, em muitos casos, qual cromossomo humano será mais prontamente perdido ou retido e ajuda a selecionar contra ou a favor do crescimento de linhagens incapazes de sintetizar certas substâncias, incluindo enzimas. Por exemplo, a 5-bromo-desoxiuridina (5-BDU) mata células que produzam timidina-cinase. O crescimento de células híbridas derivadas de células murinas carentes de timidina cinase (TK^-) e de células humanas TK^+ só ocorre na presença de 5-BDU se estiver faltando o cromossomo 17 humano.

Assim, conclui-se que o gene *TK* está localizado em algum lugar do cromossomo 17 humano. É claro, cada cromossomo humano pode ser facilmente identificado por seu padrão único de bandeamento. Apesar de ainda não ter sido possível atribuir o gene *TK* a um *locus* específico no cromossomo 17, isto pode ser conseguido em termos gerais pelo estudo de aberrações cromossômicas, pelo qual parte de um cromossomo foi transferida para um membro de um par diferente (não-homólogo). Isto é chamado de translocação e é tratado, junto com outros tipos de aberração cromossômica, no Cap. 15. A maioria das atribuições de cromossomos humanos no Quadro 6.2 foi feita pela técnica de hibridação de células somáticas.

Se dois ou mais produtos gênicos humanos específicos em um dado cromossomo humano estiverem presentes nas mesmas células híbridas, então esses genes estão localizados no mesmo cromossomo, isto é, são **sintênicos.** O termo **sintenia** refere-se a genes que estejam localizados no mesmo cromossomo, exibam eles ou não recombinação: a **ligação** refere-se apenas a *loci* genéticos que tenham sido demonstrados estar no mesmo cromossomo, por *estudos de recombinação.* Genes sintênicos podem estar tão longe em seus cromossomos que parecem segregar independentemente; isto é, podem mostrar até 50 por cento de recombinação — como seria exibido por genes não sintênicos.

Uma maior diferenciação de enzimas de camundongo e humanas é muitas vezes possível pelos padrões eletroforéticos das respectivas enzimas. Estudos de *eletroforese em gel* de enzimas e de outras substâncias celulares envolve a colocação do material em um gel homogêneo, como o amido. Aplica-se um campo elétrico ao gel, e a substância celular move-se para o pólo negativo ou para o positivo, dependendo de sua própria carga líquida. As enzimas são proteínas, no todo ou em parte, e as proteínas são compostas de aminoácidos. Alguns desses aminoácidos portam uma carga positiva, outros uma negativa, mas a maioria não tem carga, e isto determina a direção da mobilidade eletroforética.

Cromossomos de metáfase podem ser isolados e adicionados a células cultivadas, resul-

O GENE DA PSICOSE MANÍACO-DEPRESSIVA

Aproximadamente 1 a 2 milhões de norte-americanos sofrem de psicose maníaco-depressiva. O distúrbio é caracterizado por extremas oscilações de estado de espírito. Na fase maníaca, as pessoas exibem sintomas de exaltação ou de irritabilidade. Os pensamentos correm em suas mentes, e eles tornam-se cada vez mais ativos e faladores. Mostram geralmente mau discernimento, o que pode ter extremas conseqüências econômicas e sociais. Em outras ocasiões as pessoas assim afligidas estão clinicamente deprimidas, com sentimentos de desesperança e desamparo. Seus padrões de sono e de alimentação mudam e podem ter pensamentos suicidas; alguns tentam mesmo se matar. Entre esses períodos, os maníaco-depressivos são perfeitamente normais.

Um estudo recente localizou agora um gene para psicose maníaco-depressiva no cromossomo 11. O enfoque do estudo indica o grau de dificuldade na determinação da localização cromossômica de genes humanos. O estudo foi feito com os Old Order Amish, um grupo de 12.000 pessoas que vive em isolamento em Lancaster County, Pennsylvania, EUA. A vantagem de estudar esse grupo é que eles tendem a ter grandes famílias e mantêm genealogias detalhadas e bem-documentadas. Muito poucos Amish entram ou saem da comunidade. Toda a população descende de 50 casais que emigraram da Alemanha entre 1720 e 1750. A identificação dos maníaco-depressivos foi mais fácil porque os Amish não usam drogas nem álcool, e ambos podem mascarar sintomas psiquiá-

tricos. Também foi fácil determinar a taxa de suicídios porque a comunidade Amish é notória por sua ausência de crimes ou atos de violência.

Depois de identificar os indivíduos maníaco-depressivos, foi conduzida a análise genética em amostras de glóbulos brancos do sangue, para determinar ligação a um marcador genético facilmente identificável, localizado tão perto do gene maníaco-depressivo, para que fosse herdado com o gene 100% das vezes. Encontrou-se este marcador localizado no braço curto do cromossomo 11 de todos os indivíduos diagnosticados como maníaco-depressivos. Assim que esse estudo foi completado, foi estudado um grupo de famílias irlandesas em que se sabia que a psicose maníaco-depressiva era herdada como um caráter dominante único. Não se encontrou ligação ao cromossomo 11, provando que claramente mais de um gene pode causar esta psicose.

O significado dos achados até agora é que eles abrem uma nova via de investigação a enfoques em determinação de relações de ligação, assim como em identificação de genes para doenças herdadas em seres humanos. Mais ainda, mostrando que a psicose maníaco-depressiva tem realmente uma base genética e, portanto, que um indivíduo diagnosticado não tem controle sobre seu comportamento, os pesquisadores removeram alguns dos estigmas associados com o distúrbio.

---

tando em uma mudança de produtos, que pode ser associada com o cromossomo particular transferido. Estas células, no entanto, são um pouco instáveis, e isto limita a utilidade geral do método.

Ainda outro método de determinação de distâncias entre genes no cromossomo X, um dos cromossomos sexuais, será descrito resumidamente no tratamento da determinação do sexo (Cap. 7).

ESTUDOS DE LIGAÇÃO EM BACTÉRIAS

As evidências atuais indicam que bactérias, como o bacilo comum do cólon, *Escherichia coli*, contêm uma a várias moléculas de ácido desoxirribonucleico (Cap. 7), cada uma formando uma estrutura contínua, fechada ("sem fim") exceto durante a reprodução, como na conjugação (veja a seção seguinte e o Apêndice B1). Tal círculo fechado de DNA é funcionalmente comparável a um cromossomo de organismos superiores, mas *não* é um cromossomo no sentido *estrutural* como encontrado em eucariotos. Como descrito no Apêndice B1, durante a conjugação entre o doador e o receptor, um de tais "cromossomos" em anel abre-se em um determinado ponto e passa, na forma de um filamento, em parte ou totalmente para o corpo da célula receptora. O comprimento transferido da molécula de DNA depende da duração do processo de conjugação.

Evidências da conjugação

Em tais organismos haplóides, a técnica usual de determinação das distâncias de ligação por meio de freqüências de recombinação não pode ser empregada. Em vez disso, misturam-se células doadoras de um genótipo conhecido (para diversos *loci*) com um grande número de receptores de um genótipo diferente, deixa-se **conjugar** (Fig. 6.6) e então separa-se a períodos predeterminados, agitando-se com misturador. Após separação, testa-se a prole das células receptoras, por inoculação em diferentes *meios deficientes,* para detectar várias linhagens fisiologicamente deficientes (*auxotróficas*). Encontram-se assim os genes localizados seqüencialmente ao longo do "cromossomo" e são transferidos em ordem para a célula receptora. Por exemplo, se forem usadas células doadoras de *Escherichia coli* K-12 (veja Fig. 6.7) com estes quatro genes conhecidos:

leu A produção da enzima α-isopropilmalato-sintetase (afeta a síntese do aminoácido leucina)
lac Y produção da enzima galactosídeo-permease (afeta o metabolismo da lactose)
tsx resistência ou suscetibilidade a fago T6 (um vírus; veja a seção seguinte)
gal K produção da enzima galactocinase (afeta o metabolismo da galactose)

Interrompendo a conjugação após diferentes intervalos de tempo, observa-se que os genes são transferidos com esta seqüência temporal:

Duração da conjugação (min)	Genes transferidos
1,6	leu A
7,9	leu A, lac Y
9,2	leu A, lac Y, tsx
16,7	leu A, lac Y, tsx, gal K

Portanto, a ordem desses genes é a dada na seqüência de 16,7 minutos.

Uma determinada experiência poderia envolver, por exemplo, estas linhagens:

$$\text{(doador) } leu\ A^-,\ lac\ Y^-,\ tsx^+,\ gal\ K^+ \dots$$
$$\text{(receptor) } leu\ A^+,\ lac\ Y^+,\ tsx^-,\ gal\ K^- \dots$$

Aqui um expoente negativo indica a incapacidade de sintetizar a enzima listada no parágrafo precedente (isto é, é **auxotrófica** para esta substância) ou suscetibilidade ao fago T6 (tsx^-). Genótipo como *leu* A^+ indica a capacidade de sintetizar a enzima envolvida (**prototrófica**). Misturam-se as duas linhagens em um tubo de meio (completo) líquido e então, após a conjugação, semeia-se em placa de ágar contendo um meio completo. Aqui desenvolve-se um grande número de colônias, tanto auxotróficas quanto prototróficas. Após a incubação, as colônias são transferidas para uma série de meios deficientes para detectar recombinações. Isto é feito pressionando-se a placa com um pedaço de veludo cujas fibras captam indivíduos de cada colônia. O veludo é então pressionado em uma série de placas réplicas de um meio deficiente.

Muitas de tais experiências, geralmente usando auxótrofos tríplices (por exemplo, $- - - + + + \times + + + - - -$) para reduzir a um valor bem baixo a probabilidade de mutação como fator, resultaram em um mapa genético bem completo da *E. coli* K-12, por exemplo, como mostrado na Fig. 6.7. Note que é indicado um tempo total de 100 minutos para transferência de todo o cromossomo durante a conjugação. A consulta ao Apêndice B1 mostrará que na linhagem *HFr (high frequency recombination* — alta freqüência de recombinação) o fator *F* (fertilidade) é integrado ao nucleóide bacteriano. No final da conjugação o fator *F* está "partido"; por exemplo, parte dele vai à frente pelo tubo de conjugação para a célula receptora (F^-), enquanto o restante é carregado na extremidade final do cromossomo doador. No entanto, é comum que o processo de conjugação seja interrompido por tensões naturais bem antes da transferência do cromossomo completo do doador.

Na linhagem F^+, o fator *F* existe livre no citoplasma, e é comumente o único material genético transferido na conjugação — convertendo assim o receptor F^- em um F^+.

Se o fator *F* for integrado ao cromossomo, sua replicação é sincrônica com esse cromossomo, de modo que também é passado da célula parental para sua prole de fissão. Em algumas células o fator F é excisado de seu cromossomo, freqüentemente com alguns genes cromossômicos ligados. Um fator de fertilidade carregando alguns genes cromossômicos ligados é designado F' ("F primo"). A conjugação entre F' e F^- resulta em diploidia parcial (para os genes cromossômicos carreados pelo F'). Ocasionalmente, em tais casos, ocorre *crossing-over* entre regiões homólogas, produzindo recombinantes. Os diplóides parciais são chamados de **merozigotos** e o processo acima descrito é denominado **sexdução.** A sexdução também torna possível determinar a dominância de alelos nessas células normalmente haplóides.

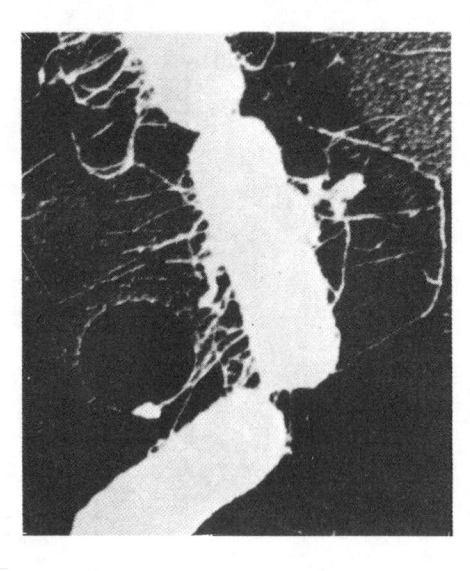

Fig. 6.6 Micrografia eletrônica de células de *Escherichia coli.* A ponte conectando os dois conjugantes pode ser vista no ângulo entre o parceiro superior e o inferior. Acontece que as células em conjugação estão também ambas nos últimos estágios de fissão, e uma delas está ao mesmo tempo sendo atacada por bacteriófagos. (Foto cortesia do Dr. Thomas F. Anderson, Institute for Cancer Research, Philadelphia.)

ESTUDOS DE LIGAÇÃO EM VÍRUS

Bacteriófagos, ou fagos, são vírus que infectam bactérias. A estrutura e o ciclo vital do fago estão descritos no Cap. 8. Como todos os vírus, os fagos têm sistemas genéticos, como evidenciado pelo fato de que ocorrem especificidades para hospedeiro e de sintomas. Mais ainda, podem ocorrer mudanças ou mutações de fagos em propriedades geneticamente controladas, como a virulência em relação a um determinado hospedeiro ou o tipo produzido de proteína de revestimento. Nas décadas de 40 e 50, numerosos estudos mostraram convincentemente que bactérias e vírus de fato possuem material genético, e que este é DNA em alguns vírus e RNA em outros.

Os fagos virulentos destroem, ou lisam, seus hospedeiros. Um mutante em fagos T2 e T4 (a série T infecta a *E. coli,* bactéria comum do cólon) realiza essa destruição mais rapidamente do que o fago "tipo selvagem". As linhagens de lise rápida são designadas T2r, T4r, e assim por diante. Se uma cultura de *E. coli* for infectada com uma mistura de fagos T2 e T4r, recuparam-se *quatro* tipos de prole: os "parentais" T2 e T4r e também os recombinantes T2r e T4.

Tais recombinações não resultam de um processo sexual, mas sim de recombinação e troca de material genético entre os fagos, em conjunção com o envolvimento do material genético da bactéria hospedeira. Os detalhes desse processo serão discutidos quando for descrita a natureza molecular do material genético em si, mas para os propósitos presentes é importante notar que (1) vírus podem ser "cruzados" e (2) em conseqüência, pode ser montado um mapa do genoma viral. Bem no início dos estudos de fagos, foram propostos

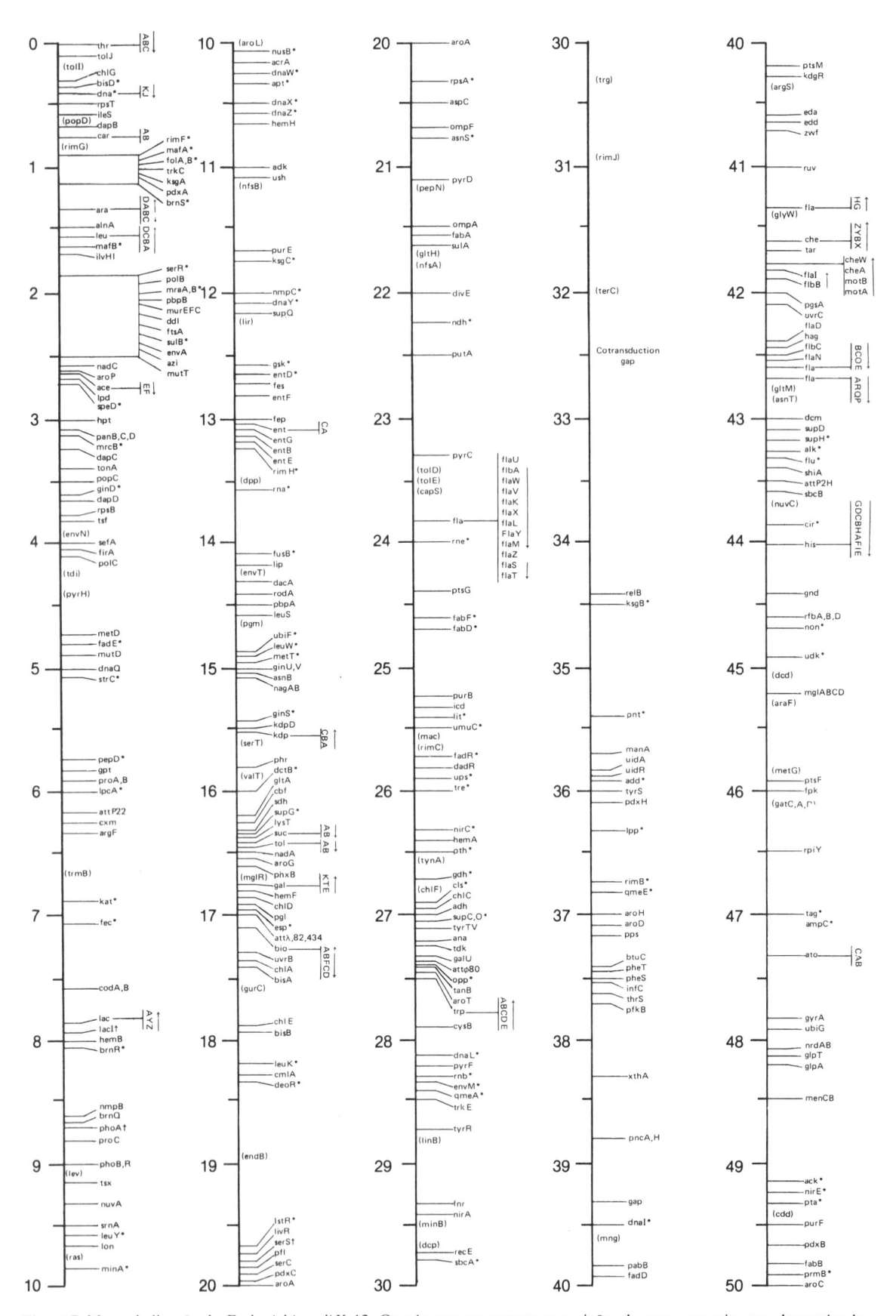

Fig. 6.7 Mapa de ligação de *Escherichia coli* K-12. Os números representam posições de mapa em minutos, determinados pelo tempo de interrupção após a entrada durante a conjugação a 37°C. Devido ao grande número de genes mapeados, o cromossomo circular foi representado como linear. Mais de 1.000 genes são agora conhecidos neste organismo. (Redesenhado de Bachmann e Low, 1980, usado com permissão.)

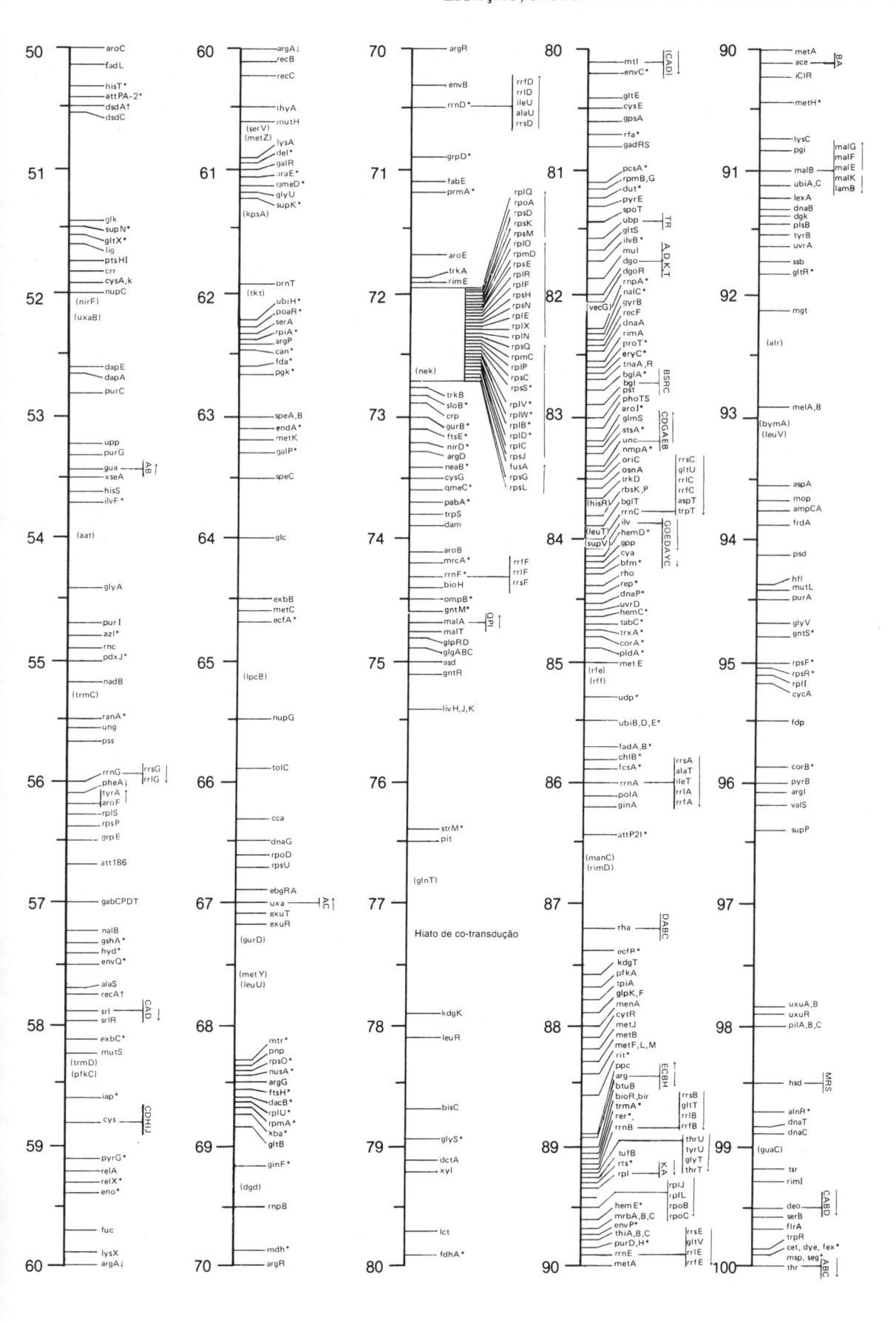

três diferentes grupos de ligação para T2, mas trabalhos posteriores mostraram que o mapa do fago, como o de bactérias, é "circular", em que cada marcador é ligado a outro em qualquer dos lados. Todo um complexo de T4r mutantes, conhecidos como rII (porque eram originalmente atribuídos ao grupo II de ligação dos primeiros pesquisadores), deu importante informação sobre a ultra-estrutura do gene.

MECANISMO DA RECOMBINAÇÃO

É razoavelmente bem entendido o mecanismo detalhado pelo qual o segmento doado de cromossomo integra-se ao do cromossomo do receptor na conjugação de bactérias, assim como os pontos de *crossing-over* em eucariotos. Um segmento do cromossomo doador não é necessariamente todo incorporado, apesar de se supor um mecanismo análogo ao do *crossing-over*. A descrição completa do conhecimento atual deve ser adiada até que tenhamos considerado a natureza e a operação do material genético, em nível molecular. Parece no entanto que algum tipo de mecanismo de corte-e-troca esteja em operação. Para os propósitos imediatos será suficiente salientar que o segmento do cromossomo do doador pareia-se com o segmento homólogo do cromossomo do receptor, e então podem ocorrer quebras tanto no doador quanto no receptor. Um segmento do cromossomo doador pode então substituir uma seção correspondente do cromossomo do receptor. Se os genes dos dois segmentos diferirem (por exemplo, *leu A+ versus leu A−*), terá ocorrido recombinação na célula receptora. Aqui *leu A+* denota um gene para capacidade de síntese do aminoácido leucina; *leu A−* designa um gene para incapacidade de síntese deste aminoácido.

Em eucariotos, as evidências mais sugestivas quanto aos eventos da recombinação derivam-se de certas plantas que têm uma fase haplóide dominante — por exemplo, muitas algas, a maioria dos fungos verdadeiros e todas as briófitas (hepáticas e musgos). Nas briófitas, por exemplo, a meiose resulta em uma tétrade esférica de quatro meiósporos *desordenados*. Mas nos fungos ascomicetos, como a *Neurospora,* as células resultantes da meiose são *ordenadas,* isto é, situadas em linha no asco (veja o ciclo vital, Apêndice B2). Tal ordenamento reflete o padrão de arranjo cromossômico em cada estágio da meiose. Apesar da meiose

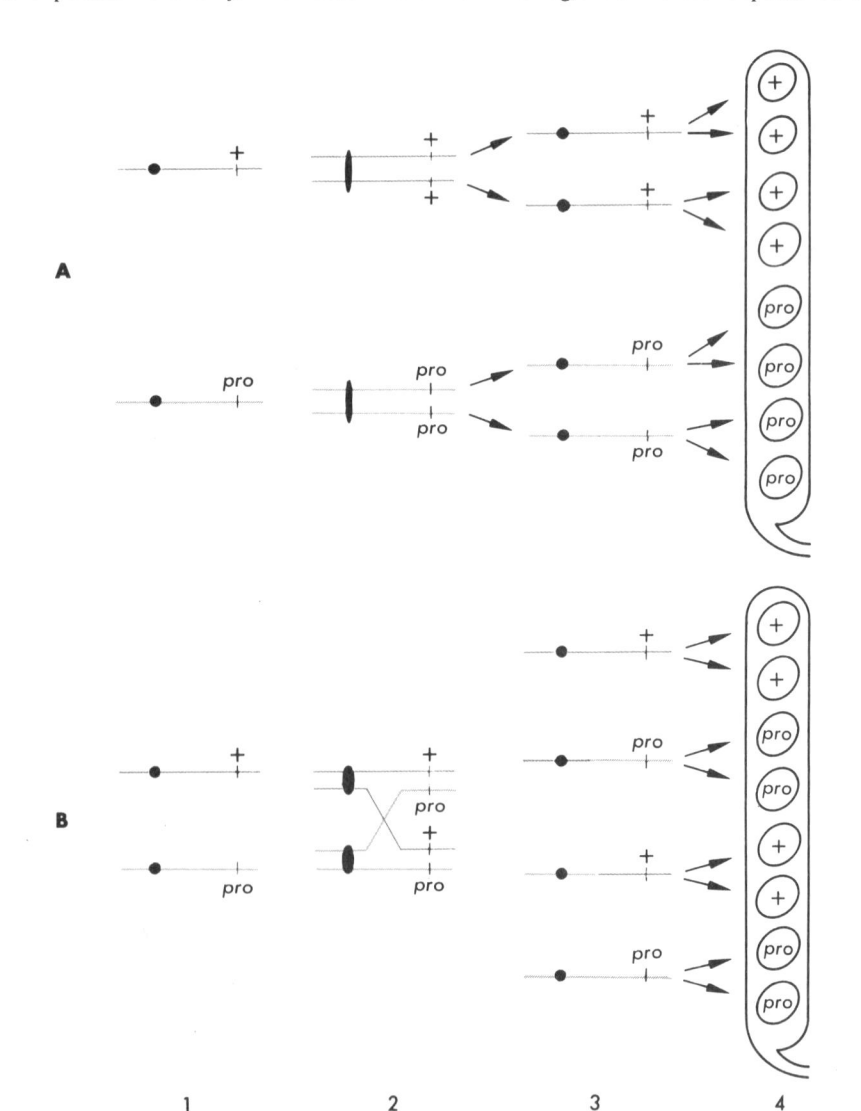

Fig. 6.8 Arranjos alternativos de ascósporos em ascos de *Neurospora.* Em (A) o *crossing-over* não ocorre ou não envolve os genes (+) e *pro*; em (B) ocorre o *crossing-over* entre o centrômero e os alelos (+) *pro* (B 2). Só se o *crossing-over* ocorrer no estágio de quatro filamentos, envolvendo cromátides não-irmãs, é que pode ser conseguida a seqüência de ascósporos mostrada em (B 4). Em 1 mostram-se, tanto em (A) quanto em (B), os cromossomos contribuídos para o zigoto por cada linhagem parental; em 2, a replicação ocorreu e está no estágio em que ocorre (se houver) a sinapse e o *crossing-over*; em 3, mostram-se os cromossomos de cada um dos meiósporos resultantes da meiose; em 4, é mostrado um asco maduro e os genótipos de cada um de seus ascósporos. A meiose acontece entre 1 e 3; ocorre mitose entre 3 e 4.

1   2   3   4

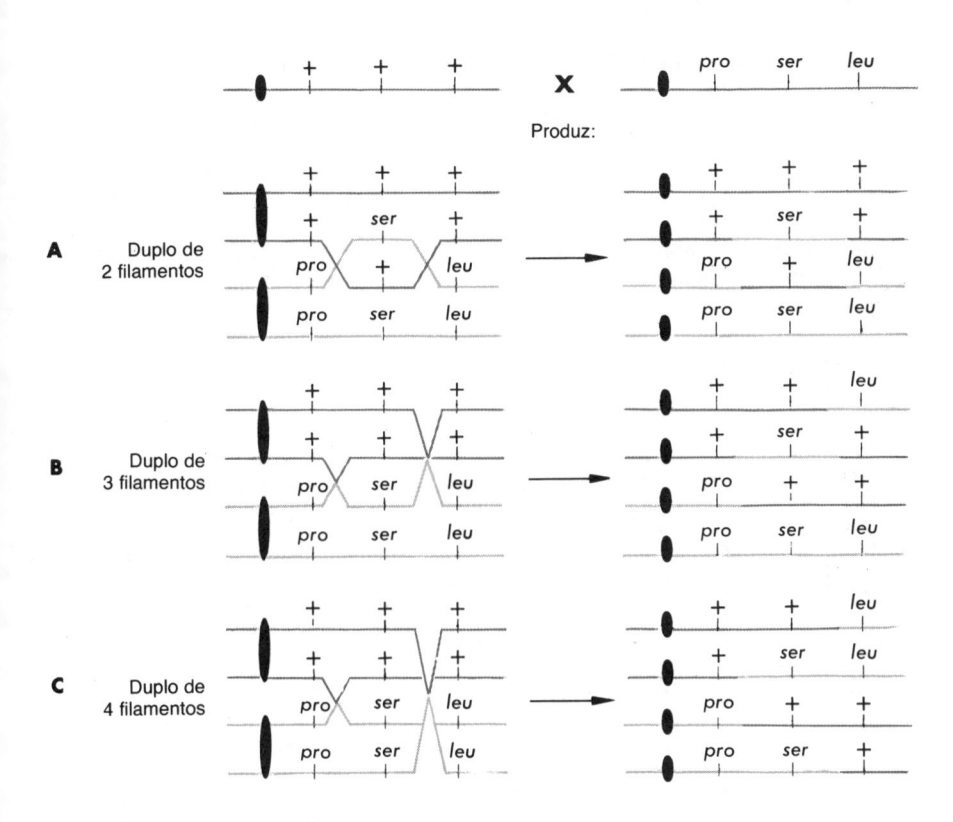

Fig. 6.9 Diagrama mostrando tipos possíveis de *crossing-over* duplo envolvendo (A) apenas duas cromátides. (B) três cromátides, (C) todas as quatro cromátides, como inferido da análise de tétrades.

em *Neurospora* produzir os usuais quatro meiósporos, cada um divide-se uma vez por mitose, produzindo um total de oito ascósporos, com pares seqüenciais deles genotipicamente idênticos. Cada ascósporo pode ser removido em ordem do asco e germinado para determinar o fenótipo fisiológico, ou examinado visualmente para caracteres morfológicos como a cor. Tal análise é denominada **análise de tétrade;** indica claramente que a recombinação por *crossing-over* deve ocorrer no estágio de quatro cromátides, e isto apóia o conceito de um mecanismo de corte-e-troca.

De um cruzamento entre um auxótrofo (por exemplo, *sem prolina*) e o tipo-selvagem prototrófico, encontram-se tanto ascósporos + quanto *pro* em números iguais em cada asco. Contudo o arranjo seqüencial desses esporos pode ser + + + + *pro pro pro pro,* ou + + *pro pro* + + *pro pro.* O último arranjo só é possível se ocorrer recombinação por *crossing-over* durante o estágio de quatro filamentos (Fig. 6.8).

Se forem cruzados um auxótrofo duplo para os caracteres ligados *sem prolina / sem serina* (*pro/ser*) e o tipo selvagem (+/+), produzem-se recombinantes recíprocos (+/*ser* e *pro*/+) com freqüência igual, junto com os tipos não-recombinantes.

Mais ainda pode-se aprender com estudos de segregação de blocos de três marcadores ligados. A análise de tétrades mostra claramente que cada *crossing* pode envolver qualquer uma das duas cromátides de cada cromossomo homólogo, de modo que são possíveis três tipos básicos diferentes de tétrades de duplo *crossing:*

1. *Duplos de dois filamentos,* nos quais as mesmas duas cromátides estão envolvidas em ambos os *crossings* (Fig. 6.9A)
2. *Duplos de três filamentos,* nos quais três cromátides estão envolvidas, uma delas participando duas vezes (Fig. 6.9B)
3. *Duplos de quatro filamentos,* nos quais cada um dos *crossings* envolve um par diferente de cromátides (Fig. 6.9C)

A qualquer dado momento um quiasma visível não indica necessariamente o ponto onde ocorre o *crossing-over,* porque após a formação os quiasmas movem-se para as extremidades das cromátides envolvidas. Há no entanto uma íntima correspondência entre o número de quiasmas e a freqüência de *crossings* em organismos cuja citologia e genética tenham sido amplamente investigadas. Duplos de três e de quatro filamentos (Fig. 6.9B e C) só podem ser explicados se as quebras ocorrerem antes de serem formados os quiasmas e após ter ocorrido replicação das cromátides.

Assim, as evidências atuais demonstram que

RESUMO

1. O número de genes excede o número de pares de cromossomos à medida que se desenvolve nosso conhecimento da genética do organismo.
2. Portanto, certos blocos de genes são ligados, e
3. O número de grupos de ligação é igual ao número de pares de cromossomos (com a

exceção apropriada dos cromossomos sexuais não homólogos), mas

4. A ligação não é inviolável.

5. Uma troca recíproca de material entre cromossomos homólogos em heterozigotos é refletida no *crossing-over*.

6. A freqüência de *crossing-over* parece estar intimamente relacionada com a distância física entre genes em um cromossomo e serve como um instrumento na construção de mapas genéticos de cromossomos.

7. O *crossing-over* resulta basicamente de uma troca de material genético entre cromátides não-irmãs por corte-e-troca após a replicação.

PROBLEMAS

6-1 Se for feito em ervilhas o cruzamento *R Ro/r ro* × *R Ro/r ro*, quais seriam as freqüências esperadas de (a) gametas parentais de cada um dos genótipos possíveis, (b) prole *R Ro/R Ro*, (c) prole púrpura longo?

6-2 Os *loci* para grupo sanguíneo Duffy humano, isto é, produção de um, ambos ou nenhum dos antígenos Fyᵃ e Fyᵇ, e o da rara doença de Charcot-Marie-Tooth (uma grave neuropatia sensorial e motora), estão ambos localizados no autossomo 1. Os estudos sugerem uma freqüência de recombinação de cerca de 0,15. Dê a distância entre os dois *loci* em unidades de mapa.

6-3 A **eliptocitose,** uma condição rara mas não prejudicial na qual as hemácias são elipsóides em vez da forma mais comum em disco, é devida à presença de um dos dois genes completamente dominantes, El_1 ou El_2. A produção do antígeno *rhesus* D é também devida a um gene dominante, *D;* a incapacidade de produção desse antígeno está associada com o genótipo *dd*. As pessoas com genótipos *DD* ou *Dd* são referidas como Rh-positivas (*Rh+*). Os *loci* El_1 e D são ligados e foram atribuídos ao cromossomo 1. No caso a seguir, considere apenas os pares de genes El_1, el_1 e *D, d*. Um homem Rh+ exibe eliptocitose, assim como sua mãe Rh–. Seu pai Rh+ tinha hemácias com forma discóide normal. (a) Afastando a pequena probabilidade de *crossing-over* em seus pais, dê o genótipo desse homem. (b) Que tipo de configuração de ligação é este?

6-4 Como foi dito no problema precedente, os pares de genes El_1, el_1 e *D, d* são ligados no cromossomo 1 humano. Alguns estudos sugerem uma distância de três unidades de mapa entre esses *loci*. Se um homem duplo heterozigoto, do qual se sabe que esses dois genes estão ligados na configuração *cis*, se casar com uma mulher Rh– que tem hemácias discóides normais, qual é a probabilidade de cada um dos seguintes fenótipos entre seus filhos: (a) Rh+ com eliptocitose, (b) Rh+ sem eliptocitose?

6-5 Os quatro pares de alelos seguintes são ligados no cromossomo 2 do tomate:

Aw, aw caules púrpura, verdes
Dil, dil folhas verde normal, verde-claro
O, o frutos esféricos, alongados
Wo, wo folhas lanudas, lisas

Em uma série de cruzamentos-teste de dois pares encontraram-se as seguintes freqüências de *crossing-over*: *wo-o*, 14%; *wo-dil*, 9%; *wo-aw*, 20%; *dil-o*, 6%; *dil-aw*, 12%; *o-aw*, 7%. (a) Qual é a seqüência desses genes no cromossomo 2? (b) Por que a freqüência de *crossing* de dois pares *wo-aw* não é maior?

Nas próximas quatro questões terão de ser usados os seguintes fatos: Em *Drosophila*, os seguintes alelos ocorrem no cromossomo III: *e*, corpo ébano; *fl*, asas enrugadas ou franzidas; *jvl* ("dardo"), cerdas cilíndricas e curvas; *obt* ("obtuso"), asas curtas e rombudas.

6-6 Uma série de cruzamentos-teste diíbridos mostra as seguintes freqüências de *crossing*: *jvl-fl*, 3%; *jvl-e*, 13%; *fl-e*, 11%. (a)Qual é a seqüência desses genes? (b) Como você explica o fato de que a soma das freqüências de *fl-e* e *fl-jvl* é maior do que a freqüência de *jvl-e*?

6-7 Outro cruzamento revela uma freqüência de *crossing* de 19% entre *jvl* e *obt*. Até que ponto você pode localizar *obt* na seqüência do Problema 6-6?

6-8 Se em seguida encontra-se uma seqüência de *crossing e-obt* de 7%, onde deveria estar localizado *obt* na seqüência?

6-9 Determina-se que a freqüência de *crossing fl-obt* pelo cruzamento + + / *fl obt* (♀) × *fl obt/fl obt* (♂) seja 17,5%. (a)Isto confirma sua resposta ao Problema 6-8? (b) Qual deveria ser a freqüência de *crossing* duplo em um cruzamento-teste triíbrido envolvendo os genes *fl, e* e *obt* se não houver interferência?

6-10 Como explicado na nota que precede o Problema 6-6, os genes *e,*

fl, jvl e *obt* estão localizados no cromossomo III, junto com muitos outros genes conhecidos, constituindo assim parte de um grupo de ligação. Quantos grupos de ligação existem ao todo em fêmeas de *Drosophila melanogaster*?

6-11 Cada indivíduo do estramônio (*Datura stramonium*) produz gametas dos dois sexos. Após consulta ao Quadro 4.1, dê o número de grupos de ligação nesta planta.

6-12 Quantos grupos de ligação existem em (a) gafanhoto fêmea, (b) gafanhoto macho, (c) fêmea humana, (d) macho humano? Confira o Quadro 4.1 para auxílio.

6-13 Mendel estudou sete pares de caracteres contrastantes em ervilha. Qual a sua suposição sobre o porquê dele não descobrir o princípio da ligação? (Seria útil consultar o trabalho de Blixt antes de chegar a uma conclusão final.)

6-14 (a)Ocorre *crossing-over* na ovocitogénese da fêmea de *Drosophila*? (b) Ocorre *crossing-over* na espermatogénese do macho de *Drosophila*?

6-15 Quantos tipos diferentes de genótipo de gametas são produzidos por (a) fêmea no cruzamento + +/*jvl fl* (♀) × *jvl fl/jvl fl* (♂)? (b) o macho no cruzamento + +/*jvl fl* (♀) × + +/*jvl fl* (♂)? Recorra aos Problemas de 6-6 a 6-9 e a suas respostas ao Problema 6-14.

6-16 Quantos tipos diferentes de genótipo de gametas são produzidos por (a) fêmea no cruzamento + + +/*jvl fl e* (♀) × *jvl fl e/jvl fl e* (♂), (b) macho no cruzamento + + +/*jvl fl e* (♀)× + + +/*jvl fl e* (♂)?

6-17 Estes dois pares de alelos são ligados no cromossomo 2 do tomate:

O fruto esférico   *P* pele lisa do fruto
o fruto oval (alongado)   *p* "pêssego" (pele aveludada do fruto)

Um cruzamento-teste entre uma planta pistilada heterozigota "liso, esférico" e uma estaminada "pêssego, oval" produziu a seguinte prole:

liso, esférico	420	pêssego, esférico	57
pêssego, oval	460	liso, oval	63

(a) Quais são as proles de *crossing*? (b) Quais são os genótipos parentais? (c) Que tipo de ligação tem o genitor pistilado? (d) Dê os genótipos dos gametas parentais e a freqüência de cada, esperada, de um grande número de plantas com o mesmo genótipo que o genitor pistilado nesse cruzamento. (e) Qual é a distância em unidades de mapa entre os *loci o* e *p*?

6-18 Dois outros pares de alelos conhecidos no tomate são

Cu, folhas recurvadas
cu, folhas normais
Bk, frutos "não bicudos"
bk, frutos "bicudos", com protuberância pontuda na extremidade de inflorescência do fruto maduro.

O cruzamento de duas plantas duplo-heterozigotas "recurvadas, não bicudas" gera quatro classes fenotípicas na prole, das quais 23,04% são "normais bicudas". Esses dois pares de genes são ligados? Como você sabe?

6-19 Pelos dados do problema precedente você pode determinar (a) se, nos genitores, *cu* e *bk* estavam em configuração *cis* ou *trans*; (b) a distância entre eles em unidades de mapa (supondo nenhuma interferência)?

Nos próximos quatro problemas, use esta informação: dois dos muitos pares conhecidos de genes no milho são

Pl planta púrpura
pl planta verde
Py planta alta (altura normal)
py pigmeu (muito baixa)

Estes genes estão a 20 unidades de mapa de distância no cromossomo 6. Faz-se o cruzamento *Pl, Py/pl py* × *Pl Py/pl py*. Agora responda às quatro questões seguintes.

6-20 Qual é a proporção de tipos de genótipo de gametas pruduzida por cada genitor?

6-21 Qual percentagem da prole tem o genótipo *pl py/pl py*?

6-22 Qual percentagem da prole é pigmeu púrpura?

6-23 Qual percentagem da prole será "pura"?

6-24 Olhe novamente o cruzamento-teste triíbrido na pág.79. Se, em vez do descrito, fosse feito o cruzamento + *ss* +/*cu* + *sr* × *cu ss sr* /*cu ss rr*, qual seria a percentagem de (a) + *ss* + e *cu* + *sr*, (b) + + + e *cu ss sr* em moscas da prole, supondo as mesmas freqüências de *crossing-over* e a mesma interferência?

6-25 Em *Drosophila*, estes genes ocorrem no cromossomo III:

+ selvagem *h* cabeluda (pêlos extra em escutelos e cabeça)
+ selvagem *fz* encrespada (pêlos torácidos curvos para dentro)
+ selvagem *eg* águia (asas abertas e levantadas)

O cruzamento + + + /*h fz eg* ♀ × *h fz eg*/*h fz eg* ♂ produziu esta F_1:

selvagem selvagem selvagem	393	selvagem selvagem águia	28
cabeluda encrespada águia	409	cabeluda encrespada selvagem	30
selvagem encrespada águia	58	selvagem encrespada selvagem	1
cabeluda selvagem selvagem	80	cabeluda selvagem águia	1

(a) Dê a seqüência dos genes e as distâncias entre eles. (b) Qual é a coincidência?

6-26 O cruzamento + + + /*a b c* ♀ × *a b c*/*a b c* ♂ na mosca das frutas dá os seguintes resultados de *crossing-over*:

crossing único *a-b*	5,75%
crossing único *b-c*	8,08%
crossing duplo *a-c*	0,25%

Qual é a coincidência?

6-27 No tomate, os seguintes genes estão localizados no cromossomo 2:

+ planta alta	*d* planta anã
+ folhas verdes uniformes	*m* folhas verdes salpicas
+ fruto liso	*p* fruto pubescente (piloso)

Os resultados do cruzamento + + + /*d m p* × *d m p* /*d m p* foram:

+ + +	470	+ *m p*	1
+ + *p*	14	*d* + *p*	25
d + +	0	*d m p*	441
+ *m* +	19	*d m* +	30

(a) Quais grupos na prole representam os *crossings* duplos? (b) Qual é a seqüência correta dos genes? (c) Quais são as distâncias em unidades de mapa entre o primeiro e o segundo e entre o segundo e o terceiro genes? (d) Há interferência?

Os seguintes genes são ligados no cromossomo II da *Drosophila*:

+ selvagem	*b* corpo negro
+ selvagem	*cn* olhos cinnabar
+ selvagem	*vg* asas vestigiais

6-28 Um cruzamento triíbrido entre uma ♀ heterozigota e um ♂ homozigoto recessivo produziu a seguinte prole de 1.000:

+ + +	39	*b cn* +	1
b + +	416	*b cn vg*	48
+ *cn* +	42	*b* + *vg*	50
+ *cn vg*	402	+ + *vg*	2

(a) Quais são as classes de prole sem *crossing*? (b) Quais são as classes com *crossing* duplo? (c) Que tipo de ligação ocorre na ♀? (d) Qual é o gene no meio da seqüência? (e) Qual é a distância em unidades de mapa entre *cn* e *b*; entre *vg* e *cn*? (f) Há interferência? (g) Qual é o coeficiente de coincidência aproximado para a segunda casa decimal (leve a freqüência *esperada* até 5 casas decimais)?

6-29 No mapa cromossômico do milho, Fig. 6.5, note que os genes pg_{12}, gl_{15} e bk_2 estão todos no cromossomo 9. Fez-se cruzamento-teste + + +/pg_{12} gl_{15} bk_2 × pg_{12} gl_{15} bk_2/pg_{12} gl_{15} bk_2. Se houver interferência completa, qual é a freqüência de (a) não-*crossing*, (b) *crossings* únicos pg_{12} gl_{15}, (c) *crossings* únicos gl_{15} bk_2, (d) *crossings* duplos na prole? (Suponha que todos os genótipos sejam igualmente viáveis.)

6-30 Com o cruzamento do problema anterior, quais seriam as freqüências de cada uma das oito classes de prole se (a) não houver interferência, (b) coincidência de 0,5? (Suponha que todos os genótipos sejam igualmente viáveis e que as probabilidades de *crossing-over* sejam iguais em todas as partes do cromossomo.)

7

DETERMINAÇÃO DO SEXO E HERANÇA RELACIONADA COM O SEXO

Há dois tipos de animais e plantas com reprodução sexuada: (1) monóicos (do grego *monos,* "único", e *oikos,* "casa"), em que cada indivíduo produz dois tipos de gametas, espermatozóide e óvulo, e (2) dióicos (prefixo grego *di-,* "dois" e *oikos*), em que um dado indivíduo produz apenas espermatozóides ou óvulos. Em organismos dióicos, a diferença sexual primária diz respeito ao tipo de gametas e aos órgãos sexuais primários pelos quais são produzidos.

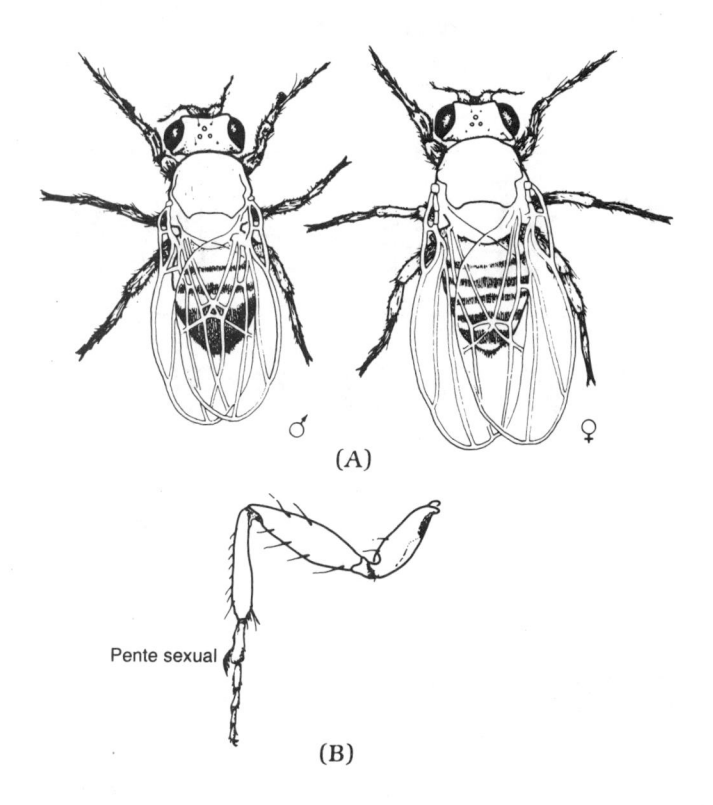

Pente sexual

(A)

(B)

Fig. 7.1 *Drosophila melanogaster:* (A) macho, esquerda; fêmea, direita. Duas características que distinguem são a fusão dos segmentos posteriores no macho contra sua distinta separação na fêmea, e o abdome mais longo e afunilado da fêmea. (B) Detalhe de perna do macho mostrando o pente sexual.

Cada sexo também exibe muitos caracteres sexuais secundários. Em seres humanos estes incluem voz, distribuição de gordura e cabelos no corpo e detalhes de estrutura de musculatura e esqueleto; em *Drosophila* incluem o número de segmentos abdominais, presença (♂) ou ausência (♀) de pentes sexuais, e assim por diante (Fig. 7.1). *Nosso problema imediato é o exame dos mecanismos que determinam o sexo de um indivíduo. Discutiremos dois tipos básicos, **cromossômico** e **gênico**, apesar da distinção nem sempre ser nítida.*

CROMOSSOMOS SEXUAIS

Organismos diplóides

Sistema XX-XO. Encontraram-se diferenças cromossômicas entre os sexos em várias espécies dióicas desde o início das investigações citológicas. H. Henking, um biólogo alemão, notou em 1891 que metade dos espermatozóides de certos insetos continha uma estrutura nuclear extra, o "corpo X". O significado dessa estrutura não foi imediatamente entendido, mas em 1902 Clarance McClung, um biólogo norte-americano, relatou que as células somáticas do gafanhoto fêmea continham 24 cromossomos, enquanto as do macho tinham apenas 23. Três anos depois, Edward B. Wilson e N. M. Stevens conseguiram seguir a ovulogénese e a espermatogênese em vários insetos. Perceberam que o corpo X era um cromossomo, e assim ele passou a ser conhecido como o cromossomo X. Portanto, em muitos insetos há uma diferença cromossômica entre os sexos, sendo as fêmeas referidas como XX (com dois cromossomos X) e os machos como XO (com um cromossomo X). Em conseqüência

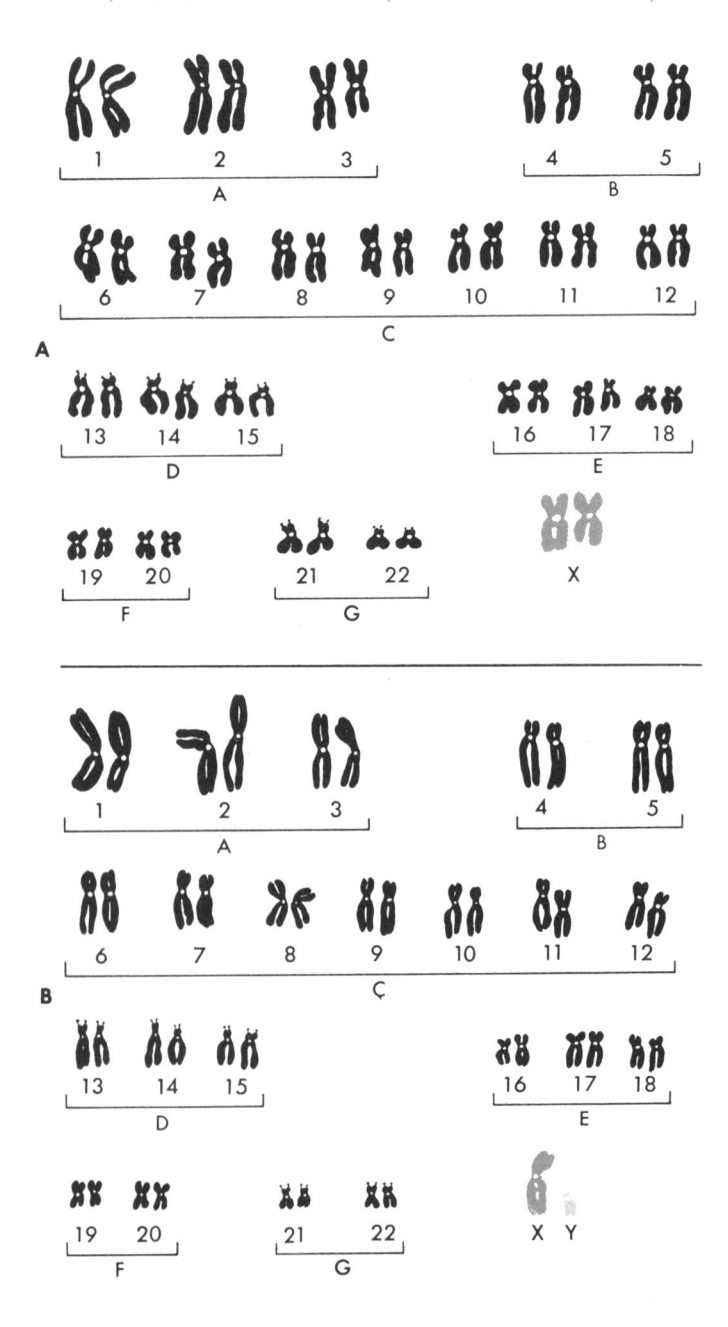

Fig. 7.2 Cariótipos de seres humanos mostrando as diferenças entre os sexos. (A) mulher; (B) homem. Os pares de cromossomos de 1 a 22 são autossomos, habitualmente dispostos do maior para o menor, com os grupos de cromossomos de tamanho semelhante designados, como grupos, por letras. O X e o Y são cromossomos sexuais; estruturalmente, o X é semelhante ao grupo C e o Y é semelhante ao grupo G.

da meiose, todos os óvulos de tais espécies carregam um cromossomo X. Apenas metade dos espermatozóides tem um, e a outra metade nenhum.

Sistema XX-XY. No mesmo ano, 1905, Wilson e Stevens encontraram um arranjo diferente em outros insetos. Em tais casos as fêmeas eram também XX, mas os machos tinham, além do X único, um ímpar de um tamanho diferente, que foi chamado cromossomo Y: portanto, os machos eram XY. Metade dos espermatozóides tem um X e metade um Y. O chamado tipo XY de diferenciação sexual ocorre em uma grande variedade de animais, incluindo a *Drosophila* e os mamíferos, como o homem (Fig. 7.2), assim como em pelo menos alguns vegetais (por exemplo, o gênero *Lychnis* de angiospermas).

Pode-se assim fazer uma distinção entre os cromossomos X e Y associados com o sexo e os que são iguais em ambos os sexos. Os cromossomos X e Y são chamados **cromossomos sexuais;** os restantes de uma dada bateria, que são os mesmos em ambos os sexos, são **autossomos.** Tanto no tipo XX-XO quanto no XX-XY até aqui descritos, todos os óvulos têm um cromossomo X, enquanto que os espermatozóides são de dois tipos, X e O ou X e Y. Óvulos e espermatozóides têm o mesmo número de autossomos. Em cada caso o macho é o sexo **heterogamético** (que produz dois tipos de espermatozóides), enquanto a fêmea é o sexo **homogamético** (produzindo só um tipo de óvulo).

Sistema ZZ-ZW. O último dos tipos principais de diferença cromossômica entre os sexos é aquele em que a fêmea é heterogamética e o macho homogamético. Freqüentemente designam-se os cromossomos sexuais nesse caso como Z e W para evitar confusão com os casos em que a fêmea seja homogamética. Portanto, essas fêmeas são ZW e os machos ZZ. Aves (incluindo as domésticas), borboletas, mariposas e alguns peixes pertencem a este grupo.

Organismos haplóides

Hepáticas. Como todas as plantas com reprodução sexuada, as hepáticas (divisão Bryophyta) caracterizam-se por uma alternância bem definida de gerações (veja Apêndice B) em que uma fase ou geração haplóide com reprodução sexual (o **gametófito**) alterna-se com um indivíduo diplóide de reprodução assexuada (o **esporófito**). Desde 1919 foi relatado que o conjunto de cromossomos do esporófito da hepática *Sphaerocarpos* consistia de sete pares de elementos equivalentes, mais um oitavo par em que um dos dois cromossomos era muito maior do que o outro. O membro maior do oitavo par foi denominado cromossomo X e o parceiro menor cromossomo Y. Na meiose, que termina a geração diplóide de esporófitos, os cromossomos X e Y são segregados de modo que, dos quatro meiósporos produzidos a partir de cada meiócito, dois recebem um cromossomo X e dois recebem um Y. Os meiósporos contendo um cromossomo X desenvolvem-se nos gametófitos femininos; aqueles com um Y, em masculinos. Portanto as fêmeas são X, os machos são Y e os esporófitos assexuados são XY.

Os vários tipos de diferenças cromossômicas entre os sexos podem ser resumidos assim:

♀	♂	Exemplos
XX	XY	*Drosophila*, humanos e outros mamíferos, algumas plantas angioespermas dióicas
XX	XO	Gafanhotos, muitos ortópteros e hemípteros
ZW	ZZ	Aves, borboletas e mariposas
X	Y	Hepáticas

Diferenças cromossômicas como estas levantam certas questões fundamentais. Por exemplo, um indivíduo de *Drosophila* é um macho pela presença do Y ou porque há apenas um X presente? Um indivíduo é fêmea devido à ausência do Y ou pela presença de dois cromossomos X? Os autossomos têm algo a ver com a determinação do sexo? O sistema é idêntico em *Drosophila* e seres humanos, ambos com a diferença sexual XX-XY? O que os genes têm a ver com a situação? O que causa a reversão de sexo, em que um indivíduo de um sexo transforma-se em um do outro sexo? Ou o que acontece para produzir indivíduos que são parte macho e parte fêmea, em espécies em que os sexos são ordinariamente separados e distintos?

Não-disjunção primária dos cromossomos X

Os trabalhos em genética de *Drosophila melanogaster* mostraram que a determinação do sexo, pelo menos nesse animal (em que 2n = 8), era bem menos simples do que a simples diferença XX-XY poderia sugerir. A partir de alguns resultados estranhos de cruzamentos em seu laboratório, em uma obra-prima de raciocínio indutivo, C. B. Bridges conseguiu estabelecer as bases de um conhecimento completo da determinação do sexo em *Drosophila*.

O gene para o tipo selvagem com olhos vermelhos (+) é transportado no cromossomo X; um alelo recessivo (v) produz olhos escarlate *(vermilion)* em fêmeas homozigotas e em todos os machos (que, é claro, têm apenas um cromossomo X). Normalmente, fêmeas com olhos escarlate cruzadas com machos com olhos vermelhos produzem apenas filhas com olhos vermelhos e filhos com olhos escarlate:

$$P \qquad X^v X^v \qquad \times \qquad X^+ Y$$

$$\textit{Gametas de P} \qquad ♀\ X^v$$
$$♂\ \tfrac{1}{2} X^+ \qquad \tfrac{1}{2} Y$$

$$F_1 \qquad \tfrac{1}{2} X^+ X^v \qquad + \qquad \tfrac{1}{2} X^v Y$$
$$(♀ \text{ vermelho}) \qquad\qquad (♂ \text{ escarlate})$$

No entanto, em casos raros, cruzamentos desse tipo produzem inesperadamente filhas com olhos escarlate e filhos com olhos vermelhos com uma freqüência de um em 2.000 a 3.000 descendentes. Bridges propôs que esta prole incomum seria devida a uma falha de disjunção dos cromossomos X em uma fêmea XX durante a ovulogênese. Ele raciocinou que tal *não-disjunção primária* produziria três tipos de óvulos, dos quais a maioria conteria o normal cromossomo X isolado e um pequeno número ou com dois cromossomos X ou com nenhum. Se cada cromossomo X for representado por X^+(portador do alelo dominante para olhos vermelhos) ou X^v (portador do alelo recessivo para olhos escarlate), e cada *conjunto de três autossomos* sendo **A**, o cruzamento de Bridges pode ser representado deste modo:

$$P \quad AAX^v X^v \times AAX^+ Y$$

$$(♀ — \text{escarlate})\ (♀ — \text{vermelho})$$

Gametas		
de P	♀	AX^v (numerosas) + $AX^v X^v$ (raros) + AO (raros)
	♂	$AX^+ + AY$

F_1	$AAX^+\ X^v$	vermelho ♀ (numerosas; normais)
	$AAX^+\ X^v X^v$	"metafêmea" vermelho (raras; morrem)
	$AAX^+ O$	vermelho estéril ♂ (raro)
	$AAX^v Y$	escarlate ♂ (numerosos; normais)
	$AAX^v X^v Y$	escarlate férteis ♀ (raros)
	$AAOY$	morrem (raras)

As metafêmeas (AAAXXX) são fracas e raramente vivem além da fase de pupa; os indivíduos AAOY morrem no estágio de zigoto. Note que as fêmeas indicam que a presença de um cromossomo Y não determina em si a masculinidade, apesar dos machos sem ele (XO) serem estéreis.

Não-disjunção secundária

Bridges em seguida cruzou as fêmeas excepcionais com olhos escarlate ($AAX^v\ X^v$ Y), que surgiram em resultado da não-disjunção primária, com machos normais de olhos vermelhos (AAX⁺Y) e obteve prole nestas freqüências:

0,46	♀ vermelho	
0,02	♀ escarlate	
0,02	♂ vermelho	
0,46	♂ escarlate	
0,02	metafêmeas	} morrem
0,02	*OYY*	

A ocorrência das fêmeas com olhos escarlate e machos de olhos vermelhos é devida à *não-disjunção secundária*. Espera-se que a meiose em fêmeas XXY seja algo irregular devido a problemas de pareamento, e de fato os resultados de Bridges confirmam isto. Na ovulogênese, a sinapse pode abranger os dois cromossomos X (tipo XX) com o cromossomo Y permanecendo fora da sinapse, ou um X e o Y (tipo XY) com o outro X permanecendo livre. Bridges encontrou ocorrência de sinapses XY em cerca de 16 por cento dos casos e sinapses XX em cerca de 84 por cento. Após a sinapse XY, a disjunção segrega os parceiros sinápticos X e Y para pólos opostos. O X fora da sinapse pode ir para *qualquer* dos pólos, de modo que a sinapse XY produz quatro tipos de óvulos com a freqüência de 0,04 cada: XX, Y, X e XY (Fig. 7.3). Por outro lado, a sinapse XX é seguida da disjunção dos dois cromossomos X da sinapse e seu movimento para pólos opostos. O Y livre pode, é claro, ir para qualquer dos pólos, mas o resultado é apenas dois tipos de gametas, X e XY, com uma freqüência

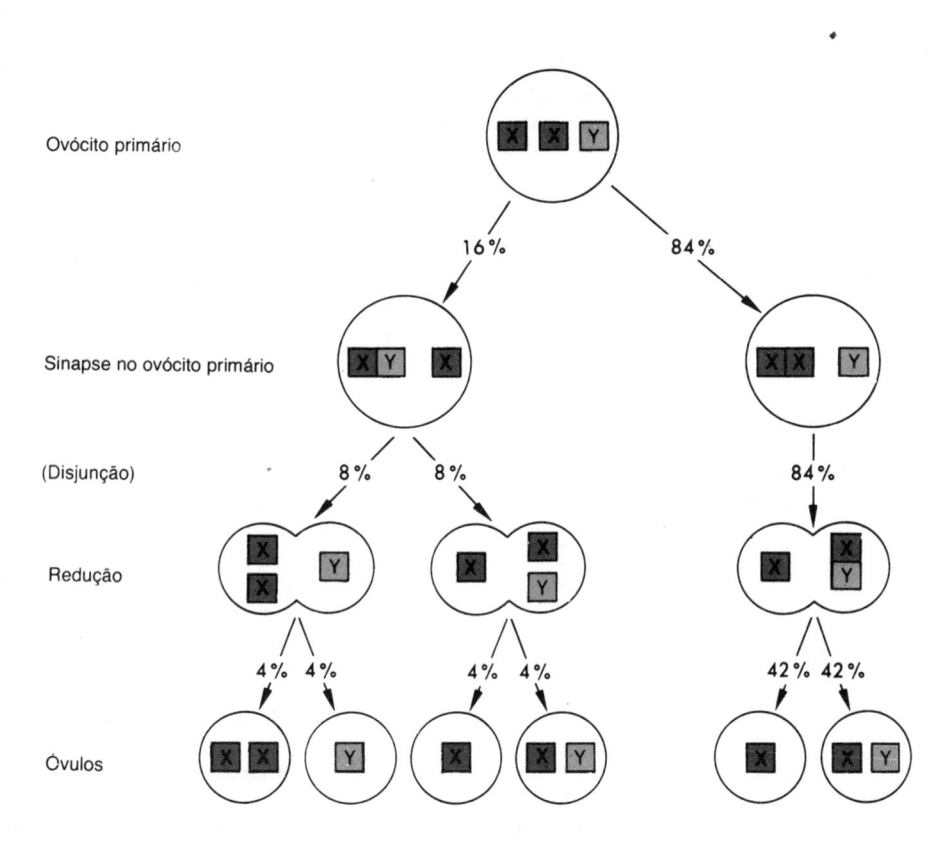

Ovócito primário

Sinapse no ovócito primário

(Disjunção)

Redução

Óvulos

16%   84%

8%   8%   84%

4% 4%   4% 4%   42% 42%

Fig. 7.3 Diagrama de não-disjunção secundária em *Drosophila* fêmea XXY, resultando em óvulos 46% X, 46% XY, 4% XX, 4% Y. Para explicação, veja o texto. (Baseado no trabalho de Bridges, 1916a.)

de 0,42 cada. O resultado global de não disjunção secundária é quatro tipos de óvulos nestas freqüências:

$$0,46X^{v}Y + 0,46\ X^{v} + 0,04X^{v}X^{v} + 0,04Y$$

A fertilização por espermatozóides de um macho normal de olhos vermelhos (X^{+} Y) produz oito tipos de zigotos, que podem ser agrupados em seis classes:

Freqüência	Zigoto	Fenótipo
0,23	$X^{+}\ X^{v}Y$ ⎱	♀ — vermelho
0,23	$X^{+}\ X^{v}$ ⎰	
0,02	$X^{+}\ X^{v}X^{v}$	metafêmea (morre)
0,02	$X^{+}\ Y$	♂ — vermelho
0,23	$X^{v}YY$ ⎱	♂ — escarlate
0,23	$X^{v}Y$ ⎰	
0,02	$X^{v}\ X^{v}Y$	♀ — escarlate
0,02	YY	morre

Bridges verificou a constituição cromossômica de cada um dos genótipos viáveis.

Do modo como Bridges usou o termo, a *não-disjunção primária* pode ocorrer tanto em fêmeas XX quanto nos machos XY. No primeiro caso leva à produção de óvulos XX e O. A ocorrência na primeira divisão meiótica de machos produz espermatozóides XY e O. Se ocorrer durante a segunda divisão, resultam espermatozóides XX, YY e O. A *não-disjunção secundária,* por outro lado, ocorre em fêmeas XXY, em que origina óvulos XX, XY, X e Y. Como o termo *não-disjunção* faz supor, esses gametas aberrantes são produzidos apenas como resultado de uma falha na disjunção dos cromossomos sexuais após a sinapse; eles não são fisicamente ligados.

Moscas com X ligados

Outra linhagem de moscas em que a não-disjunção dos cromossomos X ocorria em *todas* as fêmeas foi descoberta por L. V. Morgan (esposa de T. H. Morgan). Quando tais fêmeas eram cruzadas com machos citologicamente normais portando um gene recessivo no cromossomo X, toda a prole macho viável era fenotipicamente igual ao pai (mas estéril), ao passo que toda a descendência fêmea viável era igual à mãe. Além disso, um quarto da prole total era de matafêmeas e outro quatro (AAOY) morria no estágio de zigoto. Morgan propôs que nessas fêmeas com X ligados (XX) os dois cromossomos X eram fisicamente ligados, de modo que só eram produzidos dois tipos de óvulos, AXX e AO. Esta explicação foi logo confirmada citologicamente.

Quadro 7.1 Resumo da determinação cromossômica do sexo em *Drosophila**

Número de cromossomo X	Número de conjuntos de autossomos	Número de autossomos	Número total de cromossomos	Proporção X/A	Designação do sexo
3	2	6	9	1,50	Metafêmea
4	3	9	13	1,33	Metafêmea triplóide
4	4	12	16	1,00	Fêmea tetraplóide
2	2	6	8	1,00	Fêmea
3	4	12	15	0,75	Intersexuado tetraplóide
2	3	9	11	0,67	Intersexuado triplóide
1	2	6	7	0,50	Macho
1	3	9	10	0,33	Metamacho triplóide
1	4	12	13	0,25	Metamacho tetraplóide

*Apud Bridges, 1916.

Moscas poliplóides

Moscas produzidas experimentalmente, triplóides (três conjuntos inteiros de cromossomos, ou 3n) e tetraplóides (4n) foram em seguida incorporadas ao trabalho de Bridges, de modo que foram produzidos muitos tipos de moscas quanto aos conjuntos de cromossomos. Com a continuação desse trabalho, ficou cada vez mais claro que, pelo menos em *Drosophila*, o importante para o sexo do indivíduo era a *proporção de cromossomos X para os conjuntos de autossomos*. O Y, portanto, nada tem a ver com determinação de sexo, mas governa a fertilidade do macho. Esses resultados estão resumidos no Quadro 7.1.

Os metamachos (ou supermachos) são para o sexo masculino o que as metafêmeas (ou superfêmeas) são para o sexo feminino, isto é, são fracos, estéreis, mal desenvolvidos e morrem cedo. Os intersexuados são indivíduos estéreis que apresentam características sexuais secundárias intermediárias entre as do macho e da fêmea (Fig. 7.4).

A partir desses resultados pode-se resumir o mecanismo da determinação do sexo em *Drosophila:*

1. O sexo é comandado pela proporção do número de cromossomos X para o de conjuntos de autossomos. Portanto, pelo Quadro 7.1, as fêmeas têm uma proporção X/A = 1,0; os machos = 0,5. Esta relação aplica-se até a moscas poliplóides, enquanto for mantida a proporção X/A adequada.
2. Os genes para masculinidade em si são aparentemente carreados nos autossomos; aqueles para feminilidade, no cromossomo X.
3. O cromossomo Y comanda a *fertilidade* do macho, em vez do sexo em si, porque tanto as moscas AAXY quanto as AAXO são machos com relação aos caracteres sexuais secundários, mas apenas as primeiras produzem espermatozóides; não tem efeito em moscas AAXXY, que têm uma proporção X/A de 1,0 e são fêmeas.
4. Uma proporção X/A maior do que 1,0 ou menor do que 0,5 resulta em certas malformações características *(metafêmeas e metamachos)*.
5. Uma proporção X/A menor que 1,0 mas maior que 0,5 produz indivíduos intermediários entre fêmea e macho *(intersexuados)*. O grau de feminilidade é maior quanto mais próxima de 1,0 estiver a proporção X/A e o grau de masculinidade é maior quanto mais próxima de 0,5 estiver esta proporção.

Outros pesquisadores confirmaram e ampliaram essas observações em intersexuados em *Drosophila*. Usando raios X para fragmentar cromossomos, foram desenvolvidas linhagens de moscas com fragmentos extra do cromossomo X. Portanto um indivíduo com cerca de 2,67 cromossomos X e 3 conjuntos de autossomos (= 9 autossomos) tem uma proporção

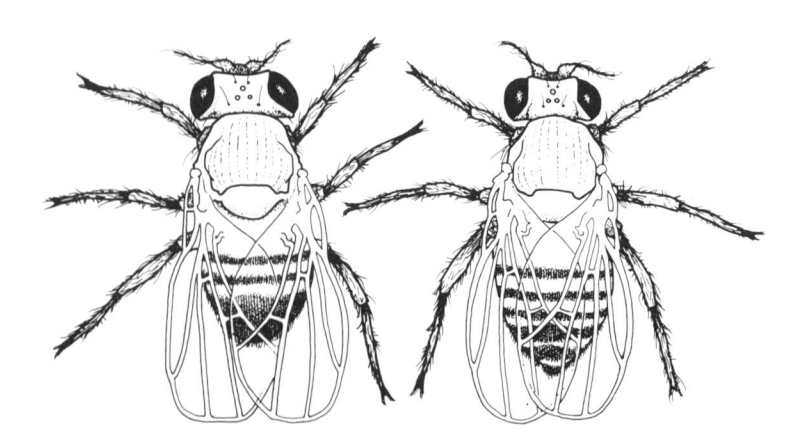

Fig. 7.4 Intersexuados triplóides (proporção X/A 0,67) em *Drosophila*.

X/A de 2,67/3 = 0,89, e é um intersexuado. Suas características sexuais secundárias, contudo, são mais femininas do que em uma mosca com 2,33 X e 3 conjuntos de autossomos, e portanto uma proporção X/A de 2,33/3 = 0,78.

O mesmo sistema em que uma proporção X/A é crítica é relatado para a *Rumex acetosa*, uma planta floral (angiosperma).

O gene transformador

Vale a pena examinar com brevidade um fator adicional que complica a determinação do sexo em *Drosophila*. Um alelo recessivo, *tra*, no terceiro cromossomo (um autossomo), quando homozigoto, "transforma" fêmeas diplóides normais (AAXX) em machos estéreis. As moscas *XX tra tra* têm muitas das características sexuais de machos (genitália externa, pentes sexuais e abdome tipo masculino) mas, como relatado, são estéreis, assim como as moscas *XXY tra tra*. Contudo os machos *XY tra tra* são normais e férteis.

Ginandromorfos

Os conceitos de determinação do sexo desenvolvidos para *Drosophila* são verificados pela ocorrência ocasional de **ginandromorfos** (ou ginandros). São indivíduos em que parte do corpo expressa caracteres masculinos, enquanto outras partes expressam características femininas. Um ginandromorfo bilateral, por exemplo, é macho em um lado (direito ou esquerdo) e fêmea no outro. Deve-se esperar que as porções masculinas de tais moscas tenham uma composição cromossômica masculina. Experiências engenhosas usando genes "marcadores" conhecidos no cromossomo X forneceram evidências experimentais que confirmam esta previsão. O retardamento do cromossomo X na mitose pode resultar em células filhas com conjuntos cromossômicos *AAXX* e *AAXO* quando o X retardado deixa de ser incorporado em um núcleo filho. A parte do corpo desenvolvida a partir da primeira célula será fêmea normal e a parte desenvolvida a partir da outra será macho (estéril). Os ginandromorfos representam um tipo de *mosaico*, ou um organismo feito de tecidos de genótipos masculino e feminino.

O sexo como uma grandeza contínua

Em vez de uma condição ou/ou, macho ou fêmea, XX ou XY, o sexo pode ser visto como um contínuo, que vai da supermasculinidade até a superfeminilidade. Onde um indivíduo situa-se em tal contínuo está relacionado com a proporção de cromossomos X individuais para conjuntos de autossomos. É claro que não são os cromossomos como estruturas que são os fatores que decidem, mas sim os *genes* nos cromossomos. Portanto, os genes para masculinidade estão associados aos autossomos, e aqueles para feminilidade, com os cromossomos X. No entanto, todo esse aparato de determinação do sexo pode, em alguns casos, ser transtornado por um único par de genes autossômicos recessivos (*tra*)!

Nos seres humanos normais, os machos são XY e as fêmeas XX, como na *Drosophila*. Mas o sexo é aqui determinado pela proporção X/A? Quanto ao sexo, o cromossomo Y transporta genes para fertilidade masculina, como na *Drosophila*, ou para sexo masculino em si? Para responder a essas questões será útil examinar (1) os cromossomos sexuais, (2) o conceito de diferenciação sexual e (3) as anomalias de sexo humano e sua constituição cromossômica.

SERES HUMANOS

Os cromossomos sexuais

Cromossomo X. O cromossomo X humano é de comprimento médio, submetacêntrico e de comprimento intermediário entre os cromossomos 7 e 8 (Quadro 7.2). O centrômero é mais perto do centro no X do que em qualquer um dos cromossomos maiores do grupo C. Com o desenvolvimento de técnicas de bandeamento fluorescente (Cap. 4), tornou-se exata a diferenciação entre os cromossomos X e os autossomos morfologicamente similares (Fig. 7.5). Em lâminas de metáfase mitótica, o cromossomo X mede aproximadamente 5,0 a 5,5 μm, dependendo da preparação.

Cromossomo Y. O cromossomo Y na maioria dos homens tem em média cerca de 2 μm de comprimento, levemente mais longo do que os membros do grupo G de cromossomos (os mais curtos) (Quadro 7.2). Esse cromossomo tem, no entanto, comprimento bem variável entre homens diferentes; em alguns tem regularmente comprimento igual ou maior do que os membros do grupo F (cromossomos 19 e 20), ao passo que em outros pode ter menos da metade do comprimento dos membros do grupo G. Nenhum fenótipo ou síndrome em particular têm sido comprovadamente associados com cromossomo Y longo ou curto. Esse cromossomo é acrocêntrico, até mais do que os cromossomos G, e seus braços longos geralmente situam-se bem próximos um do outro. Ao contrário dos cromossomos 21 e 22, o

Quadro 7.2 Medidas dos comprimentos relativos em cromossomos humanos, em percentagem do comprimento haplóide total dos autossomos

Número de cromossomos	A	B	C
1	9,08	9,11 ± 0,53	8,44 ± 0,433
2	8,45	8,61 ± 0,41	8,02 ± 0,397
3	7,06	6,97 ± 0,36	6,83 ± 0,315
4	6,55	6,49 ± 0,32	6,30 ± 0,284
5	6,13	6,21 ± 0,50	6,08 ± 0,305
6	5,84	6,07 ± 0,44	5,90 ± 0,264
7	5,28	5,43 ± 0,47	5,36 ± 0,271
X	5,80	5,16 ± 0,24	5,12 ± 0,261
8	4,96	4,94 ± 0,28	4,93 ± 0,261
9	4,83	4,78 ± 0,39	4,80 ± 0,244
10	4,68	4,80 ± 0,58	4,59 ± 0,221
11	4,63	4,82 ± 0,30	4,61 ± 0,227
12	4,46	4,50 ± 0,26	4,66 ± 0,212
13	3,64	3,87 ± 0,26	3,74 ± 0,236
14	3,55	3,74 ± 0,23	3,56 ± 0,229
15	3,36	3,30 ± 0,25	3,46 ± 0,214
16	3,23	3,14 ± 0,55	3,36 ± 0,183
17	3,15	2,97 ± 0,30	3,25 ± 0,189
18	2,76	2,78 ± 0,18	2,93 ± 0,164
19	2,52	2,46 ± 0,31	2,67 ± 0,174
20	2,33	2,25 ± 0,24	2,56 ± 0,165
21	1,83	1,70 ± 0,32	1,90 ± 0,170
22	1,68	1,80 ± 0,26	2,04 ± 0,182
Y	1,96	2,21 ± 0,30	2,15 ± 0,137

De *Paris, Conference (1971): Standardization in Human Cytogenetics*, Em *Birth Defects Orig. Art. Ser.* Ed. D. Bergsma. Publicado pela The National Foundation-March of Dimes, White Plains N. Y., Vol. VIII (7), 1972, Usado com permissão.

Coluna A: Dados anteriores das Conferências Denver-London.

Coluna B: Dados de 10 células pelos Drs. T. Caspersson, M. Hultén, J. Lindsten e L. Zech. Células coradas com orceína.

Coluna C: Dados de 95 células obtidos pelos Drs. H. Lubs, T. Hostetter e L. Ewing, de 11 pessoas normais (6 a 10 células por pessoa). Comprimento médio total: 176 μm. células coradas com orceína ou pela técnica Giemsa 9.

As percentagens não somam 100 porque são as médias para um dado cromossomo em várias lâminas de metáfase.

Y não tem satélites. Com técnicas de bandeamento fluorescente, o braço maior emite fluorescência brilhante em preparações de boa qualidade (Fig. 7.5). A coloração de células XY (ou XYY) com corantes fluorescentes como o cloridrato de quinacrina revela a brilhante fluorescência do cromossomo Y, não só na metáfase mitótica mas também na intérfase (Fig. 7.6). A mesma técnica pode ser usada com sucesso em espermatozóides e em células no líquido amniótico.

Cromatina de X e de Y em núcleos interfásicos. Uma indicação do equipamento de cromossomos sexuais de um indivíduo pode ser obtida de modo bem simples pelo exame de células epiteliais descamativas de raspados de mucosa bucal. Quando coradas, a maioria das células somáticas de mulheres normais mostra uma estrutura característica, o *corpúsculo de Barr,* assim chamado devido a seu descobridor, Murray Barr, que primeiro o descreveu em 1949 (Fig. 7.7). Por isso, diz-se que as mulheres são *cromatina sexual-positivas;* os homens normais, cujas células não contêm corpúsculos de Barr, *cromatina sexual-negativos.* Devido a vários fatores citológicos, assim como a algumas das técnicas empregadas, a freqüência de células cromatina sexual-positivas em raspados de mucosa oral de mulheres normais tem sido relatada entre 36 e 80% das células examinadas. O corpúsculo de Barr é uma estrutura pequena (cerca de 1 μm em sua maior dimensão), hemisférica, em forma de disco, de bastão ou de perfil triangular. Fica em geral apenso à superfície interna da membrana nuclear ou, em células nervosas, pode estar associado com o nucléolo. Em células diplóides de mulheres o número de corpúsculos de Barr é um a menos que o número de cromossomos X.

Em células somáticas com dois cromossomos X, um replica-se mais tarde do que o outro. Mary Lyon e outros propuseram que o cromossomo X torna-se inativado no início da vida embrionária e forma o corpúsculo de Barr. Se o fato de ser o cromossomo X materno ou o paterno que é inativado em uma dada célula depende do acaso, mas uma vez tendo ocorrido em uma célula embrionária, as indicações são de que o mesmo cromossomo transforma-se no corpúsculo de Barr em todas as células derivadas daí em diante. Portanto, as mulheres que sejam heterozigotas para genes localizados no cromossomo X são *mosaicos:* alguns trechos dos tecidos expressam o fenótipo dominante e outros expressam o fenótipo recessivo.

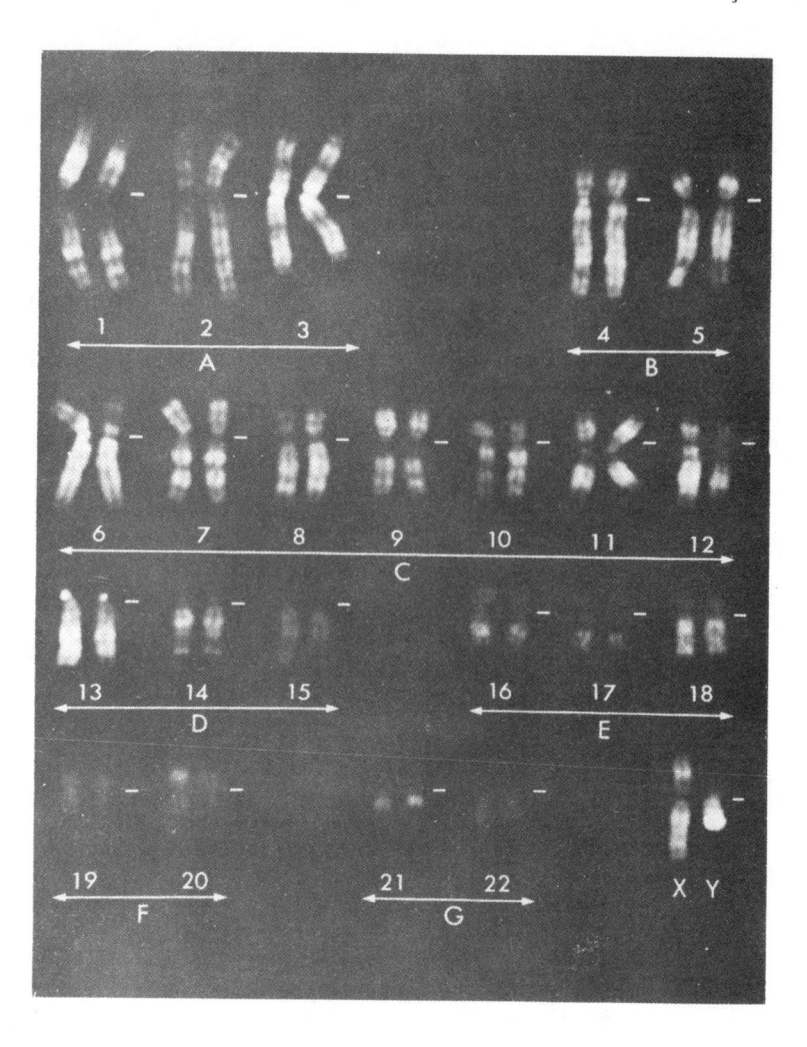

Fig. 7.5 Cariótipo de macho humano normal (46,XY) com bandas Q. As técnicas de bandeamento permitem muito maior precisão na comparação de cromossomos e na identificação dos cromossomos sexuais. A barra curta ao lado de cada par de cromossomos marca a localização do centrômero. Note o braço longo do cromossomo Y com brilhante fluorescência. (Cortesia do Dr. C. C. Lin.)

Diferenciação sexual

Sexo genético. As mulheres normais têm normalmente dois cromossomos X; os homens normais têm um X e um Y. Como relatado anteriormente, os genes nesses cromossomos determinam a feminilidade ou a masculinidade. Portanto, pode-se falar que as fêmeas têm a designação XX de *sexo genético* e os machos a designação XY de sexo genético, embora possam ocorrer casos excepcionais.

Sexo gonádico. Substâncias químicas (indutores) produzidas por células embrionárias XX agem na região *cortical* das gônadas indiferenciadas levando ao desenvolvimento de tecido ovariano. Em embriões XY, no entanto, os indutores estimulam a produção de testículos

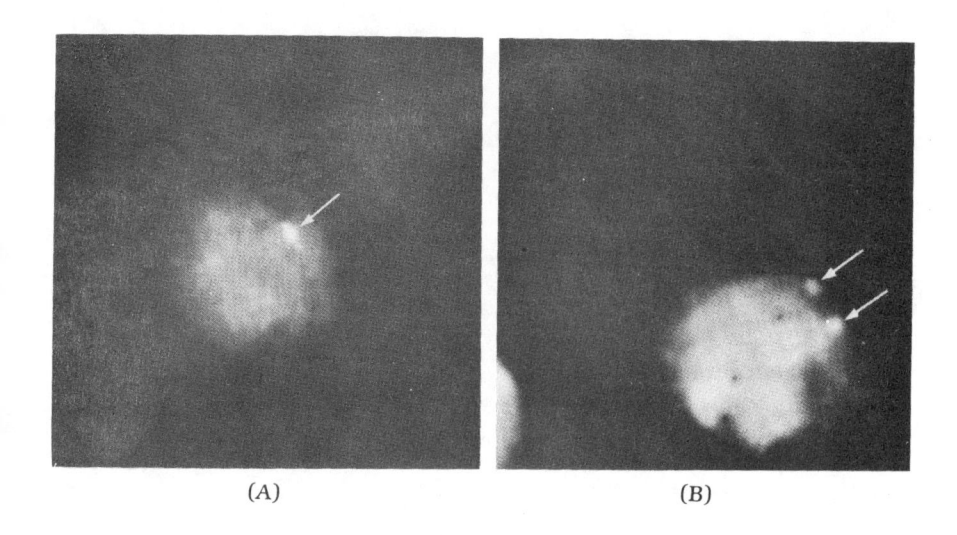

(A)   (B)

Fig. 7.6 O cromossomo Y com fluorescência brilhante (setas) em intérfase corada com quinacrina. (A) 46,XY masculino, (B) 47,XYY masculino. (Cortesia do Dr. C. C. Lin.)

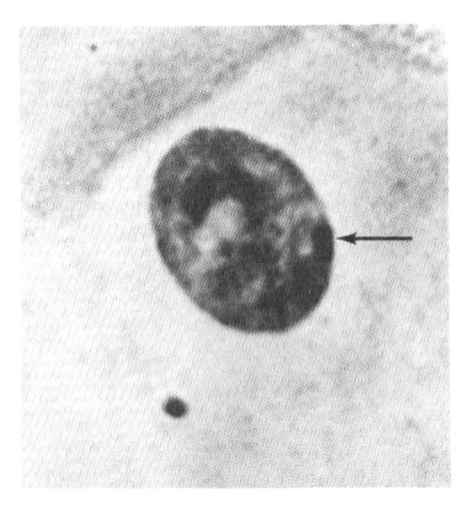

Fig. 7.7 Núcleo de célula epitelial descamativa de mulher normal, mostrando o corpúsculo de Barr escuro e proeminente (seta) junto à membrana nuclear. (Cortesia de Carolina Biological Supply Co.)

a partir da *medula* das gônadas indiferenciadas. Portanto o sexo genético XX está geralmente associado ao *sexo gonádico* ovariano e XY associa-se ao sexo gonádico testicular.

Sexo genital. As gônadas embrionárias produzem hormônios que, por sua vez, determinam a morfologia de genitália externa e dos canais genitais. Os embriões XX normalmente desenvolvem ovários, genitália externa feminina e canais de Müller. Os embriões XY, por outro lado, normalmente desenvolvem testículos, genitália externa masculina e canais de Wolff. Em embriões XX os canais de Wolff são suprimidos; em embriões XY os canais de Müller permanecem não desenvolvidos. Há assim uma distinção entre *sexo gonádico* masculino e feminino.

Sexo somático. A produção de hormônios gonadais continua a aumentar até que os *caracteres sexuais secundários* apareçam na puberdade. Estes incluem a quantidade e a distribuição de pêlos (por exemplo, faciais, corporais, axilares, pubianos), dimensões da pelve, proporções corporais gerais, gordura subcutânea nos quadris e coxas e desenvolvimento dos seios na mulher, assim como um aumento do tamanho da laringe e mudança de voz no homem.

Sexo sociopsicológico. Na maioria dos indivíduos, os sexos genético, gonádico, genital e somático coincidem; as pessoas XX, por exemplo, desenvolvem ovários, genitália feminina e características sexuais secundárias femininas. Geralmente essas pessoas são criadas como mulheres e adotam as funções do gênero feminino em quaisquer que sejam os padrões culturais estabelecidos na sociedade da qual são membros. Uma correlação semelhante do sexo genético ao sociopsicológico é vista em indivíduos XY. Contudo alguns indivíduos apresentam uma incoerência de algum tipo ou grau entre esses níveis de sexualidade. Ocorre intersexualidade quando a contribuição cromossômica não coincide com o sexo gonádico ou com outras características sexuais secundárias.

Anomalias sexuais humanas

A síndrome de Klinefelter. Um em cerca de 500 nascimentos "masculinos" produz um indivíduo com um conjunto particular de anormalidades conhecido coletivamente como a **síndrome de Klinefelter** (Fig. 7.8). Essas pessoas têm um fenótipo geral masculino; a genitália externa é essencialmente de morfologia normal. Embora haja alguma variabilidade em outras características, os testículos são tipicamente pequenos, geralmente não produzem espermatozóides e a inteligência pode ser normal ou levemente retardada. Os braços são mais longos do

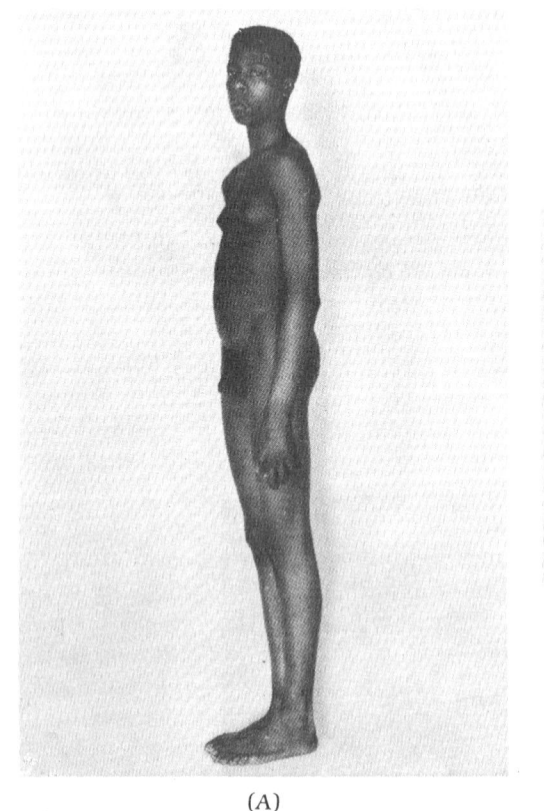

(A)

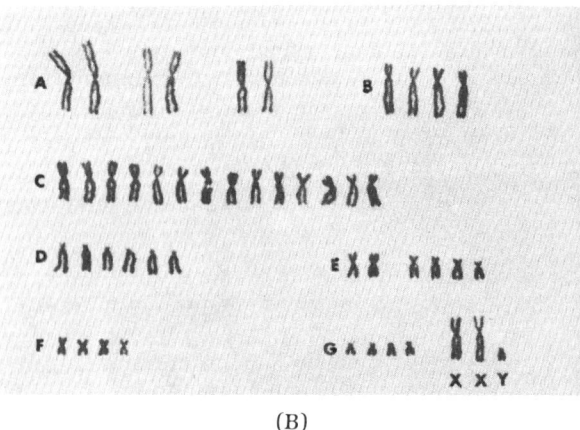

(B)

Fig. 7.8 A síndrome de Klinefelter no homem. Tais pessoas são AAXXY (47,XXY). A genitália externa é do tipo masculino, mas há geralmente algum desenvolvimento de seios do tipo feminino. (A) Fenótipo geral. (Foto-cortesia do Dr. Victor A. McKusick.) (B) Cariótipo de outro indivíduo Klinefelter. (Foto cortesia de *Ms.* Dawn DeLozier).

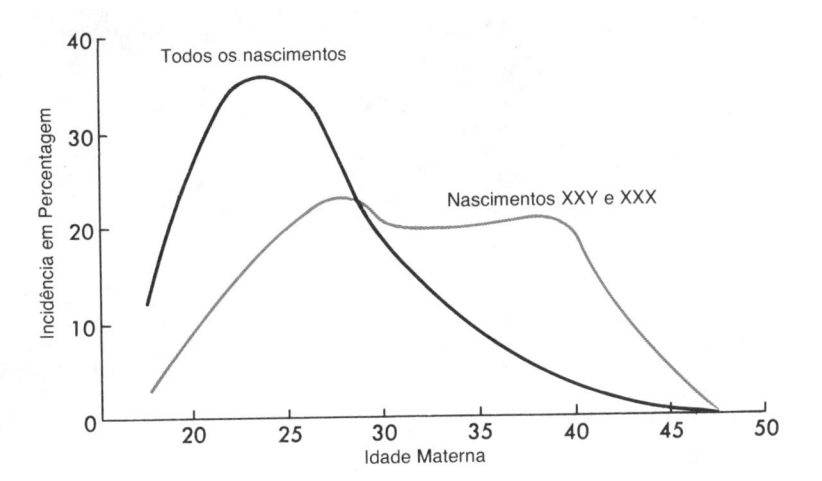

Fig. 7.9 Relação entre idade materna e nascimentos de XXY e XXX.

que a média, é comum algum grau de desenvolvimento de seios e a voz tende a ser de timbre mais alto do que em homens normais. Os indivíduos Klinefelter são cromatina sexual-positivos; o cariótipo mostra 47 cromossomos, isto é, 47,*XXY*.

O indivíduo XXY pode resultar de fertilização de um óvulo XX por um espermatozóide Y ou de um óvulo X por um espermatozóide XY. Apesar da maioria dos Klinefelter nascerem, de mães com idade abaixo de 30, isto é em grande parte um reflexo do grupo de idade em que ocorre a maioria dos nascimentos de todos os tipos (Fig. 7.9). Após uma queda de nascimentos Klinefelter de idades entre 27 e 32, há de novo um pequeno aumento após os 32, enquanto os nascimentos totais decrescem rapidamente nesse grupo de idade. Esse fato sugere a não-disjunção do cromossomo X em ovócitos em envelhecimento como um fator um pouco mais importante do que a não-disjunção XY durante a espermatogênese.

Menos freqüentemente, os Klinefelter têm mais de dois cromossomos X, e até mais de um Y (Quadro 7.3). Geralmente, quanto maior o número de cromossomos X, maior o grau de retardamento mental.

Como indicação para a natureza do mecanismo de determinação do sexo em seres humanos, o ponto importante aqui é o fato de pessoas com pelo menos um cromossomo Y terem o fenótipo geral masculino, mesmo na presença de qualquer número de cromossomos X. *Portanto, a "masculinidade", seja como for ela definida, é ditada pela presença de pelo menos um cromossomo Y.* Um estudo revelou que em 70 por cento dos homens XXY estudados ambos os cromossomos X eram de origem materna (os outros 30%, é claro, eram casos de origem paterna). Há alguma sugestão de um efeito da idade materna, mas nenhuma evidência atualmente de um efeito da idade paterna.

A síndrome de Turner. Uma segunda anomalia importante dos cromossomos sexuais de interesse aqui é a **síndrome de Turner** (Fig. 7.10), na qual o indivíduo apresenta um fenótipo geral feminino, mas com certos desvios típicos. Estes incluem baixa estatura, pescoço "alado", inserção baixa dos cabelos na nuca e tórax largo em forma de escudo. Freqüentemente nota-se leve retardamento mental, mas algumas Turner atingem resultados elevados em testes padronizados de QI. Os caracteres sexuais secundários não se desenvolvem; o desenvolvimento das mamas é de ausente a muito pequeno, os pêlos pubianos são reduzidos ou ausentes e os pêlos axilares não se desenvolvem. As genitálias permanecem essencialmente infantis.

Quadro 7.3 Anomalias de cromossomos sexuais e estimativas de suas freqüências

Designação	Constituição cromossômica	Cromatina sexual	Número somático de cromossomos	Fenótipo sexual geral	Fertilidade comum	Estimativa de freqüência por 1.000	Estimativa de número nos Estados Unidos*
Klinefelter	AAXXY	+	47	♂	—	2,0	453.000
Turner	AAXO	—	45	♀	(−)†	0,2-0,4	45.300-90.600
Triplo-X	AAXXX	+ +	47	♀	+	0,75	169.880
Tetra-X	AAXXXX	+ + +	48	♀	Desconhecida	Muito baixa	Muito baixa
Triplo-X,Y	AAXXXY	+ +	48	♂	—	Muito baixa	Muito baixa
Tetra-X,Y	AAXXXXY	+ + +	49	♂	—	Muito baixa	Muito baixa
Penta-X	AAXXXXX	+ + + +	49	♀	—	Muito baixa	Muito baixa
XYY	AAXYY	—	47	♂	± ‡	0,7-2,0	186.500-453.000
Klinefelter XXYY	AAXXYY	+	48	♂	Não relatada	Muito baixa	Muito baixa
Klinefelter XXXYY	AAXXXYY	+ +	49	♂	Não relatada	Muito baixa	Muito baixa

*Baseado em uma população em 1980 de 226,5 milhões com uma taxa média de nascimentos de 2,1 filhos entre mulheres em idade de procriação (números preliminares do censo de 1980, do U.S. Census Bureau).
†Alguns poucos casos de maternidade foram relatados para prováveis Turner.
‡Mas em geral altamente inférteis devido à baixa taxa de contagem de espermatozóides.

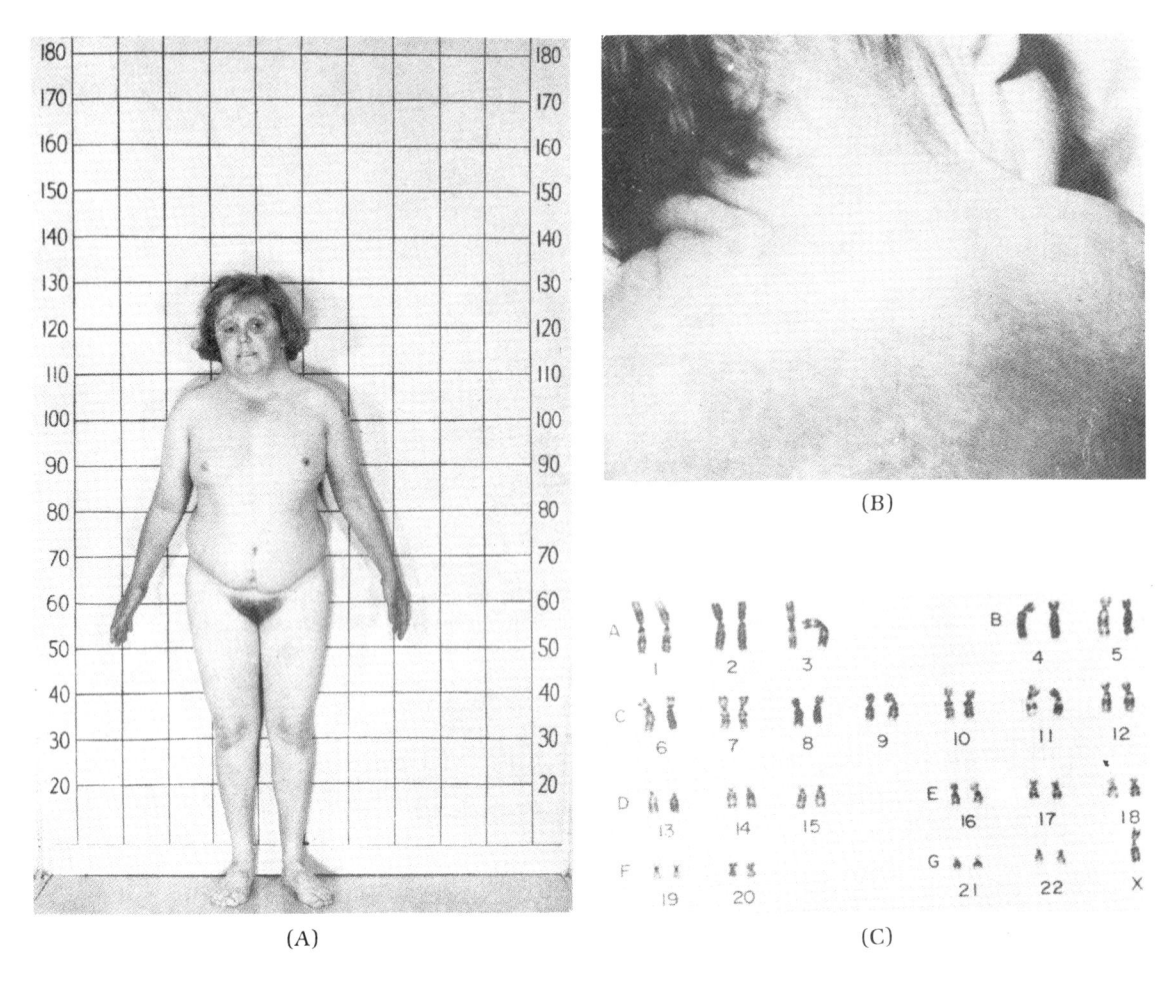

Fig. 7.10 A síndrome de Turner na mulher. Essas pessoas são AAXO (45, X); Note a genitália feminina. (A) Fenótipo geral. (Foto-cortesia do Dr. Victor A. MsKusick.) (B) Detalhe do pescoço alado. (C) Cariótipo de uma Turner. [(B) e (C) cortesia de Ms. Dawn DeLozier.]

As Turner são cromatina sexual-negativas, o que sugere a presença de apenas um cromossomo X. Isto foi confirmado citologicamente em 1969 por Ford e colegas. O cariótipo é portanto 45,X (isto é, AAXO). Estudos de caracteres ligados ao X, tais como o grupo sanguíneo Xg, revelaram que, em 72 a 76 por cento das Turner examinadas, o cromossomo X *paterno* estava ausente. O motivo dessa disparidade é desconhecido. Contudo, é bem interessante que parece haver uma relação entre a idade da mãe e um número aumentado de concepções 45,X, com a incidência maior em mães mais jovens.

Geralmente as Turner são estéreis, embora pelo menos um nascimento normal e várias gestações tenham sido relatados em prováveis Turner. Contudo não foi comprovadamente afastado o mosaicismo (45,X/46,XX).

A freqüência de nascimentos vivos de Turner foi estimada em 2 a 4 por 10.000 nascimentos vivos, apesar de um estudo de 139 casos de disgenesia gonadal situar a incidência em apenas 1 em 10.000. Por outro lado, de Grouchy e Turleau encontraram a freqüência de 4 em 10.000. Essa baixa incidência de nascimentos Turner é um reflexo de alta taxa de mortalidade intra-uterina. Os relatos de fetos 45,X abortados espontaneamente vão de 90 a 97,5 de todos os Turner concebidos. Cerca de 20 a 30 por cento de todos os abortos espontâneos são 45,X. A síndrome de Turner é, de fato, freqüentemente mortal.

A conclusão a ser tirada da síndrome de Turner é que o fenótipo sexual geral é feminino na ausência de um cromossomo Y.

Mulheres poli-X. Em 1959 foi relatado o primeiro caso conhecido de um indivíduo triplo-X, isto é, 47,XXX. Essa pessoa era claramente feminina no fenótipo sexual normal, mas com a idade de 22 tinha genitália externa infantil e pronunciado subdesenvolvimento de genitálias internas e mamas. Tinha um pouco de retardamento mental. De lá para cá foram descritas muito mais mulheres XXX, e avalia-se que entre 1 em 1.000 e 1 em 2.000 de nascimentos femininos vivos é triplo-X. Algumas mulheres XXX são essencialmente normais, mas outras são retardadas e/ou mostram anormalidades de caracteres sexuais secundários. Aparentemente todas são férteis, mas entre mais de 30 filhos de mães triplo-X, todas eram XX ou XY, exceto um Klinefelter. Foram descritas muito poucas pessoas tetra-X (48,XXXX) e penta-X (49,XXXXX); as manifestações são semelhantes às dos indivíduos triplo-X, mas muito mais pronunciadas. Em geral, conforme aumenta o número de cromossomos X, mais reduzida

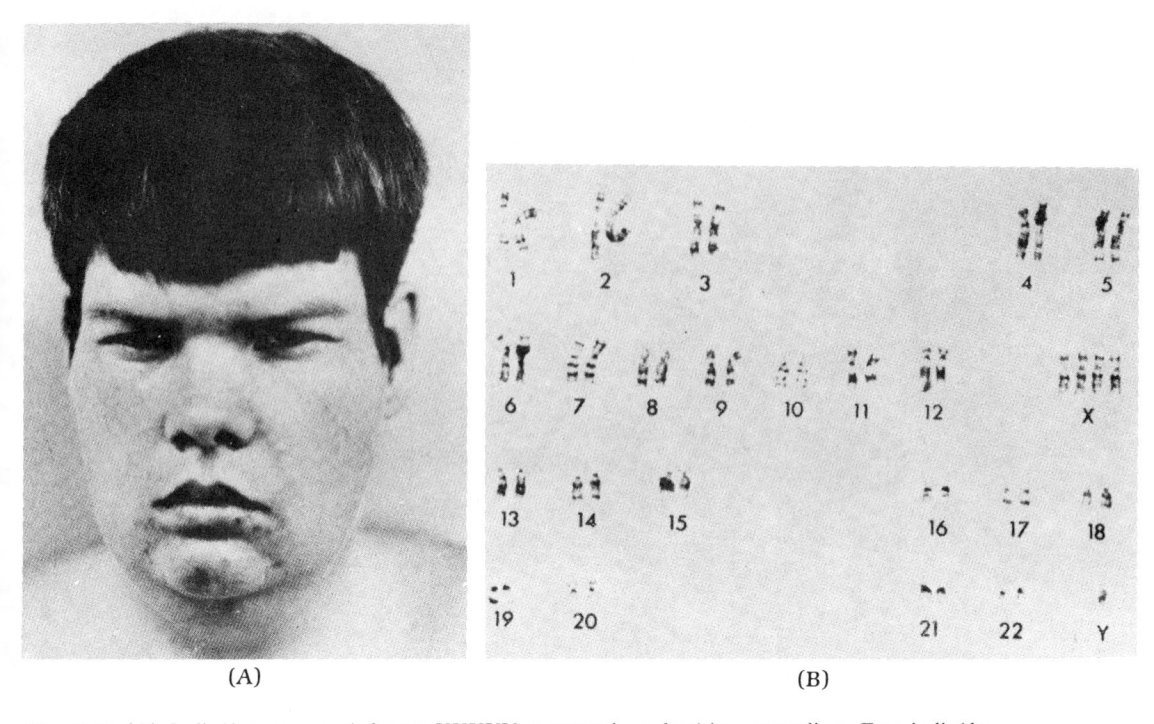

Fig. 7.11 (A) Indivíduo com a síndrome XXXXY mostrando o fenótipo masculino. Este indivíduo tinha um QI de 50 aos 24 anos. (B) Cariótipo de indivíduo. (Fotografias-cortesia do Dr. H. E. Carlson.)

é a inteligência, como nos Klinefelter. Também é importante notar que os indivíduos multiplo-X são femininos no fenótipo geral e mostram evidências de um efeito de idade materna (Fig. 7.9). As pessoas com mais de dois X mais um Y são masculinas, mas são física e mentalmente retardadas (Fig. 7.11).

O homem XYY. Recentemente focalizou-se particular interesse nos padrões de comportamento de indivíduos XYY. Estes são todos masculinos, com altura acima da média (mais de 72 polegadas ou 1,80 m), com quocientes de inteligência entre 80 e 118, e uma história de grave acne facial durante a adolescência. Notaram-se anormalidades de genitálias, tanto internas quanto externas, em algumas dessas pessoas, mas não ocorrem grandes anormalidades constantes. Esse tipo de indivíduo foi primeiro relatado em 1965, quando foi descrita uma alta incidência de homens XYY (9 em 315 internos, ou uma freqüência em torno de 0,029) na seção de segurança máxima de uma instituição criminal na Escócia. Muitos relatos semelhantes que se seguiram nos anos 60 levaram à noção de que o homem XYY é mais agressivo e com maior probabilidade do que o homem XY de cometer crimes violentos. Essa conclusão é agora considerada como tendo sido prematura, já que após mais estudos da população geral ficou claro que muitos homens XYY têm ajustamento social satisfatório; alguns têm até personalidade bem retraída. Um estudo em 1970 de 4.366 nascimentos consecutivos no Yale-New Haven Hospital mostrou a ocorrência de nascimentos XYY com uma freqüência de 0,69 por 1.000. A Fig. 7.12A mostra um indivíduo de 7 anos que é XYYYY. Esse indivíduo tem um QI de 50 e tem distúrbios no desenvolvimento motor assim como distúrbios da fala. A Fig. 7.12B mostra o cariótipo com bandeamanto G de um indivíduo XYYYY.

Reversão do sexo determinada por genes. J. German e colegas (1978) relataram um caso interessante de uma provável reversão de sexo determinada por genes em seres humanos. Esse caso envolvia um extenso heredograma familiar em que três pessoas confirmadas como 46,XY com fenótipo feminino foram intensamente estudadas. Todas as três tinham gônadas vestigiais ou tumores gonádicos em vez de gônadas vestigiais de qualquer sexo. Por toda a vida, na época do exame, todas pareciam ser mulheres normais e foram criadas como tal. Todas eram um pouco altas para mulheres (aproximadamente 1,67 a 1,75 m), com genitálias femininas normais, útero e trompas de Falópio normais mas, como já dito, com tecido ovariano apenas rudimentar.

Baseados em seus estudos dessa família, German e seus colegas concluíram que esse tipo raro de disgenesia gonádica XY é devido a um alelo recessivo, provavelmente ligado ao X, que impede a diferenciação testicular em embriões 46,XY. Concluíram que o cromossomo Y não age sozinho para fazer com que o tecido gonadal indiferenciado se desenvolva em testículo, mas que há uma interação "entre um *locus* próximo do centrômero do Y e um em alguma parte do X". Esta interação, pela sua teoria, deve ser ou (1) indução de um gene estrutural no cromossomo X para desenvolvimento testicular por um elemento controlador no cromossomo Y ou (2) um gene estrutural no cromossomo Y sendo induzido por um controle no X. Na família estudada, a conclusão foi de que o gene ligado ao X era defeituoso e incapaz de interagir com o *locus* do Y.

Fig. 7.12 (a) Indivíduo 49 XYYYY. (Foto-cortesia de Dr. L. Sirota. (b) Cariótipo XYYYY. (Foto-cortesia da Dra. Juana Pincheira.)

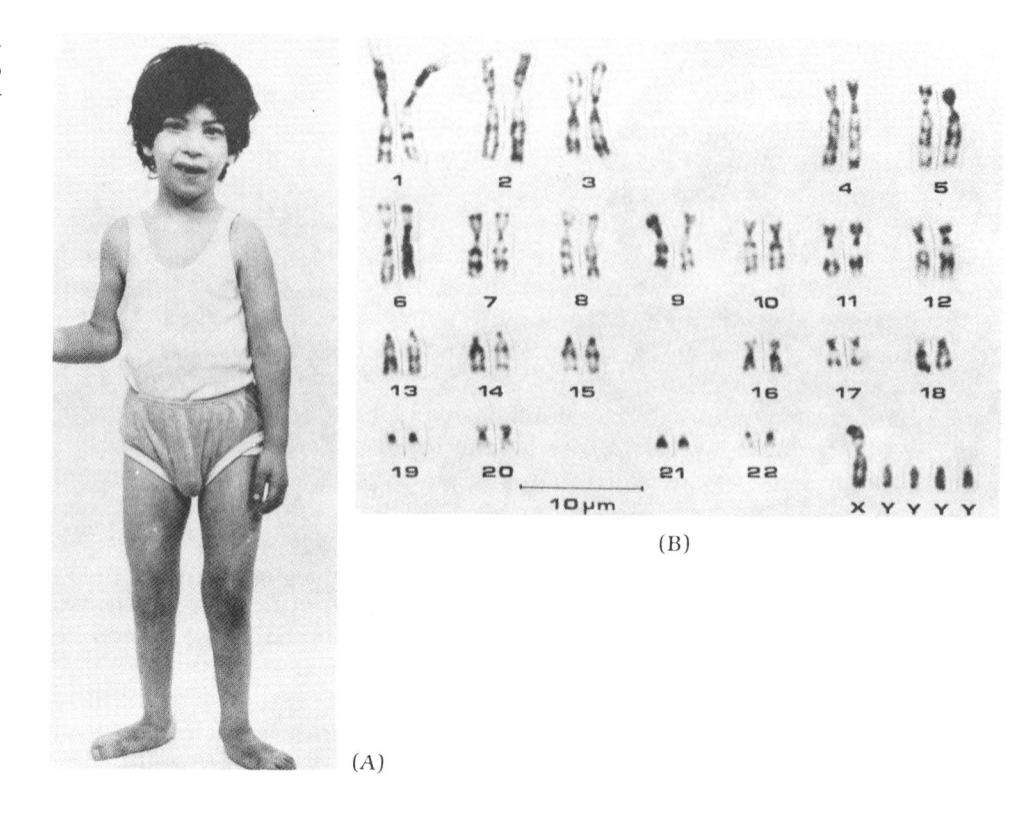

(B)

(A)

Já que o início do desenvolvimento gonadal masculino requer o cromossomo Y, isto sugere implicações de algum produto ligado ao Y no processo. Deleções (veja Cap. 15) do braço curto do cromossomo Y resultam em um fenótipo geral feminino e gônadas rudimentares não-funcionais. Deleções do braço longo do cromossomo Y, por outro lado, ocorrem às vezes em homens normais, férteis. Por isso parece que há um *locus* determinador de testículos no braço curto do cromossomo Y ou muito próximo dele.

Outras anomalias de cromossomos sexuais. Foram relatadas algumas outras anomalias de cromossomos sexuais, a maioria das quais bem raras (Quadro 7.3). Em todos os casos, no entanto, a presença de pelo menos um cromossomo Y serve para produzir o fenótipo sexual masculino, não importando o número de Xs que possam estar presentes. Não foi observada qualquer relação entre anomalias de cromossomos sexuais em crianças e qualquer característica parental em particular, exceto quanto a alguma sugestão de um risco maior em mães com distúrbio da tireóide (hiper- ou hipotireoidismo).

Trabalhos posteriores indicaram a presença no braço curto do cromossomo Y, próximo ao centrômero, de um gene responsável pela produção do **antígeno H-Y.** Esse antígeno ocorre em todo tecido masculino. Mais ainda, os indivíduos XYY e XXYY produzem o dobro de antígeno produzido pelas pessoas XY. Não se sabe se o antígeno é, em si, o determinante direto de desenvolvimento de testículos; é possível que este regule células receptoras de H-Y. Se estas forem defeituosas, as células gonadais deixam de responder ao antígeno H-Y e não se formam testículos, deixando o indivíduo maturar como fêmea. O desenvolvimento de mama feminina ocorre na puberdade nessas pessoas, mas faltam ovários e partes derivadas dos canais de Müller. A genitália externa pode ser feminina ou ambígua.

Por outro lado, em outros indivíduos XY anômalos, a virilização pode não ocorrer até a puberdade, sugerindo que as gônadas indiferenciadas deixam de captar o hormônio masculino durante o desenvolvimento embrionário. Nesses casos de *feminização testicular,* os testículos estão presentes, embora freqüentemente localizados dentro do corpo. Essa síndrome é causada pela mutação de um gene que J. de Grouchy e C. Turleau pensam estar muito provavelmente localizado no cromossomo X. Esses indivíduos são invariavelmente 46,XY, mas apresentam um fenótipo feminino.

Hermafroditismo. Nenhum relato de anomalias de cromossomos sexuais seria completo sem a menção de hermafroditismo e pseudo-hermafroditismo. *Hermafroditas verdadeiros,* por definição em geral aceita, são indivíduos que possuem tanto tecido ovariano quanto testicular. A genitália externa é ambígua, mas freqüentemente mais ou menos masculinizada; os caracteres sexuais secundários variam de mais ou menos masculinos a mais ou menos femininos. Alguns são criados como meninos e alguns como meninas. É comum que os hermafroditas verdadeiros sejam estéreis, por causa dos ovotestes rudimentares. Contudo, em uma reunião da The American Society of Human Genetics (1978), J. Brazzel e colegas relataram uma gestação (que decorreu de modo normal) que terminou no parto de um natimorto após cerca de 30 semanas de gestação de um hermafrodita verdadeiro de 25 anos de idade. Mais notável ainda era o fato de que esse indivíduo exercia atividade sexual masculina nos primeiros anos, mas gradualmente mudou para uma preferência pelo papel feminino. A cirurgia mostrou um tumor contendo músculo e tecido ovariano no lado esquerdo, com um ovoteste em um saco na virilha direita. Como declaram esses pesquisadores, "O hermafroditismo verdadeiro... é raro; contudo gravidez e atividade bissexual em tal indivíduo devem de fato ser consideradas mais raras".

As causas incompletamente conhecidas e aparentemente múltiplas dos vários graus de hermafroditismo requerem uma discussão além do âmbito de um texto introdutório. No entanto, algumas características citológicas e morfológicas são interessantes por demonstrar que o desenvolvimento do sexo pode falhar de vários modos. Em um estudo de 108 casos de hermafroditismo verdadeiro, por exemplo, 59 eram de cariótipo 46,XX, 21 eram 46,XY, e 28 eram mosaicos. Encontrou-se que todos menos dois dos mosaicos possuíam algumas linhagens celulares com cromossomo Y. Aparentemente os hermafroditas verdadeiros 46,XX poderiam ser explicados sem conflito com a aparente necessidade de um cromossomo Y para desenvolvimento testicular, supondo-se a perda do cromossomo Y de um feto 47,XXY em um estágio apropriado do desenvolvimento embrionário. A evidência mais sugestiva pode muito bem vir de mosaicos 46,XX/46,XY, uma condição que parece indicar que muitos hermafroditas verdadeiros podem originalmente ter tido ambas as linhagens, XX e XY.

Os *pseudo-hermafroditas* têm tecido testicular ou ovariano, geralmente rudimentar, mas não ambos. Baseado na constituição cromossômica usual (sexo genético), distinguem-se duas classes principais, *masculina* e *feminina*. A primeira é mais freqüentemente 46,XY ou mosaicos 46,XY/45,X, e a genitália externa é ambígua. Está presente um órgão semelhante a pênis de tamanho variável. Na adolescência desenvolvem-se pêlos pubianos e axilares e a voz engrossa. Freqüentemente ocorre algum desenvolvimento de seios, como nas mulheres. Esta condição é conhecida como *pseudo-hermafroditismo masculino masculinizante*. Isto é claramente distinguível da síndrome de feminização testicular discutida anteriormente.

Os *pseudo-hermafroditas masculinos feminilizantes* são, como a variedade masculinizante, geralmente 46,XY (daí, masculinos) ou, menos freqüentemente, um mosaico 46,XY/45,X (ou outro). Esses indivíduos apresentam um fenótipo geral do sexo feminino, mas freqüentemente (nem sempre) têm caracteres sexuais secundários mal desenvolvidos. Alguns levam uma vida sexual *feminina* normal, embora não possam conceber.

Os *pseudo-hermafroditas femininos* são 46,XX (daí, *femininos*), mas apresentam um fenótipo mais ou menos masculino. A genitália externa é ambígua, estão presentes ovários, mas que são imaturos ou rudimentares. Esta condição surge mais freqüentemente por virilização de um feto feminino causada ou por uma proliferação hereditária das glândulas supra-renais ou por um desequilíbrio hormonal pré-natal na mãe. O pseudo-hermafroditismo está resumido no Quadro 7.4.

Mecanismo de determinação do sexo em seres humanos. O embrião em desenvolvimento dos mamíferos parece ter o potencial de se tornar de qualquer sexo. Se o embrião tiver uma composição cromossômica feminina (XX), as gônadas diferenciam-se como ovários; os canais de Müller diferenciam-se em trompas de Falópio, útero e vagina superior; o sistema de canais de Wolff regride. Se o embrião tiver a composição cromossômica masculina (XY), as gônadas desenvolvem-se como testículos, o sistema de canais de Wolff diferencia-se em epidídimo, *vas deferens*, e vesículas seminais; o sistema do canal de Müller regride. Os indivíduos que têm pelo menos um cromossomo Y são, com poucas exceções, masculinos quanto à genitália externa e fenótipo geral, embora possam ser estéreis (Quadro 7.3). Em contraste, as pessoas com um ou mais cromossomos X são *em geral* fenotipicamente femininas desde que não haja Y presente, embora também ocorra às vezes infertilidade.

Os autossomos exercem algum papel na determinação do sexo nos seres humanos? As pessoas com números excepcionais de autossomos são ainda homens ou mulheres no fenótipo geral, que corresponde ao sexo genético. Um modelo para a situação em seres humanos e provavelmente mamíferos em geral pode ser resumido como segue:

Quadro 7.4 Resumo de pseudo-hermafroditas humanos

Tipo	Variedade	Gônadas	Genitália externa	Sexo genético	Fenótipo sexual geral	Sexo de criação
♂	Masculinizante	Testículos ± distróficos	Ambíguas: mas ± ♂	XY	♂ ou ± ♀	♂ (ou ♀)
	Feminilizante	Testículos ± distróficos, muitas vezes inguinal	± ♀	XY	♀	♀
♀	—	Ambígua; muitas vezes ovários imaturos	Ambígua, mas ± ♂	XX	± ♂	♂ (ou ♀)

± significa mais ou menos.
Os parênteses em torno de uma designação de sexo indicam uma minoria de casos.
Para detalhes, veja o texto.

DESCOBERTO O GENE HUMANO DETERMINANTE DO SEXO

A questão sobre o que determina o sexo em seres humanos tem sido sempre de interesse. O sexo de um feto humano de 6 semanas não está ainda determinado. O feto ainda pode literalmente tornar-se de qualquer dos sexos. Então, durante a sétima semana, ocorrem eventos que determinam qual será o sexo do indivíduo. Os cientistas localizaram recentemente uma região no cromossomo Y que parece conter a informação genética para esta "ativação". O gene é referido como o fator determinante de testículo, ou TDF (de *testis-determining factor*). Sua presença ou ausência determina se as gônadas fetais desenvolvem-se em testículos ou óvarios.

Surpreendentemente, os indivíduos com "reversão de sexo" levaram a esta descoberta. Os indivíduos com sexo revertido têm o conjunto de cromossomos que é normalmente associado com um sexo, mas são, de fato, do sexo oposto. Por exemplo, um de tais indivíduos tem os cromossomos XX que determinam a feminilidade, mas esta pessoa é, de fato, um homem. Encontrou-se que os homens XX, que eram estéreis, portavam uma porção bem pequena de um cromossomo Y em um de

seus X. Do mesmo modo, em mulheres XY faltava a mesma região em seu cromossomo Y. Um homem XX continha apenas 0,5 por cento do cromossomo Y e em uma mulher XY faltava 0,2 por cento da mesma região do Y. Até agora, em 90 pacientes com sexo revertido, a correlação entre a presença ou ausência dessa pequena região do Y e o sexo tem sido de 100 por cento. A região TDF idêntica foi identificada em gorilas, macacos, cães, bovinos, cavalos e cabras, sugerindo mais ainda que este é um mecanismo determinador de sexo comum em mamíferos.

A teoria atual é de que o gene TDF é o acionador mestre que, quando ligado, ativa toda uma série de genes cuja função é a diferenciação **sexual**. Um achado perturbador é que também é encontrada uma região semelhante no cromossomo X. Como o cromossomo Y está normalmente associado à masculinidade, teria sido melhor se esta região fosse limitada apenas ao cromossomo Y. Pode ser apenas uma forma inativa do gene (pseudogene) que esteja presente no cromossomo X, ou que os dois genes possam agir juntos de algum modo para determinar o sexo.

1. Os autossomos não exercem qualquer papel na determinação do sexo.
2. O primeiro gene na via de determinação testicular, designado como gene do Y determinador de testículo, está localizado no cromossomo Y e dá início à seqüência do desenvolvimento em direção à masculinidade (desde que um gene controlador — ligado ao X? — permita a diferenciação testicular).
3. O primeiro gene na via de determinação de ovários está localizado no cromossomo X e inicia a seqüência de determinação de ovário. Esse gene no cromossomo X determina a feminilidade na ausência de qualquer Y.
4. Um "bom" fenótipo masculino ou feminino requer o número "correto" de cromossomos X: um para os machos e dois para as fêmeas em indivíduos diplóides.

Os controles genéticos normais do sexo em mamíferos funcionam de modo que apenas uma via gonadal é seguida por um indivíduo. Esse controle ocorre pela situação do gene para início de determinação de testículos no cromossomo Y, que é específico de machos, e também fazendo com que a via de determinação testicular ocorra mais cedo no desenvolvimento do que a via de determinação de ovário.

Portanto, a determinação do sexo em seres humanos, embora relacionada com a estruturação em cromossomos X-Y, é claro que opera de modo diferente do da *Drosophila*. Os mamíferos em geral parecem seguir o mecanismo delineado para os seres humanos.

VEGETAIS

Foi amplamente estudada a determinação do sexo em uma planta floral, cariofilácea *(Lychnis dioica,* antes do gênero *Melandrium)* da família do cravo *(Cariophyllaceae)*. Essa planta ilustra mais uma variação do sistema XX-XY. Nos angiospermas a planta reconhecida pelo nome é a geração esporofítica diplóide assexuada. A fase sexuada haplóide é microscópica e contida em geral dentro dos tecidos do esporófito, do qual é parasita. As flores contêm um ou ambos dos dois órgãos sexuais essenciais, estames e/ou pistilos. Os primeiros produzem microsporos, que se desenvolvem em plantas portadoras de gametas masculinos (em um dos estágios são os bem-conhecidos grãos de pólen). Os pistilos produzem e contêm a planta sexuada portadora de óvulos. Muitas plantas têm as chamadas flores perfeitas, que contêm estames e também um ou mais pistilos. A *Lychnis* tem flores imperfeitas, que possuem estames *ou* pistilos. A espécie é além disso dióica, de modo que há indivíduos estaminados (produtores de machos) ou pistilados (produtores de fêmeas). Apesar de não ser precisa a nomenclatura, as plantas estaminadas são geralmente referidas como plantas macho e as pistiladas como fêmeas.

Em *Lychnis* as plantas estaminadas são XY e as pistiladas XX. A proporção X/A não tem relação com o "sexo" em si, mas, por estudos de plantas com conjuntos múltiplos de cromossomos, encontrou-se que a proporção X/Y é crítica. Proporções X/Y de 0,5, 1,0 e 1,5 são encontradas em plantas contendo apenas flores estaminadas; em plantas cuja proporção X/Y é de 2,0 ou 3,0, ocorrem flores perfeitas ocasionais entre as outras flores estaminadas. Em plantas com quatro conjuntos de autossomos, quatro cromossomos X e um Y, as flores são perfeitas, mas com uma ou outra estaminada ocasional. Disto poderia ser também concluído que o Y determina plantas estaminadas a menos que haja um número excessivo de cromossomos X. Esta situação está resumida no Quadro 7.5 e ilustrada na Fig. 7.13.

Quadro 7.5 "Sexo" e proporções X/Y em *Lychnis*

Constituição cromossômica	Relação X/Y	"Sexo"
2A XYY	0,5	♂
2A XY		
3A XY	1,0	♂
4A XY		
4A XXXYY	1,5	♂
2A XXY		
3A XXY	2,0	♂ com ocasional ⚥ flor
4A XXY		
4A XXXXYY		
3A XXXY	3,0	♂ com ocasional ⚥ flor
4A XXXY		
4A XXXXY	4,0	⚥ com ocasional ♂ flor

♂ = estaminada; ♀ = pistilada; ⚥ = perfeita.
Cada A = um conjunto de 11 autossomos; cada X = um cromossomo X;
cada Y = um cromossomo Y.

Amplas investigações da citologia de *Lychnis* mostram que, pelas deleções de partes dos cromossomos X ou Y, os dois cromossomos comparam-se como mostrado na Fig. 7.14. Os cromossomos sexuais têm tamanho bem diferente, isto é, o Y é maior do que o X, e ambos são maiores do que qualquer autossomo. Apenas uma pequena parte do X é homóloga com uma pequena parte do Y, como sugerido por suas figuras sinápticas em meiose. Quando há deleção da região I, produzem-se plantas com flores perfeitas, ao passo que a perda

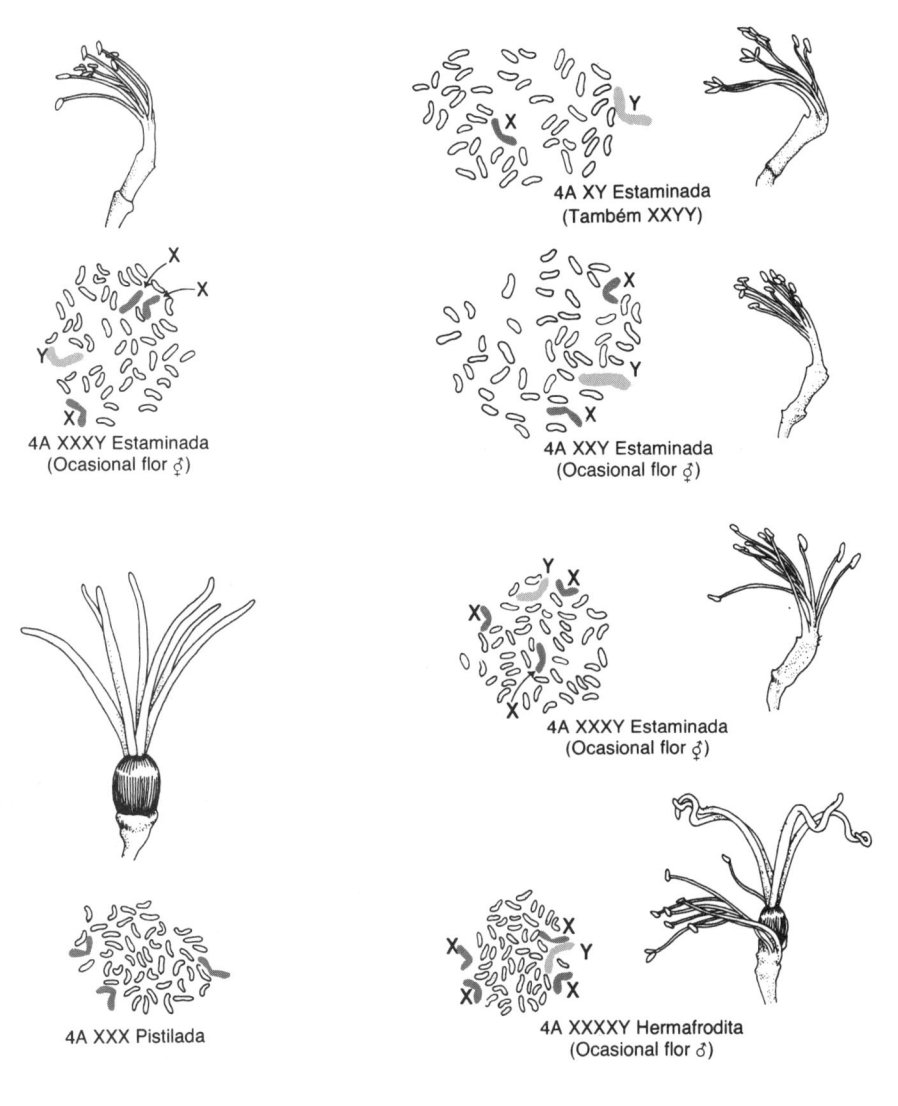

4A XY Estaminada
(Também XXYY)

4A XXXY Estaminada
(Ocasional flor ⚥)

4A XXY Estaminada
(Ocasional flor ⚥)

4A XXXY Estaminada
(Ocasional flor ⚥)

4A XXX Pistilada

4A XXXXY Hermafrodita
(Ocasional flor ♂)

Fig. 7.13 (A) Partes reprodutivas e desenhos em câmara clara dos cromossomos somáticos de plantas *Lychnis (Melandrium)* 4A XXXY e 4A XXX. Note que basta um Y para produzir uma planta estaminada com ocasionais flores perfeitas; na ausência do cromossomo Y, as plantas são pistiladas. (B) Partes reprodutivas e desenhos em câmara clara dos cromossomos somáticos de *Lychnis* em uma série mostrando a tendência de determinação pistilada do cromossomo X. Todas as plantas mostradas são tetraplóides quanto aos autossomos, mas diferem no número de cromossomos X presentes. A tendência de produção de flores pistiladas aumenta de acordo a elevação do número de cromossomos X. (Redesenhado de H. W. Warmke, 1946, usado com permissão.)

(A)   (B)

Fig. 7.14 Comparação dos cromossomos X e Y da planta *Lychnis*. As regiões I, II, e III contêm genes holândricos e a região V, genes ligados ao X. Os genes na região IV são denominados incompletamente ligados ao sexo. O incomum em *Lychnis* é que seu cromossomo Y é o maior dos dois cromossomos sexuais.

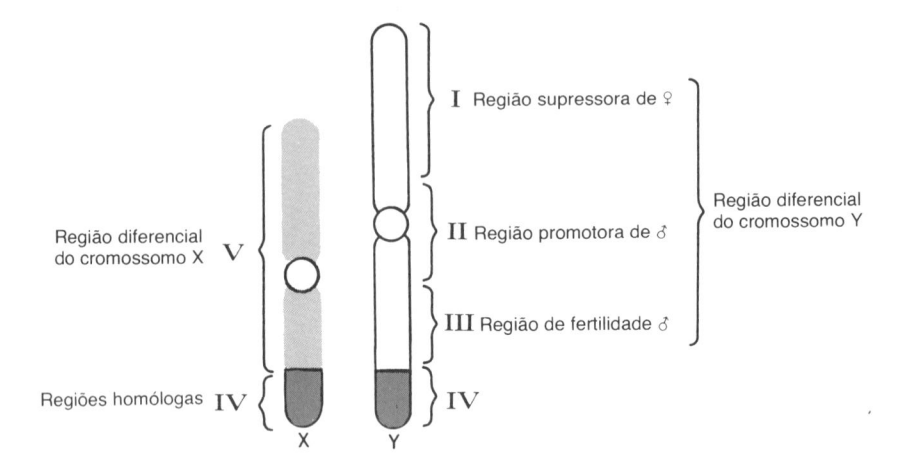

da região II produz plantas pistiladas (isto é, enquanto as plantas AAXY são estaminadas, as AAXY-II são pistiladas), e a região III produz plantas estaminadas estéreis com estames abortados.

DETERMINAÇÃO GÊNICA DO SEXO

O sexo não parece ser controlado em *todos* os organismos dióicos por numerosos genes em dois ou mais cromossomos. Vários exemplos servirão para ilustrar algumas variações do chamado sexo cromossômico.

Aspargo

C. M. Rick e G. C. Hanna apresentaram evidências que mostram que o sexo nos aspargos é determinado por um só par de alelos, com a "masculinidade" (isto é, formação de flores estaminadas) como caráter dominante. O aspargo é normalmente dióico, com algumas plantas produzindo apenas flores estaminadas e outras produzindo só flores pistiladas. Pistilos rudimentares não funcionais ocorrem em flores estaminadas, e estames abortivos ocorrem em florações pistiladas. Contudo, às vezes os pistilos de flores estaminadas funcionam produzindo sementes viáveis. A estrutura das flores nessa espécie é tal que essas sementes resultam mais provavelmente de autopolinização. De fato este é um cruzamento "macho × macho" do ponto de vista genético. Não se conhece a base para os ocasionais pistilos funcionantes em plantas estaminadas, mas foram sugeridos fatores tanto genéticos quanto ambientais.

Rick e Hanna germinaram 198 sementes desses raros pistilos funcionais produzidos em plantas estaminadas e encontraram uma proporção na prole de 155 estaminadas para 43 pistiladas. Isto é uma boa aproximação de uma proporção 3:1, como um teste de qui-quadrado mostrará. Um terço da prole estaminada, quando cruzada com plantas pistiladas normais, gerou apenas prole estaminada. O resto mostrou ser heterozigoto e produziu descendência estaminada e pistilada em uma proporção próxima a 1:1.

Se a "masculinidade" for representada como $A-$ e a "feminilidade" como *aa*, o cruzamento original "macho × macho" seria

$$P \quad Aa \times Aa$$
$$F_1 \quad \tfrac{3}{4} A- + \tfrac{1}{4}aa$$

Com base na herança monoíbrida, um terço das plantas $A-$ deveria ser *AA* e dois terços seriam *Aa*. Cruzamentos entre estes genótipos e indivíduos pistilados normais *(aa)* produziriam os resultados relatados por Rick e Hanna.

Abelha

As abelhas operárias e as rainhas são fêmeas diplóides com 32 cromossomos. Os zangões, por outro lado, são machos que têm apenas 16 cromossomos. Por amplos estudos na vespa parasita *Habrobracon* descobriu-se que a feminilidade em tais himenópteros é determinada pela heterozigose de vários *loci* diferentes em diversos cromossomos. Os indivíduos haplóides chocados de ovos não fertilizados não podem ser heterozigotos; portanto são machos. Contudo, foram produzidos experimentalmente machos diplóides, desenvolvendo-se indivíduos que sejam homozigotos em um número suficiente de segmentos cromossômicos.

Milho

Ao contrário dos organismos até aqui descritos, o milho *(Zea mays)* é monóico. O "penacho" é constituído de flores estaminadas e a espiga de flores pistiladas. Entre os diversos controles do "sexo" nesta planta estão dois interessantes pares de alelos. O genótipo *bs bs* (*"barren stalk"* — "haste estéril") resulta em plantas sem espigas, embora esteja presente um penacho normal (Fig. 7.15); tais indivíduos são estaminados ("machos"). O gene *ts* (*"tassel seed"* — "semente no penacho"), converte o penacho em flores pistiladas, e assim desenvolvem-se espigas no topo da planta (Fig. 7.16). Portanto, os indivíduos *ts ts* são pistilados ("fêmeas"). Se ♂ representar flores estaminadas, e ♀ representar as pistiladas, os vários genótipos e fenótipos são os seguintes:

Genótipo	Fenótipo	
Bs — Ts —	Monóico normal	
bs bs Ts —	Estaminado	
Bs — ts ts	Pistilado; espigas terminais *e* laterais	
bs bs ts ts	Pistilado; só espigas terminais	

As plantas de genótipo *bs bs Ts—* mais as *Bs— ts ts* ou *bs bs ts ts* compreendem uma raça dióica de milho. Tal raça pode facilmente ser produzida fazendo o cruzamento *bs bs ts ts × bs bs Ts ts*, que segregará pistilados e estaminados em uma proporção 1:1. Talvez um tipo semelhante de desenvolvimento tenha ocorrido na evolução dos seres dióicos. A vantagem prática do estado dióico para o agricultor é significativa por eliminar a necessidade do trabalhoso processo de emasculação para evitar a autopolinização.

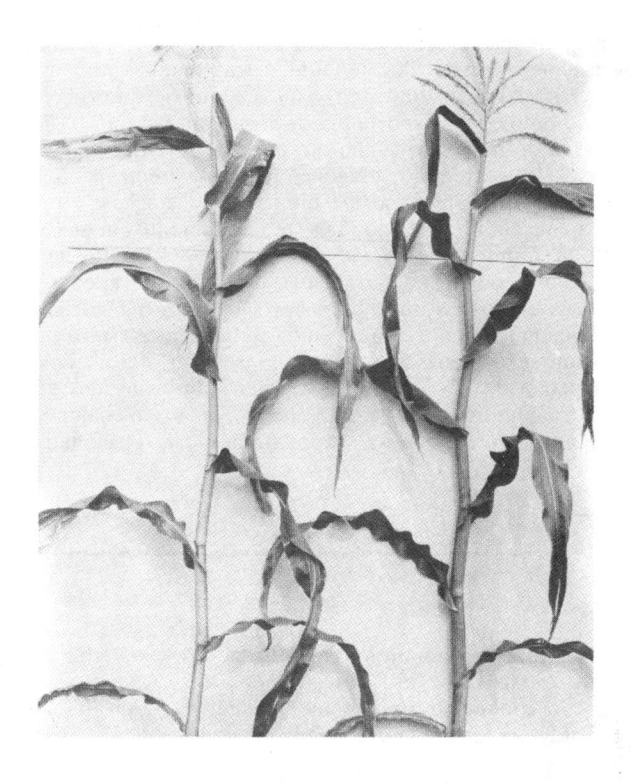

Fig. 7.15 Milho de haste estéril, *bs bs*. Note a ausência de espigas. (De *The Ten Chromosomes of Maize,* DeKalb Agricultural Association, Dekalb, Illinois. Reproduzido com permissão.)

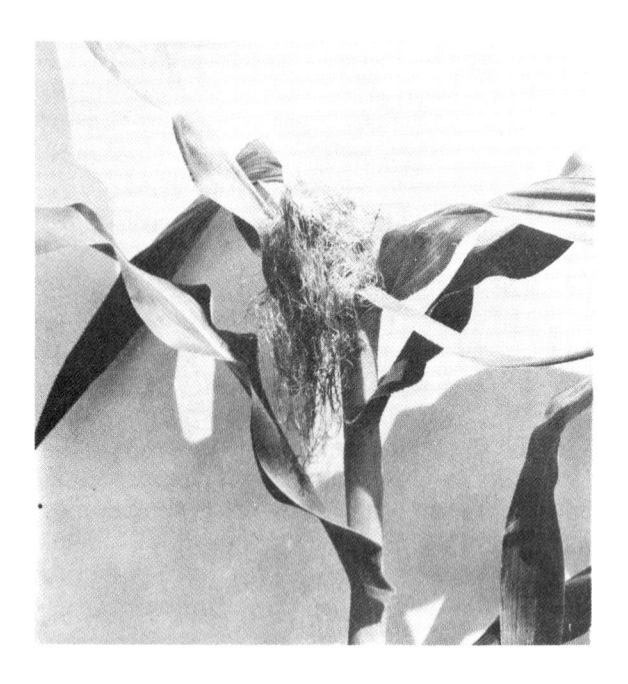

Fig. 7.16 Milho *ts ts,* com "semente no pendão". Note as "barbas" da espiga em desenvolvimento no topo da haste, no lugar do pendão. (Do *The Ten Chromosomes of Maize,* DeKalb Agricultural Association, DeKalb, Illinois. Reproduzido com permissão.)

RESUMO DA DETERMINAÇÃO DO SEXO

O sexo representa algo como uma grandeza contínua em muitos organismos, mas é basicamente determinado por genes. As espécies diferem quanto a (1) o número de genes que parecem exercer um papel e (2) as localizações desses genes (cromossomo X, cromossomo Y, autossomos). Os genes que um indivíduo recebe no momento da singamia determinam qual o tipo de gônada, e portanto de gametas, que será formado. Os processos posteriores de diferenciação sexual são bem distintos do evento inicial de determinação do sexo. Em insetos os fatores críticos na diferenciação sexual parecem ser intracelulares. Em seres humanos e outros mamíferos, no entanto, a diferenciação sexual é hormonal. Hormônios sexuais, produzidos pelas gônadas, interagem com glândulas endócrinas em outras partes do corpo, afetando a multiplicidade de caracteres sexuais secundários. Esses caracteres podem ser pronunciadamente afetados por injeções de hormônios; portanto, fica demonstrado o potencial de cada indivíduo para o desenvolvimento de características de qualquer dos sexos.

HERANÇA RELACIONADA COM O SEXO

O fato de que os machos em *Drosophila* e em seres humanos têm um cromossomo X e um Y, ao passo que as fêmeas têm dois X e nenhum Y, traz algumas interessantes possibilidades genéticas. Isto é em especial verdadeiro em vista do fato de que os cromossomos sexuais não são inteiramente homólogos, e portanto deve-se esperar que os padrões de herança relacionados com o sexo do indivíduo sejam um pouco diferentes dos examinados anteriormente para autossomos. Por exemplo, os genes que estiverem apenas no cromossomo X serão representados duas vezes em fêmeas e uma vez em machos; é de se esperar que os recessivos desse tipo apareçam no fenótipo mais freqüentemente em machos. Os genes localizados exclusivamente no cromossomo X são chamados **genes ligados ao sexo** ("**sex-linked**") ou **genes ligados ao X.** Por outro lado, os genes que ocorram apenas no cromossomo Y só podem produzir seus efeitos em machos; estes são **genes holândricos** (do grego, *holos,* "total", e *andros,* "homem"). Conhecem-se ainda outros mecanismos pelos quais um dado caráter é limitado a um sexo **(genes limitados ao sexo),** ou mesmo em que a dominância de um dado alelo dependa do sexo do portador **(genes influenciados pelo sexo).** Os genes que ocorram em porções homólogas dos cromossomos X e Y são chamados **incompletamente ligados ao sexo.** Os quatro primeiros desses tipos de herança relacionada com o sexo serão examinados com detalhes.

LIGAÇÃO AO SEXO (LIGAÇÃO AO X)

Drosophila

De 1904 a 1923, T. H. Morgan lecionou na Universidade de Colúmbia e atraiu muitos estudantes que tornaram-se mais tarde brilhantes geneticistas. A maior parte dessas pessoas trabalhava no que ficou conhecido afetuosamente como a "sala das moscas". Este deve ter sido um grupo notável e estimulante; como um deles (R. H. Sturtevant) descreveu:

"Havia uma atmosfera de excitação no laboratório, e muita discussão e debate acerca de cada novo resultado, enquanto o trabalho desenvolvia-se rapidamente."

Por exemplo, em uma longa linhagem de moscas tipo selvagem com olhos vermelhos, descobriu-se um macho excepcional com olhos brancos. Para o grupo de Colúmbia, este era um novo caráter, aparentemente produzido por mutação, ou alteração do gene para olhos vermelhos (Fig. 7.17). Morgan e seus estudantes cruzaram este novo macho com suas irmãs do tipo selvagem; toda a prole tinha olhos vermelhos, o que indicava que branco era recessivo. Foi obtida uma F_2 de 4.252 indivíduos; 3.470 tinham olhos vermelhos e 782 tinham olhos brancos. Esta não é uma boa representação da proporção de 3:1 esperada, mas evidências posteriores indicaram que as moscas com olhos brancos não sobrevivem tão bem quanto seus irmãos de tipo selvagem e portanto têm menor probabilidade de ser contadas. No entanto, o ponto importante aqui era que todas as 782 moscas de olhos brancos em F_2 eram machos! Cerca de um número igual de machos tinha olhos vermelhos.

Você deve lembrar-se que os alelos para cor escarlate de olhos discutidos anteriormente, e os alelos branco contra vermelho, estão no cromossomo X. De novo usando Y representando o cromossomo Y (que não transporta um gene para cor de olhos), + para olhos vermelhos, e *w* para olhos brancos (alelos no cromossomo X), os cruzamentos de Morgan podem ser representados como segue:

P	$X^+ X^+$	×	$X^w Y$	
	♀ vermelho		♂ branco	
F_1	$\frac{1}{2} X^+ X^w$	e	$\frac{1}{2} X^+ Y$	
	♀ vermelha		♂ vermelho	
F_2	$\frac{1}{4} X^+ X^+$,	$\frac{1}{4} X^+ X^w$,	$\frac{1}{4} X^+ Y$	$\frac{1}{4} X^w Y$
	♀ vermelha	♀ vermelha	♂ vermelho	♂ branco

Morgan previu corretamente que seriam produzidas fêmeas com olhos brancos pelo cruzamento $X^+ X^w \times X^w Y$. Estabeleceu-se então um estoque perpétuo de moscas de olhos brancos de ambos os sexos, cruzando-se machos e fêmeas de olhos brancos.

Uma importante característica da herança ligada ao sexo emerge de um exame do cruzamento original de Morgan. Note que os machos de olhos brancos tinham recebido seu gene recessivo de suas *mães* em F_1, e estas por sua vez receberam o alelo *w* de seus próprios *pais* com olhos brancos. Este padrão em "ziguezague" do pai para a filha heterozigota (geralmente denominada *portadora*) para o filho é típico para um alelo recessivo ligado ao sexo. Mais ainda, neste heredograma em particular, cerca da metade dos filhos na F_2 mostram o caráter, mas nenhuma das filhas o faz. É claro que no cruzamento $X^+ X^w \times X^w Y$ metade das filhas assim como metade dos filhos têm o fenótipo recessivo. Note que as fêmeas normais (AAXX) portam dois desses alelos e assim podem ser homozigotas $(X^+ X^+$ ou $X^w X^w)$ ou heterozigotas $(X^+ X^w)$, mas os machos normais só podem ser **hemizigotos** $(X^+ Y$ ou $X^w Y)$, com cada gene presente em apenas uma dose única.

Ligação do sexo em seres humanos

Conhecem-se mais de 150 caracteres confirmados ou altamente prováveis de ser ligados ao X; a maioria deles é recessiva (veja McKusick e Quadro 6.2). O primeiro a ser descrito na literatura, um tipo de daltonismo verde-vermelho em que faltam cones sensíveis ao verde (daltonismo *deutan*), é devido a um alelo recessivo ligado ao X. Afeta cerca de 8% dos homens, mas somente cerca de 0,7 por cento das mulheres. As mulheres, é claro, podem ser homozigotas normais, heterozigotas ou (raramente) homozigotas para o alelo defeituoso,

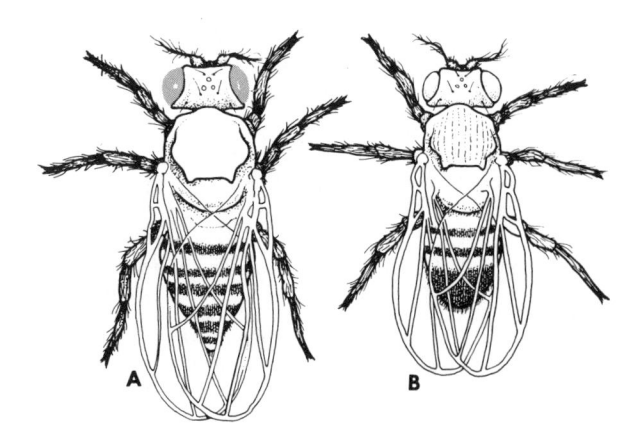

Fig. 7.17 Mutação de cor de olhos em *Drosophila melanogaster*. (A) Fêmea com olhos vermelhos; (B) Macho com olhos brancos.

pelo fato de que têm dois cromossomos X e, portanto, uma probabilidade maior de receber um alelo para visão normal de pelo menos um dos pais. As mulheres heterozigotas variam no grau em que é afetada sua visão de cores, dependendo da proporção de suas células retinais que expressam o alelo normal. Os homens, por outro lado, recebem ou um alelo dominante para normal ou um alelo recessivo para visão defeituosa para cores vermelho-verde (da *mãe*, que contribuiu com seu cromossomo X). O daltonismo deutan parece ser o caráter ligado ao sexo mais comumente encontrado em seres humanos. Um tipo diferente de daltonismo vermelho-verde, o tipo *protan*, produz um defeito nos cones sensíveis ao vermelho, mas é menos comum do que o tipo deutan, ocorrendo em apenas cerca de 2 por cento dos homens, e em apenas 4 mulheres em 10.000. Conhecem-se também ainda outras formas de daltonismo, algumas ligadas ao X e algumas autossômicas, em seres humanos.

A hemofilia, um distúrbio bem conhecido em que a coagulação do sangue é deficiente devido à falta de substrato necessário para atividade tromboplastínica, é também uma condição recessiva ligada ao sexo. São reconhecidos dois tipos de hemofilia ligada ao sexo:

1. *Hemofilia A*, caracterizada pela falta de globulina anti-hemofílica (Fator VIII). Cerca de quatro quintos dos casos de hemofilia são desse tipo.
2. *Hemofilia B*, ou "doença de Christmas" (nome da família em que primeiro foi descrita com detalhes), que resulta de um defeito no componente tromboplastínico do plasma (PTC ou Fator IX). Esta é uma forma mais suave da condição.

De uma família incomum em que ambos os tipos de hemofilia eram segregados, H. J. Woodliff e J. M. Jackson concluíram em 1966 que os dois *loci* aqui em jogo estavam bem longe no cromossomo X. Evidências incompletas sugerem uma distância de mais de 40 unidades de mapa. A hemofilia A é bem conhecida nas famílias reais da Europa, em que pode ser acompanhada até a Rainha Vitória, que deve ter sido heterozigota (Fig. 7.18). Não se conhece hemofilia em seus ancestrais, e daí se supõe que seu alelo de hemofilia surgiu de um gameta mutante.

Homens hemofílicos ocorrem com uma freqüência de cerca de 1 em 10.000 nascimentos masculinos (0,0001), e deve-se esperar que haja mulheres heterozigotas com cerca do dobro desta freqüência. (No Cap. 19 serão explorados os métodos de cálculo de tais probabilidades.) Em um sistema de casamentos ao acaso, deve-se esperar que ocorram mulheres hemofílicas uma vez em 10.000^2, ou 100 milhões de nascimentos. Mas essa chance é reduzida pela probabilidade de que os homens hemofílicos morram antes de atingir a idade reprodutiva (a menos que tenham tratamento médico para aumentar a expectativa de vida). Ainda mais, uma moça hemofílica é provável que morra na adolescência. Conseqüentemente, conhecem-se poucos casos de mulheres hemofílicas, apesar de terem sido relatadas em alguns heredogramas envolvendo casamentos de primos em primeiro grau. Como varia um pouco o tempo de coagulação em diferentes hemofílicos, foi sugerido que a condição seja afetada por alguns genes modificadores. As mulheres heterozigotas podem ser detectadas por um pequeno aumento no tempo de coagulação, assim como por níveis mais baixos de Fator VIII. D. Y. Wissell e colaboradores descobriram que os níveis de Fator VIII em mulheres heterozigotas são distribuídos em uma curva normal cuja média é mais baixa que a das mulheres homozigotas normais.

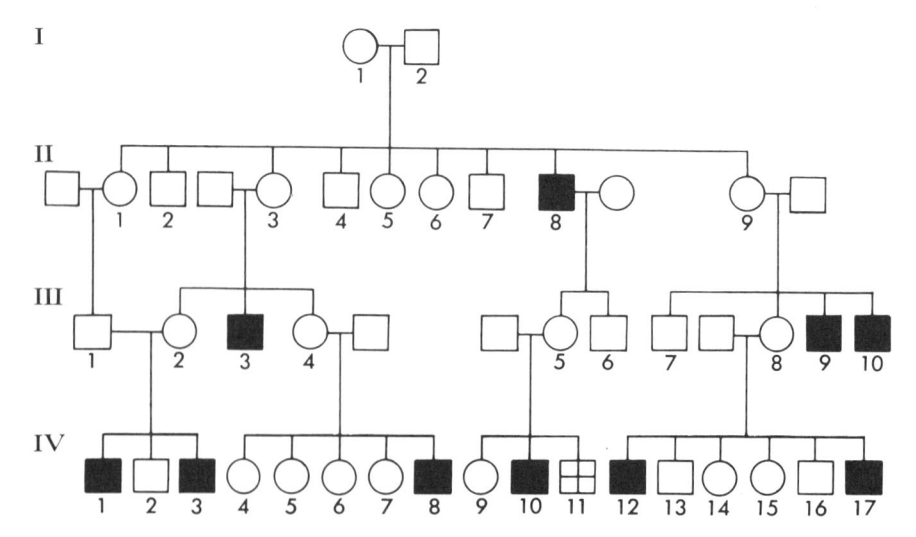

Fig. 7.18 Heredograma de alguns dos descendentes da Rainha Vitória mostrando a incidência de hemofilia (símbolos escuros), (I-1) Rainha Vitória; (II-8) Leopoldo, Duque de Albany; (II-3) Frederica de Hesse; (III-8) Vitória Eugênia, que se casou com Alfonso XIII da Espanha; (III-9) Lord Leopoldo de Battenberg; (III-10) Príncipe Maurício de Battenberg; (IV-1) Waldemar da Prússia; (IV-3) Henrique da Prússia; (IV-8) Tsarevitch Alexis da Rússia; (IV-10) Rupert, Visconde de Trematon; (IV-12) Alfonso da Espanha; (IV-17) Gonzalo da Espanha; (IV-11) morreu na infância; (II-2) representa Eduardo VII da Inglaterra, bisavô de Elizabeth II.

A deficiência da enzima glicose-6-fosfato-desidrogenase (G6PD) é outro caráter importante que resulta da ação de um alelo recessivo ligado ao X, que se supõe afetar até 100 milhões de pessoas. Essa enzima está diretamente envolvida com uma via secundária da glicose nos glóbulos vermelhos. A deficiência de G6PD é comum em negros (cerca de 10% dos homens negros norte-americanos) e em pessoas em áreas do mar Mediterrâneo (10 a 40% dos homens da Sardenha em áreas de malária, mas menos de 1% de homens sardos em áreas sem malária). O distúrbio é raro em áreas em que a malária não é endêmica. Além da aparente vantagem na deficiência de G6PD em dar alguma proteção contra a malária, a condição se destaca pela destruição de hemácias, com conseqüente anemia hemolítica grave, quando certas drogas são administradas. Essas drogas incluem o ácido paraminossalicílico, as sulfonamidas, naftaleno, fenacetina e primaquina (um agente antimalárico). Inalação do pólen ou ingestão de sementes de fava *(Vicia faba)* produzem o mesmo resultado. A anemia causada pela fava é conhecida como **favismo.** Na ausência dessas drogas ou componentes vegetais, nem os homens hemizigotos recessivos nem as mulheres heterozigotas e homozigotas recessivas sofrem efeitos desagradáveis.

Conhecem-se muitas variantes desse alelo recessivo, cada um afetando uma porção diferente da cadeia polipeptídica da enzima. Essas variantes têm efeitos que vão de grave a suave a nenhuma deficiência da enzima; algumas até produzem atividade enzimática aumentada.

Alguns dos outros caracteres ligados ao sexo em seres humanos incluem duas formas de diabete insípido, uma forma de displasia ectodérmica anidrótica (ausência de glândulas sudoríparas e de dentes), ausência de incisivos centrais, certas formas de surdez, paraplegia espástica, movimento incontrolável dos olhos (nistagmo), uma forma de catarata, cegueira noturna, atrofia óptica, glaucoma juvenil e distrofia muscular juvenil. A maioria deles é devida a um alelo recessivo. Por outro lado, a hipoplasia hereditária do esmalte *(amelogenesis imperfecta hipoplastica)*, em que o esmalte dentário é anormalmente ralo, de modo que os dentes parecem pequenos e gastam-se rapidamente até as gengivas, é devida a um alelo dominante ligado ao sexo.

Mapeamento de genes ligados ao X

Uma vez que se tenha claramente demonstrado que dois ou mais genes sejam ligados ao X (por um constante padrão de herança em ziguezague), alguns dados de heredograma estendendo-se por pelo menos três gerações podem ser usados para determinar distâncias de mapa provisórias. As informações necessárias incluem: (1) aparecimento dos caracteres em avô e neto, mas não na mãe do último, (2) identificação de neto com uma mãe duplo-heterozigota e (3) determinação da ligação *cis* ou *trans* na mãe.

Uma ilustração esclarecerá isto. Suponha os seguintes símbolos e fenótipos para dois genes conhecidos ligados ao X:

Xm + produção do antígeno sanguíneo Xm	R visão colorida deutan normal
Xm − não produção do antígeno Xm	r daltonismo deutan

Um heredograma familiar hipotético poderia apresentar-se assim:

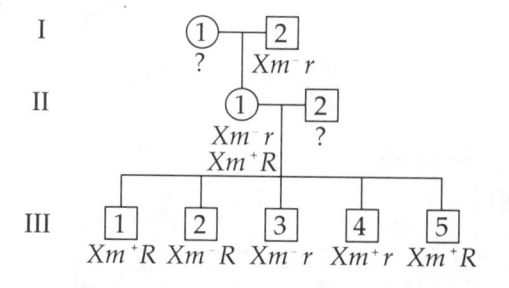

Neste heredograma III-2 e III-4 são recombinantes, o que sugere (com base nesta amostra bem pequena) uma freqüência de *crossing* de 2/5, ou 40%. Se forem se acumulando dados suficientes para formar uma amostra maior, pode-se determinar com mais precisão a distância de mapa entre esses dois *loci*. Os dados reais sugerem uma distância de mapa bem menor do que as 40 unidades aqui atingidas. Esse método de mapeamento do cromossomo X é freqüentemente referido como o *método do avô*. Note que não é necessário ter nem o fenótipo do pai (II-2) nem o da avó materna (I-1).

Ligação ao sexo em outros organismos

A ligação ao sexo em espécies XX-XO é, sem dúvida, semelhante àquela em *Drosophila* e em seres humanos, porque os genes ligados ao sexo são, por definição, os que estão no cromossomo X. Aqui de novo só as fêmeas podem ser heterozigotas.

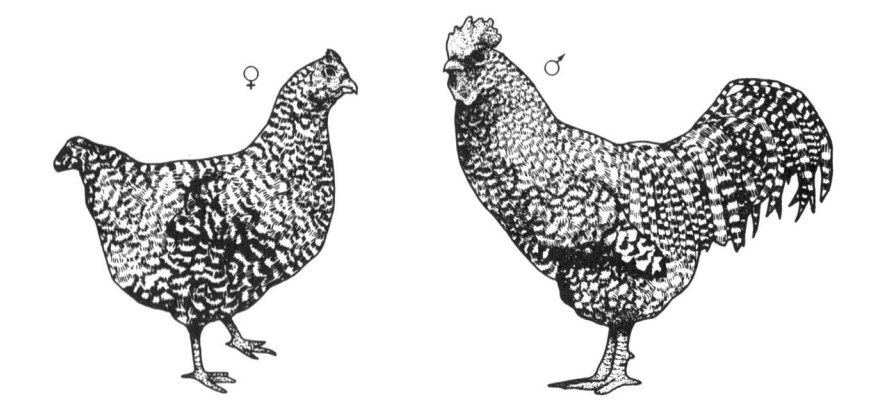

Fig. 7.19 Padrão barrado de penas, causado por um gene dominante ligado ao sexo, em Plymouth Rock fêmea (esquerda) e macho (direita).

Nas aves, em que a fêmea é o sexo heterogamético, a situação é inversa, embora não seja alterado o mecanismo. Os genes ligados ao sexo seguem o padrão em ziguezague, mas da mãe através dos filhos heterozigotos para as netas.

Apesar do padrão barrado de penas, que resulta da ação de um alelo dominante ligado ao sexo em galinhas Plymouth Rock (Fig. 7.19), ser uma ilustração freqüentemente citada, é mais interessante um par de alelos que governa a velocidade de crescimento de penas. Ambos os caracteres têm sido usados para identificar o sexo de pintos, mas os padrões de coloração de penas são às vezes modificados por outros genes. O gene k, para crescimento lento de penas, elimina tais complicações e pode ser detectado dentro de poucas horas após o choco. Por exemplo, como os machos são homogaméticos, o cruzamento Z^+W ($\female$) $\times$ Z^kZ^k ($\male$) resulta em dois tipos de prole, Z^+Z^k (machos com crescimento normal de penas) e Z^kW (fêmeas com crescimento mais lento de penas). O gene k não tem qualquer efeito em outros caracteres de valor comercial.

Genes letais ligados ao sexo

O gene para hemofilia é realmente um gene recessivo, letal **ligado ao sexo,** já que pode muitas vezes causar morte. Leves arranhões, lesões acidentais ou mesmo contusões, que não seriam sérios em pessoas normais, podem resultar em sangramento fatal para o hemofílico, embora o sangramento interno (por contusões, lesões internas etc.) seja geralmente mais importante. Por levar à morte, os letais ligados ao sexo alterarão a proporção dos sexos em uma prole.

A distrofia muscular Duchenne (ou pseudo-hipertrófica progressiva) é um distúrbio no qual o indivíduo afetado, embora aparentemente normal no início da infância, exibe um

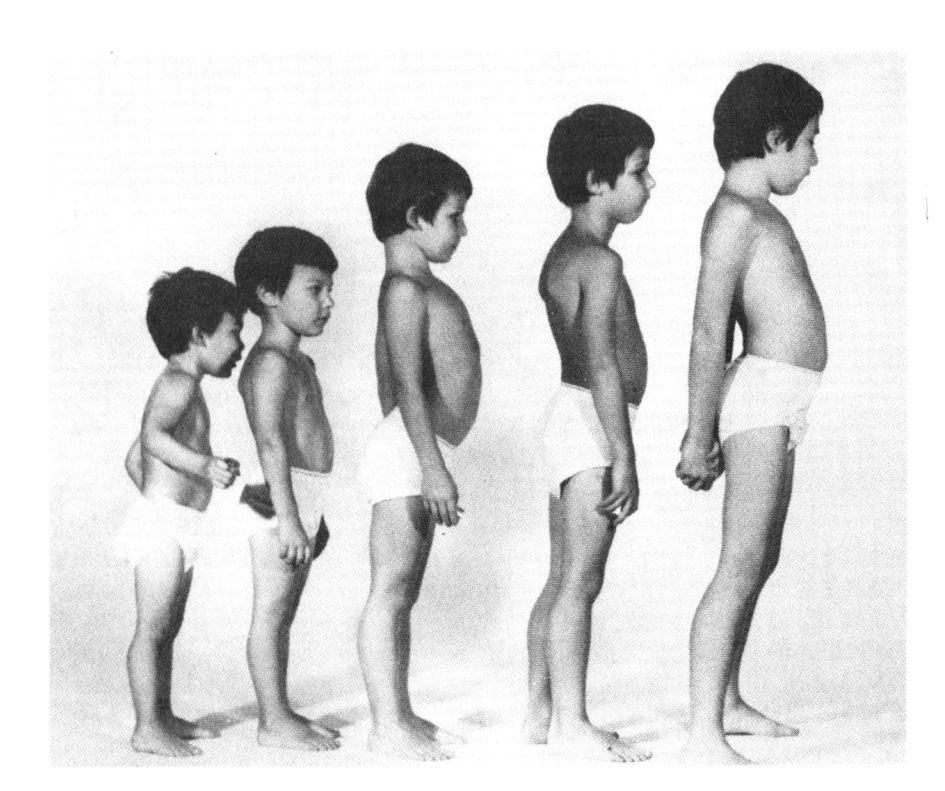

Fig. 7.20 Desenvolvimento progressivo da distrofia muscular pseudo-hipertrófica Duchenne, causada por um alelo recessivo ligado ao X. Este caso terminará em morte. (Cortesia da Muscular Dystrophy Association of America, Inc., New York.)

progressivo desgaste dos músculos, resultando em confinamento em uma cadeira de rodas em torno dos 12 anos de idade e morte na juventude. A Fig. 7.20 mostra a progressão da doença em uma série de meninos de idade crescente. Como a hemofilia, esse distúrbio é devido a um alelo recessivo ligado ao sexo. Atualmente, não se conhecem meios de parar ou evitar essa condição; um dado genótipo condena o portador, desde a concepção, à morte na adolescência. O alelo responsável é um gene letal, e alterará a proporção dos sexos em um dado grupo de descendentes no correr do tempo. Se usarmos + representando o alelo normal (dominante) e d representando o alelo para distrofia muscular, e considerando os filhos de muitos casamentos entre mulheres heterozigotas e homens normais, $+d \times +Y$, é de se esperar que os filhos estejam em uma proporção de 1/4 + +, 1/4 $+d$, 1/4 dY, e 1/4 $+Y$, ao nascer. Contudo, os indivíduos do último genótipo morrem antes dos 20 anos de idade. Assim, uma proporção homem/mulher inicial de aproximadamente 1:1 tornar-se-á mais tarde 2:1 mulher/homem. Se um gene letal recessivo ligado ao sexo matar antes do nascimento, a proporção de nascimentos vivos femininos para masculinos é alterada de próximo de 1:1 para 2:1. Uma proporção mulher/homem de 2:1 é sempre uma forte indicação de um alelo letal recessivo ligado ao sexo.

GENES HOLÂNDRICOS

Genes holândricos são os que ocorrem normalmente só no cromossomo Y e, portanto, não são expressos nas fêmeas. Como noticiado anteriormente, o cromossomo Y humano porta realmente um gene responsável pelo antígeno H-Y, no braço curto (Quadro 6.2). Genes de antígenos de histocompatibilidade têm sido localizados no cromossomo Y em seres humanos, camundongo, rato e cobaia. Foi sugerido provisoriamente que o(s) gene(s) que controla(m) a espermatogênese estejam no braço longo do Y. Pensa-se também que alguns dos genes que contribuem para a altura também estejam nesse cromossomo, assim como os genes que determinam maturação mais lenta do indivíduo. Esses e outros *loci* no cromossomo Y estão listados no Quadro 6.2. Também, como descrito anteriormente, o fator de fertilidade do macho está no cromossomo Y de *Drosophila*.

GENES LIMITADOS A SEXO

Genes limitados a sexo são genes autossômicos cuja expressão fenotípica é determinada pela presença ou ausência de um dos hormônios sexuais. Seu efeito fenotípico é portanto *limitado* a um sexo ou ao outro.

Talvez o exemplo mais familiar ocorra em galináceos em que, como em muitas espécies de aves, machos e fêmeas podem exibir pronunciadas diferenças na plumagem. Na raça Leghorn os machos têm penas longas, pontudas, encurvadas e franjadas na cauda e no pescoço, mas as penas das fêmeas são mais curtas, arredondadas, mais retas e sem franja (Fig. 7.21). Portanto, os machos têm plumagem de galo e as fêmeas plumagem de galinha. Em raças como as Sebright Bantam, as aves de ambos os sexos têm plumagem de galinha. No entanto, em outras (Hamburg ou Wyandotte) vêem-se machos tanto com plumagem de galinha quanto de galo, mas todas as fêmeas têm plumagem de galinha.

Como foi mostrado, o tipo de plumagem depende de um só par de alelos, H e h, do seguinte modo:

Genótipo	♀	♂
HH	plumagem da galinha	plumagem da galinha
Hh	plumagem da galinha	plumagem da galinha
hh	plumagem da galinha	plumagem do galo

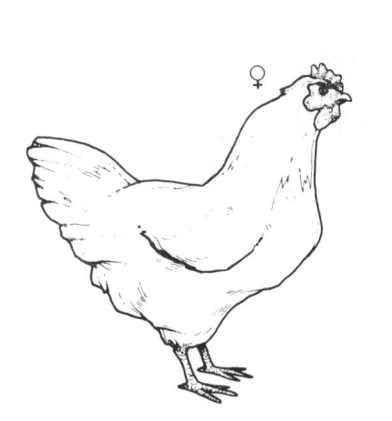
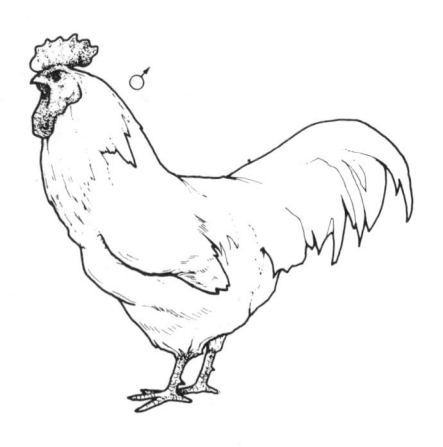

Fig. 7.21 Plumagem de galinha (esquerda) e de galo (direita) em aves domésticas. A plumagem de galo caracteriza-se por penas longas, pontudas e curvas no pescoço e na cauda.

Portanto, as Sebright Bantan são todas *HH,* as Hamburg e Wyandotte podem ser *H* − ou *hh* e as Leghorn são todas *hh.* A plumagem de galo, onde ocorrer, é *limitada* ao sexo masculino.

Um caráter em seres humanos de interesse aqui é a gemelaridade dizigótica (de dois óvulos). É óbvio que é um caráter de expressão limitada às fêmeas, mas é transmitido por membros de ambos os sexos. A ocorrência de nascimentos múltiplos após administração de gonadotropinas hipofisárias sugere a base fisiológica, mas é difícil determinar se esse é um caráter monogênico ou poligênico. Heredogramas familiares indicam a recessividade do caráter. Dados insuficientes sobre gêmeos monozigóticos impedem uma conclusão sobre sua base genética.

Os padrões de herança limitada a sexo são bem diferentes dos de genes ligados ao sexo. Os últimos podem ser expressos em qualquer dos sexos, mas com freqüência diferente. Os genes limitados a sexo expressam seus efeitos apenas em um sexo ou no outro, e sua ação está claramente relacionada com hormônios sexuais. Estes são principalmente responsáveis pelos caracteres sexuais secundários. O desenvolvimento de barba em seres humanos é um de tais caracteres limitados a sexo, pois os homens normalmente têm barba, enquanto as mulheres normalmente não. Contudo, estudos indicam que não há diferença significativa entre os sexos no número de pêlos por unidade de área de pele, mas sim em seu desenvolvimento. Isto parece depender da produção de hormônios sexuais, cujas alterações podem resultar em uma mulher barbada.

GENES INFLUENCIADOS PELO SEXO

Em contraste com os genes limitados ao sexo, em que a expressão de um caráter é limitada a um sexo, os **genes influenciados pelo sexo** são aqueles cuja dominância é *influenciada* pelo sexo do portador.

Apesar da calvície poder aparecer por qualquer de várias causas (por exemplo, doenças, radiação, defeitos da tireóide), a calvície "padronizada" exibe um definido padrão genético. Nesta condição, o cabelo rarefaz-se gradualmente no topo, levando finalmente a uma faixa de cabelo na parte baixa da cabeça (Fig. 7.22). A calvície padrão é mais prevalente em homens do que em mulheres, em que é rara e geralmente envolve pronunciado afinamento do cabelo em vez de perda total no topo da cabeça. Numerosos heredogramas mostram claramente que a calvície padrão é devida a um par de alelos autossômicos que operam deste modo:

Genótipo	♂	♀
b_1b_1	Calvo	Calva
b_1b_2	Calvo	Não calva
b_2b_2	Não calvo	Não calva

O gene *b* (de *bald* = calvo) comporta-se como dominante em homens e recessivo em mulheres; parece exercer seu efeito no estado heterozigoto apenas na presença de hormônio masculino.

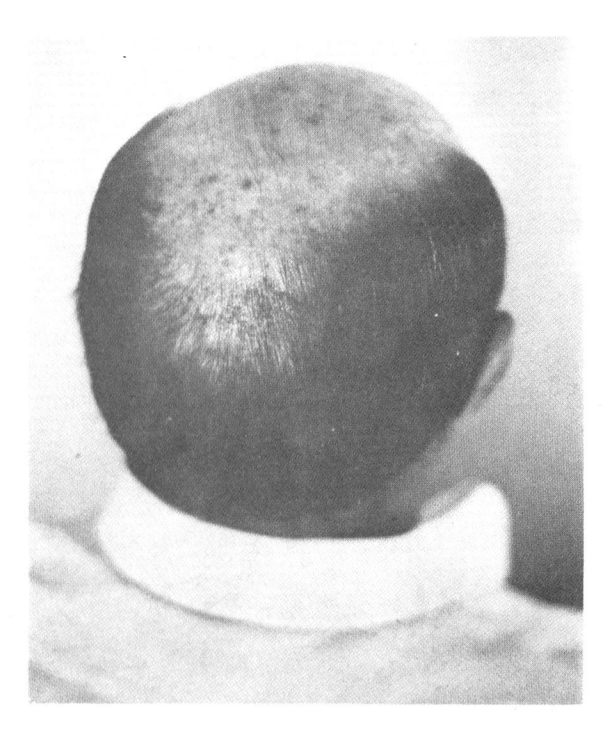

Fig. 7.22 Calvície padrão em um homem, um caráter influenciado pelo sexo, dominante em homens e recessivo em mulheres.

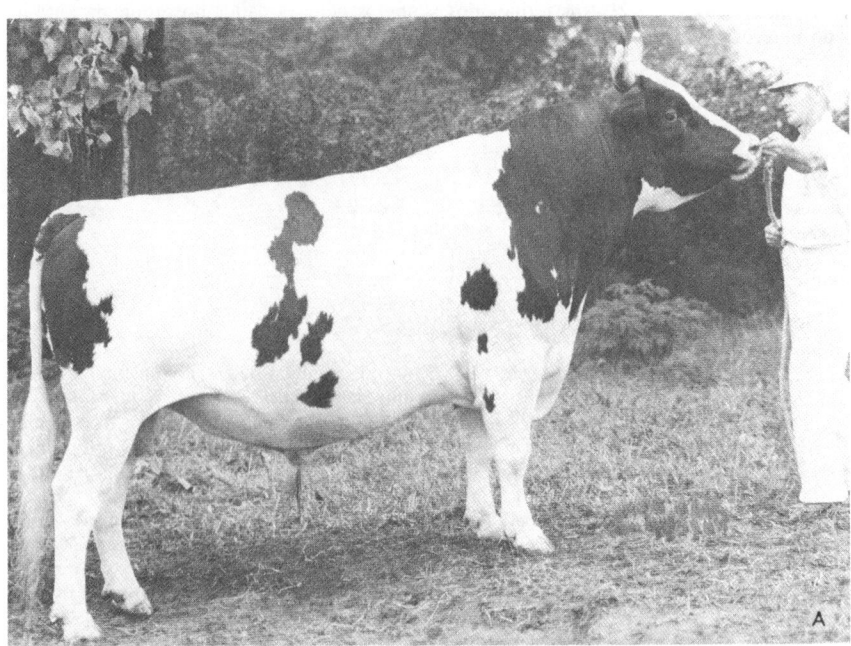

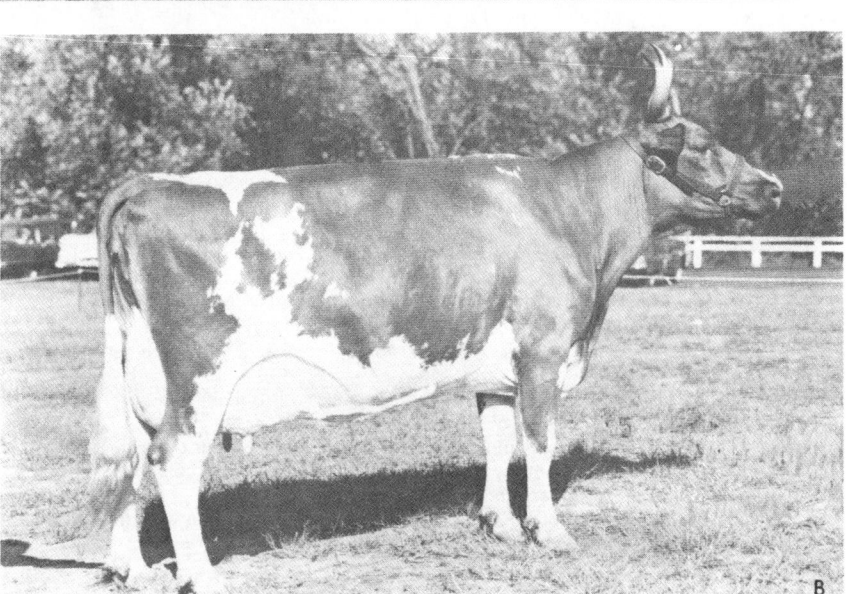

Fig. 7.23 Um caráter influenciado pelo sexo em bovinos. (A) Mogno e branco, dominante em machos, recessivo em fêmeas; (B) vermelho e branco, dominante em fêmeas, recessivo em machos. (Cortesia de Ayshire Breeders' Association, Brandon, Vermont.)

Alguns relatos na literatura lidando com anormalidades que levam a desequilíbrio hormonal ou com administração de hormônios sustentam esse ponto de vista (Hamilton). Alguns autores preferem classificar a calvície em padrão como limitada ao sexo porque o caráter é em geral menos completamente manifesto em mulheres, mas parece melhor restringir o conceito de genes limitados ao sexo aos casos em que uma das expressões fenotípicas está *inteiramente limitada a um dos sexos* devido à anatomia.

Alguns casos bem conhecidos de genes influenciados pelo sexo ocorrem em animais inferiores — por exemplo, chifres em ovinos (dominante em machos) e manchas em bovinos (mogno e branco dominante em machos, vermelho e branco dominante em fêmeas; Fig. 7.23).

PROBLEMAS

7-1 Qual é a designação sexual para cada uma das seguintes moscas de frutas (cada A = um conjunto de autossomos, cada X = um cromossomo X): (a) AAXXXX, (b) AAAAAXX, (c) AAXXXXXX, (d) AAAAAXXX, (e) AAAAXXXX, (f) AAAXY?

7-2 Qual é a designação sexual para os seguintes seres humanos: (a) AAXXX, (b) AAXXXYYY, (c) AAXO, (d) AAXXXXXY, (e) AAYYYY?

7-3 Qual proporção fenotípica resulta no milho da autofecundação de plantas *Bs bs Ts ts*?

7-4 Em *Drosophila*, qual fração da prole no cruzamento *Tra tra* XX × *tra tra* XY é "transformada"?

7-5 Qual é a proporção de sexos na prole do cruzamento dado no Problema 7-4?

7-6 Nos galináceos, o gene dominante, *B*, para padrão barrado de penas, está localizado no cromossomo Z. Seu alelo recessivo, *b*, produz penas não barradas. Qual é o genótipo de (a) fêmea não barrada, (b) macho barrado, (c) fêmea barrada, (d) macho não barrado?

7-7 Dê as proporções fenotípicas e de sexo na prole dos seguintes cruzamentos em galináceos: (a) ♀ não barrada × ♂ barrado heterozigoto, (b) ♀ barrada × ♂ barrado heterozigoto.

7-8 Nos galináceos, a remoção do ovário resulta no desenvolvimento de testículos. Portanto uma fêmea pode ser convertida em macho, produzindo esperma e desenvolvendo caracteres sexuais secundários masculinos. Se tal "macho" for cruzado com uma fêmea normal, que proporção de sexos ocorre na prole?

7-9 Uma fêmea de *Drosophila* XXY foi cruzada com um macho normal. A prole inclui 5% de metafêmeas. Se ocorreu não-disjunção secundária, qual foi a freqüência de óvulos XX?

7-10 Baseado em sua resposta à 7-9, e supondo que os óvulos Y ocorrem com uma freqüência de 0,1, qual percentagem da prole do cruzamento do Problema 7-9 será de fêmeas fenotipicamente normais?

7-11 Uma *Drosophila* fêmea com X ligados é cruzada com um macho normal. (a) Qual fração dos zigotos torna-se fêmea viável? (b) Qual fração dos zigotos é de metafêmeas em constituição cromossômica? (c) Qual fração da prole madura viável é de machos estéreis?

7-12 Se o genitor feminino do Problema 7-11 for AAX$^+$X^w e o macho AAX^{w}Y, qual será a cor dos olhos de (a) prole masculina madura viável e (b) prole feminina madura viável?

7-13 Como pode ser distinguido o cromossomo Y em preparações adequadamente coradas?

7-14 Se você supor os genitores sendo AAXX e AAXY, como você poderia explicar em seres humanos filhos de cada um dos seguintes tipos: (a) AAXYY, (b) AAXXY, (c) AAXO?

7-15 Numerosos casos de mosaicos humanos são relatados na literatura. Como você poderia explicar citologicamente um mosaico AAXX-AAXO?

7-16 Nunca foram descobertos indivíduos, nascidos vivos ou fetos espontaneamente abortados, com falta completa de cromossomos X (por exemplo, AAOY). Por que isto deveria ser esperado?

7-17 Do ponto de vista da sobrevivência da espécie, qual sistema de determinação do sexo, ou do aspargo ou o humano, parece oferecer maior vantagem? Por quê?

7-18 Para os seres humanos, dê o sexo genético de (a) a maioria dos hermafroditas verdadeiros, (b) pseudo-hermafroditas masculinos masculinizantes, (c) pseudo-hermafroditas masculinos feminilizantes, (d) pseudo-hermafroditas femininos.

7-19 Você pode sugerir algum motivo pelo qual pessoas como as que têm o cariótipo 48,XXXY são altamente estéreis?

7-20 Um antígeno sangüíneo humano, Xg^a, é devido a um alelo dominante (simbolizado também como *Xg^a*) no braço curto do cromossomo X. Seu alelo recessivo pode ser simbolizado *Xg*. Os fenótipos são designados *XG^a* + ou Xg^a −. Examine o seguinte heredograma de uma Turner e determine a fonte do único X na filha Turner (era materno ou paterno?).

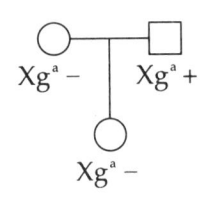

7-21 Nos termos dos símbolos gênicos dados no problema anterior, qual é o genótipo de cada uma das três pessoas no 7-20?

7-22 Examine os seguintes heredogramas de um indivíduo Klinefelter. Qual dos genitores foi a fonte do cromossomo X extra?

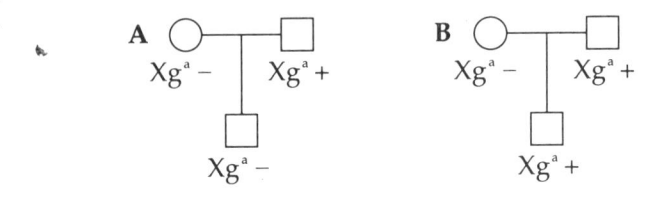

7-23 Nos termos dos símbolos gênicos dados no Problema 7-20, qual é o genótipo de cada uma das três pessoas no heredograma 7-22 A?

7-24 "Bent" (curvo), um alelo dominante ligado ao sexo, *B* no camundongo, resulta em cauda curta e retorcida; seu alelo recessivo, *b*, produz caudas normais. Se uma fêmea de cauda normal for cruzada com um macho de cauda curva, qual proporção fenotípica deveria ocorrer na F$_1$?

7-25 O nistagmo é uma condição em seres humanos caracterizada por movimentos involuntários dos olhos. O alelo para esta condição é de dominância incompleta e ligado ao sexo. Três fenótipos são possíveis: normal, movimento leve, movimento intenso. Uma mulher que exibe nistagmo leve e um homem normal estão pensando em casamento e perguntam a um geneticista qual é a chance de que seus filhos sejam afetados. O que você lhes diria?

7-26 "Desordenado" é um fenótipo em *Drosophila* no qual as cerdas torácicas são caracteristicamente desordenadas e as asas são mantidas na vertical. Cruzamentos entre fêmeas desordenadas e machos normais resultam em uma proporção 1:1 de fêmeas normais e machos desordenados na prole. Qual é o modo de herança e como você descreveria a dominância desse alelo?

7-27 Em galináceos, o alelo *B* ligado ao sexo que produz padrão barrado de penas é completamente dominante sobre seu alelo, *b*, para padrão não barrado. O alelo autossômico *R* produz crista rosa; seu alelo recessivo *r* produz crista simples no estado homozigoto. Uma fêmea barrada, homozigota para crista rosa, é cruzada com um macho não-barrado, de crista simples. Qual é a proporção fenotípica em F$_1$?

7-28 Os membros da F$_1$ do Problema 7-27 são então cruzados uns com os outros. Qual fração de F$_2$ é barrada rosa, e estes são machos ou fêmeas?

7-29 Em que proporção segregam, no Problema 7-28, (a) barradas, não-barradas e (b) rosa, simples?

7-30 Uma família tem cinco filhos, três meninas e dois meninos. Um destes morreu de distrofia muscular aos 15 anos. Os outros formaram-se na universidade e estão preocupados com a probabilidade de que seus filhos possam desenvolver a doença. O que você lhes diria?

8

IDENTIFICAÇÃO DO MATERIAL GENÉTICO

Até este ponto, foram feitas várias observações genéticas em uma ampla seleção de organismos. Foi visto que todas essas observações podem ser explicadas pela teoria de que os genes ocorrem em *loci* específicos e em ordem linear nos cromossomos. Contudo, as seguintes questões devem ser agora consideradas:

1. Qual é o material genético? É o mesmo em todos os organismos?
2. Como esse material genético opera produzindo caracteres fenotípicos, e pode sua função explicar fenômenos como a dominância e a recessividade?
3. Em termos de material genético, o que é realmente um gene? Sua configuração molecular pode ser determinada?
4. Em termos da natureza do material genético e do gene, o que é a mutação? Isto é, quando um gene se altera e produz um efeito diferente, o que acontece com ele ao nível de sua estrutura molecular?
5. A diferenciação em organismos multicelulares, assim como muitas reações bioquímicas intermitentes tanto em eucariotos como em procariotos, sugere que nem todos os genes funcionam todo o tempo. Se é assim, como é regulada a expressão dos genes?
6. Esse material genético (esses genes) está todo localizado nos cromossomos dos eucariotos, ou o citoplasma exerce algum papel na herança? Como a resposta a esta questão se relaciona com os procariotos?
7. As respostas a questões como estas podem ser usadas de algum modo para mitigar ou impedir o efeito de genes desvantajosos ou letais, ou mesmo para substituí-los?

Estas questões serão seguidas nos próximos capítulos; neste será examinado o problema da identificação do material genético em si. Basicamente, as abordagens bem-sucedidas usaram microrganismos. É muito mais fácil encontrar respostas a estas questões em bactérias e vírus do que em indivíduos mais complexos, como os seres humanos. Três maneiras de troca genética entre bactérias, a **transformação**, a **transdução**, e a **conjugação** (a conjugação é coberta no Apêndice B-1), foram cruciais para responder a estas importantes questões. É bem interessante que o conhecimento obtido de estudos dessas formas mais simples muitas vezes é aplicável a formas mais altamente evoluídas.

O efeito Griffith

TRANSFORMAÇÃO BACTERIANA

Em 1928, Fredrick Griffith publicou um trabalho onde citava vários resultados surprendentes para os quais ele não tinha explicação. Suas observações diziam respeito a uma determinada bactéria, *Diplococcus pneumoniae*, que está associada a certos tipos de pneumonia. Este organismo ocorre em duas formas principais. A primeira é a *lisa* (S — do inglês *smooth*), cujas células secretam uma cápsula de revestimento de materiais polissacarídicos, fazendo com que suas colônias em ágar sejam lisas e algo brilhantes. A forma lisa (S) é virulenta por produzir septicemia em camundongos. As células de uma segunda forma de *Diplococcus pneumoniae,* a *rugosa* (R), não tem cápsula e suas colônias em ágar têm uma superfície rugosa, bem fosca. Esta forma é não-virulenta. As evidências acima sugerem que a virulência é relacionada com a presença de uma cápsula.

Os tipos lisos (S) podem ser distinguidos por possuírem diferentes polissacarídeos capsulares (designados I, II, III e IV); o polissacarídeo é antigênico e geneticamente controlado. Mutações de liso para rugoso ocorrem espontaneamente com uma freqüência de cerca de uma célula em 10^7, embora o reverso seja muito menos freqüente. Pode ocorrer, digamos, mutação de uma S-II para rugosa, que pode raramente reverter para lisa. Quando isto ocorre, os lisos obtidos pela reversão são novamente S-II. No decurso de seu trabalho, Griffith injetou nos camundongos com pneumococos R-II vivos; os camundongos não sofreram maus efeitos. A injeção nos camundongos com S-III viva ou qualquer outra cultura lisa era fatal. Contudo, quando se matava pelo calor células tanto do tipo R quanto do S antes de injetar no camundongo, nenhuma doença era produzida. A inoculação simultânea dos animais com uma mistura de bactérias R-II vivas e bactérias S-III mortas pelo calor resultava em alta mortalidade. Isto, sem dúvida, foi uma reviravolta inesperada nos acontecimentos. Nenhuma célula S-III viva foi injetada no camundongo, e no entanto podiam-se isolar organismos vivos, tanto R-II quanto S-III, após a autópsia dos camundongos mortos.

Não apareceu explicação imediata. Era como se os indivíduos S-III mortos voltassem à vida de algum modo, mas isto era evidentemente absurdo. O recentemente conhecido fenômeno da mutação poderia estar implicado, mas a freqüência de ocorrência nas experiências de Griffith era muito alta para ser compatível com as conhecidas taxas de mutação. Aos cientistas sobrou apenas a idéia de que de algum modo as células mortas pelo calor conferiam a virulência à linhagem anteriormente não-virulenta. Em resumo, as células R-II vivas eram de algum modo *transformadas* pelas células S-III mortas pelo calor. Desse modo o efeito Griffith gradualmente tornou-se conhecido como *transformação* e veio a ser o primeiro passo importante na identificação do material genético.

Identificação do princípio transformador

Dezesseis anos após o trabalho de Griffith, Oswald Avery, Colin MacLeod e MacLyn McCarty relataram a repetição com sucesso do trabalho anterior, mas *in vitro*, e conseguiram identificar o princípio transformador ou a substância química que promove a transformação. Testaram frações de células mortas pelo calor quanto à capacidade de transformação. Foram obtidos resultados completamente negativos com frações contendo apenas a cápsula polissacarídica, várias proteínas celulares ou ácido ribonucleico (RNA); só os extratos contendo ácido desoxirribonucleico (DNA) eram eficazes. Até frações altamente purificadas contendo DNA e menos de 2 partes de proteína por 10.000, por exemplo, retinham a capacidade transformadora. DNA, mais até mínimas quantidades de proteína, mais enzimas proteolíticas, eram completamente eficazes. Porém DNA mais DNase, uma enzima que destrói o DNA, perdia sua capacidade de transformação.

Portanto, começou a aparecer *além de qualquer dúvida razoável, que o DNA deve ser o material genético.* Mais ainda, esse marco da pesquisa genética indicava que *o material genético, DNA, diferia do produto final (polissacarídeo) que determinava.* O processo de transformação envolve a incorporação de um filamento único de uma molécula estranha de DNA na molécula receptora (veja Fig. 8.5). A co-transformação de genes intimamente ligados é um método padrão de mapeamento de genes em bactérias. A transformação também foi feita com sucesso em células em cultura tanto animais quanto vegetais.

TRANSDUÇÃO

A clara implicação do DNA como material genético que foi dada pelas experiências de transformação foi ampliada e confirmada por uma série de experiências iniciada por Norton Zinder e Joshua Lederberg em 1952 na bactéria da febre tifóide de ratos *(Salmonella typhimurium).* Suas experiências utilizavam o processo de **transdução,** no qual um vírus que infecta bactérias (um **fago**) serve como o vetor que transfere DNA de uma célula bacteriana para outra. Para compreender completamente esse processo devemos primeiro examinar a estrutura e o ciclo vital do fago.

Estrutura de fagos T-par

Não há uma estrutura típica de vírus, mas há diversas modificações de uma estrutura básica. Em termos gerais, os vírus são constituídos de uma "casca" externa protéica, inerte e não-genética, e um "cerne" interno de material genético. Em muitos casos este material genético é o DNA, mas em alguns casos é o RNA. Talvez os vírus mais bem conhecidos do ponto de vista estrutural são os chamados fagos T-par (por exemplo, T2, T4) que infectam o colibacilo *Escherichia coli.*

Os fagos T têm uma forma geral de "girino", diferenciados em uma região de *cabeça* e uma de *cauda.* A primeira é uma estrutura alongada, bipiramidal com seis lados composta de

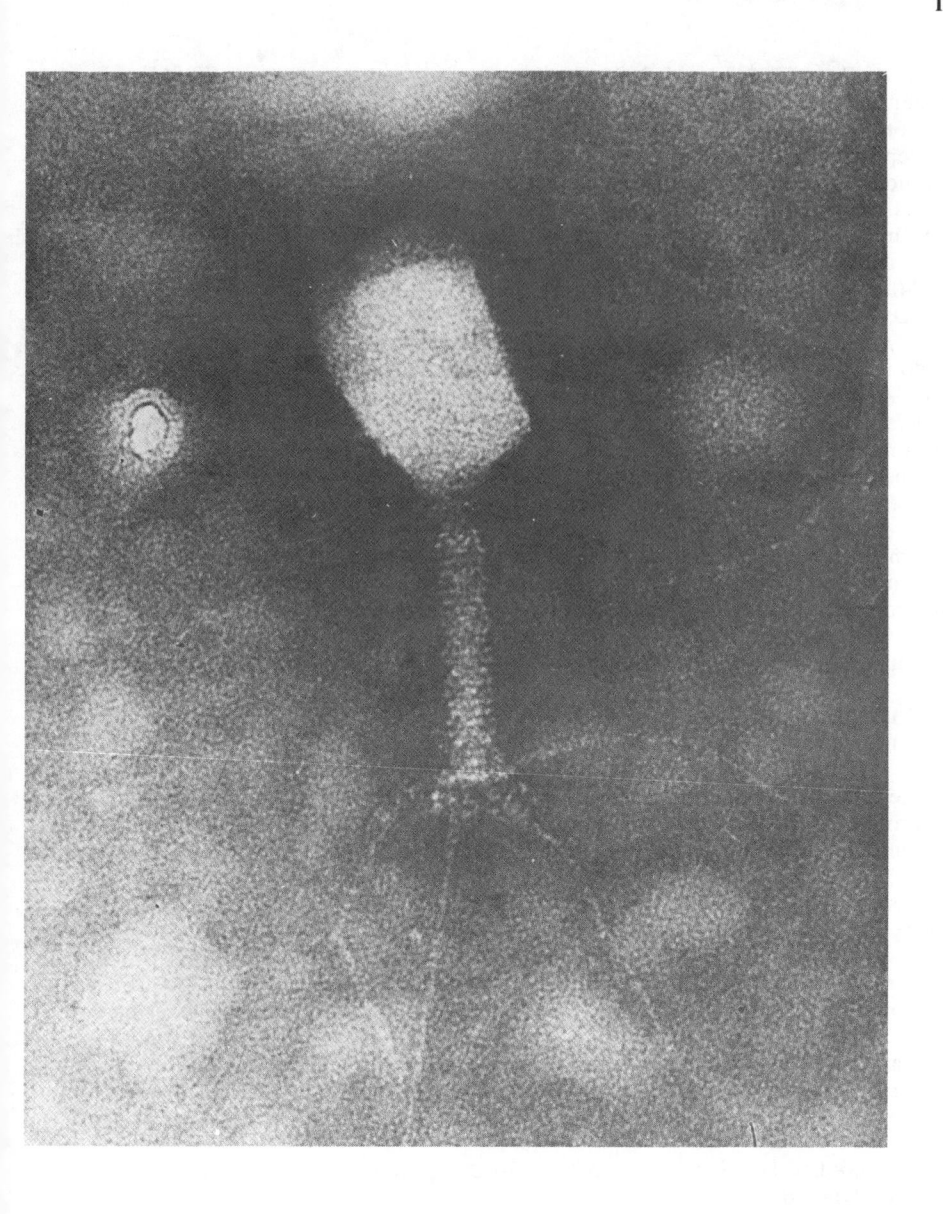

Fig. 8.1 Micrografia eletrônica de bacteriófago T4, 630.000 ×. (Cortesia do Dr. Thomas F. Anderson, Institute for Cancer Research, Philadelphia.)

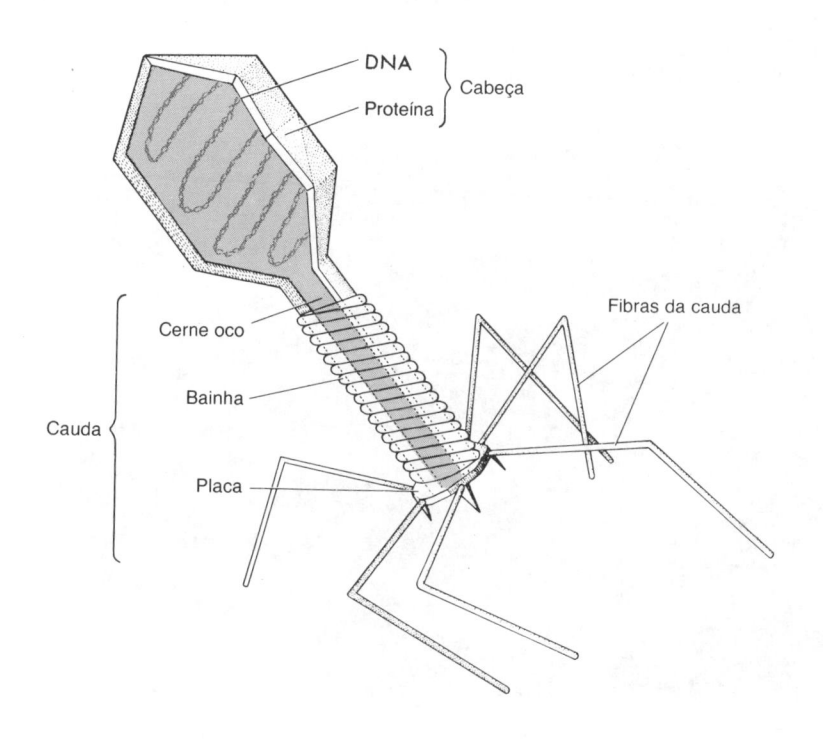

Fig. 8.2 Diagrama de secção longitudinal de um bacteriófago T4. Só é mostrada uma pequena porção do conteúdo total de DNA.

diversas proteínas (Figs. 8.1 e 8.2). Seu diâmetro é de aproximadamente 0,065 μm e seu comprimento é em torno de 0,1 μm. Dentro da cabeça fica uma molécula de DNA de cerca de 68 μm de comprimento. As dimensões da cabeça são tais que a molécula tem de ficar bem comprimida dentro dela.

A cauda é um cilindro oco, do qual a maior parte pode contrair-se no sentido do comprimento. As dimensões aproximadas no estado não-contraído são 0,08 μm de comprimento e 0,0165 μm de diâmetro. A contração altera essas dimensões para 0,035 μm de comprimento por 0,025 μm de diâmetro. A visualização por microscopia eletrônica mostra que a cauda contém 24 estriações helicoidais. A contração envolve a compressão dessa região de bainha estriada. O diâmetro interno é de aproximadamente 0,007 μm e encerra um canal longitudinal de 0,0025 μm de diâmetro. Seis espículas e seis fibras caudais, estas dobradas em ângulo a cerca do meio de seu comprimento, brotam de uma placa hexagonal na extremidade distal da cauda. As fibras caudais não são visíveis no fago maturo até que ele se tenha adsorvido à superfície de uma célula bacteriana. O fago T4 é mostrado em uma vista de microscopia eletrônica na Fig. 8.1 e em um diagrama de vista seccionada na Fig. 8.2. Outros fagos têm morfologia bem diferente; por exemplo o ϕX174 aparece em micrografias eletrônicas como um aglomerado de 12 subpartículas esféricas aderidas, semelhantes mas morfologicamente distintas.

Podem-se reconhecer dois tipos gerais de ciclo de replicação dos fagos: (1) fagos *virulentos*, nos quais a infecção é seguida de *lise* (ruptura) da célula hospedeira e liberação de novos fagos infectantes, e (2) fagos *temperados*, nos quais a infecção raramente causa lise.

Ciclo vital de um fago virulento

A infecção começa com uma colisão casual entre o fago e a célula bacteriana (Fig. 8.3); a bainha então contrai-se, impelindo o cerne através da parede da célula hospedeira. Então o DNA do fago entra na célula bacteriana.

A determinação dos eventos que logo sucedem é facilitada pelo fato de que o envoltório externo protéico contém enxofre mas nenhum fósforo, ao passo que o DNA contém fósforo mas nenhum enxofre. Usando duas amostras de fago, uma das quais contendo ^{35}S e a outra ^{32}P radioativo, Alfred Hershey e Martha Chase conseguiram demonstrar em 1952 que todo o DNA do fago entra na célula hospedeira após o acoplamento; a maior parte da proteína permanece fora. Os detalhes da experiência de Hershey e Chase estão delineados na Fig. 8.4. Segue-se um *período de eclipse*, durante o qual o DNA do fago replica-se numerosas vezes dentro da célula bacteriana. Ao final do período de eclipse o DNA do fago dirige a produção dos revestimentos protéicos e a montagem de cerca de 50 a 200 novas partículas virais infecciosas. Dentro de pouco tempo (por exemplo, 13 minutos para o fago T1 e 22 minutos para o T2) uma enzima produzida pelo fago (a lisozima) promove a lise da célula hospedeira e a liberação de fagos maduros (Fig. 8.3). Podem-se reconhecer as seguintes etapas no processo:

1. *Acoplamento* da cauda do fago a sítios receptores específicos na parede celular bacteriana.
2. *Injeção* do DNA do fago.
3. *Período de eclipse* no qual o fago infectante é recuperável se a célula bacteriana for lisada artificialmente e durante o qual está ocorrendo síntese de novo DNA e de revestimentos protéicos do fago.
4. *Montagem* do DNA do fago nos novos envoltórios protéicos.
5. *Lise* da célula hospedeira e liberação das partículas infectantes de fago.

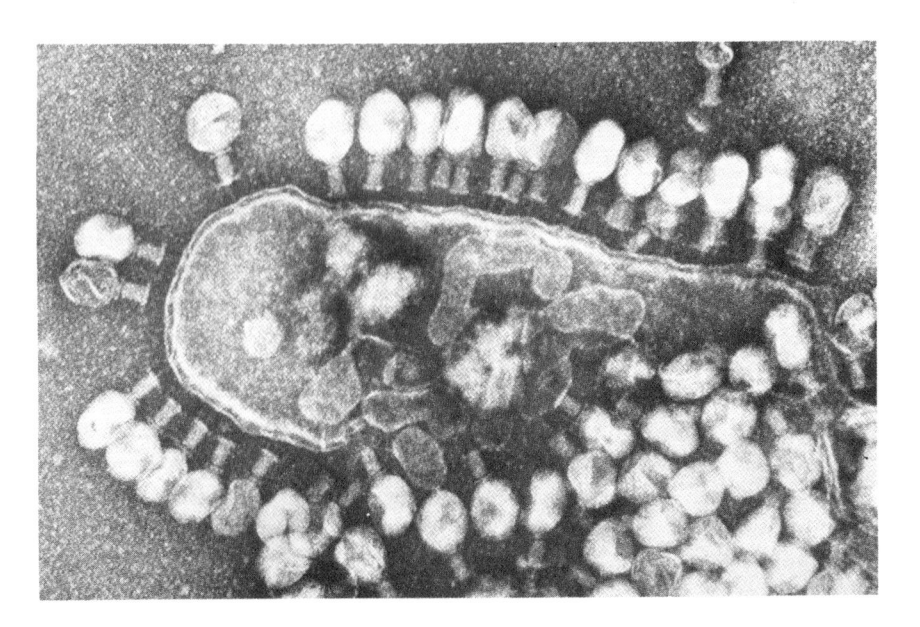

Fig. 8.3 Micrografia eletrônica de fagos T4 atacando *Escherichia coli*. Não só podem ser vistas partículas de fago presas por suas fibras caudais à parede celular da bactéria (em cima e à esquerda), mas também são mostradas novas partículas de fago sendo liberadas da célula bacteriana lisada (direita). (Foto do Dr. L. D. Simon, cortesia do Dr. Thomas F. Anderson, Institute for Cancer Research, Philadelphia.)

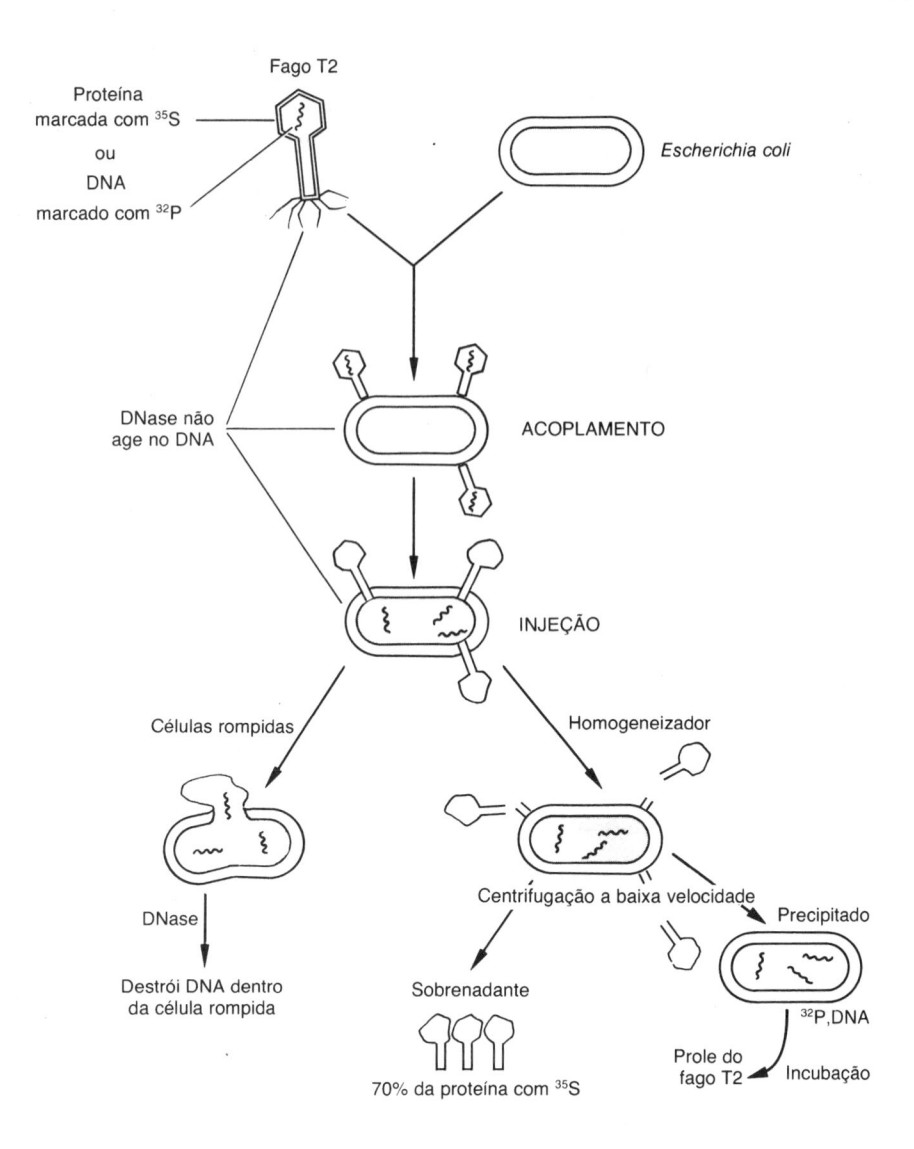

Fig. 8.4 Diagrama do ciclo vital de um fago virulento, mostrando detalhes da experiência de Hershey-Chase. As partículas de fago e as células bacterianas não estão em escala. (De Fraser, *Viruses and Molecular Biology*, Macmillan, 1967. Com permissão.)

Ciclo vital de um fago temperado

Os fagos temperados em geral não lisam seu hospedeiro; em tais casos o DNA do fago fica integrado ao DNA da bactéria como *profago*. Os profagos replicam-se sincronicamente com o DNA do hospedeiro; as células da prole da bactéria contêm então esse DNA de bactéria-mais-fago. Nessas condições são evitadas tanto a infecção por um fago virulento quanto a maturação de partículas infectantes do vírus. No entanto, não freqüentemente pode ser terminada a associação entre o DNA do hospedeiro e do fago (excisão); segue-se então o ciclo lítico como no caso de um fago virulento. Como os hospedeiros bacterianos neste caso são potencialmente sujeitos a lise, são denominados *lisogênicos*. Os fagos lambda (λ), assim como os P22, por exemplo, comportam-se como fagos temperados.

Transdução generalizada

No início da década de 50, Zinder e Lederberg procuraram indicação de que o processo recém-descoberto de conjugação (Apêndice B-1) podia ocorrer na *Salmonella typhimurium,* bactéria da febre tifóide de camundongo. Em uma experiência, cultivaram duas linhagens diferentes dessa bactéria, met⁻ his⁻ e fen⁻ trp⁻ tir⁻ (o que significa defeitos na capacidade de síntese dos aminoácidos metionina, histidina, fenilalanina, triptofano e tirosina, respectivamente). Nenhuma das linhagens cresceria em um meio onde faltassem os aminoácidos que a linhagem não podia sintetizar. Em uma de suas experiências, as duas linhagens eram cultivadas em meio líquido em um tubo em U, mas separadas por uma membrana cujos poros eram muito pequenos para permitir a passagem das células bacterianas. Assim não podia ocorrer contato célula a célula (e, portanto, conjugação). Porém, quando se usavam filtros com um tamanho de poro que permitia a passagem do fago temperado P22 (mas pequeno demais para as bactérias), recuperavam-se células do tipo selvagem.

Trabalhos adicionais demonstraram claramente que o P22 era, de fato, o agente de recombinação. Foi excluída a transformação como possibilidade pelo simples teste de tratamento de extratos *livres de células* de uma linhagem com DNase para destruir qualquer DNA livre.

Novamente ocorreu a recombinação. Assim, em vez de demonstrar conjugação ou transformação, Zinder e Lederberg tinham descoberto um novo tipo de recombinação, um mediado por um vírus. A esse processo deram o nome de **transdução.** Sua característica distintiva é que o vetor da recombinação é um fago.

Um fago temperado existe em geral como um *profago*, isto é, integrado ao DNA da bactéria. Ocasionalmente em uma célula o fago se destaca e, como um fago virulento, lisa a célula hospedeira. Por exemplo, no fago P22, em vez do DNA do fago, um segmento do DNA do hospedeiro que calha de ter quase o mesmo tamanho do genoma normal do fago, pode incorporar-se em um revestimento de fago. *Qualquer* parte do DNA do hospedeiro, de comprimento adequado, pode ser assim incorporada. No novo hospedeiro, o DNA transduzido pode integrar-se ao genoma da célula recém-infectada. Se os genes transduzidos e os do novo hospedeiro forem alélicos, os genes transduzidos, após inclusão no DNA hospedeiro por um processo de *crossing-over*, produzem uma prole recombinante. Esse tipo de transdução, no qual o DNA transduzido pode conter qualquer dos genes bacterianos, é referido como **transdução generalizada** (Fig. 8.5).

Fagos em transdução generalizada transportam *somente* genes bacterianos, e seu DNA pode substituir um segmento correspondente de DNA, na nova célula infectada por *crossing-over*. Por exemplo, se o DNA doador incluir genes tir$^+$ trp$^+$ (que estão próximos no cromossomo da *E. coli*) e o receptor for tir$^-$ trp$^-$, qualquer descendência tir$^+$ trp$^-$ e tir$^-$ trp$^+$ deve ser recombinante. A distância entre os dois *loci* pode ser calculada a partir da proporção de recombinantes para o total de células transduzidas. A freqüência de recombinantes varia inversamente com a distância entre os *loci*, do mesmo modo que em eucariotos.

Transdução especializada

Alguns fagos só conseguem integrar-se ao DNA da célula hospedeira em posições determinadas. O fago lambda (λ), por exemplo, infecta a *E. coli* e pode ocupar apenas um local entre os genes *gal* (galactose) e *bio* (biotina). Ocasionalmente o DNA do fago é excisado incorretamente, com o resultado de que o DNA excisado carrega alguns genes da bactéria e alguns do vírus. Este DNA híbrido é então incorporado a cápsulas do fago, como sempre. Após infectar uma nova célula hospedeira, o fago pode integrar-se (em seu local normal) e criar uma célula bacteriana que seja parcialmente diplóide. Tais *merozigotos* podem ser usados para (1) mapeamento de alguns dos genes bacterianos nos dois lados do ponto de inserção do fago e (2) determinação de qual alelo do hospedeiro, o normal ou o defeituoso, é dominante. Os pedaços de DNA que podem existir livres no citoplasma bacteriano ou integrados ao seu DNA são denominados *epissomos*. Eles serão mais bem discutidos no Cap. 16.

Note a distinção entre a **transdução especializada** e a generalizada. Fagos em transdução generalizada transportam *apenas genes bacterianos,* e estes podem *substituir* os do hospedeiro recém-infectado; os fagos em transdução especializada transportam *genes bacterianos* e *virais.* Enquanto os genes transportados por fagos em transdução generalizada podem substituir os da célula bacteriana, os transportados por fagos em transdução especializada podem ser *adicionados* ao genoma da célula recém-infectada.

Comportamento do DNA na transformação e na transdução

Tanto na transformação quanto na transdução, o DNA de outra bactéria entra na célula que está sendo "convertida". Na transformação, o DNA livre vem de células mortas, e muito menos do que seu DNA total penetra na célula viva. As células só podem ser transformadas quando estiverem em um estado de "competência". Na transdução uma pequena parte do genoma bacteriano é "injetada" por um vírus. O DNA transduzido pode ser ou todo bacteriano ou bacteriano-mais-viral. Um resumo dos dois processos é encontrado na Fig. 8.5.

Para que o DNA estranho promova transformação ou transdução, precisa ser integrado à molécula de DNA do hospedeiro. Isto pode ocorrer de dois modos diferentes. Primeiro, na transformação, ocorre a captação da dupla fita do DNA em uma célula receptora competente. No processo de entrada, um dos filamentos do DNA é digerido por nucleases da célula receptora, deixando um filamento único. Este filamento único alinha-se com a região homóloga apropriada no cromossomo bacteriano, e por um processo enzimático o filamento substitui seu homólogo na molécula de DNA, receptora. O filamento deslocado é degradado. A molécula de DNA resultante contém um filamento do DNA original e um do DNA transformador, e é chamada de um **heteroduplex.** Após uma rodada de replicação de DNA e divisão celular, uma célula contém o cromossomo original e uma contém o cromossomo transformado (Fig. 8.5A).

Na transdução, quando uma célula doadora é lisada, o cromossomo é partido em pequenos pedaços. Então as recém-formadas partículas de fago incorporam por engano um certo comprimento de DNA bacteriano puro em uma cabeça de fago. Quando os conteúdos desse fago são injetados em outra célula bacteriana, o DNA transduzido é liberado na célula, e alguns genes podem ser incorporados por um processo de recombinação (Fig. 8.5B).

Quando se reconhece que o material transferido durante a conjugação (Cap. 6 e Apêndice B) é também DNA, fica claro que os três processos — conjugação, transformação e transdução

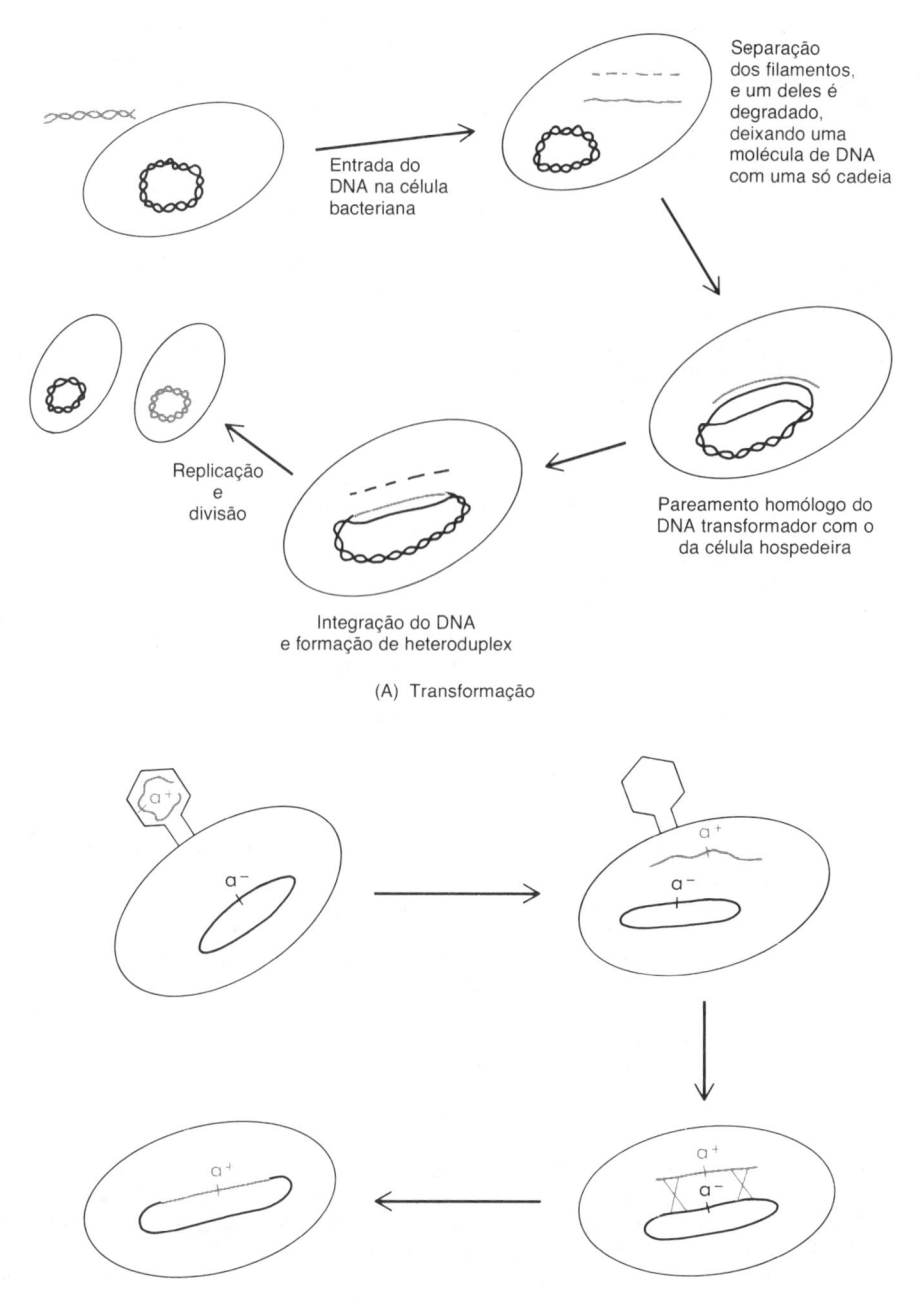

Fig. 8.5 Representação esquemática de (A) transformação e (B) transdução generalizada.

Entrada do
DNA na célula
bacteriana

Separação
dos filamentos,
e um deles é
degradado,
deixando uma
molécula de DNA
com uma só cadeia

Replicação
e
divisão

Pareamento homólogo do
DNA transformador com o
da célula hospedeira

Integração do DNA
e formação de heteroduplex

(A) Transformação

(B) Transdução generalizada

— todos implicam o DNA como o material genético. O aspecto essencial da hereditariedade é então a transmissão sem alterações dessa "fita de informações" de uma geração para a seguinte. Se temos de identificar os genes, precisamos entender a estrutura desta tão importante molécula, que foi apropriadamente chamada "fio da vida".

Histórico

ÁCIDO
DESOXIRRIBONUCLEICO

É bem interessante que o reconhecimento do DNA como o material genético tenha sido um processo lento. Por volta de 1869, Friedrich Miescher, um médico suíço de 22 anos de idade, tinha isolado de células de pus obtidas de ataduras usadas na guerra franco-prussiana e de esperma de salmão uma substância macromolecular até então não identificada, à qual deu o nome de *nucleína*. Apesar de não saber a estrutura e a função da nucleína, apresentou seus achados para publicação. O editor que recebeu o trabalho teve dúvidas sobre alguns aspectos do relato e retardou por dois anos a publicação enquanto tentava repetir alguns dos aspectos mais questionáveis do trabalho de Miescher. Finalmente em 1871 foi publicado o relato de Miescher, mas fez pouco impacto imediato. Ele continuou seu cuidadoso trabalho até sua morte em 1895, reconhecendo (com o auxílio do seu aluno Altmann, em 1889) que a nucleína era de alto peso molecular e estava de algum modo associada a uma proteína básica, à qual deu o nome de *protamina*. Em 1895, o citologista pioneiro E. B. Wilson especulava que "a herança... pode ser afetada pela transmissão física de um determinado composto químico do pai para o filho".

A nucleína foi mais tarde rebatizada como *ácido nucleico*, e os trabalhos sobre ele continuaram lentamente em diversos laboratórios. No início do século XX o bioquímico Kossel identificou as bases nitrogenadas constituintes do ácido nucleico, assim como seu açúcar de 5 carbonos, e o ácido fosfórico. O trabalho de Kossel e investigações posteriores de Ascoli, Levine e Jones durante o primeiro quarto do século evidenciaram os dois tipos de ácido nucleico, o desoxirribonucleico e o ribonucleico. O desenvolvimento de técnicas de coloração específicas para DNA por Feulgen e Rossenbeck em 1924 permitiu a Feulgen demonstrar em 1937 que a maior parte do conteúdo de DNA de uma célula está localizada no núcleo. H. F. Judson escreveu um relato de leitura agradável sobre as descobertas em genética e biologia molecular envolvendo esta história do DNA.

Estrutura

Em 1953, James Watson e Francis Crick propuseram um modelo molecular para o DNA após cerca de um ano e meio de trabalho conjunto na Universidade de Cambridge seu modelo foi tão completamente substanciado por investigações subseqüentes que esta dupla repartiu um prêmio Nobel em 1962 com Maurice Wilkins.

A publicação de sua proposta foi o resultado de intenso trabalho que envolveu Maurice Wilkins, Rosalind Franklin e Linus Pauling. Wilkins e Franklin prepararam figuras de difração de raios X nas quais se baseou o modelo final. Eles e Pauling aprimoraram consideravelmente as noções de Watson e Crick sobre a estrutura da molécula em discussões e por correspondência. Watson, em seu absorvente relato desses anos (*The Double Helix*, 1968), salientou principalmente as contribuições suas e de Crick (que foram consideráveis); no entanto, parece que Franklin não só chegou a algumas das conclusões corretas antes de Watson e Crick, mas também ela deveria ter participado do prêmio Nobel, se não pela sua morte prematura aos 37 anos de idade.

A unidade básica da estrurura da molécula de DNA é o **nucleotídeo.** Esta é também a unidade básica incorporada ao DNA durante a síntese. O nucleotídeo consiste de três partes: um fosfato, um açúcar e uma base nitrogenada. A estrutura do fosfato e a do açúcar são mostradas na Fig. 8.6. O açúcar é um derivado da ribose chamado **desoxirribose** porque nela falta o grupamento hidroxila (OH) no carbono número 2, semelhante à OH presente no carbono número 3. As estruturas das bases nitrogenadas são vistas na Fig. 8.7. Elas incluem duas purinas — **adenina** e **guanina** — e duas pirimidinas — **timina** e **citosina.** A estrutura dos nucleotídeos, mostrando as relações dos três componentes, é vista na Fig. 8.8. Uma molécula de ácido nucleico (**polinucleotídeo**) consiste de um grande número de nucleotídeos reunidos entre os açúcares e os fosfatos por ligações fosfodiéster do modo mostrado na Fig. 8.9. A estrutura de oses e fosfato ligados forma a chamada *espinha dorsal* da molécula. A seqüência das bases ligadas dá a cada molécula de ácido nucleico sua individualidade.

A estrutura tridimensional do DNA, pela qual Watson, Crick e Wilkins receberam o prêmio Nobel, baseou-se em evidências bioquímicas e de difração de raios X. Quando se expõem cristais de uma molécula aos raios X, estes são dispersos de acordo com a estrutura da molécula. O padrão de dispersão é específico para cada tipo de molécula. A Fig. 8.10 é produzida pelo DNA na cristalografia com raios X. Esse tipo de dado indicava que ele é uma molécula helicoidal com um padrão repetido regularmente.

As evidências bioquímicas vieram do trabalho de Erwin Chargaff no final dos anos 40. Ele encontrou, para qualquer que fosse a fonte do DNA, que a concentração de adenina era sempre igual à de timina e que a concentração de guanina sempre igualava à de citosina. Também, que a relação A/T ou a G/C sempre eram próximas de um. Uma lista desses valores para DNA de várias fontes é encontrada no Quadro 8.1.

O DNA do fago ϕX174 tem um só filamento (exceto durante sua fase replicativa) e por isso seus valores para A/T e G/C afastam-se consideravelmente da unidade. De fato, sempre que é encontrado esse tipo de desvio, isto é indicativo de constituição em cadeia única. Note também que os valores para $(A + T)/(G + C)$ variam de muito abaixo a muito acima de 1, isto é, apesar de serem válidas as relações A = T e C = G, também é verdadeiro que A+ T $\neq$ C + G na maioria dos casos. Com certeza a estrutura do DNA não requer igualdade nesta relação. De fato, *o DNA de espécies diferentes é distinguido em grande parte pelos números relativos de pares AT e CG, sua seqüência, se estes ocorrem como AT ou*

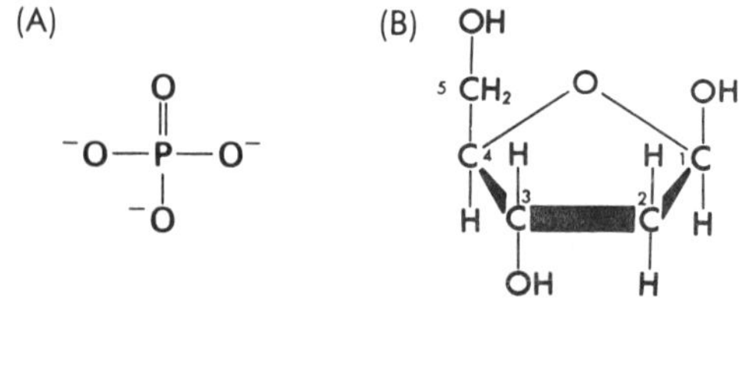

Fig. 8.6 Estrutura molecular de (A) fosfato e (B) desoxirribose, o açúcar do DNA.

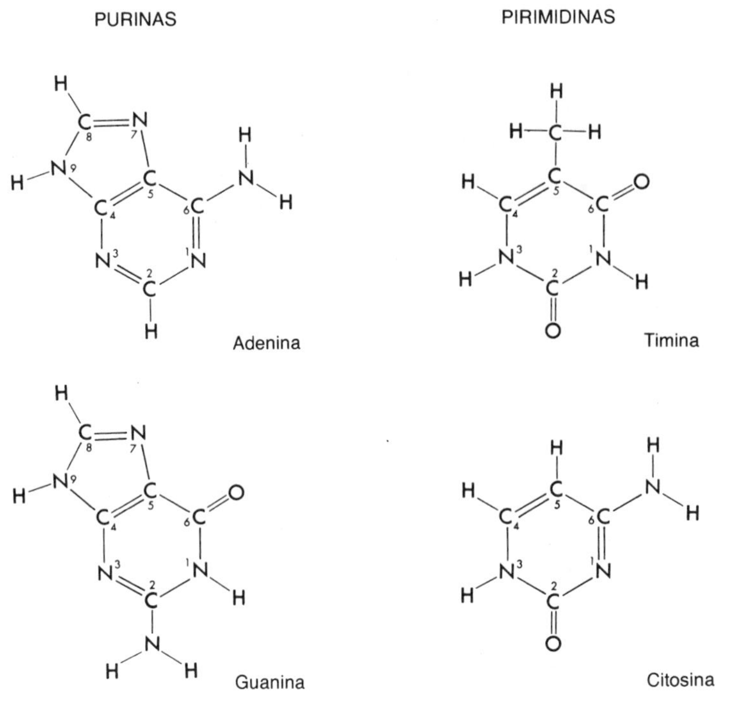

PURINAS

PIRIMIDINAS

Fig. 8.7 Estrutura molecular das quatro bases nitrogenadas do DNA.

Adenina

Timina

Guanina

Citosina

TA e como CG ou GC, e o número de tais pares de bases (e daí o comprimento das moléculas de DNA).

As evidências bioquímicas sugeriram a Watson e Crick que as bases pareavam-se no interior da molécula e que a estrutura do DNA adapta-se melhor a um modelo feito de *duas* cadeias polinucleotídicas reunidas pelas bases pareadas, na forma de uma hélice. A molécula pode ser comparada a uma escada retorcida na forma de uma hélice, como mostrado na Fig. 8.11.

As bases purínicas e pirimidínicas são espaçadas de 3,4 unidades ångström (0,34 nm ou $3,4 \times 10^{-4} \mu$m), o que dá 10 pares de bases por cada volta completa da hélice. Cada par de bases está orientado a 36 graus em relação ao par precedente. O diâmetro da molécula é de cerca de 20 unidades ångström, quando medido pelos estudos de difração de raios X. Isto corresponde exatamente a distância ocupada por um par de bases dentro das espinhas dorsais ose-fosfato.

A dupla hélice é capaz de assumir diversas formas. A mais importante biologicamente é a **forma B**. Esta foi a forma usada nos primeiros estudos de difração. É mais hidratada

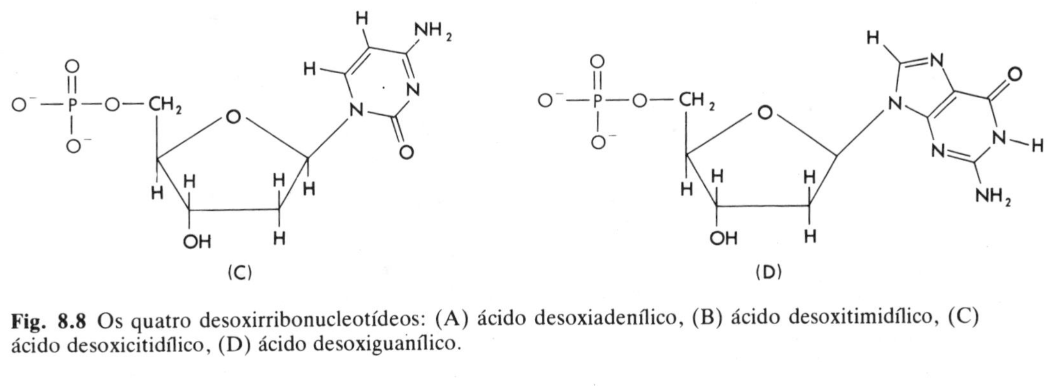

(A)

(B)

(C)

(D)

Fig. 8.8 Os quatro desoxirribonucleotídeos: (A) ácido desoxiadenílico, (B) ácido desoxitimidílico, (C) ácido desoxicitidílico, (D) ácido desoxiguanílico.

Fig. 8.9 Cadeia polinucleotídica mostrando a ligação fosfodiéster entre oses adjacentes da espinha dorsal da molécula. É chamada ligação fosfodiéster porque o ácido fosfórico foi unido a dois álcoois (grupamentos OH das oses) por ligações éster em ambos os lados.

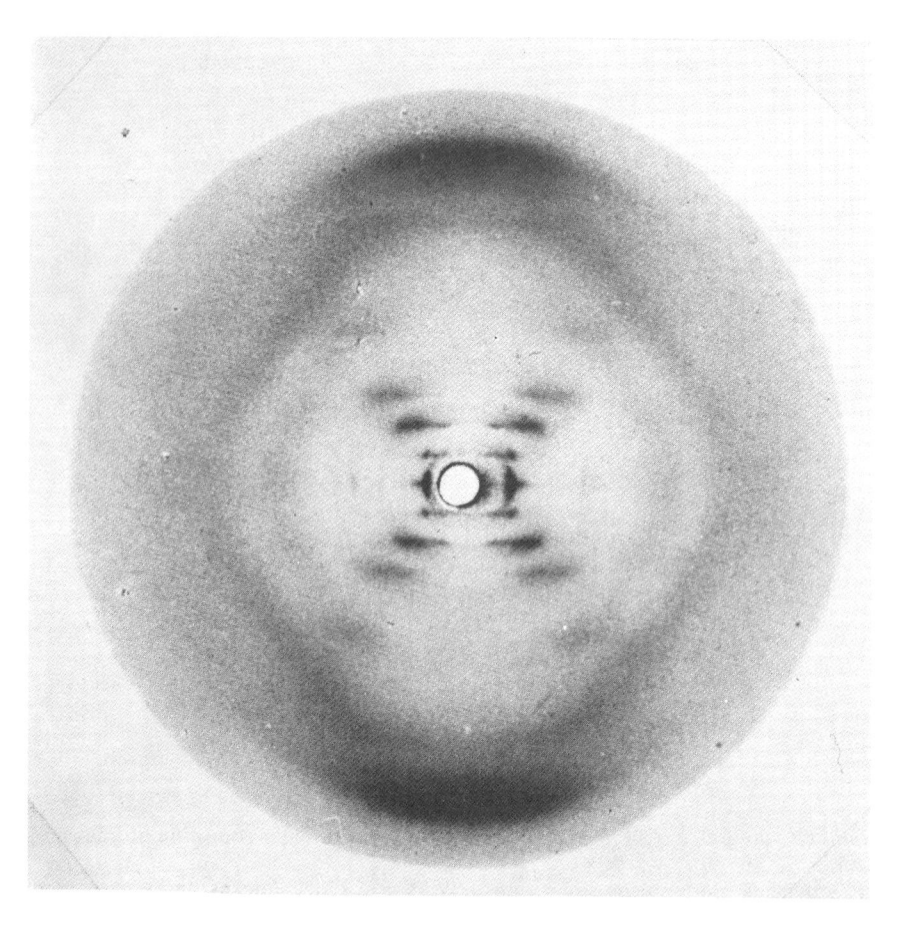

Fig. 8.10 Padrão de difração de raios X do DNA. Foi a partir destes dados que foi determinado que o DNA era uma molécula helicoidal com um padrão regularmente repetido. (Com permisão do Departamento de Biofísica, King's College, London University.)

do que a **forma A**. Esta é mais compacta, com 11 pares de bases por volta da hélice, e tem 23 ångströns de diâmetro. As bases são mais inclinadas em relação ao eixo da hélice do que na forma B. A forma A só pode ocorrer em condições experimentais. Contudo pode estar em equilíbrio com a forma B em células, o **Z-DNA** (Fig. 8.12).

Em soluções de alta força iônica, tais como NaCl 2M, o DNA está em uma forma helicoidal torcida para a esquerda. Essa estrutura torcida para a esquerda é chamada de Z-DNA devido a sua estrutura em ziguezague. Nessa forma, a molécula ainda é constituída de duas cadeias antiparalelas, mas em outros aspectos é bem diferente das formas A e B. A hélice tem 18 ångströns de diâmetro e há 12 pares de bases por volta. Se a forma Z existir em células, em equilíbrio com a forma B, deve-se cogitar sobre seu papel biológico. A ligação de proteínas em áreas localizadas na molécula poderia produzir um ambiente iônico suficientemente alto para causar a transição. Proteínas reguladoras ligadas ao DNA poderiam ser capazes de fazer isto. Portanto, acredita-se que ocorram pelo menos áreas localizadas da forma Z dentro do DNA celular, e há evidências de que o Z-DNA esteja presente em cromossomos de *Drosophila*.

Quadro 8.1 Comparação de composição do DNA em nucleotídeos

Fonte	A	T	G	C	$\dfrac{A}{T}$	$\dfrac{G}{C}$	$\dfrac{A+T}{G+C}$
Espermatozóide humano	31,0	31,5	19,1	18,4	0,98	1,03	1,67
Espermatozóide de salmão	29,7	29,1	20,8	20,4	1,02	1,02	1,43
Núcleo de *Euglena*	22,6	24,4	27,7	25,8	0,93	1,07	0,88
Cloroplasto de *Euglena*	38,2	38,1	12,3	11,3	1,00	1,09	3,23
Escherichia coli	26,1	23,9	24,9	25,1	1,09	0,99	1,00
Mycobacterium tuberculosis	15,1	14,6	34,9	35,4	1,03	0.98	0,42
Fago T2	32,6	32,6	18,2	16,6*	1,00	1,09	1,87
Fago φX174	24,7	32,7	24,1	18,5	0,75	1,30	1,35
Drosophila	27,3	27,6	22,5	22,5	0,99	1,00	1,22
Milho	25,6	25,3	24,5	24,6	1,01	1,00	1,04

*5-hidroximetil citosina.

É típico que apenas as quatro diferentes bases nitrogenadas ocorram no DNA. Na molécula em dupla hélice a adenina conecta-se com a timina por duas pontes de hidrogênio, e a citosina com a guanina por três pontes de hidrogênio. Isto explica os dados de Chargaff e é chamado **pareamento de bases complementares.** Em conseqüência, se for conhecida a seqüência de bases ao longo de um dos filamentos da mólecula, a seqüência complementar no filamento oposto será automaticamente conhecida.

Técnicas que envolvem clivagem enzimática da molécula de DNA tornaram possível determinar a exata disposição de suas partes. As bases nitrogenadas estão ligadas à desoxirribose no carbono 1' (formando nucleosídeos) e o fosfato liga-se ao carbono 5' (formando nucleotídeos), como mostrado na Fig. 8.9. Os nucleotídeos sucessivos estão unidos por ligações fosfodiéster 3',5'; a estrutura de um segmento de DNA, constituído de quatro pares de desoxirribonucleotídeos, é apresentada na Fig. 8.13. Os grupamentos hidroxila 3' e 5' de duas diferentes moléculas de desoxirribose formam um éster duplo com os grupamentos PO_4, como visto na Fig. 8.13.

Os dois filamentos ose-fosfato são orientados em direções opostas. Lendo a cadeia da *esquerda* de cima para baixo, as ligações ose-fosfato são 5' → 3', ao passo que na cadeia da *direita* são 3' → 5'. Os dois filamentos de "espinha dorsal" são assim descritos como *antiparalelos*. A natureza em dupla hélice da molécula não seria possível sem esta orientação antiparalela dos filamentos. Watson determinou que a ligação por hidrogênios entre os pares de nucleotídeo dá medidas bem semelhantes para os pares AT e GC (Fig. 8.14). Mesmo em uma molécula como esta, com apenas as quatro bases "usuais", os tipos e números de seqüências são virtualmente infinitos. O DNA de diferentes espécies é, de fato, distinguido por tais diferenças de seqüência de pares de nucleotídeos. O DNA de alguns fagos (por exemplo, φX174) tem um só filamento. Transforma-se no entanto temporariamente em dupla hélice após infecção de uma célula hospedeira, como etapa preliminar para a replicação. Em algumas moléculas de DNA outras bases mais raras substituem regularmente algumas das quatros comuns. Os fagos T-par, por exemplo, contêm 5-hidroximetil citosina em vez de citosina, mas em uma quantidade igual ao conteúdo de guanina, indicando assim suas qualidades de pareamento. Conhecem-se outras substituições semelhantes, mas o papel exato dessas bases raras ainda é parcialmente entendido.

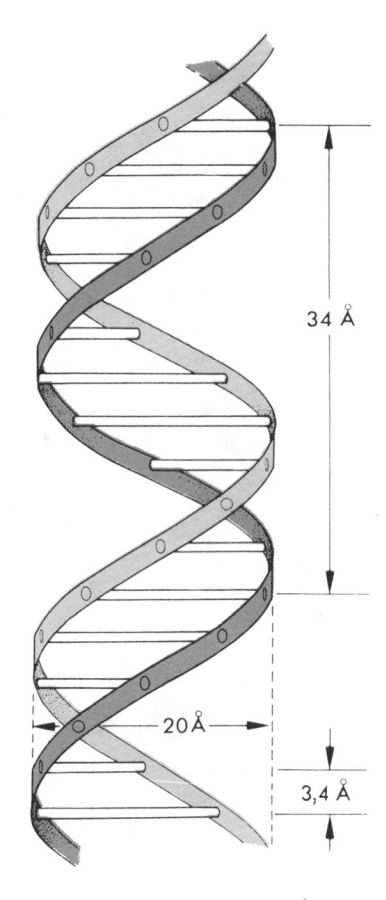

Fig. 8.11 Estrutura geral da dupla hélice do ácido desoxirribonucleico. (1 Å = 0,0001 μm ou 0,10 nm).

Como descrito anteriormente, a técnica de coloração de Feulgen é específica para o DNA; qualquer estrutura celular contendo DNA mantém uma cor púrpura. Não só esse processo é específico para DNA, mas também a intensidade de coloração é diretamente proporcional à quantidade de ácido desoxirribonucleico presente. A medida da absorção da luz por estruturas coloridas pelo processo de Feulgen pode ser usada para determinar as quantidades relativas desse ácido nucleico presente. Tais técnicas microespectrofotométricas também empregam a luz ultravioleta, com o máximo de absorção próximo de 260 nm, o que é bem próximo do comprimento de onda com maior efeito mutagênico (254 nm). Tais técnicas, aplicadas a muitos tipos diferentes de células eucarióticas, mostram que o DNA é quase inteiramente restrito aos cromossomos. (A única exceção é a pequena quantidade de DNA celular que está localizada nos cloroplastos e em mitocôndrias; veja o Cap. 16.) A disposição física do DNA nos cromossomos de eucariotos recebeu intensa atenção nos últimos anos, e nosso conhecimento foi consideravelmente ampliado. Sabia-se já há algum tempo que a quantidade de DNA por núcleo celular, e por célula bacteriana, ocupa um volume muitas vezes maior do que as estruturas que o contêm, de modo que quando "derramado" esse DNA ocupa um espaço bem maior (Quadro 8.2 e Fig. 8.15).

É óbvio que o DNA, que se comporta como uma molécula linear no *crossing-over* e carreia genes em uma seqüência aparentemente linear, não pode simplesmente estender-se em linha reta de um extremo ao outro de um cromossomo eucariótico ou de uma célula bacteriana. No entanto foi demonstrado em alguns casos, e é em geral aceito, que cada cromátide eucariótica é constituída de uma só molécula contínua de DNA. Do ponto de vista físico, o grande comprimento das moléculas de DNA em relação às estruturas que o contêm impõe necessidades de um "empacotamento" rigoroso. Quando a cromatina é dispersa em tampões com baixa concentração de sal para microscopia eletrônica, ocorrem, a intervalos regulares de cerca de 100 ångströns, unidades de nucleoproteínas que parecem "contas" em um colar. Essas unidades são **nucleossomos** e são mostradas na Fig. 8.16A. Esta organização do DNA eucariótico em nucleossomos constitui o primeiro nível em um empacotamento gradativo da dupla hélice contínua de DNA em cromátides e finalmente em cromossomos de metáfase.

A forma tridimensional do modelo atual de nucleossomo (Fig. 8.16 B) é de um elipsóide, com um comprimento de 110 ångströns e um diâmetro de 65 a 70 ångströns. A forma é um pouco semelhante a uma bola de futebol americano. Os centros dos nucleossomos são constituídos de um octâmero de duas moléculas de cada uma de quatro histonas, designadas

LOCALIZAÇÃO DO DNA NAS CÉLULAS

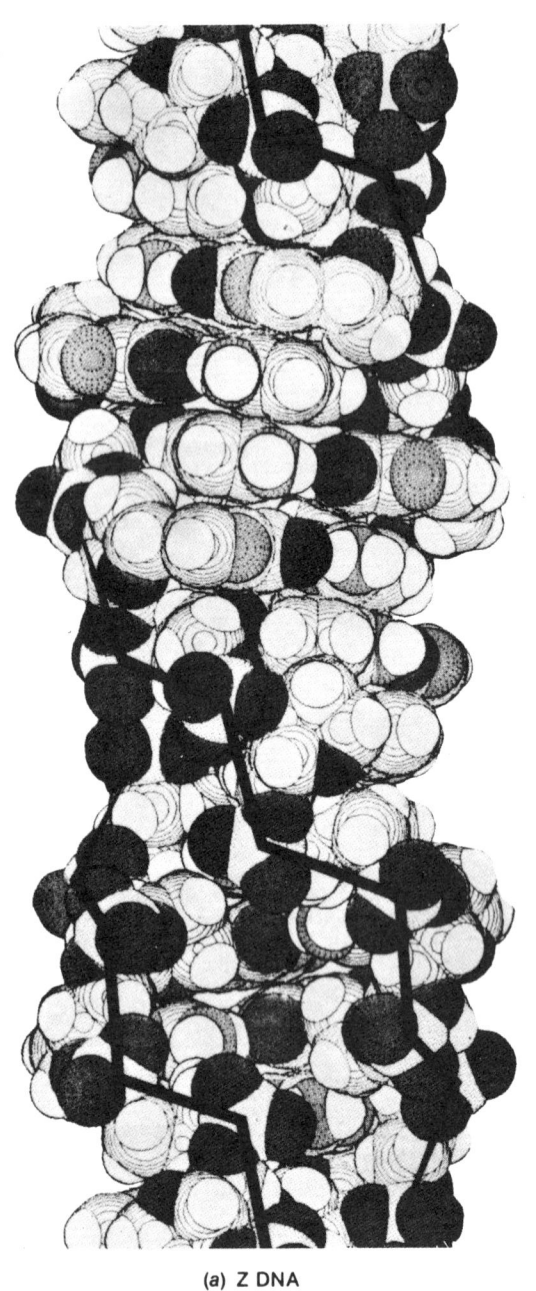

(a) Z DNA

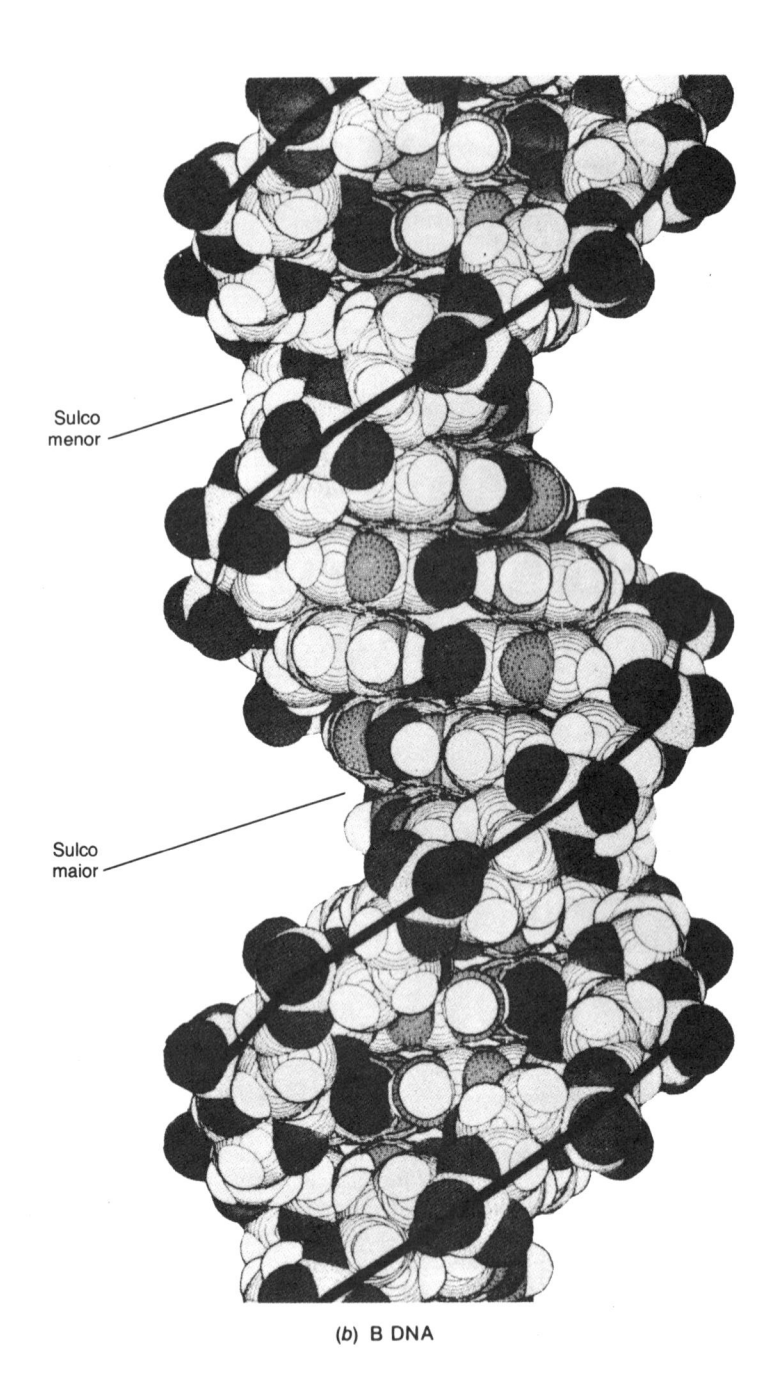

Sulco
menor

Sulco
maior

(b) B DNA

Fig. 8.12 Hélice para a esquerda da forma Z
do DNA, comparada com a forma B, que roda
para a direita.

como H2A, H2B, H3 e H4. A superfície da partícula central é envolvida por um filamento
super-helicoidal de DNA de cerca de 165 pares de bases enrolados em duas voltas.

O DNA internucleossômico, ou **DNA de ligação ("linker DNA"),** pode ter uma medida
linear de cerca de 50 a 340 ångströns, dependendo do tipo de célula, tecido e espécie. Um
quinto tipo de histona, H1, localiza-se no DNA de ligação entre as partículas nucleossômicas.
A H1 é maior do que qualquer uma das histonas do nucleossomo e muito mais variável
em composição de aminoácidos. Parece ter sido menos rigorosamente conservada na evolução.
Acredita-se que as histonas H1 exerçam um papel no nível seguinte de empacotamento por
manter a fibra de cromatina enrolada no nucleossomo, torcida em uma hélice mantida unida
pelas histonas H1. Mesmo exercendo o nucleossomo um papel importante no primeiro nível
de embalagem do DNA, ele permite que cada molécula do DNA comporte-se geneticamente
como se fosse contínua dentro da estrutura do cromossomo. A estrutura aqui descrita é
o modelo de trabalho atual, e não há ainda concordância uniforme quanto à exata estrutura
tridimensional da partícula nucleossômica.

Além disso a **super-hélice ("supercoil")** de DNA é provavelmente a forma natural de
DNA nas células vivas e deve também contribuir para a embalagem do DNA na célula.
Quando uma hélice forma um círculo e suas extremidades se fundem, ela pode distribuir-se
em um plano. Contudo, se a dupla hélice for destorcida de algumas voltas antes de serem
reunidos os extremos, ela tenta reassumir a torsão normal. Como as extremidades estão
unidas, ela não pode fazê-lo sem que a dupla hélice se torça em volta de si, formando
uma super-hélice com alças nas extremidades. A Fig. 8.17 ilustra este processo. A super-hélice

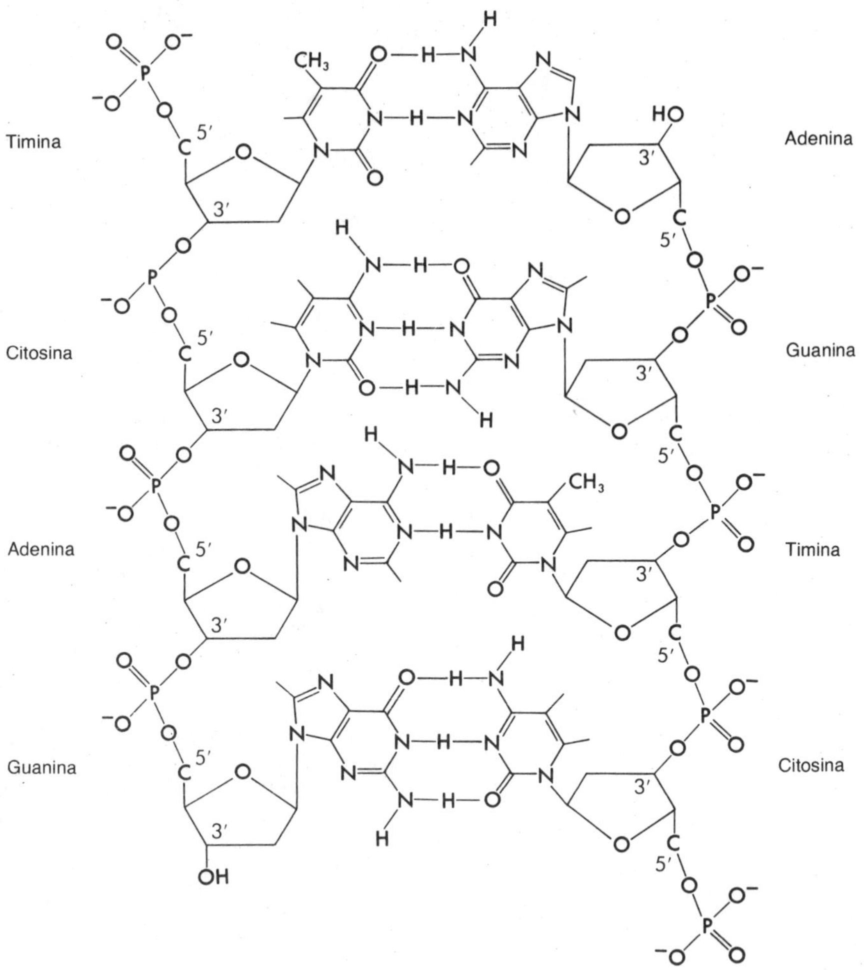

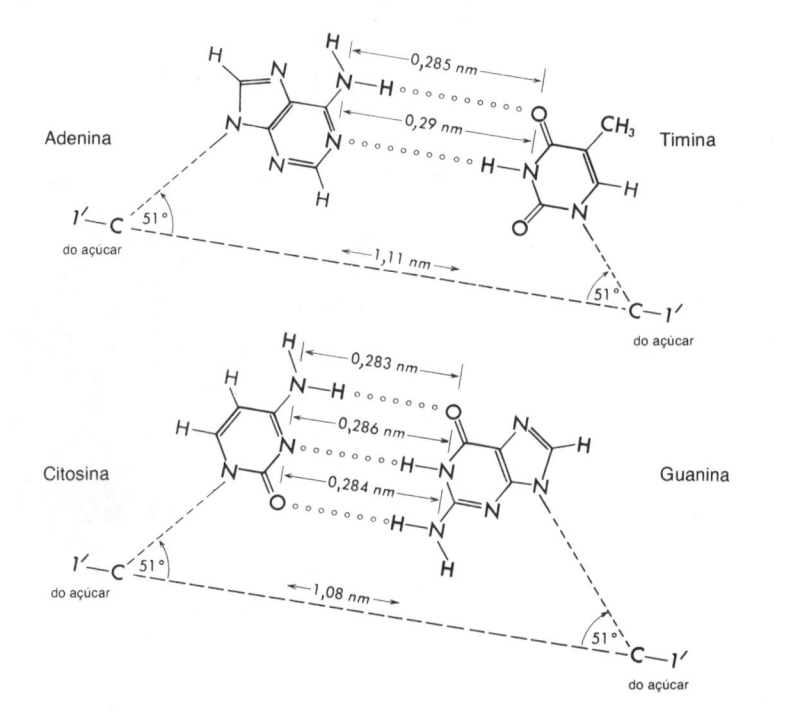

Fig. 8.13 Modelo molecular de um segmento de quatro pares de nucleotídeos do DNA. Para simplificar não é mostrada a natureza helicoidal da molécula. Note a orientação antiparalela das cadeias ose-fosfato.

Fig. 8.14 Detalhes das pontes de hidrogênio entre os pares de desoxirribonucleotídeos. Note a grande semelhança das medidas dos pares AT e GC (0,1 nm = 1 Å).

Quadro 8.2 Características quantitativas aproximadas do DNA de alguns organismos e de um fago

Organismo	Peso molecular aproximado do DNA	Número de pares de desoxirribo-nucleotídeos	Comprimento, μm	Comprimento, cm
Fago T2	$1,3 \times 10^8$	2×10^5	68	0,008
Escherichia coli	$2,8 \times 10^9$	$4,3 \times 10^6$	1.465	0,15
Drosophila melanogaster (célula diplóide)	$2,2 \times 10^{11}$	$3,38 \times 10^8$	$1,15 \times 10^5$	11,43
Humano (2n)	$3,9 \times 10^{12}$	6×10^9	$2,04 \times 10^6$	204

também ocorre em moléculas lineares quando alças de DNA enrolam-se em volta uma da outra. Além da embalagem em nucleossomos, a super-hélice fornece um método poderoso de regulação da atividade de genes por evitar que os elementos reguladores reajam com o DNA em regiões específicas.

A microscopia eletrônica, em particular e de varredura, não mostra claramente a disposição física do DNA em cromossomos eucarióticos. Tudo que pode ser visto na Fig. 8.18, uma micrografia de um cromossomo de metáfase do *hamster* chinês, são as fibras altamente enoveladas de cromatina (nucleoproteína) ou *microcônvulos*. Em geral, essas fibras vão de cerca de 50 a 500 angströms, dependendo um pouco da espécie, mas muito da técnica usada na preparação. É bem interessante que a região do centrômero apareça como uma constrição em cada cromossomo, mas não apresenta elemento estrutural óbvio que pudesse ser correlacionado com o cinetócoro (compare com a Fig. 4.9). A Fig. 8.19 é uma micrografia eletrônica de transmissão de um dos cromossomos humanos pequenos de grupo G. De novo é evidente a rede aparentemente embaraçada de fibras de nucleoproteínas.

Por outro lado, o "cromossomo" bacteriano é sem dúvida uma molécula longa de DNA na forma de uma estrutura sem fim fechada, contínua e "nua" (isto é, não complexada com histonas). Que ela é altamente dobrada e enovelada, pode ser determinado por microscopia eletrônica, assim como pelas relações quantitativas da molécula de DNA da bactéria com a célula que a contém. Por exemplo, uma célula de *E. coli* tem cerca de 2 μm de comprimento, enquanto sua molécula de DNA é 700 vezes mais longa. Mais ainda, uma célula bacteriana pode conter mais de uma dessas moléculas de DNA, dependendo de seu estágio no ciclo vital.

Alterações quantitativas cíclicas de conteúdo de DNA

Por medidas quantitativas adequadas do conteúdo de DNA de células, podem-se ver alguns marcantes paralelos com o comportamento dos cromossomos e nossos postulados anteriores quanto aos genes:

1. A quantidade de DNA detectado em gametas é, dentro dos limites do erro experimental, a metade daquela nos meiócitos diplóides.
2. Os zigotos contêm o dobro da quantidade de DNA dos gametas.

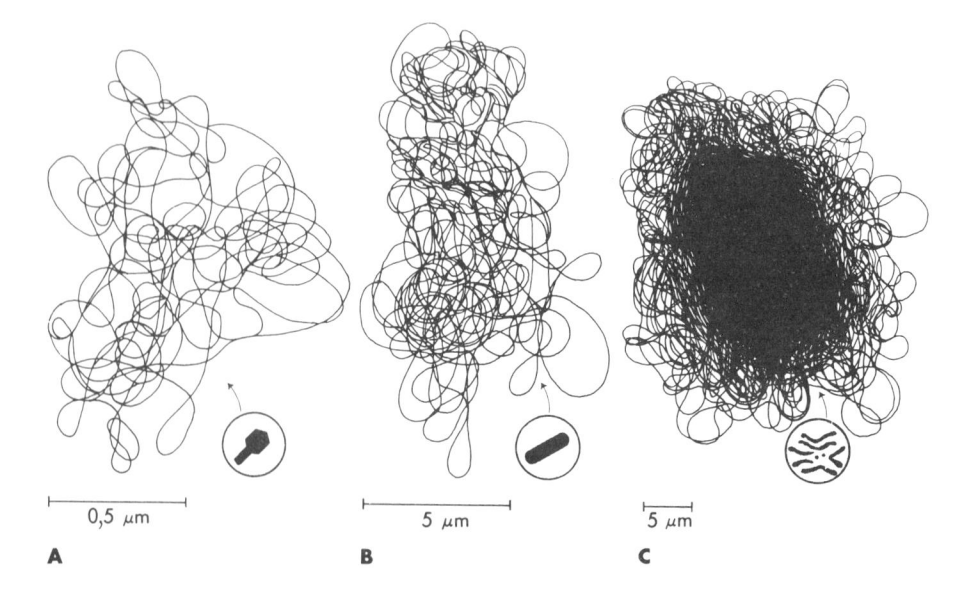

Fig. 8.15 Comprimento total do DNA de (A) bacteriófago T-4 (cerca de 68 μm); (B) a bactéria *Escherichia coli* (cerca de 1.100 μm); (C) a mosca de frutas *Drosophila melanogaster* (cerca de 16.000 μm). Compare estes comprimentos com o tamanho das estruturas nas quais o DNA é embalado. (Redesenhado de F. W. Stahl, *The Mechanics of Inheritance*. Copyright 1964, Prentice-Hall, Inc. Englewood Cliffs, NJ, com permissão do autor e do editor.)

0,5 μm   5 μm   5 μm

A   B   C

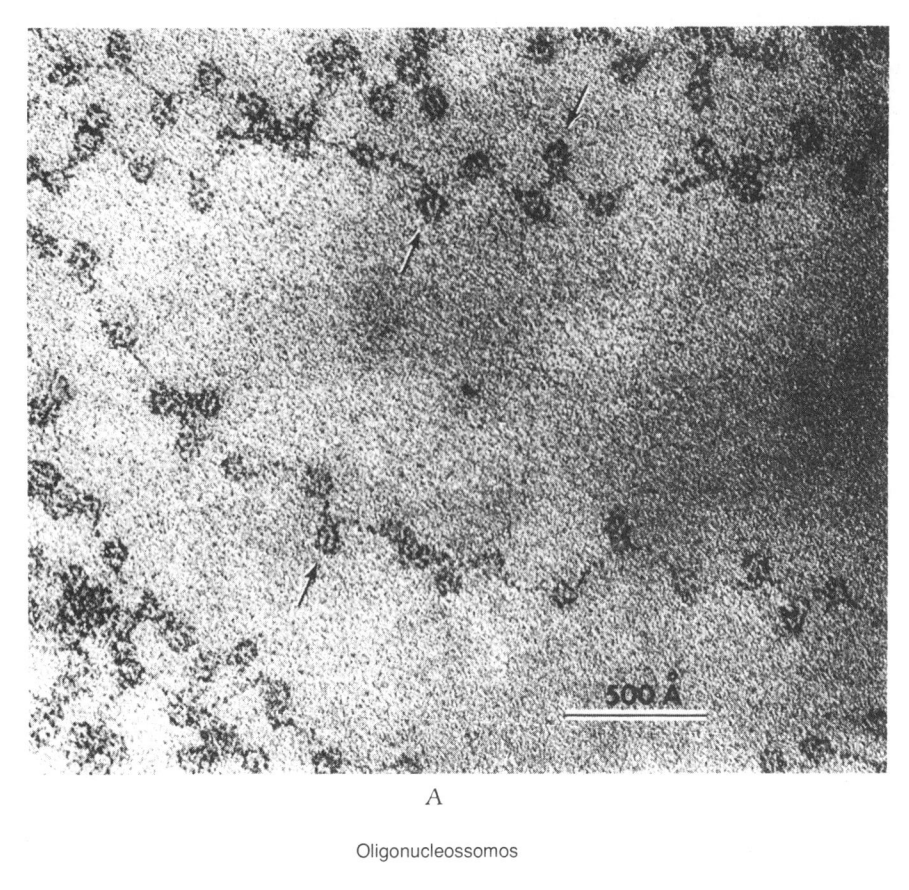

A

Fig. 8.16 (A) Micrografia eletrônica de esfregaço de núcleo de hemácia de galináceo mostrando nucleossomos (setas) e o DNA espaçador conectando-os. (B) Modelos atual da partícula nucleossômica. O DNA faz 1 3/4 de volta em torno do octômero de histonas, como uma mola.

Oligonucleossomos

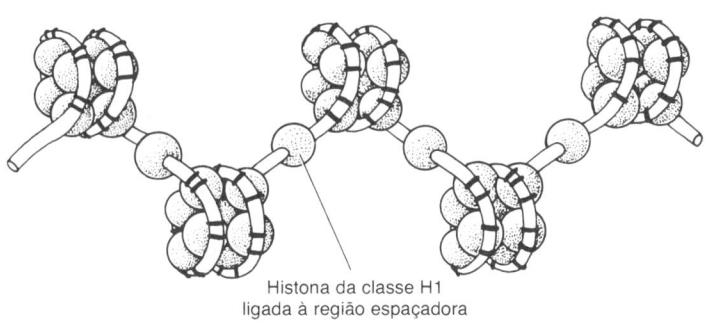

Histona da classe H1
ligada à região espaçadora

B

3. A quantidade de DNA aumenta durante a intérfase de um fator de 2. Os núcleos de telófase têm metade do conteúdo de DNA dos núcleos do final de intérfase (G_2) ou do início da prófase.
4. O conteúdo de DNA de núcleos poliplóides é proporcional ao número de conjuntos de cromossomos presentes, isto é, pode-se mostrar que os núcleos tetraplóides têm o dobro do DNA das células diplóides.

Determinação da seqüência em moléculas de DNA

Deve-se chamar a atenção de que na discussão até aqui o aspecto mais importante acerca do DNA é a seqüência de pares de bases em uma dada molécula. Isto determina sua função genética assim como sua individualidade. É portanto muito importante conseguir determinar a seqüência de bases em regiões específicas mesmo em genes inteiros. No início isto era muito difícil, só era possível determinar a seqüência de bases em trechos muito curtos de DNA (comprimento de 6 a 10 pares de bases) Contudo, mais recentemente, desenvolvimentos técnicos permitiram que a determinação de seqüência se tornasse um procedimento laboratorial padronizado. O seqüenciamento pode até ser um processo automatizado. Em 1980, F. Sanger e W. Gilbert receberam uma parte do prêmio Nobel de Química por seu trabalho pioneiro no desenvolvimento de técnicas de seqüenciamento de ácidos nucleicos. Seqüências de DNA são determinadas em blocos de uma só cadeia de 300 ou mais nucleotídeos, sendo as seqüências maiores montadas a partir da superposição de seqüências mais curtas. Como um exemplo,

Fig. 8.17 Moléculas de DNA em uma forma linear (esquerda), forma circular relaxada (centro) e forma em super-hélice (direita).

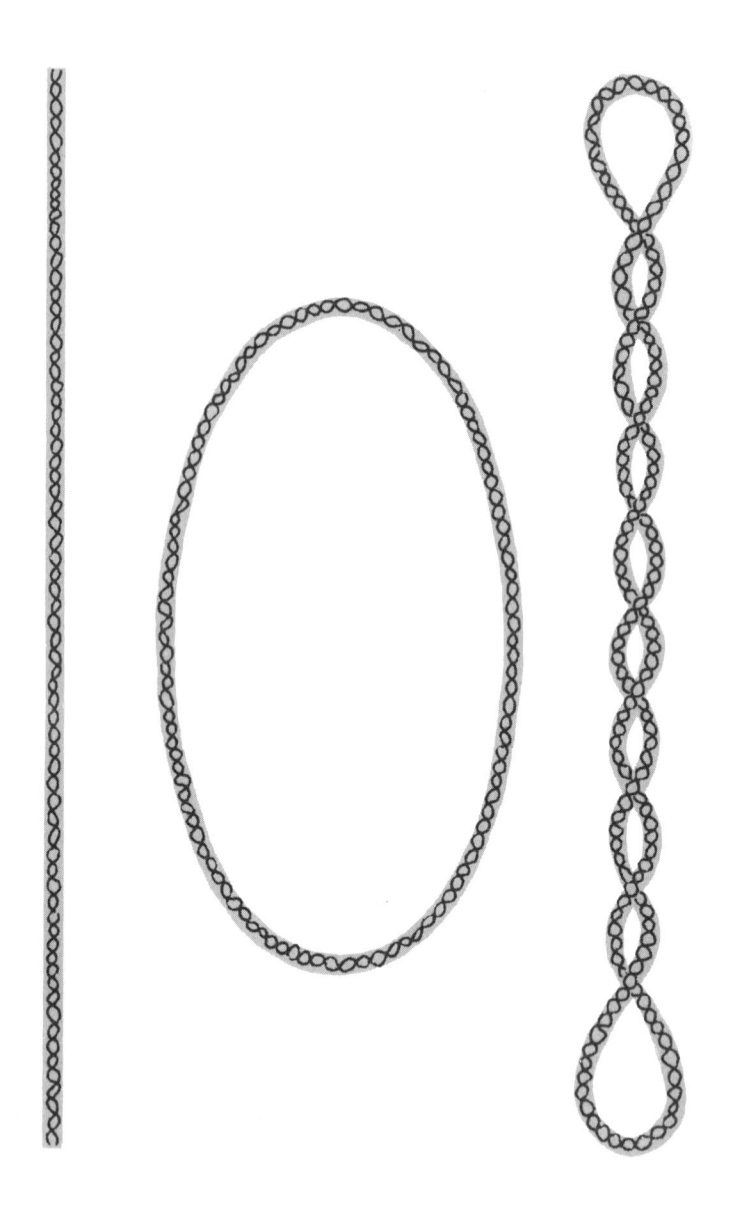

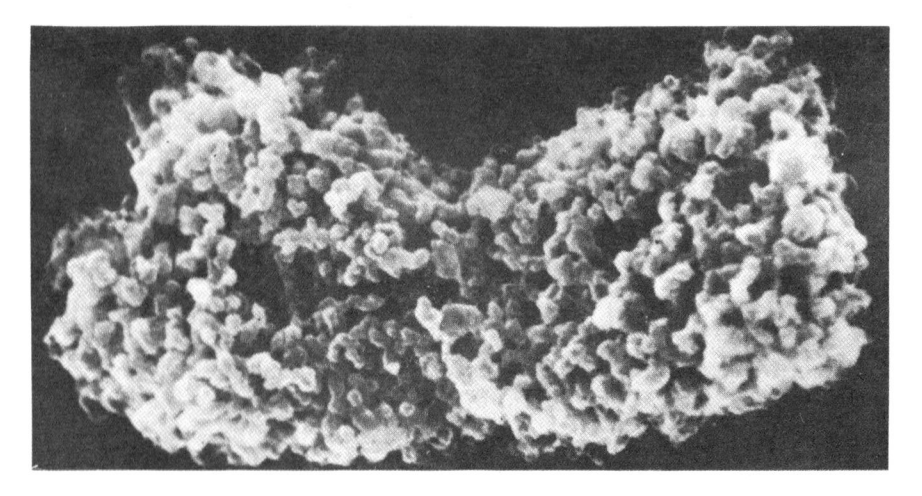

Fig. 8.18 Micrografia eletrônica de varredura de um cromossomo isolado de metáfase, mostrando as fibras de cromatina altamente enoveladas (microcônvulos) que formam as cromátides. 28.000 ×. (Micrografia gentilmente fornecida pelo Dr. Wayne Wray. De M. K. Mace, Jr. *et al.* 1977, usada com permissão.)

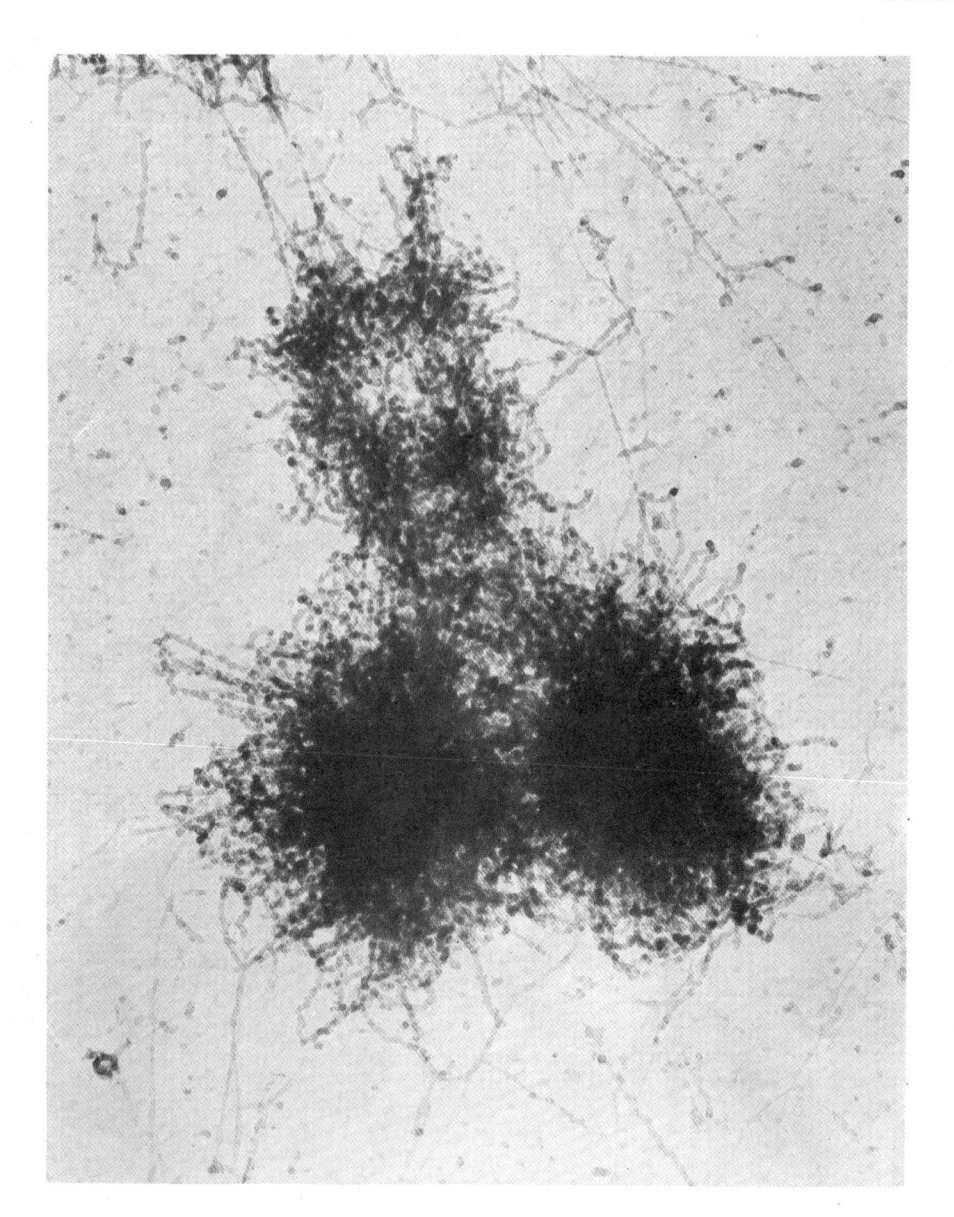

Fig. 8.19 Um dos cromossomos humanos do grupo G. Os satélites e suas extensões, com aparência de chifres, estão na porção superior do cromossomo, logo acima da região do centrômero. A transcrição ocorre com grande precisão neste emaranhado de fibras de nucleoproteínas. (Micrografia eletrônica de varredura cortesia do Dr. F. Bahr. De G. F. Bahr, 1977. "Chromosomes and Chromatin Structure". Em J. J. Yunis, *Molecular Structure of Human Chromosomes*, publicado pela Academia Press, New York. Usado com permissão do autor e do editor.)

DETERMINAÇÃO DA SEQÜÊNCIA DO GENOMA HUMANO

No verão de 1986 foi proposto um plano científico polêmico, de empreender um projeto maciço de determinação da seqüência completa de nucleotídios do genoma humano. Os proponentes do plano acham que o conhecimento da seqüência completa de nucleotídeos do genoma humano forneceria um "instrumento para a investigação de todos os aspectos da função humana". De modo bem simples, o conhecimento de toda a seqüência do genoma humano permitiria o estudo de quase qualquer gene humano e daria aumento de velocidade na busca de genes de doenças humanas.

Muitos questionaram o valor científico de conhecer a completa seqüência nucleotídica humana. A maioria das estimativas prediz que com as tecnologias atuais a seqüência de 3 bilhões de nucleotídeos poderia ser determinada por cerca de 1 dólar por nucleotídeo, ou 3 bilhões de dólares. O apoio a esse processo maciço está diminuindo devido ao custo, e o projeto parece condenado, até que os progressos tecnológicos o tornem mais barato e mais rápido. Também o Congresso norte-americano teria de ser convencido de que este é um empreendimento valioso, para que o dinheiro não fosse retirado de outras áreas da ciência. E, finalmente, não se chega a um acordo sobre qual agência governamental supervisionaria este projeto maciço.

Atualmente, a idéia do seqüenciamento completo do genoma humano deu lugar à necessidade de um mapa físico detalhado do genoma.

Um mapa físico consistiria de uma série de fragmentos superpostos de DNA, de aproximadamente 40.000 pares de bases. Com tal mapa, a localização de um gene específico poderia ser associada a um determinado fragmento, e então a seqüência nucleotídica do fragmento seria determinada para estudar o gene. Os japoneses desenvolveram um esforço de seqüenciamento altamente automatizado que, por volta de 1990, será capaz de determinar uma seqüência de 1 milhão de bases em um só dia. Seu objetivo é de seqüenciar o menor dos cromossomos humanos (o número 21) que tem 48 milhões de pares de bases, em um período de cinco meses.

Prossegue também o trabalho no mapa genético padrão. Mais de 1.000 genes já foram mapeados (veja o Quadro 6.2); no entanto, a estimativa é de que o número de genes mapeados teria de ser aumentado a pelo menos 3.500 para que a resolução fosse útil. O custo desse esforço foi avaliado em pelo menos 50 milhões de dólares. O objetivo é ter mapas físicos e genéticos de crescente qualidade, com um mapa detalhado no final dos anos 90. Um relato da National Academy of Science recomendou que as primeiras metas seriam a determinação dos mapas físicos e genéticos antes de empreender extenso seqüenciamento de todo o genoma. O relato também sugeriu que outra prioridade deveria ser o desenvolvimento de métodos mais rápidos mais automatizados de seqüenciamento.

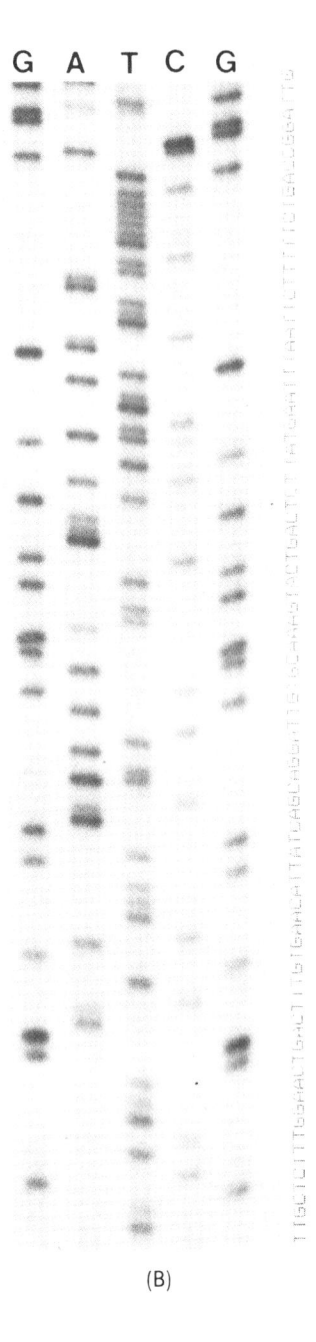

(B)

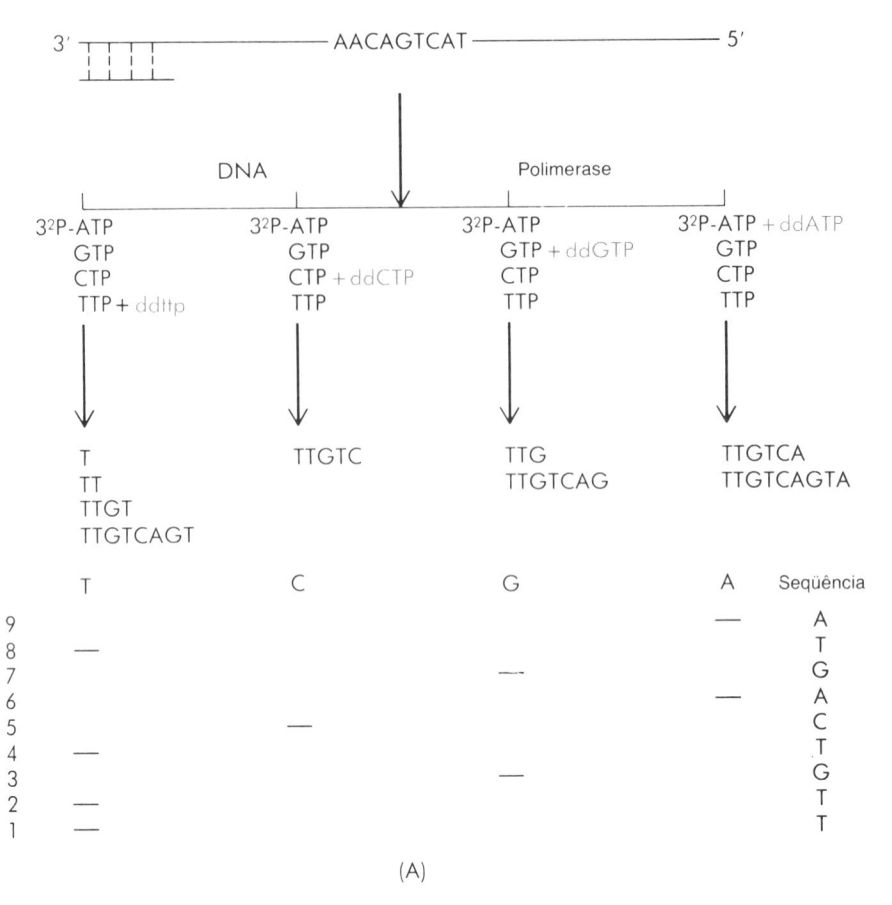

(A)

Fig. 8.20 (A) Etapas do seqüenciamento de moléculas de DNA pelo método didesóxi de Sanger (veja texto para descrição). (B) gel seqüenciador de poliacrilamida mostrando a seqüência de uma região que se segue ao gene para lectina de semente de soja. As faixas correspondem a cada uma das quatro bases, com G usada como marcador em ambas as faixas extremas. A seqüência correta é lida de baixo para cima no gel e é dada à direita. (Foto-cortesia da Dra. Lila Vodkin, Departamento de Agronomia, Universidade de Illinois.)

será discutido o método didesóxi desenvolvido por Sanger. As etapas neste método estão ilustradas na Fig. 8.20A.

Produzem-se fragmentos de DNA com enzimas de restrição (veja Cap. 20) e marcam-se as extremidades com ^{32}P ATP. As cadeias complementares são separadas uma da outra e um curto "primer" é adicionado à molécula de um filamento. O procedimento é então incubar a molécula com DNA-polimerase (a enzima que sintetiza o DNA; veja a seção seguinte), com os quatro nucleosídeo-trifosfatos — ATP, GTP, TTP e CTP — mais uma forma adicional de uma das bases, um didesoxinucleosideotrifosfato. O didesoxinucleosideotrifosfato tem átomos de H nos carbonos 2' e 3' da ose:

$$\text{PPPO} - \text{CH}_2 \underset{\underset{\displaystyle H}{\big|}}{\overset{\overset{\displaystyle O}{\diagup\diagdown}}{\diagdown\diagup}} \underset{\underset{\displaystyle H}{\big|}}{} \text{Base}$$

Os átomos de H são incorporados normalmente no DNA, mas como é necessário um grupamento OH em 3' para completar a ligação com o fosfato do nucleotídeo seguinte, e nenhum está presente em um didesoxinucleosideotrifosfato, a síntese da cadeia termina neste ponto. O resultado é que ao fim da incubação há uma mistura de fragmentos de tamanho diferente, cada um terminando em um didesoxinucleosideotrifosfato. A experiência é repetida quatro vezes, cada uma com um diferente didesoxinucleosideotrifosfato. Em cada experiência a síntese é sempre terminada na mesma base, a presente na forma didesóxi. Os fragmentos sintetizados nas quatro experiências são separados por eletroforese em paralelo em gel de acrilamida em condições desnaturantes. Isto separa os vários fragmentos pelo tamanho, com os menores migrando mais longe no gel. Fragmentos diferindo por apenas um nucleotídeo são separáveis por esta técnica. A seqüência real é então lida de baixo para cima no gel. Um típico gel seqüenciador é mostrado na Fig. 8.20B. Seqüências de 300 pares de bases ou mais podem ser lidas em um só gel. Seqüências maiores são estabelecidas pela montagem de seqüências mais curtas superpostas. Atualmente esta informação de seqüência é lançada em um computador para a real comparação de longas seqüências superpostas. As técnicas de seqüenciamento são uma etapa essencial nos enfoques modernos de manipulação genética assim como uma necessidade para compreensão da regulação e expressão gênicas.

REPLICAÇÃO DO DNA

A estrutura do DNA estabelecida por Watson e Crick levou-os a propor um modelo para a replicação da molécula. Sugeriram que as pontes de hidrogênio entre os pares de bases poderiam ser rompidas, e as duas cadeias polinucleotídicas desenroladas. Cada cadeia poderia então agir como um molde para a formação de outra cadeia complementar. Quando as pontes de hidrogênio se refizessem entre as cadeias antigas e novas, o resultado seria duas moléculas idênticas de DNA. Este padrão de replicação é descrito como **replicação semiconservativa.** Cada nova molécula é constituída de um filamento da molécula parental antiga e um filamento recém-sintetizado. Este padrão de replicação foi verificado experimentalmente por diversos métodos.

Natureza semiconsertativa da replicação do DNA

Pela hipótese da separação dos filamentos, cada dupla hélice recém-replicada deve ser constituída de um filamento "antigo" e um "novo". Com uma série de experiências engenhosas, Matthew Meselson e Franklin Stahl mostraram que isto de fato ocorre. Cultivaram bactérias por algum tempo em um meio contendo apenas o isótopo pesado do nitrogênio, ^{15}N, até que todo o DNA estivesse marcado com nitrogênio pesado. Essas células foram então removidas do meio com ^{15}N, lavadas e transferidas para um meio cujo nitrogênio era o isótopo comum, ^{14}N. Após uma geração bacteriana, uma amostra das células foi removida e extraiu-se o DNA. Todo o DNA que tinha replicado uma vez no ^{14}N era "híbrido", isto é, era constituído de um filamento cujo nitrogênio era ^{15}N ("antigo") e um cujo nitrogênio era ^{14}N ("novo"), como sugerido na Fig. 8.21.

A diferenciação entre ^{14}N-DNA e ^{15}N-DNA é feita prontamente por *centrifugação em gradiente de densidade.* Nesta técnica, partículas de densidade diferente (como o ^{14}N-DNA e o ^{15}N-DNA) são suspensas em uma solução concentrada do cloreto de césio, sal de um metal pesado altamente solúvel, e sujeitas a intensa centrifugação em ultracentrífuga. O campo centrífugo produz um gradiente de densidade no tubo, tanto do sal quanto das partículas suspensas. Após várias horas o gradiente atinge um equilíbrio em que as densidades da solução e do material suspenso se equivalem em algum nível no tubo, e todas as partículas de densidade igual juntam-se em uma faixa estreita (Fig. 8.22). Aí permanecerão as partículas, sujeitas apenas a sua difusibilidade. É possível separar partículas diferindo por quantidades extremamente pequenas com esta técnica.

Quando o DNA híbrido de Meselson e Stahl era ultracentrifugado em uma solução de cloreto de césio encontrava-se pela absorção do ultravioleta (260 nm), que tinha tomado uma posição exatamente intermediária entre as previamente estabelecidas para ^{15}N-DNA e ^{14}N-DNA. Após duas gerações celulares, em que o DNA tinha-se replicado pela segunda vez, era de esperar que a metade contivesse apenas ^{14}N e metade fosse híbrido. Portanto, haveria duas bandas de DNA no tubo de ultracentrifugação, uma na posição intermediária e uma na posição "toda" ^{14}N. Isto é precisamente o que foi observado. Esse padrão de replicação, no qual cada uma das duas cadeias serve como uma das duas em cada nova molécula de DNA, é referido com *replicação semiconservativa.*

Os resultados dessas experiências são inteiramente compatíveis com a teoria da separação dos filamentos (Fig. 8.23). Meselson e Stahl eliminaram qualquer extensão de moléculas de DNA com duas fitas, pela separação dos filamentos recém-sintetizados mostrando que eram de puro ^{14}N. Além disso, auto-radiografias de DNA de *E. coli* que foi deixada replicar em timidina radioativa mostram que o DNA em replicação tem uma configuração em forma de Y até na molécula circular de DNA. Apesar de ainda estar só parcialmente respondida a questão de como as fitas se desenrolam para permitir esse tipo de replicação, a natureza do mecanismo de disparo parece estar relacionada com certas seqüências nucleotídicas iniciadoras. Foi feito considerável progresso nos últimos poucos anos na elucidação do processo de replicação, e pode estar iminente um conhecimento virtualmente completo. A possibilidade de erros no processo de replicação (incluindo erros de "revisão") sugere um mecanismo de mutação. Isto será explorado no Cap. 12.

O modelo atualmente aceito de replicação do DNA não é muito diferente da proposta original de Watson e Crick, e está de acordo com os resultados experimentais de Meselson e Stahl. A molécula se desenrola em uma área localizada, formando assim "forquilhas" de replicação. O processo de replicação é geralmente referido como um processo *semidescontínuo.* Como a enzima que realmente polimeriza só pode adicionar nucleotídeos na direção $5' \rightarrow 3'$, a síntese de um filamento (o *filamento condutor — "leading strand")* é contínua no sentido $5' \rightarrow 3'$ desde o ponto de início até a forquilha. No outro filamento (o *filamento*

Fig. 8.21 A experiência de Meselson e Stahl, demonstrando a replicação semiconservativa do DNA. Veja o texto para detalhes. Os filamentos marcados com ^{15}N estão com sombreado forte; os filamentos marcados com ^{14}N, com sombreado leve.

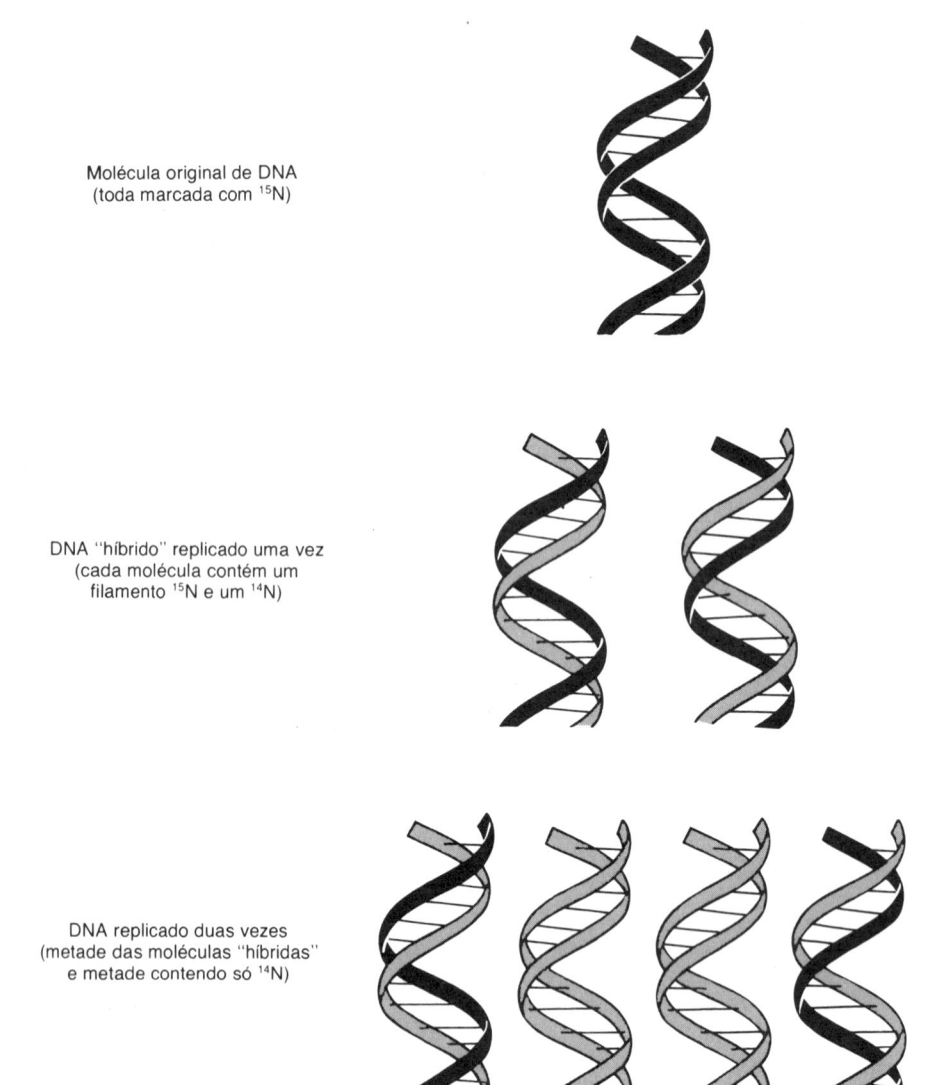

Molécula original de DNA
(toda marcada com ^{15}N)

DNA "híbrido" replicado uma vez
(cada molécula contém um
filamento ^{15}N e um ^{14}N)

DNA replicado duas vezes
(metade das moléculas "híbridas"
e metade contendo só ^{14}N)

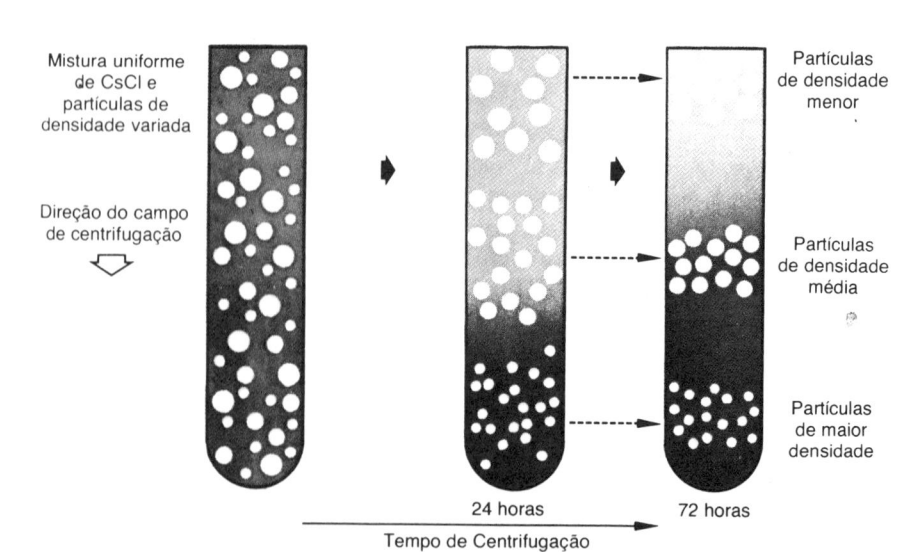

Mistura uniforme
de CsCl e
partículas de
densidade variada

Direção do campo
de centrifugação

Partículas
de densidade
menor

Partículas
de densidade
média

Partículas
de maior
densidade

24 horas   72 horas

Tempo de Centrifugação

CENTRIFUGAÇÃO DE EQUILÍBRIO EM GRADIENTE DE DENSIDADE

Fig. 8.22 Mecânica da centrifugação em gradiente de densidade em uma solução de cloreto de césio. (Adaptado de D. Fraser, *Viruses and Molecular Biology*, Macmillan, 1967. Com permissão.)

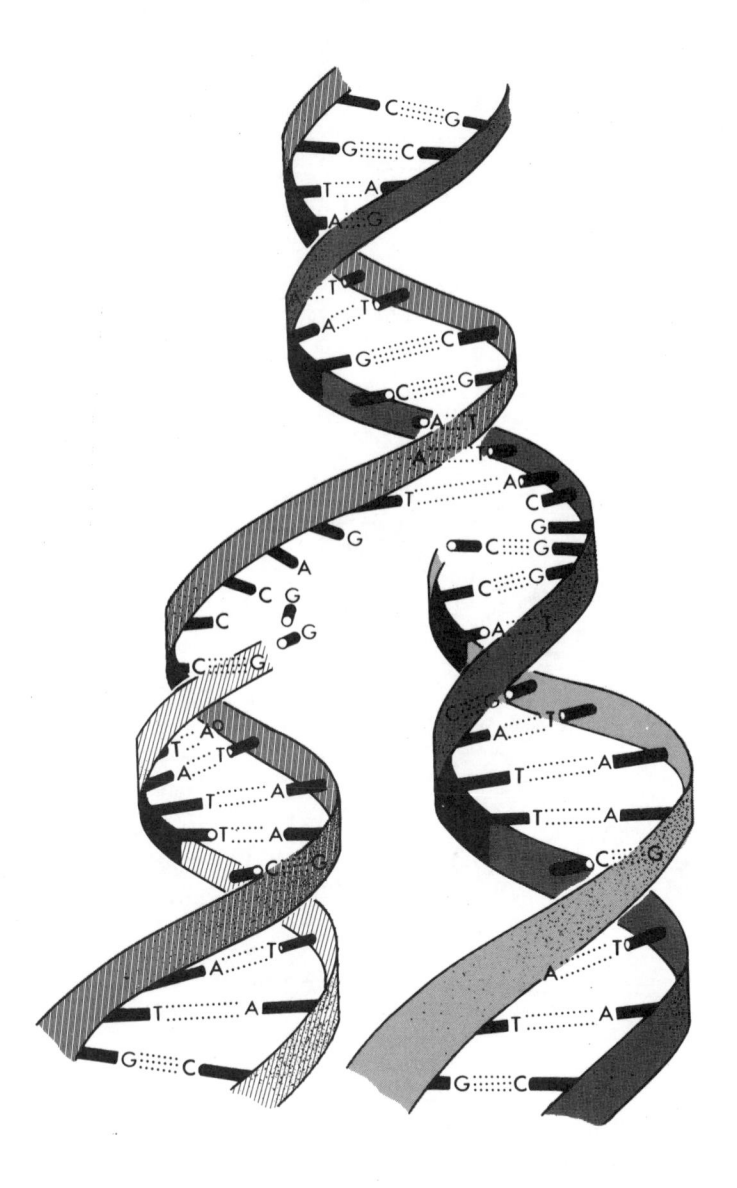

Fig. 8.23 Replicação do DNA de acordo com a teoria da separação dos filamentos, onde se supõe que as duplas "antiga" e "nova" se desenrolem e enrolem simultaneamente conforme os nucleotídeos são assimilados nos filamentos em desenvolvimento. (Redesenhado de D. Fraser, *Viruses and Molecular Biology*, Macmillan, 1967. Com permissão.)

retardatário — "lagging strand"), à medida que a forquilha se abre, são expostos vários locais de início. A síntese então se processa em segmentos curtos no sentido 5' → 3', para longe da forquilha. Esse processo é mostrado na Fig. 8.24 e discutido com mais detalhe nas próximas seções.

Início da replicação na *E. coli*. Na *E. coli* a molécula de DNA, ou o "cromossomo", contínua e sem fim, mantém sua circularidade durante a replicação. Esse fenômeno envolve um desenrolamento inicial da dupla hélice formando moldes com um filamento (Fig. 8.24A). Isto é conseguido por uma **endonuclease** que faz cortes (*"nicks"*) em um dos filamentos ose-fosfato em pontos específicos. Em seguida as fracas pontes de hidrogênio que unem os pares purina-pirimidina são rompidas, um processo freqüentemente comparado à abertura de um zíper, separando os dois filamentos do DNA. O resultado é a formação de uma *bolha de replicação*, que subseqüentemente se estende assumindo uma forma de Y chamada **forquilha de replicação** (Fig. 8.24B). Se esta separação ocorrer em algum lugar que não seja a extremidade da molécula, a replicação torna-se *bidirecional*.

Desenrolamento do molde de DNA. Antes que os filamentos molde de DNA possam ser replicados, tem de ocorrer um desenrolamento, para produzir maiores comprimentos de filamentos únicos. Isto é realizado pelas *proteínas "desenroladoras"* ou *desestabilizadoras de hélice*, ligando-se 200 de tais moléculas ao DNA de filamento único na vizinhança da forquilha de replicação, desestabilizando a porção da molécula em dupla hélice (Fig. 8.24B). Cada molécula da proteína desenroladora se complexa com cerca de 10 desoxirribonucleotídeos. Há assim 2.000 pares de nucleotídeos disponíveis em cada braço com filamento único na forquilha, para pareamento complementar das bases da cadeia que está sendo sintetizada.

O **"primer".** As DNA-polimerases, que são responsáveis pela adição de novos desoxirribonucleotídeos complementares ao filamento molde, não podem funcionar sem os grupamentos 3'OH. A geração de grupamentos 3'OH aos quais as DNA-polimerases adicionam novos nucleotídeos é dada pela síntese de um curto segmento de ácido ribonucleico (RNA) "disparador" (um *"primer"*), catalisada por uma RNA-polimerase. Este *primer* é sintetizado como cópia de uma seqüência curta de DNA e preso por pontes de hidrogênio ao filamento

Fig. 8.24 Replicação do DNA. (A) Bolha(s) de replicação (RB) formando-se em sítio(s) específicos determinados por um corte (N - *nick*) produzido em um filamento ose-fosfato pela endonuclease. Em muitos organismos as bolhas de replicação "abrem" forquilhas de replicação (RF) bidirecionais (setas horizontais). (B) Desenrolamento dos filamentos molde pela ação de proteínas desenroladoras (UWP). Só uma das forquilhas é mostrada aqui. (C) Síntese semidescontínua dos filamentos filhos em sua direção 5′ → 3′ pela adição de novos nucleotídios em suas extremidades 3′, produzindo fragmentos de Okazaki (OF). (D) Continuação da síntese descontínua dos filamentos filhos; os fragmentos de Okazaki são reunidos (em J) pela ação da DNA-ligase. Para maior simplicidade, os *primers* (veja texto) não são mostrados aqui.

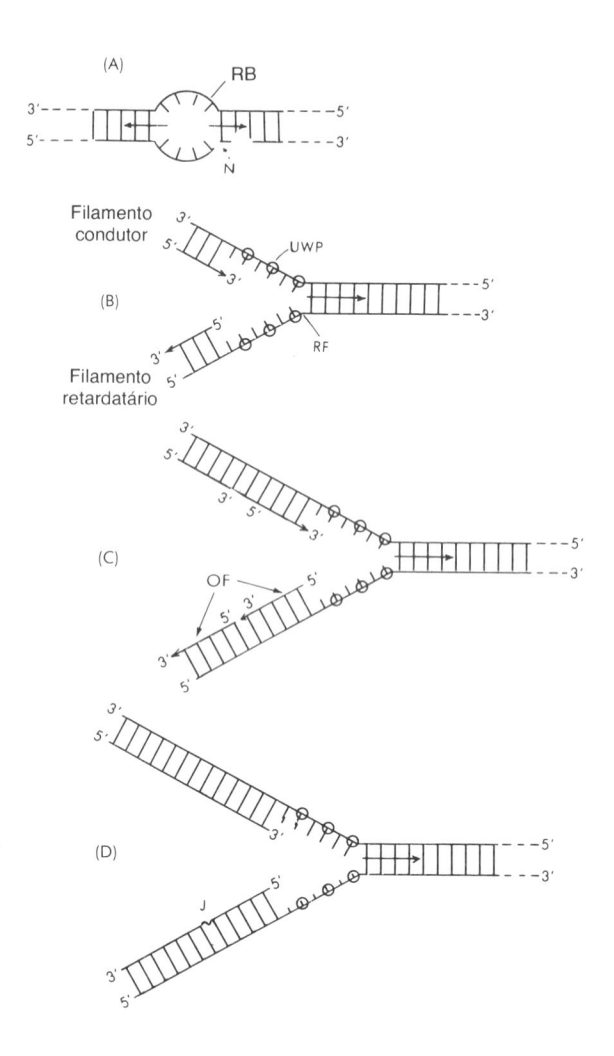

molde. Uma das DNA-polimerases adiciona então monômeros de DNA a esse RNA, que é mais tarde removido enzimaticamente, deixando uma falha que é então preenchida.

As DNA-polimerases

Três principais DNA-polimerases, I, II e III, são responsáveis pela condensação de novos desoxirribonucleosídeo-trifosfatos, dirigida pelo molde, em bactérias. Dois fosfatos inorgânicos são então cindidos (Fig. 8.25), deixando desoxirribonucleosídeo-monofosfatos como constituintes do filamento em crescimento. A síntese dos filamentos complementares se processa a partir da extremidade 3′OH terminal do *primer* de RNA e estende o filamento sendo sintetizado em sua direção 5′ → 3′.

A **DNA-polimerase I** é uma cadeia polipeptídica única, com um peso molecular de 109.000; cerca de 400 moléculas estão presentes em cada célula de *E. coli*. Esta enzima liga-se ao DNA de cadeia única e é principalmente responsável pelo enchimento das falhas entre pequenos oligonucleotídeos precursores (um polímero curto de 2-10 nucleotídeos). Também exerce

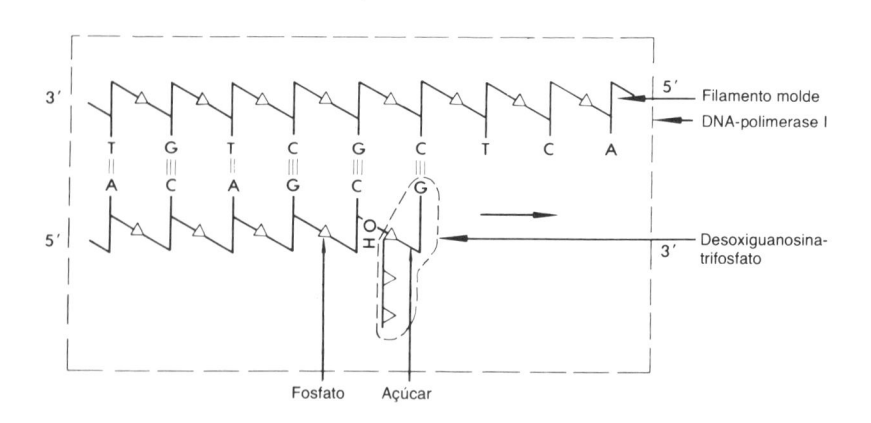

Fig. 8.25 Condensação de novos desoxirribonucleosideotrifosfatos, dirigida pelo molde, com catalisado pela DNA-polimerase I em *Escherichia coli*. Veja texto para detalhes.

uma função de "revisão", pois, embora sua capacidade de polimerização seja no sentido $5' \rightarrow 3'$ (adicionando monômeros de desoxirribonucleotídeos antiparalelos no filamento filho), também "edita" o filamento filho removendo nucleotídeos incorretos, não pareados, devido a uma capacidade de 3' exonuclease. Além disso, a DNA-polimerase I excisa dímeros de timina (pares danificados de bases causados pela radiação ultravioleta) na direção $5' \rightarrow 3'$. Do mesmo modo, essa atividade de exonuclease é capaz de digerir o *primer* de RNA na direção $5' \rightarrow 3'$ e, ao mesmo tempo, preencher a falha com desoxirribonucleotídeos. No entanto, trabalhos recentes indicam que a DNA-polimerase I, apesar de necessária para a viabilidade da célula, não é indispensável para a *replicação* do DNA.

A **DNA-polimerase II** é composta de uma só cadeia polipeptídica com um peso molecular de 120.000. Tem a mesma capacidade de polimerização que a DNA-polimerase I, assim como sua atividade de $3' \rightarrow 5'$ exonuclease, mas não tem uma função de $5' \rightarrow 3'$ exonuclease. Além disso não pode utilizar um *primer* seccionado ou um que tenha grande extensão com filamento único. Suas funções não são completamente conhecidas, apesar de parecer que promova reparo de lesões pelo ultravioleta. Há cerca de 100 moléculas desta enzima por célula de *E. coli.*

A **holoenzima de DNA-polimerase III** (o complexo enzimático funcional) é constituída de sete subunidades individuais e tem um peso molecular total de 379.000. Ocorrem cerca de 10 moléculas em cada célula de *E. coli.* Esta é a principal enzima que polimeriza ou replica o DNA em bactérias, por catalisar a adição de desoxirribonucleosídeos ao *primer* de RNA. Distingue-se das outras duas DNA-polimerases não só por sua estrutura molecular, mas também por (1) incapacidade de utilizar DNA com filamento único, (2) falta de atividade $5' \rightarrow 3'$ exonuclease, (3) maior instabilidade, e (4) menor afinidade para desoxirribonucleosídeo-trifosfatos. Algumas características das DNA-polimerases estão resumidas no Quadro 8.3

Síntese descontínua e fragmentos de Okazaki. As DNA-polimerases adicionam novos desoxirribonucleotídeos na direção $5' \rightarrow 3'$ pela adição na extremidade 3' do filamento complementar nascente, isto é, ambos os filamentos filhos são estendidos só na direção $5' \rightarrow 3'$ (Fig. 8.24C e D). Isto significa que o filamento retardatário, e em menor grau o condutor, é sintetizado em segmentos descontínuos. A principal evidência de síntese descontínua foi obtida por Okazaki e colegas, que mostraram que, se o progresso da replicação fosse interrompido, podiam ser isolados pequenos fragmentos de 1.000 a 2.000 nucleotídeos, comparado com o resultado no final, quando o DNA isolado era 20 a 50 vezes maior e não continha fragmentos. Esses fragmentos curtos de DNA são agora chamados *fragmentos de Okazaki.* Representam uma etapa intermediária da replicação do DNA e estabelecem o princípio da *síntese descontínua.* Como nenhuma das polimerases pode reunir um grupamento 3' OH a um fosfato 5', como seria o caso entre esses fragmentos, é necessária outra enzima chamada **DNA-ligase** para juntar esses grupamentos dos desoxirribonucleotídeos pareados para que o filamento filho torne-se contínuo (Fig. 8.24D).

Em resumo, a DNA-polimerase III é a principal enzima de replicação de DNA em *E. coli,* catalisando a adição na direção $5' \rightarrow 3'$ no filamento condutor, assim como adicionando nucleotídeos a *primers* espaçados no filamento retardatário, de novo na direção $5' \rightarrow 3'$. Também age como uma $3' \rightarrow 5'$ exonuclease, hidrolisando DNA de cadeia única em 5' mononucleotídeos. A DNA-polimerase I substitui a III quando a replicação encontra um *primer* de RNA e substitui este por DNA de novo na direção $5' \rightarrow 3'$. A DNA-polimerase II pode alongar DNA com *primer* que esteja complexado com proteínas ligantes de DNA. Quando acompanhadas de certas outras condições como pré-requisito, a DNA-polimerase

Quadro 8.3 Algumas características dos DNA Polimerase de *E. coli**

	DNA — polimerases		
	I	*II*	*III*
Peso molecular	109.000	120.000	379.000
Estrutura	cadeia única	cadeia única	sete subunidades
Moléculas/célula	400	100	10
Produto do gene	pol A	pol B	dna E
Polimerização $5' \rightarrow 3'$	+	+	+
Exonuclease $5' \rightarrow 3'$	+	−	−
Exonuclease $3' \rightarrow 5'$	+	+	+
Labilidade a 37°C	−	−	+
Nucleotídeos polimerizados por min. a 37°C	~ 1.000	~ 50	~ 15.000
Molde-*primer*			
Cadeias únicas com *primer*	+	−	+
Duplex cortado	+	−	−
Síntese *de novo* de polímero	+	−	−
Afinidade por trifosfatos precursores	baixa	baixa	alta

*Dados de Kornberg (1980).

Veja na Fig. 6.7 as localizações no mapa da *E. coli,* linhagem K-12.

Uma longa cadeia única com uma curta cadeia complementar ligada a ela.

Fig. 8.26 Ação de proteínas que separam os dois filamentos do DNA (helicases), estabilizam os filamentos isolados (proteínas desestabilizadoras de hélices) e liberam a tensão rotacional longe da forquilha de replicação (DNA-topoisomerases).

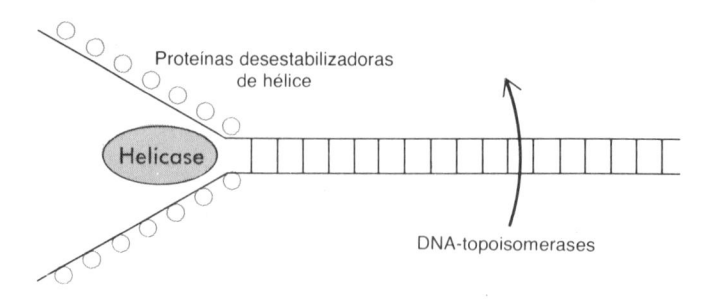

II ou a III alongará o DNA com *primer* que esteja combinada com os fatores I e II de alongamento.

Separação de filamentos e desenrolamento de moléculas helicoidais de DNA. Nosso modelo de replicação do DNA requer a separação dos dois filamentos complementares. Isto não pode ser conseguido pela DNA-polimerase III e só fracamente pela DNA-polimerase I. Foram identificadas outras classes de proteínas, que funcionam em geral para desenrolar os filamentos e estabilizar a forquilha de replicação. Essas proteínas são chamadas de **helicases.** Outras proteínas servem para estabilizar os filamentos únicos separados e evitam a reaproximação para que a replicação possa acontecer. Essas proteínas são chamadas **proteínas desestabilizadoras de hélices.**

Outro problema adicional é causado pela separação dos filamentos, que requer ou rotação deles na forquilha ou na porção não replicada da molécula. A estrutura do DNA torna esta rotação difícil ou impossível. Foram identificadas outras proteínas que funcionam liberando esta tensão rotacional na molécula. Uma classe geral de enzimas chamadas *DNA topoisomerases* exerce essa função fazendo e depois reparando cortes em um ou ambos os filamentos a alguma distância da forquilha de replicação, permitindo a liberação da tensão causada pela rotação. Isto não rompe a continuidade da molécula. A ação global dessas proteínas está resumida na Fig. 8.26.

Vizualização do DNA bacteriano em replicação. Incontáveis micrografias eletrônicas de DNA bacteriano em replicação têm sido publicadas, dando evidências objetivas da série de etapas aqui delineadas. Tanto em *E. coli* quanto no fago lambda (λ), só é formada uma bolha de replicação, próxima ao gene O no lambda e perto do locus *ilv* no mapa da *E. coli* K-12 (Fig. 6.7). A partir da bolha de replicação a forquilha prossegue bidirecionalmente em ambos os casos. Na *E. coli*, por exemplo, esses eventos resultam na formação de uma configuração semelhante a um theta (θ) conforme avança a replicação (Fig. 8.27).

Na conjugação bacteriana e na multiplicação intracelular em muitos vírus, foi invocado um modelo de *círculo rolante*. Aqui, de novo, a replicação começa com um corte em um dos filamentos molde, que portanto tem uma extremidade 5' e uma 3'. A síntese de um filamento filho começa com a adição de desoxirribonucleotídeos complementares no filamento molde cortado. Conforme procede a replicação, é "desvencilhado" mais filamento linear único pela rotação do filamento fechado (não cortado em torno de um eixo imaginário; daí o termo modelo em círculo rolante (Fig. 8.28).

Replicação do DNA em eucariotos

Em termos gerais, a replicação do DNA eucariótico processa-se aproximadamente ao longo das mesmas linhas do processo na *E. coli*. Participam pelo menos três DNA-polimerases, designadas α, β e γ. A primeira delas, DNA-polimerase α, tem um peso molecular relatado de cerca de 175.000 em seres humanos; a de outras fontes (por exemplo, timo de vitela) tem características um pouco diferentes. Sua ação é de principal enzima da replicação do DNA.

A DNA-polimerase β tem um peso molecular de 30.000 a 45.000, dependendo da fonte animal. É amplamente distribuída nas espécies animais multicelulares, mas não foi encontrada em bactérias, vegetais ou protozoários. Mesmo não tendo sido ainda identificada sua função, sua conservação por 500 milhões de anos de evolução biológica (de esponjas a seres humanos) sugere um papel indispensável.

A DNA-polimerase γ é encontrada só em mitocôndrias. As polimerases eucarióticas parecem funcionar do mesmo modo que as bacterianas e requerem os mesmos cationtes divalentes (Mg^{++} ou Mn^{++}).

O replicon. Como o DNA em cada cromossomo eucariótico é substancialmente mais longo do que o de um vírus ou bactéria, a replicação não começa simplesmente em uma origem (em um extremo ou internamente) e vai em frente. Em vez disso, a replicação é iniciada em várias origens ao longo da molécula de DNA e continua nos dois sentidos para longe da origem. Os segmentos de replicação seqüencial assim formados constituem cada um, um *replicon* ou unidade de replicação. A Fig. 8.29A mostra esquematicamente esse modo de replicação direcional em dois replicons, e a Fig. 8.29B é uma micrografia eletrônica de uma

Fig. 8.27 Configuração em forma de theta assumida pela replicação da dupla hélice circular sem fim da molécula de DNA de *Escherichia coli*. As setas indicam as duas forquilhas de replicação. Elas progrediram bidirecionalmente partindo de uma só bolha de replicação.

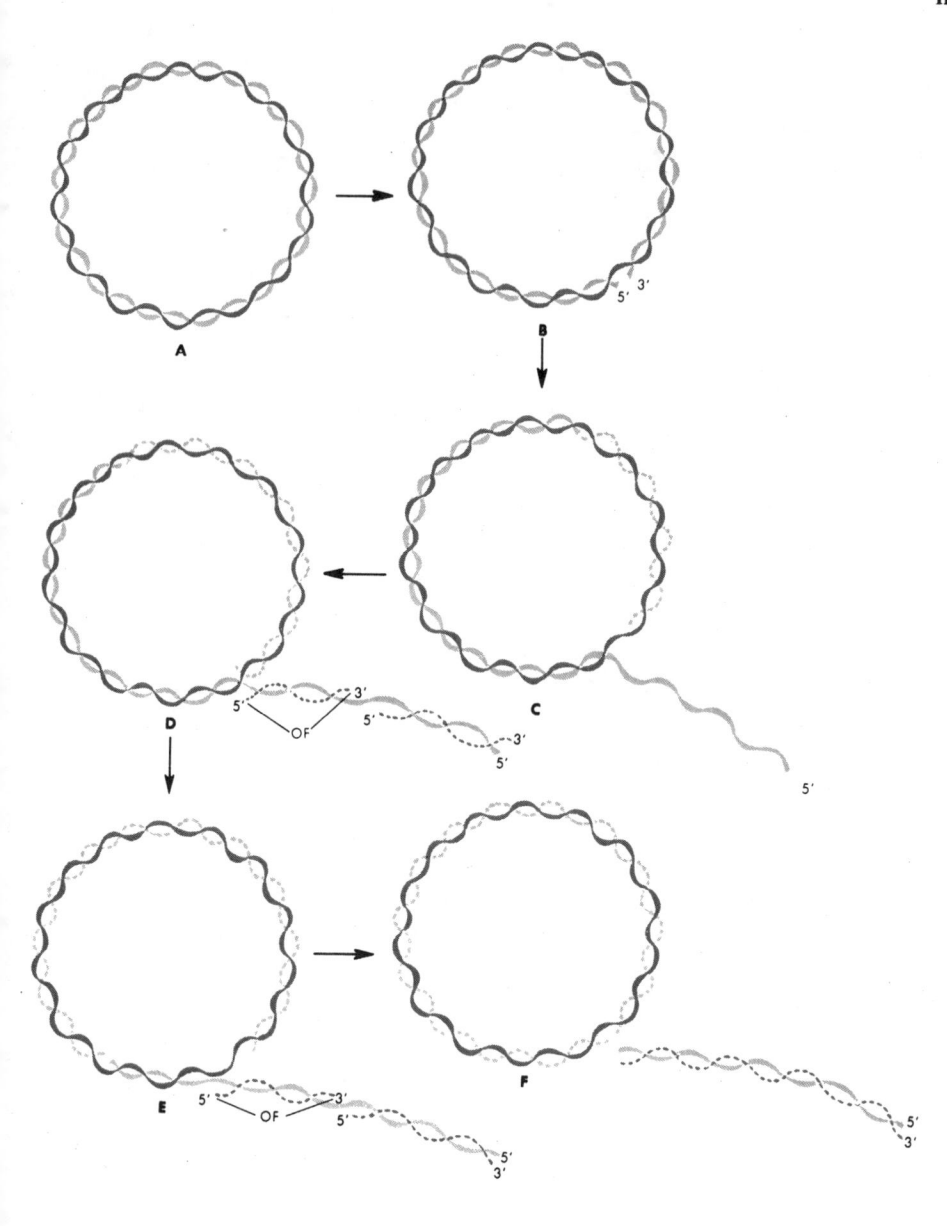

Fig. 8.28 O modelo de círculo rolante de replicação do DNA. (A) Circulo fechado de DNA antes da replicação. (B) Corte de um filamento por uma endonuclease, fornecendo extremidades 5′ e 3′ livres. (C-F) Estágios sucessivos no rolamento do filamento "antigo" contínuo e "descascamento" do filamento antigo complementar, com síntese de novos filamentos complementares. Em (E) vêem-se fragmentos de Okazaki (OF) na cadeia molde antiga. Estes foram reunidos pela ação da DNA-ligase em (F). A circularização segue-se após o estágio mostrado em (F).

molécula de DNA de cromossomo de *Drosophila* no processo de replicação, mostrando diversos replicons.

Precisão e velocidade do processo replicativo. Quaisquer que sejam os detalhes exatos de operação do mecanismo replicativo, sua precisão e velocidade são bem altas. Kornberg e associados conseguiram sintetizar DNA de ϕX174 biologicamente ativo, com aproximadamente 5.400 nucleotídeos (lembre-se que o DNA desse fago é de cadeia única, exceto na sua forma replicativa). A infecção de células suscetíveis de *E. coli* com esse DNA sintético resultou em replicação de partículas ϕ X174 idênticas ao fago natural bem como lise das células hospedeiras do modo usual. Foram relatadas velocidades de síntese *in vitro* de 500 a 1.000 nucleotídeos por minuto, mas foram calculadas velocidades *in vivo* de até 100.000 por minuto.

Vírus com um só filamento como o ϕX174 não podem, é claro, seguir exatamente o processo delineado para o DNA bacteriano com dois filamentos. O filamento único presente no fago infectante serve como um molde na célula hospedeira para síntese de um filamento complementar e forma uma molécula com duas cadeias (a forma replicativa) que replica muitas vezes. Finalmente, no entanto, a forma replicativa começa a produzir apenas filamentos únicos (infectantes) que são então montados nos revestimentos protéicos quando o fago maturo é liberado.

No entanto, certos vírus tumorais com RNA (por exemplo, o do sarcoma de Rous e o da leucemia murina de Rauscher) produzem ou induzem uma enzima, a *DNA polimerase RNA-dependente (transcritase reversa)*, que catalisa a síntese de DNA a partir do molde de RNA. A replicação desses e de outros vírus com RNA ocorre através de um DNA intermediário, em vez de um RNA intermediário como descrito para outros vírus com RNA. Além disso, essa descoberta está fornecendo informações sobre a carcinogênese por vírus com RNA.

Fig. 8.29 (A) Padrão de replicação de longas moléculas de DNA com mais de uma origem de replicação. A replicação prossegue nas duas direções a partir de cada origem. (B) Fotografia de um DNA de *Drosophila* em replicação mostrando várias regiões de replicação. (Foto-cortesia do Dr. David Hogness. De H. J. Kriegstein e D. S. Hogness, 1974, usado com permissão.)

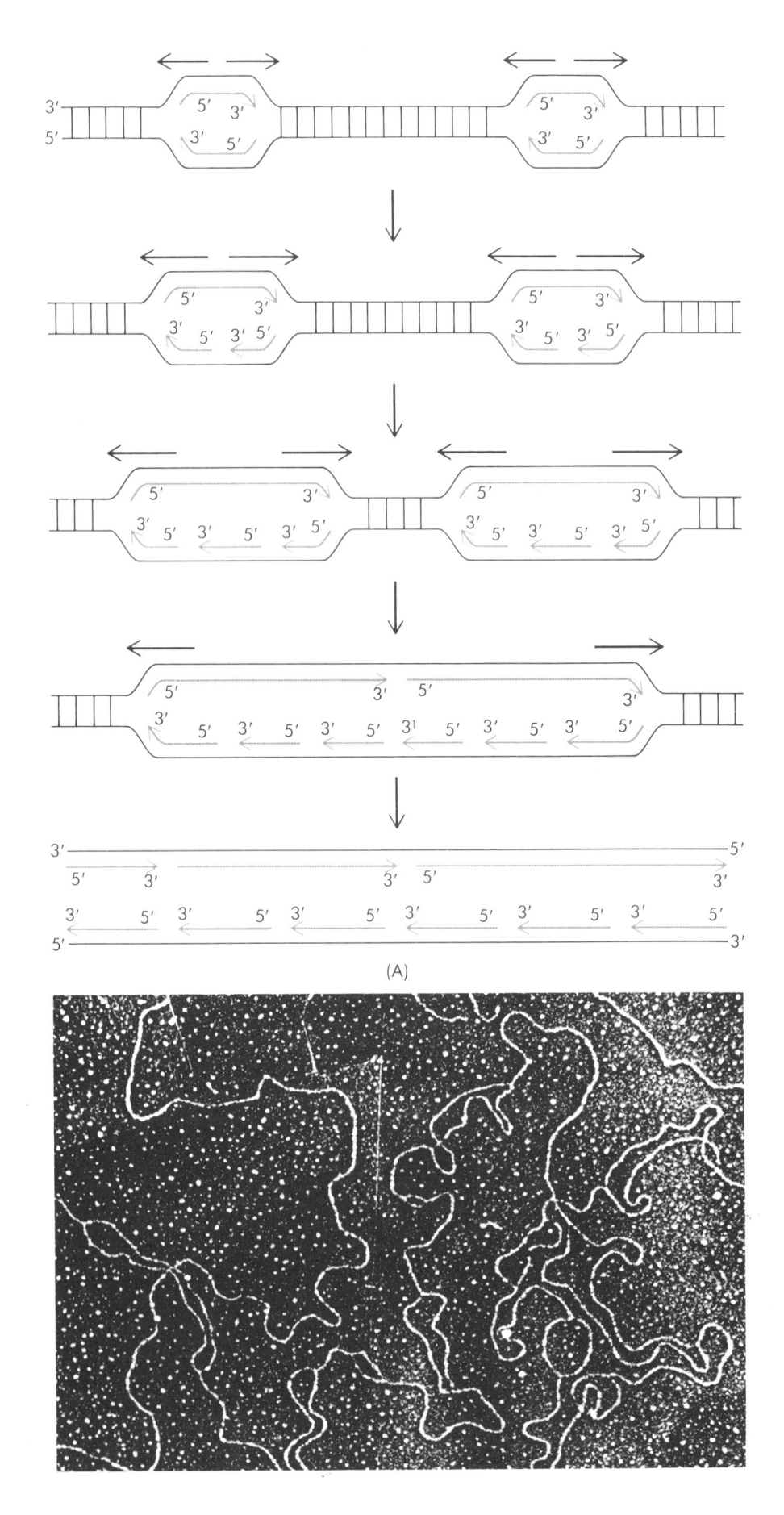

(A)

Em resumo, os aspectos essenciais da replicação do DNA são os seguintes:

1. O padrão global da replicação é semiconservativo, isto é, cada nova molécula produzida é constituída de um filamento intacto da molécula parental antiga e um filamento recém-sintetizado.
2. A replicação começa em pontos específicos chamados origens. Há uma ou mais origem por molécula de DNA.
3. O início requer um pequeno pedaço de RNA ao qual são adicionados os nucleotídeos.
4. A replicação se dá nos dois sentidos a partir da origem, a menos que esta esteja em um extremo da molécula.
5. Os nucleotídeos são adicionados apenas no sentido $5' \rightarrow 3'$.
6. O processo de replicação é semidescontínuo, ocorrendo de modo razoavelmente contínuo em um filamento e descontinuamente no outro. Os fragmentos curtos produzidos são reunidos para completar a síntese.

PROBLEMAS

8-1 Quais são alguns dos fenômenos genéticos que podem ser investigados em milho, moscas de frutas, ervilhas e seres humanos que não podem ser facilmente estudados em *Neurospora*, bactérias e vírus?

8-2 Se foi encontrado que uma cadeia do DNA tem a seqüência 5' AACG-TACTGC 3' , qual é a seqüência de nucleotídeos na cadeia 3', 5'?

8-3 Para uma molécula com n pares de desoxinucleotídeos, dê uma expressão matemática que possa ser usada para calcular o número de possíveis seqüências desses pares de nucleotídeos, se estiverem presentes apenas as bases "usuais".

8-4 Desenvolva uma fórmula para determinar o comprimento em micrômetros de uma molécula cujo número de pares desoxirribonucleotídeos seja conhecido. (Nota: $1 \text{ Å} = 1 \times 10^{-4} \, \mu\text{m}$.)

8-5 Avalia-se que o DNA do fago T2 é constituído de cerca de 200.000 pares de desoxirribonucleotídeos. Qual é o comprimento em micrômetros de seu DNA?

8-6 O peso molecular do DNA de uma célula somática (isto é, diplóide) do milho é dado como 9×10^{12}. Calcule (a) o número de pares de desoxirribonucleotídeos, (b) seu comprimento em micrômetros e (c) seu comprimento em polegadas. Expresse as respostas a (a) e (b) em potências de 10.

8-7 Um cálculo para o peso molecular do DNA no autossomo 1 humano é de $0,5 \times 10^{12}$. (a) De quantos pares de desoxirribonucleotídeos é composto esse DNA? (b) Qual é seu comprimento em micrômetros? (c) Qual é seu comprimento em polegadas? Responda a (a) e (b) em potências de 10. Faça os cálculos com aproximação de uma casa decimal.

8-8 Determine o peso molecular de (a) adenina, (b) timina, (c) citosina, (d) guanina.

8-9 Qual é o peso molecular de cada um destes desoxirribonucleosídeos; (a) desoxiadenosina, (b) timidina, (c) desoxicitidina, (d) desoxiguanosina?

8-10 Calcule o peso molecular de cada um dos seguintes: (a) ácido desoxiadenílico, (b) ácido timidílico, (c) ácido desoxicitidílico, (d) ácido desoxiguanílico.

8-11 Dê suas respostas ao problema precedente, dê um peso molecular médio para qualquer único par de desoxirribonucleotídeos. (Considere somente as bases "usuais".)

8-12 Baseado em sua resposta à questão precedente, e na informação dada no problema 8-5, qual é o peso molecular do DNA do fago T2?

8-13 Se o peso molecular do DNA de *Escherichia coli* fosse considerado de $2,7 \times 10^9$, (a) de quantos pares de desoxirribonucleotídeos seria constituído o DNA de *E. coli*?, e (b) qual seria seu comprimento em μm?

8-14 Neste capítulo o tempo de geração do fago T2 foi dado como 22 minutos. Parece que não há replicação do DNA por cerca dos primeiros seis minutos e que depois o DNA replica-se em taxa exponencial por cinco minutos, após os quais a velocidade de replicação diminui até o final do período de 22 minutos. Naquele período de 5 minutos, cerca de 32 moléculas do DNA do fago parecem ser formadas para cada partícula de fago infectante. Com que velocidade as moléculas de DNA do fago estão sendo replicadas durante esse período exponencial?

8-15 Baseado em sua resposta ao problema precedente e nas informações dadas no problema 8-5, com qual velocidade estão sendo sintetizados os pares de desoxirribonucleotídeos por minuto no T2?

8-16 Suponha que você acaba de determinar que o conteúdo de adenina do DNA do *Bacillus hypotheticus* seja de 20 por cento. Qual é a percentagem de cada uma das outras bases?

8-17 Se você determinar que o conteúdo de adenina-guanina de outra espécie é de um total de 25%, você acreditaria?

8-18 Note a composição em desoxirribonucleotídeos listada no Quadro 8.1 para ϕX174. Outro relato na literatura para este fago dá as seguintes percentagens de desoxirribonucleotídeos: A, 27,6; T, 27,8; G, 22,3; C, 22,3. (a) Quais são as relações A/T e G/C? (b) O que a resposta à parte (a) sugere em relação à estrutura do DNA do fago cuja composição é dada neste problema? (c) Como você explicaria a considerável diferença dessas relações para as dadas no Quadro 8.1?

8-19 Que significado poderia haver para o fato de que os cloroplastos de *Euglena* contêm DNA e que esse DNA do cloroplasto tem uma composição em nucleotídeos pronunciadamente diferente da do DNA nuclear relatado para o mesmo organismo, como dado no Quadro 8.1?

8-20 Foi relatado que o DNA de uma espécie de levedo, um fungo microscópico, tem um conteúdo de ácido timidílico de 32,6%. A relação A/T foi relatada como 0,97. Com base nisto, qual é a composição percentual de ácido desoxiadenílico?

8-21 Uma cultura de *Escherichia coli* cresceu em um meio com ^{15}N até que todo o DNA celular estivesse assim marcado. A cultura foi então transferida para um meio com ^{14}N e deixada crescer por exatamente duas gerações, de modo que todo o DNA replicou duas vezes no meio com ^{14}N. Se o DNA da última cultura fosse então sujeito a centrifugação em gradiente de densidade, quanto do DNA deveria ser (a) somente ^{15}N, (b) "híbrido", (c) apenas ^{14}N?

8-22 Diferencie transformação e transdução.

8-23 Sabendo que 25.400 $\mu\text{m} = 1$ polegada, desenvolva uma fórmula para determinar o comprimento de uma molécula de DNA em polegadas (L_{in}) conhecendo (a) o comprimento em μm e (b) somente o número de pares de desoxirribonucleotídeos.

9

GENES E PROTEÍNAS

Com sua replicação precisa, o ácido desoxirribonucléico (DNA) presta-se para levar a informação genética de célula a célula e de geração a geração. A próxima tarefa será determinar o modo pelo qual essa informação é traduzida para proteínas que determinem o fenótipo. De acordo com R. F. Doolittle, "Se o DNA é o projeto de construção da vida, então as proteínas são os tijolos e a argamassa... Seus genes fornecem a informação, mas você é suas proteínas". Virtualmente todos os fenótipos examinados até agora são o resultado de reações bioquímicas que ocorrem na célula. Todas essas reações requerem enzimas, e enzimas são proteínas, integral ou parcialmente. Mais de 2.000 enzimas foram identificadas. Cada qual é uma molécula individualizada que catalisa uma reação química específica. Outros fenótipos são devidos primariamente aos tipos e quantidades de proteínas não enzimáticas presentes, por exemplo hemoglobina, mioglobina, gama globulina, insulina ou citocromo C. As proteínas são compostas de um ou mais polímeros lineares longos de radicais de aminoácidos (**cadeias polipeptídicas**) que são sintetizados quase exclusivamente no citoplasma. O tópico deste capítulo é como o DNA, localizado primariamente no núcleo, é mediador da síntese de proteínas no citoplasma e, mais especificamente, como a informação codificada na seqüência de bases do DNA é traduzida para uma seqüência de aminoácidos em proteínas. No Capítulo 3 foram citados vários casos que parecem sugerir uma conexão entre genes e proteínas. Alguns exemplos adicionais fornecerão provas claras dessa relação gene-enzima.

Metabolismo da fenilalanina

A pedra fundamental para a relação funcional entre genes e enzimas foi assentada em 1902, quando William Bateson relatou que um defeito humano raro, a *alcaptonúria*, era herdado como um caráter recessivo. Então em 1909 o médico inglês Archibald Garrod publicou um livro, *Inborn Errors of Metabolism* (Erros Inatos do Metabolismo), que estava muito à frente de sua época ao sugerir uma relação entre genes e reações bioquímicas específicas. A alcaptonúria estava entre os distúrbios hereditários que ele discutiu com detalhes. Esta condição, manifestada por escurecimento de regiões cartilaginosas e tendência a artrite, resulta de uma falha na degradação da alcaptona (ácido 2,5-di-hidroxifenilacético ou ácido homogentísico). A alcaptona acumula-se e é excretada na urina, que se torna negra ao ser exposta ao ar. Por volta de 1920 descobriu-se que no sangue de alcaptonúricos há deficiência de uma enzima, a *homogentisato-oxidase*, que catalisa a oxidação da alcaptona.

Esse defeito é apenas um de um grupo, todo relacionado com o metabolismo da fenilalanina, um aminoácido essencial, no organismo. Como esquematizado na Fig. 9.1, os seres humanos recebem seu suprimento dessa substância das proteínas ingeridas. Uma vez no organismo, a fenilalanina pode seguir qualquer uma de três vias. Pode ser (1) incorporada em proteínas celulares, (2) convertida em ácido fenilpirúvico ou (3) convertida em tirosina, um outro aminoácido.

As pessoas com o genótipo *PP* (veja Fig. 9.1) não conseguem produzir a enzima fenilalanina-hidroxilase, o que resulta no acúmulo de fenilalanina no sangue, sendo os excessos de até um grama por dia excretados na urina. Diz-se que tais pessoas têm *fenilcetonúria*, ou

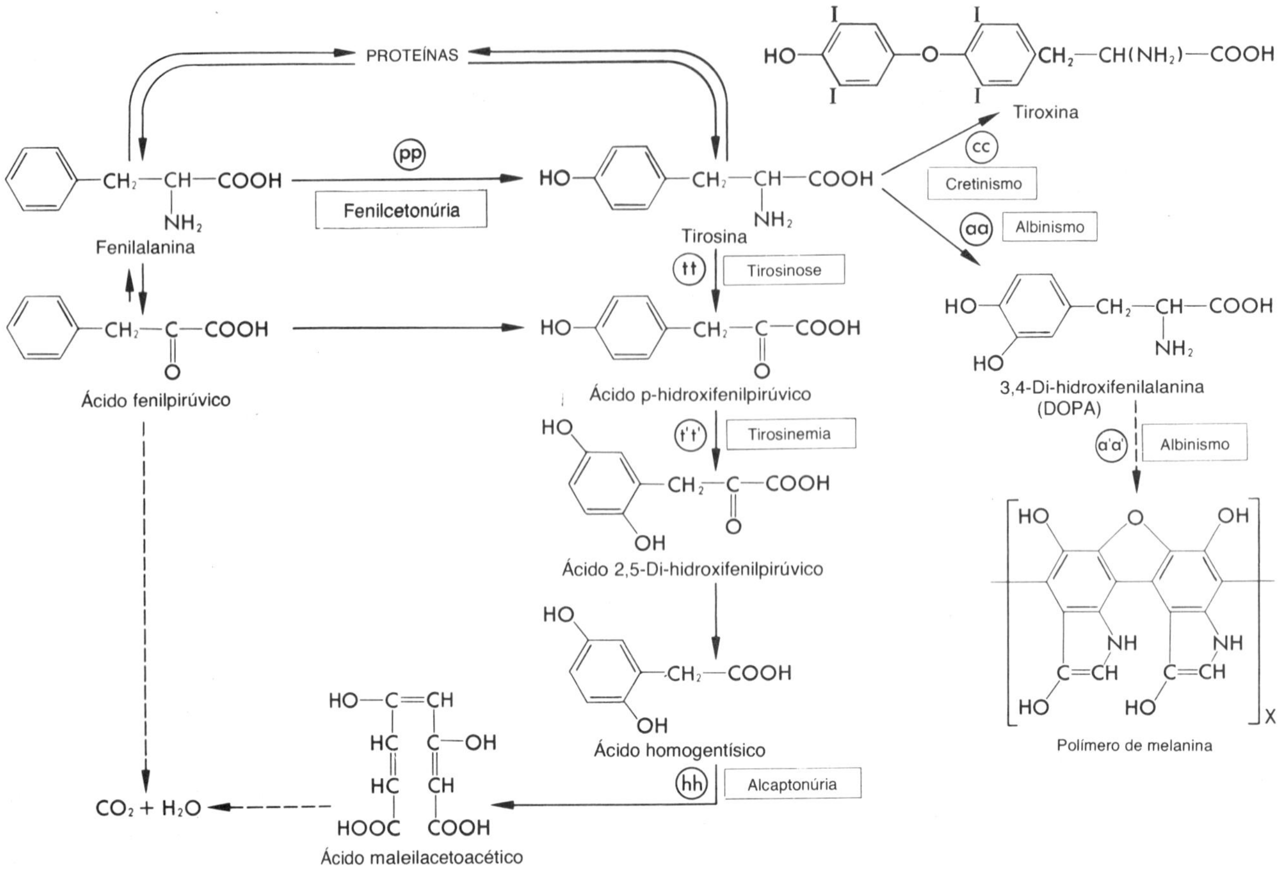

Fig. 9.1 Destinos metabólicos do aminoácido fenilalanina em seres humanos. Mutações em diferentes pares de alelos; *pp, cc, aa, a'a', tt, t't'* e *hh* causam bloqueios em vários pontos, devido à falta de produção de uma dada enzima, resultando em distúrbios metabólicos hereditários como fenilcetonúria (PKU), tirosinose, tirosinemia, cretinismo ou albinismo.

PKU (de *phenyl ketonuria*), que é acompanhada de grave retardamento mental e físico. Os indivíduos com PKU não tratados têm um QI médio de 65. Contudo, se os sintomas forem diagnosticados bem cedo e o bebê for posto em uma dieta pobre em fenilalanina (o desenvolvimento normal necessita de um pouco) por pelo menos os cinco primeiros anos de idade, o desenvolvimento cerebral é bem normal. A triagem de recém-nascidos para PKU é agora obrigatória em quase todos os Estados Unidos.

Outro alelo recessivo (*t* na Figura 9.1) bloqueia a conversão de tirosina para hidroxifenilpiruvato, provavelmente pela falha de produção de tirosina-transaminase pelo fígado. Isso leva ao acúmulo de tirosina, cujos excessos são excretados na urina. Esta condição é chamada *tirosinose; não parece haver sintoma sério associado, apesar de o distúrbio só ter sido relatado para apenas um paciente humano. Um distúrbio raro, mas um pouco menos incomum, a tirosinemia*, é devido à incapacidade das pessoas que sejam homozigotas recessivas para um outro alelo (*t'* na Fig. 9.1) em produzir a enzima para-hidroxifenilpiruvato-oxidase. Nesta condição são excretadas na urina grandes quantidades de ácido para-hidroxifenilpirúvico, assim como seus derivados lático e acético. Se não for tratada com dietas pobres em tirosina, essa condição leva a sérios problemas hepáticos, culminando em morte precoce.

Outros bloqueios metabólicos associados com utilização defeituosa da fenilalanina, e todos causados por alelos recessivos, levam ao *albinismo* e ao *cretinismo*. Há algum tempo se reconhecem dois tipos de albinismo. A maioria dos albinos é incapaz de produzir tirosinase (essas são as pessoas *aa* na Fig. 9.1), que catalisa a transformação de tirosina em DOPA; por isso não produzem melanina. Contudo alguns albinos (*a'a'* na Fig. 9.1) podem produzir DOPA, mas não podem utilizar tirosinase para oxidar DOPA a DOPA-quinona, interrompendo assim o processo de produção de melanina em um ponto posterior. O cretinismo bociogênico é também de vários tipos, cada um envolvendo um diferente bloqueio na transformação de tirosina em tiroxina. O cretinismo é acompanhado de considerável grau de retardamento físico e mental além de defeitos da tireóide.

Em cada caso descrito para defeitos do metabolismo, um alelo (recessivo) particular parece estar associado à não-produção de uma enzima específica que catalisa uma reação bioquímica em particular. A ocorrência ou não da reação determina então um efeito fenotípico relacionado. Os heterozigotos não apresentam o distúrbio; uma "dose" do alelo normal resulta em enzima suficiente para permitir que a reação se process. Como graves defeitos metabólicos hereditários como a PKU são (na ausência de mutação altamente rara) o resultado de um casamento entre heterozigotos, é muito desejável conseguir detectar com precisão a heterozigose em pessoas fenotipicamente normais. Foi feito considerável progresso nessa direção, e atualmente pessoas heterozigotas para PKU (portadoras) podem ser detectadas pelo teste da fenilalanina.

Os níveis de fenilalanina sobem mais e são mantidos por mais tempo em indivíduos *Pp* do que em homozigotos após a administração de uma dose padronizada desse aminoácido. A detecção de heterozigose é agora possível em mais de 100 distúrbios hereditários, embora nem todos os testes sejam completamente confiáveis. Entre os distúrbios para os quais há testes disponíveis para carreadores, incluem-se a doença de Tay-Sachs, o caráter falcêmico, PKU, galactosemia, fibrose cística, deficiência de glicose-6-fosfato-desidrogenase (G6PD), hemofilia A, doença de Huntington e distrofia muscular Duchenne.

Dependendo da natureza do defeito, a heterozigose pode ser determinada até mesmo no período pré-natal por amniocentese (veja Cap. 20). O'Brien e colaboradores, por exemplo, relataram sucesso no diagnóstico da doença de Tay-Sachs por amniocentese durante a décima sexta à vigésima oitava semana pelo teste do nível da enzima em células fetais descamativas presentes no líquido amniótico. Em quinze diferentes gestações, conseguiram detectar embriões homozigotos normais em sete casos, heterozigotos em dois casos e a condição de Tay-Sachs em seis casos. Cinco deles foram terapeuticamente abortados; testes de vários órgãos desses cinco mostraram ausência de hexosaminidase A. O restante nasceu e estava desenvolvendo pronunciados sintomas do distúrbio de Tay-Sachs com a idade de nove meses.

Anemia falciforme

Além de especificar enzimas, os genes especificam muitas proteínas que exercem outros papéis importantes nas células. Uma das proteínas mais importantes nos seres humanos é a *hemoglobina,* o pigmento que transporta oxigênio. Sabe-se agora que a mudança de um só aminoácido nessa molécula é a causa da anemia falciforme em seres humanos. A genética dessa doença foi discutida no Cap. 2. A doença é herdada como um caráter monogênico. A HbA, hemoglobina de adulto normal, é constituída de quatro cadeias protéicas; duas cadeias α idênticas e duas cadeias β idênticas. Em 1957, Vernon Ingram mostrou que em uma das cadeias da HbS (a hemoglobina de uma pessoa com anemia falciforme) ocorreu mudança de só um aminoácido, com a substituição de um por outro. Tal alteração simples na hemoglobina altera gravemente sua capacidade de transportar oxigênio e resulta neste bem sério distúrbio hereditário. Essa veio a ser a primeira alteração hereditária conhecida na estrutura molecular de uma proteína.

Neurospora

Por mais importante que sejam os estudos de defeitos metabólicos em seres humanos, não fornecem um conjunto de condições experimentais para teste adequado da relação gene-enzima. De fato, a maior parte dos estudos antes dos anos 40 referia-se amplamente a caracteres morfológicos, muitos baseados em reações bioquímicas tão complexas que impediam a análise e usavam seres humanos, objetos ineficientes para estudo genético. Os obstáculos foram realmente vencidos por George Beadle e Edward Tatum em 1941, e em uma série de relatos posteriores deles e de seus colegas.

Beadle considerou que um fungo ascomiceto, a *Neurospora crassa*, bolor laranja-rosado do pão, era um organismo ideal para investigação de defeitos metabólicos. A Neurospora, facilmente cultivável em laboratório, tem um ciclo vital simples (Apêndice B) no qual só o zigoto é diplóide (e daí a dominância não é um problema e até os genes recessivos são expressos) e tem muitas variantes fisiológicas facilmente detectáveis. Pode produzir tudo que é necessário para o crescimento normal em um meio contendo açúcar, uma fonte de nitrogênio, biotina e sais inorgânicos. Este é chamado de um meio "mínimo". Alguns mutantes não cresceriam no meio mínimo sem a adição de uma determinada substância complexa, como uma vitamina ou um aminoácido. Isto indicava que havia bloqueio metabólico na síntese do composto, o que seria normalmente letal, mas podia ser contornado facilmente pela adição do composto necessário ao meio de cultura. A meta de Beadle e Tatum era induzir deficiências metabólicas hereditárias pela irradiação com raios X, identificá-las observando a capacidade de crescimento no meio mínimo e em vários meios suplementados e assim determinar o bloqueio metabólico específico.

A etapa seguinte era cruzar mutantes nutricionais com linhagens normais e observar a segregação, mostrando assim que o defeito era um caráter hereditário. Além disso podia-se mostrar que o fenótipo dos mutantes era devido à perda de atividade da enzima responsável pela síntese do composto específico. Esses estudos levaram à hipótese **um gene — uma enzima — um fenótipo.** Agora sabemos que nem todas as proteínas são enzimas — por exemplo, a hemoglobina — e que muitas enzimas não são compostas de uma só cadeia polipeptídica, mas são agregados de várias cadeias peptídicas, cada uma produto de um gene diferente.

Uma mudança em qualquer um dos polipeptídios pode alterar o fenótipo. O conceito atual é então o da relação **um gene — um polipeptídio — um fenótipo.**[*]

ESTRUTURA DAS PROTEÍNAS

Como indicado anteriormente, todas as enzimas são proteínas, pelo menos em parte, e a propriedade catalítica de uma enzima é conferida pela sua constituição protéica, com ou sem cofatores adicionados. Além disso, as proteínas exercem papéis estruturais e de regulação gênica em células. As proteínas são moléculas grandes, pesadas, geralmente complexas, com grande variedade e significado biológico. As unidades estruturais básicas de todas as proteínas são os aminoácidos, com grande número deles ligados formando grandes cadeias. Todas as propriedades químicas e físicas dependem dessa seqüência de aminoácidos e da forma tridimensional com que a cadeia se enovela. Só 20 aminoácidos são importantes como constituintes de proteínas, embora se encontrem outros no metabolismo, em outras vias. Como o número de aminoácidos em uma proteína pode variar desde 8 ou 9 até acima de 1.000, o número de moléculas que são possíveis com apenas esses 20 aminoácidos é virtualmente ilimitado.

Todos os aminoácidos podem ser representados pela fórmula estrutural geral

$$
\begin{array}{ccc}
H & H & O \\
| & | & \| \\
H-N- & C- & C-OH \\
& | & \\
& \textcircled{R} &
\end{array}
$$

onde $-NH_2$ representa o grupamento amino, $-COOH$ representa a carboxila e R é a cadeia lateral. O grupamento amino, o carboxílico e a cadeia lateral estão todos ligados ao mesmo carbono. As diferenças nas cadeias laterais determinam a individualidade dos aminoácidos. Assim, na glicina, R é simplesmente um átomo de H

$$
\begin{array}{ccc}
H & H & O \\
| & | & \| \\
H-N- & C- & C-OH \\
& | & \\
& H &
\end{array}
$$

e, na alanina, R é um grupamento metila

$$
\begin{array}{ccc}
H & H & O \\
| & | & \| \\
H-N- & C- & C-OH \\
& | & \\
& CH_3 &
\end{array}
$$

enquanto que a adição de um anel benzênico à cadeia da alanina produz a fenilalanina

$$
\begin{array}{ccc}
H & H & O \\
| & | & \| \\
H-N- & C- & C-OH \\
& | & \\
& CH_2 &
\end{array}
$$

e assim por diante. As estruturas dos 20 aminácidos usados em proteínas são encontradas na Fig. 9.2.

Os aminoácidos são encadeados quando o organismo amina de um aminoácido se junta com o grupamento carboxila do seguinte. Esta ligação C-N é formada com a perda de água,

---

[*]N.R.: Tendo em vista o *splicing* (processamento) alternativo, promotor alternativo, mais de um ponto de inserção do poli A, não se pode mais fazer esta correlação.

sendo denominada **ligação peptídica**. A formação de um dipeptídio pela condensação de suas moléculas de alanina pode ser assim representada:

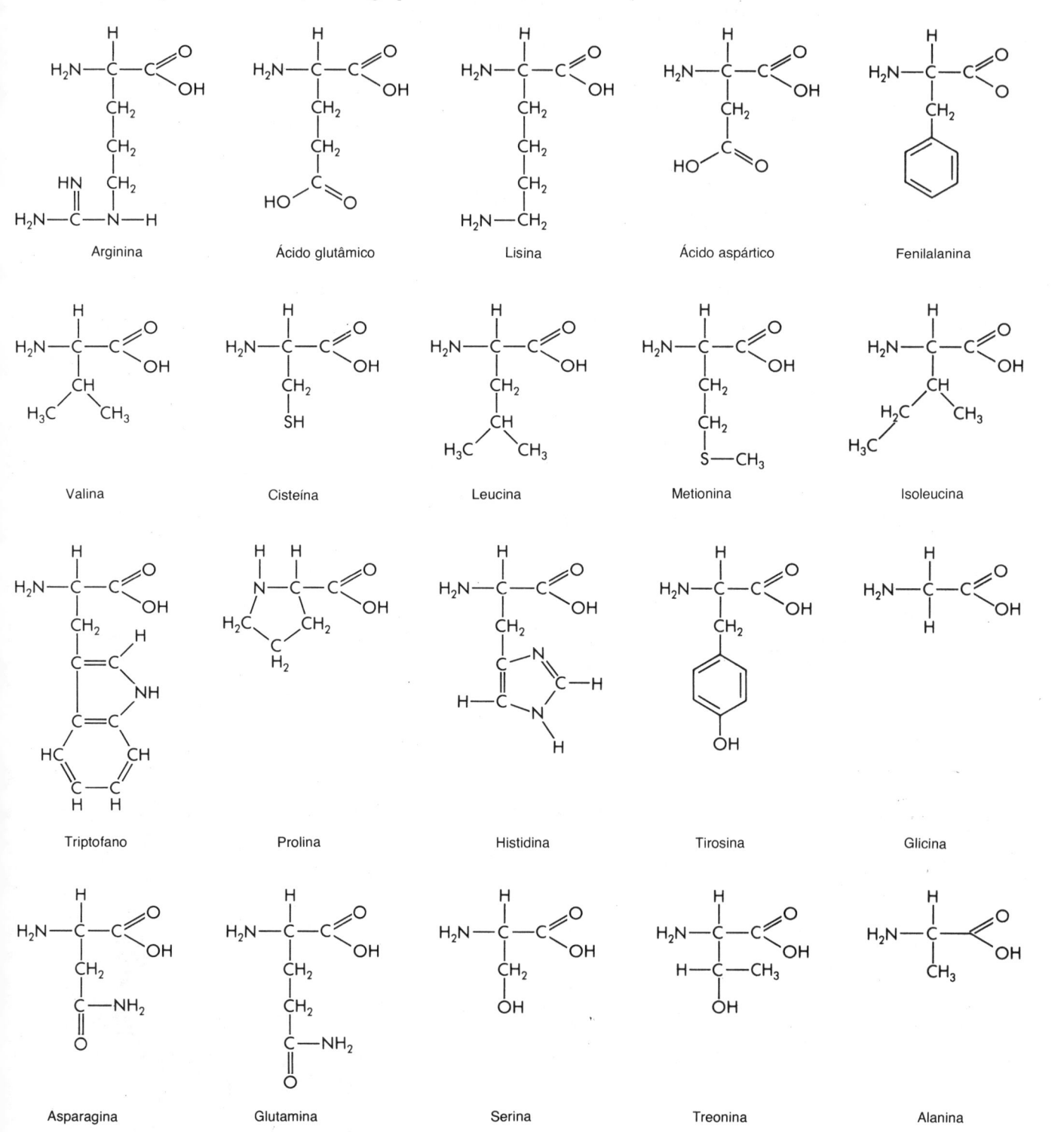

onde CONH é a ligação peptídica. Um **polipeptídio** é assim uma série de aminoácidos reunidos por ligações peptídicas. Cada polipeptídio ou molécula de proteína tem um $-NH_2$ livre em uma extremidade (a amino-terminal) e um agrupamento $-COOH$ na outra (a extremidade

Arginina · Ácido glutâmico · Lisina · Ácido aspártico · Fenilalanina

Valina · Cisteína · Leucina · Metionina · Isoleucina

Triptofano · Prolina · Histidina · Tirosina · Glicina

Asparagina · Glutamina · Serina · Treonina · Alanina

Fig. 9.2 Estruturas de 20 aminoácidos biologicamente importantes.

carboxílica). Por sua complexidade, as cadeias laterais conferem numerosas propriedades. Algumas são grandes e complexas; outras são pequenas e simples. Algumas têm uma carga positiva (lisina, arginina); outras, uma negativa (ácido glutâmico, ácido aspártico); e muitas são eletricamente neutras. Diferenças de tamanho e de carga elétrica ao longo do peptídio, mais um intrincado enovelamento da molécula protéica em uma estrutura tridimensional, contribuem em muito na especificidade das relações enzima-substrato e antígeno-anticorpo.

A característica de uma proteína na qual todas as outras propriedades se baseiam é a seqüência de aminoácidos, chamada **estrutura primária**. Como veremos, a seqüência de aminoácidos em uma proteína é determinada pela seqüência de nucleotídios no DNA. Essa estrutura primária de uma molécula de proteína determina sua conformação (forma) final, assim como sua atividade biológica. A conformação ocorre pelo dobramento da molécula de um modo que minimize a energia livre, isto é, a cadeia assume a forma mais estável energeticamente. Esse enovelamento traz certas cadeias laterais à proximidade, de modo que possam interagir uma com a outra assim como com outras moléculas.

Além disso, certas conformações são usadas várias e várias vezes em muitas proteínas. Uma das mais bem conhecidas é a **alfa-hélice** (Fig. 9.3A) em que parte da molécula é retorcida para uma forma helicoidal, com uma volta para cada 3,6 aminoácidos, e é estabilizada por pontes de hidrogênio entre aminoácidos. Outra forma estável é a conformação em **folha beta-pregueada** (Fig. 9.3B) na qual as cadeias polipeptídicas dispõem-se lado a lado, com pontes de hidrogênio mantendo-as juntas. Muitas proteínas são misturas heterogêneas desses dois tipos de estrutura. Certas combinações de tais estruturas formam **domínios** compostos de 30 a 150 aminoácidos e servem como unidades estruturais básicas das proteínas. Um domínio muito comum consiste em duas folhas beta conectadas a uma hélice alfa. Essas formas são as únicas possíveis em certas seqüências de aminoácidos e, como são encontradas em muitas proteínas, devem ser consideradas como de alto valor evolutivo.

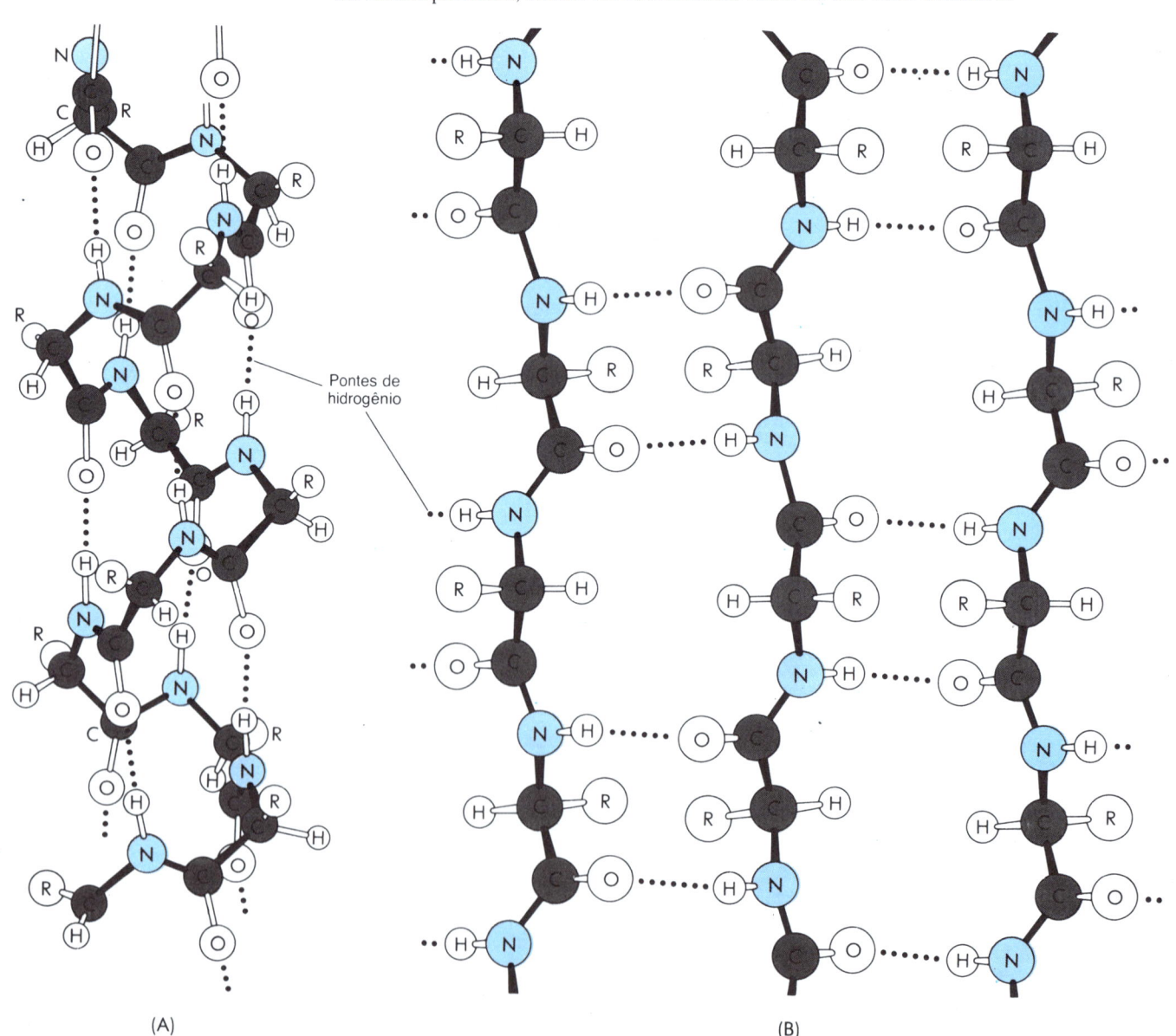

Pontes de hidrogênio

(A)

(B)

Fig. 9.3 Conformações de proteínas: (A) hélice alfa, (B) folha beta.

Devido à sua infinita variedade de arranjos possíveis de grupos de quatro nucleotídios, o DNA é admiravelmente adequado para transportar a informação necessária para dirigir a síntese de um número quase ilimitado de diferentes proteínas. Mas o DNA, exceto quanto a pequenas quantidades em cloroplastos e mitocôndrias, está localizado no núcleo eucariótico, enquanto a síntese de proteínas ocorre quase inteiramente no citoplasma. Ainda mais, o DNA não é degradado ou "gasto" ao exercer sua função, e difere dos polipeptídios que ele codifica.

A separação espacial entre a informação genética e o local da síntese de proteínas em células eucarióticas torna necessária a presença de uma classe intermediária de moléculas, que leve a informação dos genes no núcleo para o citoplasma, onde tal informação é usada para dirigir a síntese de proteínas. Esse fluxo de informação é ilustrado assim:

$$DNA \longrightarrow RNA \longrightarrow Proteína$$

onde as setas indicam o fluxo de informação. O DNA pela replicação produz mais DNA. A informação então flui do DNA através do RNA intermediário, e é usada para dirigir a síntese de proteínas específicas.

Estrutura do RNA

O ácido ribonucléico (RNA) difere do DNA em vários aspectos importantes:

1. O açúcar da "espinha dorsal" de ose-fosfato é a ribose, não a desoxirribose (Fig. 9.4).
2. As bases nitrogenadas são as mesmas que as do DNA, exceto que a pirimidina uracila (U) (Fig. 9.5) substitui a pirimidina timina.
3. *Ribonucleotídios* sucessivos são reunidos por ligações fosfodiéster 5'-3' formando o DNA.
4. As moléculas do RNA são em geral polímeros com *um só filamento* de ribonucleotídios, apesar de a maioria das moléculas de RNA assumir uma estrutura secundária ao dobrar-se sobre si mesmas, formando pontes de hidrogênio em uma estrutura de hélice dupla.

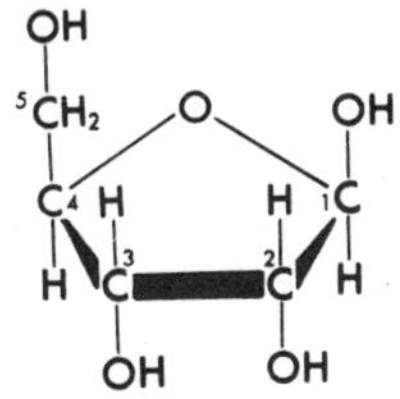

Os ribonucleosídios e ribonucleotídios estão listados no Quadro 9.1.

Quadro 9.1 Ribonucleosídios e ribonucleotídios

Base	Ribonucleosídio	Ribonucleotídio
Adenina	Adenosina	Ácido adenílico
Uracila	Uridina	Ácido uridílico
Citosina	Citidina	Ácido citidílico
Guanina	Guanosina	Ácido guanílico

Síntese de RNA

O RNA de todos os tipos é *transcrito* de um filamento-molde de DNA, catalisado por diversas enzimas referidas coletivamente como **RNA-polimerase DNA-dependente** ou simplesmente RNA-polimerase. A seqüência de nucleotídios do RNA é complementar à do filamento molde de DNA, exceto quanto à substituição de timina por uracila. O processo de síntese de um filamento de RNA complementar a um de DNA é chamado **transcrição**. O filamento de DNA usado como molde para a síntese do RNA é chamado filamento *com sentido (sense)*. O outro filamento é o *anti-sentido (antisense)*. Não é o mesmo filamento que é sempre o com sentido por toda a molécula de DNA do cromossomo.

Na Fig. 9.6 encontram-se delineados os detalhes essenciais da transcrição. Durante o processo de transcrição há um desenrolamento localizado da dupla hélice, com a transcrição processando-se na direção 5' → 3' a partir de uma região de DNA molde com um só filamento. Esse desenrolamento localizado move-se ao longo da molécula seguido de reenrolamento da hélice atrás do RNA recém-sintetizado. A região do DNA realmente transcrita para RNA é chamada **região codificante**. Contudo há seqüências que precedem ("corrente acima") a real região codificante e que são necessárias para a transcrição. Esses pontos, chamados **promotores**, são os locais de reconhecimento e interação entre a RNA-polimerase e o DNA que sinaliza o começo da transcrição.

Duas regiões promotoras especiais foram identificadas, que parecem estar presentes em todos os organismos. Em uma região que precede de cinco a dez bases a região codificante, há uma seqüência de sete bases que é

TATAATG

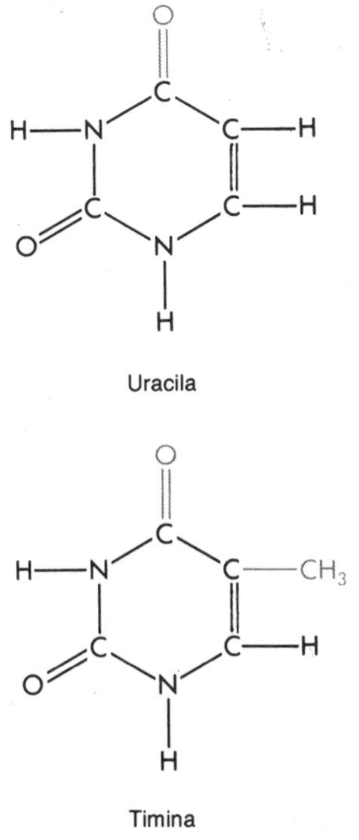

Fig. 9.4 Estrutura molecular da ribose, o açúcar do ácido ribonucléico. Compare o carbono número 2 da ribose com o carbono número 2 da desoxirribose (Fig. 8.6).

Uracila

Timina

Fig. 9.5 Uracila, encontrada no RNA, comparada à timina do DNA.

Fig. 9.6 Transcrição do RNA a partir da cadeia com sentido do DNA. A dupla hélice do DNA se desenrola e é sintetizado o RNA, complementar à cadeia com sentido.

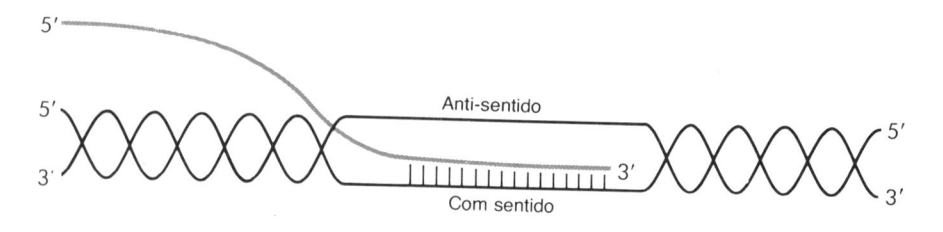

com pequenas variações. Uma seqüência como esta é chamada **seqüência de consenso**, porque é uma seqüência que se observa ocorrendo com muito pouca variação em muitos organismos diferentes. Em bactérias essa região é chamada **trecho de Pribnow** (*Pribnow box*) e em eucariotos a mesma região tem a seqüência.

$$TATAAAT$$

e é chamada **trecho de Hogness** (*Hogness box*), cada um com o nome da pessoa que descreveu originalmente a região. Essa região é referida em geral como o **TATA box** (trecho TATA) e acredita-se que oriente a enzima RNA-polimerase em preparação para transcrição.

Outra região importante mais "acima" do trecho TATA está localizada a aproximadamente trinta e cinco bases acima da região codificante. Consiste em uma seqüência de consenso de nove bases e pensa-se ser o local real de ligação da RNA-polimerase. A enzima, uma vez ligada a essas seqüências promotoras, é então capaz de começar a transcrição no início da região de codificação.

RNA-polimerases procarióticas. A RNA-polimerase de procariotos é composta de cinco subunidades com um peso molecular total de 500.000. Esta é sem dúvida uma das maiores enzimas conhecidas. Uma das subunidades, a *sigma*, pode ser desassociada da enzima central sem perda de sua atividade catalítica. Foi sugerido que a função dessa subunidade é principalmente no reconhecimento dos promotores e não está envolvida diretamente com a transcrição. Isso se baseia no fato de que, na ausência de sigma, a transcrição é aleatória e pode começar em qualquer ponto. A enzima central pode sintetizar RNA na presença de um molde de DNA, dos quatro ribonucleosídio-trifosfatos e íons magnésio. Parece haver apenas uma RNA-polimerase usada para fazer os vários tipos de RNA em uma célula de *Escherichia coli*.

RNA-polimerases eucarióticas. Diversamente dos procariotos, os eucariotos produzem três RNA-polimerases diferentes, cada uma com uma função distinta. A **polimerase I**, localizada no nucléolo, sintetiza apenas RNA ribossômico. A **polimerase II**, encontrada no nucleoplasma, sintetiza RNA pré-mensageiro. A **polimerase III**, também encontrada no nucleoplasma, sintetiza apenas RNA de transferência e *5s* RNA. Essas polimerases foram distinguidas uma da outra com base em sua sensibilidade à *alfa-amanitina*, a toxina produzida pelo cogumelo venenoso do gênero *Amanita*. A polimerase I, de germe de trigo, não é sensível à amanitina. A polimerase II é inibida por baixas concentrações (0,05 μg/ml) da toxina. A polimerase III é inibida apenas por concentrações altas (5 μg/ml) da toxina.

O RNA é sintetizado no núcleo dos eucariotos, usando um dos filamentos do DNA como molde (o que contiver a seqüência promotora correta). Portanto, a seqüência de ribonucleotídios é complementar a um dos filamentos do DNA. Isto é o que acontece, exceto quanto a modificações de algumas das bases comuns após a síntese do RNA. A função básica do RNA é o transporte da mensagem do DNA para o citoplasma, onde é responsável pela direção da síntese das cadeias polipeptídicas.

Classes de RNA

Há três classes principais de moléculas de RNA: RNA mensageiro (mRNA), RNA ribossômico (rRNA) e RNA de transferência (tRNA). Todos são transcritos de genes diferentes, e cada um tem uma função especial nas células.

Quando se estudam grandes moléculas e agregados moleculares, um método padrão de caracterização é por suas propriedades de sedimentação durante a ultracentrifugação. Em uma ultracentrífuga, as moléculas são sujeitas a forças de até 700.000 vezes a gravidade. A velocidade de sedimentação através de uma solução é uma função da fórmula da molécula e do peso molecular. A unidade de medida da sedimentação, usada para comparar moléculas, é o coeficiente de sedimentação, s, que é igual à velocidade de uma molécula em uma dada solução, dividida pela aceleração centrífuga aplicada a ela. As unidades de s são **Svedbergs**. Um Svedberg é igual a 10^{-13} segundos. Por isso é comum referir-se a moléculas ou agregados de moléculas pelo número de unidades s, por exemplo 30 s ou 50 s. Quanto maior a molécula ou partícula, maior o valor de s. No entanto, como a forma tem uma influência direta em s, os valores não são aditivos. Essas unidades são muito comumente usadas para comparar moléculas de RNA e agregados de RNA e proteínas, como os encontrados em ribossomos.

RNA mensageiro (mRNA). A especificidade para uma determinada seqüência de aminoácidos é determinada pelo *RNA mensageiro*. Isto é mostrado, por exemplo, pelo fato de que o mRNA de fago utiliza ribossomos de bactérias feitos antes da infecção, para levar a efeito síntese das proteínas do fago. Esse ácido ribonucléico dirige a incorporação de vários aminoácidos do meio intracelular em proteínas, na superfície do ribossomo, onde enzimas efetuam a ligação peptídica e formam cadeias polipeptídicas.

A transcrição de DNA *eucariótico* produzindo mRNA começa com a síntese de longas moléculas precursoras pela RNA-polimerase II, a partir do filamento molde de DNA. Esta enzima funciona catalisando a formação de ligações fosfodiéster 5′ → 3′ da "espinha dorsal", "lendo" o molde de DNA na direção 3′5′. A molécula de mRNA em desenvolvimento é antiparalela e seus nucleotídios são complementares aos do filamento molde de DNA (Fig. 9.7). O crescimento da cadeia de RNA mensageiro é rápido — de 15 a 100 nucleotídios por segundo *in vitro*.

O produto imediato da transcrição em *eucariotos* é uma molécula com muito mais nucleotídios do que os que compreendem o mRNA funcional final. O transcrito primário em eucariotos é em geral referido como **RNA heterogêneo nuclear (hnRNA)**. A estimativa é de que as moléculas de hnRNA têm comprimento de 500 a 50.000 nucleotídios, sendo eles muito rapidamente processados, formando moléculas muito menores. Algumas estimativas predizem que só 10% da maioria dos transcritos originais chegam a atingir o citoplasma na forma de mRNA. Após sua transcrição em eucariotos, o hnRNA é processado para mRNA funcional em três etapas principais (Fig. 9.8).

Primeiro, logo após o início da transcrição, há uma modificação na extremidade 5′ do hnRNA pela formação de um terminal (um **cap**). Esta consiste na adição de uma guanosina metilada, com uma rara ligação 5′ −5′ (Fig. 9.8). Este *cap* às vezes também inclui metilação das oses de ambos os 5′ nucleotídios. Parece que esse terminal é necessário em eucariotos, para formação de um complexo mRNA-ribossomo e sua subseqüente operação na síntese de polipeptídio.

A etapa seguinte é a de **excisão** *(splicing)*, ou processamento, **do RNA**. É a extirpação de grandes **seqüências intercalares** ou **introns** do transcrito e reunião dos fragmentos restantes, chamados **seqüências codificantes** ou **exons**, produzindo o mRNA acabado. Ainda não é completamente conhecido o real mecanismo de excisão e reunião; contudo, sabe-se que as regiões das bordas de cada intron contêm seqüências semelhantes, geralmente começando com um GU e terminando em AG, e que há envolvimento de uma partícula pequena RNA-proteína, chamada **partícula snRNP** (de *small nuclear ribonucleoprotein*). Os exons correspondem

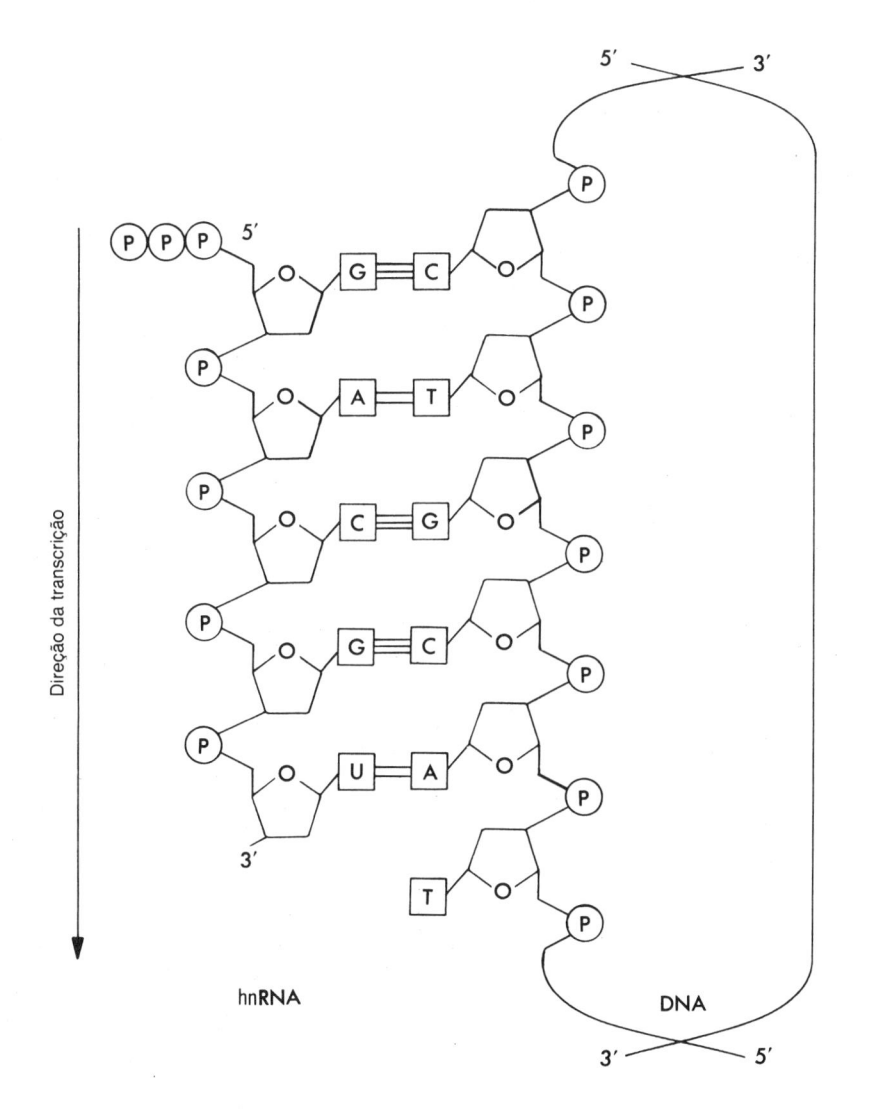

Fig. 9.7 Transcrição do hnRNA a partir da cadeia molde de DNA mostrando que é antiparalela e complementar ao filamento molde de DNA. O hnRNA é sintetizado na direção 5′ → 3′ pela adição de ribonucleotídios sucessivos na extremidade 3′ da molécula de mRNA em crescimento.

Fig. 9.8 Transcrição e processamento do RNA nuclear heterogêneo (hnRNA). (A) Adição de 7-metil-guanosina. (B) Remoção de introns na etapa de excisão. (C) Adição da cauda poli-A na extremidade 3′. Após se completar o processamento, o mRNA move-se através dos poros na membrana nuclear para o citoplasma.

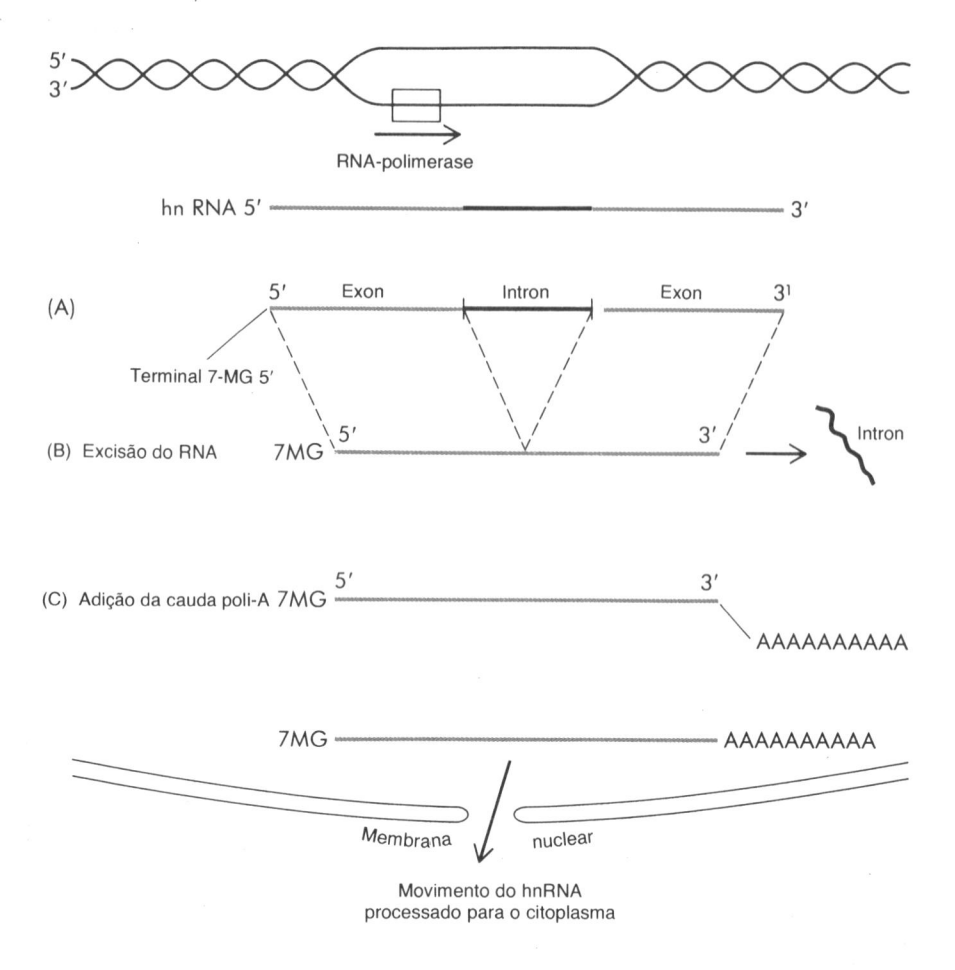

às reais seqüências que são finalmente traduzidas para proteínas. Alguns introns de hnRNA foram seqüenciados e não parecem conter alguma seqüência especial ou incomum, tais como repetições ou seqüências simétricas.

Não se conhece a utilidade das porções descartadas do hnRNA. Em pelo menos um caso, que é o do gene para citocromo *b* de levedura localizado no DNA mitocondrial, as seqüências de um intron são realmente traduzidas para uma proteína. Isto foi descoberto originalmente no mapeamento de mutações no primeiro intron do gene. Essas mutações bloqueiam a produção do mRNA de citocromo *b*. A sugestão é de que essas mutações bloqueiam a produção de algum produto difusível de um intron anterior, responsável pela remoção de um intron posterior. Foi eventualmente encontrado que, após a excisão do primeiro

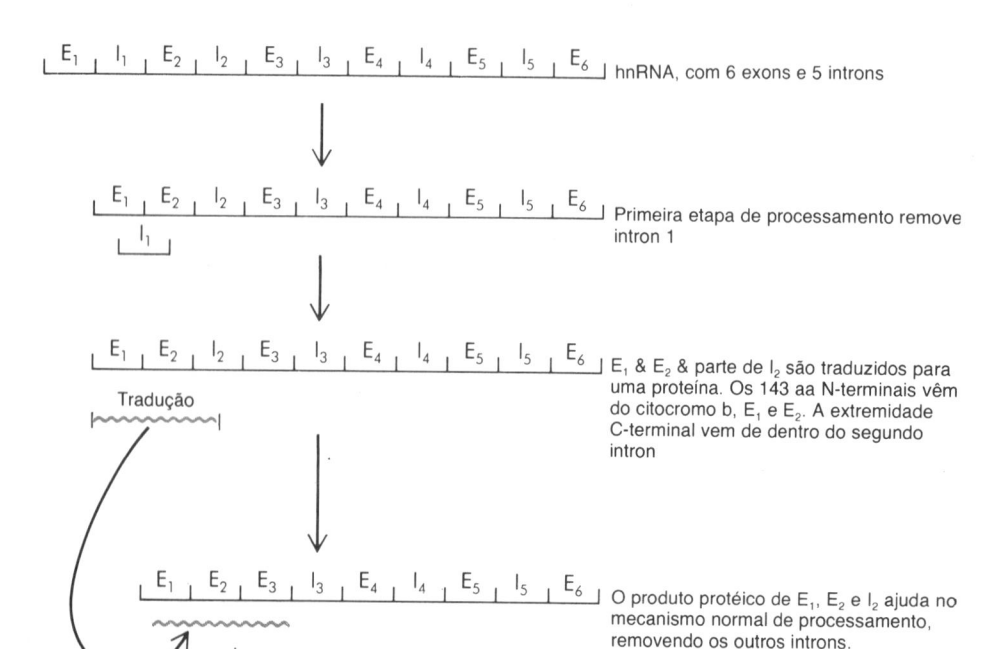

Fig. 9.9 Processamento do gene citocromo *b* em DNA de mitocôndria de levedura no qual um produto de tradução dos primeiros dois exons e de parte do segundo intron é usado para processamento posterior do RNA mensageiro.

intron entre os exons 1 e 2, os primeiros dois exons e parte do intron 2 são traduzidos em uma proteína chamada **RNA-maturase**. Esta maturase é necessária para a excisão do primeiro intron do hnRNA (Fig. 9.9). Mutações de seqüências do primeiro intron evitam a produção de uma maturase funcional, resultando no bloqueio da produção do mRNA funcional.

A terceira etapa no processamento do RNA envolve a adição enzimática de um segmento de até 200 radicais de ácido adenílico, chamado **cauda poli-A** na extremidade 3′ da molécula. Uma cauda poli-A parece estar presente em todos os mRNA eucarióticos, exceto nos responsáveis pela síntese das histonas. A adição de poli-A parece ser uma parte essencial do processamento pós-tradução, pois as substâncias químicas que inibem a síntese de poli-A também evitam o aparecimento de mRNA no citoplasma. Apesar de a cauda poli-A não ser necessária para a real síntese de polipeptídio, a perda progressiva de nucleotídios do segmento poli-A atinge finalmente um mínimo crítico para a estabilidade do mRNA. Além disso, o comprimento da cauda poli-A difere para diferentes tipos de mensagens.

O número de ribonucleotídios, e portanto o comprimento de qualquer molécula de mRNA, dependem em grande parte do determinado polipeptídio por cuja síntese ele é o responsável. Em geral, foram relatados comprimentos de várias centenas a vários milhares de ribonucleotídios. Em bactérias, o mRNA é produzido com comprimento próximo ou igual ao funcional. Na *E. coli* o comprimento médio dos mRNA é de cerca de 1.000 ribonucleotídios. As moléculas de RNA mensageiro responsáveis pelas cadeias polipeptídicas α e β da hemoglobina humana são constituídas de mais de 400 ribonucleotídios cada.

O RNA mensageiro da *E. coli* tem vida bem curta, funcionando por apenas poucos minutos. Parece só manter sua estabilidade enquanto estiver ligado a polissomos (um grupo múltiplo de ribossomos no mesmo mRNA), com o resultado de que as células bacterianas não ficam "atravancadas" com grandes quantidades de mRNA. Por exemplo, o antibiótico actinomicina D bloqueia a síntese de novas moléculas de mRNA em bactérias; estudos usando bactérias tratadas com actinomicina D indicam que qualquer mRNA particular da bactéria é usado só dez a vinte vezes. Portanto, se puderem ser produzidas seletivamente (veja Cap. 11) diferentes "espécies" de mRNA, a célula será capaz de sintetizar uma variedade de proteínas em diferentes tempos e sob diferentes condições.

Estudos recentes sobre a estabilidade de mRNA de eucariotos indicam períodos funcionais um pouco mais longos do que o suspeitado anteriormente. Encontraram-se meias-vidas de várias horas até dois a três dias, um período de tempo bem maior do que o determinado para bactérias. O mRNA associado com a produção de hemoglobina em reticulócitos e em hemácias adultas persiste e funciona por vários dias após a degeneração do núcleo. Na maioria dos casos o mRNA é continuamente produzido, utilizado e degradado.

Nos vírus cujo material genético é o RNA em vez de DNA — por exemplo, o vírus do mosaico do tabaco (TMV — *tobacco mosaic virus*), o do sarcoma de Rous (RSV), o da pólio e o fago Qβ — não há transcrição de mRNA a partir de um molde de DNA. Um dos mais bem entendidos é o fago Qβ (Fig. 9.10). O genoma desse vírus é RNA com um só filamento, que tem peso molecular de cerca de 1×10^6. Pouco após a injeção em células bacterianas, o RNA viral dirige a produção de (1) uma proteína de revestimento, (2) uma proteína de maturação e (3) uma subunidade de RNA-replicase. Essa última combina-se com proteínas do hospedeiro formando uma *RNA-replicase* funcional. Esta enzima liga-se à extremidade 3′ da molécula de RNA do vírus (referida como a cadeia *mais*), a

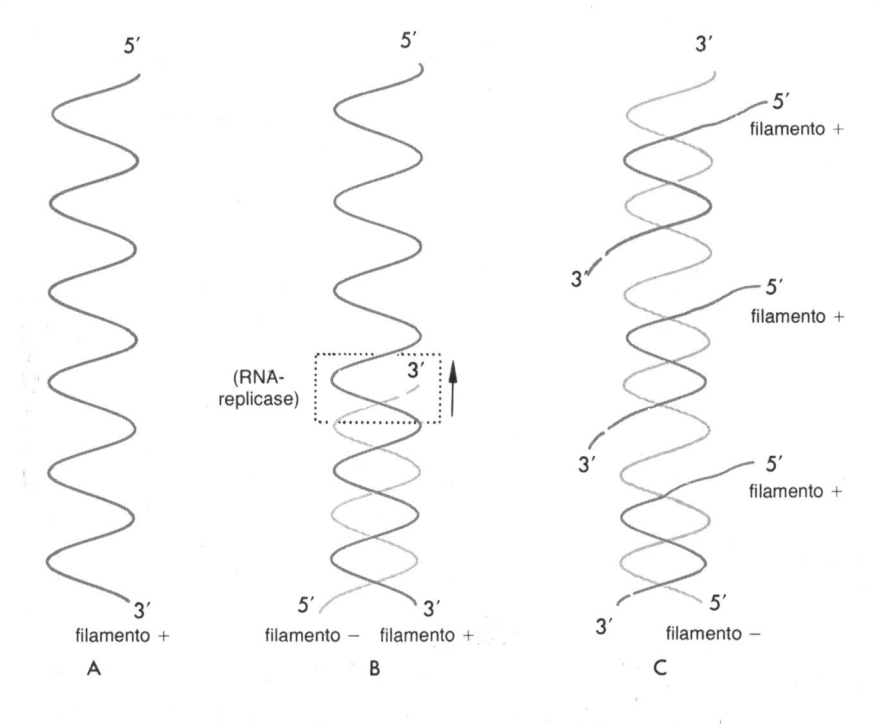

Fig. 9.10 Representação esquemática da formação da forma replicativa e de intermediários de replicação no fago Qβ. É ignorado qualquer pareamento de bases. Veja texto para detalhes. (A) Cadeia *mais* do fago com um só filamento (B) Começo da formação da forma replicativa (RF); síntese do filamento (—) pela RNA-replicase, que ocorre na direção 5′ → 3′. (C) Síntese de novos filamentos *mais* a partir do molde *menos* de RNA, formando um intermediário de replicação. Vários filamentos (+) são sintetizados a partir de um só filamento (−).

qual então transcreve na direção 3′ −5′ produzindo moléculas polirribonucleotídicas antiparalelas (as cadeias *menos*). Alguns dados experimentais sugerem que esta **forma replicativa** (**RF** — de *replicative form*) de RNA é uma dupla hélice por extenso pareamento de bases, mas outros trabalhos foram interpretados como indicativos de que não ocorre extenso pareamento de bases. De qualquer modo, os filamentos *menos* assim produzidos servem então como moldes para síntese de várias cadeias *mais* de RNA novas (Fig. 9.10C). O complexo de cadeias virais *mais* em desenvolvimento com seus moldes complementares de RNA é chamado **intermediário replicativo** (**RI** — de *replicative intermediate*). Nesse tipo de vírus, então, o genoma de RNA de cadeia única (+) serve de molde para transcrição de cadeias *menos* complementares antiparalelas que, por sua vez, servem de molde para produção de numerosas cadeias *mais* novas. A transcrição é na direção 3′ → 5′ do molde, e os novos filamentos são sintetizados em sua direção 5′ → 3′.

Um padrão diferente de replicação é demonstrado pela maioria dos vírus de plantas que são RNA de filamento único. Um esboço desse processo é mostrado na Fig. 9.11. O genoma do vírus liberado na célula vegetal é também chamado filamento (+). Esse filamento (+) age como um RNA mensageiro e dirige a síntese da **replicase** viral, a enzima que replicará o cromossomo viral. A replicase forma primeiro uma cadeia (−) complementar à (+). Essa cadeia (−) é então usada pela replicase para fazer mais filamentos (+). Várias cadeias (+) podem ser imediatamente feitas (à semelhança do exemplo do Qβ), e podem servir como mais mensageiros para mais síntese de replicase, assim como a síntese de outras proteínas virais. Eventualmente os novos filamentos (+) e as proteínas são montados em novas partículas de vírus.

Talvez a variação mais interessante de transcrição de RNA ocorra em um grupo de agentes produtores de tumores na maioria dos vertebrados, incluindo os seres humanos. Seu genoma é constituído de uma molécula de RNA de um só filamento, e cada partícula contém duas cópias idênticas de RNA. A enzima replicadora, contida no vírus, faz primeiro uma cópia em DNA de filamento duplo do RNA viral. Esse DNA integra-se ao DNA cromossômico do hospedeiro e, por transcrição normal desse DNA, novos cromossomos virais são feitos. Como tal processo é o reverso da transcrição, a enzima é chamada **transcriptase reversa**. Esta cópia ao contrário de RNA para DNA deu a esses vírus o nome de **retrovírus** como grupo. A integração da cópia de DNA ao cromossomo da célula do hospedeiro tem sem dúvida um papel na transformação da célula em uma célula tumoral.

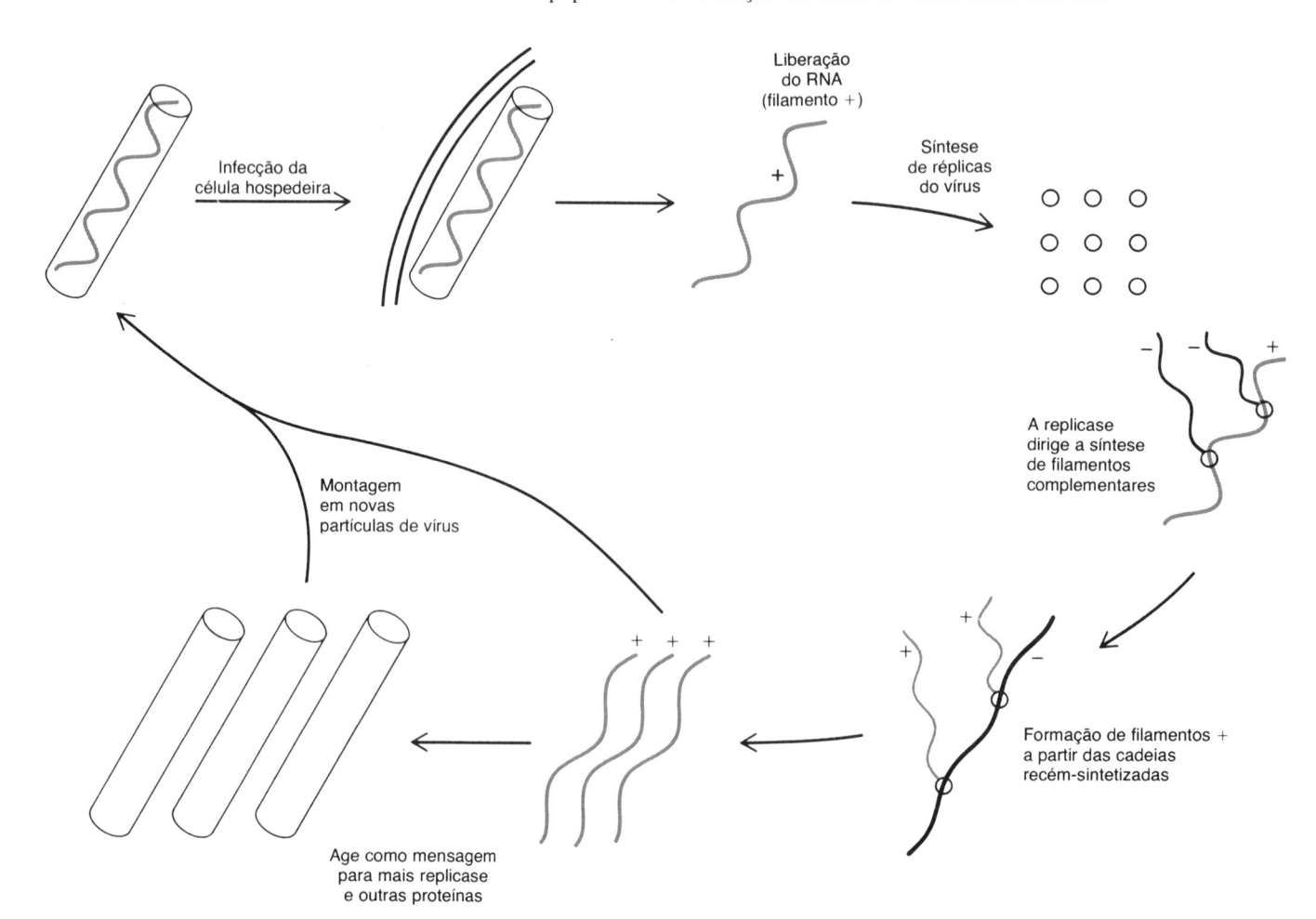

Fig. 9.11 Representação esquemática da replicação de vírus de plantas com RNA de um só filamento.

SÍNDROME DE IMUNODEFICIÊNCIA ADQUIRIDA (SIDA/AIDS)

Um dos retrovírus mais prevalentes e com publicidade no momento atual é o ligado à síndrome de deficiência imunitária adquirida ou AIDS (de *acquired immune deficiency syndrome*). De acordo com os *Centers for Disease Control*, "a AIDS é caracterizada pela presença de sarcoma de Kaposi e/ou infecções oportunistas com risco de vida em um indivíduo anteriormente saudável com menos de 60 anos de idade que não tenha doença imunossupressora subjacente e não tenha recebido terapêutica imunossupressora". As definições mais correntes também incluem disfunção cerebral, dramática perda de peso e uma lista mais ampla de doenças indicadoras de AIDS.

Abaixo encontra-se um diagrama do vírus da AIDS. Cada partícula do vírus é coberta por duas camadas lipídicas da célula do hospedeiro. Duas glicoproteínas (proteínas ligadas a açúcares) estão associadas a essas camadas. A **gp41** está dentro da membrana lipídica, e a **gp120** estende-se para fora da membrana lipídica e cria uma segunda camada. Esse envoltório em duas camadas cobre um centro com duas camadas de proteínas, constituídas das proteínas **p24** e **p18**. O RNA do vírus é transportado no centro, junto com moléculas de transcriptase reversa.

Os primeiros casos de AIDS foram relatados em 1981 e três anos mais tarde mostrou-se que sua causa era um retrovírus humano: o vírus da imunodeficiência humana ou HIV (de *human immunodeficiency virus*). A célula hospedeira para o vírus é a célula T4, notável por seu papel central na regulação de vários processos do sistema imunitário. Assim que o vírus mata bastante destas células T4, a vítima fica suscetível a infecções oportunistas por vários microrganismos que não são perigosos para uma pessoa saudável. Além de afetar o sistema imunológico, o vírus da AIDS também afeta o cérebro e a medula. As pessoas infectadas com o HIV têm também risco de desenvolver três tipos diferentes de câncer; o sarcoma de Kaposi, que se caracteriza por tumores cutâneos que se espalham para os órgãos internos causando sangramento e morte; crescimentos cancerosos da pele e de membranas mucosas; e tumores originados nos linfócitos B.

A AIDS é o estágio final da infecção pelo HIV. O vírus parece mover-se em progressão, isto é, parece seguir um curso regular. A infecção pelo HIV e o período de incubação variam de três a dez anos. Durante esse período uma pessoa infectada pode não mostrar sintomas. Depois desse período inicial de incubação, no entanto, as pessoas infectadas desenvolvem o complexo relacionado à AIDS (ARC — de *AIDS-related complex*). As pessoas com ARC têm uma depleção de células T-auxiliares e nódulos linfáticos continuamente intumescidos. O ARC é em geral seguido pelo aparecimento da AIDS.

O vírus da AIDS é transmitido de quatro modos: por contato sexual; por sangue contaminado ou derivados desse sangue; pelo compartilhamento entre drogados de agulhas contaminadas com o vírus; e por uma mulher infectada que passe o vírus para o filho antes, durante, ou pouco depois do nascimento. Não há evidências de que o vírus possa ser transmitido por contato casual, tal como aperto de mão, abraço ou pelo alimento ou a água. O vírus é facilmente morto por desinfetantes comuns, inclusive pela água sanitária doméstica. O Public Health Service avalia que 270.000 pessoas nos Estados Unidos terão AIDS ou terão morrido da doença por volta de 1991. Vacinas e drogas antivirais estão sendo desenvolvidas, mas provavelmente só serão testadas a partir de 1990.
(Reimpresso com permissão da Macmillan Publishing Company de Microbiology, 5.ª edição, por George A. Wistreich e Max D. Lechtman. Copyright 1988 da Macmillan Publishing Company.

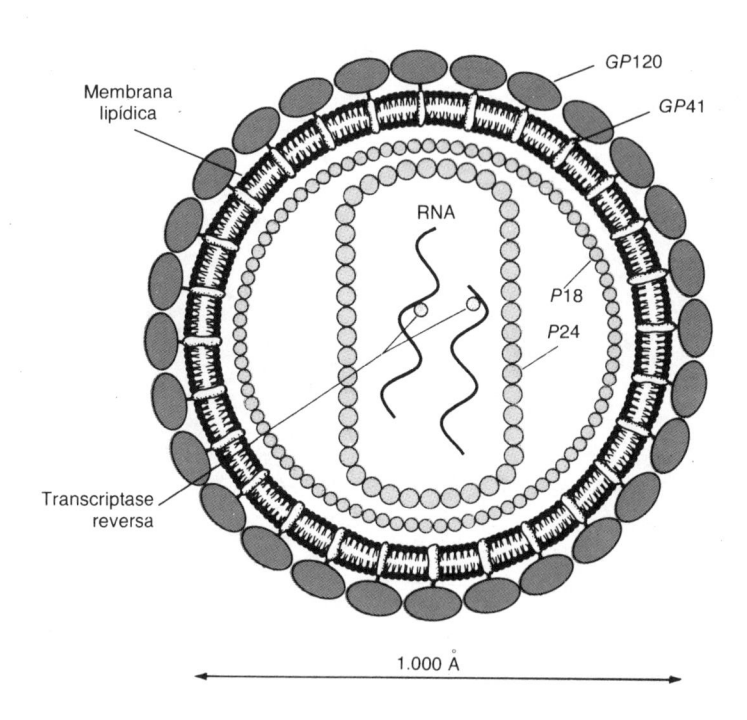

RNA de transferência (tRNA). As moléculas de RNA de transferência servem como moléculas adaptadoras, para trazer aminoácidos ao local da síntese de proteína. Há pelo menos um tRNA específico para cada um dos vinte aminoácidos. Como se verá, há mais de uma molécula de tRNA para cada aminoácido.

A estrutura do **RNA de transferência** é agora bem conhecida. Esta linha de pesquisa foi aberta em 1965 quando, após sete anos de intenso trabalho, Robert Holley e seus colegas relataram a seqüência completa de nucleotídios do tRNA-alanina da levedura (Holley recebeu um prêmio Nobel em 1968 por esse trabalho). Conhecem-se agora as seqüências de nucleotídios

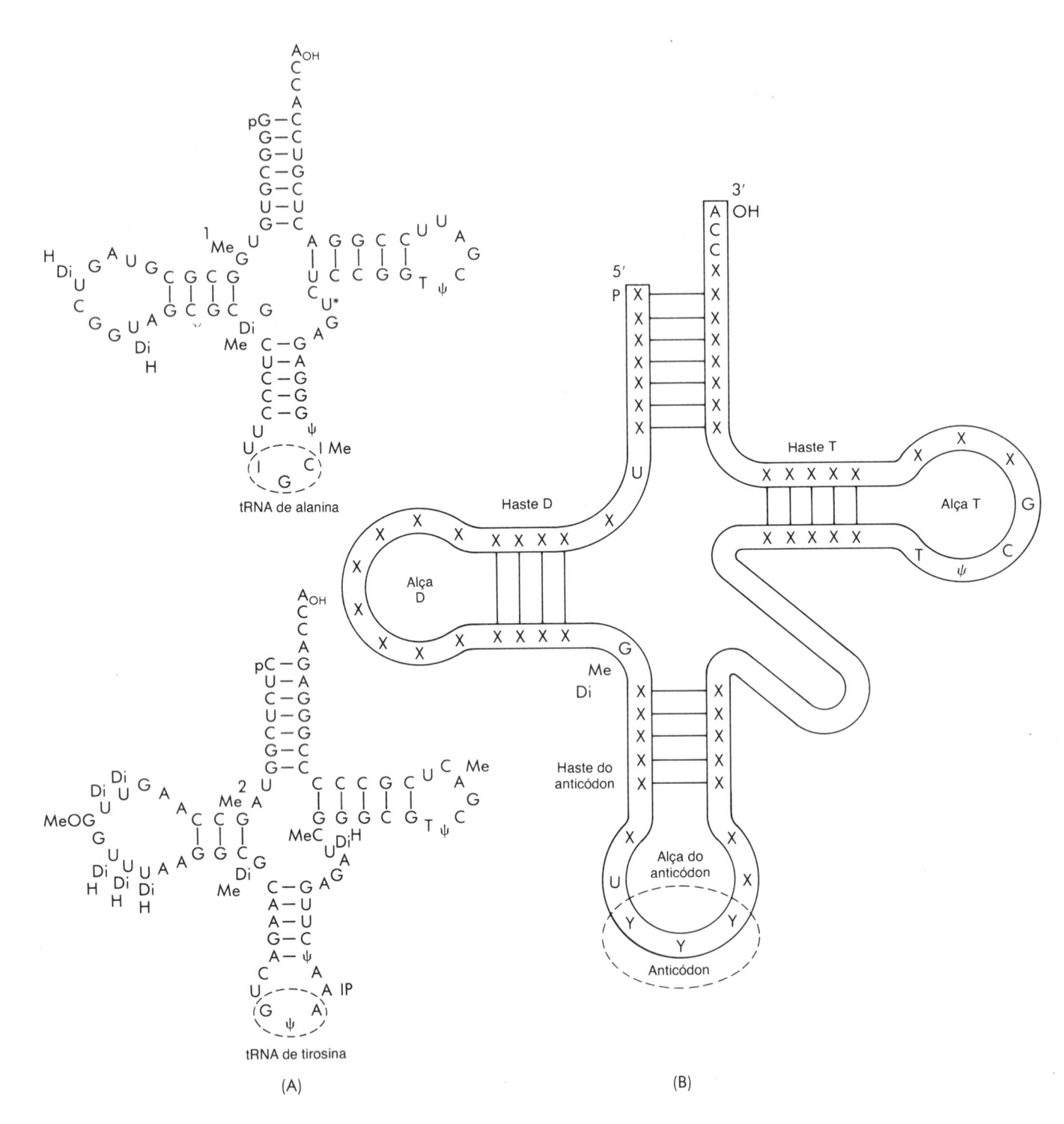

Fig. 9.12 (A) Estrutura no modelo de folha de trevo do tRNA para alanina e do tRNA para tirosina, de levedura. Note que o pareamento interno está longe de ser completo e que ocorre um terminal −A−C−C−A em cada molécula. Ocorre um grande número de nucleosídios "incomuns" como a pseudouridina. O provável anticódon (veja texto) está cercado por uma oval tracejada. (*Cortesia do Dr. J. T. Madison, 1966, usado com permissão.*) (B) Modelo bidimensional generalizado em folha de trevo para os tRNA, baseado em várias moléculas de tRNA de levedura, por vários pesquisadores. Note o terminal 3′ −CCA comum, a TΨCG na alça T, o anticódon-U (aqui YYYU) na alça do anticódon, a DiMeG entre a alça do anticódon e a alça D, e a U como primeira base não-pareada na extremidade 5′. Como esquematizado aqui, o anticódon é lido da direita para a esquerda (3′ → 5′). O número de bases pareadas em cada lobo mostrado aqui parece ser constante para todas as espécies de tRNA até agora relatadas. (A = adenosina, C = citidina, G = guanosina, T = ribotimidina, U = uridina, Ψ = pseudouridina, DiMeG = dimetilguanosina, Y = qualquer base do anticódon.)

de mais de 100 diferentes "espécies" de tRNA. A literatura sobre essa molécula tornou-se bem volumosa, e novos trabalhos estão aparecendo com grande freqüência.

O RNA de transferência tem várias características especiais: (1) É uma molécula relativamente pequena, com 75 a 90 ribonucleotídios e, portanto, bem menor do que o mRNA ou qualquer dos rRNA, tendo um coeficiente de sedimentação de 4s; (2) encontram-se no tRNA diversos nucleotídios "incomuns", muitos deles derivados metilados dos comuns (por exemplo, ácido 1-metilguanílico, ácido 2N-metilguanílico, ácido 1-metil-adenílico, ácido ribotimidílico, 5-metilcitosina), cuja importância está no fato de que a presença de grupamentos metila impede a formação de pares de bases complementares e portanto afeta a forma tridimensional da molécula; (3) pontes de hidrogênio entre as bases usuais e sua falta entre muitas das incomuns, o que também afeta a forma da molécula de tRNA. As pesquisas no final da década de 60 e início da de 70 tornaram claro que as moléculas de tRNA podem ter três ou quatro lobos com cadeia única, dependendo do tipo, do número e da seqüência de nucleotídios. Isto lhes confere uma forma chamada "trevo". A Fig. 9.12A mostra dois modelos bidimensionais e na Fig. 9.12B encontra-se um diagrama generalizado.

Há algumas características comuns na configuração em trevo: (1) a extremidade 3′ tem uma seqüência terminal C-C-A, à qual se liga covalentemente um aminoácido durante a síntese de polipeptídios; (2) a "haste" da hélice a ligar-se ao aminoácido é constituída de sete pares de bases; (3) a haste T é composta de cinco pares de bases — o último (isto é, o mais próximo da alça T) é C-G; (4) a haste do anticódon inclui cinco bases pareadas; (5) a alça do anticódon é constituída de sete bases, e a terceira, quarta e quinta delas (a partir da extremidade 3′ da molécula) constituem o **anticódon**, que permite o pareamento complementar temporário com três bases no mRNA; (6) a base no lado 3′ do anticódon é uma purina; (7) imediatamente adjacente ao lado 5′ do anticódon, ocorre uracila ou outra pirimidina; (8) uma purina, geralmente o ácido dimetilguanílico, está localizada no "ângulo" entre a haste do anticódon e a haste D; e (9) a haste D é composta de três ou quatro pares de bases (dependendo da "espécie" do tRNA). A alça D tem também tamanho variável. O braço extra (mostrado estendendo-se para baixo e para a direita na Fig. 9.12B) tem composição nucleotídica variável e falta totalmente em alguns dos tRNA. Os estudos de difração de raios X estão dando atualmente uma visão da estrutura tridimensional do tRNA (Fig. 9.13).

O RNA de transferência é transcrito a partir de diversos locais particulares no DNA molde e compreende cerca de 15 por cento do RNA presente a qualquer momento em uma célula de *E. coli*. Os RNA de transferência também são processados a partir de precursores maiores. Em procariotos, o processamento inclui a remoção de nucleotídios do precursor e a modificação de alguns nucleotídios internos. Por exemplo, na *E. coli* o precursor para o aminoácido tirosina (pré-tRNA^tir) é constituído de 128 bases; no processamento para tRNA^tir são removidos 41 nucleotídios da extremidade 5′ e dois da 3′.

Fig. 9.13 (A) Modelo tridimensional esquemático da molécula do tRNA de levedura para fenilalanina. A "espinha dorsal" ribose-fosfato é mostrada como um cilindro contínuo, com barras indicando bases ligadas por pontes de hidrogênio. As bases não pareadas são indicadas por "ramos" mais curtos. O braço TΨC é mostrado em pontilhado; o do anticódon é indicado por linhas verticais. As partes em preto representam interações terciárias. (Redesenhado de S. H. Kim *et al.* 1974, com permissão.) (B) Modelo tridimensional real da molécula do tRNA de levedura para fenilalanina. (Cortesia de S. H. Kim, usado com permissão.)

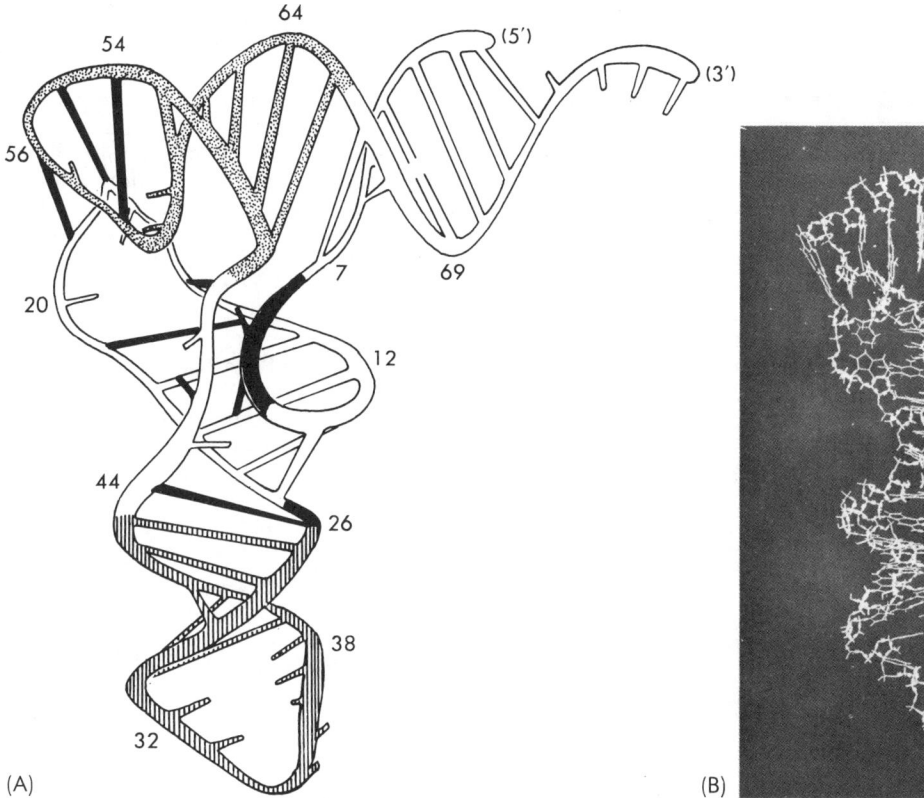

(A)

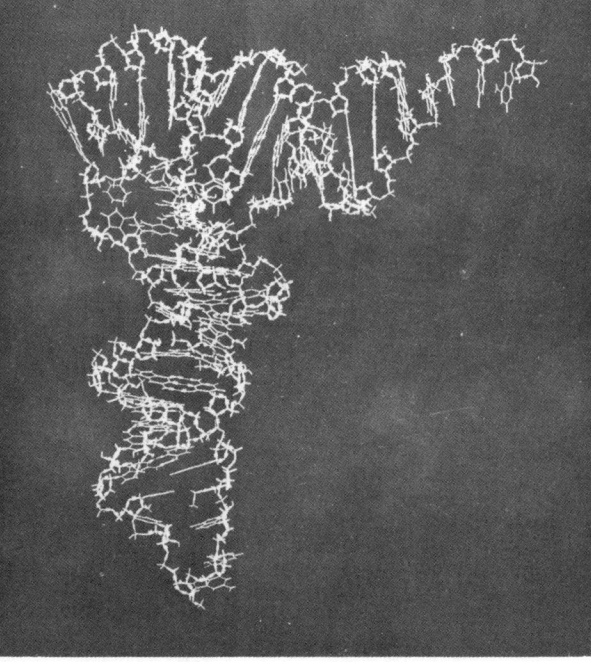

(B)

Quadro 9.2 Composição do ribossomo 70s de *Escherichia coli*

Subunidade ribossômica	Proteínas	rRNA		
		Coeficiente de sedimentação	Peso molecular	Ribonucleotídios
30 s	21	16 s	$5,5 \times 10^5$	1.600
50 s	34	5 s	4×10^4	120
		23 s	$1,1 \times 10^6$	~ 3.200

Além do processamento, ocorre metilação e inclusão de outras bases "incomuns" intercalares após a transcrição, assim como a adição do $-C-C-A$ 3' terminal. A molécula funcional final tem 85 bases. Em termos gerais, o processamento dos precursores de tRNA envolve várias etapas principais: (1) retirada de nucleotídios "extras", (2) metilação e outras modificações de muitas bases intercalares, (3) adição do terminal 3' $-C-C-A$, se já não era parte do transcrito original, e (4) chegada à forma tridimensional final através da formação de pontes de hidrogênio. Também nos eucariotos, os tRNA são processados a partir de grandes precursores, muitos dos quais contêm seqüências intercalares removidas de modo semelhante ao processamento do mRNA. As bases restantes são então reunidas, e algumas das intercalares são modificadas. O processamento de tRNA eucariótico é muitas vezes bem mais complexo do que o aqui sugerido.

Ribossomos e RNA ribossômico (rRNA). O local de síntese de polipeptídios é o *ribossomo*, uma pequena partícula que tem em média 175×225 Å, composta de proteínas e de **RNA ribossômico**.

A estrutura e a composição do ribossomo estão sendo mais bem entendidas, embora ainda faltem ser elucidados muitos detalhes. As características dos ribossomos são mais bem conhecidas na *E. coli*. O ribossomo bacteriano intacto tem um coeficiente de sedimentação de 70s e pode ser dividido em duas subunidades: 30s e 50s. A subunidade 30s contém 21 proteínas diferentes, cada uma representada por uma molécula. Foi determinada a seqüência de aminoácidos de algumas dessas proteínas. Elas vão de 74 a 203 radicais de aminoácidos. Também está presente uma só molécula 16s de RNA ribossômico (rRNA), constituída de 1.600 ribonucleotídios, cuja seqüência já foi parcialmente determinada.

A subunidade ribossômica 50s da *E. coli* contém 34 proteínas; as que já foram seqüenciadas são constituídas de 46 a 178 radicais de aminoácidos. Uma só molécula de rRNA 23s fornece cerca de metade da massa da subunidade. A determinação dessa molécula de rRNA 23s, com cerca de 3.200 ribonucleotídios, ainda não foi completada. Há também uma molécula de rRNA 5s com cerca de 120 ribonucleotídios, que já foi completamente seqüenciada. No *Bacillus subtilis* é clivada de uma molécula precursora com 179 nucleotídios. Algumas das principais características dos ribossomos de *E. coli* estão resumidas no Quadro 9.2. O ribossomo eucariótico é bem semelhante ao procariótico, exceto que ele é um pouco maior (veja Quadro 9.3). Os ribossomos procarióticos e eucarióticos também diferem em sua sensibilidade a antibióticos que inibem a síntese de proteínas.

O conhecimento da estrutura do ribossomo bacteriano foi muito aumentado pelas experiências de reconstrução de Nomura e colegas. Misturando os vários componentes (RNA e proteínas) dos ribossomos e testando cada mistura quanto à função, conseguiram determinar fatos, como o modo pelo qual são montados os ribossomos, o grau de relação entre ribossomos procarióticos e eucarióticos e a importância de cada componente quando é deixado fora da mistura de reconstituição. Os achados importantes são: (1) a partícula 30s não requer qualquer componente não-ribossômico para a montagem. Em outras palavras, é capaz de automontagem se todos os componentes estiverem presentes. A pequena subunidade básica é montada quando o rRNA 16s reage com cerca de quinze proteínas. Após algum rearranjo, as restantes seis proteínas se associam formando a subunidade menor. (2) Não ocorre reconstituição funcional se proteínas eucarióticas forem misturadas com RNA bacteriano ou se forem misturadas proteínas bacterianas com RNA eucariótico. (3) Quando as experiências de reconstituição são conduzidas com uma proteína omitida da mistura, às vezes não se forma a partícula ou, se se formar, não é funcional. Sabemos muito menos sobre as relações estruturais entre proteínas e subunidades de ribossomos em eucariotos.

Quadro 9.3 Composição do ribossomo 80s em fígado de rato

Subunidade ribossômica	Proteínas	rRNA		
		Coeficiente de sedimentação	Peso molecular	Ribonucleotídios
40 s	30	18 s	7×10^5	2.100
60 s	50	5 s	4×10^4	120
		5,8 s	—	—
		28 s	$1,8 \times 10^6$	5.300

Em eucariotos, os genes para as moléculas de rRNA 18s, 5,8s e 28s existem próximos um ao outro na ordem mencionada. Juntos compreendem uma **unidade transcricional**. Isto é, é feito um transcrito primário de todos os três genes, incluindo regiões espaçadoras entre eles. O transcrito é então processado para moléculas funcionais de rRNA, de modo semelhante a outros processamentos de RNA. Além disto, os três genes são repetidos atrelados muitas vezes. O gene 5s está em outra localização. O transcrito primário tem cerca de 720 bases de comprimento e é processado para a molécula funcional de rRNA 5s com 120 bases. Esses genes para rRNA 5s também estão atrelados e duplicados muitas vezes em sua localização cromossômica.

Os ribossomos que funcionam em síntese de polipeptídios ocorrem em grupos lineares conectados pelo RNA mensageiro; tais grupos de ribossomos são chamados **polissomos.** Em *E. coli* e em outros procariotos os ribossomos estão espalhados no citoplasma, mas em hemácias imaturas (reticulócitos) e em outras células eucarióticas estão situados no retículo endoplasmático. Pode haver 10.000 ribossomos em uma só célula de *E. coli* e número até maior em uma célula eucariótica.

Materiais mínimos necessários

O palco está agora montado para um exame do papel de cada um desses componentes na síntese de polipeptídios. O sucesso em tais sínteses em sistemas *in vitro* livres de células mostra que o equipamento e os suprimentos mínimos necessários são os seguintes:

1. Aminoácidos
2. Ribossomos contendo proteínas e rRNA
3. mRNA
4. tRNA de vários tipos
5. Enzimas
   a. Sistema de ativação de aminoácidos
   b. Sistema de peptídio polimerase
6. Adenosina-trifosfato (ATP) como fonte de energia
7. Guanosina-trifosfato (GTP) para síntese das ligações peptídicas
8. Fatores protéicos solúveis de início e de transferência
9. Vários cations inorgânicos (por exemplo, K^+ ou NH_4^+, e Mg^{2+})

Tradução

É agora o momento da informação entre genes e proteínas mudar de linguagem usada. Ao ir do DNA para o RNA, a linguagem (seqüência de nucleotídios) permaneceu a mesma. Ao ir do RNA para a proteína, a linguagem é mudada de uma seqüência de nucleotídios para uma seqüência de aminoácidos. Como no processo de tradução de uma língua para outra, este processo de uso da informação no RNA para fazer uma proteína é chamado **tradução**. Os aminoácidos isolados não vêm ao ribossomo para ser incorporados na proteína. Em vez disso, são trazidos ao ribossomo por seu tRNA adequado. A primeira etapa na incorporação de um aminoácido em uma proteína envolve a ligação do aminoácido a seu tRNA correto. Este é um processo em duas etapas que se dá da seguinte maneira:

Ativação do aminoácido. Cada um dos vinte tipos de aminoácido tem de ser *ativado* antes de se ligar a seu tRNA. Na ativação, uma enzima (aminoacil-tRNA-sintetase) catalisa a reação de um aminoácido específico com adenosina-trifosfato (ATP), formando aminoacil-adenosina-monofosfato (aminoacil adenilato) e pirofosfato:

$$AA + ATP \xrightarrow{\text{aminoacil sintetase}} AA \sim AMP + \text{pirofosfato}$$

O aminoacil-adenilato (AA-AMP) é referido como um **aminoácido ativado**, que é ligado à adenosina por uma ligação éster-fosfato e foi agora levado a um nível de energia no qual pode reagir com seu tRNA.

Por sua arquitetura, cada tipo de molécula da enzima precisa "reconhecer" e ser capaz de se ligar a um aminoácido em particular. Cada uma das várias "espécies" de aminoacil-tRNA-sintetase possui dois sítios de ligação. Cada um destes "reconhece" um, e só um, aminoácido dos 20. Até 20 diferentes tipos de aminoácidos podem estar envolvidos; portanto, cada célula tem de ter pelo menos 20 tipos diferentes de aminoacil-sintetase.

O aminoácido ativado, no entanto, fica fortemente ligado a sua enzima e não pode, nesta condição, ser ligado a outro para começar a formação de uma cadeia polipeptídica. Este processo requer transferência do aminoácido ativado para o tRNA.

SÍNTESE DA CADEIA POLIPEPTÍDICA — O PROCESSO

Transferência do aminoácido ativado para o tRNA. A mesma aminoacil-sintetase que catalisou a ativação do aminoácido liga-se em seguida a um local receptor no ribonucleotídio de adenina de uma determinada molécula de tRNA quando os dois entrarem em contato como resultado de uma colisão casual. Diz-se então que o tRNA está carregado:

$$AA \sim AMP + tRNA \rightarrow AA \sim tRNA + AMP$$

O aminoacil-adenilato liga-se à extremidade $3'$ $-OH$ livre da ribose do ácido adenílico $3'$ terminal do tRNA, formando uma ligação acila com o grupamento alfa-carboxílico do aminoácido. Note que as enzimas precisam ser capazes de ligar-se especificamente tanto a um determinado aminoácido quanto a uma determinada molécula de tRNA. Portanto, além do mínimo de 20 diferentes tipos de sintetase, cada célula tem de ter pelo menos 20 espécies diferentes de tRNA. De fato, há boa evidência experimental para a existência de duas ou mais espécies diferentes de tRNA com o mesmo grau de especificidade para o mesmo aminoácido.

A especificidade da ligação da sintetase a seu aminoácido e a transferência ao tRNA correto dependem, pelo menos em parte, da estrutura do grupamento R do aminoácido e de regiões específicas, provavelmente na alça T ou na D, da molécula do tRNA. Como as diferenças entre os grupamentos R de alguns aminoácidos são pequenas (Fig. 9.2), erros ocasionais são feitos nesse processo, com o aminoácido errado sendo ligado ao tRNA. Evidências recentes sugerem que a aminoacil-sintetase confere a ligação correta antes de liberar o tRNA-AA. Se foi feito um erro, o aminoácido errado é removido e o correto é ligado.

Montagem de polipeptídios

Após a ativação do aminoácido e sua ligação ao RNA de transferência, o tRNA difunde-se para o ribossomo, onde ocorre a real montagem das cadeias polipeptídicas. A descrição a seguir da formação da ligação peptídica aplica-se à *E. coli* em particular e a bactérias em geral, organismos nos quais o processo é mais bem conhecido. Nos eucariotos, aparentemente ela só difere em pequenos detalhes da série de eventos a seguir.

Quando o mRNA se liga à subunidade menor (isto é, 30*s*) do ribossomo bacteriano, ele expõe lá pelo menos dois grupos de três ribonucleotídios cada, que constituem locais capazes de aceitar moléculas de tRNA carregadas. (As evidências para três ribonucleotídios, em vez de algum outro número, são exploradas no próximo capítulo.) Esses locais são designados **sítio aminoacil (A)** e **sítio peptidil (P)**, respectivamente. Na extremidade $5'$ da molécula associada de mRNA, ou perto dela, tem de estar presente um grupo de (três) ribonucleotídios iniciadores de cadeia. O primeiro ribossomo liga-se a este local iniciador de 3 bases, muitas

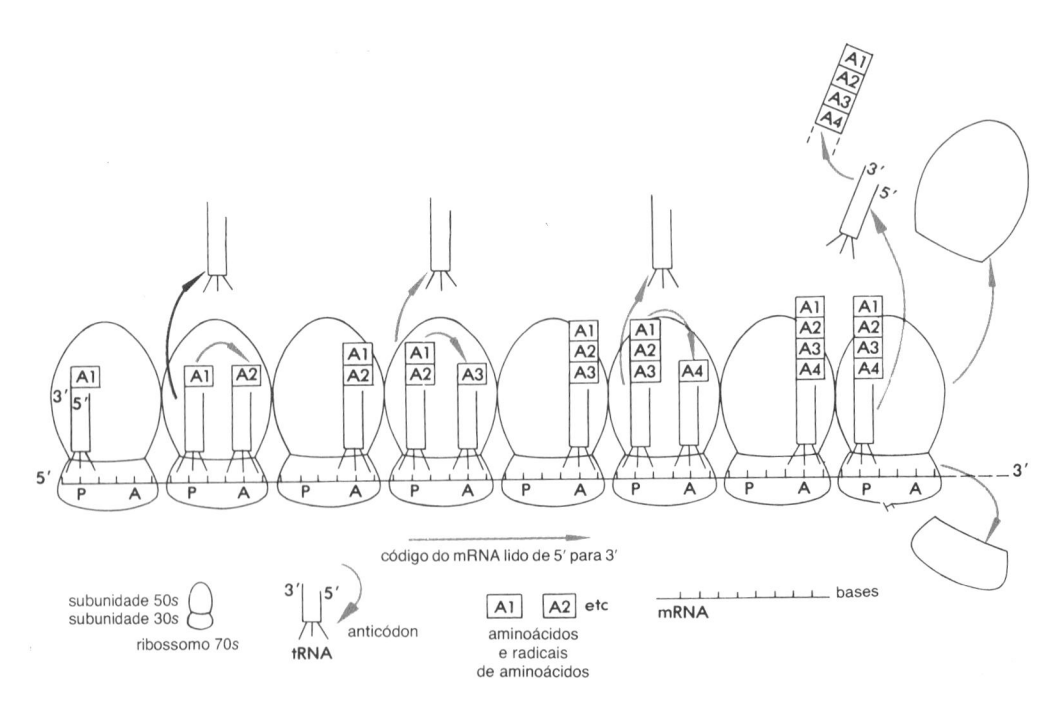

Fig. 9.14 Representação esquemática da síntese de polipeptídio em *Escherichia coli*. Os ribossomos primeiro ligam-se ao mRNA perto de sua extremidade $5'$ em um códon de "início de tradução" e então progridem para a extremidade $3'$. Nesse ponto é encontrado um códon de término de cadeia e reconhecido por fatores protéicos de liberação; o polipeptídio é então separado do ribossomo, e este se dissocia em suas subunidades componentes. Neste diagrama o ribossomo mostrado como tendo acabado de separar-se em suas subunidades (extremidade direita) representa o primeiro a ter-se ligado à molécula do mRNA. Veja texto para o esquema detalhado das etapas envolvidas.

vezes quando o mRNA ainda está sendo transcrito (Fig. 9.14). Na *E. coli*, o primeiro aminoácido a ser incorporado é a N-formilmetionina. Esta é a metionina com um grupamento formil,

$$H-C-$$

ligado ao grupamento amina:

A metionina é formilada enzimaticamente após a ligação ao seu tRNA. Nem todos os complexos metionina-tRNA (met-tRNA) podem ser formilados e há dois tipos de met-tRNA, e deles só um permite a formilação. O grupamento formil bloqueia a formação de uma ligação peptídica com o grupamento carboxila de outro aminoácido. Dependendo do polipeptídio em particular sendo sintetizado, a N-formil metionina pode ou não ser mais tarde removida enzimaticamente antes que a cadeia polipeptídica se torne funcional, mas na maioria dos casos ela é removida.

O processo da incorporação seqüencial de aminoácidos em proteínas por formação de ligação peptídica pode ser dividido em três estágios: Início, Alongamento e Término (veja também a Fig. 9.14).

Início

1. A subunidade 30s do primeiro ribossomo liga-se ao mRNA em um sítio *iniciador*, a uma distância fixa antes do códon de início, que é a seqüência nucleotídica AGGAGGU e chamada seqüência de Shine-Delgarno, nome de seus descobridores.
2. O tRNA^fmet, carregado com o primeiro aminoácido (N-formil-metionina) liga-se à subunidade 30s no sítio P, junto a três ribonucleotídios. São necessários três fatores protéicos de início (IF) mais guanosina-trifosfato.
3. Imediatamente após ter sido completada a etapa 2, a subunidade maior, 50s, liga-se à subunidade 30s e completa a montagem do primeiro ribossomo, que ainda transporta o tRNA carregado com N-formil-metionina no sítio P.

Alongamento

4. O segundo tRNA carregado liga-se a esse primeiro ribossomo no sítio A deste, com ajuda da proteína **fator de alongamento**, de modo que ambos os sítios estão ocupados, isto é, o sítio P com o primeiro tRNA, o sítio A com o segundo.
5. Forma-se enzimaticamente (pela peptidil-transferase, que é uma proteína componente da subunidade 50s) uma ligação peptídica entre o grupamento amino do segundo aminoácido e o grupamento carboxila do primeiro aminoácido.
6. Ocorre então a translocação, que consiste de três etapas:
   a. ejeção do tRNA^fmet do sítio P
   b. movimento do tRNA-dipeptídio do sítio A para o P
   c. movimento do mRNA de tal modo que o efeito é o movimento aparente do ribossomo em direção à extremidade 3′ do mRNA (de três nucleotídios).
7. A etapa 6 traz o que antes estava no sítio A (com seu dipeptídio) à localização no sítio P com a ajuda do **fator G de alongamento**.
8. Um terceiro tRNA carregado move-se para a posição no novo sítio A com a ajuda do mesmo fator de alongamento anteriormente usado na Etapa 4.
9. O processo delineado nas Etapas 4 a 8 é então repetido de novo e de novo, com novos ribossomos sucessivamente juntando-se no local de início e movendo-se ou sendo movidos ao longo do mRNA na direção 5′ → 3′. Os detalhes da fase de alongamento estão ilustrados na Fig. 9.15.

Término

10. Essas etapas continuam até que o primeiro e então os sucessivos ribossomos atingem um grupo de *término* de três nucleotídios, e em tal ponto os ribossomos (cada um portando

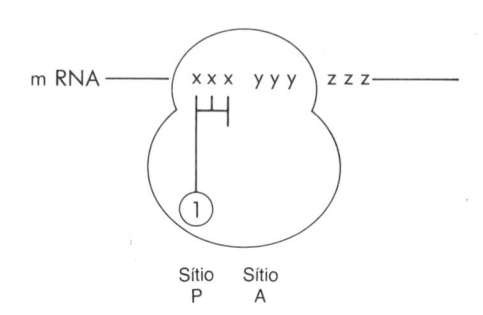

(A) Ligação de t-RNA carregado ao sítio P

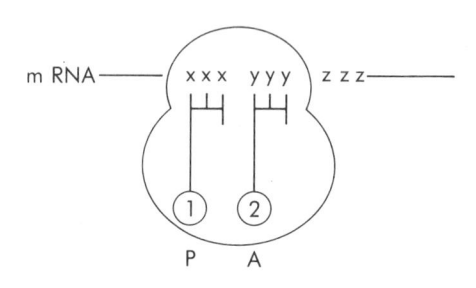

(B) Ligação de t-RNA carregado ao sítio A

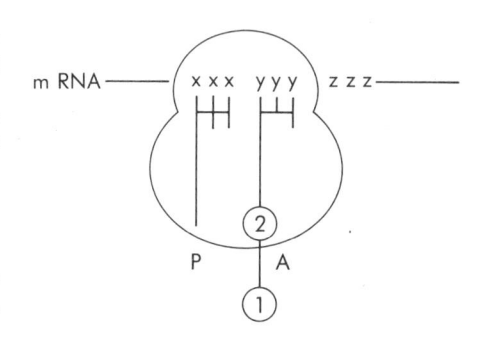

(C) Formação da ligação peptídica pela peptidil-transferase

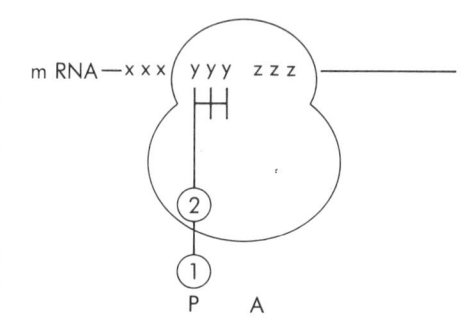

(D) Movimento de translocação do complexo mRNA — t-RNA, para que o tRNA fique no sítio P. O sítio A é aberto para o próximo t-RNA carregado

Fig. 9.15 Detalhes da fase de alongamento da síntese de proteínas.

um polipeptídio completo) são sucessivamente ejetados do polissomo com a ajuda de três fatores protéicos de liberação. As subunidades dissociam-se e são capazes de repetir todo o processo.

Extensão e velocidade da tradução

Como descrito anteriormente, a vida de qualquer molécula de mRNA é finita. Ela continua a funcionar do modo descrito enquanto houver ribossomos ligando-se à sua extremidade 5′, mas esta extremidade é vulnerável a ribonucleases. Estas são enzimas que hidrolisam o RNA e o degradam a seus nucleotídios constituintes, que podem então ser usados para construir integralmente novos e diferentes mRNA. A meia-vida de muitos mRNA bacterianos parece ser da ordem de um a três minutos, mas é mais longa em eucariotos — de algumas· horas em fígado de camundongo a vários ou muitos dias em reticulócitos. Há relativamente poucos dados quantitativos disponíveis sobre a estabilidade de mRNA eucariótico.

A tradução ocorre com considerável velocidade. Na produção de hemoglobina, por exemplo, uma cadeia polipeptídica de perto de 150 aminoácidos requer cerca de 80 segundos para a síntese. Isto significa adição de um aminoácido em pouco mais de 0,5 segundo:

Síntese de proteínas *in vitro*

Uma magnífica confirmação das linhas gerais de síntese de proteínas foi dada por Von Ehrenstein e Lipmann, que conseguiram sintetizar a hemoglobina em um sistema livre de células. Tal sistema incluía:

1. Ribossomos, na forma de polissomos de reticulócitos (glóbulos vermelhos imaturos, onde a hemoglobina é quase a única proteína sintetizada) de coelhos, que incluíam mRNA para hemoglobina de coelho.
2. Um trifosfato doador de energia.
3. tRNA da bactéria *E. coli*, previamente carregados com aminoácidos, usando enzimas de *E. coli*.

O aspecto mais excitante desse trabalho é que Von Ehrenstein e Lipmann conseguiram sintetizar uma proteína de uma espécie usando seu mRNA e tRNA de um organismo muito diferente. Não só isto sugere fortemente a universalidade do mecanismo geral de síntese de proteínas como também parece irrefutável o "parentesco" fundamental de todos os organismos vivos através de seu DNA. É muito claro que o DNA é o material genético de todos os organismos vivos (e muitos vírus, também) e que é um vocabulário de informação de quatro "letras" (adenina, timina, guanina e citosina). As diferenças entre as espécies residem portanto nas seqüências das "letras" nucleotídicas que formam certos códigos de "palavras" (aminoácidos), que serão combinadas seqüencialmente em "frases" protéicas e "parágrafos" fenotípicos.

Mas há ainda outro problema na tradução que deve ser explorado, isto é, exatamente como a seqüência de radicais de aminoácidos em um dado polipeptídio e exatamente como a síntese de tais cadeias começam e terminam. A natureza do *código genético* será examinada no próximo capítulo.

PROBLEMAS

9-1 Poderia a PKU ser melhorada pela administração de fenilalanina hidroxilase? (Você pode ter que consultar fontes fora deste livro para responder a esta questão.)

9-2 Se forem dadas grandes quantidades de ácido para-hidroxifenilpirúvico a alcaptonúricos, eles excretariam maiores quantidades de alcaptona?

9-3 A ingestão aumentada de ácido maleilacetoacético aumentaria a excreção de alcaptona?

9-4 Em 1963, P. D. Trevor-Roper relatou uma família de quatro crianças com pigmentação normal, filhas de marido e mulher que eram ambos albinos. Em termos dos símbolos de genes usados na Fig. 9.1, dê os genótipos desses pais albinos e de seus filhos.
Use as seguintes informações para responder aos quatro problemas a seguir:
Todos os microrganismos utilizam tiamina (vitamina B$_1$) em seu metabolismo. As etapas finais de sua síntese implicam síntese enzimática de um tiazol e uma pirimidina, seguida da combinação enzimática dessas duas substâncias formando tiamina. Considere as seguintes linhagens mutantes de *Neurospora*: a linhagem 1 necessita somente de matéria-prima inorgânica simples para sintetizar tiamina; a linhagem 2 só cresce se for fornecida tiamina ou tiazol; a linhagem 3 necessita de tiamina ou pirimidina; a linhagem 4 só cresce se houver suprimento

de tiamina ou de tanto tiazol quanto pirimidina. Chame *enzima "a"* a enzima responsável pela síntese de tiazol a partir de seus precursores, *enzima "b"* a que catalisa a formação da pirimidina, e *enzima "c"* a que catalisa a combinação do tiazol com a pirimidina formando tiamina.

9-5 Qual das linhagens acima descrita é prototrófica?

9-6 Qual enzima ou enzimas a linhagem 2 é incapaz de produzir?

9-7 Qual enzima ou enzimas não pode(m) ser produzida(s) pela linhagem 4?

9-8 Se atribuirmos o símbolo de gene *a* para qualquer linhagem incapaz de produzir a enzima "a", símbolo *b* para linhagens que não fazem enzima "b", e símbolo *c* para as que não produzem enzima "c", com o sinal + significando a capacidade de produção de uma dada enzima, cada linhagem pode ser representada por três símbolos de genes, sinais de mais e/ou letras, adequadamente agrupados. Dê o genótipo, de acordo com este esquema, para cada uma das quatro linhagens acima listadas.

9-9 Beadle e Tatum estudaram um grupo de auxotróficos para arginina em *Neurospora*. Os prototróficos são capazes de sintetizar o aminoácido arginina necessário, em um processo de três etapas como se segue: precursor → ornitina → citrulina → arginina. A linhagem auxotrófica

1 cresce somente em meios contendo arginina, a linhagem 2 cresce desde que haja fornecimento de ornitina ou citrulina ou arginina, a linhagem 3 cresce desde que seja suprida arginina ou citrulina. Chame "a" a enzima que catalisa a primeira etapa metabólica, "b" a que catalisa a segunda e "c" a que catalisa a terceira etapa. Qual linhagem é incapaz de produzir (a) enzima *a*, (b) enzima *b* e (c) enzima *c*?

9-10 Um segmento curto de uma longa molécula de DNA tem esta seqüência de pares de nucleotídios:

3′ A T C T T T A C G C T A 5′
5′ T A G A A A T G C G A T 3′

(a) Se o filamento 5′, 3′ (o "de baixo") do DNA servir de molde para síntese de mRNA, qual será a seqüência de ribonucleotídios no último?

(b) Dê o ribonucleotídio da extremidade 5′ da molécula de RNA assim transcrita.

(c) Qual seria a sua resposta à parte (b) se tivesse sido o filamento DNA 3′, 5′ a servir de molde?

9-11 Um coeficiente de sedimentação é calculado em 2×10^{-11} segundo. Expresse este valor em unidades Svedberg.

9-12 Suponha que 101 pares de desoxirribunucleotídios sejam responsáveis por uma porção particular de certa molécula de mRNA. Qual é o comprimento desse trecho de mRNA em (a) unidades angstrom; (b) micrômetros?

9-13 Suponha que uma certa molécula de RNA seja constituída só dos ribonucleotídios "comuns", ácidos citidílico, uridílico, adenílico e guanílico, que ocorrem em proporções iguais. Você determina que o peso molecular dessa molécula de RNA é de cerca de 27.000. (a) De quantos ribonucleotídios ele é feito? (b) Qual seria o comprimento dessa molécula em micrômetros se ela fosse colocada em linha reta? (c) Identifique o tipo de molécula de RNA.

9-14 Lembre-se que o genoma do fago Qβ é um RNA de cadeia única que tem um peso molecular de 1×10^6. De quantos ribonucleotídios consiste o genoma desse fago, se for suposto que tem somente as quatro bases "comuns" em iguais proporções?

9-15 Se uma porção da cadeia + do fago Qβ tem a seqüência de ribonucleotídios 3′ A U C G G U U A G ... 5′, dê a seqüência de ribonucleotídios na cadeia −.

9-16 Determinou-se um certo códon como sendo AUG. (a) De qual molécula de ácido nucléico esse códon é parte? (b) Qual é o anticódon correspondente? (c) De qual ácido nucléico faz parte esse anticódon? (d) Qual é a seqüência de desoxirribonucleotídios responsável por esse códon?

9-17 Diferencie transcrição e tradução.

9-18 Qual a diferença de funções entre rRNA, mRNA e tRNA?

9-19 A cadeia polipeptídica alfa (α) da hemoglobina consiste de 141 aminoácidos. Você esperaria que o segmento de DNA responsável pela síntese final dessa cadeia fosse mais curto, mais longo ou aproximadamente do mesmo comprimento da molécula funcional de mRNA para essa cadeia?

10

O CÓDIGO GENÉTICO

Nos capítulos anteriores ficou estabelecido que

1. O DNA é o material genético em todos os seres vivos e na maioria dos vírus.
2. O DNA é responsável pela expressão fenotípica através da transcrição de moldes de DNA produzindo mRNA.
3. Seqüências específicas de nucleotídios no tRNA interagem com grupos de bases complementares do mRNA, para traduzir seqüências de bases para polipeptídios nas superfícies dos ribossomos.

Os estudos do metabolismo da fenilalanina, da síndrome de Tay-Sachs, de linhagens nutricialmente deficientes do fungo *Neurospora,* e vários outros, tornam claro que a ocorrência de uma dada reação bioquímica depende da presença de uma enzima (proteína) específica que, por sua vez, é devida à ação de um determinado *locus* genético. Disto emerge o conceito de que o clássico gene particulado de Mendel é realmente uma série de desoxirribonucleotídios (ou de ribonucleotídios nos vírus com RNA) com a relação

$$gene \rightarrow RNA \rightarrow polipeptídio \rightarrow fenótipo$$

Este conceito de transferência de informação levanta portanto a questão: qual é a relação específica entre seqüências das quatro bases no DNA e as seqüências dos 20 aminoácidos nas proteínas? Como não pode existir uma relação de um-para-um, isto implica a existência de um **código genético** em que algum número de nucleotídios especifica a incorporação de um só aminoácido em uma proteína. É esse código genético que relaciona a informação encontrada na seqüência de nucleotídios do DNA com a informação encontrada na seqüência de aminoácidos em proteínas.

COLINEARIDADE ENTRE GENES E PROTEÍNAS

Evidências diretas para a relação específica entre genes e proteínas vieram de estudos que comparavam a localização genética de uma mutação dentro de um gene com a localização da correspondente alteração de aminoácido na proteína codificada pelo gene. O exemplo clássico disto é o trabalho de Charles Yanofsky com gene da *triptofano-sintetase* na *E. coli.*

A molécula completa da enzima é um complexo de duas subunidades diferentes, A e B. O componente A é uma só cadeia polipeptídica de 267 radicais de aminoácidos cuja seqüência exata é agora conhecida; o componente B é um dímero de duas cadeias polipeptídicas idênticas. A enzima catalisa três das etapas da síntese do triptofano (Fig. 10.1). Tanto a subunidade A quanto a B são necessárias para a reação AB, ao passo que apenas o componente A é necessário para a produção de indol (reação A), e o componente B somente é necessário para a reação B. Tanto o componente A quanto o B são portanto necessários para a síntese do triptofano.

Alguns mutantes que são incapazes de formar triptofano-sintetase normal produzem realmente uma proteína que, apesar de enzimaticamente inativa, dá uma reação imunológica com soro imune à triptofano-sintetase preparado de sangue de coelho. Essa proteína foi

Fig. 10.1 Vias de síntese de triptofano que envolvem a triptofano-sintetase. A enzima é constituída de duas subunidades, A e B, ambas necessárias para a reação indol-3-glicerol-fosfato + serina → triptofano (reação AB). A subunidade A é necessária para produção de indol e triose fosfato (reação A) e a subunidade B para a reação indol + serina → triptofano (reação B). Portanto, os mutantes com deficiência de A requerem indol ou triptofano para crescimento e os mutantes deficientes de B têm de ser supridos com triptofano.

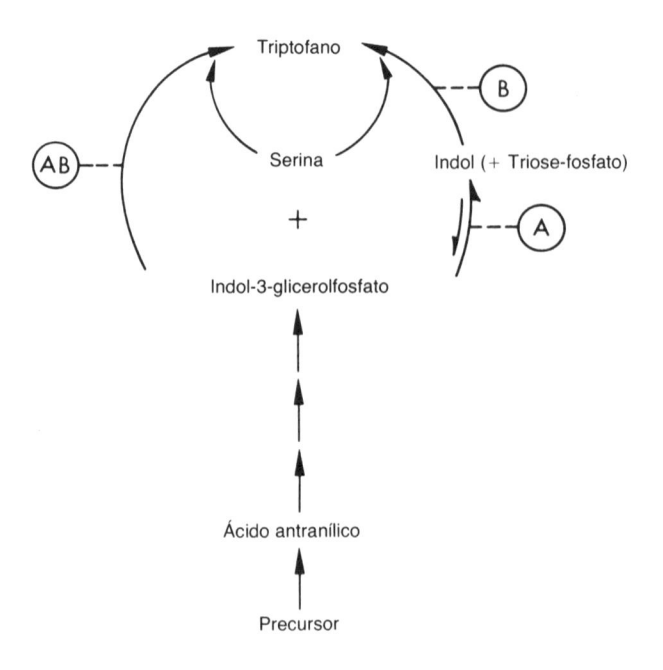

Quadro 10.1 Alguns mutantes A no sistema de triptofano-sintetase de *Escherichia coli*

Mutante	Posição do aminoácido*	Aminoácido do tipo selvagem	Aminoácido mutante
A3	48	Ácido glutâmico	Valina
A33	48	Ácido glutâmico	Metionina
A446	174	Tirosina	Cisteína
A487	176	Leucina	Arginina
A223	182	Treonina	Isoleucina
A23	210	Glicina	Arginina
A46	210	Glicina	Ácido glutâmico
A187	212	Glicina	Valina
A78	233	Glicina	Cisteína
A58	233	Glicina	Ácido aspártico
A169	234	Serina	Leucina

*Os aminoácidos são numerados consecutivamente de 1 (extremidade amínica) a 267 (extremidade carboxílica). Baseado no trabalho de Yanofsky *et al.*

denominada *material de reação cruzada* (CRM, de *cross-reacting material*); foram detectados mutantes CRM⁺ (que produzem o material de reação cruzada) e também os CRM⁻ (que não o produzem). Acredita-se que a diferença entre mutantes CRM⁺ e CRM⁻ é que os últimos produzem ou fragmentos pequenos da molécula da enzima ou moléculas muito anormais em resultado de mutações sem sentido ou de sentido errado (proteínas em que ocorre falta de aminoácidos ou seqüência errada deles).

Charles Yanofsky e colegas conseguiram mapear várias mutações e identificar seu local específico dentro do gene A. Seqüenciando o polipeptídio A, podiam determinar onde cada alteração de aminoácido tinha ocorrido na proteína. Seu achado foi que a localização de cada ponto mutante dentro do gene A correspondia exatamente à posição do aminoácido alterado no polipeptídio A. Um resumo desses resultados é encontrado no Quadro 10.1, que lista algumas das mutações com a correspondente mudança de aminoácido. Esta relação direta entre seqüências de bases e de aminoácidos é chamada **colinearidade** entre genes e proteínas. Ela implica uma relação espacial direta entre seqüências de bases nos genes e seqüências de aminoácidos em proteínas. Examinaremos agora a natureza específica dessa relação.

PROBLEMAS DA NATUREZA DO CÓDIGO

Os pesquisadores do código genético enfrentaram muitas questões acerca de sua natureza. As que serão examinadas neste capítulo incluem:

1. Quantos ribonucleotídios codificam um dado aminoácido? isto é, cada palavra código ou **códon** é constituída de um, dois, três ou mais ribonucleotídios?

2. O código, qualquer que seja seu número de nucleotídios, é contíguo ou há algum tipo de "pontuação" que separe os códons? Em outras palavras, o código é **sem vírgulas**?
3. Se um códon for composto de dois ou mais nucleotídios, ele é **superposto** ou **não-superposto**?
4. Qual é o **"dicionário de codificação"**? Isto é, precisamente qual códon representa qual aminoácido?
5. Um dado aminoácido é codificado por mais de um códon? Isto é, o código é **degenerado**?
6. Um códon especificaria mais de um aminoácido, levando ao conceito de **ambigüidade**?
7. Há algum códon que sirva como sinal de "início" ou de "fim" da tradução? Em outras palavras, há códons **iniciantes** e **terminais**?
8. O código é **universal** para todos os organismos? O mesmo códon especifica o mesmo aminoácido em fagos, bactérias, milho, moscas de frutas e seres humanos?

O problema básico com o código genético é que há 20 aminoácidos que precisam ser codificados por alguma seqüência de quatro nucleotídios no DNA ou seus complementos no mRNA. O nucleotídio ou seqüência de nucleotídios no mRNA que codifica um determinado aminoácido é chamado um **códon.** Se um códon fosse constituído de apenas uma base, o código genético teria que ser muito *ambíguo;* isto é, o mesmo códon teria que especificar aminoácidos diferentes em condições diferentes. Isto certamente levaria a muita confusão na síntese de proteínas.

Códons de duas bases apresentam o mesmo tipo de problema, fornecendo só $4 \times 4 = 16$ códons para os 20 aminoácidos. Mas grupos de três bases fornecem 64 códons, *mais do que o suficiente* para o número de aminoácidos em jogo. No entanto o sistema funcionará se o código for *degenerado* por vários códons especificarem o mesmo aminoácido. Do ponto de vista teórico, tal *código em trincas* poderia incluir não só *códons com sentido* (os que especificam aminoácidos em particular) e *códons sem sentido,* que não especificam qualquer aminoácido. Os códons sem sentido poderiam ter alguma outra função, tal como a de sinalizar "início" ou "fim" para a síntese da cadeia polipeptídica. Crick e colegas forneceram uma indicação significativa não só para o comprimento do códon, mas também para a questão de "pontuação" e superposição. Para entendermos a relevância de suas experiências, deve ser primeiro examinada uma das classes importantes de substâncias que empregaram.

Mudanças de matriz de leitura

Os corantes acridínicos (proflavina, laranja de acridina e amarelo de acridina, entre outros) são substratos que se ligam ao DNA e, pelo menos em fagos, agem como mutagênicos causando adições ou deleções na seqüência de nucleotídios durante a replicação do DNA. Uma molécula de acridina pode intercalar-se entre as pilhas de pares de bases e duplicar a distância normal entre pares adjacentes de nucleotídios. Isto pode permitir a inserção de um novo nucleotídio durante a replicação ou resultar na deleção de uma base e, portanto, alterar a seqüência.

Crick e seus colegas estudaram algumas mutações induzidas por acridina na região rII do DNA do fago T4. (Os mutantes RII são mais completamente descritos no próximo capítulo.) Em resumo, encontraram que surgiam tipos mutantes por adições ou deleções em qualquer um de um grande número de posições dentro da região rII, mas que estes podiam reverter para o tipo selvagem ou para um bem semelhante (tipo pseudo-selvagem) por deleções ou adições em outros lugares na região rII. Isto é, em muitos casos, uma mutação pode ser suprimida por outra, particularmente se a segunda alteração estiver localizada muito próxima da primeira. Para ilustrar, suponhamos que o código seja em trincas, não superposto, e sem vírgulas e que esteja envolvida uma seqüência repetida de desoxirribonucleotídios. A ordem de leitura, ou **matriz de leitura,** é indicada pelas linhas contínuas sobre os códons:

$$\overline{TAG}\ \overline{TAG}\ \overline{TAG}\ \overline{TAG}\ \overline{TAG}\ \dots \qquad (1)$$

Agora, se a segunda T (a quarta base) nesta série hipotética for deletada, a matriz de leitura é deslocada de uma base, começando logo após a deleção, e tornando-se

$$\overline{TAG}\ \overline{AGT}\ \overline{AGT}\ \overline{AGT}\ \overline{AG}-\ \dots \qquad (2)$$

Portanto, uma deleção altera a leitura de todos os grupos seguintes; esta alteração é denominada um *deslocamento de matriz de leitura.* As transcrição da seqüência original do DNA (1) produz mRNA com repetição de códons AUC e determina um peptídio constituído apenas da seqüência de aminoácidos codificados por AUC, e (2) produz a seqüência de códons AUC UCA UCA UCA UC−. Podia-se muito bem esperar que isto resultasse em uma mudança da composição de aminoácidos da cadeia peptídica a partir da deleção, se supusermos que os códons AUC e UCA determinem diferentes aminoácidos. Podíamos representar o peptídio do tipo selvagem (1) como aaX aaX aaX aaX ..., mas após a deleção, e o deslocamento de matriz do tipo mutante (2) podia produzir a seqüência de aminoácidos aaX aaY aaY aaY ... (um mutante de *sentido errado*). Por outro lado, uma possibilidade *a priori* poderia ser que UCA não codificasse qualquer aminoácido (um mutante *sem sentido*).

Agora, ainda portando esta deleção, suponha que um ácido timidílico (T) seja inserido em uma posição diferente na seqüência (2), entre o sexto e o sétimo nucleotídios. A seqüência de DNA torna-se então

$$\overline{TAG}\ \overline{AGT}\ \overline{TAG}\ \overline{TAG}\ \overline{TAG}\ ... \tag{3}$$

e a matriz de leitura do tipo selvagem é restaurada com a terceira trinca; só a segunda produz uma leitura errada. A inserção de qualquer um dos outros três nucleotídios no mesmo ponto produz só um segmento defeituoso levemente mais longo. Suponha que o ácido desoxicitidílico (C) seja inserido em vez do timidílico no mesmo ponto; a seqüência então torna-se

$$\overline{TAG}\ \overline{AGT}\ \overline{CAG}\ \overline{TAG}\ \overline{TAG}\ ... \tag{4}$$

A seqüência do tipo selvagem em (4) é restaurada após duas trincas "erradas" em vez de uma. Portanto, uma inserção mais além na seqüência de leitura corrige uma deleção anterior, não importa se a base inserida é a mesma que a deletada ou não. É de se esperar que, portanto, um só *deslocamento de matriz* resulte em uma proteína com seqüência de aminoácidos tão alterada que seja não funcional. Por outro lado, se a leitura alterada entre dois eventos opostos (por exemplo, uma deleção seguida de uma inserção) for de magnitude suficientemente pequena, e se a mutação de sentido errado for de natureza tal que altere levemente ou nada a função da proteína finalmente produzida, então o segundo evento suprime o primeiro. Quanto mais próximos os pontos onde ocorram essas alterações opostas, maior a probabilidade de que essa supressão ocorra. Em essência, isto é precisamente o que o trabalho de Crick e seu grupo mostrou.

O maior significado desse trabalho veio do achado de que, quando ocorriam três mutações por adição (+) ou três por deleção (−), o fenótipo muitas vezes não era mutante. Isto é porque, quando há três mutações (+) ou três (−), a matriz de leitura só é alterada entre a primeira e a terceira alterações. A região da mensagem antes e depois da mudança é lida na ordem correta de códons. Se as três alterações não forem muito afastadas, pode-se produzir uma proteína razoavelmente normal. Este achado está ilustrado na Fig. 10.2.

Um código em trincas, sem vírgulas, não-superposto

Note que vários aspectos do código genético são esclarecidos por essas experiências. Primeiro, é provável que o código seja em *trincas,* porque um só deslocamento de matriz resulta em sentido errado, assim como dois, quatro ou cinco deslocamentos, mas três adições ou deleções próximas freqüentemente restauram o sentido. Pares de tipos opostos de deslocamentos de matriz também restauram o sentido. Muitos outros dados experimentais tornam claro que o código é, de fato, em trincas.

Além disso, esse tipo de seqüência de restauração de sentido sugere claramente que (1) não há "pontuação" entre os códons; isto é, cada códon é imediatamente adjacente ao seguinte sem qualquer base "espaçadora" no meio e (2) os códons são *não-superpostos.* Outra linha de evidências da não-superposição surge do fato de que os radicais de aminoácidos parecem estar dispostos em seqüência completamente aleatória quando se analisam diferentes cadeias polipeptídicas; nenhum aminoácido tem sempre, ou mesmo freqüentemente, os mesmos vizinhos adjacentes. Esse poderia ser o caso se o código fosse *não-superposto.* Se fosse superposto, um dado aminoácido teria sempre de ter os mesmos vizinhos próximos.

Uma seqüência de mRNA começando, por exemplo, com A-A-C-C-G-A-G-G-A-... é constituída de três trincas, AAC, CGA e GCA, que codificam asparagina, arginina e alanina, respectivamente (Quadro 10.2). Se o código se superpusesse por duas bases, essa seqüência de nove bases seria constituída das trincas AAC, ACC, CCG, CGA, GAG, AGC e GCA, codificando asparagina, treonina, prolina, arginina, ácido glutâmico, serina e alanina. Portanto, nesta seqüência em particular de ribonucleotídios, a arginina ocorreria sempre entre prolina

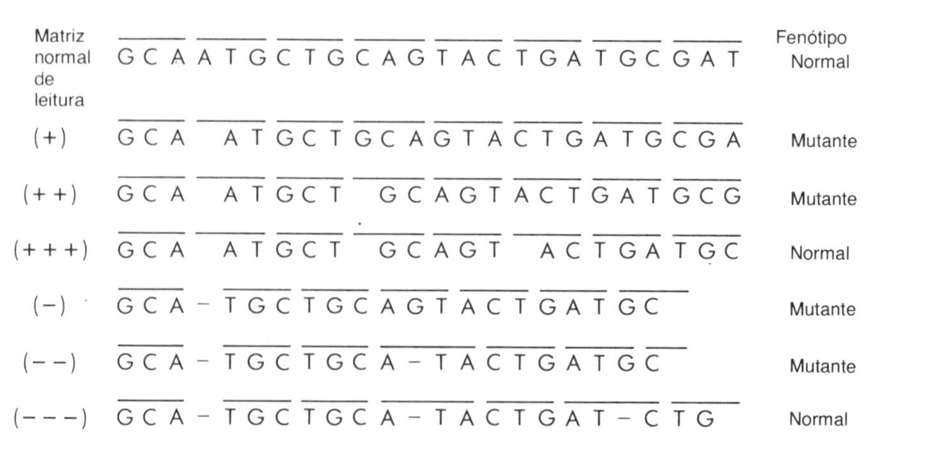

Matriz normal de leitura	$\overline{G\,C\,A}\,\overline{A\,T\,G}\,\overline{C\,T\,G}\,\overline{C\,A\,G}\,\overline{T\,A\,C}\,\overline{T\,G\,A}\,\overline{T\,G\,C}\,\overline{G\,A\,T}$	Fenótipo Normal
(+)	$\overline{G\,C\,A}\quad\overline{A\,T\,G}\,\overline{C\,T\,G}\,\overline{C\,A\,G}\,\overline{T\,A\,C}\,\overline{T\,G\,A}\,\overline{T\,G\,C}\,\overline{G\,A}$	Mutante
(+ +)	$\overline{G\,C\,A}\quad\overline{A\,T\,G\,C\,T}\quad\overline{G\,C\,A\,G}\,\overline{T\,A\,C}\,\overline{T\,G\,A}\,\overline{T\,G\,C\,G}$	Mutante
(+ + +)	$\overline{G\,C\,A}\quad\overline{A\,T\,G\,C\,T}\quad\overline{G\,C\,A\,G\,T}\quad\overline{A\,C\,T}\,\overline{G\,A\,T}\,\overline{G\,C}$	Normal
(−)	$\overline{G\,C\,A}\,-\overline{T\,G\,C}\,\overline{T\,G\,C}\,\overline{A\,G\,T}\,\overline{A\,C\,T}\,\overline{G\,A\,T}\,\overline{G\,C}$	Mutante
(− −)	$\overline{G\,C\,A}\,-\overline{T\,G\,C}\,\overline{T\,G\,C\,A}\,-\overline{T\,A\,C}\,\overline{T\,G\,A}\,\overline{T\,G\,C}$	Mutante
(− − −)	$\overline{G\,C\,A}\,-\overline{T\,G\,C}\,\overline{T\,G\,C\,A}\,-\overline{T\,A\,C}\,\overline{T\,G\,A\,T}\,-\overline{C\,T\,G}$	Normal

Fig. 10.2 Diagrama mostrado como três mutações (+ + +) ou (− − −) no DNA restauram a matriz de leitura correta fora dos limites das alterações, mas mutações (+), (+ +), (−) ou (− −) resultam em que a matriz de leitura fica fora de seqüência.

Quadro 10.2 O código de mRNA como determinado *in vitro* para *E. coli*.
(As degenerações estão mostradas; as ambigüidades estão omitidas.)

PRIMEIRA BASE	SEGUNDA BASE				TERCEIRA BASE
	G	A	C	U	
G	GGG Glicina	GAG Ácido Glutâmico	GCG Alanina	GUG Valina	G
	GGA Glicina	GAA Ácido Glutâmico	GCA Alanina	GUA Valina	A
	GGC Glicina	GAC Ácido Aspártico	GCC Alanina	GUC Valina	C
	GGU Glicina	GAU Ácido Aspártico	GCU Alanina	GUU Valina	U
A	AGG Arginina	AAG Lisina	ACG Treonina	AUG Início de cadeia Metionina	G
	AGA Arginina	AAA Lisina	ACA Treonina	AUA Isoleucina	A
	AGC Serina	AAC Asparagina	ACC Treonina	AUC Isoleucina	C
	AGU Serina	AAU Asparagina	ACU Treonina	AUU Isoleucina	U
C	CGG Arginina	CAG Glutamina	CCG Prolina	CUG Leucina	G
	CGA Arginina	CAA Glutamina	CCA Prolina	CUA Leucina	A
	CGC Arginina	CAC Histidina	CCC Prolina	CUC Leucina	C
	CGU Arginina	CAU Histidina	CCU Prolina	CUU Leucina	U
U	UGG Triptofano	UAG Fim de cadeia*	UCG Serina	UUG Leucina	G
	UGA Fim de cadeia	UAA Fim de cadeia†	UCA Serina	UUA Leucina	A
	UGC Cisteína	UAC Tirosina	UCC Serina	UUC Fenilalanina	C
	UGU Cisteína	UAU Tirosina	UCU Serina	UUU Fenilalanina	U

*Originalmente chamado *âmbar*.
†Originalmente chamado *ocre*.

■ Ácido	▦ Aromático	▨ Básico	▨ Neutro	□ Sulfurado

e ácido glutâmico. Além disto, esse código superposto limitaria os aminoácidos adjacentes a só quatro diferentes possibilidades em qualquer dos lados, e este não é evidentemente o caso.

Apesar de um código superposto poder ser mais eficiente pelo fato de que mais "mensagens" podem ser codificadas por menos nucleotídios, também há uma forte desvantagem na superposição. Na seqüência de nucleotídios descrita anteriormente, considere o resultado de uma substituição (isto é, uma mutação) na terceira base (o primeiro ácido desoxicitidílico) para desoxiguanílico, de modo que a seqüência se torne

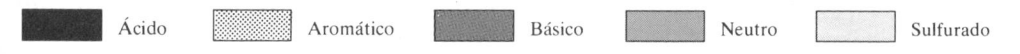

A-A-G-C-G-A-G-C-A-...

Os códons do mRNA, se o código fosse superposto por duas bases, se tornariam UUC, UCG, CGC, ..., que codifica fenilalanina, serina e arginina, respectivamente, isto é, uma seqüência inteiramente diferente da seqüência original. Portanto, a substituição de um só par de bases nesse caso mudaria *três* aminoácidos em vez de um em um código de trincas não-superpostas. Isto não ocorre!

O DICIONÁRIO DE CODIFICAÇÃO

Uma vez estabelecido o código genético como *sem vírgulas, não-superposto, em trincas*, a questão de qual trinca codifica qual aminoácido foi perseguida vigorosamente. Marshall Nirenberg e J. H. Matthaei foram os pioneiros nos esforços de desvendar o código. Usaram uma descoberta feita por Marianne Grunberg-Manago e Severo Ochoa, que tinham isolado uma enzima bacteriana que catalisa a quebra do RNA em células bacterianas. Esta enzima é chamada **polinucleotídio-fosforilase.** Encontraram que fora da célula, com altas concentrações de ribonucleotídios, a reação podia ser forçada a reverter e podia ser feita uma molécula de RNA. A incorporação das bases na molécula é ao acaso e não necessita de um molde de DNA. Nirenberg e Matthaei usaram essa enzima para produzir polinucleotídios sintéticos e testaram-nos em sistemas livres de células *(in vitro)* para sua capacidade de dirigir a incorporação de aminoácidos específicos em cadeias polipeptídicas.

ENOVELAMENTO DAS PROTEÍNAS:
A SEGUNDA METADE DO CÓDIGO GENÉTICO

Foi há mais de 20 anos que o código genético foi identificado, levando à descoberta das três bases no mRNA que especificam cada aminoácido em uma proteína. Pensava-se poder saber tudo que fosse possível acerca de qualquer proteína, a partir de sua seqüência de aminoácidos. Infelizmente, tal previsão ainda não chegou a se cumprir. Enquanto já se pode saber as regras que governam a seqüência de aminoácidos de uma proteína, as regras que comandam o enovelamento tridimensional dessa seqüência ainda não foram descobertas. Não se sabe por que uma determinada seqüência dobra-se em hélice alfa ou na estrutura de folha pregueada, por exemplo. Este dobramento tem duas implicações importantes. Primeiro, em biotecnologia, em que bactérias estão sendo usadas para produzir grandes quantidades de proteínas animais, às vezes a proteína não sai como deveria porque não se enovela adequadamente. Segundo, há certos distúrbios genéticos em que a proteína não se dobra adequadamente.

Exemplo de uma proteína na qual as "regras de dobramento" são algo claras é o colágeno. A proteína é um bastão rígido feito de três filamentos polipeptídicos retorcidos juntos. A estrutura é constituída de unidades repetidas de três aminoácidos. Em toda primeira posição da unidade repetida há uma glicina; na terceira posição há uma prolina ou hidroxiprolina. Muita variação pode ocorrer na segunda posição. Quando o colágeno é feito, as três cadeias polipeptídicas se encaixam. Qualquer coisa que interrompa esta ação de encaixe destrói a estrutura do colágeno. Como o colágeno é a proteína isolada mais abundante no organismo, defeitos no seu enovelamento poderiam ser fatais. De fato, pacientes com os distúrbios de tecido conjuntivo *osteogenesis imperfecta*, síndrome de Marfan e síndrome de Ehlers-Danlos têm mutações que impedem o enovelamento correto da molécula.

Foi difícil descobrir as regras de enrolamento para o colágeno. Saber a seqüência de aminoácidos é claramente insuficiente. Alguns pesquisadores acham que há estágios intermediários no processo de dobramento e que sua descoberta e exame revelarão algumas respostas. Outros pesquisadores estão modificando especificamente seqüências de aminoácidos em proteínas por mutação e observando a conseqüência no dobramento. Apesar de tal pesquisa ser encorajadora, ainda não foi produzida qualquer regra fundamental de dobramento.

Finalmente, estão sendo usados computadores para prever padrões de dobramento dadas certas seqüências de aminoácidos. Uma idéia sendo explorada é de que proteínas com seqüências semelhantes devem dobrar-se de modo similar. A informação obtida de um milhão de possíveis estruturas é analisada por um computador na esperança de que um ou dois padrões distintos de dobramento sejam descobertos. Além disso, estão sendo usados computadores para analisar todos os modos possíveis pelos quais uma proteína pode ser montada a partir de sua seqüência de aminoácidos. Mesmo o uso de computadores não gerou até agora qualquer regra fundamental. Portanto, a "segunda metade" do problema de codificação não está perto de ser resolvida.

Usando uma mistura de aminoácidos, com um diferente aminoácido marcado com radioatividade em cada caso, em uma suspensão livre de células derivada de *E. coli* (tRNA, ribossomos, ATP, GTP, enzimas necessárias), conseguiram efetuar a síntese de polipeptídios *in vitro*. Encontraram que quando sua mensagem sintética continha só uracila (poli-U), só um aminoácido, a fenilalanina, era incorporado em um polipeptídio. Isto sugeriu que a trinca UUU especifica só fenilalanina. Do mesmo modo encontraram que uma mensagem sintética poli-A dirigia só a incorporação de lisina e uma mensagem poli-C codificava só prolina. Uma mensagem poli-G não é funcional *in vitro*. Essas experiências permitiram a identificação de três códons. O enfoque seguinte, desenvolvido por G. Khorana, foi dar à enzima uma mistura de duas bases e construir **co-polímeros** aleatórios, mensagens sintéticas compostas de seqüências ao acaso de somente duas bases. Essas determinações reforçam o conceito de um código sem vírgulas porque, em um código que incluísse pontuação, U e A teriam que servir cada uma tanto na codificação de seus respectivos aminoácidos quanto funcionar como vírgulas. É difícil conceber como poderiam fazer isto em um co-polímero U/A. Daí para frente a noção de um código sem vírgulas ganhou aceitação geral.

O teste de co-polímeros aleatórios fornece alguma informação adicional sobre o código. Quando é construído o mRNA sintético, encontra-se que a seqüência de nucleotídios é ao acaso, de modo que a freqüência relativa de nucleotídios em particular é matematicamente determinada. Portanto, uma mistura contendo *duas partes de uracila para uma parte de guanina* deve produzir trincas nestas proporções:

$$UUU \quad \tfrac{2}{3} \times \tfrac{2}{3} \times \tfrac{2}{3} = \tfrac{8}{27} \qquad GUU \quad \tfrac{1}{3} \times \tfrac{2}{3} \times \tfrac{2}{3} = \tfrac{4}{27}$$
$$GGG \quad \tfrac{1}{3} \times \tfrac{1}{3} \times \tfrac{1}{3} = \tfrac{1}{27} \qquad GGU \quad \tfrac{1}{3} \times \tfrac{1}{3} \times \tfrac{2}{3} = \tfrac{2}{27}$$
$$UGU \quad \tfrac{2}{3} \times \tfrac{1}{3} \times \tfrac{2}{3} = \tfrac{4}{27} \qquad UGG \quad \tfrac{2}{3} \times \tfrac{1}{3} \times \tfrac{1}{3} = \tfrac{2}{27}$$
$$UUG \quad \tfrac{2}{3} \times \tfrac{2}{3} \times \tfrac{1}{3} = \tfrac{4}{27} \qquad GUG \quad \tfrac{1}{3} \times \tfrac{2}{3} \times \tfrac{1}{3} = \tfrac{2}{27}$$

Se cada uma das trincas possíveis codificar um diferente aminoácido, então vários seriam incorporados nas proporções mostradas. Exceto quanto ao fato de não ser *cada um* de tais grupos de três bases que codifica um *diferente* aminoácido, isto é essencialmente o que ocorre. O uso de um poli-UG sintético, nas proporções relativas dadas acima, produz uma mistura de polipeptídios na qual só 8/27 dos aminoácidos é fenilalanina.

Desse modo, achou-se que um poli-UG que contenha 2U:1G codifica valina, mas a seqüência de bases e portanto o(s) códon(s) exato(s) não podem ser determinados por esses co-polímeros aleatórios. Nirenberg e Leder idealizaram um método pelo qual podiam obter-se polirribonucleotídios de cadeia curta com seqüência conhecida. Eles, e também Khorana e seu grupo, introduziram esses polirribonucleotídios de cadeia curta de seqüência conhecida em sistemas livres de células que incluíam ribossomos e uma variedade de moléculas de tRNA carregadas com seus aminoácidos. Como no trabalho anterior, um aminoácido em cada experiência era marcado com ^{14}C. Os polirribonucleotídios sintéticos ligam-se ao ribossomo e dirigem a ligação de só um aminoacil tRNA. Repetindo a experiência com um diferente aminoácido marcado com radioatividade em cada frasco de reação, é possível identificar o códon trinucleotídico correto para cada aminoacil tRNA. Os resultados coletivos de todas essas experiências levou ao **dicionário de codificação** mostrado no Quadro 10.2. Além de desvendar o código genético, esses resultados ajudam a estabelecer que é um código em trincas, sem vírgulas, não superposto. Com a capacidade de seqüenciamento dos reais genes que codificam proteínas, o código foi confirmado em todos os casos até agora estudados. A elucidação do código genético foi com toda razão chamada de "um dos principais triunfos da biologia molecular".

DEGENERAÇÃO

Apesar do código ser amplamente degenerado, como visto no Quadro 10.2, com diversos códons especificando o mesmo aminoácido (as únicas exceções são o AUG para metionina e o UGG para triptofano), pode-se perceber alguma ordem nessa degeneração. Em muitos dos casos são as duas primeiras bases que constituem a parte característica e crítica do códon para um dado aminoácido, enquanto a terceira pode ser lida só como purina (por exemplo, glutamina, CAA e CAG) ou só como pirimidina (por exemplo, histidina, CAU e CAC). Contudo, em outros casos a terceira posição é lida como qualquer base, por exemplo, AC— para treonina, CC— para prolina, e assim por diante.

Em 1966, Crick propôs a **hipótese da oscilação** para explicar a falta de especificidade na base 5' do **anticódon,** que pode parear com qualquer de diversas bases na extremidade 3' do códon. As possibilidades de combinação não são contudo ilimitadas, mas são restritas às listadas no Quadro 10.3. A razão para isto é devida à conformação da alça do anticódon. A base na primeira posição do anticódon infuencia no número de bases possíveis reconhecidas na terceira posição do códon. Por exemplo, se a primeira base do anticódon for U, então A ou G podem ser reconhecidas na terceira posição do códon. Se a primeira base do anticódon for G, a terceira base do códon pode ser C ou U. Isto explica a "oscilação". As primeiras bases de anticódon A ou C só permitem reconhecimento, respectivamente, de U ou G. Como diminui a fidelidade das pontes de hidrogênio, inosina no anticódon pode parear-se com uracila, citosina ou adenina de ribonucleotídios do códon. A inosina é derivada da adenina pela desaminação do carbono 6 produzindo um grupamento 6-ceto. É mostrada pareada com citosina na Fig. 10.3.

Além da primeira base, ou 5', do anticódon, alguns aminoácidos têm até seis códons (por exemplo, leucina, CU — UUA e UUG). Existem diferentes tRNA-leucina para alguns dos seis códons de leucina, todos obedecendo às relações de pareamento mostradas no Quadro 10.3. Além disso, a pseudo-uridina (ψ), que ocorre como base do meio do anticódon do tRNA-tirosina de levedura, pareia-se com adenina. Metionina e triptofano, que só têm um códon cada (AUG e UGG, respectivamente), são exceções à regra geral de degeneração.

AMBIGÜIDADE

O código é essencialmente não-ambíguo *in vivo* em condições naturais. Isto significa que cada códon especifica sempre o mesmo aminoácido. A ambigüidade é encontrada principalmente em sistemas livres de células, sob certas condições. Em um de tais sistemas, preparado a partir de uma linhagem de *E. coli* sensível a estreptomicina, UUU, que normalmente codifica fenilalanina, também pode codificar isoleucina, leucina ou serina, na presença de estreptomicina. Essa ambigüidade é aumentada em altas concentrações de íon magnésio. Encontrou-se em um sistema livre de células de espécies de bactérias termofílicas (tolerantes ao calor) que poli-U liga-se a leucina em temperaturas bem abaixo da ótima para crescimento

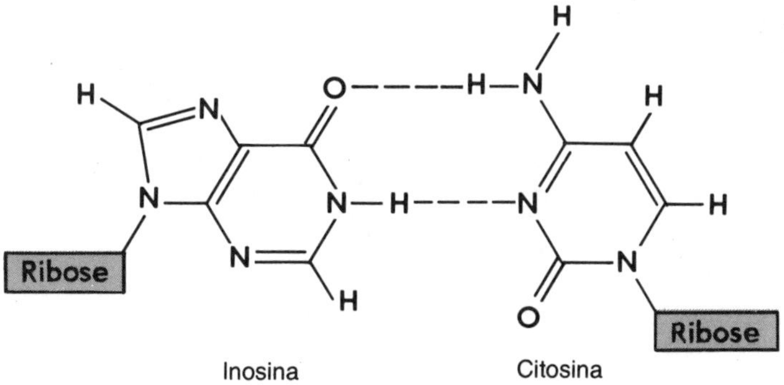

Fig. 10.3 Um par de bases inosina-citosina. A inosina também se pareia com uracila e adenina por duas pontes de hidrogênio.

Quadro 10.3 Pareamento entre códon e anticódon na terceira posição

Anticódon	Códon
A	U
C	G
G	U, C
I (inosina)	U, C, A
U	A, G

Baseado no trabalho de Crick, 1966.

de células vivas da mesma espécie. Alterações de pH ou adições de substâncias como o álcool etílico também resultam em ambigüidade. No entanto, não são comumente encontradas ambigüidades *in vivo* em condições normais de crescimento para uma dada espécie.

INÍCIO DE CADEIA

Parece claro que as cadeias polipeptídicas em *E. coli* são iniciadas com N-formilmetionina que, em muitos casos, é removida enzimaticamente depois de completada a síntese da proteína. Isto também é verdadeiro para muitos fagos. A proteína de revestimento do fago R17 começa com a seqüência N-terminal alanina-serina-asparagina-fenilalanina-treonina. Quando é sintetizada em sistemas *in vitro* esta seqüência é precedida de N-formilmetionina, sugerindo que a enzima necessária para remover a metionina formilada está ausente.

Só existe um códon, AUG, para metionina (Quadro 10.2), de modo que surge naturalmente a questão de como são distinguidos o código de início para N-formilmetionina e os situados internamente para metionina na biossíntese de polipeptídios. A resposta, pelo menos na *E. coli*, está em parte na ocorrência de dois tRNA diferentes para metionina. Um deles, simbolizado como tRNA^fmet, é só para início de síntese de polipeptídio. A metionina é formilada e serve só para esse propósito. O outro, metionil-tRNA (tRNA^met), não permite que a metionina sirva como substrato para a enzima formilante e insere sua metionina apenas em posições internas; portanto, funciona no alongamento em vez de no início. O anticódon para ambos os tipos de tRNA é 3'UAC5'. Portanto, o mesmo códon AUG codifica tanto metionina formilada quanto não formilada; contudo o tRNA^fmet e o tRNA^met diferem em muitos de seus nucleotídios internos (Fig. 10.4).

Foi relatado por alguns pesquisadores que o tRNA^fmet é necessário para início em todas as proteínas bacterianas, embora o grupamento formil, e em alguns casos todo o radical de metionina, seja removido enzimaticamente da cadeia polipeptídica depois de completada

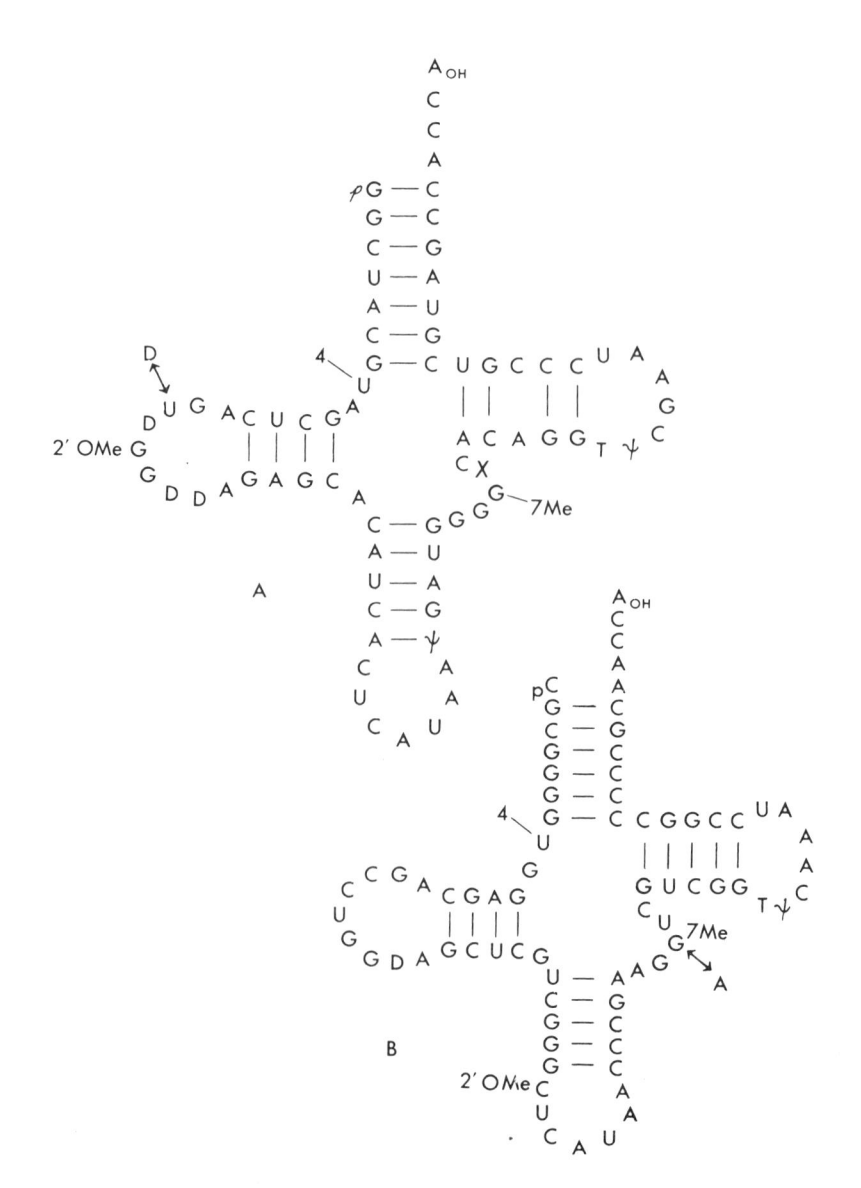

Fig. 10.4 Seqüências de ribonucleotídios de (A) tRNA_m e (B) tRNA_f. Os ribonucleotídios são representados como segue: D, ácido diidrouridílico; ψ, ácido pseudo-uridílico; T, ácido timidílico; 7MeG, ácido 7-metilguanílico; 2MeC, ácido 2 O-metilcitidílico; 2 OMeG, ácido 2 O-metilguanílico; 4U, ácido 4-tiouridílico. (De S. K. Dube, *et al.* 1968, e S. Corey *et al.* 1968, usado com permissão.)

a síntese. Há algumas evidências de que a metionina, mas não a N-formilmetionina, funcione no início em células de mamíferos. Um met-tRNA é responsável pela inserção de metionina na posição N-terminal, embora esta seja removida em alguns casos, como por exemplo na globina de coelho, antes de ser incorporada na hemoglobina. O início envolve mais do que só um código de início; pelo menos três fatores protéicos de início (IF-*initiation factors*) estão também envolvidos. Em alguns casos raros GUG também pode ser lido como código de início especificando N-formilmetionina. Internamente, GUG só especifica o tRNA para valina.

AUG determina as matrizes de leitura do mRNA. O polirribonucleotídio sintético AUG-GUUUUUUU... é traduzido só como N-formilmetionina-valina-fenilalanina-fenilalanina...; isto é, a leitura é AUG-GUU-UUU-UUU. A tradução, uma vez iniciada, continua até ser encontrado um códon de "parada" (veja a seção seguinte).

Há algumas evidências de que outras seqüências antes do códon de início são também importantes no processo global de início. Em procariotos, aproximadamente quatro a sete bases que precedem o códon de início têm a seqüência

A G G A G G

que é chamada **seqüência de Shine-Dalgarno** (veja também o Cap. 9). Acredita-se que esta seqüência interaja com a extremidade 3′ do rRNA 16s da subunidade 30*s* do ribossomo durante o processo de início. No fago T7, mutações que alteram a seqüência para

A G G A A G

desestabilizam o complexo de início.

Os ribossomos em eucariotos não se ligam diretamente a um local de início de tradução na mensagem. Em vez disso, a subunidade 40*s* liga-se ao revestimento *(cap)* que marca a extremidade 5′ da mensagem. Que isto é necessário é demonstrado pelo fato de que, *in vitro,* os mensageiros sem *caps* não são traduzidos com eficiência. Está envolvido um grupo adicional de fatores de início, chamados *proteínas de ligação ao revestimento (cap-binding proteins).* A distância entre o *cap* e o códon de início pode ser desde 40 até 300 bases. A subunidade 40*s* migra ao longo da *seqüência-líder (leader sequence)* até encontrar o primeiro códon AUG, quando é reunida à subunidade 60*s* e estabilizada pela ligação ao mensageiro. Só há duas outras diferenças entre o início em eucariotos e procariotos. Primeiro, só AUG é usado; e segundo, a metionina não é formilada. Há contudo diferenças entre os metionil tRNA usados no início e os que respondem internamente a AUG.

TÉRMINO DA CADEIA

Três códons, UAA, UAG e UGA não correspondem a qualquer aminoácido, e daí são chamados *códons sem sentido*. Antes de serem determinadas suas seqüências de bases, UAA era chamado de "ocre", UAG de "âmbar" e UGA de "opala" — termos que ainda são empregados para esses códons por motivos de conveniência. Evidências tanto de experiências *in vitro* quanto *in vivo* demonstram que todos os códons sem sentido estão envolvidos tanto em término de cadeia quanto na liberação do ribossomo. Aparentemente o aparecimento de um códon sem sentido no sítio A estimula a ligação de fatores de liberação, que soltam o polipeptídio ligado ao tRNA no sítio P.

UNIVERSALIDADE

As evidências atuais são de que a maior parte do código é universal para todos os organismos vivos e para os vírus. Isto significa que as mesmas trincas codificam os mesmos aminoácidos em ampla variedade de organismos. Este conceito é claramente sustentado quando se inserem genes eucarióticos em células bacterianas (veja o Cap. 20) e eles são corretamente transcritos e traduzidos. Nos últimos poucos anos, ao se estudar as propriedades de codificação de DNA de mitocôndrias, foram descobertas algumas exceções ao conceito da universalidade. Essas poucas exceções estão listadas no Quadro 10.4.

Quadro 10.4 Desvios do código universal pelo DNA mitocondrial

Códon	Código universal	Código do DNA mitocondrial
UGA	term	triptofano (levedura/humana)
		término (plantas)
AUA	ileu	metionina (humana)
CUA	leu	treonina (levedura)
CGG	arg	triptofano (plantas)

RELAÇÕES EVOLUTIVAS

Evolução do código genético

A real origem e a evolução do código genético são ainda um problema sem solução. Até recentemente, quando da descoberta das variações no código em DNA de mitocôndrias, pensava-se que o código fosse completamente universal em todos os organismos. Esses desvios no código realmente ajudaram nas considerações quanto à origem e ao desenvolvimento do código atual.

Para rever o que já foi discutido neste capítulo, mas sob o ponto de vista do processo evolutivo, devemos considerar que o código genético seja realmente um código de tRNA, e não um do mRNA como é em geral apresentado (Quadro 10.2). Os aminoácidos ligam-se a moléculas de tRNA que têm anticódons em vez de códons. Estes por sua vez encontram códons complementares para traduzir. Há 64 códons de mRNA, dos quais 61 são traduzidos. Alguns anticódons pareiam-se com 2 ou 3 códons, resultando em menos anticódons do que códons.

Quadro 10.5 Anticódons e atribuição de aminoácidos em código de mitocôndria de mamífero (de Jukes, 1983)

GAA Fen UAA Leu	UGA Ser	GUA Tir	GAC Cis UCA Trip
UAG Leu	UGG Pro	GUG His UUG Glu	UCG Arg
GAU Ile UAU Met	UGU Tre	GUU Asn UUU Lis	GCU Ser
UAC Val	UGC Ala	GUC Asp UUC Glu	UCC Gli

Pensa-se que as mitocôndrias tenham evoluído das bactérias púrpura fotossintéticas (veja o Cap. 16), e suporemos que o DNA de mitocôndrias de mamíferos tenha surgido como uma simplificação evolutiva do DNA bacteriano original. Essa simplificação resultou no número mínimo de 22 anticódons, que traduziriam os 60 códons para os 20 aminoácidos. O Quadro 10.5 mostra as atribuições mínimas anticódon-aminoácido para o mtDNA de mamíferos.

O código evoluiria então de seu estado mínimo para seu atual, do seguinte modo originalmente sugerido por Thomas Jukes. O processo é ilustrado para o anticódon para valina, URC, e delineado na Fig. 10.5. O primeiro passo na evolução do código é a duplicação do anticódon existente. Essa duplicação é seguida de uma substituição de U por G em uma de suas duplicatas. O novo anticódon, GAC, pareia-se com os códons GUU e GUC. O outro anticódon, UAC, pareia-se com GUA e GUG. O anticódon original pode sofrer uma segunda duplicação e substituição de nucleotídio em uma das duplicatas, produzindo os anticódons UAC e CAC. O último só se pareia com um códon GUG. Uma terceira duplicação e substituição no anticódon GAC resulta na formação de um anticódon AAC. Eventualmente, após uma mudança no centro de aminoacilação em uma das duplicatas de tRNA, um aminoácido completamente diferente seria especificado pelo anticódon alterado.

Esse padrão de duplicação e substituição em anticódons, seguido de alterações de especificidades de aminoacilação, resultou no aumento do número de anticódons para aminoácidos, assim como na contribuição à degeneração no código. Note que A e C não eram usados

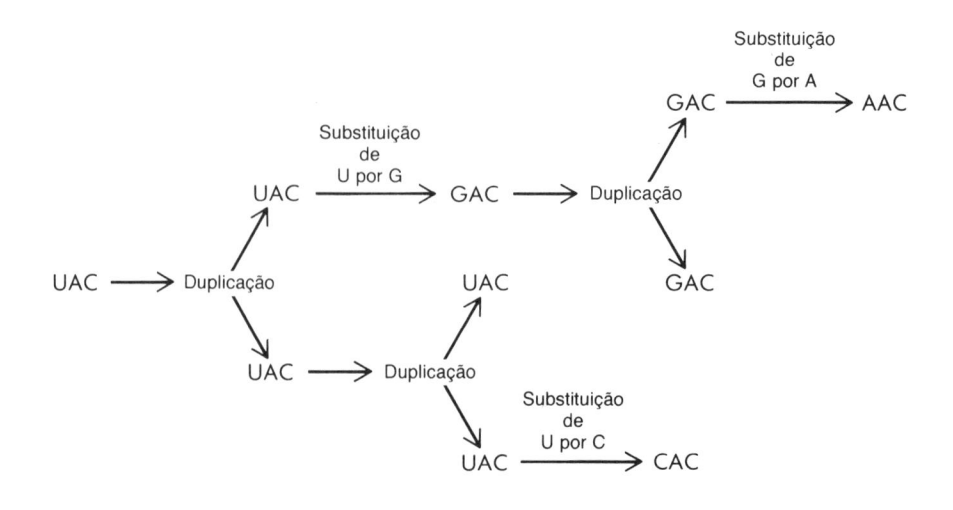

Fig. 10.5 Padrão de evolução de código por duplicação de anticódons seguida de substituição de bases na primeira posição.

na primeira posição de anticódon nos códons primitivos. Como estão atualmente, só podemos supor que, conforme se processava a evolução, A e C eram adicionados ao sistema. O processo continuou até que os sistemas vivos tornaram-se demasiadamente complexos para tolerar maiores alterações na atribuição de códons, e o código ficou congelado para os 20 aminoácidos no estado atual.

Quanto à origem do código, há duas teorias. Uma delas diz que o código é um "acidente congelado" e que não poderia ser mudado sem graves conseqüências para todos os organismos vivos. A outra teoria diz que o código é simplesmente um produto da evolução e que é o melhor sistema possível que poderia ter evoluído. A teoria do acidente congelado tem mais sustentação do que a teoria evolutiva, devido à observação de que o código atual não é provavelmente o melhor para os organismos vivos atuais. Por exemplo, a arginina tem seis códons, mas provavelmente só precisa de dois ou três, baseando-se na ocorrência desse aminoácido em proteínas. Do mesmo modo, a lisina só tem dois códons, mas, baseando-se no uso da lisina em proteínas, podia provavelmente usar pelo menos mais dois. Seja o que for que tenha acontecido realmente, o congelamento do código para 20 aminoácidos foi um evento muito crucial, pois esses aminoácidos são responsáveis pelas propriedades e atividades das proteínas em todos os diversos organismos vivos sobre a terra hoje em dia.

Evolução das seqüências de DNA e inter-relações de espécies

Espera-se que o DNA de diferentes espécies exiba graus de semelhança de seqüências de nucleotídios proporcionais à proximidade da relação evolutiva dessas espécies. Os zoólogos há muito concordam em que os seres humanos e os macacos são muito mais proximamente relacionados do que qualquer um deles com peixes ou bactérias, por exemplo. Uma prova química significativa foi demonstrada em 1964 por Hoyer, McCarthy e Bolton.

Seu método foi simples no conceito mas delicado na operação. O DNA a ser testado sofria primeiro uma separação dos filamentos pelo calor (desnaturação), que eram então resfriados rapidamente para evitar a recombinação e imobilizados em ágar. A isto eram adicionados filamentos curtos de DNA desnaturado que previamente eram tornados radioativos pela incorporação de carbono 14 ou fósforo 32. Ocorria o pareamento de nucleotídios homólogos das duas espécies durante várias horas de incubação. O DNA "híbrido" era então recuperado e sua radioatividade testada; isto resultava em uma medida de homologia de pares de bases entre as duas espécies. O maior pareamento de bases ocorrido implicava maior relação.

Esta técnica foi melhorada com o correr dos anos, e o último enfoque foi na execução das hibridações, e em seguida elevação lenta da temperatura e medida da desnaturação das moléculas híbridas. Isto foi feito em um estudo das relações evolucionárias entre os primatas antropóides. As hibridações recíprocas são feitas usando DNA de filamento único contendo seqüências de uma só cópia entre duas fontes diferentes. Depois de feitos os híbridos, a temperatura é elevada lentamente em incrementos de 2,5°C, e é anotada a temperatura em que 50% do DNA está desnaturado e 50% ainda está hibridado. Esse parâmetro isolado é chamado valor $T_{50}H$. Quanto mais relacionadas forem as duas espécies, mais baixo o valor de $T_{50}H$ e, quanto menos relacionadas, mais alto o valor. Baseados nessas experiências, C. G. Sibley e J. E. Ahlquist conseguiram estabelecer uma árvore filogenética para esse grupo (Fig. 10.6). Note a semelhança básica entre esta árvore e a baseada em DNA mitocondrial mostrada na Fig. 16.6. Lembre-se também que, no Cap. 4, foi mostrado que os seres humanos e os grandes símios têm muitas homologias cariotípicas.

Também significativo é o fato de que a síntese de proteínas *in vitro*, que usa ingredientes tão diferentes como mRNA de reticulócitos de coelho e tRNA de *E. coli* (mais outros compo-

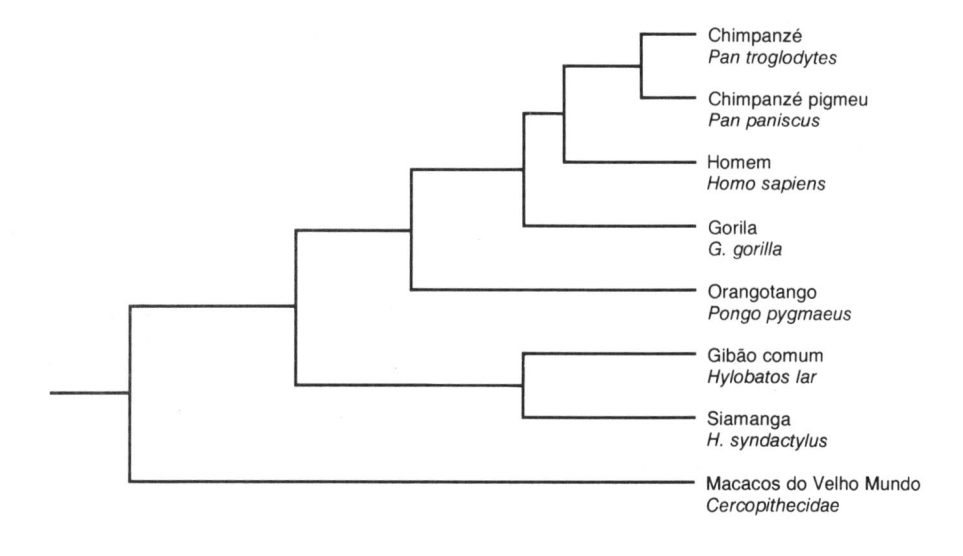

Fig. 10.6 Árvore filogenética de primatas antropóides, baseada em hibridação DNA-DNA. (Redesenhado de Sibley e Ahlquist, 1984.)

nentes necessários) é bem-sucedida. O resultado é a produção de hemoglobina normal de coelho, o que mostra que os tRNA bacterianos podem "reconhecer" mRNA e polissomos de um organismo bem diferente na taxonomia. É verdade que organismos taxonomicamente divergentes diferem no grau com que um dado códon responde a uma espécie particular de tRNA. Por exemplo, AAG codifica prontamente lisina em vertebrados, mas o faz mais fracamente em *E. coli*. Mas esta é só uma diferença em *grau*, e não em tipo.

Ainda mais, proteínas como o citocromo C mostram uniformidade em várias seqüências de radicais de aminoácidos em grupos muito diferentes, tais como mamíferos, peixes, leveduras e bactérias, mesmo tendo sua divergência evolutiva ocorrido há muitas centenas de milhões de anos. Comparando as estruturas das proteínas, foram feitas considerações sobre como o número de mudanças de aminoácidos se relaciona com o tempo decorrido desde quando quaisquer duas espécies tiveram um ancestral comum. Olhando as trocas de aminoácidos e ignorando a localização das trocas, encontrou-se que as proteínas se comportam como relógios biológicos. As trocas de aminoácidos parecem ocorrer a uma velocidade algo constante. Isto, é claro, está relacionado com trocas de bases e portanto com a evolução no DNA.

O que foi, no entanto, encontrado é que o relógio para mudanças na função real das proteínas não corre a velocidade constante. As mudanças que afetam o funcionamento da proteína parecem ocorrer primariamente com velocidade baixa. Também, a velocidade de alteração na terceira posição de um códon pode ser mais rápida do que as taxas de alteração na primeira ou na segunda posição. Quando tudo isto é considerado, o quadro final de evolução molecular parece ser o de longos períodos de inatividade, devido à produção de mutações que não afetam o funcionamento de uma proteína, pontuado por explosões de mudanças, devidas à ocorrência de mutações que afetam diretamente a função da proteína.

O tema da evolução do código genético é, como se podia supor, repleto de problemas. Sua própria universalidade complica a questão, assim como a situação paradoxal pela qual a operação do código requer o funcionamento preciso de muitas enzimas que aparentemente não podiam ser produzidas sem o mecanismo de tradução para o qual elas são necessárias.

Resumo das características do código

Em resumo, as evidências mostram que o código genético é *em trincas, sem vírgulas, não-superposto, degenerado, essencialmente não ambíguo em condições naturais, colinear* e *universal*. Além disso, o *início* da cadeia polipeptídica *em procariotos é sinalizado por certos códons (principalmente AUG) que se ligam a tRNAs que carregam aminoácidos bloqueados, apesar de também serem requeridos fatores protéicos específicos de início.* O *término* de cadeia é governado por três códons sem sentido (UAA, UAG e UGA; a *liberação* da cadeia também requer fatores protéicos de liberação.

PROBLEMAS

10-1 Suponha uma extensão de molde de DNA com a seqüência de desoxirribonuclectídios 3' T A C C G G A A T T G C 5'. (a) Se o código é em trincas, não-superposto e sem vírgula, de quais radicais de aminoácidos (em seqüência) será constituída a cadeia polipeptídica para a qual esse trecho de DNA é responsável? (b) Se o código fosse em trincas, superpostas por duas bases e sem vírgulas, como você responderia à questão precedente? (c) Qual o significado da trinca TAC no molde de DNA?

10-2 Para o molde de DNA do problema anterior suponha que a segunda C seja deletada. Qual é agora a seqüência de radicais de aminoácidos codificados se supusermos um código em trincas não superpostas, sem vírgula?

10-3 No trecho de DNA do problema 10-1, suponha que a segunda C foi deletada e uma T foi inserida após a seqüência GG, de modo que a cadeia de DNA agora é 3' T A C G G T A A T T G C 5'. (a) Até que ponto a seqüência de aminoácidos agora codificada é comparável com sua resposta à parte (a) do problema 10-1? (Suponha código em trincas não-superpostas sem vírgula.) (b) A sua resposta à parte anterior deste problema ilustra uma mutação com sentido, com sentido errado, sem sentido ou nenhuma destes?

10-4 Fabrica-se mRNA sintético a partir de uma mistura de ribonucleotídios fornecidos a um sistema acelular nas proporções: 3 uracila:2 guanina:1 adenina. Qual fração das trincas resultantes seria (a) UGA; (b) UUU?

10-5 A molécula de hemoglobina humana inclui quatro cadeias polipeptídicas, duas cadeias α com 141 aminoácidos cada e duas cadeias β de 146 aminoácidos cada. Não considerando códons de início e término de cadeia, assim como íntrons, (a) de quantos ribonucleotídios consiste a molécula de mRNA responsável pela cadeia α? (b) Qual é o comprimento em micrômetros desta molécula? (c) Sua resposta à parte (b) é provável que seja muito alta, muito baixa ou próxima ao verdadeiro?

10-6 Suponha que foi isolado um tRNA para alanina, carregado com alanina marcada, e que o aminoácido seja tratado quimicamente para transformá-lo em glicina marcada. O complexo aminoácido-enzima-tRNA é então introduzido em um sistema, livre de células, de síntese de peptídios. Em qual das duas trincas de mRNA, GCU ou GGU, se ligaria agora este tRNA? Por quê?

10-7 Se ocorrerem alterações de uma só base no DNA (e portanto no mRNA), qual aminoácido, triptofano ou arginina, é mais provável de ser substituído por outro em síntese protéica?

10-8 Wittmann-Liebold e Wittman estudaram alguns mutantes da proteína de revestimento do vírus do mosaico do tabaco. Dois desses mutantes eram

Mutante	Posição do aminoácido	Substituição
A-14	129	isoleucina → treonina
Ni-1055	21	isoleucina → metionina

Consultando o Quadro 10.2, explique o que aconteceu em cada um destes casos.

10-9 Yanofsky *et al.* estudaram grande número de mutantes de cadeia peptídica de triptofano-sintetase A de *Escherichia coli*. Esta cadeia polipeptídica consiste em 267 aminoácidos. Na enzima do tipo selvagem, uma parte da seqüência de aminoácidos é: -tirosina-leucina-treonina-glicina-glicina-glicina-glicina-glicina-serina-. Em seu mutante A446, cisteína substitui tirosina, no mutante A187, a terceira glicina é substituída por valina. Consultando o código genético, sugira um mecanismo para cada uma dessas alterações de aminoácidos.

10-10 Quantas diferentes combinações de códons de nucleotídios de mRNA podem existir para o peptídio interno treonina-prolina-triptofano-leucina-isoleucina?

10-11 No Quadro 10.2, note que (a) UUU e UUC codificam fenilalanina; por outro lado, (b) So e Davie relatam que, com concentrações de álcool etílico relativamente altas, a incorporação de leucina, e em menor grau isoleucina, é nitidamente aumentada, enquanto que diminui a incorporação de fenilalanina, para os mesmos códons. Qual das situações descritas, (a) ou (b), representa ambigüidade e qual degeneração?

10-12 Suponha uma série de diferentes alterações de uma base no códon GGA, que produz estes vários novos códons: (a) UGA, (b) GAA; (c) GGC; (d) CGA. Quais destes representam degeneração, quais sentido errado e quais falta de sentido?

10-13 Suponha que o peso molecular médio de um aminoácido seja 125 dáltons e um polipeptídio eucariótico de 50.000 dáltons. Suponha ainda que o mRNA transcrito que especifica este polipeptídio inclua um códon de início e um de término. (a) Em quantos ribonucleotídios consiste essa molécula de RNA mensageiro? (b) É preciso levar em conta íntrons para responder à parte (a)? Por quê?

11

ESTRUTURA E ORGANIZAÇÃO DO GENE

No capítulo anterior sobre o código genético, foi feita uma importante pergunta: em termos operacionais do código genético, que trecho da seqüência de nucleotídios compreende um gene? Mesmo fazendo esta pergunta, os cientistas percorreram um longo caminho desde o conceito antigo, e compreensivelmente vago, do gene como uma "conta em um colar", separado dos genes adjacentes por material não-genético. Neste capítulo tentaremos desenvolver um conceito de gene sob um ponto de vista informacional.

ULTRA-ESTRUTURA DO GENE

Pelo conceito clássico sabemos que os genes ocupam regiões cromossômicas distintas. Eles podem ser definidos pela análise de dados de recombinação. Uma vez que um gene é responsável por algum fenótipo, ele deve desempenhar uma função em cada célula em que esteja ativo. Finalmente, uma vez que os genes podem sofrer mutação, também é possível haver uma alteração permanente na organização do material genético. No entanto, esses critérios de recombinação, funcionamento e mutação não definem, necessariamente, a mesma unidade estrutural. Por exemplo, como já vimos, uma única alteração em um par de bases do gene da hemoglobina altera a proteína e resulta em uma grande alteração no fenótipo. Com a identificação da estrutura e funcionamento do DNA como o material genético, os cientistas começaram a examinar mais detalhadamente o gene em termos de função, recombinação e mutação.

Começando em meados da década de 50, Seymour Benzer desenvolveu a análise genética de um gene do bacteriófago T4, nos dando a primeira visão real da ultra-estrutura de um gene. Quando um T4 normal lisa uma *Escherichia coli* é produzida uma pequena área circular no meio, onde as bactérias foram mortas. Esta área clara é chamada **placa.** Normalmente o processo de produção de uma placa visível em uma cultura de bactérias leva várias horas. Benzer estudou uma classe de mutantes T4 que era capaz de causar a lise em cerca de vinte minutos. Como resultado, em poucas horas, quando as placas normais começaram a aparecer, os mutantes já haviam produzido placas muito grandes, facilmente distinguíveis das produzidas por um T4 normal. O fenótipo desses mutantes foi chamado de **lise rápida.** A Fig. 11.1 mostra os fenótipos tanto de vírus normais quanto de lise rápida com o T2, um vírus muito similar.

Benzer usou um mutante específico de lise rápida. Esse mutante é um **letal condicional,** o que significa que ele pode crescer apenas sob algumas condições e não sob outras. Especificamente, esse tipo de mutante, chamado **rII,** pode penetrar, se replicar, e lisar *E. coli* B, mas não pode lisar *E. coli* K12 (B e K12 são linhagens diferentes da bactéria). Esta propriedade diferencial de crescimento dos mutantes rII permitiu a Benzer observar eventos genéticos muito raros.

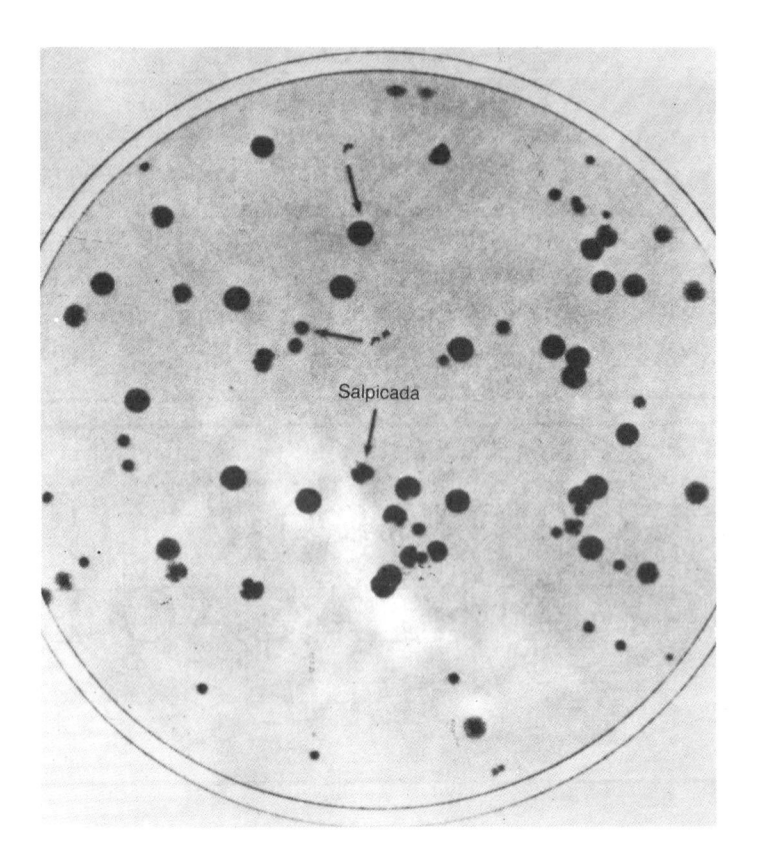

O cistron

Benzer foi capaz de isolar mais de 2.000 mutantes diferentes de T4, todos com o mesmo fenótipo lise rápida. Sua dúvida seguinte foi: todas essas mutações envolvem a mesma função? Ele usou a incapacidade de alguns mutantes rII em lisar a *E. coli* K12 para responder a esta pergunta. O teste que ele aplicou é chamado **teste de complementação.** Existem duas exigências para se fazer esse teste. A célula, na qual ocorre essa complementação, deve ser diplóide e heterozigota. O enfoque do teste de complementação é mostrado na Fig. 11.2. Elas são facilmente satisfeitas na maioria dos eucariotos. O teste é feito pelo cruzamento entre dois mutantes. A F1 que interessa é o heterozigoto com o arranjo trans (m_1/m_1 $^+$ e m_2^+/m_2). Caso os mutantes sejam alelos do mesmo gene, cada genitor contribui com um alelo mutante diferente, de modo que o heterozigoto de F1 ainda é fenotipicamente mutante (Fig. 11.2 A).

Por outro lado, se os mutantes não forem alelos, o fenótipo do indivíduo de F1 é normal (Fig. 11.2 B). Nesta condição, diz-se que os dois mutantes se complementam. Isto significa que os alelos normais contribuem para o funcionamento normal do heterozigoto. O fato de resultar um fenótipo normal (ocorre complementação) indica que os mutantes estão em regiões funcionais diferentes ou não são alelos, mesmo que produzam o mesmo fenótipo. Para resumir este ponto, duas mutações que sejam alelas não se complementam no arranjo trans. Duas mutações que se complementem no arranjo trans não são alelas, ou são membros de diferentes grupos funcionais.

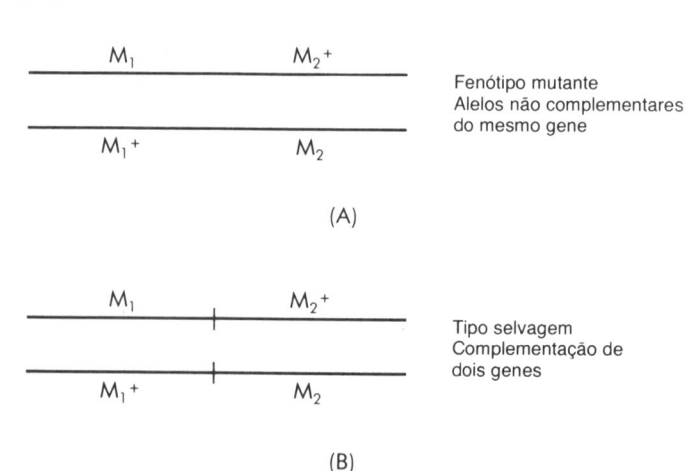

Fig. 11.2 Teste de complementação com mutantes heterozigotos em arranjo trans. Dois mutantes que são alelos (A) não se complementarão no arranjo trans. Dois mutantes que não sejam alelos (B) se complementarão no arranjo trans.

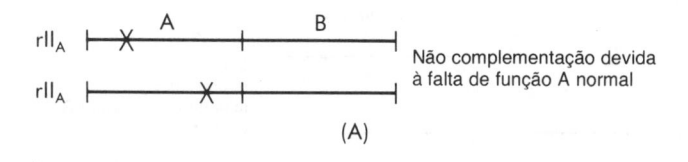

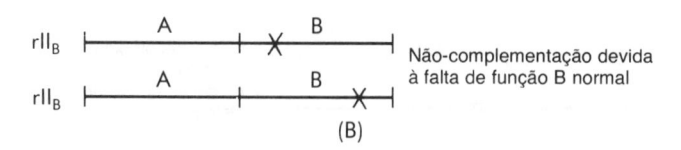

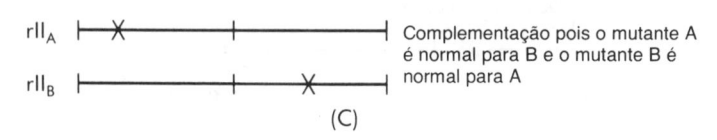

Fig. 11.3 Explicação da complementação do rII. (A) Infecção mista com dois mutantes rIIA. (B) Infecção mista com dois mutantes rIIB. (C) Infecção mista com mutantes rIIA e mutantes rIIB.

Benzer desenvolveu um método para o teste de complementação usando mutantes rII e *E. coli* K12. É chamado **infecção mista**. É a infecção simultânea de células K12 com dois mutantes rII. Isto parece satisfazer, pelo menos dentro da célula K12, as exigências do teste de complementação. Como resultado, embora os mutantes rII não possam infectar individualmente as células K12, algumas combinações de mutantes podiam se complementar, levando à lise das células (Fig. 11.3).

Após submeter esses mutantes ao teste de complementação, Benzer observou que podia dividi-los em dois grupos com base em suas propriedades de complementação. Os mutantes do grupo A não se complementavam, mas complementavam mutantes do grupo B. Similarmente, os mutantes do grupo B não se complementavam, mas complementavam os mutantes do grupo A. A conclusão desses estudos de complementação é que a região genética responsável pelo fenótipo lise rápida pode ser dividida em duas unidades funcionais. Os mutantes A eram deficientes da função que é normal nos mutantes B e os mutantes B eram normais na função que era deficiente nos mutantes A. Individualmente eles não podiam lisar uma K12, mas juntos os mutantes A forneciam a função B normal e os mutantes B forneciam a função A normal, de modo que podiam lisar a K12 (Fig. 11.3). Benzer criou o termo **cistron** para a unidade de função. Esta é a região genética dentro da qual não há complementação entre mutantes. Atualmente um cistron é equivalente a um gene e corresponde à quantidade de DNA que codifica uma cadeia polipeptídica funcional. Hoje em dia o termo gene é mais comumente usado do que cistron, mas ambos se referem à mesma entidade.

O recon

Benzer também fez cruzamentos entre mutantes rIIA ou rIIB. Isto foi feito infectando *E. coli* B com um grande número de mutantes rIIA ou rIIB. Os mutantes de ambas as classes podem infectar e lisar a linhagem B e apresentam o fenótipo lise rápida. No entanto, a prole viral de lise rápida não pode infectar K12. Foram obtidas algumas placas normais da linhagem B, e elas podem infectar K12. Isto sugere que esses recombinantes "normais" foram produzidos por *crossing-over* entre sítios mutantes dentro do cistron A ou do cistron B (Fig. 11.4). A análise desses dados de recombinação pode ser usada para mapear sítios mutantes dentro de cada cistron e leva à conclusão de que o cistron é feito de uma disposição linear de sítios mutáveis que podem ser separados por recombinação.

Podemos medir o poder de resolução desta análise de recombinação. A menor distância de mapa encontrada na região rII é 0,02 unidades de mapa, e todo o "cromossomo" do T4 tem 1.500 unidades de mapa de comprimento, consistindo em $1,8 \times 10^5$ pares de bases. Portanto, 0,02 unidades de mapa correspondem a aproximadamente dois pares de bases $(0,02/1.500 \times 1,8 \times 10^5 = 2,4)$. Uma vez que algumas alterações de pares de bases dentro de um codon não alteram o aminoácido em uma proteína devido à redundância do código, e desde que nada ocorra regularmente no DNA a cada dois pares de bases, é razoável concluir que a recombinação *está* em alguns casos ocorrendo entre pares de bases adjacentes. Benzer criou o termo **recon** para a unidade de recombinação, e é geralmente aceito como significando um par de bases.

O muton

Em vista do que se sabe sobre o modo de ação dos mutágenos químicos que alteram bases e substituem bases, discutidos no Cap. 12 e dos experimentos de mapeamento capazes de resolver distâncias entre pares de bases adjacentes, podemos prever que esses sítios de mutação

Fig. 11.4 Recombinação dentro de um cistron. A freqüência desse evento é determinada pela distância entre os sítios mutantes. Isto é usado para construir um mapa de sítios mutantes dentro do cistron.

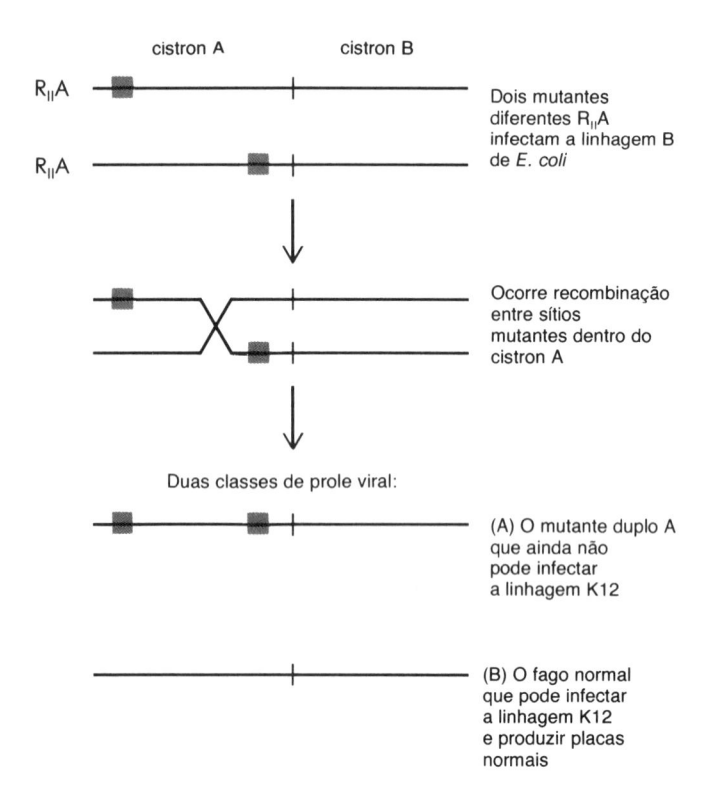

cistron A   cistron B

R$_{II}$A

R$_{II}$A

Dois mutantes diferentes R$_{II}$A infectam a linhagem B de *E. coli*

Ocorre recombinação entre sítios mutantes dentro do cistron A

Duas classes de prole viral:

(A) O mutante duplo A que ainda não pode infectar a linhagem K12

(B) O fago normal que pode infectar a linhagem K12 e produzir placas normais

sendo mapeados seriam equivalentes a um par de bases. Isto levou Benzer a criar o termo **muton** como sendo a menor unidade mutacional dentro de um gene. Desde essa época, evidências experimentais adicionais, tais como a hemoglobina falciforme e a triptofano-sintetase já discutidas, confirmaram o par de bases como a unidade mutacional.

Definição de um gene. Como resultado desses estudos, podemos acrescentar às nossas informações já existentes e então definir um gene. A definição dada por Watson parece incluir vários tipos de critérios. O gene é uma região cromossômica distinta responsável por uma única função celular, consistindo de uma disposição linear de sítios potencialmente mutáveis entre os quais pode ocorrer recombinação.

ESTRUTURA DO GENE EUCARIÓTICO

O teste de complementação é facilmente feito em microrganismos, onde o grande número de indivíduos torna possível a detecção de eventos genéticos raros. Isto não é assim tão fácil com os eucariotos. Sendo mais difícil manter e examinar grandes números de indivíduos, muitos sistemas não foram submetidos ao teste de complementação. No entanto, existem dois exemplos, o *locus rosy* em *Drosophila* e o *locus waxy* em cevada, nos quais foram feitas análises de complementação. O *locus* rosy que controla a pigmentação no olho contém dois grupos de complementação ou cistrons. O *locus* waxy que controla o tipo de amido depositado na semente contém seis grupos de complementação ou cistrons. Isto sugere que, em princípio, a definição de gene baseada na complementação também seria em geral aplicável aos eucariotos.

No entanto, os genes eucarióticos têm um aspecto estrutural não encontrado nos procariotos. Foi descoberto na década de 70 que muitos genes eucarióticos contêm seqüências de nuclotídeos que não são traduzidas em seqüências de aminoácidos de uma proteína. Esta descoberta levou ao conceito de genes **divididos (split).** Isto é, o gene eucariótico é dividido em dois tipos de seqüência: **seqüências codificantes,** que são posteriormente traduzidas em proteínas, e **seqüências intervenientes,** que não são traduzidas em proteínas. Estes termos correspondem aos já usados **exon**, significando as seqüências de DNA que são expressas (traduzidas em proteínas), e **introns**, significando as seqüências de DNA que não são traduzidas em uma proteína.

A base disso reside na formação do **RNA heterogêno nuclear** e no processamento do RNA discutido no Cap. 9. Em resumo, um grande RNA inicialmente transcrito é processado no núcleo em um mensageiro funcional. Durante esse processamento as seqüências intervenientes são removidas, dando um transcrito mais curto feito apenas de seqüências codificantes. A quantidade de RNA removida pode ser mais de 50 por cento do transcrito primário. Um esquema geral do processamento das seqüências intervenientes do RNA foi dado na Fig. 8.8. A presença de seqüências intervenientes é limitada aos genes eucarióticos, com a exceção de alguns genes em vírus, tais como os adenovírus, que só podem replicar-se no núcleo eucariótico.

Assim, com duas exceções — os genes de histona e interferon —, todos os genes eucarióticos que codificam proteínas contêm seqüências intervenientes. A faixa pode ser tão estreita quanto dois introns no gene de globina, sete no gene de ovalbumina de galinha, até cerca de cinqüenta no gene de alfa-colágeno. Nos quatro genes de tRNA de levedura que foram seqüenciados, encontrou-se um único intron no início da alça do anticódon. Nos eucariotos inferiores, todos os genes de RNA ribossômico são interrompidos, enquanto nos eucariotos superiores a maioria dos genes de rRNA é interrompida.

A ocorrência de genes divididos em eucariotos parece ser uma violação da colinearidade. Devemos ver o gene (cistron) como uma seqüência de DNA responsável pela síntese de uma única* proteína. No entanto, devemos reconhecer que existem seqüências na disposição linear de pares de bases que chamamos de gene que não se refletem em uma seqüência de aminoácidos de uma proteína. No entanto, esta seqüência de DNA ainda é feita de sítios mutáveis, que podem ser separados por recombinação. A ocorrência de introns e exons de nenhum modo altera nosso conceito de gene.

A última pergunta deve ser: por que os genes divididos foram preservados? Uma resposta originalmente proposta por Gilbert é o **embaralhamento de exons.** O embaralhamento ou troca de exons dentro ou entre genes, por recombinação normal ou quebra cromossômica, permitiria tentar novas combinações "significantes" de exons. Isto seria especialmente apropriado se um exon codificasse um determinado domínio funcional de uma proteína. Novas combinações, deleções, ou duplicações de exons poderiam ocorrer para criar novas proteínas com funções novas ou melhoradas na célula.

Dois tipos de exemplos apóiam esta teoria. Nos ratos existem dois genes de insulina e em outros mamíferos só há um. O único gene de insulina nesses outros mamíferos tem dois introns. Nos ratos, um dos genes tem dois introns, enquanto o outro só tem um. Isto significa que um gene ancestral nos ratos tinha dois introns, e sua duplicação permitiu a remoção exata de um intron e combinou dois exons no gene.

Uma situação similar ocorre nas proteínas ligadoras de oxigênio, mioglobina nos animais e leghemoglobina nas plantas leguminosas. Este exemplo está resumido na Fig. 11.5. A leghemoglobina tem três introns, dois dos quais ocorrem em pontos idênticos nos genes de globina dos animais. O intron do meio na leghemoglobina separa dois exons que juntos codificam uma proteína correspondente à produzida pelo exon central da mioglobina. É fácil especular que o exon central da mioglobina se originou de algum gene ancestral pela fusão de exons, com a seqüência primitiva permanecendo no gene da leghemoglobina.

O segundo tipo de evidência parece ser de dois exemplos reais de embaralhamento de exons. O primeiro é o do gene para receptor de lipoproteína de baixa densidade (LDL). Esse gene parece ser feito de exons de um outro gene. Um trecho de 400 aminoácidos correspondente ao gene de LDL mostra 33 por cento de homologia com o precursor do fator de crescimento epidérmico (EGF), uma proteína completamente diferente. Esta região de homologia é codificada por oito exons contíguos. Cinco dos nove introns desses dois genes estão exatamente no mesmo local. Além disso, uma seqüência de 40 aminoácidos correspondente a esta região está repetida três vezes. Isto está codificado por um exon repetido duas vezes no gene de LDL e no gene de EGF e também encontrado em um único exon em um gene diferente para o fator IX, uma proteína da coagulação do sangue. Ainda, esse

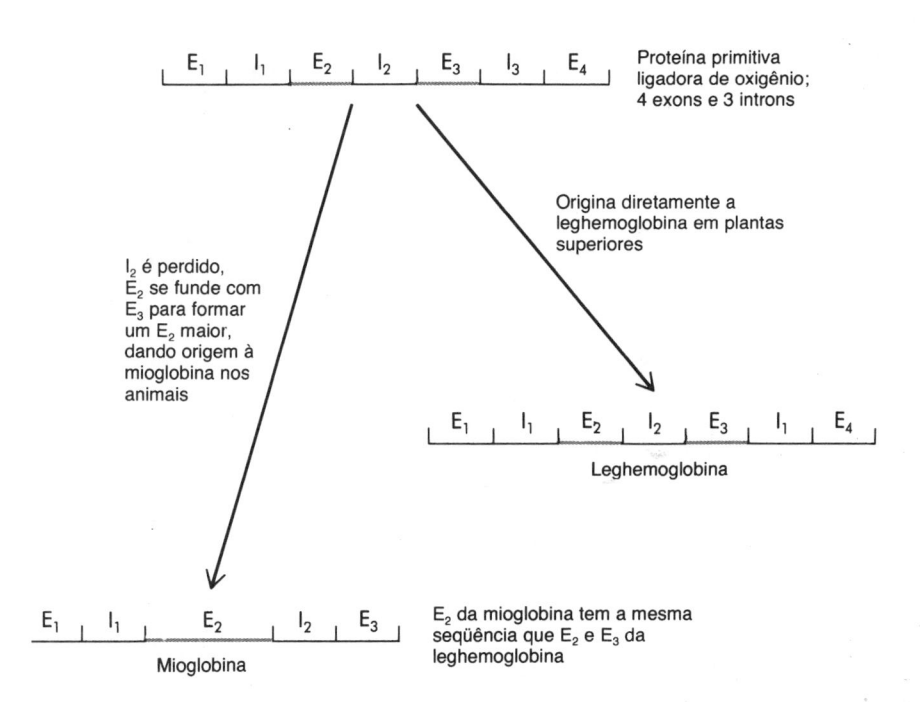

Fig. 11.5 Representação esquemática da evolução de duas proteínas ligadoras de oxigênio, leghemoglobina nas plantas e mioglobina nos animais, a partir de uma proteína primitiva comum. O processo envolve a fusão de exons e a perda de um intron para formar a molécula de mioglobina animal.

*N. T. — Na verdade, sabemos que existem alguns mecanismos (por exemplo, processamento alternativo — *alternative splicing*) pelos quais um cistron pode produzir polipeptídeos diferentes.

mesmo exon provavelmente também está presente em outros dois genes para fatores de coagulação.

Um segundo exemplo é encontrado em um grupo de enzimas glicolíticas: gliceraldeído-fosfato-desidrogenase (GAPDH), piruvato-cinase (PK) e triose-fosfato-isomerase (TIM). Todos estes três genes em galinha compartilham vários exons, sendo as únicas variações o número e local dos introns. Todos parecem ter sido dispostos a partir de exons comuns. Quando o gene de TIM de milho foi seqüenciado e comparado com o gene de galinha, três dos cinco introns estavam exatamente no mesmo local. Isto também sugere que o gene ancestral já estava provavelmente dividido em exons antes da divergência de plantas e animais. Gilbert acredita que isto deve nos dizer algo sobre as "regras para a criação de proteínas".

ORGANIZAÇÃO DOS GENES

Muito embora as observações baseadas no mapeamento e expressão dos genes indique que cada gene esteja presente uma única vez no genoma de um organismo, torna-se cada vez mais evidente que este nem sempre é o caso. Um gene para determinada função pode sofrer duplicação e variação ao ponto de que o material genético responsável por um fenótipo particular possa compreender uma **família de genes.** Esses genes parecem estar agrupados ou dispersos pelo genoma. Os membros de uma família de genes têm função idêntica. Sua época de expressão pode ser conjuntamente coordenada ou em um padrão seqüencial durante o desenvolvimento. Um exemplo clássico é o dos genes para RNA ribossômico. Eles estão agrupados em grande número na região organizadora do nucléolo e se expressam em conjunto. A Fig. 11.6 de fato mostra esta família de genes transcrevendo RNA ribossômico. Esta organização é muito útil quando o produto gênico é necessário em grandes quantidades, tal como o rRNA.

Os genes de globina α e β nos humanos também estão agrupados em famílias. O grupo de genes β é encontrado no cromossomo 11 e se extende por mais de 60.000 pares de bases. O grupo de genes α está no cromossomo 16 (veja Quadro 6.2). A expressão desses genes é regulada coordenadamente durante o desenvolvimento. Os genes de globina são estruturalmente muito similares em todos os animais, com três exons e dois introns, todos situados em posições constantes. Isto levou muitos a concluir que esta família de genes de globina se originou de algum gene ancestral por duplicação e mutação.

Os genes de histona também representam uma família interessante. De início, nenhum dos cinco genes contém introns. Os cinco genes existem em grupos no genoma. Na *Drosophila* estão presentes cerca de 100 cópias desses cinco genes. Em outros organismos, tais como os humanos, embora estejam ligados no mesmo cromossomo, os genes de histona não existem em grupos de repetição tandem. Em muitos casos, os genes de tRNA estão duplicados em tandem em grandes famílias. Além disso, eles são transcritos em um longo transcrito que é processado nas moléculas individuais de tRNA.

As famílias de genes são atualmente classificadas em três grupos: famílias multigênicas simples, famílias multigênicas complexas e famílias multigênicas complexas controladas pelo

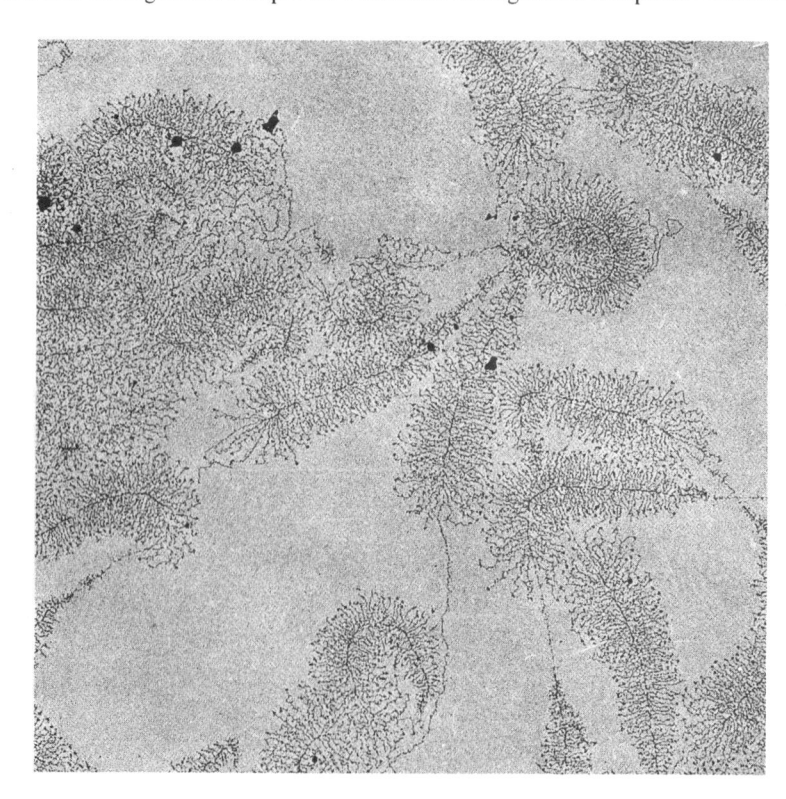

Fig. 11.6 Família de genes de RNA ribossômico em *Xenopus*. Cada um está ativamente sintetizando RNA ribossômico. (Foto-cortesia do Dr. O. Miller, University of Virginia, usada com permissão.)

desenvolvimento. Uma **família multigênica simples** é aquela em que apenas um ou poucos genes são repetidos em disposição tandem. (Um exemplo seria o dos genes para RNA ribossômico 18s, 5,8s e 28s, discutidos no Cap. 9). Uma **família multigênica complexa** consiste de gens correlacionados em agrupamento, mas transcritos independentemente (os cinco genes de histona são um exemplo). Uma **família multigênica complexa controlada pelo desenvolvimento** codifica um número de formas diferentes da mesma proteína e se expressa em épocas diferentes do desenvolvimento. As diferentes formas de hemoglobina α e β expressas nos estágios embrionário, fetal e adulto do desenvolvimento são excelentes exemplos.

A família de genes de imunoglobulinas

Os genes que codificam as imunoglobulinas mostram um caso interessante de organização. As proteínas responsáveis pela resposta imune nos vertebrados são chamadas **anticorpos**, que são sintetizados em resposta a **antígenos.** Essas moléculas são caracterizadas por sua tremenda diversidade. Elas podem ocorrer em um milhão ou bilhão de formas ligeiramente diferentes em um organismo, o que resulta em poderem responder a milhões e bilhões de antígenos externos, com os quais o organismo entre em contato durante sua vida. A questão é: como um organismo produz essa tremenda variedade de proteínas? Há um gene para cada anticorpo ligeiramente diferente?

Primeiro é necessário discutir a estrutura do anticorpo. Cada molécula de anticorpo é feita de quatro cadeias de **imunoglobulina.** Existem duas cadeias pesadas idênticas, de 330 ou 440 aminoácidos, e duas cadeias leves idênticas, com 220 aminoácidos cada. As quatro cadeias de imunoglobulina são mantidas juntas, de tal modo a formar uma molécula em forma de Y (Fig. 11.7). Virtualmente todas as moléculas de anticorpo são idênticas, exceto nos braços do Y. Aqui, nas extremidades amino das quatro moléculas polipeptídicas, cada anticorpo difere ligeiramente de qualquer outro anticorpo. É também onde existe a especificidade antigênica de cada anticorpo. Com bases na seqüência de aminoácidos, pareceria que cada cadeia polipeptídica de um anticorpo é construída de subunidades protéicas menores chamadas **domínios.** Eles são discretas seqüências de aminoácidos dentro de um polipeptídeo que estão associadas a uma função particular. A porção constante de cada polipeptídeo é feita da repetição dos mesmos domínios de 110 aminoácidos. A parte variável de cada polipeptídeo contém um domínio diferente de aminoácidos, dependendo da especificidade do anticorpo.

Para resumir, cada anticorpo é feito de quatro cadeias polipeptídicas, contendo grandes regiões constantes de seqüências de aminoácidos e pequenas regiões variáveis de seqüências de aminoácidos. A singularidade e especificidade de cada anticorpo reside na diversidade de regiões variáveis que podem estar presentes.

Na década de 80, progredimos muito na organização dos genes que codificam essas proteínas, o que é necessário para explicar como tantas proteínas diferentes podem ser produzidas em um único organismo. A teoria mais precisa até agora se baseia em **recombinações somáticas** de segmentos de gene para os vários domínios proteícos que constituem uma molécula funcional de anticorpo. Na linhagem germinativa de cada organismo existem segmentos de DNA que codificam todos os possíveis domínios de um anticorpo maduro. Existem pelo menos quatro tipos diferentes de segmentos: aproximadamente dez segmentos C que codificam as regiões constantes de ambas as cadeias, várias centenas de segmentos V que codificam a parte variável da proteína, quatro segmentos J distintos usados para a junção dos segmentos V e C e cerca de vinte segmentos D diferentes para a diversidade da cadeia pesada.

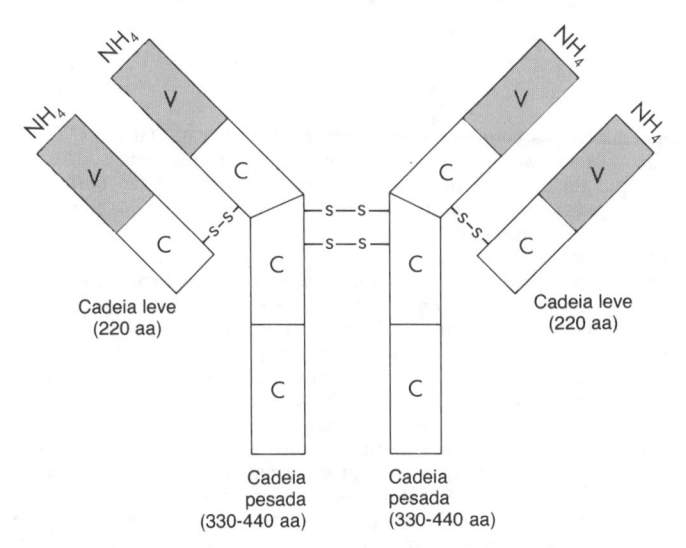

C = Domínios constantes - elemento comum (110 aa)
V = Domínios variáveis - elemento variável - especificidade antigênica

Fig. 11.7 Associação de quatro cadeias de imunoglobina em um anticorpo funcional.

Fig. 11.8 Processo de montagem de um gene funcional de imunoglobina. A recombinação somática do DNA da linhagem germinativa produz uma linhagem de células B que contém uma única combinação de segmentos V, J e C. A transcrição seletiva e o processamento do RNA transcrito geram posteriormente uma combinação única de segmentos, usada para formar um anticorpo específico.

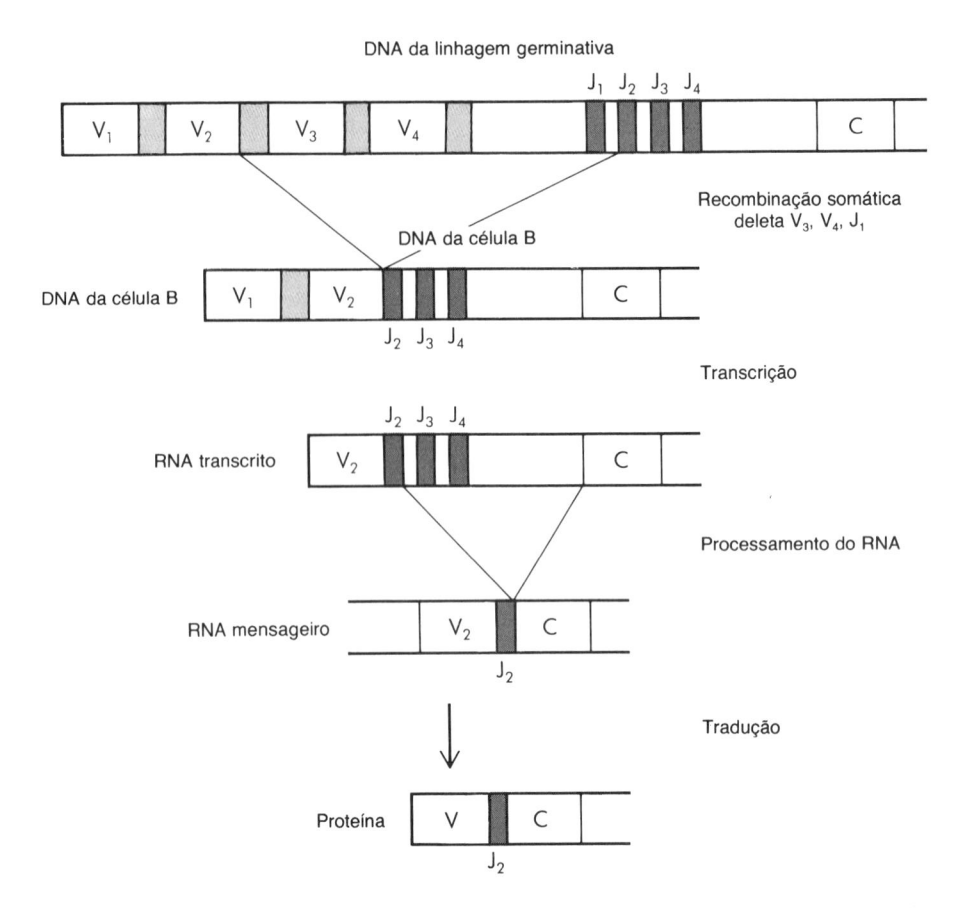

O gene para um anticorpo é feito, nos linfócitos B (células somáticas derivadas da linhagem germinativa), por recombinação somática dos segmentos V, J, D e C e deleção de todo o DNA que os separa, que em alguns casos pode ser considerável. A partir do DNA é transcrito um RNA, incluindo os segmentos V-J ou V-D-J, a região C e um grande intron que separa a região C de outros segmentos. O intron é removido e o mRNA funcional é exportado do núcleo e traduzido em uma proteína. Combinando-se algumas centenas de segmentos V com vinte segmentos D e quatro segmentos J obteremos aproximadamente 10.000 combinações. Quando incluímos as combinações de cadeias pesadas e leves, temos mais de 10 milhões de possíveis moléculas de anticorpos.

ANTICORPOS MONOCLONAIS

Os anticorpos a um determinado antígeno são geralmente obtidos preparando-se o antígeno na forma mais pura possível, injetando-o em um animal, sangrando o animal e então separando o anti-soro do sangue. O problema é que o sistema imune responde até mesmo a pequenas quantidades de antígenos contaminantes, tanto quanto ao interessado. Assim, o anti-soro obtido contém uma mistura de anticorpos a vários antígenos. Com estudos que em 1984 os levaram a dividir o prêmio Nobel, C. Mielstein e G.J.F. Kohler descobriram um modo para produzir um único anticorpo de cada vez em forma pura.

As células formadoras de anticorpo têm um tempo de vida muito curto em cultura. O objetivo de Mielstein e Kohler era simplesmente imortalizar algumas células formadoras de anticorpos fusionando-as com tumores de células do plasma, chamados **mielomas,** de camundongo. Os mielomas se dividem indefinidamente em cultura. A esperança era que a linhagem de células tumorais fizesse a linhagem celular híbrida (então chamada um **hibridoma**) se dividir indefinidamente e produzir o anticorpo indefinidamente. Quando cultivadas em um meio seletivo que só permite o crescimento das células do hibridoma, foi obtida uma linhagem celular que cresceu indefinidamente, e não só produzia anti-

corpos continuamente como os produzia de um único tipo. Uma vez que esses anticorpos são um único tipo de molécula, eles representam um reagente químico puro. Esses anticorpos são portanto chamados **anticorpos monoclonais** e podem ser obtidos em quantidades ilimitadas.

As aplicações dos anticorpos monoclonais parecem ser quase ilimitadas. Uma vez que podem ser feitos para qualquer antígeno, os estudos moleculares da própria molécula de imunoglobulina se tornaram mais fáceis. Os antígenos humanos, associados à susceptibilidade a várias doenças tais como artrite reumatóide, diabete juvenil e esclerose múltipla, podem ser mais claramente identificados com os anticorpos monoclonais. Anticorpos que formam complexos com toxinas e drogas podem ser usados no tratamento de tumores. Em biologia molecular, os anticorpos monoclonais podem ser usados para se obter uma proteína específica, como produto gênico de uma mistura de moléculas em uma célula. A única limitação está em ser capaz de isolar o antígeno a ser usado. A descoberta dos anticorpos monoclonais demonstra como um experimento com um objetivo muito simples pode levar a uma grande descoberta com várias aplicações.

São usados dois mecanismos adicionais para se obter ainda mais diversidade de anticorpos. Parece que a maquinaria de corte de DNA que funde os segmentos V, J e D não tem muita precisão, o que resulta em ligeiras variações na junção dos segmentos. Além disso, a taxa de mutação espontânea nos segmentos para a região V é muitas vezes maior que a taxa média dos eucariotos. Portanto, mesmo que o linfócito B (células que produzem um anticorpo específico) tente fazer o mesmo anticorpo duas vezes, ele não consegue.

Finalmente, é importante completar esta história descrevendo o destino e funcionamento desses genes para anticorpos e células da resposta imune. A melhor explicação do fenômeno geral reside na **teoria da seleção clonal.** Os linfócitos B se originam de células da medula óssea. Cada célula produz anticorpos contra antígenos específicos pelo processo de recombinação somática descrito acima, e portanto porta apenas produtos gênicos específicos contendo combinações únicas de segmentos V, J, D e C. À medida que esse tipo específico de célula prolifera, ele produz um pequeno clone de células idênticas, todas produzindo os mesmos anticorpos. Os anticorpos permanecem ligados à membrana da célula. Quando se ligam a seu antígeno específico, a célula é estimulada a proliferar rapidamente, aumentando muito o clone e respondendo rapidamente ao antígeno específico. Esta é a seleção clonal. Isto também explica como, uma vez que a imunidade é desenvolvida contra um antígeno de fora, ela permanece durante toda a vida do indivíduo. Temos sempre uma pequena população de células B na corrente sanguínea. Quando o antígeno aparece, as células que contêm o gene para o anticorpo específico para esse antígeno se proliferam seletivamente, produzindo uma resposta antigênica rápida.

Vemos aqui grupos de fragmentos gênicos se recombinando para produzir genes funcionais em uma linhagem celular. A tremenda diversidade protéica se origina das várias combinações de segmentos gênicos.

Pseudogenes

O resultado final do desenvolvimento de um gene além das famílias gênicas é chegar a um ponto em que não se expresse mais funcionalmente. É o que se chama um **pseudogene,** um gene que tem seqüências semelhantes às de genes funcionais mas que por adições de bases, deleções e rearranjos, incluindo perda de um promotor, não mais se expressam. Vários deles foram mapeados no genoma humano (veja Quadro 6.2). Em termos de evolução gênica, os pseudogenes são o fim da linha.

CONCLUSÕES

Os quatro últimos capítulos nos deram as seguintes conclusões importantes quanto ao gene:

1. O material genético é o DNA em todos os organismos, exceto alguns vírus, onde é o RNA.
2. Um gene é uma seqüência linear específica de nucleotídios, e pode ser considerado em mais de um nível de organização.
   a. A unidade funcional, o *cistron*, é responsável por uma cadeia polipeptídica específica, e consiste em três desoxirribonucleotídeos adjacentes para cada aminoácido na cadeia, mais um mínimo de uma trinca iniciadora de cadeia e uma ou mais trincas terminais de cadeia.
   b. Os cistrons eucarióticos geralmente consistem em seqüências transcritas e traduzidas (exons), interrompidas por seqüências não traduzidas (introns).
   c. Cada cistron é divisível em (1)*mutons*, o menor número de nucleotídeos independentemente capaz de produzir um fenótipo mutante. Em muitos casos isto é um único par de nucleotídeos; (2) *recons*, o menor número de nucleotídeos capaz de sofrer recombinação. É também tão pequeno quanto um nucleotídio. Os recons e mutons são estruturalmente idênticos.
3. A especificação da seqüência de aminoácidos de uma cadeia polipeptídica por um cistron é possibilitada pela seqüência de desoxirribonucleotídeos deste último.
   a. A mediação da síntese de polipeptídeos se faz por um intermediário, o RNA mensageiro, que é unifilamentar, base a base, derivado de um transcrito complementar da seqüência de nucleotídeos do DNA, mais um "cap" na ponta 5′ e uma "cauda" de poli-A.
   b. O RNA mensageiro, em conjunto com os ribossomos, tRNA, fontes de energia e uma bateria de enzimas, é diretamente responsável pela sua seqüência de ribonucleotídeos (o código genético), pela biossíntese de polipeptídeos na superfície dos ribossomos, principalmente no citoplasma (as exceções serão tratadas no Cap. 16). As proteínas funcionais são montadas a partir das cadeias polipeptídicas formadas.

PROBLEMAS

11-1 Suponha que um determinado cistron consista em 1.500 desoxirribonucleotídeos em seqüência. (a) Qual é o número máximo de mutons que esse cistron pode ter? (b) Esse número parece ser muito alto, muito baixo, ou o correto para um organismo real? Por quê?

11-2 O cistron A da triptofano-sintetase é responsável por quantos codons, não considerando os de iniciação, término e possíveis introns?

11-3 Não considerando o iniciador, terminal e possíveis introns, quantos necleotídeos possui o cistron A da triptofano-sintetase?

11-4 Um dos cálculos do peso molecular do DNA de um conjunto (haplóide) de cromossomos humanos é de $1,625 \times 10^{12}$. (a) Se supusermos que 650 é o peso molecular médio de um par de desoxirribonucleotídeos, quantos pares de nucleotídios contém o DNA de um núcleo somático *diplóide*? (b) Qual é, então, o número máximo de mutons em cada uma de suas células somáticas? (c) Qual é o comprimento total em micrômetros (mícrons) do DNA no núcleo de uma de suas células somáticas *diplóides*? (d) Com esses valores, o DNA de *um* de seus conjuntos (haplóide) de cromossomos é responsável por quantos códons no mRNA? (e) Partindo de uma média de 300 aminoácidos por cadeia polipeptídica, e não considerando os introns e sinais de início e final, quantos cistrons você tem em *um* conjunto de 23 cromossomos?

11-5 Explique por quê uma mutação em um dado cistron pode ser letal, enquanto outra no mesmo cistron pode não produzir efeito fenotípico adverso, sendo detectada apenas em testes de laboratório.

11-6 Como uma família de genes pode surgir em um determinado *locus* durante a evolução de uma dada espécie?

11-7 Distinga estes três conceitos: cistron, muton e recon.

11-8 Qual a diferença entre complementação e recombinação?

11-9 Examinando as famílias de genes encontramos freqüentemente formas embrionária, fetal e adulta de uma proteína como a hemoglobina. A que fenômeno esses termos se referem? Que único termo pode ser usado para descrever esse tipo de família gênica?

11-10 Descreva o mecanismo produtor da diversidade de anticorpos.

11-11 O que significam as regiões constantes e variáveis de uma molécula de anticorpo?

12

REGULAÇÃO DA AÇÃO GÊNICA

Muito embora todas as células de um organismo contenham o mesmo conjunto básico de informações genéticas, os fenótipos celulares dos organismos multicelulares variam muito. Mesmo uma bactéria não produz todas as enzimas que ela é capaz de produzir, todo o tempo. Ao contrário, essas células produzem apenas as enzimas necessárias quando um substrato específico está presente. A existência de tais enzimas adaptativas ou atividade gênica como resultado do estágio de desenvolvimento, ou em resposta ao ambiente, sugere que há, em todas as células, uma regulação seletiva da atividade gênica governando a síntese de proteínas específicas na célula. Este capítulo examina os métodos pelos quais os genes são regulados de modo a produzir proteínas específicas.

REGULAÇÃO GÊNICA EM PROCARIOTOS

Sendo a cadeia polipeptídica o produto final de um gene, que freqüentemente funciona como uma enzima, poderia operar um sistema simples de controle ao nível da regulação gênica. As evidências acumuladas nos últimos anos indicam que há, de fato, vários níveis de regulação gênica. Um deles regula a *síntese* de enzimas controlando a transcrição de mRNA para essas enzimas (controle transcricional). Segundo, ocorre controle na tradução (discutida no Cap. 9). E finalmente, há um controle sobre a atividade das enzimas cuja síntese não é regulada (controle pós-transcricional). Um deles é por meio do **óperon,** um grupo de genes adjacentes cuja transcrição é regulada por outros sítios, e outro é pelo processo de **inibição pelo produto final.**

Regulação transcricional pelo óperon

O óperon *lac* em *Escherichia coli*. Entre os muitos genes deste bacilo do cólon, dois em particular esclareceram bastante o sistema de regulação transcricional de genes procarióticos. São necessárias duas enzimas para o metabolismo de lactose nesse organismo: *galactosídio-permease*, responsável pelo transporte de lactose para dentro da célula bem como sua concentração, e a *betagalactosidase*, que catalisa a hidrólise de lactose em galactose e glicose. A *E. coli* do tipo selvagem produz estas enzimas e uma terceira enzima, a *tiogalactosídio-transacetilase*, em quantidades muito pequenas, cerca de dez moléculas por célula, na ausência de lactose. Quando e se for fornecida lactose, a taxa de síntese destas enzimas aumenta até 1.000 vezes. Podemos dizer que o tipo selvagem foi *induzido* a sintetizar as enzimas que funcionam no metabolismo da lactose, quando o substrato das enzimas estiver presente.

Após alguma incerteza inicial sobre se foi a síntese de enzima ou a atividade enzimática que foi afetada pela lactose, tornou-se claro que a presença de lactose realmente *induzia* a síntese de enzimas, na linhagem indutível. A lactose, o substrato, está agindo aqui como um indutor enzimático. As enzimas cuja produção é aumentada quando está presente um substrato são designadas **enzimas indutíveis.** Embora os indutores sejam muito específicos, os análogos estruturais freqüentemente funcionam do mesmo modo.

Sabe-se que o segmento *lac* no cromossomo de *E. coli* inclui três genes, *z* para betagalactosidase, *y* para galactosídio-permease e *a* para tiogalactosídio-transacetilase. Os três genes estão em contigüidade e são regulados juntos. François Jacob e Jaques Monod, e colaboradores, desenvolveram um modelo de um sistema genético que regula o metabolismo da lactose, ao qual deram o nome **óperon**. Com pequenos refinamentos, esse modelo explica muitas observações do controle da expressão gênica em bactérias (Jacob e Monod dividiram o prêmio Nobel em 1964 por esse trabalho). Vários outros sistemas regulatórios similares foram subseqüentemente descritos para esta e outras bactérias. Virtualmente todos os genes bacterianos são regulados por óperons.

Três genes, *z, y,* e *a,* são responsáveis cada um por uma enzima (Fig. 12.1); eles ocupam posições vizinhas na molécula de DNA e são mapeados nesta seqüência. A informação genética desses três genes é transcrita em uma única molécula de mRNA que é subseqüentemente traduzida nas cadeias polipeptídicas das três enzimas. A RNA-polimerase se liga ao *sítio promotor (p)*. Ocorre, então, uma transcrição no sentido 5'→3', começando com o *sítio operador (o)* que fica "à direita" ou para "baixo" de *p*, isto é, na direção dos três genes estruturais (Fig. 12.1), exercendo controle sobre a transcrição. Os experimentos de mapeamento mostram que a seqüência desses elementos genéticos no DNA é

p o z y a

Os três genes, juntamente com os sítios promotor e operador, formam o óperon lac. **Um óperon, portanto, consiste em um sistema de genes, operador e sítio promotor.** A base da regulação da síntese das três enzimas reside em um outro sítio, o **regulador** *(i)*, e na interação de seu produto protéico com a lactose e com o sítio operador. O sítio regulador está diretamente adjacente ao promotor no óperon *lac*. O mapa completo da seqüência envolvida pode ser representado como

i p o z y a

e é composto de cerca de 4.700 nucleotídios.

O sítio regulador produz uma proteína repressora com 360 aminoácidos. Na ausência de lactose, a proteína repressora se liga ao operador tipo selvagem *(o⁺)*, impedindo assim a ligação da RNA-polimerase ao promotor, não havendo portanto a transcrição dos três genes. Mas a lactose, caso presente, liga-se ao repressor e altera sua forma, impedindo-o de se ligar ao operador. O resultado é que os três genes são transcritos. A lactose, o substrato para a betagalactosidase e galactosídio-permease, age portanto como um *indutor* do óperon. A transcrição é iniciada no sítio operador, que é transcrito como parte do mRNA total produzido. A *tradução*, no entanto, começa no gene *z* com o *décimo primeiro* nucleotídio, e não com o primeiro (Fig. 12.2).

Outras linhagens do bacilo, derivadas por mutação a partir do tipo selvagem indutível, produzem essas enzimas continuamente, esteja ou não presente a lactose. Estas são linhagens

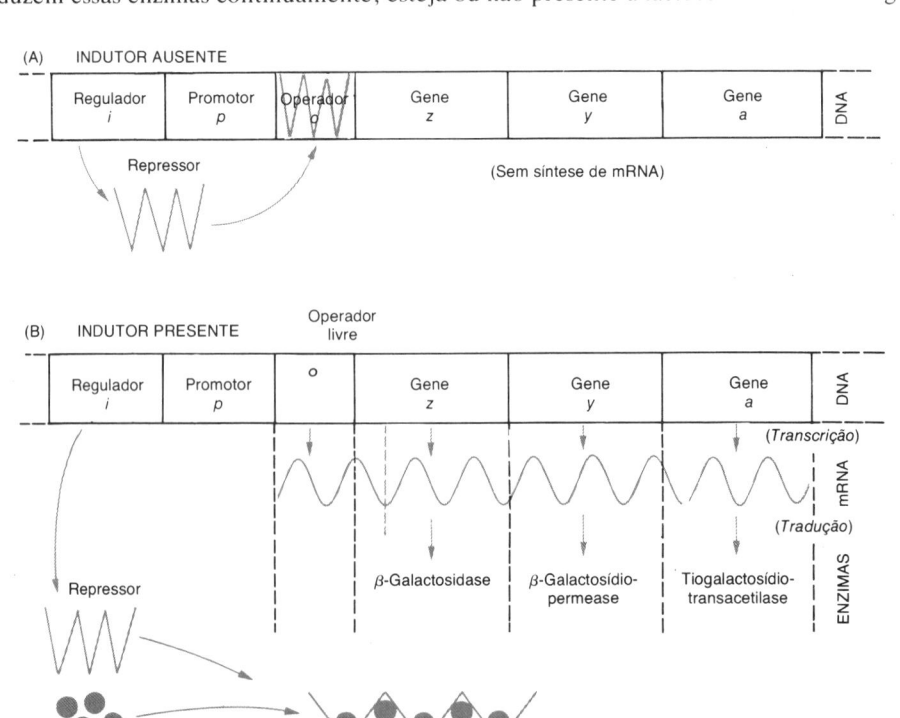

Fig. 12.1 Representação diagramática do óperon lac de *E. coli*. A transcrição se inicia no sítio operador *(o)*. A enzima RNA-polimerase DNA-dependente liga-se ao sítio promotor *(p)* na presença de AMP cíclico, o qual deve ligar-se primeiro ao promotor que fica próximo à ponta 5′ desta última região. A transcrição ocorre no sentido 5′ → 3′, começando pelo operador. Se a proteína repressora estiver presente, na ausência de lactose, ela se ligará ao operador, evitando a transcrição dos três genes. Se a lactose estiver presente, ela se combina com o repressor inativando-o, permitindo que ocorra a transcrição. O regulador *(i)* está logo em seguida ao promotor. Para maiores detalhes, veja o texto.

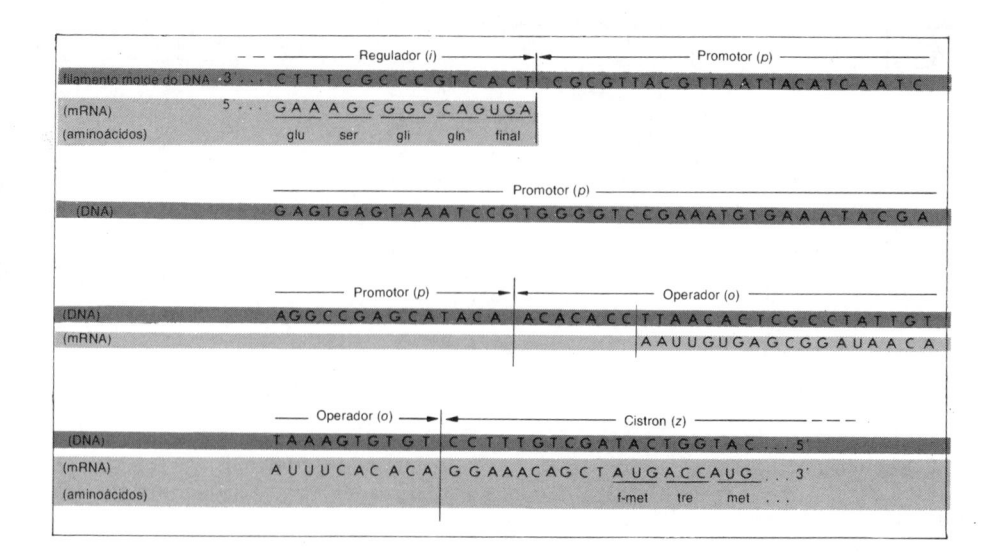

Fig. 12.2 Seqüência de nucleotídios do molde de DNA e a molécula de RNA transcrita para uma parte do regulador *(i)*, todo o promotor *(p)* e o operador *(o)*, e o começo do gene *z* do óperon *lac*. Note que a tradução começa apenas no 11º nucleotídio do mensageiro do gene *z*. Os aminoácidos estão assim abreviados: f-met, N-formil-metionina; gln, glutamina; glu, ácido glutâmico; gli, glicina; met, metionina; ser, serina; tre, treonina. (Leia a seqüência de nucleotídios da esquerda para a direita.)

constitutivas. As linhagens constitutivas de *E. coli* caracterizam-se ou por um regulador defeituoso *(i⁻)* ou um operador mutante que é incapaz de se ligar ao repressor. Por exemplo, $i^+p^+o^+z^+y^+a^+$ é uma linhagem *indutível*; i^+ produz um repressor que se liga a o^+ e impede a transcrição de z^+, y^+ e a^+ (Fig. 12.1). A presença de lactose, é lógico, inativa o repressor, de modo que o^+ permite a transcrição. Por outro lado, $i^-p^+o^+z^+y^+a^+$ é constitutivo devido a um repressor defeituoso, que não se ligará ao o^+, de modo que a transcrição dos três genes é contínua. Uma $i^+p^+o^cz^+y^+a^+$ (linhagem *operador-constitutivo*) também é constitutiva porque o sítio de ligação do repressor, e não o repressor, é defeituoso.

O interessante é que os estudos de merozigotos (diplóides parciais) produzidos por conjugação mostraram que i^+ é dominante em relação a i^-. Em uma célula com o genótipo $i^+p^+o^+z^+...$ $/i^-p^+o^+z^-...$, deveríamos esperar a produção indutiva de uma betagalactosidase normal e uma forma modificada da enzima (inativa ou fracamente ativa) produzida constitutivamente. Isto não ocorre; ambos os tipos de betagalactosidase são produzidos indutivelmente. O repressor é capaz de se difundir do "cromossomo" $i^+p^+o^+z^+...$ para o outro e reprimir z^-, muito embora este último esteja ligado a i^-. O gene regulador funciona portanto seja na posição *cis* (no mesmo cromossomo) ou *trans* (em um cromossomo diferente). Por outro lado, o operador *(o)* funciona apenas na posição *cis*; por exemplo, o diplóide parcial i^+ p^+ o^c z^+ $.../i^-$ p^+ o^+ z^- ... produz betagalactosidase normal constitutivamente, mas não a enzima modificada. Isto era esperado, pois o operador está no lugar onde começa a transcrição.

Este aspecto do óperon *lac* ilustra o *controle negativo*, a base do qual é a produção de um *repressor*. Neste caso, o repressor bloqueia a expressão dos genes *lac*, a menos que o indutor (lactose) esteja presente para inativar o repressor.

Outro grupo de mutantes envolve o gene do repressor, *i*. Essas mutações em *i* atuam nos genes estruturais *z-y-a* seja na configuração *cis* ou *trans* nos merozigotos. O mutante i^s produz um *super-repressor* que impede a produção dos produtos enzimáticos de todos os três genes. A partir de estudos em diplóides parciais, observa-se que é dominante quanto a i^+, de modo que a relação de dominância entre esses três alelos é $i^s > i^+ > i^-$.

Em vista da direção da transcrição ser do promotor para o operador para os genes *z,y* e *a*, nesta ordem, mutações em um gene afetarão a expressão dos genes seguintes no óperon. Esse tipo de mutação é chamado *mutação polar*. Por exemplo, um defeito em *z* afeta todos os três genes, uma em *y* afeta apenas os genes *y* e *a*, e uma em *a* afeta apenas *a*. O comportamento de vários destes genótipos é resumido no Quadro 12.1.

A "ativação" do óperon da lactose também requer moléculas de uma proteína receptora

Quadro 12.1 Produção de betagalactosidase em vários genótipos *lac* em *E.coli**

| Genótipo | Produção enzimática | | | | Base |
| | Constitutiva | | Indutiva | | |
	Normal	Modificada	Normal	Modificada	
i^- o^- z^- ...	−	−	+	−	Tipo selvagem
i^- o^- z^- ...	+	−	−	−	Regulador defeituoso
i^- o^c z^- ...	+	−	−	−	Operador constitutivo
i^s o^- z^- ...	−	−	−	−	Super-repressor
i^- o^- z^- .../i o^+ z^+ ...	−	−	+	+	Tipo selvagem/regulador defeituoso
i^- o^- z^- .../i o^- z^+ ...	−	−	+	−	i^+ dominante quanto a i^-
i^- o^- z^+ .../i^s o^- z^+ ...	−	−	−	−	i^s dominante quanto a i^+

*O sinal mais indica a produção de betagalactosidase; o sinal menos indica falta de produção da enzima.

Fig. 12.3 O controle positivo cAMP-CRP do óperon *lac* em *Escherichia coli.* Para detalhes veja o texto.

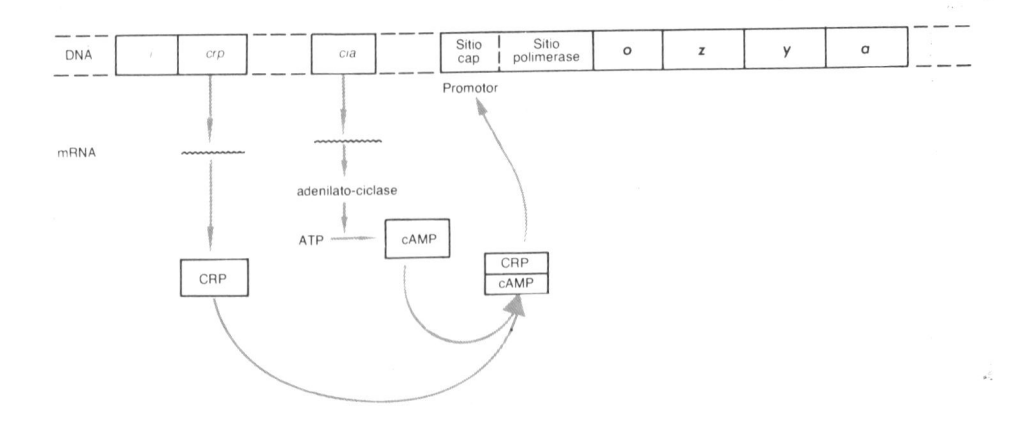

de catabólitos (CRP) ligada a moléculas de adenosina-monofosfato cíclico (cAMP). CRP é o produto do gene *crp;* o cAMP é feito a partir de ATP (adenosina-trifosfato) com a ajuda da enzima adenilato-ciclase, produzida pelo gene *cya* (Fig. 12.3). Ambos os genes estão à esquerda (para "cima") do promotor (Fig. 12.3) Caso a glicose, um dos produtos da quebra da lactose, *não* esteja presente, é produzido o complexo cAMP-CRP que se liga ao promotor *lac* (Fig. 12.3). Isto propicia a ligação da RNA-polimerase e conseqüentemente a transcrição do óperon *lac*. A *presença* de glicose interfere na produção de cAMP, o que resulta na não-formação do complexo cAMP-CRP. Isto bloqueia a transcrição do óperon *lac*. Os mutantes defectivos tanto de *crp* quanto de *cya* foram produzidos; tanto *crp⁻* quanto os indivíduos *cya⁻* produzem níveis tão baixos de seus respectivos produtos que seu efeito é mínimo ou ausente. Em vista dos genes *z,y* e *a* serem ligados na presença do complexo cAMP-CRP, este complexo é um regulador *positivo* do óperon *lac*. Isto significa que o óperon *lac* é regulado negativamente (desligado) pelo repressor e positivamente (ligado) pelo complexo cAMP-CRP.

O óperon *his*. O óperon *lac* envolve um repressor ativo; no entanto, nem todos os óperons funcionam desta maneira. O óperon *his* em *Salmonella typhimurium* (muito similar à *E. coli*) é responsável pela síntese do aminoácido histidina. Ele inclui 13.000 pares de desoxirribonucleotídios. A síntese de histidina nesta espécie ocorre em dez etapas enzimaticamente controladas, envolvendo nove enzimas (uma funciona em duas etapas diferentes) produzidas por nove genes. O regulador é responsável por um repressor *inativo*, que é incapaz de reprimir o operador na ausência de histidina. O resultado, então, é que a RNA-polimerase percorre os nove genes e transcreve um longo mensageiro que codifica todas as proteínas necessárias para a síntese de histidina. Caso haja um excesso de histidina, ela se combina ao repressor e o transforma em ativo. Assim, a histidina é chamada de **co-repressor.** Esta forma ativa se liga ao operador e bloqueia a transcrição do óperon, não ocorrendo conseqüentemente a síntese de histidina. Embora a operação do óperon *his* difira um pouco da do óperon *lac*, é no entanto um controle *negativo*, pois a proteína repressora está envolvida em desligar o óperon.

O óperon *ara*. A regulação dos três genes responsáveis pela produção das três enzimas que catalisam a quebra em três etapas do açúcar arabinose em xilose-5-fosfato (outra pentose, envolvida nas oxidações celulares) em *E. coli* representa uma variação interessante no funcionamento do óperon. O segmento da molécula de DNA envolvida (a posição do mapa de *E. coli* k-12 é cerca de 1,3 minuto; veja Fig. 6.7) consiste em três genes, cada um responsável por uma das três enzimas, um sítio iniciador, um operador e um regulador. O regulador produz uma proteína que serve tanto como ativador quanto como repressor dos três genes. Na ausência de arabinose, esta proteína reguladora serve como um repressor ativo ligando-se ao operador. Quando presente, a arabinose se liga à proteína reguladora e a remove do operador. Em adição, este complexo torna-se um ativador estimulando a RNA-polimerase. Assim, na *ausência* do indutor (aqui a arabinose, o metabólito), a proteína reguladora funciona como um *repressor* se ligando ao operador e impedindo a transcrição; isto representa, é claro, um controle negativo. A mesma proteína é convertida em um *ativador* na presença do indutor (arabinose), ligando-se a ele e permitindo a transcrição; isto representa um controle positivo.

Resumo dos tipos de controle da expressão gênica em óperons

Estes sistemas demonstram métodos tanto positivos quanto negativos de controle da atividade gênica. O óperon *lac* demonstra um controle negativo no qual o repressor ativo bloqueia a expressão gênica ligando-se ao operador. Para que os genes se expressem, o repressor deve ser ativamente removido do operador pelo indutor (lactose). A repressão catabólica do óperon *lac* pela glicose é uma forma de controle positivo. Aqui a expressão gênica é dependente da presença de uma pequena molécula (glicose) que serve como sinal ativador. O óperon da histidina é um exemplo de controle negativo, pois o repressor de histidina liga-se ao operador somente após ter-se ligado à histidina. Finalmente, o óperon *ara* é um exemplo tanto de controle positivo quanto de negativo, pois na ausência do indutor a proteína reguladora reprime o óperon e na presença do indutor estimula o óperon.

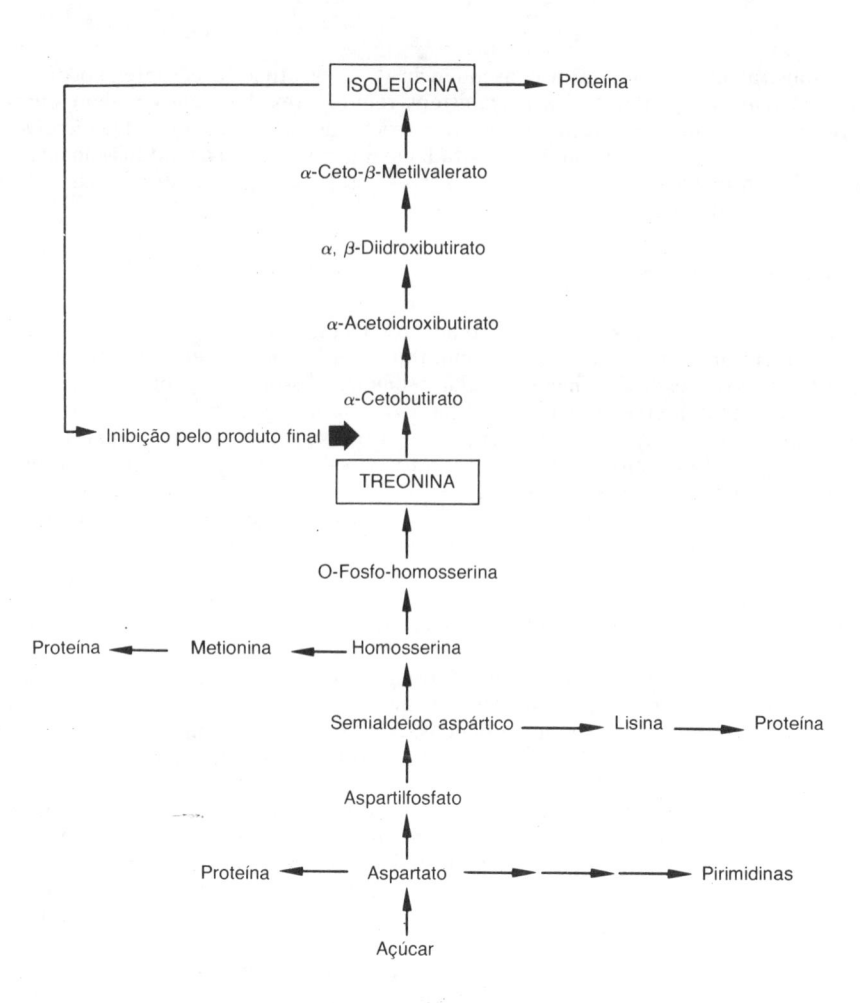

Fig. 12.4 Algumas etapas da síntese de isoleucina. Na inibição pelo produto final em *E. coli*, a inibição enzimática ocorre na desaminação da treonina em alfacetobutirato, no ponto indicado.

Controle pós-transcricional por inibição pelo produto final

Nos estudos sobre a síntese de isoleucina em *E. coli,* foi demonstrado que a adição de isoleucina (o produto final da conversão em cinco etapas da treonina; Fig. 12.4) a uma cultura da bactéria resultava no imediato bloqueio da via treonina → isoleucina. Na presença da isoleucina acrescentada, as células usavam preferencialmente este produto final *exógeno* e cessavam sua própria síntese de isoleucina. Além disso, foi demonstrado que a *produção* de cada uma das cinco enzimas não sofre interferência, mas a ação da enzima responsável pela desaminação da treonina em alfacetobutirato (Fig. 12.4) é *inibida* pelo produto final, a isoleucina.

Interessantemente, essa inibição resulta da ligação do produto final à enzima, de modo que compete com o substrato por um sítio na molécula da enzima. Sabemos que essa competição não é pelo mesmo sítio; a enzima aparentemente tem dois sítios de reconhecimento específicos, um para seu substrato e outro para o produto final inibidor. No entanto, a ligação ao sítio inibidor afeta o sítio do substrato. Isto ocorre por uma mudança na forma da molécula da enzima, que subseqüentemente altera a interação do sítio do substrato com o substrato. O termo *interação alostérica* é aplicado a tais mudanças na atividade enzimática devidas a alterações na forma da molécula enzimática, produzidas pela ligação de uma segunda substância a um sítio diferente e não-superposto.

REGULAÇÃO GÊNICA EM EUCARIOTOS

Os organismos multicelulares normalmente se desenvolvem por um processo de diferenciação a partir de uma única célula, o zigoto, até uma forma adulta com muitos tipos diferentes de células, tecidos e órgãos. Devido ao comportamento dos cromossomos na mitose, todas as células de um corpo complexo e multicelular supostamente têm o mesmo genótipo. Em resumo, entre os estágios de zigoto e adulto, as células do organismo se *diferenciam,* tanto física quanto fisiologicamente, embora o genoma de todas as células deva ser idêntico sob condições normais. O problema pode ser simplesmente enunciado: *como células geneticamente idênticas se tornam funcionalmente diferentes?*

A chave para a diferenciação estrutural e funcional de organismos multicelulares reside no fato de que suas células não produzem as mesmas proteínas todo o tempo. Aparentemente existe algum mecanismo na célula para "ligar" ou "desligar" os genes em épocas diferentes e/ou em ambientes diferentes. De fato, hoje é claro que, a partir de consideráveis evidências

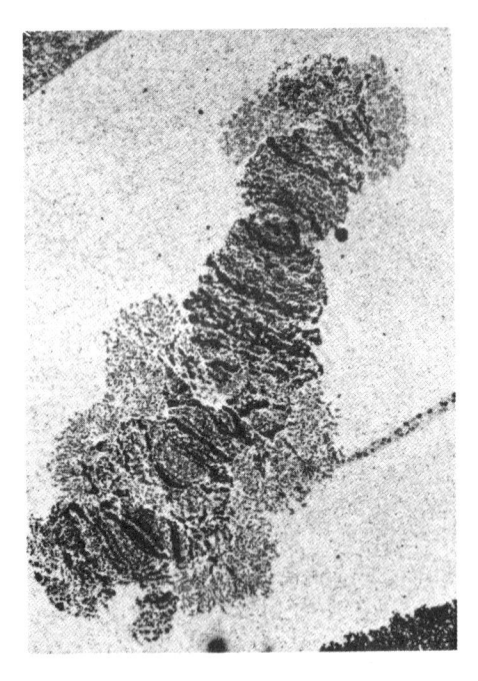

Fig. 12.5 Os "puffs" cromossômicos no cromossomo politênico IV de *Chironomus tentans.* (Foto por cortesia de B. Daneholt, reproduzida com permissão.)

experimentais, a diferenciação é a conseqüência de uma ativação e repressão ordenada e temporal do material genético. Os mecanismos reguladores dos genes podem operar em qualquer um dos seguintes quatro níveis: transcricional; pós-transcricional, envolvendo o processamento do RNA; traducional; e pós-traducional, envolvendo a modificação da proteína após ter sido sintetizada. Como se pode esperar, os sistemas regulatórios são diferentes nos eucariotos e procariotos.

Cromossomos gigantes

Na ordem *Diptera* de insetos, os cromossomos dos tecidos larvares, tais como as glândulas salivares, exibem um comportamento incomum que ajudou a esclarecer a regulação gênica. Embora as células desses tecidos não se dividam, seus cromossomos se replicam repetidamente enquanto permanentemente pareados aos pares de homólogos, produzindo cromossomos gigantes politênicos, ou seja, multifilamentares. Caso esses cromossomos sejam examinados em vários estágios do desenvolvimento do inseto, são vistas áreas específicas (conjunto de bandas) que aumentam formando **puffs,** ou anéis de Balbiani (Fig. 12.5). O puff é descrito como um afrouxamento do DNA altamente helicoidizado em estruturas longas e em forma de alças. Esses puffs surgem e desaparecem em um determinado tecido em locais específicos do cromossomo à medida que ocorre o desenvolvimento; os que estão em determinados locais são correlacionados a estágios específicos do desenvolvimento do inseto. O padrão de puffs varia, de modo regular e característico, de acordo com o tecido e seu estágio de maturação.

Por meio de técnicas diferenciais de coloração, testes bioquímicos e uso de isótopos radioativos, foi demonstrado que cada puff é um sítio ativo de transcrição. Uma vez que os genes estão associados a determinadas bandas, esta "puffagem" temporal indica claramente mudanças na atividade gênica ao longo do tempo. Os testes mostram que o mRNA sintetizado em um puff é característico e difere do produzido por outros puffs.

A injeção de quantidades muito pequenas do hormônio ecdisona, produzido pelas glândulas protoráxicas e indutor da muda, causa a formação dos mesmos puffs que ocorrem normalmente antes da muda em larvas não tratadas. As glândulas protoráxicas são ativadas pelo fluxo de hormônio cerebral das células neurossecretoras. Isto foi demonstrado por um engenhoso experimento relatado por Amabis e Cabral. Eles observaram que, ligando a parte anterior da larva do díptero *Rhynchosciara* logo atrás do cérebro, ocorria não só uma falha no "puffamento" normal, mas também um decréscimo do tamanho dos puffs já iniciados no momento da ligação. Em outros experimentos, a injeção do antibiótico actinomicina D (que inibe a síntese de mRNA) impede a formação de "puffs" por várias horas quando é usado simultaneamente com ecdisona. A uridina radioativa, injetada na larva, se acumula apenas nos puffs e nucléolos, mas não o faz se precedida de injeção de actinomicina D.

Todos esses resultados apontam claramente para os "puffs" como sítios de síntese de RNA, de acordo com um padrão muito associado ao do desenvolvimento do indivíduo. Evidentemente, então, os genes sofrem alterações reversíveis em atividade (transcrição) que estão relacionadas ao estágio de desenvolvimento do organismo.

Cromossomos plumosos

Um fenômeno similar de "ligar e desligar" genes é evidente nos grandes cromossomos dos ovócitos de anfíbios, os **cromossomos plumosos.** Eles receberam o nome de *lampbrush chromosomes* devido à sua semelhança com as escovas usadas para limpar chaminés, antes do desenvolvimento da eletricidade. Um nome mais preciso em termos modernos seria cromossomos "escova de limpar tubo de ensaio" *(test tube brush).* Eles são isolados de ovócitos na prófase meiótica. Os homólogos se pareiam e são mantidos juntos pelo quiasma, mas não se condensam

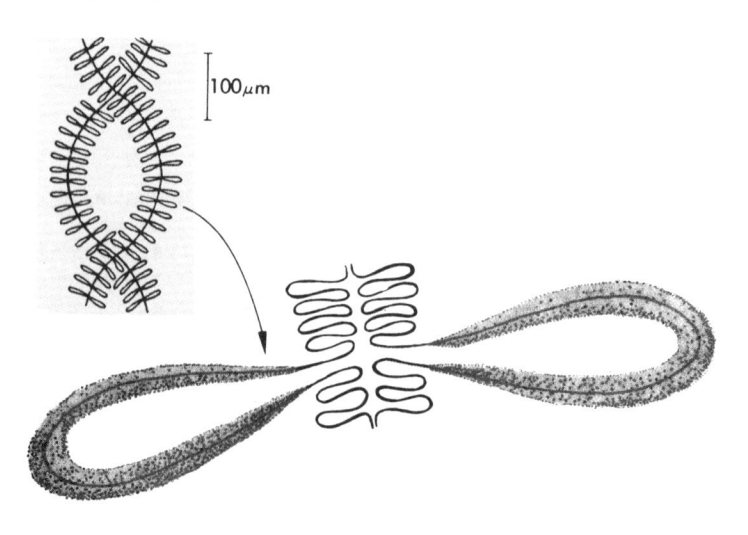

Fig. 12.6 Diagrama de uma parte do cromossomo politênico, visto em um ovócito de anfíbio.

100μm

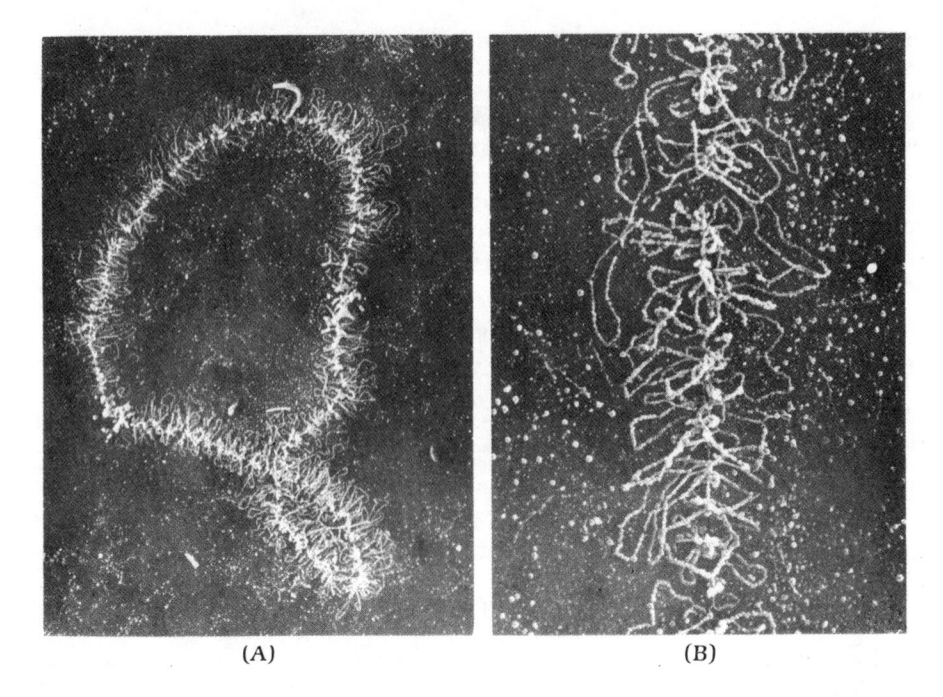

(A)   (B)

Fig. 12.7 Micrografia de *scanning* de um cromossomo politênico. (A) Todo o cromossomo com as cromátides; (B) ampliação de um pequeno segmento de uma cromátide. (Foto por cortesia do Dr. N. Angielier, reproduzida com permissão.)

como os cromossomos geralmente fazem. Ao contrário, eles são muito longos e distendidos (Fig. 12.6). Cada par de cromátides irmãs forma uma série de pares de alças, conectadas por um fino eixo central. O eixo central contém dois "dúplices" de DNA que são contínuos ao longo da cromátide (Fig. 12.6). Cada alça é feita de um dúplex de DNA que é contínuo com o DNA do eixo central. Excelentes figuras de microscopia de *scanning* destes cromossomos são mostradas na Fig. 12.7.

As alças dos plumosos estão ativamente envolvidas na síntese de RNA. Como tal, elas são estrutural e funcionalmente similares aos puffs observados nos cromossomos politênicos. Em ambos os casos, a compactação do cromossomo foi relaxada, permitindo assim que ocorra a transcrição. O RNA é produzido de modo cíclico, sugerindo que a atividade transcricional de genes específicos está sendo regulada.

Controle transcricional por proteínas cromossômicas em eucariotos

Como foi notado no Cap. 4, o DNA das células eucarióticas está associado a proteínas básicas, de baixo peso molecular, e a histonas (exceto no núcleo dos espermatozóides, onde estão envolvidas protaminas). Essas moléculas positivamente carregadas devem sua carga a altos níveis de arginina e lisina e aos grupos PO_4, de carga negativa, da molécula de DNA. Sua presença aumenta o diâmetro do DNA (20 Å) para os 350 Å da fibra de cromatina. As histonas propiciam a helicoidização do DNA e fornecem o primeiro nível de organização do cromossomo, o nucleossomo (veja Cap. 8). Além disso, quando as histonas estão fortemente associadas ao DNA, as propriedades transcricionais do DNA ficam muito restritas. No entanto, só ocorrem cinco tipos de histonas em uma determinada célula; sua falta de variedade estrutural sugere uma função reguladora geral, e não gene-específica.

Por outro lado, as proteínas não histônicas mais ácidas (ricas em glutamina e ácido aspártico) ocorrem em grande variedade. Elas diferem marcantemente em composição entre diferentes tecidos e espécies eucarióticas, sugerindo assim um papel mais específico na regulamentação gênica do que o que seria possível para as histonas. Acredita-se que as proteínas não histônicas possam combinar-se com as histonas afrouxando a ligação destas últimas com o DNA, o que permite a transcrição. Os genes que estão ativamente transcrevendo em um determinado tempo parecem estar associados às proteínas histônicas e não histônicas que se ligam ao DNA. A primeira classe de proteínas provavelmente serve como reguladores gerais e a última como reguladores mais específicos de determinados genes.

A evidência indireta desse papel das proteínas não histônicas é extensa; elas (1) possuem considerável diversidade estrutural; (2) exibem especificidade tissular e de seqüências de nucleotídios; (3) ocorrem em níveis muito mais altos em células transcricionalmente ativas, enquanto os níveis de histona permanecem essencialmente constantes; e (4) estão muito associadas ao início e continuação da transcrição tanto *in vivo* quanto *in vitro*. Uma prova experimental adicional da especificidade de proteínas não histônicas foi obtida por experimentos de reconstituição. Quando o DNA e as histonas de células do timo foram reconstituídos com proteínas não histônicas de células da medula óssea, as proteínas feitas em maior quantidade foram as características das células de medula óssea.

O grau de associação histona-ácido nucleico parece, pelo menos em alguns organismos, variar com a parte do corpo e com o tempo. No desenvolvimento de embriões de ervilha, por exemplo, os cotilédones (órgãos de armazenamento de alimento do embrião) se desenvolvem muito rapidamente na embriogênese e depois param de crescer, mesmo na germinação. Os testes indicam que quase todo o DNA dos cotilédones maduros está associado a histonas, enquanto os meristemas terminais, regiões de crescimento ativo que produzem toda a raiz e o broto da semente na germinação, têm mais DNA não associado.

Isto sugere uma relação inversa entre associação de histonas e síntese de proteínas. James Bonner e seus colegas apresentaram excelente confirmação desta hipótese. Os cotilédones de ervilha produzem uma proteína, globulina de reserva de semente, que não é produzida nos tecidos vegetativos. O DNA dos cotilédones pode ser induzido a produzir o mRNA necessário para a síntese *in vitro* desta proteína. O DNA das partes vegetativas da planta não produz o mRNA para globulina a menos que a histona seja quimicamente removida. Também foi demonstrado que os embriões de milho começam a crescer e a se desenvolver em sementes apenas quando a maior parte do DNA não está associada a histonas. A remoção das histonas pode portanto estar envolvida no mecanismo fisiológico que inicia a germinação do grão.

Estrutura da cromatina e regulação

A questão da regulação dos genes eucarióticos ainda não está completamente resolvida. A cromatina nesses organismos consiste em DNA literalmente coberto por proteínas. As histonas desempenham claramente um papel na compactação do DNA nas fibras de cromatina, bem como funcionando na expressão dos genes. O nucleossomo, discutido no Cap. 8, fornece nitidamente esse primeiro grau de compactação. A helicoidização, devida à compactação do nucleossomo nas regiões transcricionalmente ativas do DNA, parece ser mais relaxada do que nas regiões que não estão sendo transcritas. Essas voltas mais frouxas de DNA em transcrição são sensíveis à **DNase I,** uma enzima que ataca e digere a eucromatina ativa. Weintraub e colaboradores observaram que os genes de globina ativos em hemácias de galinha são dez vezes mais sensíveis a essa enzima do que os genes de globina inativos. As regiões sensíveis à DNase I nestes eritrócitos são muito longas (10.000 bases), enquanto os próprios genes de globina têm apenas 1.000 a 2.000 bases de comprimento.

Foram encontrados *hot spots* para a ação da DNase I; essas seqüências têm apenas 100 a 200 nucleotídios de comprimento, mas são cem vezes mais sensíveis à DNase I do que outros trechos de cromatina. Tais zonas hipersensíveis podem ocorrer "antes", dentro ou "após" os genes. As situadas "acima" dos genes são detectáveis sempre que o gene estiver transcricionalmente ativo e foram encontradas em uma variedade de eucariotos - rato, galinha, levedura e *Drosophila*. Curiosamente, essas regiões hipersensíveis nas partes que *antecedem* o início da transcrição sugerem a exposição das regiões promotoras à RNA-polimerase.

Esses *hot spots* também podem ser cortados pela enzima **S1 nuclease,** que usualmente corta DNA unifilamentar e não a cromatina, causando assim deleções. Isto sugere uma helicoidização ainda mais relaxada nas regiões hipersensíveis e foi verificado em várias espécies. Devido a seu incrível acesso às enzimas, também é provável que essas regiões sejam mais acessíveis a fatores de iniciação protéica. As deleções fora das regiões hipersensíveis ainda permitem uma transcrição apurada e eficiente. É bem possível que a expressão do gene dependa do relaxamento das hélices na unidade nucleossômica. Embora outros fatores estejam indubitavelmente envolvidos na regulação gênica eucariótica, está claro que a estrutura da cromatina é uma parte importante na história.

Heterocromatina

Como foi visto no Cap. 4, a cromatina existe em duas formas, baseadas em seu grau de compactação durante o ciclo celular. A **heterocromatina** permanece fortemente condensada e portanto se cora intensamente no ciclo celular. A **eucromatina** só se condensa durante a divisão celular e fora disso existe em estado não condensado. A **heterocromatina constitutiva** está permanentemente inativa e é geralmente encontrada próximo ao centrômero e nas pontas de cada cromossomo. Esse DNA é chamado **DNA satélite,** porque na ultracentrifugação ele se separa do componente principal do DNA. Isto ocorre porque esse DNA consiste em seqüências altamente repetitivas (seqüências curtas repetidas muitas vezes).

A **heterocromatina facultativa** contém genes que estão permanentemente inativos em algumas linhagens celulares mas não necessariamente em outras. Este é o caso do cromossomo X de mamíferos. No macho, o cromossomo X é primariamente eucromático. Na fêmea, um X é aleatoriamente inativado por se tornar heterocromático. Isto permite um balanço entre machos e fêmeas de genes ligados ao sexo (veja Cap. 7). A aleatoriedade dessa inativação do X é mostrada em gatas heterozigotas que desenvolvem um padrão variegado, em manchas, de cor de pelagem, dependendo de qual alelo para cor de pelagem é inativado. Isto ocorre com o gato malhado, em que grandes manchas de cor preta e laranja se desenvolvem devido à inativação aleatória do cromossomo X. A natureza dessa inativação do cromossomo X, produzindo o corpúsculo de Barr, foi discutida no Cap. 7.

Portanto, parece que a atividade transcricional de um cromossomo inteiro pode estar relacionada à sua organização estrutural. Nesse caso, uma intensa e permanente condensação do material genético resulta em inatividade genética. Sejam quais forem os meios, o processo parece permanente.

Uma vez que o genoma de um organismo superior pode conter até 100.000 genes, parece improvável que em todos os casos cada gene seja regulado individualmente. Isto levou ao conceito do **gene master,** em que um único gene principal controla a expressão de vários outros genes por algum processo comum ou seqüência de desenvolvimento. Na década de 80, foram identificados tais genes principais controlando o desenvolvimento por meio de **mutações homeóticas** que transformam uma parte do corpo da *Drosophila* em outra normalmente encontrada em um segmento diferente. Por exemplo, surgirão asas onde deveriam estar os olhos, ou pernas se tornam antenas, ou pernas crescem no lugar das antenas. Uma vez que essas mutações envolvem complexas seqüências de desenvolvimento, é improvável que sejam devidas a um único gene, mas sim a muitos genes que controlam a localização e o desenvolvimento da estrutura, cuja expressão pode estar sob o controle de um único gene principal.

A maioria desses genes parece estar situada em dois grupos: *antenapedia,* que são genes que determinam estruturas adultas da cabeça e segmentos torácicos anteriores; e *bitórax,* que governam os segmentos torácico posterior e abdominal (Fig. 12.8). Esses complexos gênicos são muito grandes. Antenapedia consiste em 100.000 pares de bases, por exemplo. No entanto, foi encontrada uma seqüência curta comum dentro de cada complexo. Tal seqüência é chamada **homeobox.** A seqüência homeobox tem aproximadamente 180 pares de bases de comprimento, codifica 60 aminoácidos e é encontrada em organismos desde a *Drosophila* até seres humanos. As seqüências de bases dos homeoboxes de grupos diferentes de organismos apresentam 60 a 80% de homologia, mas, devido à degeneração do código, a proteína codificada por esse homeobox pode ter até 90% de semelhança. Por exemplo, a seqüência de aminoácidos do homeobox de *Drosophila* e a mesma de *Xenopus,* uma salamandra, difere em apenas um aminoácido dentre 60.

Parece então que o homeobox codifica um domínio protéico ou um segmento funcional de uma proteína. É também chamado *homeodomínio.* Existem hoje evidências experimentais de que essa proteína pode ligar-se ao DNA, tornando-o pelo menos bioquimicamente compatível com o modelo do gene master. O problema agora é compreender exatamente onde esses homeodomínios se ligam ao DNA, e como eles mesmos são regulados. Algumas evidências em homeoboxes de *Drosophila* indicam que na verdade uns regulam os outros.

MUTANTES HOMEÓTICOS EM *DROSOPHILA*: UM EXEMPLO ÚNICO

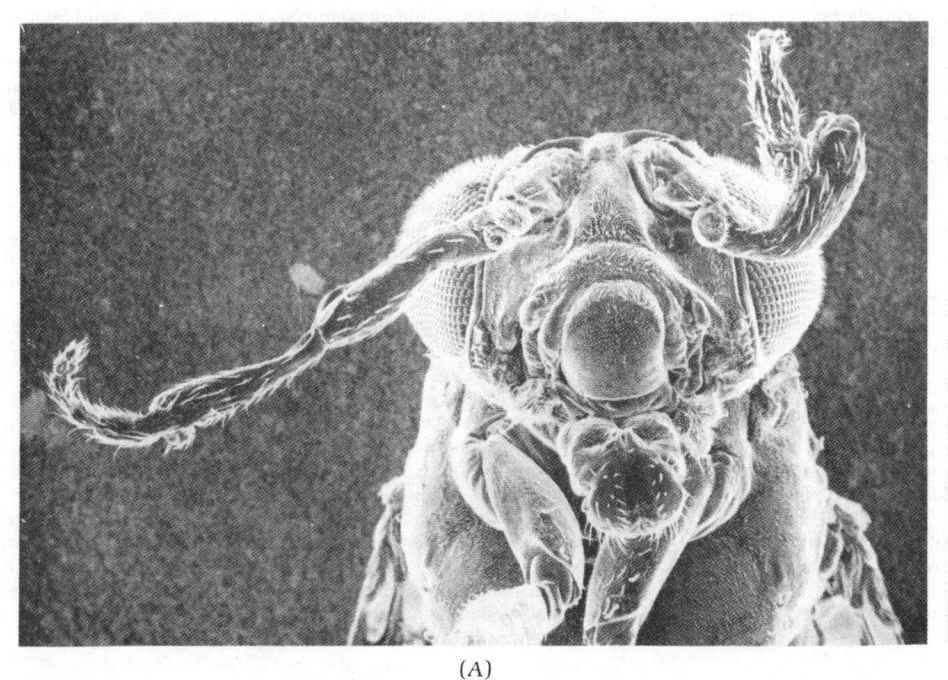

(A)

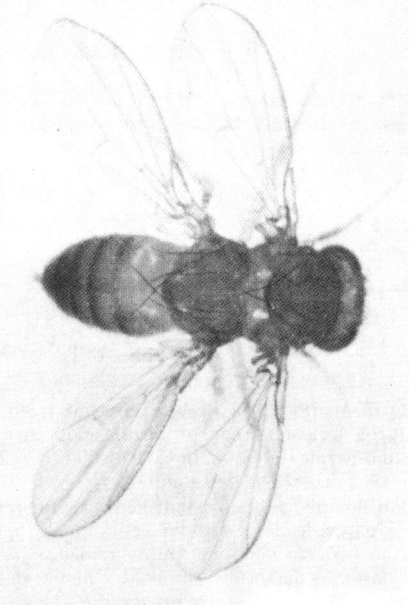

(B)

Fig. 12.8 Exemplos de mutações homeóticas. (A) Antenapedia; e (B) bitórax. (A foto A é cortesia do Dr. Turner, Indiana University, e a foto B é cortesia do Dr. E. B. Lewis, Cal Tech, reproduzidas com permissão.)

RESUMO DA REGULAÇÃO GÊNICA

O material genético apresenta complicações quanto a sua regulação, bem como em sua ação e estrutura. Ainda assim é um sistema simples de produção de uma infindável variedade de fenótipos. A ação gênica parece estar relacionada a certas proteínas e/ou outros genes ou mesmo a certos metabólitos. Para resumir o funcionamento e ultra-estrutura do gene precisamos adicionar os seguintes pontos quanto à regulação da ação gênica.

1. A atividade de muitos genes é regulada de modo que seus produtos polipeptídicos sejam formados apenas sob certas condições químicas e/ou em certos estágios do desenvolvimento.
2. Embora a função das proteínas histônicas e não-histônicas ainda não seja totalmente conhecida, é sugerido de modo confiável que regulem a atividade gênica, nas células nas quais ocorram, por afetarem a helicoidização e transcrição do DNA.
3. Nas bactérias, há clara evidência de um complexo regulador-óperon, no qual o regulador produz uma proteína que:
   a. Reprime o operador, resultando na não-ocorrência de transcrição, podendo ser inativada por um indutor, que permite que ocorra a transcrição (controle negativo, como no óperon *lac*), ou
   b. O óperon pode estar sob controle positivo, como no efeito do cAMP-CRP no óperon *lac*, ou
   c. O repressor não bloqueia o operador (repressor inativo), a menos que seja ativado por se combinar com o indutor (controle negativo, como no óperon *his*), ou
   d. Reprime o sítio operador na ausência de indutor (controle negativo), ou serve como um ativador após se combinar com o indutor (controle positivo), como no óperon *ara*.

PROBLEMAS

12-1 De que modo, ou modos, os sítios operador e regulador são similares? Diferem?

12-2 Diferencie repressores e indutores.

12-3 Diferencie controle positivo e negativo.

12-4 A síntese de mRNA pelo óperon *lac* de *Escherichia coli* aumenta com a adição de um indutor. Isto é uma evidência da ação do indutor ao nível transcricional ou traducional?

12-5 A produção de betagalactosidase *normal* será constitutiva, indutiva ou ausente em cada um dos seguintes genótipos:
(a) $i^+\ p^+\ o^+\ z^+\ y^+\ a^+$, (b) $i^-\ p^+\ o^+\ z^+\ y^+\ a^+$, (c) $i^+\ p^+\ o^c\ z^+\ y^+\ a^+$, (d) $i^+\ p^+\ o^+\ z^-\ y^+\ a^+$, (e) $i^+\ p^+\ o^+\ z^-\ y^+\ a^+\ /i^+\ p^+\ o^c\ z^+\ y^+\ a^+$?

12-6 Cada uma das três enzimas codificadas pelo óperon *lac* será produzida constitutivamente ou indutivamente ou não produzida em cada um dos seguintes genótipos merozigotos: (a) $i^s\ p^+\ o^+\ z^+\ y^+\ a^+\ /i^+\ p^+\ o^+\ z^+\ y^+\ a^+$; (b) $i^+\ p^+\ o^c\ z^+\ y^-\ a^+\ /i^+\ p^+\ o^+\ z^-\ y^+\ a^-$?

12-7 Suponha uma cultura de *E. coli* na qual todos os indivíduos são do genótipo $crp^+\ cya^+\ ...i^+\ p^+\ o^+\ z^+\ y^+\ a^+$; o mRNA para estas três enzimas será transcrito ou não? (a) Glicose e lactose ambas presentes; (b) glicose e lactose ambas ausentes; (c) glicose ausente, lactose presente.

12-8 Suponha que o quarto grupo de trincas de desoxirribonucleotídios a ser transcrito do gene *z* tipo selvagem do óperon *lac* de *E. coli* seja

$$5'\ ...\ CAA\ ...\ 3'$$
$$3'\ ...\ GTT\ ...\ 5'$$

Por tautomerização este grupo foi alterado para

$$5'\ ...\ TAA\ ...\ 3'$$
$$3'\ ...\ ATT\ ...\ 5'$$

O filamento 3', 5' é o que serve de molde para a transcrição. (a) A β-galactosidase será produzida após esta mutação? (b) A β-galactosídio-permease e/ou a tiogalactosídio-transacetilase serão produzidas após a ocorrência dessa mutação?

12-9 Foi desenvolvida uma linhagem experimental de *E. coli* na qual os 35 pares de desoxirribonucleotídios do operador foram deletados. Não ocorreu nenhuma outra mudança. A produção de β-galactosidase, β-galactosídio-permease e/ou tiogalactosídio-transacetilase será indutiva, constitutiva ou ausente?

12-10 Você esperaria que uma mutação sem sentido em um dos genes estruturais do óperon *his* afete a transcrição ou a tradução?

12-11 O óperon do triptofano *(trp)* de *E. coli* é responsável pela produção coordenada das enzimas envolvidas na síntese do aminoácido triptofano. O óperon inclui cinco genes estruturais, um operador e um promotor. Um sítio regulador produz um repressor que é ativado pelo triptofano. (a) Isto é uma ilustração de controle positivo ou negativo? (b) Na ausência de triptofano na célula, as enzimas do óperon *trp* serão produzidas ou não?

12-12 De que modo a regulação de um gene que é ativo em uma célula diferenciada é inerentemente diversa da regulação de um gene bacteriano?

12-13 Por que genes eucarióticos correlatos raramente são regulados pelo controle da síntese de um único mRNA policistrônico, como é comum em bactérias?

12-14 São identificadas duas classes morfologicamente distintas de heterocromatina, a eucromatina e a heterocromatina. Mesmo não sabendo nada sobre a seqüência de bases de cada tipo, que evidência sugere que elas sejam diferentes ao nível molecular?

12-15 Que tipos de mutações eliminariam completamente a tradução de toda uma seqüência codificante de um polipeptídio?

12-16 Em um sistema eucariótico, que barreiras um repressor extracelular teria que ultrapassar antes de se ligar ao DNA?

12-17 Quando se injeta ^{3}[H] uracil em uma larva de *Chironomus tentans*, apenas algumas regiões (puffs) do cromossomo, em alguns tecidos, contém uracil marcado. Explique tal observação.

12-18 Os embriões de *Drosophila* que são homozigotos para a mutação homeótica oftalmóptera (asas no lugar de olhos) são mantidos a 17°C para produzir adultos com olhos normais. Os mesmos embriões mantidos a 29°C têm tecido de asa substituindo a maior parte do olho. Os ovos foram coletados a 17°C e transferidos para 29°C em vários estádios do desenvolvimento ou coletados a 29°C e mudados para 17°C em vários estádios do desenvolvimento. Os resultados mostram que, qualquer que seja a mudança de temperatura, o segundo *instar* da larva é que determinava o fenótipo. Por exemplo, se a temperatura fosse 17°C no segundo *instar*, os olhos se desenvolveriam normalmente a despeito da mudança para 29°C. Contrariamente, se a temperatura fosse 29°C no segundo *instar*, surgiriam asas no lugar dos olhos, mesmo a larva tendo sido trazida novamente para os 17°C. O que estes resultados sugerem quanto à expressão dessa mutação homeótica?

13

MUTAÇÃO GÊNICA

Muito embora um dos mais importantes requisitos do material genético seja sua estabilidade, a capacidade de mudança também é necessária. Quando isto ocorre, dizemos que houve uma **mutação.** A mutação é portanto uma alteração súbita e herdável na estrutura do material genético. Esta alteração pode levar a uma mudança correspondente no fenótipo. Como tal, as mutações são uma fonte extremamente importante de variabilidade genética nas populações de seres vivos. De fato, as mutações são a única fonte de novas informações genéticas. A recombinação, que é a outra fonte importante de variação genética, simplesmente rearranja informações genéticas já existentes.

Tradicionalmente, as mutações envolvem alterações na molécula de DNA. No entanto, as alterações cromossômicas numéricas e estruturais podem levar também a alterações fenotípicas herdáveis. Esses eventos são discutidos nos próximos dois capítulos. De fato, foram as alterações cromossômicas estruturais que levaram De Vries, em 1901, a desenvolver a primeira afirmativa "moderna" sobre as mutações, ao explicar a variação que ele havia observado em enótera, *Oenothera lamarkiana.*

Além das mutações contribuírem para a variação genética de um organismo, elas são igualmente importantes para o geneticista, na compreensão de processos básicos. Sem as mutações, não haveria variação disponível para a compreensão do comportamento gênico. As mutações servem como uma janela, dando-nos uma visão dos processos bioquímicos básicos que envolvem fenômenos como a expressão gênica e o desenvolvimento. Nós já estudamos vários exemplos do uso das mutações para identificar processos e conceitos básicos: o trabalho de Beadle e Tatum sobre genética bioquímica, de Zinder e Lederburg sobre transdução, de Yanofsky sobre a colinearidade, de Jacob e Monod sobre a natureza da regulação gênica em *E. coli* e de Crick sobre as trincas do código. Obviamente que sem as mutações nossos conhecimentos básicos sobre a ciência da genética seriam severamente limitados.

BASES BIOQUÍMICAS DA MUTAÇÃO

Simplificadamente, uma mutação gênica ocorre como resultado de substituições em pares de bases. Tais substituições levam ao que é geralmente chamado de **mutações de ponto.** Como consequência da substituição de um par de bases, a seqüência de aminoácidos de uma proteína pode ser alterada. Caso a mudança na seqüência de aminoácidos altere a atividade bioquímica da proteína, poderá ocorrer uma mudança fenotípica. Esse é o caso da hemoglobina na anemia falciforme e da insulina no diabete, em que um aminoácido na proteína foi trocado devido à substituição de um par de bases em um gene. Alternativamente, a substituição do par de bases pode mudar o códon em um códon finalizador. Isto pode resultar em um término precoce da síntese de uma proteína e, possivelmente, em uma condição letal.

Sempre que pares de bases forem adicionados ou deletados, ocorre uma **mudança de matriz de leitura** *(frameshift),* alterando a composição de aminoácidos de toda a proteína. Por outro lado, devido à redundância do código genético, nem todas as alterações de pares de bases podem levar a um aminoácido alterado em uma proteína. Tais **mutações silenciosas** ocorrem, mas não têm efeitos fenotípicos e podem apenas ser identificadas pela comparação de seqüências de pares de bases entre genes normais e mutantes.

As vias pelas quais ocorrem essas alterações de um só par de bases merecem consideração.

Tautomerização

As purinas e pirimidinas no DNA e RNA podem existir sob várias formas alternativas, ou **tautômeros.** A tautomerização ocorre pelo rearranjo de elétrons e prótons na molécula. Tautômeros incomuns de adenina, citosina, guanina e timina, mostrados na Fig. 13.1A, diferem das formas comuns na posição em que se liga um átomo de H. Como resultado, algumas ligações simples tornam-se duplas, e vice-versa.

Transições

O significado dessas alterações tautoméricas reside na mudança das qualidades de pareamento que elas provocam. O tautômero normal da adenina se pareia com timina no DNA; a forma rara (imino) se pareia com o tautômero normal da citosina, como mostrado na Fig. 13.1B. O tautômero raro é instável, e geralmente reverte à sua forma comum nas próximas replicações. Caso ocorra tautomerização em uma adenina já incorporada, o resultado será a conversão de um par **A:T** em **C:G** (Fig. 13.2A). Por outro lado, caso a tautomerização ocorra em uma adenina a ser incorporada, o resultado será a conversão de um par **G:C** em **A:T** (Fig. 13.2B). Tal substituição de uma purina por outra, ou de uma pirimidina por outra, é chamada **transição.** As transições podem ocorrer de vários outros modos, como descrito nas seções seguintes.

Desaminação

É bem conhecido que várias substâncias químicas produzem mutações; elas foram especialmente bem-documentadas em bactérias, leveduras e fagos. Seus efeitos serão resumidos mais adiante neste capítulo. O ácido nitroso (HNO_2) é uma dessas substâncias mutagênicas. Ele

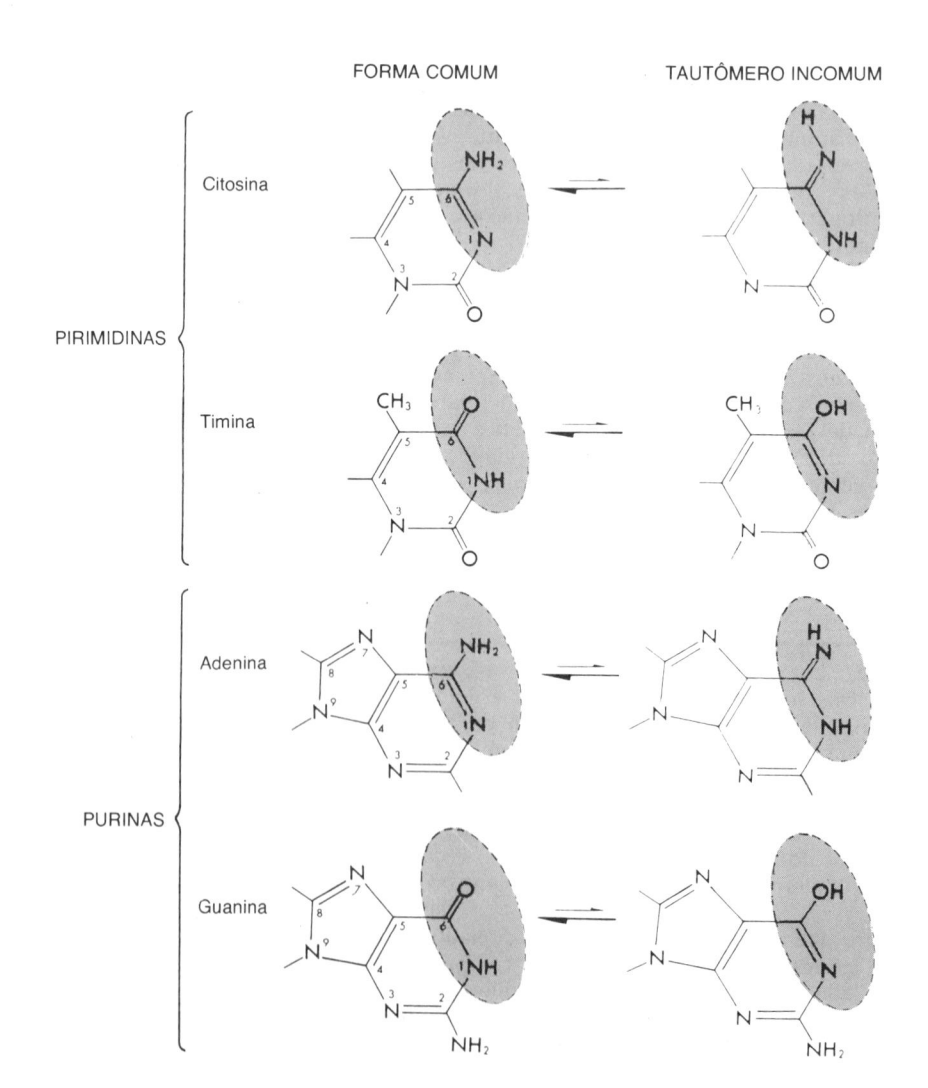

Fig. 13.1 (A) Comparação das formas comuns de bases do DNA com seus tautômeros raros. Os tautômeros, que podem ocorrer sob várias formas, diferem uns dos outros por rearranjos de prótons e elétrons. Isto é representado na fórmula estrutural por mudanças nas posições de átomos de H e duplas ligações dentro dos ovais pontilhados. É mostrado apenas o tautômero considerado importante em cada caso como mutação. Sua ocorrência é rara.

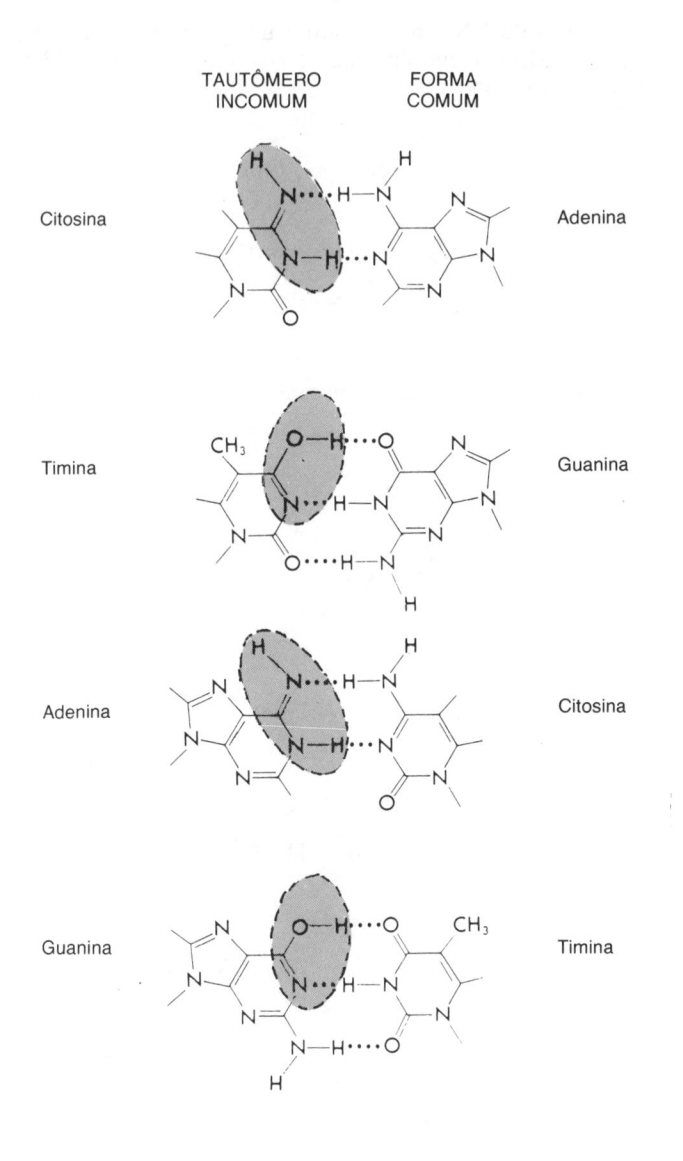

Fig. 13.1 *Continuação.*
(B) Tipos de pareamento dos tautômeros raros das quatro bases. As conseqüências desses "pareamentos errôneos" são discutidas no texto.

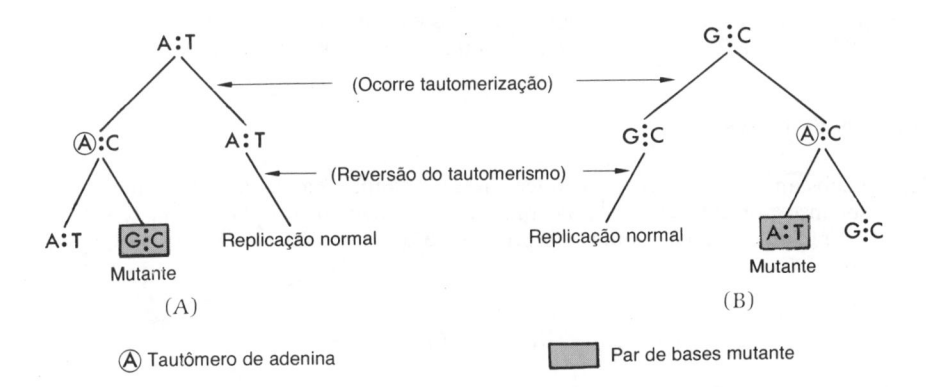

Fig. 13.2 (A) Conversão de um par A:T em um par G:C por tautomerização de uma adenina já incorporada durante a primeira replicação do DNA. A reversão da tautomerização na segunda replicação leva à produção de um filamento mutante G:C (B) Conversão de um par G:C a um par A:T por incorporação de um tautômero de adenina na primeira replicação do DNA. Supondo a reversão do tautomerismo na segunda replicação, é produzido um par A:T no lugar do par normal G:C. Em ambas as figuras, o tautômero da adenina é indicado pelo A circulado. O par de bases mutante é representado dentro do quadrado.

causa alterações nas bases do DNA por substituir um grupamento amina ($-NH_2$) por uma hidroxila (-OH). Assim a adenina, que tem uma $-NH_2$ no carbono 6 (Fig. 13.1A), é desaminada pelo ácido nitroso em hipoxantina:

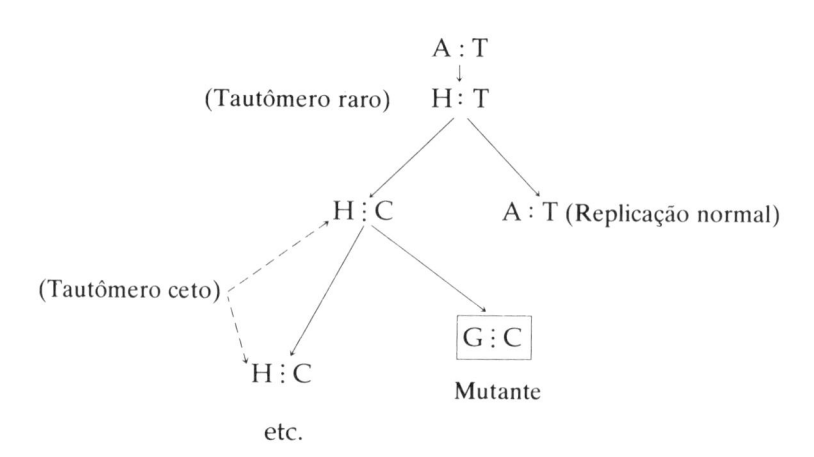

Por uma mudança tautomérica, é formado um tautômero mais comum (ceto),

que se pareia com citosina. Portanto, um par A:T pode ser convertido a **G:C**

Similarmente, a desaminação converte citosina em uracil, que se pareia com adenina (assim **C:G** se torna **T:A**), e guanina em xantina, que se pareia por duas pontes de H com citosina.

Análogos de bases

Algumas substâncias têm estruturas moleculares tão similares a bases comuns que tais **análogos** podem ser incorporados caso estejam presentes no filamento de DNA em replicação. Um exemplo será suficiente para indicar o processo e a conseqüência. O 5-bromouracil em sua forma comum (ceto)

irá substituir a timina, com quem se assemelha estruturalmente. Assim, um par **A:T** torna-se e permanece **A:Bu** (Fig. 13.3). Existem evidências *in vitro* que indicam que Bu, imediatamente adjacente a uma adenina em um dos filamentos do DNA, faz com que esta última se pareie com guanina. Mas em sua forma rara (enol)

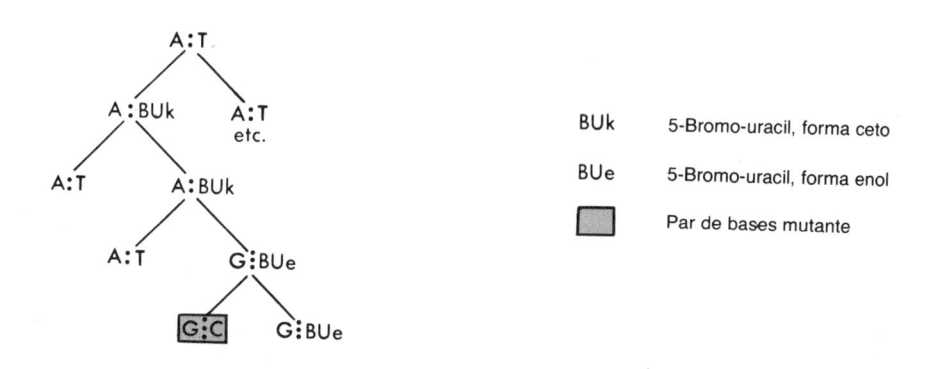

5-Bu se comporta similarmente ao tautômero de timina (Fig. 13.1) e se pareia com guanina. Isto converte **A:T** em **G:C,** como mostrado na Fig. 13.3. Os estudos mostram que a 5-Bu aumenta a taxa de mutação em um fator de 10^4 em bactérias.

O ácido nitroso e os análogos de base como 5-Bu podem produzir transições, bem como causar reversão de transições em bactérias ao seu estado original, independentemente de qual tenha sido o mutágeno inicial. Alguns mutantes rII do fago T4 são transições e estas podem ser revertidas.

BUk   5-Bromo-uracil, forma ceto

BUe   5-Bromo-uracil, forma enol

☐   Par de bases mutante

Fig. 13.3 A substituição do tautômero comum ceto de 5-bromouracil por timina; sua subseqüente tautomerização para a forma enol rara, caso ocorra, converte um par A:T em G:C. Além disso, a presença de 5-Bu no DNA pode causar imperfeições na síntese de RNA.

Estrutura da molécula de hemoglobina

Foi claramente demonstrado pelo trabalho pioneiro de Vernon Ingram e J. Hunt, ao estudarem as diferenças químicas entre as hemoglobinas normal e variante, que a mutação pode envolver apenas um par de desoxirribonucleotídios. A hemoglobina humana é uma proteína com um peso molecular de cerca de 67.000. A globina consiste de quatro cadeias polipeptídicas, duas cadeias alfa e duas cadeias beta, cada uma com grupamentos heme contendo ferro. Como foi destacado no Cap. 10, a cadeia alfa inclui 141 aminoácidos e a beta contém 146. Em uma molécula existem portanto $(2 \times 141) + (2 \times 146)$ ou 574 aminoácidos. Dezenove dos vinte aminoácidos biologicamente importantes estão incluídos, e sua exata seqüência tanto na cadeia alfa quanto beta já foi determinada.

Digestão tríptica. Antes dos bioquímicos analisarem a seqüência completa de aminoácidos nas cadeias alfa e beta da hemoglobina, Ingram descreveu diferenças químicas entre a hemoglobina de pessoas normais (hemoglobina A, ou Hb-A) e a de indivíduos que sofriam de anemia falciforme (hemoglobina S, ou Hb-S). Em vista da molécula ser muito grande e complexa para uma análise total naquele tempo, Ingram a digeriu com tripsina. Esta enzima quebra as ligações peptídicas entre o grupo carboxila da arginina ou lisina e o grupo amino do próximo aminoácido. Como existem cerca de 60 desses aminoácidos na molécula de hemoglobina, esta foi quebrada em aproximadamente 60 polipeptídios curtos. Cada um deles foi analisado por Ingram quanto ao seu conteúdo de aminoácidos.

"Fingerprinting" de peptídios. Ingram colocou pequenas amostras da hemoglobina (A ou S) digerida por tripsina numa borda de um papel de filtro quadrado e submeteu a mistura de peptídios a um campo elétrico, em um processo chamado **eletroforese.** Nessas condições, porções com cargas diferentes irão migrar caracteristicamente. Em seguida, o papel de filtro com seus "borrões de peptídios" invisíveis foi seco, girado 90° e colocado com uma borda em solvente (álcool butílico normal, ácido acético e água). Devido a diferenças na solubilidade dos peptídios nesse solvente, ocorreu migração e distribuição adicional. O papel recebeu um *spray* de ninidrina, que produz uma cor azul em reação com os aminoácidos. O cromatograma resultante foi chamado de "fingerprint" por Ingram, um termo apropriado, pois proteínas diferentes tratadas desse modo dão resultados únicos (Fig. 13.4).

Quando Ingram "fingerprintou" os peptídios produzidos pela digestão tríptica da hemoglobina A e S, ele descobriu que todos os "borrões de peptídios" (exceto um que ele chamou de "peptídio 4") de cada uma eram idênticos quanto a suas localizações no papel de filtro. Isto significa que as cadeias alfa e beta das hemoglobinas A e S são idênticas, *exceto quanto a um peptídio*, dentre trinta tipos. Este tem uma carga positiva na Hb-S e nenhuma na Hb-A, uma diferença que, em 1960, Hunt e Ingram foram capazes de relacionar diretamente a uma *única alteração de aminoácido* na seqüência de 146 aminoácidos que compõem a cadeia beta (veja Quadro 13.1).

Fig. 13.4 Desenhos dos cromatogramas "fingerprint" das hemoglobinas A (normal) e S (falciforme). Cada área circulada representa a localização final de um peptídio específico; o peptídio 4 de Ingram é indicado pelo sombreamento.

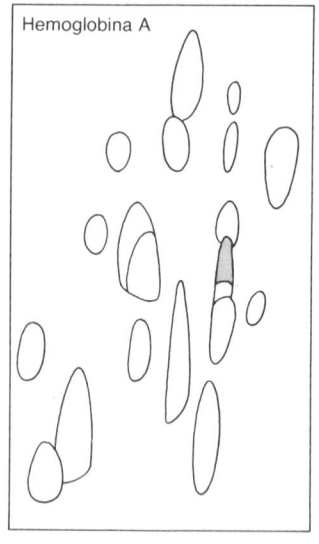
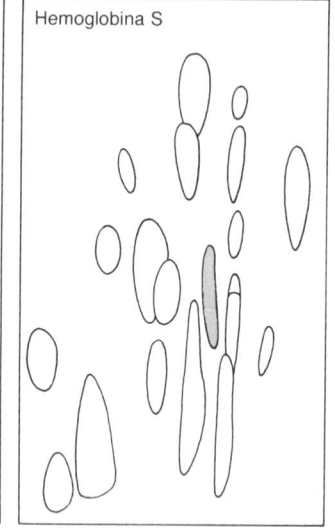

Hemoglobina A

Hemoglobina S

Análise de várias hemoglobinas

Com o desenvolvimento da técnica eletroforética-cromatográfica de análise de peptídios, os estudos de muitas hemoglobinas diferentes progrediram rapidamente. Além disso, sabemos hoje a seqüência completa de aminoácidos de ambas as cadeias polipeptídicas. A seqüência de aminoácidos da cadeia beta de hemoglobina A começa com estes oito aminoácidos, a partir da ponta NH_2: valina, histidina, leucina, treonina, prolina, ácido glutâmico, ácido glutâmico e lisina (Quadro 12.1). O ácido glutâmico tem carga negativa, valina e glicina não têm carga e lisina tem carga positiva.

Quadro 13.1 Comparação dos primeiros oito aminoácidos da cadeia β de quatro hemoglobinas

Hb-A	Hb-S	Hb-C	Hb-G
Valina	Valina	Valina	Valina
Histidina	Histidina	Histidina	Histidina
Leucina	Leucina	Leucina	Leucina
Treonina	Treonina	Treonina	Treonina
Prolina	Prolina	Prolina	Prolina
Ácido glutâmico	VALINA	LISINA	Ácido glutâmico
Ácido glutâmico	Ácido glutâmico	Ácido glutâmico	GLICINA
Lisina	Lisina	Lisina	Lisina

Muitos outros tipos de hemoglobinopatias foram também analisados. Cada um difere da Hb-A pela mudança de pelo menos um aminoácido; alguns deles na cadeia alfa e outros na cadeia beta. Uma extensa lista de substituições específicas de aminoácidos é encontrada no livro de McKusick.

Transversões. A hemoglobina S difere da hemoglobina A (Quadro 13.1) pela substituição de valina por ácido glutâmico no sexto aminoácido da cadeia beta. Os códons para o ácido glutâmico (Quadro 10.2) são GAA e GAG, enquanto a valina é codificada por GUA, GUG, GUC e GUU. Caso um códon GAA (ácido glutâmico) sofra uma modificação e se torne GUA, será codificada valina (Fig. 13.5). Tal substituição no mRNA ocorrerá se a trinca CTT no DNA sofrer uma alteração para CAT; isto é, a purina adenina substitui a pirimidina timina. A substituição de uma purina por uma pirimidina (ou vice-versa) é chamada uma **transversão.**

Portanto, a diferença fenotípica importante entre a hemoglobina A e a das pessoas com caráter falcêmico ou anemia falciforme é resultante de uma transversão, a mudança de um par de nucleotídios no DNA de **A:T** para **T:A.** Um único nucleotídio no mRNA pode portanto determinar a diferença entre a vida e a morte.

Transições *versus* transversões. Por definição, as transições e transversões representam diferentes tipos de substituições de bases. Uma comparação das duas pode ser representada assim:

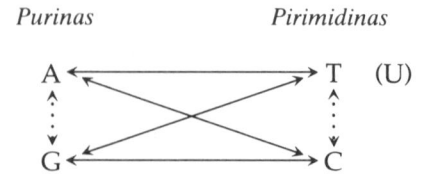

		GENE								
DNA	Hemoglobina A	GTA CAT	CAT GTA	CTT GAA	ACT TGA	CCT GGA	GAA CTT	GAA CTT	AAA TTT	... ...
Códons do mRNA	Hemoglobina A	GUA	CAU	CUU	ACU	CCU	GAA	GAA	AAA	
Aminoácidos	Hemoglobina A	val	his	leu	tre	pro	glu	glu	lis	
DNA	Hemoglobina S						GTA CAT			
Códons do mRNA	Hemoglobina S						GUA			
Aminoácido	Hemoglobina S						val			
DNA	Hemoglobina C						AAA TTT			
Códons do mRNA	Hemoglobina C						AAA			
Aminoácido	Hemoglobina C						lis			
DNA	Hemoglobina G							GGA CCT		
Códons do mRNA	Hemoglobina G							GGA		
Aminoácido	Hemoglobina G							gli		

Fig. 13.5 Derivação sugerida dos três mutantes de cadeia beta de hemoglobina, a partir da hemoglobina A, por alterações de um único nucleotídio. O códon para cada aminoácido foi arbitrariamente escolhido, pois vários podem codificar o mesmo aminoácido. Os nucleotídios alterados estão circulados.

As linhas tracejadas representam transições e as sólidas são transversões.

Herança das variantes de hemoglobinas. Como descrito no Cap. 2, a produção de hemoglobina S é determinada por um único alelo que é codominante com o alelo para hemoglobina A. Está claro que os alelos para as hemoglobinas A, S, C e G, todos afetando a cadeia beta, são alelos múltiplos. Os *loci* alfa e beta não estão ligados. As mutações que produzem alterações na cadeia alfa, portanto, não causam mudanças na cadeia beta, e vice-versa.

CLASSIFICAÇÃO DAS MUTAÇÕES

Várias maneiras têm sido usadas para classificar ou descrever mutações. Cada uma é única e nenhuma exclui todas as outras. Além disso, qualquer mutação pode ser incluída em mais de uma categoria.

Fenótipo

Um modo óbvio de classificar uma mutação é pelo tipo de fenótipo que ela exibe. A mais simples alteração fenotípica é a que causa uma alteração **morfológica.** Neste caso, as mutações resultam em uma alteração fenotípica que altera a morfologia, localização ou talvez a cor de uma estrutura. As mutações **bioquímicas,** por outro lado, nem sempre podem ser observadas visualmente, podendo ser identificadas apenas por análise bioquímica. A hemoglobina falciforme é um exemplo. A alteração no estado nutricional da condição prototrófica para auxotrófica é outro exemplo. Algumas mutações são **condicionais.** Seu fenótipo só se expressa sob determinadas condições. Mutantes sensíveis à temperatura ou resistentes a drogas também se enquadram nesta categoria. As mutações podem ter natureza **regulatória.** Isto significa que sua expressão é detectada pela inabilidade em controlar outro gene. Os mutantes constitutivos no operon da lactose são tais fenótipos (veja Cap. 11). Finalmente, uma mutação pode ser **letal,** pois o organismo portador da mutação não pode sobreviver. As mutações albinas nas plantas são exemplos disso.

Mutações somáticas e germinativas. Se o evento mutacional não é encontrado nas células da linhagem germinativa, sendo limitado ao tecido somático, será uma mutação **somática.** Esses tipos de mutações freqüentemente surgem nas plantas como ramos mutantes ou gomos, em vista da mutação estar limitada a algumas mas não todas as camadas meristemáticas do meristema apical. Isto significa que a mutação não será sexualmente transmitida pelos

Fig. 13.6 Flores (inflorescências) mutantes de *Zinnia*. A mutação somática foi de "peppermint" (cor salpicada) para cor sólida.

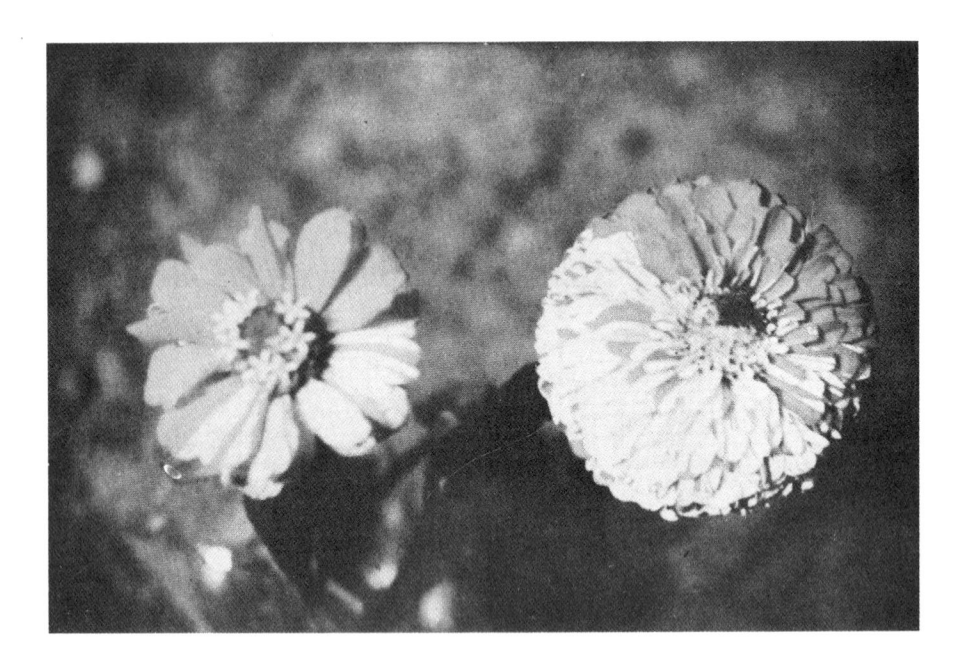

gametas. Nas plantas, essas mutações podem propagar-se vegetativamente e manter um fenótipo constante. A Fig. 13.6 mostra um exemplo de mutação somática em *Zinnia*. As mutações somáticas comercialmente úteis em plantas incluem a laranja de umbigo e a maçã deliciosa. **Mutações germinativas** são as que ocorrem em células que originam gametas, sendo portanto sexualmente transmitidas.

Mutações **germinativas** são as que ocorrem em células que originam gametas, sendo portanto na natureza sem uma causa aparente. Podem ser devidas a erros na replicação do DNA ou a mutagênicos químicos ou radiações presentes no ambiente. Cada organismo tem uma taxa de mutação espontânea característica. O Quadro 13.2 mostra taxas de mutação espontânea de vários organismos. É claro que as taxas de mutação espontânea são relativamente baixas, sendo a maioria com ocorrência de um em um milhão ou mais. A taxa espontânea para diferentes genes do mesmo organismo pode variar muito.

Quadro 13.2 Taxas de mutação espontânea representativas para vários organismos

Organismo	Taxa
E. coli	2×10^{6} a 1×10^{9} por divisão
Chlamydomonas reinhardi	1×10^{6} por divisão celular
Neurospora crassa	6×10^{8} por esporo assexual
Zea mays	1×10^{6} por gameta/geração
Drosophila melanogaster	4×10^{5} por gameta/geração
Homo sapiens	3×10^{5} por gameta/geração

Mutações induzidas. Qualquer mutação que ocorra em resposta a um agente obviamente externo é uma mutação induzida. Isto foi inicialmente demonstrado para mutações induzidas por raios X em *Drosophila* por H. J. Muller em 1927. Esta observação foi estendida às plantas em 1928 por L. J. Stadler, que demonstrou que os raios X aumentavam a freqüência de mutação em cevada. Muller posteriormente recebeu um prêmio Nobel por sua importante contribuição. Charlotte Auerbach foi a primeira a relatar a indução de mutações por compostos químicos em 1943. Ela demonstrou que o nitrogênio e o gás mostarda, que foram usados na Primeira Guerra Mundial, induziam mutações em *Drosophila*. Desde essas descobertas originais, muitas pesquisas foram feitas para a identificação e o uso de agentes que induzem mutações.

Agentes mutagênicos

Basicamente, os agentes que induzem mutações podem ser divididos em dois grandes grupos: mutágenos **físicos** e mutágenos **químicos.** Os mutágenos físicos incluem radiações ionizantes de alta energia, tais como raios X, raios gama, nêutrons, e partículas beta e alfa, bem como radiação não-ionizante de baixa energia, luz ultravioleta, cada uma induzindo mutações por sua ação sobre o DNA.

Radiação ionizante. O espectro de radiação eletromagnética é muito amplo; ele se estende desde longas ondas de rádio, que podem ter comprimentos de onda de até vários quilômetros, até os raios cósmicos, que podem ter até 10^{-14} cm. À medida que o comprimento de onda se torna progressivamente mais curto, a energia que os fótons eletromagnéticos contêm se torna cada vez maior, resultando na sua penetração em células e tecidos. Nesse processo, os fótons com suficiente conteúdo energético podem colidir com um dos elétrons da órbita de um átomo e fazê-lo mudar de órbita. Desse modo, um átomo previamente neutro se torna carregado positivamente (um íon), pois existe maior carga positiva no núcleo do átomo do que cargas negativas nos elétrons orbitais. Esse processo de formação de par de íons é ilustrado na Fig. 13.7.

Átomos ionizados, e as moléculas em que eles ocorrem, são quimicamente muito mais reativos do que os neutros. Além disso, os elétrons perdidos por um átomo nesse processo se movem em alta velocidade, fazendo com que outros átomos se tornem ionizados. Cada elétron perdido por um átomo é ganho por outro, o que faz com que se torne um íon negativamente carregado. O resultado geral desse repetido processo de ionização é uma cadeia de *pares de íons* ao longo da trilha dos fótons de alta energia. Os efeitos mutagênicos resultam das reações químicas sofridas pelos íons à medida que suas cargas são neutralizadas.

Um resultado do processo de ionização é a quebra das ligações açúcar-fosfato do DNA. Isto, é claro, pode levar às aberrações cromossômicas estruturais discutidas no Cap. 15. Mas se a quebra do filamento ocorrer em dois ou mais pontos próximos, podem ser perdidos um ou mais pares de nucleotídios, e como resultado a matriz de leitura e o mRNA transcrito se tornam alterados (veja Cap. 10). O resultado final pode ser uma proteína ou uma enzima tão alterada que esteja reduzida em sua capacidade funcional ou mesmo inoperante. Este último evento pode muito bem ser letal, particularmente em homozigotos. Caso isto ocorra em uma célula reprodutiva e seja dominante, pode ser criado um fenótipo novo para esta linhagem particular; em resumo, ocorre uma *mutação*.

A dosagem (quantidade) de uma radiação ionizante é baseada na quantidade de pares de íons produzidos ou quantidade de energia depositada no tecido. A unidade de medida é o roentgen (r), que é igual a aproximadamente 2×10^9 pares de íons por cm^3 de ar. A dose de radiação baseada na quantidade de energia absorvida é expressa em rads; um rad é a quantidade de radiação que deposita 100 ergs de energia em um grama de matéria. O rad é apenas um pouco maior que o roentgen, pois um grama de tecido exposto a 1 r de raios gama absorve cerca de 93 ergs. O fato de que essa ionização causa mutações é demonstrado pela observação de que a freqüência de mutações é diretamente proporcional à dosagem. A Fig. 13.8 mostra tal relação para mutações somáticas em estame de *Tradescantia*. O mesmo tipo de resposta pode ser demonstrado para praticamente qualquer radiação ionizante.

No entanto, há uma diferença quanto à exposição ter sido em "dose única" (aguda) ou gradualmente (crônica) durante um período de tempo. Por exemplo, para doses iguais de radiação aplicadas à espermatogônia de camundongo, uma exposição crônica de baixa intensidade produz um número significativamente menor de mutações detectáveis do que a mesma dose total aplicada agudamente. A exposição da espermatogônia de camundongo a 90 r por minuto produz cerca de quatro vezes o número de mutações que a mesma quantidade administrada na dose de 90 r por semana. Acredita-se que o processo de reparação enzimaticamente controlado ocorra durante as exposições de baixa intensidade, enquanto nas de alta intensidade esses processos ou não dão conta do grande número de quebras simultâneas ou são bloqueados.

Todas as pessoas recebem alguma radiação durante sua vida, por meio de raios cósmicos, e também de materiais radioativos na superfície da terra. Além disso, os exames médicos com raios X se adicionam ao acúmulo de exposição à radiação, embora apenas as recebidas pelas gônadas contribuam para a carga genética de gerações futuras. Uma pessoa comum

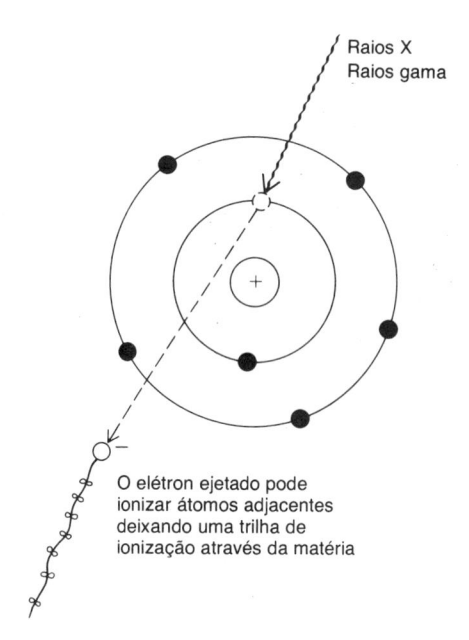

Fig. 13.7 Ionização por radiação eletromagnética. A remoção de um elétron de carga negativa de um átomo deixa o íon carregado positivamente. Este e o elétron negativo formam um par de íons. Os raios X de alta energia ou raios gama produzem trilhas de pares de íons nos sistemas biológicos.

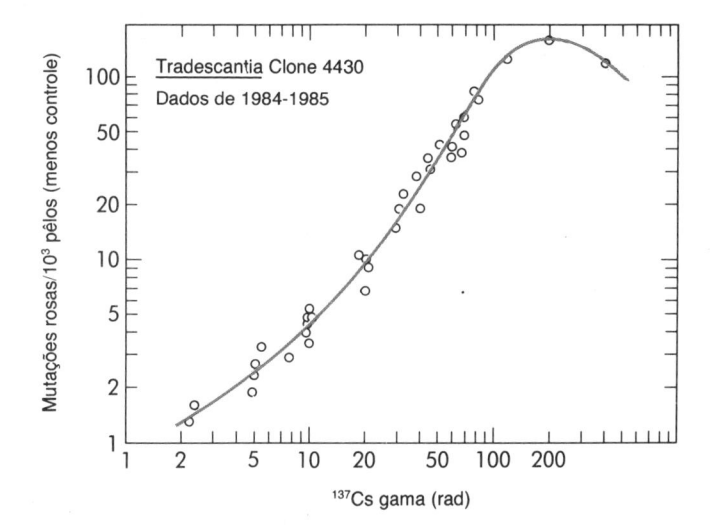

Fig. 13.8 Resposta a doses de radiação para mutações em *Tradescantia*. (Foto por cortesia de L. Schairer, Brookhaven National Laboratory, com permissão.)

Fig. 13.9 A conversão monômero ↔ dímero na timina sob luz ultravioleta.

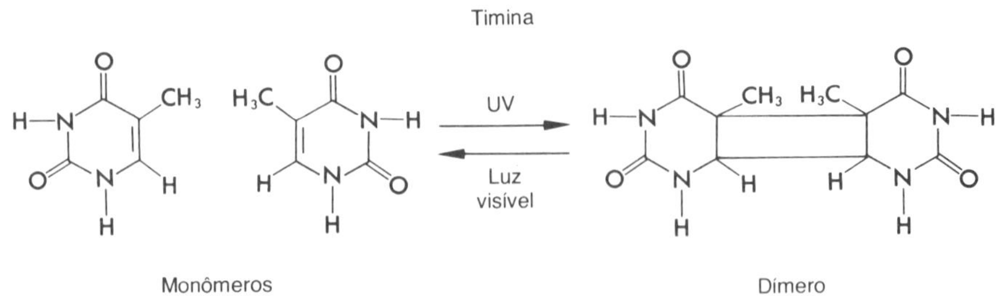

em países desenvolvidos provavelmente recebe menos que 50 r de radiação nas gônadas durante um período reprodutivo de trinta anos, como resultado de exames médicos. Por exemplo, um único exame de raios X dos dentes fornece cerca de 0,0008 r para as gônadas; um raio X de tórax, cerca de 0,0006 r nos homens, mas 0,002 r nas mulheres; um raio X abdominal cerca de 0,13 r nos homens e 0,24 r nas mulheres; e um exame fluoroscópico da região pélvica, cerca de 4 r a 6 r.

Temos um acúmulo de cálculos quanto à quantidade de radiação necessária para duplicar a taxa de mutação em camundongo e *Drosophila*. A aplicação desses dados a seres humanos requer que se façam várias suposições, cujas bases ainda não estão esclarecidas. No entanto, muitas autoridades atualmente usam a estimativa de cerca de 150 r como a **dose de duplicação** (a dose necessária para duplicar a freqüência de mutação espontânea) para seres humanos. Embora a quantidade de radiação recebida pelas gônadas para um determinado tipo de exame varie entre diferentes instituições, é útil para cada pessoa manter um registro do número e tipo de exames fluoroscópicos e de raios X recebidos.

Radiação não ionizante. A radiação ultravioleta (UV), embora não possua energia suficiente para ionizar o DNA, carrega energia suficiente para causar mutações na molécula. O comprimento de onda específico que é absorvido pelo DNA é de 254 nm e, embora não seja profundamente penetrante nos tecidos, é eficiente para matar bactérias, fungos e para aumentar a incidência de câncer de pele em humanos. A mais conhecida ação da UV no DNA é a indução de **dímeros de pirimidina.** Trata-se da indução de ligações carbono-carbono entre pirimidinas adjacentes, sendo mais comum com a timina. Isto resulta na distorção da molécula ou ligações entre moléculas adjacentes, o que temporariamente pára a replicação do DNA. A Fig. 13.9 mostra a formação de um dímero de timina. Como resultado da tentativa de reparo do dímero (veja mais adiante neste capítulo), são produzidas falhas *(gaps)* no filamento filho, durante a replicação. Quando estas falhas não são corretamente reparadas resulta uma mutação.

Mutágenos químicos. Os mutágenos químicos são classificados em quatro grupos principais com base em sua reação específica com o DNA. Um **análogo de base** é uma molécula cuja estrutura é muito parecida com a de uma base natural e que às vezes é incorporada no DNA em seu lugar. O análogo pareia-se então com a base complementar "errada", levando a uma mutação por substituição de base. Como já foi discutido, 5-bromo-uracil é um desses mutágenos.

Os **agentes alquilantes** reagem com o DNA adicionando grupamentos etil ou metil às bases. Isto resulta no mau pareamento da base afetada ou em sua total perda, criando uma falha. A base primariamente afetada pelos agentes alquilantes é a guanina, embora outras bases também possam ser alquiladas. As mostardas e enxofre nitrogenados, identificados como mutágenos por Auerbach, são agentes alquilantes, tanto quanto o etilmetanossulfonato (EMS) e dietilsulfato (DES).

Os **corantes acridínicos** são uma classe de substâncias químicas que se intercalam entre as bases do DNA. Isto distorce a molécula e rompe o alinhamento e pareamento das bases. Tal distorção resulta em deleção ou adição de pares de bases durante a replicação. A puromicina, usada por Crick para demonstrar a natureza de trincas do código genético, é exemplo de um corante acridínico. Finalmente, existem substâncias químicas que reagem com o DNA e alteram diretamente a estrutura da base, em vez de se incorporar à molécula. Tais substâncias químicas de **ação direta,** como o ácido nitroso, desaminam a adenina, citosina e guanina. Isto resulta em mutações por pareamento errado ou substituição de par de bases.

REPARO DO DNA DANIFICADO

Quando o DNA é fisicamente danificado por um mutágeno, é ativado um elaborado sistema de processo de reparo na célula para recuperar o que foi danificado. A maior parte do que se sabe vem principalmente do reparo de dímeros induzidos por UV. O primeiro sistema de reparo foi descoberto quando se observou que *E. coli* expostas à luz azul após irradiação UV não apresentavam mutações. Tal processo de reparo é chamado **fotorreativação.** Isto se deve a uma enzima que se liga a dímeros de pirimidina, usando a energia da luz para quebrar as ligações que formam o dímero e restaurando a estrutura original da molécula. A ação da enzima fotorreativadora é mostrada na Fig. 13.10. Caso as células sejam mantidas no escuro por alguns dias após o tratamento com UV, a freqüência de mutações induzidas aumenta muito.

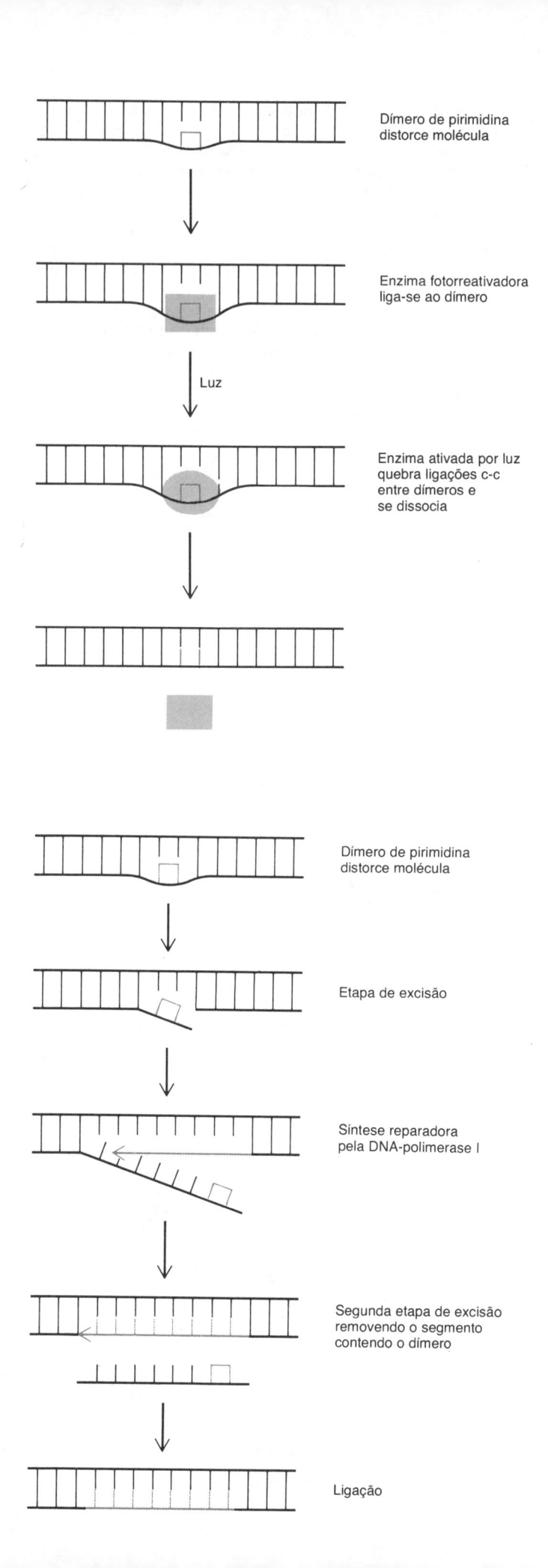

Dímero de pirimidina distorce molécula

Enzima fotorreativadora liga-se ao dímero

Luz

Enzima ativada por luz quebra ligações c-c entre dímeros e se dissocia

Fig. 13.10 Ação da enzima fotorreativadora nos dímeros de pirimidina. (Veja o texto para mais detalhes.)

Dímero de pirimidina distorce molécula

Etapa de excisão

Síntese reparadora pela DNA-polimerase I

Segunda etapa de excisão removendo o segmento contendo o dímero

Ligação

Fig. 13.11 Procedimento para reparo por excisão de um dímero de pirimidina. (Veja o texto para mais detalhes.)

No escuro, existem ainda evidências de que ocorra algum reparo de dímeros de pirimidina induzidos por UV. Observou-se que isto se deve a um processo de reparo multienzimático chamado **reparo por excisão.** O processo é representado na Fig. 13.11. Ele consiste em quatro etapas. Primeiro, uma enzima feita pelo produto de três genes diferentes reconhece a distorção causada pelo dímero de pirimidina. A enzima corta um dos filamentos próximo ao dímero. Esta é chamada *etapa de incisão*. A DNA-polimerase I sintetiza então um novo filamento, deslocando o filamento velho que contém o dímero. Esta é chamada *síntese de reparo.* É feito então um segundo corte além do dímero, removendo-o da molécula de DNA, em uma etapa chamada de *excisão*. Finalmente, o filamento recém-sintetizado é unido ao filamento original pela DNA-ligase.

Em *E. coli,* as mutações em qualquer um desses três genes que codificam a enzima que promove a incisão na molécula de DNA bloqueiam completamente esse processo de reparo. Nos seres humanos, uma doença hereditária chamada **xeroderma pigmentoso** é causada por uma mutação recessiva que bloqueia esse processo de reparo por excisão. As pessoas com tal doença são muito sensíveis à luz do sol e particularmente aos comprimentos de onda UV da luz do sol. Elas apresentam incidência muito alta de câncer de pele, incluindo melanomas malignos em áreas da pele expostas à luz do sol. As culturas de células de seres

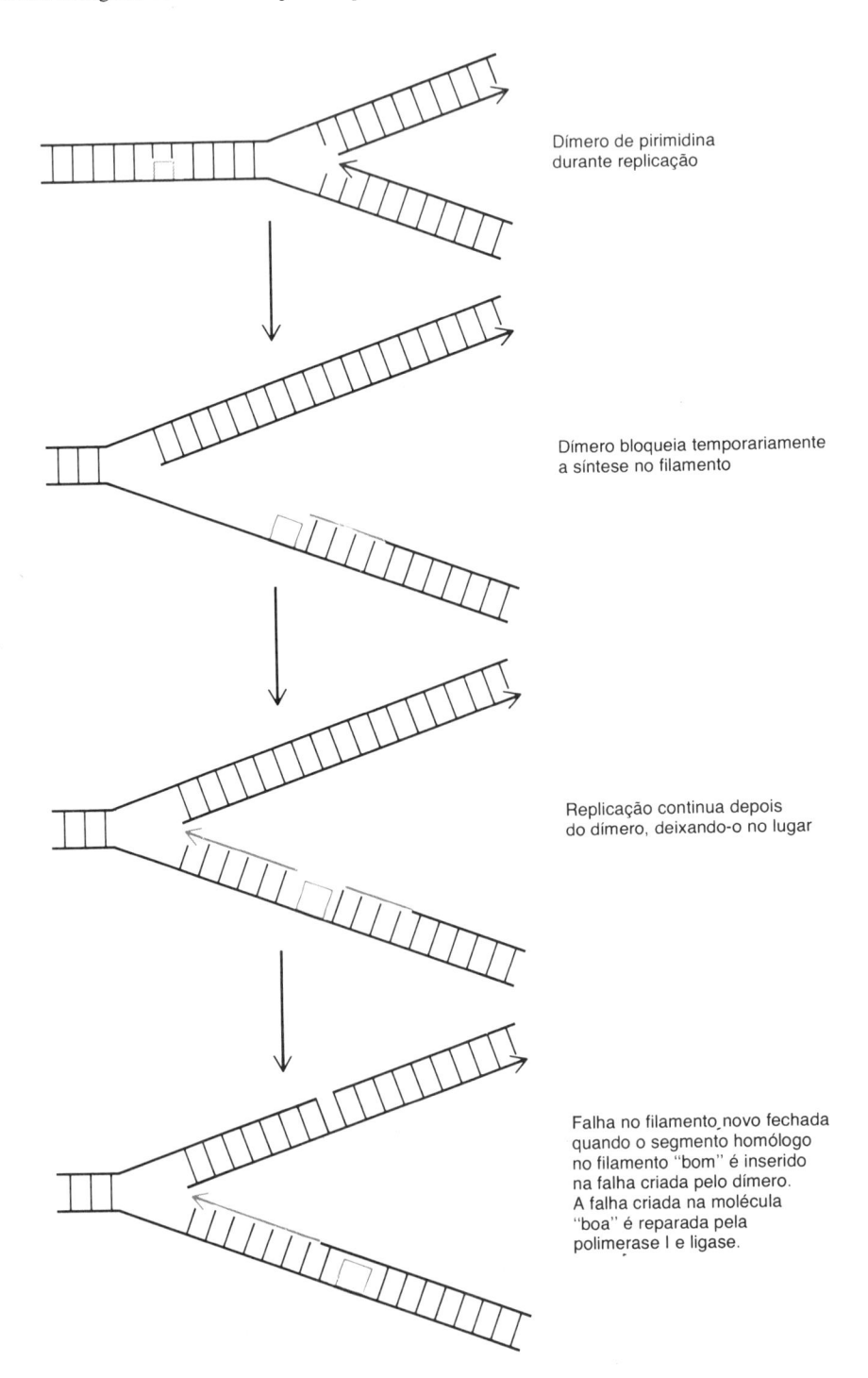

Dímero de pirimidina durante replicação

Dímero bloqueia temporariamente a síntese no filamento

Replicação continua depois do dímero, deixando-o no lugar

Falha no filamento novo fechada quando o segmento homólogo no filamento "bom" é inserido na falha criada pelo dímero. A falha criada na molécula "boa" é reparada pela polimerase I e ligase.

Fig. 13.12 Padrão de reparo pós-replicação. Note que o dímero é mantido na molécula. (Veja o texto para mais detalhes.)

humanos com xeroderma pigmentoso são defectivas em reparo por excisão e são mortas com doses muito baixas de luz UV.

Caso um dímero de pirimidina sobreviva aos sistemas de reparo por fotorreativação ou excisão, um outro sistema de reparo age durante a replicação. Este processo é chamado *reparo pós-replicação.* Quando a replicação chega em um dímero ela é bloqueada devido à distorção da molécula. Eventualmente a replicação continua, mas pulando a região ao redor do dímero. Isto resulta em falhas no filamento filho, que correspondem ao dímero no filamento parental. As falhas no filamento novo podem eventualmente ser fechadas por síntese de reparo. Tal processo é ilustrado na Fig. 13.12. É importante notar que no reparo pós-replicação, o dímero não é excisado ou quebrado, mas é retido na molécula de DNA.

Por esta discussão deve ter ficado claro que a maioria das células desenvolveu vários modos sofisticados de reparar o dano ao material genético. A seriedade de qualquer defeito no processo de reparo é ilustrada pelo exemplo do xeroderma pigmentoso. Em nosso planeta, estamos constantemente expostos à radiação UV do sol, e vários sistemas de reparo aos danos de UV no material genético são essenciais, de modo a garantir a sobrevivência. Caso esse dano não seja reparado de tal modo eficiente e livre de erro, o prejuízo das mutações teria sido muito grande para que a vida tivesse continuado. Esta é a razão da recente preocupação acerca da exposição excessiva à radiação UV nos banhos de sol e lâmpadas bronzeadoras, quanto ao aumento da incidência de câncer de pele.

ELEMENTOS DE TRANSPOSIÇÃO

Em meados da década de 40, Barbara McClintock começou a fazer observações sobre interessantes mutações instáveis em milho. As mutações envolviam variegação na coloração das espigas. A Fig. 13.13 ilustra o tipo de variabilidade nos padrões de cor das sementes apresentadas por essas mutações. Por meio de uma análise genética muito complicada, McClintock atribuiu tais mutações instáveis à ação de **elementos controladores,** que são elementos genéticos móveis causadores de mutações e rearranjos cromossômicos e que influenciam a expressão de outros genes. A principal característica dessas mutações induzidas por elementos controladores é que elas revertem ao estado normal com uma freqüência relativamente alta. Como resultado, o organismo se torna uma mistura de tecidos mutantes e revertidos. Isto dá o aspecto variegado. Muitas das variações na cor das espigas no milho indiano usado para decoração são devidas a tais elementos controladores.

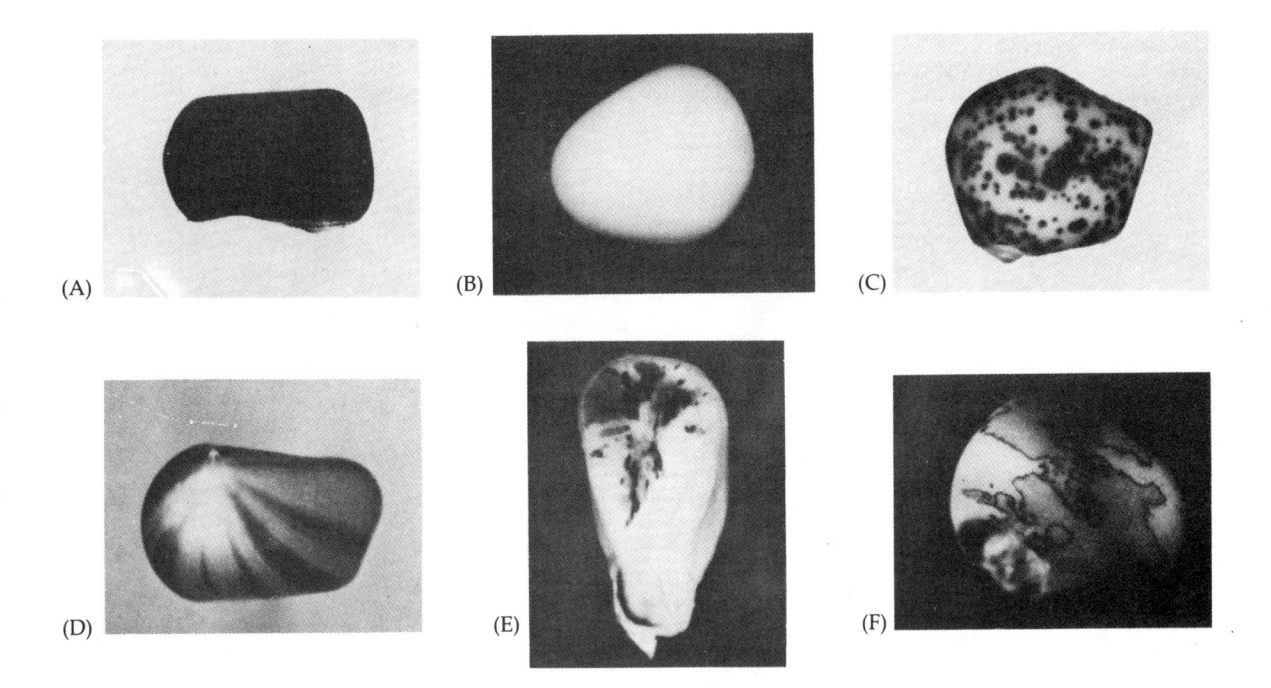

Fig. 13.13 Mutação induzida por elemento de transposição em milho. (A) Grão selvagem intensamente pigmentado; (B) alelo nulo recessivo estável de um gene na biossíntese do pigmento antocianina; (C) mutações instáveis causadas por elemento de transposição supressor-mutador, no *locus* A_1 na biossíntese de antocianina (expressa na aleurona); (D) mutações instáveis no *locus* P causadas pela inserção de um elemento ativador (expressa no pericarpo); (E) mutação instável no *locus* "Waxy" causada pela inserção do elemento ativador; (F) padrão da perda de marcador associada à quebra cromossômica no local de inserção do elemento de Dissociação, promovido pelo elemento Ac ativador "trans-acting". (Foto por cortesia da Dra. Nina Fedoroff, Carnegie Institution of Washington, com permissão.)

As primeiras descobertas nesta área datam do início de 1900, e o trabalho de R. A. Emerson, que primeiro observou essas mutações altamente instáveis na cor da semente em milho. Posteriormente, na década de 30, Marcus M. Rhoades mostrou que a instabilidade genética era condicional. Isto é, esse tipo de mutação torna-se instável apenas na presença de outro gene. Rhoades estudou a mutação em um gene responsável pela síntese do pigmento púrpura (antocianina) na aleurona, a camada externa do endosperma que fica imediatamente sob o revestimento da semente. A mutação alterou a cor da aleurona de púrpura para incolor. No entanto, quando outro gene estava presente, a mutação revertia para púrpura, mas, uma vez que isto ocorria mais adiante no desenvolvimento, a cor púrpura aparecia pontilhada, derivada das células nas quais havia ocorrido reversão. Rhoades chamou o alelo produtor das manchas de *pontilhado*.

Foi Barbara McClintock que mostrou que o pontilhado era um tipo de elemento genético, chamado elemento controlador, e que era móvel. Esta descoberta, por McClintock, dos elementos genéticos móveis foi reconhecida como uma das descobertas mais significativas do século. McClintock recebeu o prêmio Nobel em 1983 por sua descoberta. Os elementos controladores móveis, ou **elementos de transposição,** foram então encontrados em virtualmente todos os organismos que foram examinados quanto a sua presença.

BARBARA McCLINTOCK E A CONSTÂNCIA DO GENOMA

Embora a Dra. Barbara McClintock tenha recebido o prêmio Nobel em Fisiologia e Medicina, em 1983, "por sua descoberta dos elementos genéticos móveis" (são elementos do DNA que podem mover-se de um local cromossômico para outro), sua contribuição para a genética estende-se a um período de 60 anos. Ela virtualmente estabeleceu o campo da citogenética de milho como ciência ao desenvolver técnicas citológicas para identificação e caracterização dos cromossomos de milho. Vários cientistas sugeriram que ela deveria merecer o prêmio Nobel isoladamente por seu trabalho em citogenética de milho. Embora só mais tarde ela o tenha recebido, ela teve grande reconhecimento por seu trabalho ao ser eleita para a prestigiosa National Academy of Science em 1945. Nesta época ela era a terceira mulher a receber tal honraria.

Trabalhando sozinha no Carnegie Laboratory em Cold Spring Harbor, ela direcionou sua atenção para a instabilidade genética na espiga e pigmentação da folha de milho. Foi a primeira a descobrir que os rearranjos cromossômicos pareciam estar associados a esta instabilidade genética. Ela também observou que o padrão de mutação não era aleató-rio, mas podia ser explicado pelo movimento de alguns elementos genéticos de um lugar para outro no genoma. Desse trabalho surgiu a idéia de que existiam dois tipos de genes, um diretamente responsável por algum fenótipo e o outro que podia controlar a atividade do primeiro gene.

O trabalho de McClintock teve muito pouco impacto devido ao "dogma da constância do genoma", uma teoria que não permitia o comportamento de tais elementos genéticos móveis. Ela previu, em 1956, que esses elementos genéticos representam sistemas no núcleo que operam para controlar a ação gênica. Só após a descoberta dos transposons bacterianos (elementos genéticos móveis) em meados da década de 70 que McClintock começou a receber o reconhecimento merecido. Hoje em dia, esses elementos genéticos móveis são encontrados em virtualmente todos os genomas em que foram examinados. O prêmio Nobel de 1983 concedido a Barbara McClintock lhe deu o reconhecimento e crédito que ela já merecia por suas descobertas feitas 30 anos atrás.

As mutações causadas por elementos controladores ocorrem quando o elemento se move e é inserido na seqüência codificadora de um gene. Isto prejudica a expressão desse gene em heterozigotos e faz com que apresentem o fenótipo mutante recessivo. As mutações por inserção são de dois tipos. O primeiro tipo é inerentemente instável porque é devido a um elemento capaz de excisão e transposição (movimento) independentes. Tal elemento é chamado **elemento autônomo.**

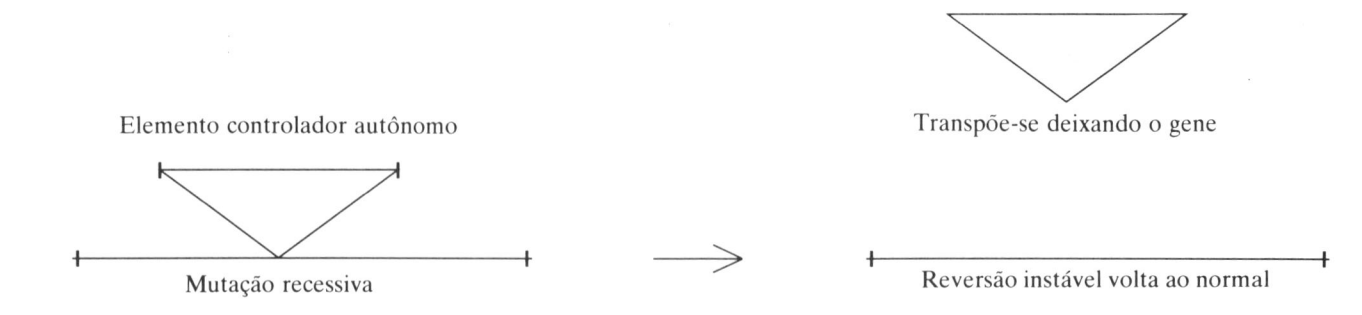

Elemento controlador autônomo

Mutação recessiva

Transpõe-se deixando o gene

Reversão instável volta ao normal

O segundo tipo de mutação não é inerentemente instável, mas assim se torna apenas na presença do elemento autônomo em outro ponto do genoma. O elemento causador dessa mutação não é capaz de transposição independente e é chamado **elemento não autônomo.**

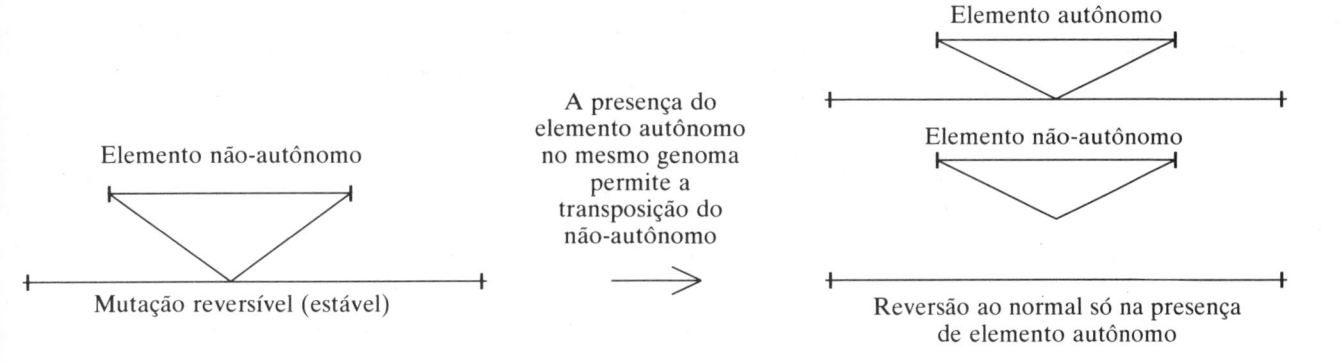

A família Ac-Ds de elementos controladores descrita por McClintock ilustra a operação desses dois tipos de elementos. **Ds,** de **dissociação,** é um elemento que determina um local de quebra cromossômica ou mutação gênica. Ds, no entanto, é capaz de transposição para um novo local apenas na presença do segundo elemento, **Ac,** ou **ativador.** Isto faz com que Ds seja um elemento não-autônomo. Ac, capaz de transposição independente, é o elemento autônomo no sistema. A integração de Ds no ou próximo a um novo *locus* promove uma mutação recessiva nesse *locus.* Na presença continuada de Ac, Ds pode ser novamente transposto, e assim sendo ocorre uma reversão da mutação ao normal. Portanto, na presença de Ac, as mutações induzidas por Ds são instáveis (reversíveis). Na ausência de Ac, Ds não se pode transpor, tornando as mutações estáveis (não-reversíveis). Ac, sendo o elemento autônomo, pode transpor-se de um *locus* para outro, produzindo mutações instáveis.

O estudo dos elementos de transposição nas décadas de 60 e 70 dirigiu-se para bactérias. Nesses sistemas observou-se que algumas mutações não eram devidas a alterações de pares de bases, mas à inserção de grandes trechos de DNA nos genes. Além disso, foi descoberto que a resistência a antibióticos poderia espalhar-se rapidamente em uma população de bactérias porque os genes de resistência estavam situados em elementos de transposição. Os **transposons** bacterianos, assim chamados, foram caracterizados a nível molecular, e um dos mais conhecidos é o **Tn 3.** Ele tem aproximadamente 5.000 nucleotídios de tamanho e possui três genes. O mapa genético do Tn 3 é mostrado na Fig. 13.14. Dois genes são para enzimas usadas em transposição e um para resistência ao antibiótico ampicilina. As duas enzimas de transposição são chamadas **transposase,** que inicia a transposição, e **resolvase,** que termina o processo. As pontas do transposon são feitas de seqüências não codificantes, chamadas **repetições invertidas;** a mesma seqüência aparece em ambas as pontas do elemento, mas em ordem reversa. As repetições invertidas servem para marcar as pontas da seqüência a ser transposta e também funcionam no processo de transposição.

A análise molecular do elemento controlador Ac de milho foi feita recentemente por Nina Fedoroff. Um mapa, incluindo as repetições invertidas, é mostrado na Fig. 13.15. O elemento tem aproximadamente 4.500 pares de bases de comprimento e duas seqüências codificantes. Não está tão completamente definido quanto o Tn 3, mas apresenta acentuada similaridade. Uma das descobertas mais marcantes sobre os elementos Ac-Ds é que o elemento Ds é quase idêntico ao elemento Ac, exceto quanto a 194 pares de bases do gene transposase que parecem ter sido deletadas. Aparentemente é capaz de se transpor para um *locus* e causar uma mutação, mas deve usar o produto gênico normal do gene transposase de Ac de modo a deixar um *locus.* Assim, temos a evidência molecular do porquê de Ds ser um elemento não-autônomo. Fedoroff percebeu que os elementos controladores podem ser divididos em famílias, com base no reconhecimento de sinais específicos de transposição pelas enzimas de transposição.

Percebe-se a importância dos elementos de transposição. McClintock acredita que, uma vez que eles controlam a expressão gênica, representam mecanismos de controle normal que se tornaram errôneos. Eles também podem desempenhar um papel no controle da expressão gênica durante o desenvolvimento e ter um significado evolutivo na reestruturação do genoma por seu papel na quebra cromossômica. Finalmente, à medida que se tornam mais

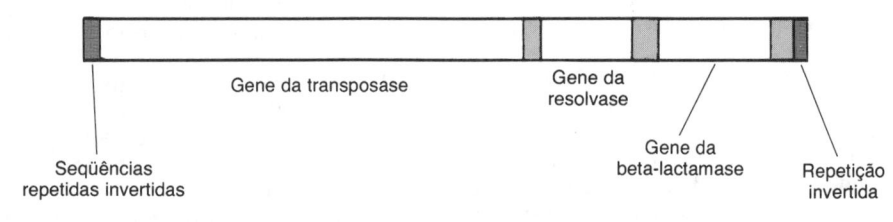

Fig. 13.14 Mapa do transposon bacteriano Tn3. Este transposon tem cerca de 5.000 pares de nucleotídios e contém três genes. As proteínas transposase e resolvase estão envolvidas na transposição e a enzima beta-lactamase inativa o antibiótico ampicilina. As repetições invertidas nas pontas são sinais de reconhecimento para as enzimas de transposição.

Fig. 13.15 Mapa do elemento de transposição normal Ac e do elemento Ds, contendo uma deleção de 194 pares de bases.

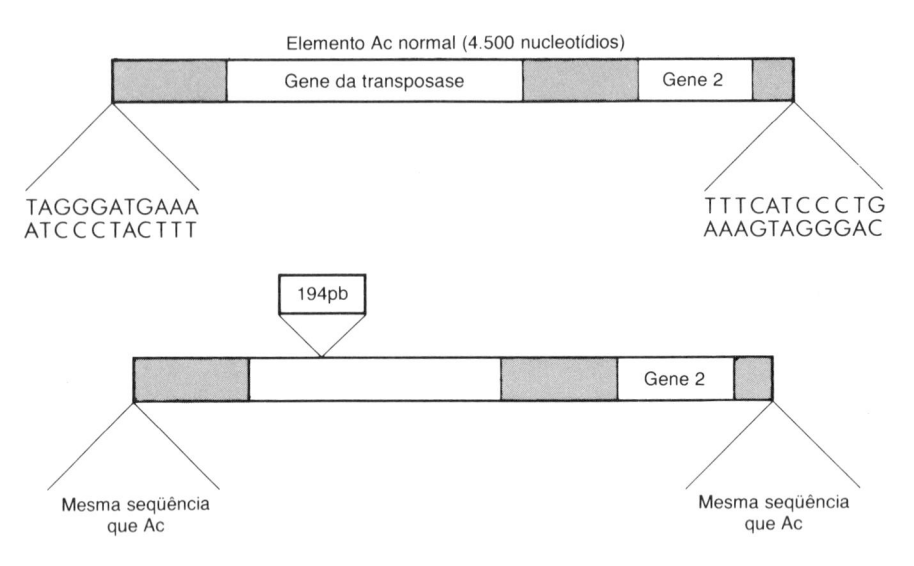

bem conhecidos, eles podem ser experimentalmente úteis como vetores gênicos para enfoques de biotecnologia genética (veja Cap. 20).

MUTAGÊNICOS AMBIENTAIS

Até aqui analisamos apenas os agentes químicos ou físicos conhecidos como mutagênicos. Em adição a esses compostos, suspeita-se da existência de ampla gama de substâncias químicas, às quais os seres humanos estão expostos, e que são potencialmente mutagênicas. Elas incluem poluentes do ar e da água, conservantes e corantes de alimentos (mais de 2.000 são hoje empregados) e substâncias químicas usadas na agricultura. Além disso, muitos compostos potencialmente mutagênicos podem ser **carcinogênicos,** ou seja, capazes de induzir câncer em seres humanos. São conhecidos muitos compostos produtores de câncer. Eles incluem o benzo(a)pireno, um hidrocarboneto produzido ao cozer carne; a aflatoxina B1, uma toxina de fungo produzida nas sementes de plantas tais como amendoim e milho; e vários componentes químicos de corantes de cabelo comercialmente disponíveis.

Tendo em vista que foi avaliado que 80% do câncer humano são devidos a causas ambientais, há uma grande preocupação com a relação entre carcinogênese e mutagênese desses compostos em humanos. Por não ser aceitável extrapolar os dados de mutagenicidade de bactérias para os humanos, torna-se muito difícil estabelecer tal relação. Muitos carcinógenos que seriam identificados como mutagênicos em bactérias normalmente seriam detoxicados pelo metabolismo de mamíferos. Além disso, compostos que não seriam mutagênicos em bactérias poderiam ser convertidos em mutagênicos pelo metabolisno de mamíferos, numa tentativa de detoxicá-los. A preocupação aqui não é só com a atual geração, mas também com as futuras.

Uma vez que muitos carcinógenos são também mutagênicos, é muito importante saber identificá-los como tais, bem como outros possíveis mutágenos no ambiente. Devido ao custo e ao tempo que leva realizar experimentos de mutagênese diretamente em populações animais, foram desenvolvidos dois testes para triagem de substâncias químicas quanto à mutagenicidade em um sistema de mamífero. Eles estão resumidos na Fig. 13.16. O primeiro sistema de teste desenvolvido por Marvin Legator é chamado ensaio mediado por hospedeiro. Nesse teste, um microrganismo indicador é exposto à droga química em questão indiretamente por um sistema de mamífero. O microrganismo indicador é injetado em animais de laboratório. O animal é então exposto à droga química em questão seja por ingestão ou inalação. O microrganismo é então reisolado do mamífero e triado quanto a mutações. O microrganismo indicador típico geralmente é uma linhagem auxotrófica, quanto a um aminoácido, seja de *Salmonella typhimurium* ou *Neurospora crassa*. A mutação testada é a reversão ao estado prototrófico.

Uma vez que o fígado de mamífero é o principal tecido envolvido na detoxicação de compostos estranhos no corpo, Bruce Ames desenvolveu um enfoque similar *in vitro* para testar mutagenicidade. Esse teste (hoje conhecido como **teste de Ames**) usa tecido hepático homogeneizado de um animal de laboratório ou de um humano. O microrganismo indicador é introduzido no estrato de fígado, e então é feita a exposição à droga química. Novamente, como no ensaio mediado por hospedeiro, o microrganismo é avaliado quanto a mutações de auxotrofia para prototrofia. O teste de Ames foi ainda mais refinado para ser capaz de detectar mutágenos que causem substituições de pares de bases ou mudanças de matriz de leitura. No Quadro 13.3 é apresentado um resumo de alguns dos carcinógenos conhecidos como mutagênicos nesses dois testes.

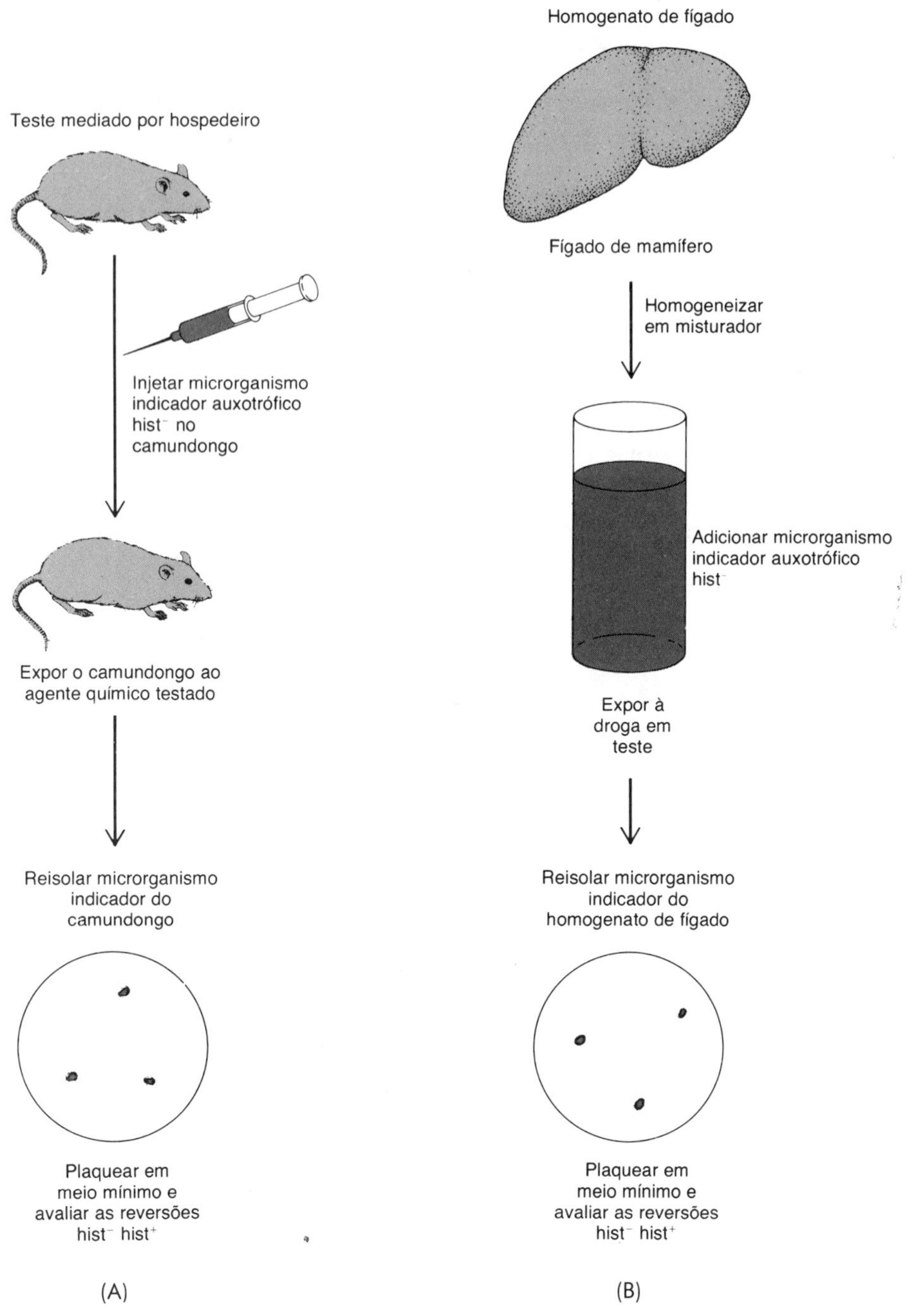

Homogenato de fígado

Fígado de mamífero

Teste mediado por hospedeiro

Injetar microrganismo
indicador auxotrófico
hist⁻ no
camundongo

Homogeneizar
em misturador

Expor o camundongo ao
agente químico testado

Adicionar microrganismo
indicador auxotrófico
hist⁻

Expor à
droga em
teste

Reisolar microrganismo
indicador do
camundongo

Reisolar microrganismo
indicador do
homogenato de fígado

Plaquear em
meio mínimo e
avaliar as reversões
hist⁻ hist⁺

Plaquear em
meio mínimo e
avaliar as reversões
hist⁻ hist⁺

(A)

(B)

Fig. 13.16 Diagrama esquemático do teste mediado por hospedeiro (A) e do teste de Ames com homogenato de fígado (B) usados para triagem de potenciais mutagênicos químicos.

Quadro 13.3 Relação de drogas conhecidas como carcinógenas e demonstradas como mutagênicas em testes mediados por hospedeiro ou sistemas de homogenato de fígado

2-acetilaminofluoreno
aflatoxina B1
1'-acetoxisafrole
2-aminoantraceno
4-aminobifenil
2-aminofluoreno
1-aminopireno
2-amino 5-nitrofenol (componente de corante de cabelo)*
Benzo(a)pireno
Benzidina
Cloreto de benzil
7,12-dimetilbenz(a)antraceno
2,4-diaminoanisol (componente de corante de cabelo)*
2,5-diaminoanisol (componente de corante de cabelo)*
2,4-diaminotolueno (componente de corante de cabelo)*
Esterigmatocistina
Furilfuramida (aditivo de alimentos)
2-naftilamina
p-fenilenodiamina (componente de corante de cabelo)*

*A mutagenicidade de componentes de corantes de cabelo é aumentada pelo tratamento com peróxido de hidrogênio.

O resultado de todos esses testes é que mais de 70% dos carcinógenos testados também demonstraram ser mutagênicos. Qualquer composto que seja positivo no teste microbiano de mutação deve ser considerado nocivo a humanos. Como tal, devem ser cuidadosamente enfocados quanto aos benefícios e riscos à população humana. A resposta aos problemas de defeitos de nascimento e câncer deve ser mais de prevenção do que de cura.

MUTAÇÕES E CÂNCER

Uma das mais importantes descobertas nos últimos anos é a dos **oncogenes,** ou genes causadores de câncer. Esses genes foram originalmente descobertos em uma classe de vírus chamados **retrovírus.** Descobriu-se que, quando um vírus portador de um oncogene invade uma célula, o padrão de crescimento da célula pode ser convertido em um identificado como crescimento canceroso **(neoplásico).** A célula apresenta então um padrão tumoral de crescimento. Originalmente acreditava-se que o oncogene tinha origem com o vírus e fosse o agente carcinogênico. No entanto, observou-se depois que as seqüências de DNA, relacionadas às seqüências oncogênicas virais, já estavam presentes em muitas células de vertebrados. Essas seqüências celulares que tinham estrutura similar a genes eucarióticos, com introns e exons, sobreviveram por longos períodos de evolução e desempanham funções normais na célula. Isto levou à idéia de que os oncogenes virais são ativados ao serem removidos da célula pelo vírus, e no ambiente genético do vírus eles se tornam oncogenes. O apoio a esta idéia veio da observação de que um promotor viral, adicionado a um gene celular, pode transformar uma célula normal em cancerosa.

Hoje em dia estão sendo examinadas duas possibilidades diferentes para explicar como esses oncogenes virais são patogênicos. Primeiro, quando transferidos para a célula hospedeira, esses genes são controlados por promotores virais e não promotores celulares. Isto pode permitir que tais genes sejam constantemente expressos a altos níveis. Segundo, os oncogenes sofrem mutações no processo de transformação de protooncogenes para oncogenes. Este dano genético impede que o gene seja controlado do modo normal — e portanto torna-se patogênico. A teoria da mutação tem boas bases. Em um caso há evidência direta de uma única mudança de base: uma G para T, sendo responsável pela conversão de um protooncogene em um oncogene ativo.

Uma característica comum à maioria dos tipos de câncer é a descontrolada proliferação celular. Quando os pesquisadores procuraram o mecanismo molecular pelo qual ocorria a mudança do crescimento normal para neoplásico **(transformação),** a atenção foi inicialmente dirigida para os produtos gênicos (proteínas) e, em segundo lugar, para o modo como eles se relacionavam com o crescimento celular. Observou-se que o produto gênico de vários oncogenes é uma enzima chamada *cinase protéica*, que fosforila aminoácidos em proteínas. Além disso, a cinase de oncogenes fosforila apenas tirosina. No processo de transformação em uma célula tumoral a quantidade de fosforilação de tirosina aumenta em pelo menos

NÚMERO DE CÓPIAS DE ONCOGENE E CÂNCER DE MAMA

Nos Estados Unidos, uma em cada 14 mulheres irá desenvolver câncer de mama. As evidências ligando os protooncogenes à causa ou manutenção das malignidades humanas estão-se tornando progressivamente mais fortes. Em um estudo muito interessante, observou-se que o número de cópias do oncogene *HER-2/novo* variava de dois a mais de 20 por célula nas linhagens celulares de câncer de mama (culturas de células de tumores mamários). Além disso, os resultados indicam uma relação entre o número de cópias do oncogene e o número de linfonodos que dão positivo no teste para câncer. De fato, qualquer paciente com mais de três linfonodos axilares envolvidos na doença apresenta aumento significativo do número de cópias do gene. Até agora, o número de linfonodos que dão positivo no teste é o melhor fator para se prever se a doença irá recorrer e quais as chances do paciente sobreviver.

A relação entre o estado dos nódulos e o número de cópias de oncogene indica que o número de cópias de oncogene também seria um bom previsor quanto a possível recorrência do câncer e a chances de sobrevivência. Uma correlação estatisticamente significativa muito forte foi encontrada entre o número de cópias de oncogene e o tempo decorrido antes que o paciente tenha uma recaída bem como a taxa de sobrevivência do paciente. De fato, o número de cópias de *HER-2/novo* era superior a todos os outros fatores prognósticos, exceto linfono-

dos que dão um teste positivo para câncer. Pacientes com mais de cinco cópias do oncogene têm tempo de sobrevivência sem câncer muito mais curto, tempo este mais curto do que os que têm menor número de cópias de oncogene. Esses novos resultados se correlacionam muito bem com os dados do número de cópias do oncogene N-myc, como causa de neuroblastoma humano.

Este achado é importante para as mulheres cujo câncer não se tenha espalhado para os linfonodos. Tais mulheres geralmente têm bom prognóstico de recuperação completa e sem tratamento com radiação ou quimioterapia. Apesar disso, 25 a 30% dessas mulheres têm recorrência de câncer. Se o número de cópias de oncogene não aumenta, essas pacientes, cujos linfonodos deram negativo no teste para câncer, podem ser posteriormente avaliadas e, com base no número de cópias de oncogene avaliadas, receber tratamentos de quimioterapia e radiação, aumentando assim suas chances de sobrevivência.

O número de cópias de oncogene pode fornecer também uma resposta ao que na verdade causa o câncer. Sabe-se que o gene codifica uma cinase protéica, que está muito relacionada ao receptor do fator epidérmico de crescimento (EGF). Ninguém sabe o que se liga a esta proteína receptora, mas bloqueando-a pode ser possível bloquear ou curar a doença.

dez vezes. No entanto, as proteínas fosforiladas não estão no núcleo, como se poderia esperar, mas sim ligadas à membrana plasmática, onde se acredita que tenham um papel na regulação do crescimento celular.

Sabe-se que fatores de crescimento, como o fator de crescimento epidérmico (EGF) e o fator de crescimento derivado das plaquetas (PDGF), ligam-se à membrana plasmática, fazendo com que a célula comece a se dividir. Adicionalmente, é estimulada uma cinase específica de tirosina quando a molécula de EGF se liga à membrana plasmática. Uma das hipóteses de indução de câncer é de que um oncogene presente na célula produza grandes quantidades de determinado produto gênico, saturando assim o processo normal de controle do crescimento celular e resultando na transformação da célula em uma célula tumoral. Um apoio adicional à idéia de saturação do sistema veio da malignidade de crescimento rápido das células B do sistema imune, chamado **linfoma de Burkitt.** Tal doença é causada por um rearranjo cromossômico em que um oncogene foi translocado para uma região adjacente à dos genes de imunoglobulina. Isto leva a uma alta expressão do oncogene juntamente com a dos genes de imunoglobulina. Esta atividade do oncogene é a causa básica do linfoma.

À medida que a procura de oncogenes conhecidos continua, é importante um achado adicional: o de que as seqüências de oncogenes celulares de várias fontes são um pouco correlatas. Isto pode significar que todos pertençam a uma mesma família de genes. Caso isto seja verdade, poderia significar que o câncer não é uma série de doenças caracterizadas pelo tipo de tumor, mas sim um pequeno número de eventos moleculares (alguns mutacionais) que levam a um número de fenótipos tumorais diferentes.

PROBLEMAS

13-1 A partir deste capítulo e outras fontes de que disponha, explique por que a maioria das mutações é deletéria.

13-2 A partir deste capítulo e outras fontes de que disponha, explique por que a maioria das mutações é recessiva.

13-3 A partir deste capítulo e outras fontes de que disponha, avalie os efeitos a curto e longo prazos da irradiação em massa da população humana.

13-4 Veja novamente a Fig. 13.8. Você diria que há um limiar de dose de irradiação abaixo do qual não é induzida nenhuma mutação?

13-5 As mutações recessivas ligadas ao sexo são mais facilmente estudadas em organismos apropriados de que as autossômicas. Por quê?

13-6 Qual dos seguintes seria provavelmente o mais afetado, e qual o menos, por um dano genético devido a exposição à radiação: (a) um haplóide, (b) um diplóide, (c) um poliplóide?

13-7 Três espécies de aveia *(Avena)* variam quanto ao número de cromossomos. Irradiando muitas amostras dessas três espécies com a mesma quantidade de raios X obtivemos as seguintes taxas de mutações detectáveis (dadas como $\bar{x} \pm s$ por amostra):

Espécies	Cromossomos	Irradiada	Controle
A. brevis	14	$4,1 \pm 1,1$	$0,2 \pm 0,03$
A. barbata	28	$2,4 \pm 0,6$	$0,05 \pm 0,01$
A. sativa	42	0,0	0,0

Dê um motivo para este tipo de resultado.

13-8 Suponha que amostras de espécies trigo *(Triticum)* em que 2n = 14, 28 e 42 receberam cada uma a mesma dose de raios X. Supondo que ocorreu alguma mutação induzida por radiação em pelo menos parte dessas espécies, qual você esperaria que apresente a maior freqüência de mutação?

13-9 Em uma suposta flor, a cor das pétalas pode ser vermelha, ou branca, ou azul. Branca é devida à presença de um precursor incolor a partir do qual podem ser sintetizados os pigmentos vermelho e azul, em dois processos consecutivos controlados enzimaticamente. O cruzamento de duas plantas com flores azuis produziu uma proporção de F_1 de nove azuis, três vermelhas e quatro brancas. (a) Quantos pares de genes estão envolvidos? (b) Sugira a seqüência correta de etapas enzimaticamente controladas e produtos. (c) Começando com a primeira letra do alfabeto e usando muitas outras em seqüência à medida que for necessário, dê o genótipo de (1) indivíduos parentais; (2) plantas azuis de F_1. (d) Dê os genótipos das plantas (1) vermelhas e (2) brancas, da F_1. (e) De acordo com o sistema que você elaborou, que par de genes controla a primeira etapa do processo que você estabeleceu na parte (b) deste problema?

13-10 Por desaminação um segmento $\begin{smallmatrix}5'\ T\ T\ T\ 3'\\3'\ A\ A\ A\ 5'\end{smallmatrix}$ da molécula da DNA foi alterado para um segmento. $\begin{smallmatrix}5'\ T\ T\ G\ 3'\\3'\ A\ A\ C\ 5'\end{smallmatrix}$ Que alteração de aminoácido isto produz, supondo que o filamento 3', 5' ("inferior") serve como molde para a transição?

13-11 Veja novamente a Fig. 13.3. A forma enol de 5-bromouracil causa uma transição ou uma transversão?

13-12 O Quadro 10.1 mostra dois mutantes de triptofano-sintetase, A78 e A58, que afetam o aminoácido 233. No A78 selvagem nesta posição a glicina é substituída pela cisteína; no A58 a glicina é substituída pelo ácido aspártico. Entre os códons de mRNA para glicina está o GGC; um dos dois para cisteína é UGC; e um dos dois para ácido aspártico é GAC. Qual das linhagens mutantes, A78 OU A58, envolve uma transição e qual uma transversão no molde de DNA?

13-13 Caso um pedaço de DNA contendo um elemento de transposição seja isolado, os filamentos complementares sejam separados, e deixados para renaturação separadamente, qual seria o aspecto ao microscópio eletrônico das moléculas unifilamentares após a renaturação?

13-14 Alguns indivíduos têm uma mecha de cabelo loiro como o restante dos cabelos de cor castanha. Que tipo de mutação seria esta?

13-15 Quantos pares de bases teriam que ser deletados em um evento mutacional para eliminar um único aminoácido de uma proteína e não alterar o resto da proteína?

14

ABERRAÇÕES CROMOSSÔMICAS: ALTERAÇÕES NUMÉRICAS

Nos capítulos anteriores foi destacado que cada espécie de animal e planta é caracterizado por um determinado complemento cromossômico, representado uma vez nas células haplóides (por exemplo, gametas e esporos) e duas nas células diplóides. A posse de tais conjuntos cromossômicos, ou **genomas,** dá a cada espécie um número característico de cromossomos (veja Quadro 4.1). Às vezes, porém, ocorrem irregularidades na divisão celular, ou "acidentes" (como nas radiações) que atingem cromossomos interfásicos, de modo que podem ser formados genomas ou organismos inteiros aberrantes. Tais aberrações cromossômicas podem incluir genomas inteiros, cromossomos isolados ou apenas partes de cromossomos. Assim, os citologistas reconhecem (1) **alterações no número de cromossomos (heteroploidia)** e (2) **modificações estruturais.** A heteroploidia pode envolver conjuntos inteiros de cromossomos (**euploidia**) ou perda ou adição de cromossomos isolados (**aneuploidia**). Cada uma pode produzir alterações fenotípicas, modificações da proporção fenotípica ou alteração de grupos de ligação. Muitas têm algum significado evolutivo.

Haploidia

Os euplóides são caracterizados pela posse de conjuntos inteiros de cromossomos; os haplóides possuem um genoma (n), os diplóides possuem dois ($2n$) e assim em diante. A haploidia é rara em animais (o zangão de abelhas é uma exceção), mas é comum em plantas. Em muitas algas e fungos com reprodução sexuada e em todas as briófitas (hepáticas e musgos), a fase haplóide representa a parte dominante do ciclo de vida e é a planta reconhecida em populações naturais. Nas plantas vasculares, esse estágio tem duração curta e microscópica. Ocasionalmente, os adultos haplóides podem ser reconhecidos em populações naturais, mas em geral são fracos, pequenos e altamente estéreis. O primeiro caso em uma planta superior parece ter sido relatado em 1924 na datura (*Datura stramonium*); existem boas evidências de desenvolvimento de óvulos não-fertilizados.

A esterilidade nos haplóides deve-se à extrema irregularidade da meiose, decorrente da impossibilidade de pareamento cromossômico, e à muito baixa probabilidade de distribuição cromossômica, em conjuntos completos, às células filhas. Por exemplo, imagine um milho hipotético haplóide ($n = 10$). Apenas um conjunto de dez cromossomos está presente nos esporófitos de tal planta. Cada um desses cromossomos não-pareados tem uma chance em duas de ir para determinado pólo do fuso (caso suponhamos um movimento de anáfase I essencialmente simultâneo); isto é, uma chance de $(1/2)^1$ de ir, digamos, para o pólo "de cima". Portanto, nesse tipo de planta a probabilidade de um núcleo haplóide normal ao final da primeira divisão meiótica é $(1/2)^{10} = 1/1.024$. As chances contra um gameta haplóide normal aumentam dramaticamente com o aumento do número de cromossomos em um conjunto.

Poliploidia

Os euplóides com três ou mais conjuntos completos de cromossomos são chamados **poliplóides.** Esta condição é muito comum no reino vegetal mas rara em animais. Enquanto uma planta $4n$, por exemplo, produziria gametas $2n$ e poderia, em muitas espécies, fertilizar-se para produzir mais prole $4n$, a probabilidade de ocorrência de *dois animais* assim (um de cada sexo) e de cruzamento é muito baixa. Além disso, o desequilíbrio dos mecanismos determinantes de sexo que se originariam da poliploidia provavelmente resultariam em esterilidade devido a mitose aberrante, ou produziriam indivíduos que, por muitos motivos morfológicos, estariam em considerável desvantagem reprodutiva.

Mas isto ocorre em muitas *plantas*. Muitos gêneros de plantas incluem espécies cujos números cromossômicos constituem uma série euplóide. O gênero *Rosa* inclui espécies com números somáticos de 14, 21, 28, 35, 42 e 56. Observe que cada um deles é um múltiplo de 7. Portanto, esta é uma série euplóide do número haplóide 7, que dá espécies diplóide, triplóide, tetraplóide, pentaplóide, hexaplóide e octoplóide. Todos os que não são diplóides podem ser coletivamente chamados poliplóides. Um especialista avaliou que pelo menos dois terços de todas as espécies de gramíneas são ou incluem poliplóides.

Em muitos casos nas plantas, as diferenças morfológicas entre diplóides e seus poliplóides não são suficientemente grandes para que os taxonomistas classifiquem estas últimas como espécies, embora os poliplóides geralmente possam ser diferenciados visualmente. Foi descoberto que grande diversidade de variações morfológicas dentro de uma única espécie de saxífraga (*Saxifraga pensylvanica*) está associada a poliploidia e que os diplóides, triplóides e tetraplóides diferem consistentemente em vários aspectos. O maior número cromossômico dentre os poliplóides se refletia em um maior tamanho de célula (Fig. 14.1).

A medida de células da epiderme inferior da folha, por exemplo, de diplóides e tetraplóides selecionados aleatoriamente mostrou uma área celular média de 1.606 μm^2 e nos tetraplóides foi de 2.739 μm^2. O grande tamanho celular dos tetraplóides foi associado ao maior tamanho da planta e de suas partes e uma menor proporção comprimento-largura das folhas, o que dá às plantas $2n$ e $4n$ aspectos distintos no campo. As folhas das tetraplóides são notavelmente mais largas em relação a seu tamanho do que as $2n$ (Fig. 14.2). Tais diferenças entre diplóides e tetraplóides são significativas; os testes estatísticos fornecem alto grau de confiança na premissa de que existem duas populações diferentes quanto à proporção comprimento-largura das folhas, por exemplo.

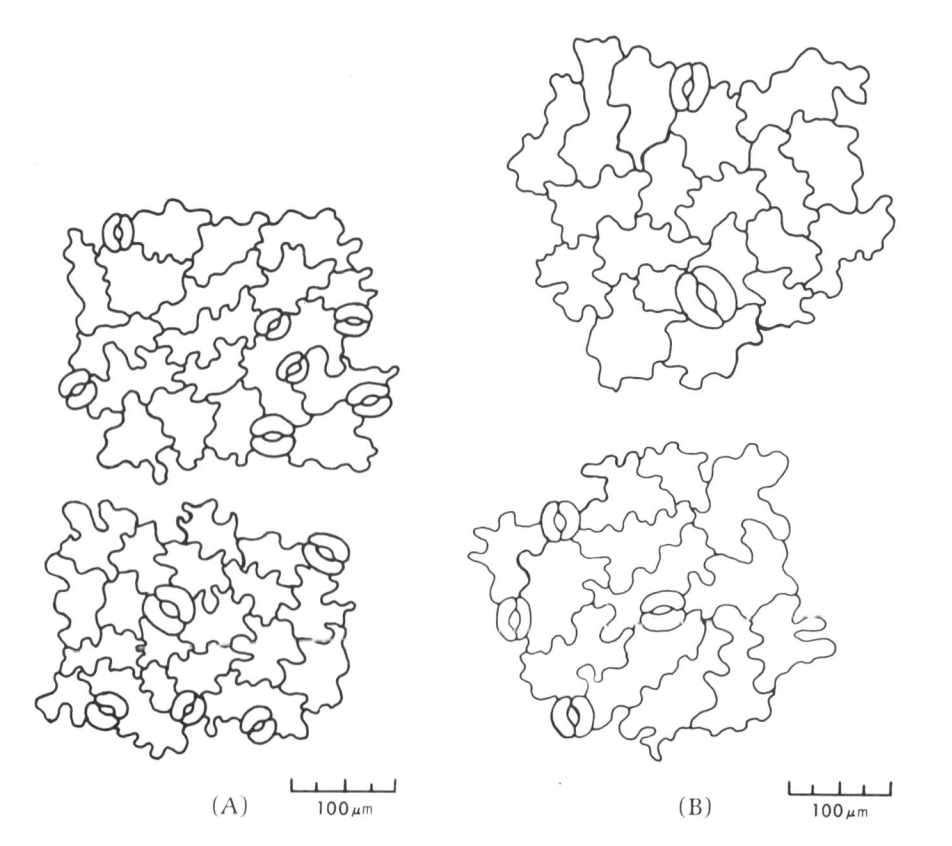

Fig. 14.1 Células epidérmicas da folha de saxífraga (*Saxifraga pensylvanica*). (A) Diplóides; a área celular média varia de 1.147 μm^2 a 1.897 μm^2. (B) Tetraplóides; a área celular média varia de 2.378 μm^2 a 3.408 μm^2.

(A) 100 μm (B) 100 μm

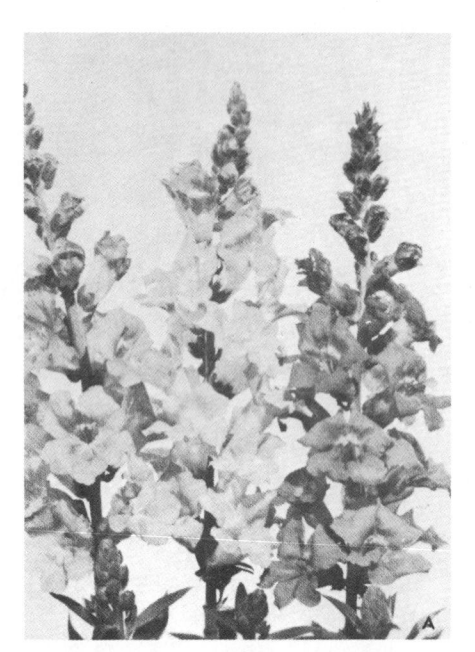

Fig. 14.2 Amostras de herbário de *Saxifraga pensylvanica*. (A) diplóide; (B) tetraplóide. Note as diferenças na proporção comprimento-largura. Outras diferenças características ocorrem na forma e tamanho das partes das flores, frutos e sementes.

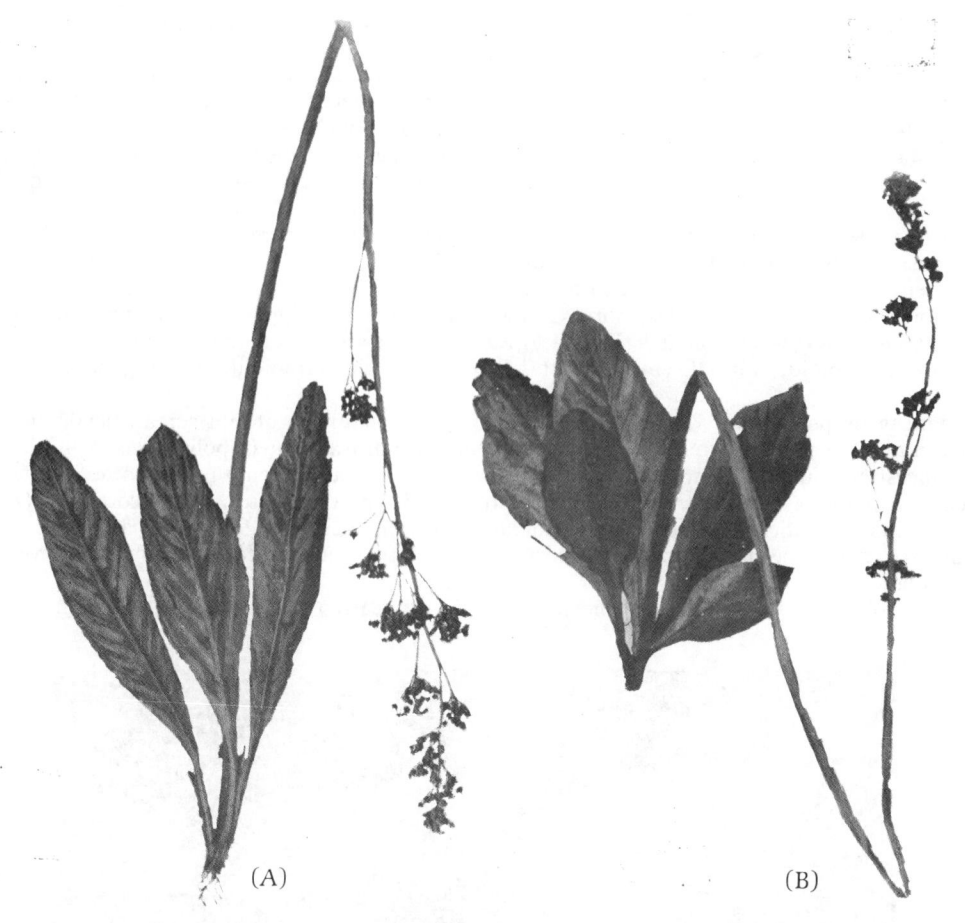

(A)   (B)

A diferença nas médias das amostras é de 4,67 − 3,44 = 1,23, o que é 6,34 vezes maior do que o erro padrão da diferença nas médias das amostras. Os cromossomos de vários membros da série são ilustrados na Fig. 14.3.

Em geral, os tetraplóides são freqüentemente mais duros, mais vigorosos no crescimento, têm flores e frutos maiores e são capazes de ocupar *habitats* menos favoráveis. As saxífragas tetraplóides se estendem mais para o oeste em *habitats* mais secos no Minnesota do que

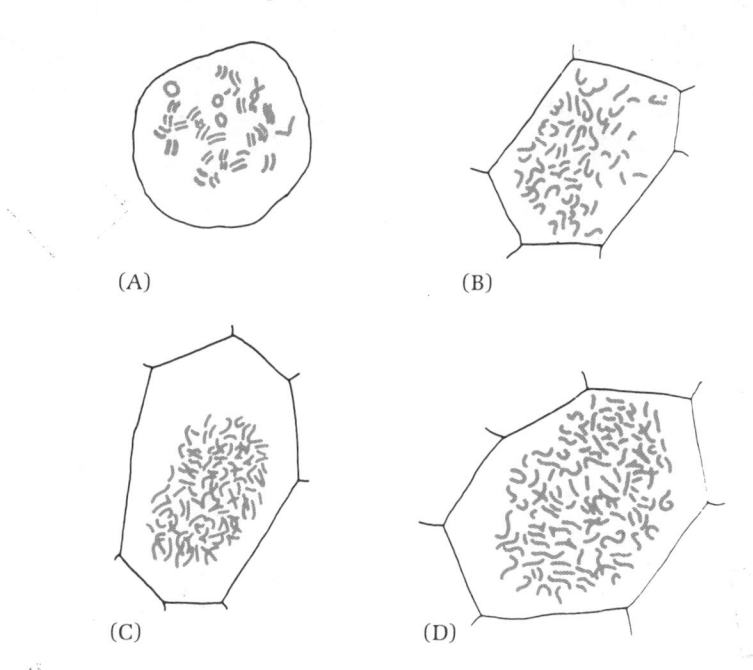

(A)   (B)

(C)   (D)

10 μm

Fig. 14.3 Desenhos, feitos com câmara clara, dos cromossomos de *Saxifraga pensylvanica*. (A) Microspo-rócito na sinapse; (B) célula da raiz, diplóide; (C) célula da raiz, triplóide; (D) célula da raiz, tetraplóide.

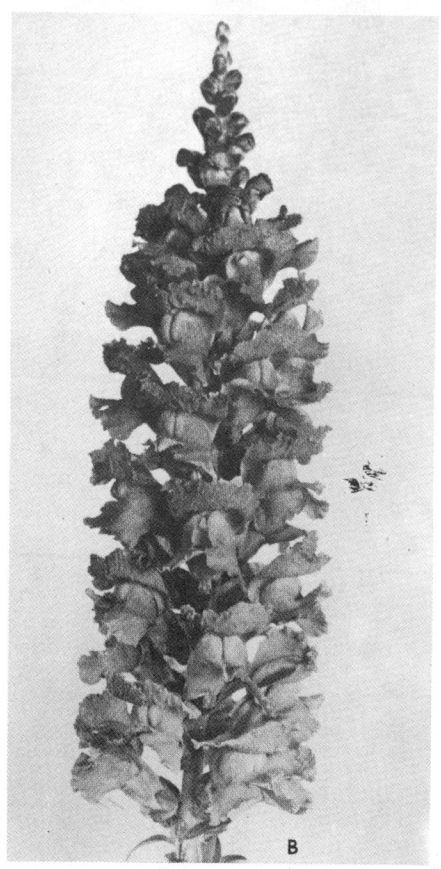

Fig. 14.4 Boca-de-leão (A) diplóide e (B) tetraplóide. Observe as flores maiores e mais numerosas na tetraplóide (o caráter um tanto aberto das flores diplóides não está relacionado ao número de cromossomos). (Cortesia de Burpee Seeds.)

as diplóides. A mesma diferença de *habitat* é verdadeira para os tetraplóides e diplóides de *Tradescantia ohioensis* em Ohio.

Em muitas plantas cultivadas, as variedades tetraplóides são comercialmente mais desejáveis que seus diplóides e comumente encontradas em fornecedores de sementes ou plantas (Fig. 14.4). Muitas plantas de interesse comercial são poliplóides ou incluem poliplóides (geralmente tetraplóides): alfafa, maçã, banana, café, algodão, amendoim, batata, morango, cana-de-açúcar, tabaco e trigo são alguns exemplos. Alguns cientistas até sugeriram que os poliplóides têm melhor sabor que seus correlatos diplóides. Como se poderia esperar, as variedades poliplóides com um número par de genomas (por exemplo, tetraplóides) geralmente são férteis, enquanto aquelas com número ímpar (por exemplo, triplóides) são altamente estéreis. Este último fato é aplicado na comercialização de sementes que contêm embriões triplóides. Melancias triplóides, por exemplo, quase não têm sementes e são relacionadas em vários catálogos de sementes (Fig. 14.5). Os triplóides são comumente criados pelo cruzamento do diplóide normal, cujos gametas são n, com um tetraplóide, cujos gametas são $2n$.

Produção de poliplóides. Os poliplóides podem surgir naturalmente ou ser artificialmente induzidos. Nas plantas parece que a diploidia é mais primitiva e que os poliplóides evoluíram de ancestrais diplóides. Em populações naturais, isto pode surgir como resultado de interferência na citocinese, uma vez que a replicação cromossômica ocorreu e pode ocorrer ou (1) em tecidos somáticos, que dão origem a ramos tetraplóides, ou (2) durante a meiose, o que produz gametas não-reduzidos. Observou-se que o frio pode produzir isto em populações naturais.

A aplicação do alcalóide colchicina, derivado do açafrão (*Colchicum autumnale*), seja

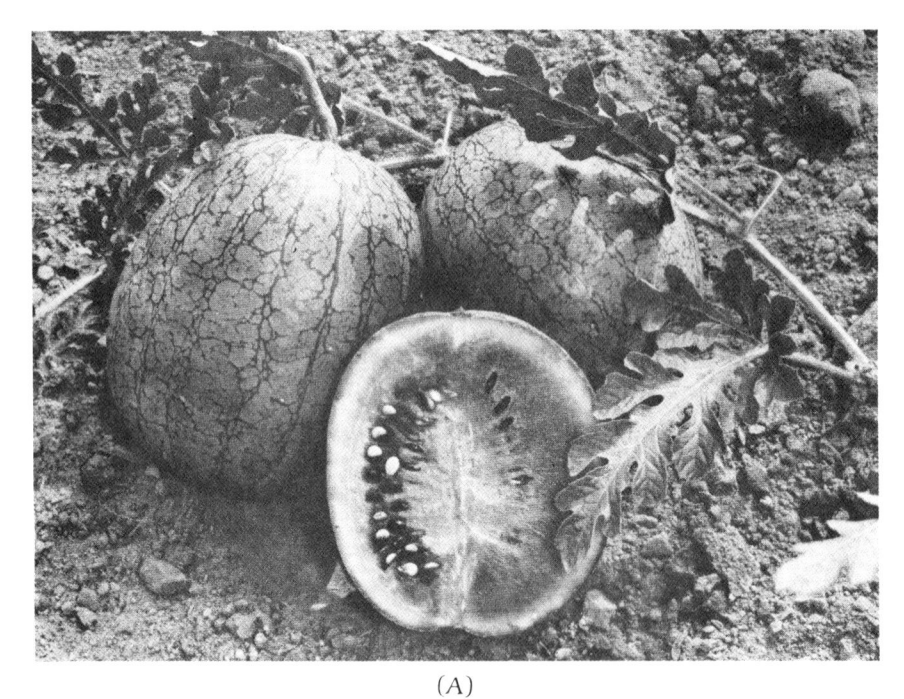

(A)

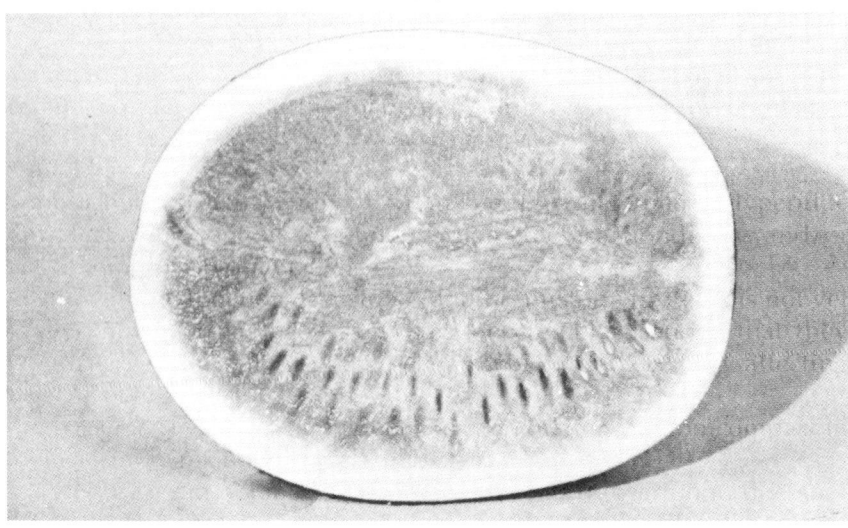

(B)

Fig. 14.5 (A) Melancia diplóide com muitas sementes; (B) variedade triplóide com poucas e imperfeitas sementes. (Cortesia de Burpee Seeds.)

líquido ou em pasta de lanolina, induz poliploidia. Embora a replicação cromossômica não sofra interferência, a formação normal do fuso é bloqueada e o número duplo de cromossomos torna-se incorporado dentro de uma membrana nuclear comum. As divisões nucleares subseqüentes são normais, de modo que a linhagem celular poliplóide, uma vez iniciada, é mantida. A poliploidia também pode ser induzida por outras drogas químicas (acenafteno e veratrina) ou pela exposição ao calor ou frio.

Autopoliploidia e alopoliploidia. Caso se desenvolva um tetraplóide por tratamento com colchicina, por exemplo, suas células contêm quatro genomas, todos da mesma espécie. Tal poliplóide é um **autotetraplóide.** Os autopoliplóides podem, é claro, existir com qualquer número de genomas. Ocorre a mesma situação se um indivíduo for formado pela fusão de dois gametas diplóides da mesma espécie; os quatro conjuntos de cromossomos pertencem todos à mesma espécie.

A sinapse nos autotetraplóides geralmente envolve sinapse em *pares* de homólogos (isto é, dois pares de bivalentes; Fig. 14.6A); este é o caso no autotetraplóide já mencionado de *Saxifraga pensylvanica.* No entanto, às vezes ocorrem quadrivalentes ou um trivalente e um univalente (Fig. 14.6B). Particularmente quando se formam bivalentes, a meiose e a subseqüente formação de gametas são essencialmente normais. O pareamento aleatório e a disjunção em um autotetraplóide com genótipo *AAaa,* em que os bivalentes são formados, irão produzir uma proporção genotípica gamética de 1 *AA:*4 *Aa:*1 *aa,* como pode ser visto no diagrama seguinte. As linhas conectando os alelos mostram as combinações possíveis:

$$
\begin{array}{c}
A \\
A \diagup\!\!\!\!\diagdown a \\
a
\end{array}
$$

A autofertilização de tal autotetraplóide produz proporções fenotípicas na prole muito incomuns, como será resumidamente visto.

O *crossing-over* entre genes ligados em um autotetraplóide complica as proporções genotípicas dos gametas. As proporções da prole produzidas por, digamos, um indivíduo *AABB/aabb* dependem de (1) distância entre os *loci A* e *B* e (2) se a sinapse envolve dois bivalentes, um quadrivalente ou um univalente mais um trivalente. A fertilidade em geral não é significativamente reduzida caso se formem bivalentes, mas as outras duas possibilidades (quadrivalente ou trivalente mais um univalente) levam a um grau de esterilidade coincidente com as freqüências de cada tipo de configuração.

Por outro lado, os poliplóides podem desenvolver-se (e ser desenvolvidos) de híbridos entre espécies diferentes. Estes são os **alopoliplóides.** O tipo mais comumente encontrado é o alotetraplóide, que tem dois genomas de cada uma das duas espécies ancestrais. O citologista russo Karpechenko sintetizou um novo gênero a partir de cruzamentos entre vegetais pertencentes a gêneros diferentes, o rabanete (*Raphanus*) e a couve (*Brassica*). Estas plantas são ligeiramente próximas e pertencem à família (*Cruciferae*) da mostarda. Cada uma tem um número de 18 cromossomos somáticos, mas as do rabanete têm muitos genes que não ocorrem nos cromossomos de couve e vice-versa.

O híbrido de Karpechenko tinha em cada uma de suas células 18 cromossomos, 9 de rabanete e 9 de couve. Os membros de genomas muito diferentes não se pareiam na meiose, e o híbrido era muito estéril. No entanto, foram formados alguns gametas com 18 cromossomos, e alguns alotetraplóides foram então produzidos na F_2. Estes são totalmente férteis, pois estavam presentes dois conjuntos cromossômicos de rabanete e de couve, ocorrendo normal-

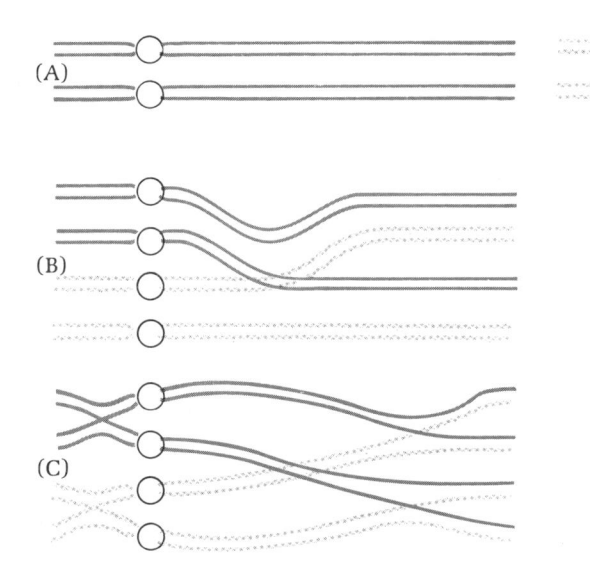

(A)

(B)

(C)

Fig. 14.6 Diagrama de sinapse em autotetraplóides. (A) Bivalentes; (B) um trivalente e um univalente; (C) tetravalente. (B) geralmente leva a altas freqüências de anomalias cromossômicas em gametas e a alto grau de esterilidade.

Fig. 14.7 *Spartina alterniflora*. (A) Vista da florescência em água salgada. (B) Pé florescente isolado. (Cape Cod National Seashore Park, Eastham, Mass.)

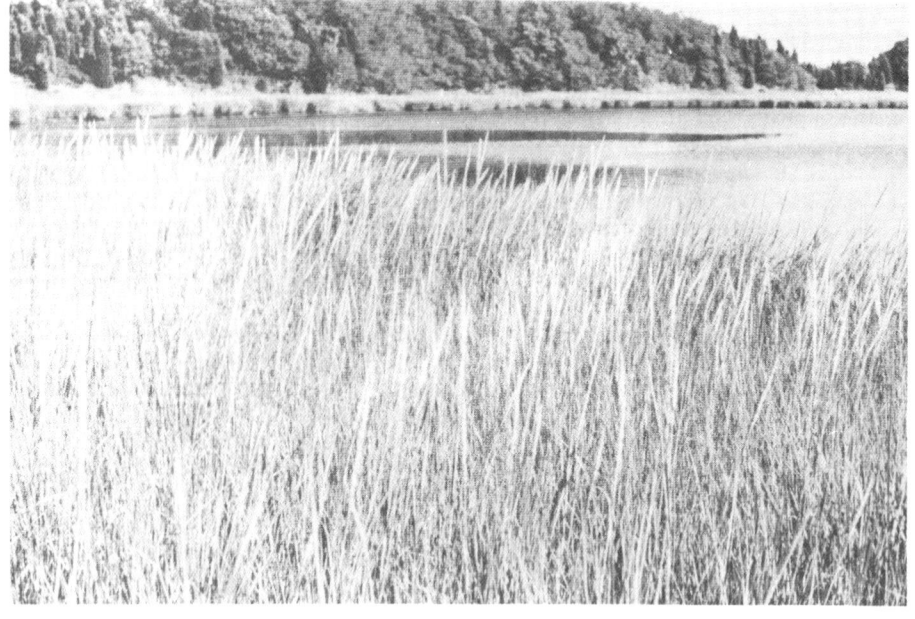

(A)

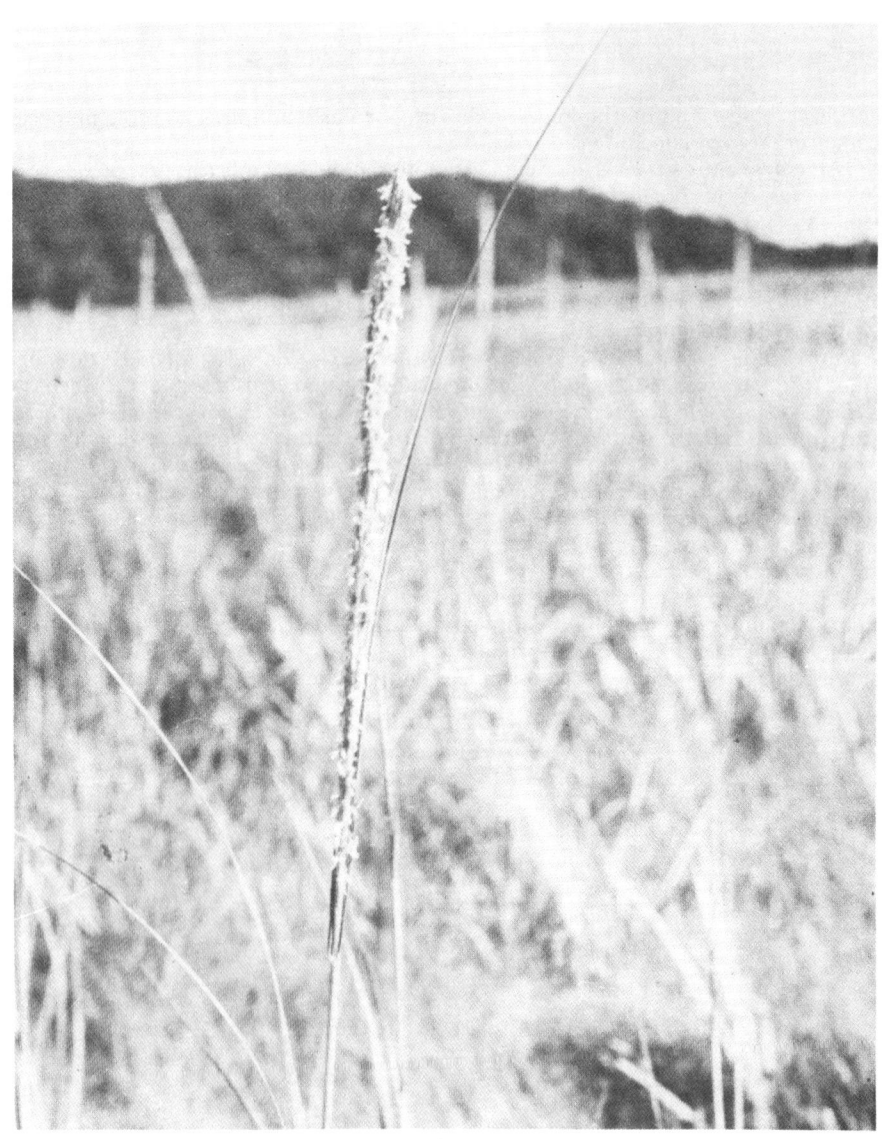

(B)

Quadro 14.1 Poliploidia em abortos e nativivos humanos

Referência	69,XXY	69,XXX	69,XYY	92,XXXX	92,XXYY
Penrose e Delhanty (1961)	2				
Makino e col. (1964)	3				
Szulman (1965)	4	1			
Carr (1965)	6	2	1	1	1
Patau e col. (1963)		2			
Schindler e Mikamo (1970)	1*				
Butler e col. (1969)		1*			

*Nativivo; morreu em horas.

mente o pareamento entre homólogos. O alotetraplóide, ou **anfidiplóide**, foi chamado de *Raphanobrassica*. Infelizmente a planta resultante tinha a raiz de couve e as folhas de rabanete, não tendo importância econômica direta. No entanto, o método forneceu um modo de se produzir híbridos intergenéricos ou interespecíficos férteis.

Poliploidia em humanos. Seres humanos completamente poliplóides são, como se poderia esperar, muito raros, e os poucos casos conhecidos são ou abortos espontâneos ou natimortos. Alguns vivem por algumas horas. Em todos os casos ocorrem malformações múltiplas e grosseiras. O Quadro 14.1 apresenta uma amostragem de poliplóides humanos relatados na literatura. Em um estudo de 227 abortos, alguma anomalia cromossômica foi encontrada em 50 deles; 2 eram triplóides e 1 era tetraplóide. Tanto quanto foi possível determinar, nenhum destes últimos era mosaico, composto de linhagens celulares com constituições cromossômicas diferentes. Avaliou-se que cerca de 15% de todos os fetos espontaneamente abortados eram triplóides ou tetraplóides. Grande número de abortos e nativivos que morreram muito cedo são mosaicos para linhagens celulares diplóide-poliplóide.

A origem dos embriões humanos poliplóides é difícil de se explicar satisfatoriamente. Embora a fusão de um gameta haplóide normal com um diplóide produzisse um zigoto triplóide que poderia até progredir a algum estágio de desenvolvimento, existem poucas evidências concretas da ocorrência de gametas não-reduzidos em mamíferos. Eles poderiam ser produzidos teoricamente, no entanto, pela incorporação dos cromossomos do primeiro ou segundo glóbulo polar ao núcleo do ovócito ou por uma anomalia análoga durante a espermatogênese, ou ainda por uma meiose de um ovócito ou espermatócito excepcional tetraplóide. A fertilização de um ovócito haplóide normal por mais de um espermatozóide também foi sugerida, pois a polispermia tem sido encontrada ocorrendo ocasionalmente em coelhos e ratos, mas não há nenhuma evidência clara disto em humanos. Em resumo, a poliploidia em humanos, seja completa ou em mosaicismo, leva a profundas anomalias e morte.

Evolução por meio de poliploidia. A hibridização interespecífica combinada com poliploidia oferece um mecanismo pelo qual podem surgir repentinamente novas espécies em populações naturais. As pesquisas citogenéticas de tais eventos de especiação em muitos casos envolveram um real "trabalho de detetive" e até culminaram na produção artificial de novas espécies.

Um excelente exemplo é fornecido pelo trabalho de Huskins (1930) e de Marchant (1963) com a gramínea de marnota *Spartina*. Uma espécie européia, *S. maritima*, ocorre ao longo da costa atlântica da Europa e da África adjacente. A *S. alterniflora*, uma espécie do leste norte-americano (Fig. 14.7), foi acidentalmente introduzido na Grã-Bretanha no século dezoito. As duas espécies são morfologicamente muito diferentes uma da outra e têm números cromossômicos diferentes, $2n = 60$ em *S. maritima* e 62 em *S. alterniflora*.

A espécie americana gradualmente se espalhou após sua introdução no oeste da Europa, e as duas espécies cresceram misturadas. Na década de 70, um suposto híbrido estéril de F_1 (hoje chamado *S. × Townsendii*) foi encontrado. Esta forma tem um número somático de 62 cromossomos, em vez dos 61 esperados (= 60/2 + 62/2), aparentemente devido a uma anomalia meiótica em um de seus genitores. Os cromossomos neste gênero são pequenos e não tão facilmente distinguíveis uns dos outros com base na morfologia. Assim, é quase impossível determinar a origem específica do complemento cromossômico de *S. × Townsendii* com referência a *S. alterniflora* e *S. maritima*. Em qualquer evento, o híbrido é estéril devido à falta de pareamento meiótico dos cromossomos de *alterniflora* com *maritima*.

Por volta de 1890 foi descoberta uma nova, e vigorosa, *Spartina* fértil, que rapidamente se espalhou pelas costas inglesas e francesas. Essa nova forma, chamada *S. anglica*, tem um número somático de 124 cromossomos na maioria dos casos, embora tenham sido relatados alguns com 122 e 120. Por sua morfologia e citologia *S. anglica* parece ser um anfidiplóide do cruzamento de *S. alterniflora* com *S. maritima*. Este provou ser o caso, *S. anglica* foi criada (ou recriada) experimentalmente, um triunfo da pesquisa citológica (Fig. 14.8).

Similarmente, outros pesquisadores investigaram a origem do algodão do Novo Mundo (*Gossypium*). Em resumo, o algodão do Velho Mundo tem 26 cromossomos grandes, enquanto as espécies das Américas Central e do Sul têm 26 muito menores. O algodão cultivado tem 52, dos quais 26 são grandes e 26 são menores, e suspeita-se que seja um alotetraplóide de um cruzamento entre as espécies do Velho e do Novo Mundo. Eventualmente as espécies cultivadas são reconstruídas pelo cruzamento de dois supostos genitores, usando-se colchicina para duplicar seu número cromossômico.

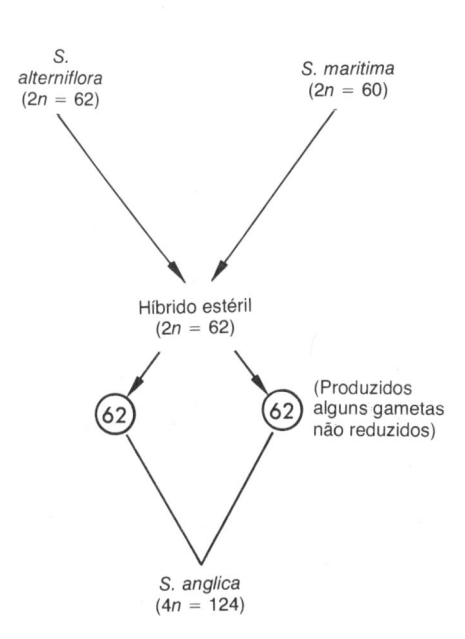

Fig. 14.8 Desenvolvimento de *Spartina anglica*, um alotetraplóide (anfidiplóide). O cruzamento *S. alterniflora* × *S. maritima* produziu um híbrido estéril (chamado *S. × townsendii*, por Marchant, 1963), tendo 62 cromossomos em vez dos 61 esperados. A produção infreqüente de gametas tendo todos os 62 cromossomos, seguida de fusão, resulta no híbrido fértil *S. anglica*. Também foram relatadas algumas plantas anfidiplóides com 120 e 122 cromossomos.

Deve-se ter cuidado ao considerar a poliploidia como um mecanismo de evolução. Basicamente, a poliploidia não acrescenta novos genes ao *pool* gênico, e sim resulta em novas combinações, especialmente em alopoliplóides. Os efeitos fenotípicos da autopoliploidia geralmente representam meros exageros de caracteres existentes nas espécies. A posse de múltiplos genomas reduz a probabilidade de que uma mutação recessiva seja expressa até, e a menos, que sua freqüência se torne muito alta na população. A poliploidia, portanto, tem o potencial de diminuir a variação genética. Assim, embora entidades reconhecidas como espécies novas surjam por alopoliploidia, e embora o vigor e a distribuição geográfica possam ser aumentados pela autopoliploidia, a poliploidia deve ser vista na perspectiva apropriada, tanto como uma força positiva quanto negativa da evolução. Simmonds (1976) e Stebbins (1966 e 1971) incluem extensas discussões sobre os aspectos evolutivos da poliploidia.

ANEUPLOIDIA

A aneuploidia é a situação em que o número de cromossomos não é um múltiplo exato do número haplóide característico da espécie.

O estramônio (*Datura stramonium*) apresenta uma considerável variedade de morfologia em relação a muitos caracteres, particularmente de frutos. O número cromossômico normal para esta planta é $2n = 24$, mas em um estudo clássico A. F. Blakeslee e J. Belling (1924) mostraram que cada um dos diversos variantes morfológicos tinha 25 cromossomos. Um dos 12 tipos de cromossomos estava em triplicata; isto é, as células somáticas eram $2n + 1$. Tal planta **trissômica** tinha 3 de cada um dos genes contidos no cromossomo extra. Como o estramônio tem 12 pares de cromossomos, são possíveis 12 trissômicos reconhecíveis, e Blakeslee e colaboradores tiveram êxito em produzir e descrever todos eles (Fig. 14.9). Os trissômicos geralmente surgem por não-disjunção, de modo que alguns gametas contêm dois de um determinado cromossomo.

Quando trissômicos são cruzados, não surgem as proporções mendelianas normais. Por exemplo, a "poinsettia" trissômica (Fig. 14.9) tem um nono cromossomo extra (isto é, triplo-9), que possui o gene *P* (flores púrpuras) ou seu alelo *p* (flores brancas). Portanto, um possível genótipo para "poinsettia" de flores púrpuras é *PPpp*. Cruzando duas destas plantas obtém-se uma relação fenotípica de 17:1. O pólen (e portanto gametas masculinos) em *Datura* que possua mais ou menos que 12 cromossomos não é funcional. Os megasporos (e subseqüentemente zigotos desenvolvidos) não são contudo afetados.

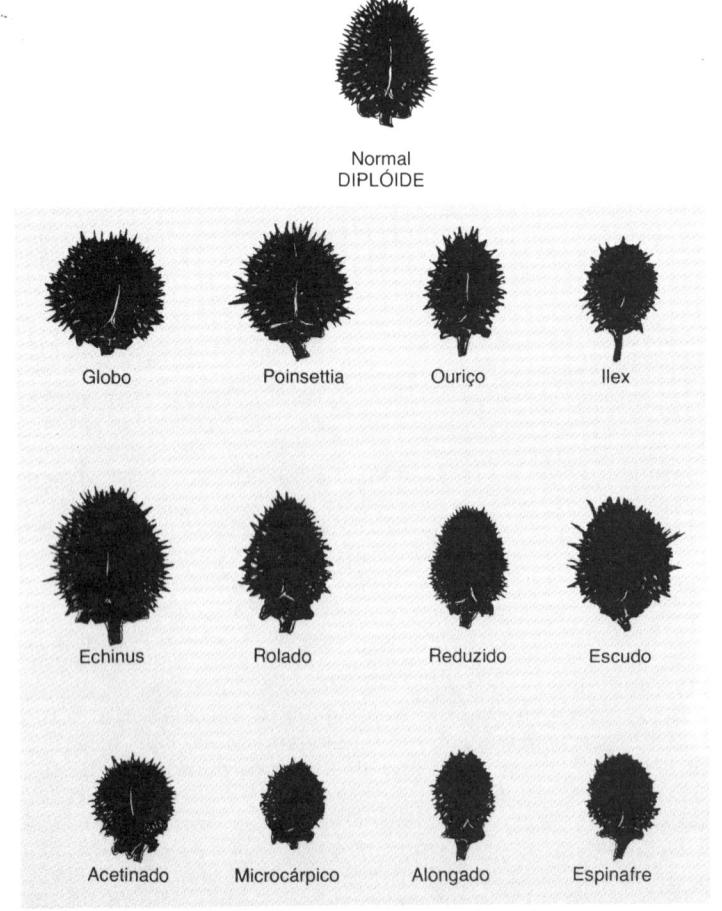

Normal
DIPLÓIDE

Globo   Poinsettia   Ouriço   Ilex

Echinus   Rolado   Reduzido   Escudo

Acetinado   Microcárpico   Alongado   Espinafre

TRISSÔMICOS

Fig. 14.9 Frutos de estramônio normal diplóide (em cima) e seus 12 trissômicos possíveis (embaixo). Cada um destes últimos foi produzido experimentalmente por Blakeslee e Belling. (Redesenhado de A. B. Blakeslee e J. Belling.)

A meiose em trissômicos comumente resulta em dois dos três homólogos indo para um pólo e um para o outro. Como resultado, alguns gametas carregam várias combinações de dois homólogos, e outros só um. Levando isto em conta, o cruzamento $PPp \times PPp$ pode ser assim representado:

P PPp ♀   × PPp ♂
        "poinsettia" púrpura   "poinsettia" púrpura

Gametas de P:

♀ $\frac{1}{6}$ cada: $P + P + Pp + Pp + PP + p$
♂ $\frac{1}{3}$ cada: $P + P + p$

F¹ $\frac{1}{18}PP$ diplóide púrpura homozigoto
      $\frac{4}{18}Pp$ diplóide púrpura heterozigoto
      $\frac{5}{18}PPp$ trissômico púrpura heterozigoto ("poinsettia")
      $\frac{2}{18}Ppp$ trissômico púrpura heterozigoto ("poinsettia")
      $\frac{2}{18}PPP$ trissômico púrpura homozigoto ("poinsettia")
      $\frac{1}{18}pp$ diplóide branco homozigoto

Púrpura e branco se segregam em uma proporção 17:1. São possíveis outras proporções com diferentes genótipos parentais.

Na literatura são relatados outros aneuplóides além de trissômicos, mas os de estramônio são mais conhecidos devido ao extenso trabalho de Blakeslee e colaboradores. Os tipos de aneuplóides são resumidos no Quadro 14.2 juntamente com outras modificações de cromossomos considerados até agora.

Trissomia em humanos

Nos seres humanos foi avaliado que aproximadamente 4% de todas as gestações clinicamente identificadas possuem alguma forma de trissomia. Além disso, entre fetos humanos abortados já foi encontrada uma trissomia para cada um dos cromossomos. As trissomias autossômicas totalizam 47,8% de todos os fetos anormais. As mais comuns são encontradas nos grupos D, E e G. As que envolvem os do A, B, C (excluindo o X) e cromossomo 16 nunca chegam a termo, sugerindo que provocam um desequilíbrio genético tão drástico que não possibilitam a sobrevivência. Entre as mais comuns estão a trissomia do 21, 18 e 13, que são detalhadamente discutidas aqui.

Síndrome de Down. O caso mais significativo de trissomia em seres humanos é a síndrome de Down (SD), assim denominada em homenagem ao médico inglês do século dezenove, J. Langdon Down, que primeiro descreveu a síndrome em 1866 (Fig. 14.10). A incidência na população geral é de 1 em 650 a 700 nascimentos. A SD é a anomalia cromossômica mais freqüentemente observada em seres humanos. Nos Estados Unidos nascem cerca de 4.000 crianças com SD a cada ano. Existem cerca de 50 características físicas exibidas pelas crianças com SD logo após o nascimento. Elas incluem fendas palpebrais oblíquas com pregas epicânticas internas, língua grande e proeminente, orelhas pequenas e subdesenvolvidas, fígado e baço grandes, e uma prega palmar única. Algumas complicações são facilmente corrigidas com cirurgia, como defeitos cardíacos congênitos e obstruções intestinais. As crianças com SD são de leve a moderadamente retardadas, mas, com os recentes avanços médicos, educacionais e sociais, elas podem desenvolver-se muito mais do que as primeiras gerações achavam possível. Elas podem aprender a cuidar de si, a ler e a praticar atividades manuais. A maioria é de membros familiares afetuosos e contribuintes.

Quadro 14.2 Resumo das variações de número de cromossomos (heteroploidia)

Tipo	Designação	Complemento cromossômico (cada set consiste de 4 cromossomos, numerados de 1 a 4)
Euplóides		
Haplóide	n	1-2-3-4
Diplóide	$2n$	1-2-3-4 1-2-3-4
Triplóide	$3n$	1-2-3-4 1-2-3-4 1-2-3-4
Autotetraplóide	$4n$	1-2-3-4 1-2-3-4 1-2-3-4 1-2-3-4
Alotetraplóide etc.	$4n$	1-2-3-4 1-2-3-4 1'-2'-3'-4' 1'-2'-3'-4'
Aneuplóides		
Trissômico	$2n + 1$	1-2-3-4 1-2-3-4 1
Triplóide tetrassômico	$3n + 1$	1-2-3-4 1-2-3-4 1-2-3-4 1
Tetrassômico	$2n + 2$	1-2-3-4 1-2-3-4 1-1
Trissômico duplo	$2n + 1 + 1$	1-2-3-4 1-2-3-4 1-2
Monossômico	$2n - 1$	1-2-3-4 2-3-4
Nulissômico	$2n - 2$	2-3-4 2-3-4

Fig. 14.10 Síndrome de Down em uma criança. (Foto por cortesia de Mary Lou Wall, Duckworth Education Center, Beltsville, MD.)

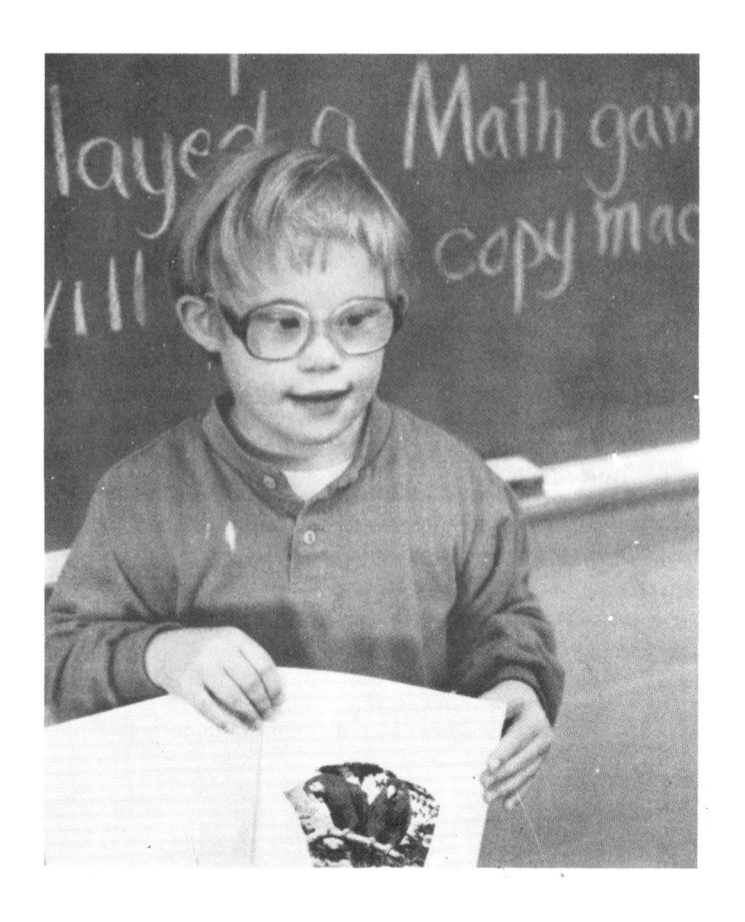

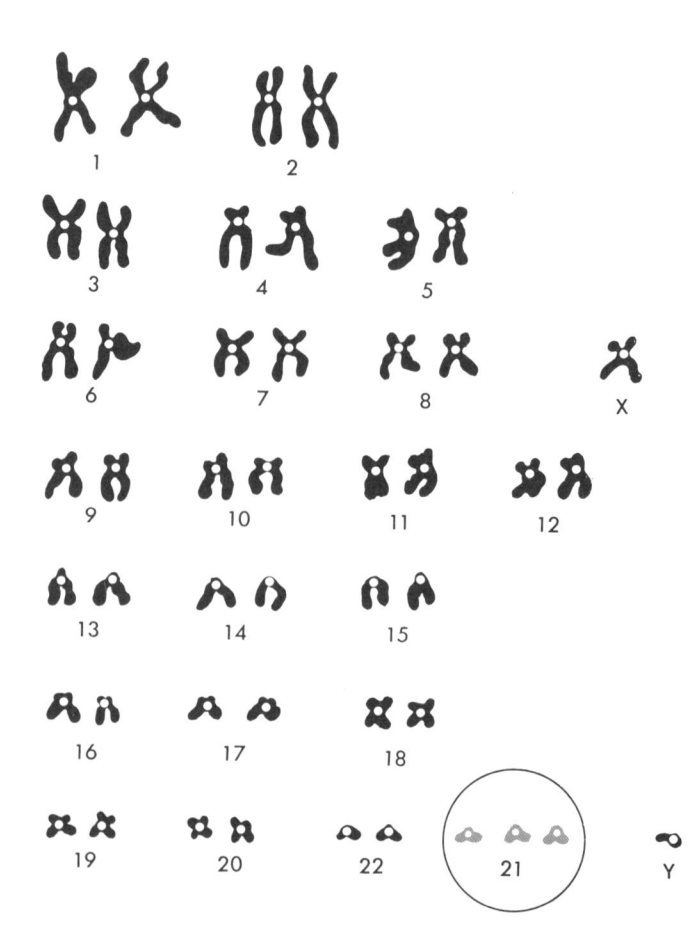

Fig. 14.11 Cariótipo de um homem trissômico com síndrome de Down, apresentando os 47 cromossomos (triplo-21). (Cortesia da National Foundation, New York.)

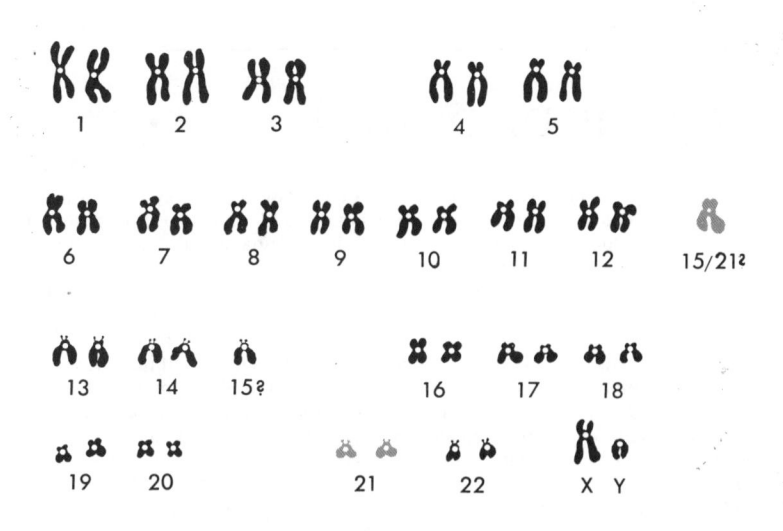

Fig. 14.12 Cariótipo de um homem com síndrome de Down. Esse indivíduo tinha 46 cromossomos, mas apenas um 15 normal e um grande, formado pela união de um 21 e o outro 15. Também estavam presentes dois 21 normais, dando ao portador três "doses" do cromossomo 21. Mais comumente a translocação é 14-21.

Em 1959 foi demonstrado que os indivíduos com SD eram trissômicos para um dos cromossomos do grupo G (Fig. 14.11), originalmente identificado como número 21, o segundo menor dos autossomos. Os trabalhos recentes com microscopia de fluorescência, no entanto, mostraram que na verdade o cromossomo presente em triplicata é o menor (formalmente chamado 22). Em vista da classificação triplo-21 ter-se tornado tão difundida na literatura, houve concordância em renumerar os dois membros do grupo G, com o 22 ficando como 21 e vice-versa. Embora isto seja contrário ao sistema padrão de numerar os cromossomos autossômicos em ordem decrescente de tamanho, evitou-se a confusão entre a literatura antiga e a nova na SD. O fato importante é a presença de um extra dentre os menores autossomos. Os determinantes do fenótipo Down foram localizados na trissomia de um segmento do braço longo do cromossomo 21 (a parte proximal da banda q21).

Do ponto de vista citológico, podem ser reconhecidos dois tipos de SD: (1) *triplo-21*, no qual o indivíduo afetado é trissômico para o autossomo 21, com um complemento somático total de 47 cromossomos (cerca de 92,5% das pessoas com síndrome de Down são triplo-21), e (2) *translocação*, no qual o 21 extra ligou-se a um outro autossomo, mais freqüentemente um do grupo D, hoje geralmente aceito como o 14. Mais raramente a translocação envolve o 15 e 21, ou mesmo um do grupo G, provavelmente outro 21. Um cariótipo de uma translocação em síndrome de Down, portanto, apresenta 46 cromossomos, um dos quais é 15-21 (Fig. 14.12). Ambos os tipos envolvem um número 21 extra: em um caso é um cromossomo separado; em outro ele se ligou a outro cromossomo. Os fenótipos tanto da síndrome triplo-21 quanto da translocação são idênticos.

A incidência de SD tem sido muito correlacionada à idade materna (Fig. 14.13). As mulheres com mais de 35 anos de idade dão à luz mais de 80% das crianças com SD. Os triplo-21 surgem por não-disjunção, principalmente na ovocitogênese. Uma mulher nasce com todos os ovócitos que poderia usar, cerca de 7 milhões. Eles permanecem bloqueados na prófase I da meiose desde antes do nascimento até a evolução, geralmente na taxa de um por ciclo menstrual (cerca de 28 dias) após a puberdade. Um determinado ovócito pode permanecer nesse estado de desenvolvimento suspenso por cerca de 12 a 15 anos. Por outro lado, os testículos produzem 200 milhões de espermatozóides por dia, e a meiose em um espermatócito requer 48 horas ou menos para se completar. No entanto, já se verificou a origem paterna do cromossomo extra em cerca de 20% dos casos.

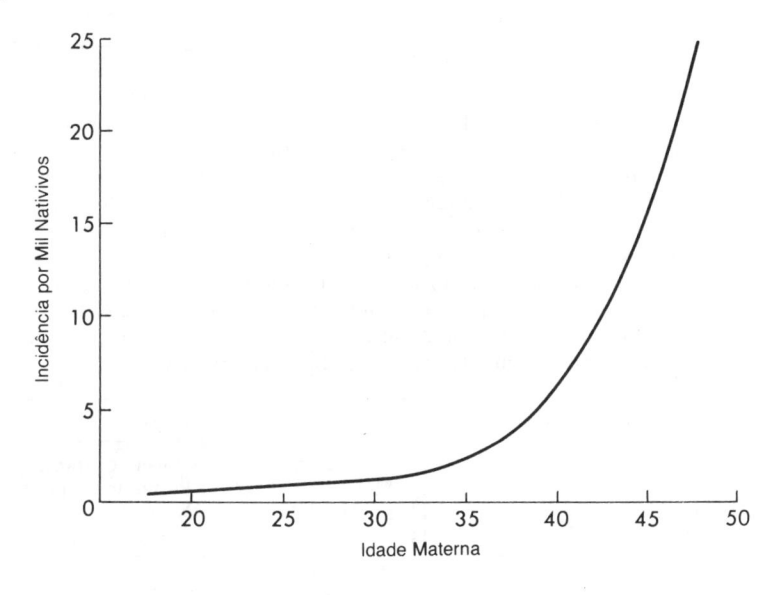

Fig. 14.13 Correlação entre idade materna e nascimento de crianças com síndrome de Down.

DOENÇA DE ALZHEIMER E SÍNDROME DE DOWN

A doença de Alzheimer (DA), um distúrbio degenerativo do sistema nervoso central humano que resulta em uma perda progressiva de memória, parece ter algumas alterações neuropatológicas em comum com os pacientes mais velhos que têm síndrome de Down (SD). Uma vez que alguns exemplos de DA ocorrem em famílias e são causados por um defeito genético que é transmitido de modo autossômico dominante, suspeitou-se que o gene para DA poderia estar situado no cromossomo 21. Os marcadores genéticos para a doença confirmaram tal localização. A trissomia do cromossomo 21 é a causa da síndrome de Down.

Uma das características identificantes de DA é a presença de numerosas placas nas células das pessoas que morreram com DA. O grau de prejuízo intelectual de uma pessoa com DA parece estar correlacionada com a freqüência dessas placas nas células corticais. Uma pequena proteína com 42 aminoácidos, chamada proteína amilóide cerebral, parece ser o principal componente dessas placas. Os cérebros de pessoas idosas com SD também têm a mesma proteína com idêntica seqüência de aminoácidos. A localização cromossômica do gene para a proteína amilóide cerebral é no cromossomo 21. Além disso, outros pesquisadores encontraram o mesmo acúmulo de proteína nos cérebros de outras espécies de mamíferos mais velhos.

O depósito de proteína amilóide é um processo normal ligado à idade. No entanto, nos indivíduos com Down e Alzheimer algum mecanismo ainda desconhecido leva a um depósito aumentado. Coletivamente, todas essas informações novas sugerem muito fortemente que um ou mais genes causadores da doença de Alzheimer estejam situados no cromossomo 21. E mais, sugerem que um gene na mesma região codifique a proteína amilóide cerebral que se acumula tanto nos cérebros das pessoas vitimadas por Alzheimer quanto nas pessoas idosas com Down. Portanto, a doença de Alzheimer e a síndrome de Down parecem estar relacionadas pelo fato de que a região genética para ambos os distúrbios está situada no cromossomo 21.

A não-disjunção durante a ovocitogênese é portanto uma função da senescência dos ovócitos, em que, de algum modo, a separação dos homólogos é prejudicada. Isto pode ocorrer pela destruição das fibras cromossômicas ou pela deterioração de centrômetro. A presença de um vírus, bem como um dano por radiação (cujo efeito cumulativo seria maior nos indivíduos mais velhos), foi sugerida como estando entre os fatores causais. As células são especialmente suscetíveis a danos por vírus e por radiação durante a divisão. É claro que, quanto mais velha a mulher, mais tempo esses agentes tiveram para agir em seus ovócitos. Foi relatada incidência de SD três vezes maior em filhos de mulheres (grupo etário por grupo etário) que haviam tido hepatite infecciosa antes da gestação.

Alguns estudos familiares sugerem um gene específico que interfira na disjunção; tais genes são conhecidos em alguns organismos. A probabilidade de que uma doença auto-imune possa tomar parte em alguns casos é evidenciada pelo fato de que há aumento de cerca de três vezes no risco de uma criança com síndrome de Down, em qualquer idade materna, quando está presente um alto nível de anticorpo tireoidiano. Em um estudo, 30 de 177 mães de crianças Down tinham alguma forma clínica de distúrbio tireoidiano, comparadas a apenas 11 dentre 177 mães do grupo-controle (isto é, as que não tinham filhos com Down).

Uma outra explicação pode basear-se no fato de que um ovócito irá degenerar-se na trompa de Falópio dentro de cerca de um dia, caso não seja fertilizado. Se a fertilização ocorrer próximo ao final do período de viabilidade, as alterações degenerativas do ovócito levarão a anomalias cromossômicas no zigoteno em algumas espécies animais, provavelmente incluindo seres humanos. A correlação da trissomia-21 com o aumento de idade materna, mediante esta explicação, provavelmente é reflexo de um intercurso menos freqüente nos casais mais idosos. A forma da Fig. 14.13 mostra que este não é o fator principal. A incidência aumentada de síndrome de Down na idade materna avançada é exponencial. Em qualquer evento, embora as causas são sejam totalmente claras, o efeito da idade materna está bem estabelecido.

Os mosaicos com síndrome de Down, que exibem os sintomas clássicos em graus variáveis, provavelmente surgem pela falha de segregação dos 21 na mitose, durante a embriogênese, o que produz um feto com células de três tipos: (1) normal 21, (2) triplo-21, e (3) monossômico-21. Este último grupo de células parece incapaz de sobreviver, e assim ficamos com um mosaico dissômico-trissômico. Caso a segregação mitótica dos 21 falhe na primeira divisão do zigoto, resultariam duas células filhas, uma trissômica e outra monossômica. A morte desta última levaria então à produção de um embrião totalmente trissômico.

O exame dos genitores de uma criança com síndrome de Down por translocação quase sempre descobre que um deles tem apenas 45 cromossomos, incluindo um 21, um 14 e um translocado 14/21. Tais "portadores" são fenotipicamente normais, pois seu material genético está presente na quantidade apropriada. Mais freqüentemente, é a mãe da criança com síndrome de Down por translocação que é a portadora. O motivo pelo qual os pais portadores produzem com menos freqüência crianças com translocação é desconhecido. Caso o centrômero do cromossomo translocado materno seja o do cromossomo 14, são produzidos 4 tipos de ovócitos, e isto aparentemente leva a três tipos de crianças:

Ovócitos	Espermatozóides	Zigoto	Prole
14≃21, 21	14, 21	14, 14≃21, 21, 21	Down por translocação
14≃21	14, 21	14, 14≃21, 21	Portador da translocação
14, 21	14, 21	14, 14, 21, 21	Normal
14	14, 21	14, 14, 21	Em geral letal

Entre as culturas de células disponíveis aos pesquisadores estão duas linhagens 45, XY,-21 (isto é, monossomia do 21), uma de um paciente com cinco anos e meio e outra de uma criança com 14 meses de idade. Foram relatados alguns monossômicos parciais do 21 (mosaicos).

Síndrome de Edwards. Inicialmente descrita em 1960 por John H. Edwards e colaboradores, a trissomia do 18 (Fig. 14.14) é hoje bem conhecida, tendo mais de 50 casos publicados. A incidência é de cerca de 0,3 por 1.000 nascimentos. É caracterizada por malformações múltiplas, implantação baixa das orelhas, mandíbula pequena, dedos fechados e superpostos, malformações cardíacas, e várias deformidades do crânio, face e pés. Geralmente ocorrem fendas labiais e palatina. A morte em geral ocorre aos 3 ou 4 meses de idade, mas pode ser protelada até quase 2 anos. Foi relatada uma menina retardada com 15 anos. As crianças com triplo-18 apresentam evidências de um severo retardo mental. O defeito é cerca de três vezes mais freqüente nas mulheres. O motivo disto ainda não é claro.

Como na síndrome de Down, há pronunciado efeito da idade materna, embora a plotagem da freqüência contra a idade materna produza uma curva bimodal (Fig. 14.15). O segundo pico é por volta do início da segunda década e reflete o grupo etário materno normal de

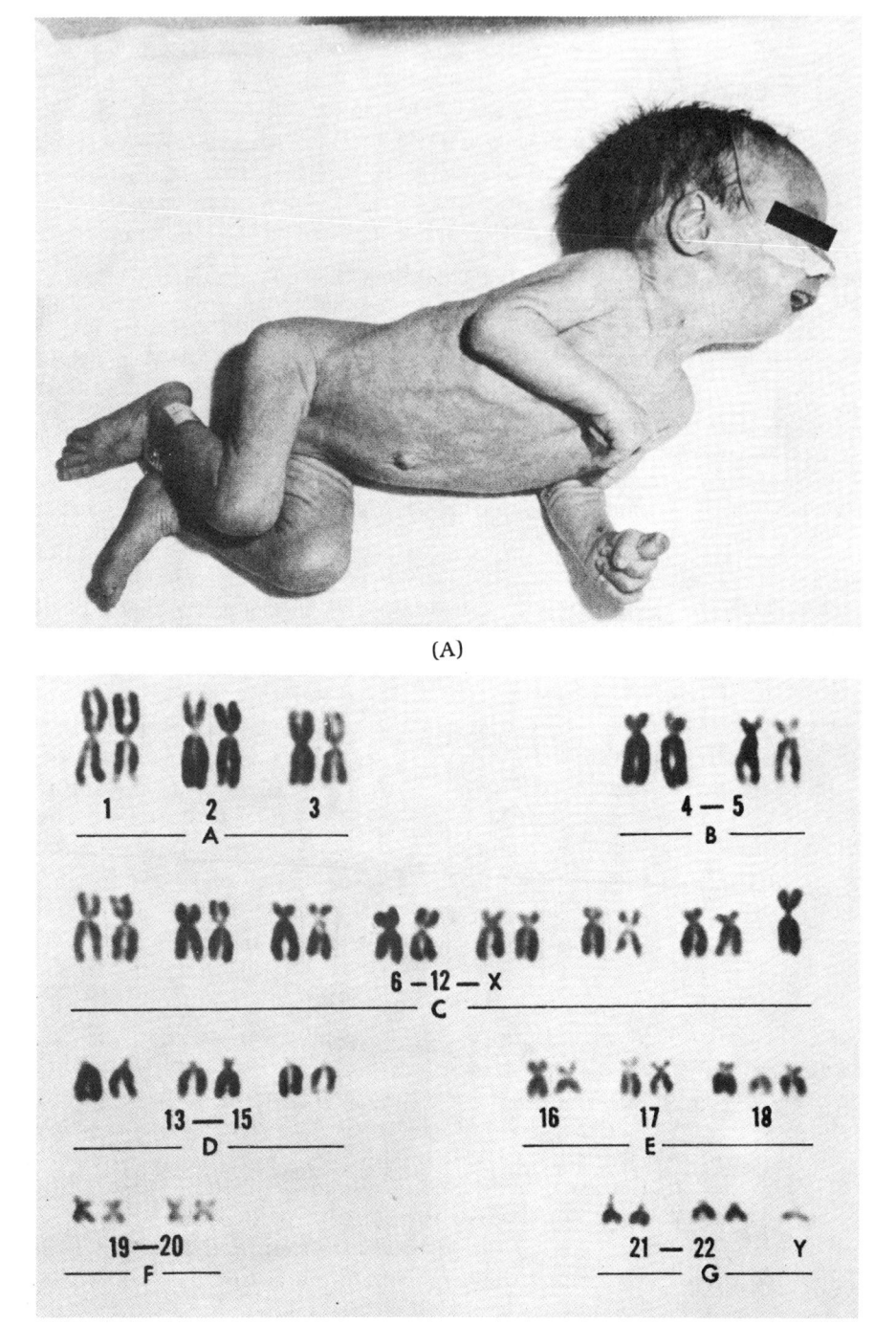

(A)

(B)

Fig. 14.14 Síndrome de Edwards (trissomia do 18). (A) Criança triplo-18 mostrando implantação baixa das orelhas, maxilar inferior pequeno, dedos dobrados e superpostos. (B) Cariótipo da mesma criança. Note os sete cromossomos no grupo E. (Foto por cortesia do Dr. Richard C. Juberg, com permissão.)

Fig. 14.15 Efeito da idade materna na síndrome de Edwards. O pico entre as idades maternas de 35 a 45 anos é significativo. (Para detalhes veja o texto.)

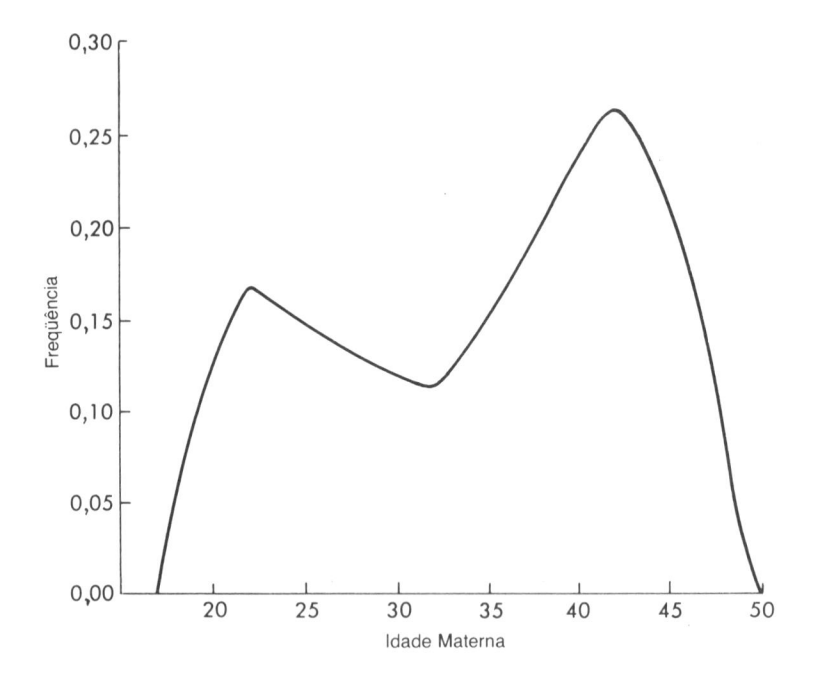

máximo nascimento, enquanto o pico pronunciado de 35 a 45 anos está claramente relacionado ao aumento de idade da mãe.

Trissomia do 13 (síndrome de Patau). Em 1960, Klaus Patau e colaboradores descreveram um caso de malformações múltiplas em um neonato, dado como trissômico para um dos autossomos do grupo D, hoje confirmado como sendo o de número 13. Os indivíduos parecem ser profundamente retardados e freqüentemente têm ocipúcio oblíquo, fenda labial e palato fendido; estas duas últimas malformações são tão intensas que a face tem aspecto severamente deformado. A polidactilia (tanto nas mãos quanto nos pés) está quase presente. As mãos e pés também são caracteristicamente deformadas (Fig. 14.16). São comuns os defeitos cardíacos e outros internos (dos rins, cólon, intestino delgado).

A morte geralmente ocorre em horas ou dias, mas o feto pode sofrer aborto espontâneo. Foi relatado um caso extremo de longevidade, um triplo-13 com 5 anos. Há ligeiro excesso de mulheres afetadas. A idade da mãe não é claramente um fator na síndrome de Edwards, embora os casos tabulados formem uma curva bimodal. No entanto, em um estudo 40% dos triplo-13 nasceram de mães com mais de 35 anos, conquanto este grupo etário contribuísse com menos de 12 por cento de todos os nascimentos. A incidência na população geral é da ordem de 0,2 por 1.000 nascimentos.

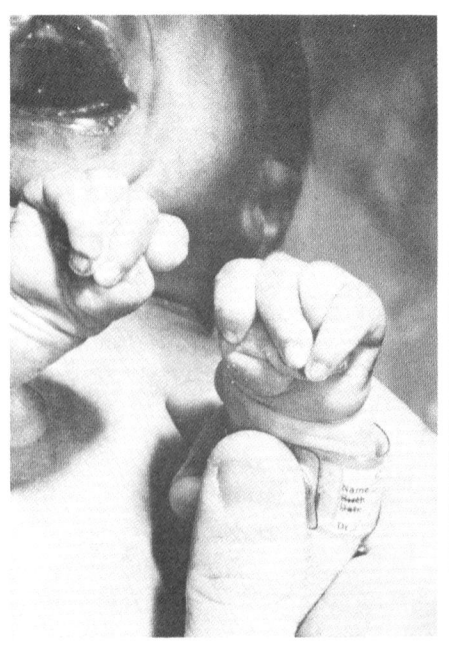
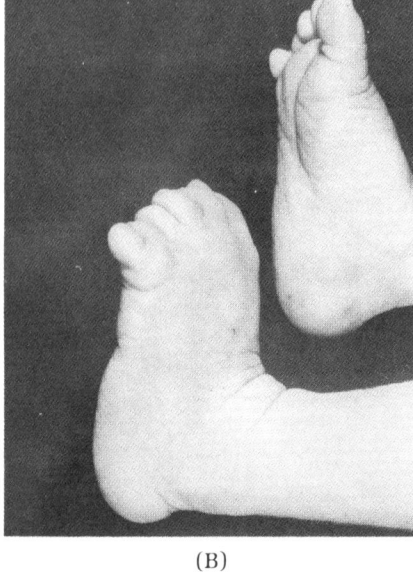

(A)

(B)

Fig. 14.16 Síndrome de Patau (trissomia do 13) em neonato. (A) Dedos fechados. (B) Deformidade do pé. Para detalhes veja o texto. (Fotos por cortesia do Dr. Richard C. Juberg, com permissão.)

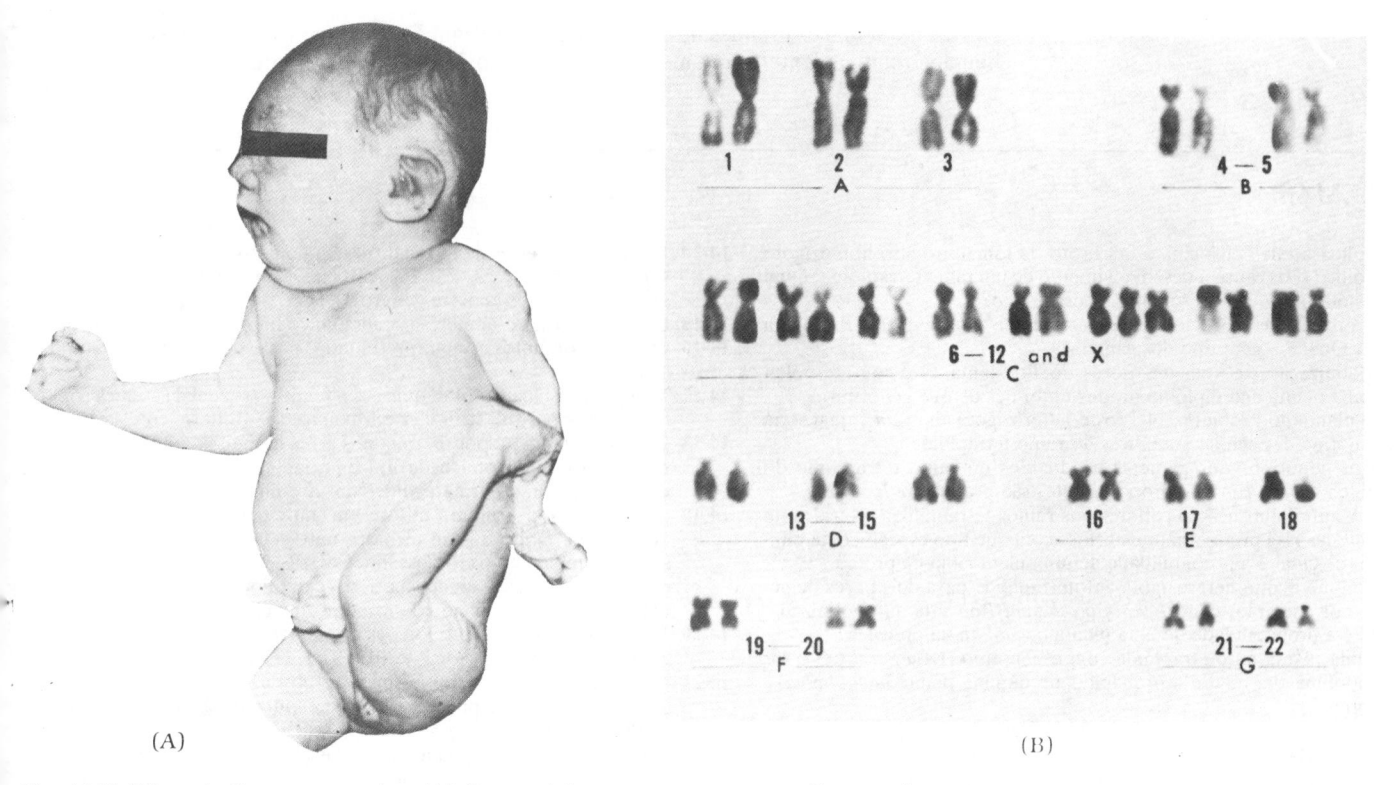

(A)   (B)

Fig. 14.17 Trissomia-C em uma menina. (A) Características externas; note as orelhas, maxilar, mãos e posição da perna. (B) Cariótipo da mesma criança mostrando 17 cromossomos no grupo C, em vez dos 16 normais, em um total de 47. (De R.C. Juberg e col., 1970, com permissão.)

Trissomia e aborto espontâneo. Parece que as trissomias para autossomos que não sejam o 13, 18 e 21 também são letais. Em um estudo de 1.457 abortos, 892 (61 por cento) tinham alguma anomalia cromossômica, incluindo 45,X, trissomia D, trissomia E e triploidia. McCreanor e colaboradores (1973) relataram aborto espontâneo de um saco embrionário vazio, sendo as células da parede trissômicas para o cromossomo 7, como se demonstrou por bandeamento com Giemsa. Até 1977 (de Grouchy e Turleau), as trissomias completas para os cromossomos 5, 12 e 17 não tinham sido relatadas nem mesmo em abortos. Para os cromossomos 3 e 19 haviam sido observadas apenas trissomias parciais. Um trissômico para um dos autossomos do grupo C é mostrado na Fig. 14.17. Embora o cariótipo mostrado nesta figura seja anterior ao desenvolvimento de técnicas de bandeamento, não havia método disponível para uma identificação mais precisa do cromossomo extra.

Em um estudo de grande número de abortos espontâneos trissômicos, Hassold e colaboradores (1984) observaram que 17 dentre 21 trissomias diferentes tinham idades maternas médias mais altas que aquelas para neonatos normais. Para 13 dos 17 (cromossomos 2, 7, 9, 10, 13, 14, 15, 16, 17, 18, 20, 21 e 22) o aumento da idade materna era estatisticamente significante. As idades maternas mais altas foram encontradas para trissomias que envolviam os pequenos cromossomos. As trissomias do 3, 5, 6, 11 e 12 não estavam associadas a idades maternas mais altas estatisticamente, embora nesses estudos tenham sido encontrados menos de 15 casos para cada uma. No entanto, uma elevada (embora não estatisticamente significativa) idade materna foi encontrada para as trissomias do 3 e do 11. Portanto, é muito provável que a trissomia esteja associada a aumento de idade materna em todos os casos humanos.

Trissomia em não-humanos

Que a trissomia, com características fenotípicas similares às da trissomia da síndrome de Down, também pode ocorrer em animais ficou claro a partir do trabalho de McClure e colaboradores (1969), que descreveu uma jovem fêmea de chimpanzé. Esse animal apresentava as características clínicas e comportamentais similares às dos casos de síndrome de Down com valores abaixo do normal em uma variedade de testes posturais e comportamentais. Os chimpanzés têm um número diplóide de cromossomos de 48 (Quadro 4.1), mas no animal em questão a maioria das células sangüíneas examinadas tinha 49, com um pequeno cromossomo acrocêntrico que se pareava com o 22 (o segundo menor dos pares de autossomos). Esse mesmo cromossomo foi identificado em triplicata mesmo nas poucas células em que podiam ser contados apenas um total de 46, 47 ou 48 cromossomos. Ambos os genitores eram citológica e comportamentalmente normais. McClure e seus colaboradores observaram que "uma condição comparável não tinha sido relatada em primatas não-humanos. A ocorrência dessa condição em um primata inferior enfatiza novamente a próxima relação filogenética entre o homem e os grandes monos e pode fornecer um modelo para se estudar essa síndrome humana relativamente freqüente". A trissomia do 21 também foi relatada em gorilas.

PROBLEMAS

14-1 A aplicação de colchicina a um broto de tomateiro alto homozigoto diplóide *(DD)* causa o desenvolvimento de um ramo tetraplóide. Qual o genótipo das células somáticas desse ramo?

14-2 São produzidas flores no ramo tetraplóide da planta do Problema 14-1. Qual é o genótipo dos gametas?

14-3 A polinização de uma das flores do Problema 14-2 com o, pólen de uma planta anã diplóide produz embriões de que genótipo?

14-4 Se a planta do Problema 14-1 fosse heterozigota alta *(Dd),* qual seria o genótipo das células somáticas do ramo tetraplóide?

14-5 Dê os genótipos dos gametas produzidos no ramo tetraplóide do Problema 14-4. Em que proporção eles são produzidos?

14-6 (a) A autopolinização das flores nos ramos tetraplóides referidos no Problema 14-4 produziriam embriões com que tipo específico de ploidia? (b) Qual é a probabilidade de uma planta anã na prole?

14-7 Caso uma planta heterozigota autotetraplóide para dois pares de genes, por exemplo, com o genótipo *AAaaBBbb* seja autopolinizada, qual é a probabilidade de uma planta *aaaabbbb* na prole?

14-8 Se uma planta autotetraplóide com o genótipo *AAaaBBbbCCcc* for autopolinizada, qual é a probabilidade de uma planta *aaaabbbbcccc* na prole?

14-9 Se uma planta autotetraplóide, heterozigota para n pares de genes (isto é, *AAaaBBbbCCcc...* e assim em diante para n pares de alelos), é autopolinizada, que expressão matemática você usaria para determinar a probabilidade na prole de um totalmente recessivo?

14-10 Se forem considerados apenas pares de alelos que mostram dominância completa, qual o efeito da tetraploidia na variabilidade fenotípica?

14-11 Várias espécies da planta vidoeiro têm um número somático de cromossomos de 28. O vidoeiro de papel (*Betula papyrifera*) ocorre em vários números cromossômicos diferentes. Espécimes com números somáticos de 56, 70 e 84 já foram descritos. Com relação ao número de cromossomos, como seriam designados os que possuem 28, 56, 70 e 84 cromossomos?

14-12 O bordo doce (*Acer saccharum*) e o sabugueiro (*Acer negundo*) têm cada um um número diplóide de cromossomos de 26. Note que eles são de diferentes espécies do mesmo gênero. No entanto, os híbridos entre os dois são estéreis. Que explicação você daria?

14-13 Seria possível assegurar um híbrido fértil do cruzamento do bordo doce × sabugueiro? Como?

14-14 Diferentes espécies de rododentro têm números somáticos de cromossomos de 26, 39, 52, 78, 104 e 156. De que maneira parece estar ocorrendo evolução neste gênero?

14-15 Qual parece ser o número cromossômico haplóide nos rododendros?

14-16 Quantos conjuntos estão representados nas espécies com 156 cromossomos?

14-17 Voltando ao Quadro 14.1, qual era o fenótipo sexual da criança triplóide relatada por (a) Schindler e Mikamo, (b) Butler e col.?

14-18 Caso se demonstre polispermia nos seres humanos, qual seria o complemento cromossómico de um embrião resultante de polispermia envolvendo um espermatozóide com X e um com Y?

14-19 Suponha que a primeira mitose em um zigoto normal 46,XY fosse anormal de modo que se tornasse uma célula tetraplóide. (a) Qual seria o complemento cromossômico dessa célula tetraplóide? (b) Você encontrou qualquer evidência neste capítulo ou em sua bibliografia que sugira a possibilidade de resultar uma criança viável?

14-20 No estramônio, que proporções de gametas são produzidas por (a) *Ppp* ♀, (b) *Ppp* ♂, (c) *PPP* ♀, (d) *PP* ♂, (e) *PPp* ♂?

14-21 Qual é a proporção fenotípica de F_1 produzida no estramônio pelo cruzamento de (a) púrpura *Ppp* ♀ × púrpura *PPp* ♂, (b) *PPp* ♀ × *Pp* ♂, (c) *Ppp* ♀ × *Ppp* ♂?

14-22 "Sem olhos" (olhos pequenos ou ausentes) é um caráter recessivo cujo gene está situado no pequeno cromossomo IV de *Drosophila melanogaster*. Tanto os ovócitos quanto os espermatócitos triplo-IV são funcionais. O gene dominante para olhos normais é designado + , o recessivo para "sem olhos" é *ey*. Qual a proporção fenotípica de F_1 produzida por cada um dos seguintes cruzamentos: (a) + *ey ey* × + *ey ey*, (b) + + *ey* × *ey ey ey*, (c) + + *ey* × + + *ey*?

14-23 O estramônio (*Datura*) tem 12 pares de cromossomos, e são conhecidos 12 trissômicos viáveis diferentes. Como você explicaria o fato de que as únicas trissomias relatadas em *nativivos* envolvem os cromossomos 8, 9, 13, 14, 18, 21, 11, X e Y, e que apenas as trissomias de 8, X e Y parecem não reduzir a expectativa de vida?

14-24 Em um estudo hipotético de 5.000 trissômicos abortados espontaneamente, não foi encontrado nenhum para o cromossomo 1. Sugira uma razão positiva lógica.

14-25 Descreva três modos pelos quais uma célula não-haplóide possa ter um número ímpar de cromossomos.

15

ABERRAÇÕES CROMOSSÔMICAS: ALTERAÇÕES ESTRUTURAIS

Em vista de toda a sua complexidade de organização estrutural, os cromossomos estão longe de ser indestrutíveis. Podem ocorrer quebras por meio de agentes tais como radiações e drogas químicas, as quais podem resultar em dano genético às gerações subseqüentes. Devem ser tomadas precauções adequadas quanto aos raios X, e as armas nucleares constituem definitivamente um risco. Um estudo de 43 habitantes das ilhas Marshall dez anos após uma exposição acidental à precipitação radioativa conseqüente a um teste nuclear em Bikini revelou quebras cromossômicas em 23 das 43 pessoas. Uma grande variedade de substâncias químicas, algumas usadas antiga ou atualmente pelos seres humanos, está implicada ou é suspeita de induzir alterações cromossômicas.

As quebras podem ocorrer também "naturalmente", sem nenhuma causa identificável. Pode resultar qualquer uma dentre várias conseqüências citológicas e genéticas. As quebras podem ser detectadas praticamente em qualquer célula em divisão, embora certos tipos ofereçam vantagem especial. Quanto a isto, são particularmente úteis as glândulas salivares de insetos dípteros como a *Drosophila*, muito embora tais células não se dividam. Os efeitos genéticos do dano cromossômico ou comportamento aberrante são detectáveis como fenótipos inesperados, malformações físicas grosseiras, produção alterada de enzimas, relações de ligação alteradas, fertilidade reduzida (ou completa infertilidade) e aumento de abortos espontâneos.

CROMOSSOMOS DAS GLÂNDULAS SALIVARES

As alterações estruturais nos cromossomos que resultam de quebra são mais proveitosamente estudadas em (1) cromossomos de glândulas salivares de insetos dípteros (tais como *Drosophila*) e (2) células em processo de meiose. Devido a seu grande tamanho e estrutura bandeada, os cromossomos das glândulas salivares são particularmente apropriados para tais estudos.

Os núcleos das células de glândulas salivares das larvas dos dípteros, como a *Drosophila*, têm cromossomos incomumente compridos e largos, 100 a 200 vezes o tamanho dos cromossomos na meiose ou mitose da mesma espécie (Fig. 15.1). Isto é particularmente surpreendente, pois, como já vimos, as células da glândula salivar não se dividem após a formação desta. embora seus cromossomos se repliquem e se tornem incomumente longos (a replicação ocorre dez vezes, produzindo 1.024 réplicas unidas de cada cromossomo). Além disso, esses cromossomos são marcados por numerosas bandas transversas aparentes mesmo nos núcleos não corados. Essas bandas são muito constantes, em tamanho e espaçamento, em um cromossomo normal. Os cromossomos múltiplos parecem estar em perpétua prófase, e estão em sinapse.

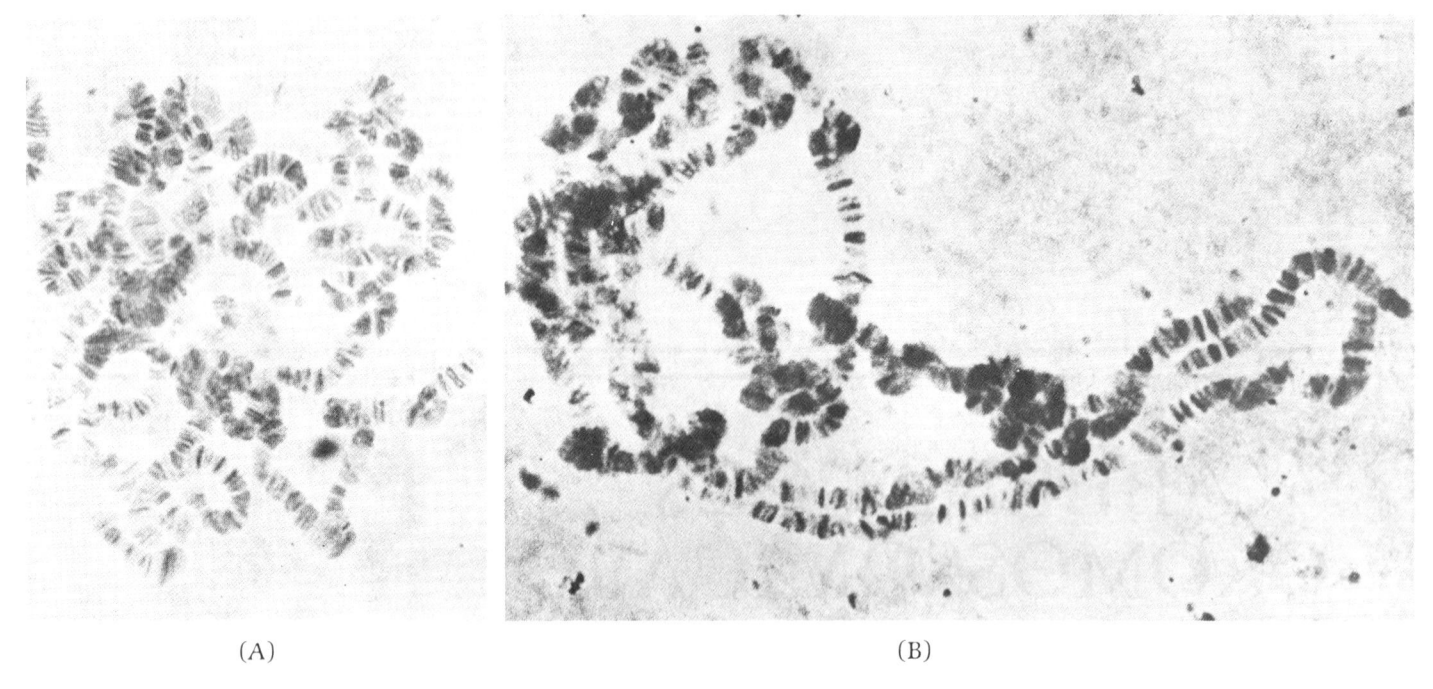

(A)   (B)

Fig. 15.1 Cromossomos da glândula salivar de *Drosophila melanogaster* mostrando o bandeamento que permite um apurado mapa citológico. (A) Todo o complemento (Cortesia de Miss Chris Arn). (B) Complemento parcial, aumentado. (Cortesia de Mr. Jon Derr.) (Fotos com permissão.)

Assim, qualquer diferença no bandeamento entre os homólogos pode ser facilmente comparada.

TIPOS DE ALTERAÇÕES ESTRUTURAIS

Uma quebra cromossômica pode ou não ser seguida de um "reparo". Caso os segmentos se reúnam na configuração original, a quebra normalmente não será detectada. Caso não ocorra esse reparo, ocorrerá uma ou mais das aberrações citadas no Quadro 15.1. Note que a deleção em um cromossomo pode ser acompanhada de uma translocação ou duplicação em outro. As translocações recíprocas também podem ocorrer, nas quais dois não-homólogos *trocam* segmentos que em geral têm comprimentos desiguais.

Deleções

Não-humanos. Talvez o resultado mais simples de uma quebra seja a perda de uma parte do cromossomo. As partes dos cromossomos sem um centrômero *(fragmentos acêntricos)* não migram no movimento anafásico e são perdidas dos novos núcleos. Tal perda de uma parte de um cromossomo é chamada **deleção.**

As deleções geralmente possibilitam o *mapeamento citológico* dos cromossomos. Por exemplo, se um grande número de moscas das frutas com genótipo autossômico *ABCDEF.../ ABCDEF...* (isto é, homozigotas dominantes para vários caracteres) são submetidas aos raios X, algumas podem sofrer uma quebra e deleção em um dos cromossomos portador

Quadro 15.1 Tipos de aberrações produzidas por quebras cromossômicas

Tipo	Descrição	Alterações gênicas
Normal	*(ABCDEFGH)*	Nenhuma
Deleção	Sem reunião; trecho cromossômico perdido	*ABFGH, CDEFGH* etc.
Inversão	Segmento quebrado religado ao cromossomo original de modo invertido	*ABFEDCGH* etc.
Duplicação	Segmento quebrado se liga a homólogo que sofreu quebra; homólogo fica com bloco de gens duplicados	*ABCDEFGEFGH*
Translocação	Segmento quebrado se liga a não-homólogo resultando em novas relações de ligação	*LMNOPQRCDEFGH* etc.

dos genes. Se a deleção dos genes *C* e *D* ocorre em um espermatócito primário, dois dos quatro espermatozóides produzidos por ele terão uma *deleção intercalar* neste cromossomo:

Espermatócito primário	*AB—EF...*
(irradiado)	*ABCDEF...*
Espermatócitos secundários	*ABEF..., ABCDEF...*
Espermátides e espermatozóides	*ABEF..., ABEF..., ABCDEF...,*
	ABCDEF...

Cruzando tais machos com fêmeas recessivas, *abcdef.../abcdef...* teremos uma prole, sendo algumas como o genótipo *abcdef.../ABEF.* Portanto, essas moscas manifestarão o fenótipo recessivo para os genes *c* e *d*, enquanto os que receberam o espermatozóide *ABCDEF...* do genitor masculino manifestarão o fenótipo dominante para todos os seis genes. A expressão dos genes *c* e *d*, que teria sido obscurecida pelos genes *C* e *D*, caso estivessem presentes, é chamada **pseudodominância.** De fato este não é um bom termo, mas é útil e está firmemente estabelecido na literatura.

Em seguida, as moscas que apresentam pseudodominância são cruzadas com *abcdef.../ abcdef...* . Metade da prole exibirá pseudodominância para os mesmos genes. O exame dos cromossomos das glândulas salivares das larvas desse cruzamento revelará prontamente os indivíduos que são *abcdef.../ABEF.* Lembre-se, esses cromossomos são bandeados e se pareiam exatamente, banda com banda. O segmento que inclui os genes *C* e *D* também incluirá algumas das bandas, e os cromossomos gigantes de *abcdef.../ABEF...* aparecerão mais ou menos como o mostrado na Fig. 15.2, onde o normal, inalterado, apresenta uma **alça de deleção** característica.

Outra linhagem de moscas com uma *deficiência* tal como *ABC-F.../ABCDEF...* pode ser produzida e cruzada, como no caso anterior. Os cromossomos gigantes de moscas *abcdef.../ ABC-F...* novamente apresentarão a características alça de deleção. A comparação com as alças produzidas por moscas *abcdef.../ABEF...* permite a fácil detecção da exata região cromossômica portadora do gene *D*. Pode-se ver que seu *locus* está associado a uma banda em particular (Fig. 15.2).

Foram preparados *mapas citológicos* detalhados exatamente desse modo. O geneticista tem agora bandas visíveis dentro das quais os genes parecem estar situados, e suas distâncias podem ser medidas em unidades. A comparação dos mapas genéticos e citológicos confirma a seqüência linear dada pelos primeiros. Os mapas citológicos, no entanto, mostram que os genes conhecidos estão mais uniformemente distribuídos no cromossomo do que é sugerido pelo mapa genético. Isto resulta do maior grau de interferência próximo do centrômero e términos do cromossomo. Por exemplo, no cromossomo II de *Drosophila* o centrômero está no *locus* 55,0. O mapa de Painter (Fig. 6.4) mostra que o gene *pr* (olhos púrpura) está no *locus* 54,5, apenas 0,5 unidade à esquerda do centrômero. Isto é cerca de 1% das 55 unidades de mapa entre o centrômero e a ponta do braço esquerdo. Embora no mapa da glândula salivar o gene *pr* esteja a cerca de 12 unidades de mapa à esquerda do centrômetro, ou aproximadamente 22 por cento da distância total envolvida. A Fig. 15.3

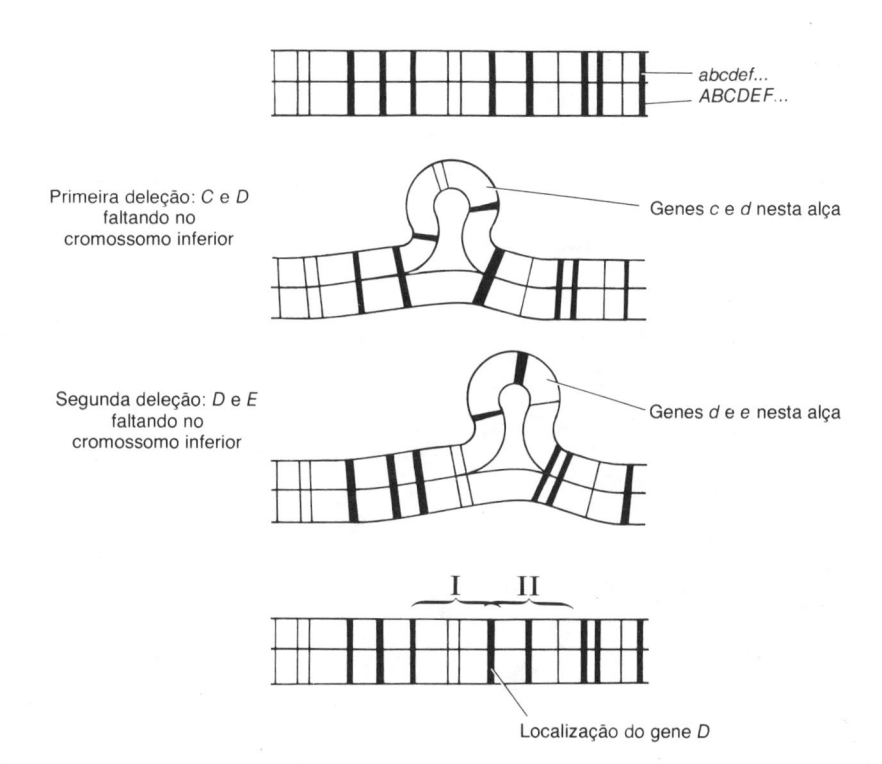

abcdef...
ABCDEF...

Primeira deleção: *C* e *D* faltando no cromossomo inferior

Genes *c* e *d* nesta alça

Segunda deleção: *D* e *E* faltando no cromossomo inferior

Genes *d* e *e* nesta alça

I   II

Localização do gene *D*

Fig. 15.2 A determinação de qual banda do cromossomo de glândula salivar é portadora de um determinado gene é feita por uma série de deficiências superpostas. (Veja o texto para detalhes.)

Fig. 15.3 Comparação diagramática do mapa genético (G) e citológico (C) do cromossomo II de *Drosophila melanogaster*. Observe particularmente a menor distância dos genes próximo ao centrômero no mapa genético, em oposição às distâncias entre eles no mapa citológico. Isto reflete o efeito da interferência do centrômero (cen = centrômero).

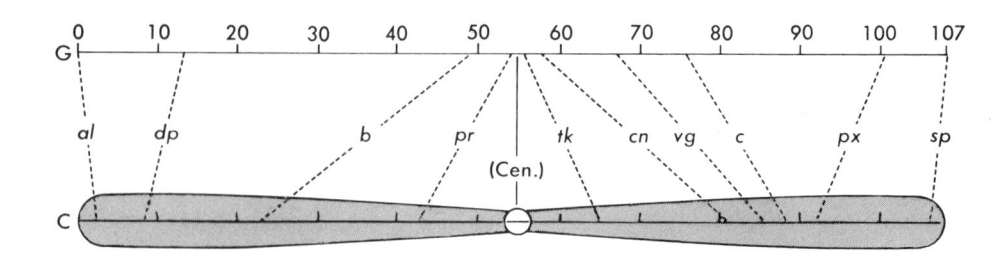

compara as localizações nos mapas genético e citológico para vários genes do cromossomo II.

Humanos. Provavelmente o distúrbio mais conhecidamente associado com uma deleção em humanos é o *cri du chat,* ou síndrome do miado de gato, descrita por Lejeune e colaboradores em 1963 e baseada em três casos. As manifestações incluem um choro característico, lamentoso, muito similar ao de um pequeno gato em sofrimento. Turleau e de Grouchy (1977) relataram que os registros acústicos das crianças com *cri du chat* e os de um gato deram traçados

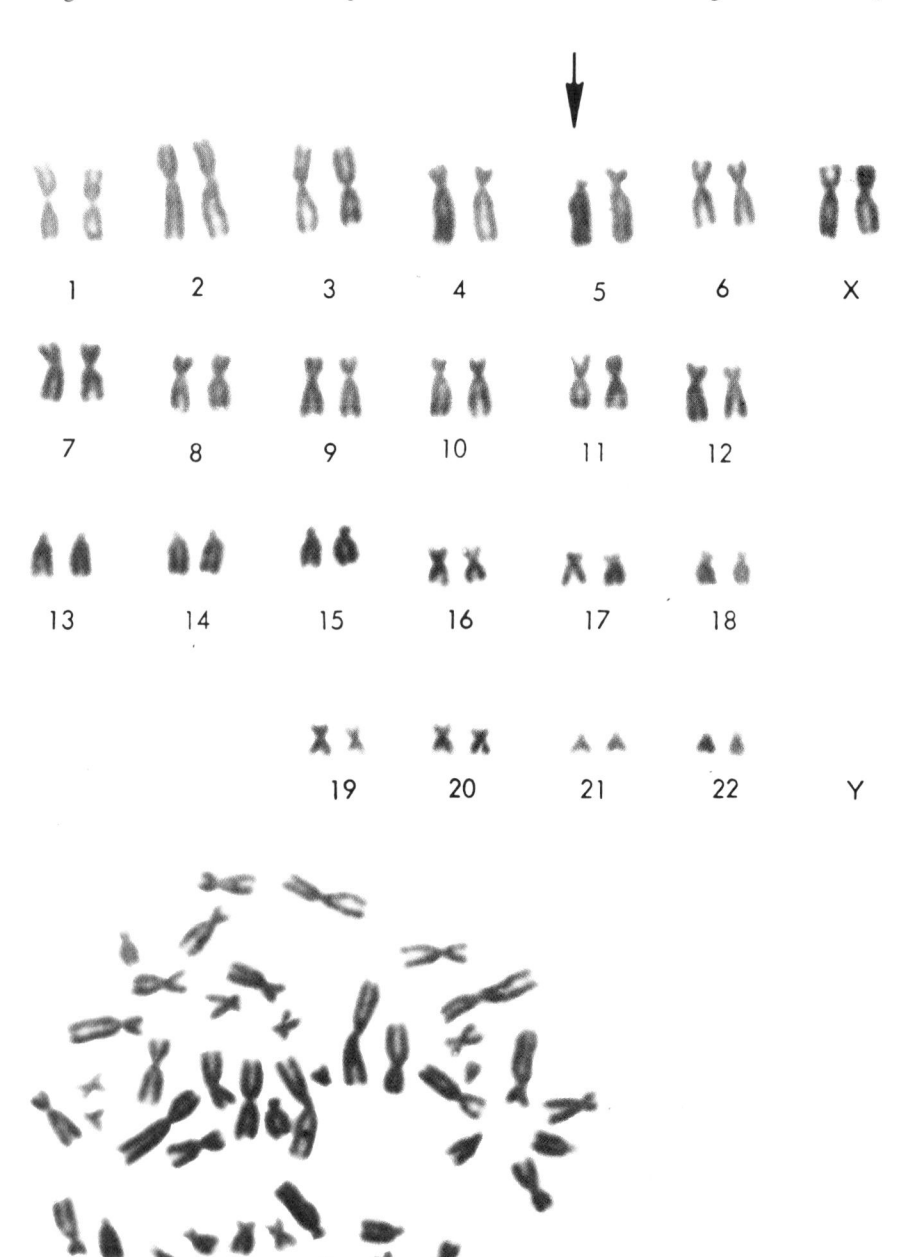

Fig. 15.4 Cariótipo de uma criança com a síndrome do *cri du chat*. Observe a deleção do braço curto de um dos autossomos n.º 5. (Cortesia do Dr. James German, New York Blood Center, com permissão.)

idênticos. Este sintoma está associado a uma malformação da laringe. Outras malformações características envolvem a cabeça e a face. O retardo mental é severo, com um quociente de inteligência geralmente inferior a 20. Podem também ocorrer outras malformações inespecíficas e disfunções envolvendo o cérebro, coração, olhos, rins e esqueleto. Pelo menos 120 casos foram estudados desde a descrição inicial. A condição parece não ser significativamente ameaçadora da vida. Muitos indivíduos afetados atingem a idade adulta.

O cariótipo é invariável. Em todos os casos há uma deleção de grande parte do braço curto de um dos cromossomos n.º 5 (Fig. 15.4). A designação padrão para o braço curto de um cromossomo não metacêntrico é p e para o braço longo é q. A deleção é indicada por um sinal menos, e segmentos adicionais são indicados por um sinal mais. Portanto, o cariótipo de um paciente *cri du chat* é $5p^-$. Os estudos citológicos indicam a associação dos sintomas principais com a deleção de pequena parte da banda 5p14p15. Na maioria, senão na totalidade dos casos, a deleção surge durante a gametogênese de um genitor ou

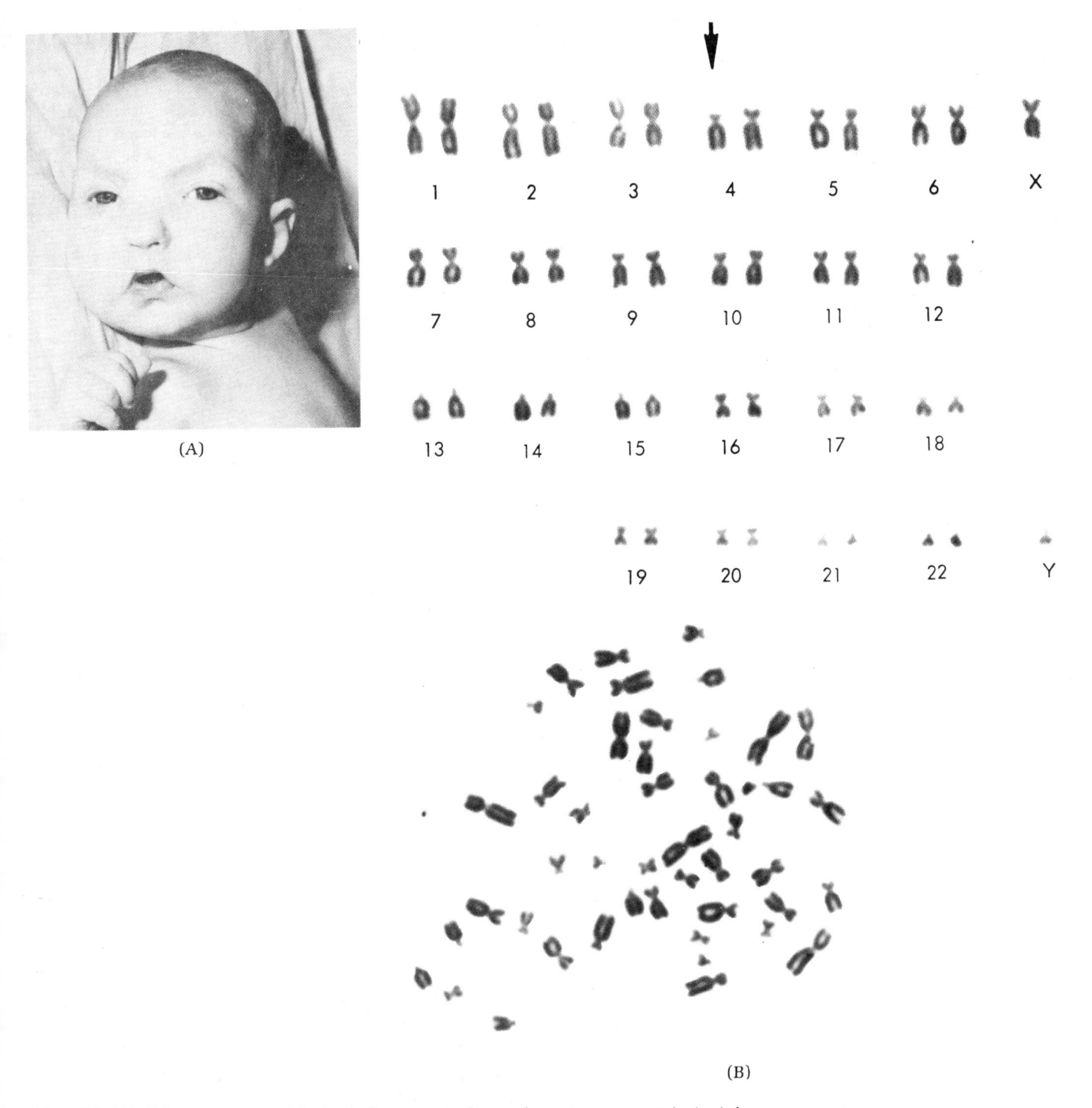

(A)

(B)

Fig. 15.5 (A) Criança com uma deleção do braço curto de um dos autossomos n.º 4. A síndrome é descrita no texto. (B) Cariótipo da criança em (A). Note a falta de um segmento do braço curto de um dos autossomos n.º 4 (seta). (Cortesia do Dr. James German, New York Blood Center, com permissão.)

do outro. Ambos os genitores da criança afetada apresentam cariótipos normais. Não há um efeito de idade dos genitores.

Várias outras deleções nos seres humanos são bem conhecidas, e outras novas são relatadas na literatura de tempos em tempos. Por exemplo, foi encontrado um menino que tinha uma deleção no braço curto de um cromossomo 4 ($4p^-$). Tal criança é mostrada na Fig. 15.5A, e seu cariótipo é mostrado na Fig. 15.5B. A criança foi descrita como "incomumente pequena, (com) severo retardo psicomotor, convulsões, uma ponte nasal achatada, testa proeminente, palato fendido e malformação cardíaca congênita". Alguns pacientes com deficiência mental foram encontrados apresentando outras deleções cromossômicas. Por exemplo, de Grouchy relatou uma dessas crianças que não apresentava o braço curto de um cromossomo 18. Observe que na maioria dos desvios do cariótipo humano normal, o indivíduo é anormal quanto a um ou mais aspectos.

A deleção de parte do braço curto de um dos cromossomos X produz uma típica síndrome de Turner (veja Cap. 7). A deleção de parte do braço longo de um X, por outro lado, resulta em uma síndrome diferente da de Turner. Essas pacientes têm estatura normal, mas possuem gônadas vestigiais e são estéreis. Nenhuma outra anomalia está obrigatoriamente associada a esta condição citológica.

Uma técnica computadorizada, chamada *fotometria automatizada em microscopia de fast-scanning,* foi usada recentemente para identificar uma rara deleção intersticial de $4q$. Nasceu uma menina com várias malformações, incluindo uma cabeça grande com suturas largas, tórax largo com esterno curto e encurtamento geral de todos os membros e dedos. Internamente havia má rotação do intestino, rins apresentando degeneração e fígado aumentado. A criança morreu aos três meses após uma parada respiratória. Os resultados computadorizados dos cromossomos bandeados com Giemsa são mostrados na Fig. 15.6. O exame mostrou pequena porção (12%) deletada de $4q$.

Há um uso crescente de culturas de células do líquido amniótico, obtidas por amniocentese (veja Cap. 20), para se determinar os cariótipos dos fetos. As células amnióticas parecem apresentar uma freqüência incomumente alta de tetraploidia, não acompanhada de nenhuma anomalia citológica no feto, mas as aberrações estruturais, trissomias e outras são facilmente detectadas nessas células por volta da 16.ª semana de gestação.* Esta informação pode ser extremamente útil para os genitores e para o médico, ao se levar em consideração o possível término da gestação.

Translocações

Não-humanas. As **translocações** envolvem a mudança de uma parte de um cromossomo para outro cromossomo não-homólogo. São reconhecidas duas formas principais de translocações:

1. *Simples,* na qual, após as quebras, um segmento de um cromossomo é transferido para outro cromossomo não-homólogo, onde ocupa uma posição intercalar.
2. *Recíproca* (troca), na qual os segmentos, que não precisam ser do mesmo tamanho, são trocados entre os cromossomos não homólogos.

As translocações recíprocas são bem conhecidas em animais e plantas extensivamente estudados. São freqüentemente produzidas em *Drosophila* (bem como em outros organismos) por radiação e ocorrem amplamente em populações de enótera *(Oenothera),* a planta cuja variabilidade fenotípica levou DeVries a formular sua teoria evolutiva. Em seres humanos têm sido encontradas translocações simples.

São conhecidos dois tipos de translocações recíprocas: homozigotas e heterozigotas (Fig. 15.7). A primeira pode sofrer uma meiose normal e, de fato, ser difícil de detectar citologicamente, a menos que estejam envolvidos cromossomos dissimilares, ou os padrões de bandeamento diferirem muito. As translocações recíprocas são caracterizadas geneticamente pelas alterações dos grupos de ligação, e pelo fato de que um gene com "vizinhos novos" pode produzir um efeito um pouco diferente em sua nova posição. Tal **efeito de posição** será examinado em resumo.

Os heterozigotos para translocações, no entanto, são marcados por um grau considerável de irregularidade meiótica. Ocorrem formações peculiares e características na sinapse devido à dificuldade de fazer o pareamento de partes homólogas. Tipicamente é vista uma forma de cruz na prófase I. Ela geralmente se abre formando um anel (Figs. 15.7, 15.8 e 15.9). Em alguns casos, um anel de cromossomos se torce, resultando em que (1) ambos os cromossomos normais se movam para um pólo e (2) ambos os cromossomos translocados se movam para o outro pólo na anáfase I. Neste caso, serão produzidos meiosporos (nas plantas superiores) funcionais ou gametas (animais), pois os produtos meióticos terão um complemento gênico completo. Esta é a **segregação alternada** (Fig. 15.7). Mas, se um de cada cromossomo, (1) translocado e (2) normal, se mover para pólos opostos, ocorrerão deleções e duplicações nos produtos meióticos. Os meiosporos e gametas serão não funcionais em todos os casos em que ocorra tal **segregação adjacente** (Fig. 15.7). A semi-esterilidade resultante de translo-

---

*N.T.: Hoje em dia, a preferência é pela punção de vilosidade coriónica, que pode ser feita na nona ou décima semana, e não tão tarde como na amniocentese.

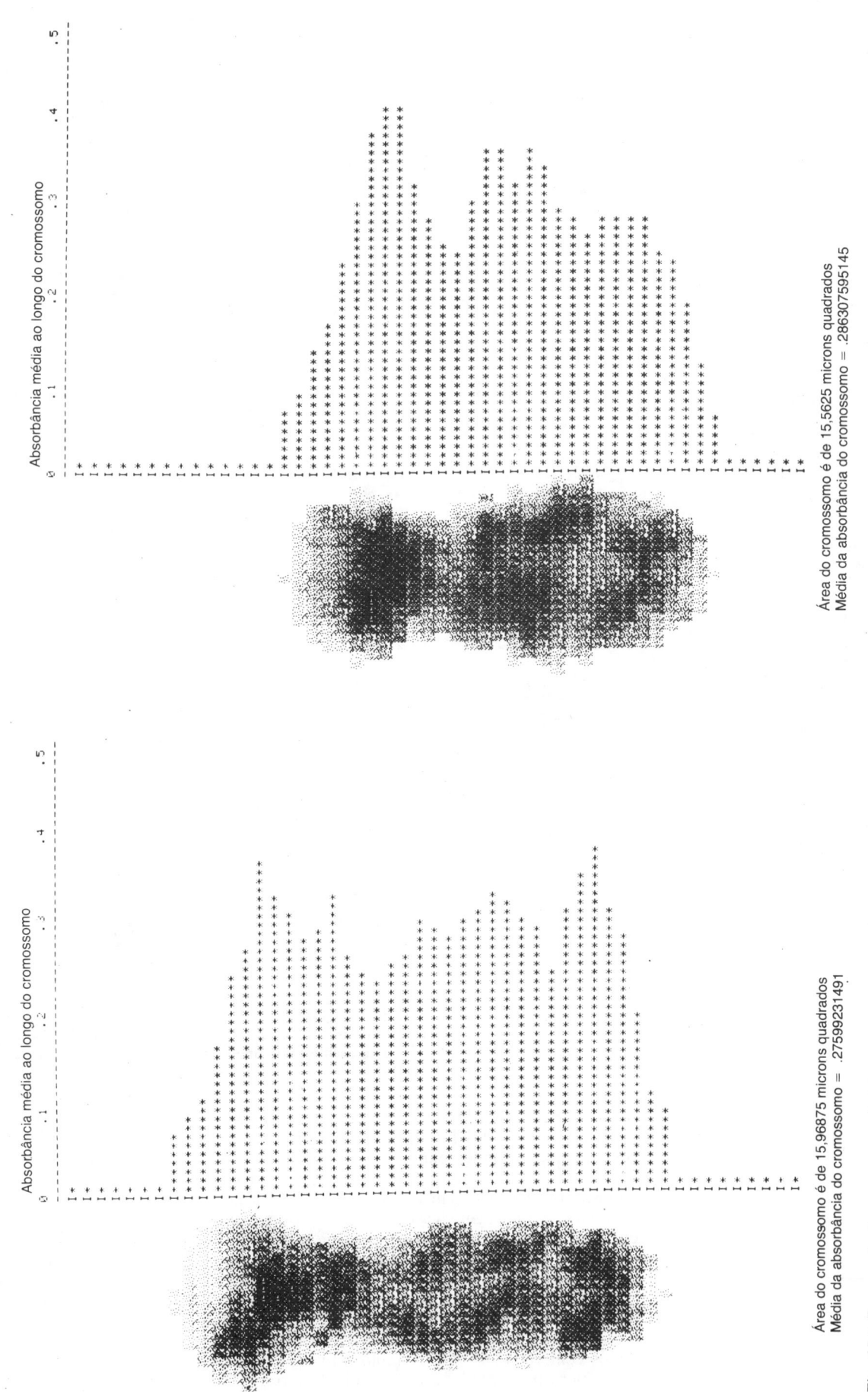

Fig. 15.6 Representação por computador de um cromossomo número 4 com bandeamento G mostrando o normal (esquerda) e o deletado (direita). (Veja o texto para detalhes sobre o fenótipo do indivíduo.)

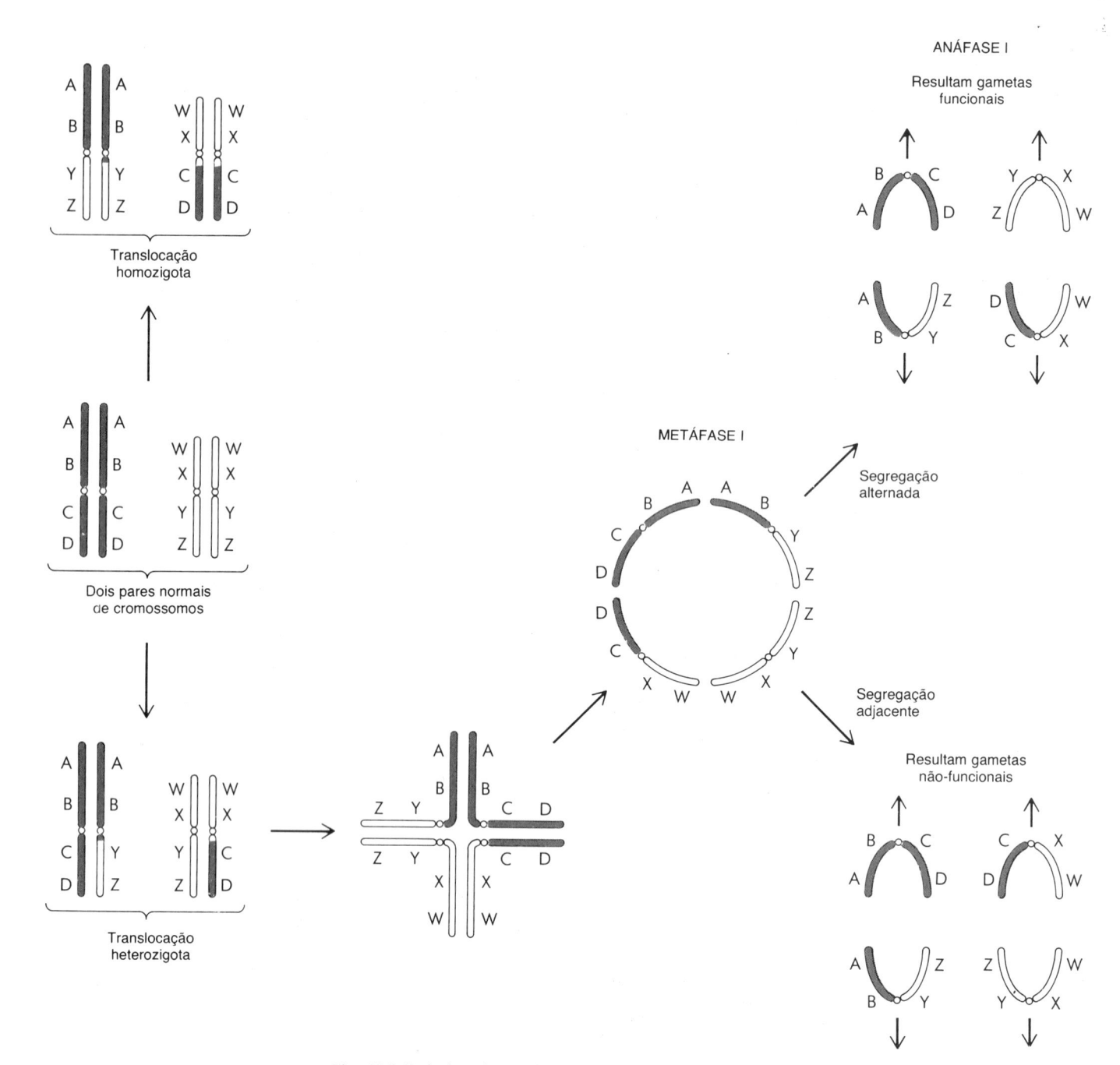

Fig. 15.7 Dois tipos de translocação recíproca. Homozigota, que tem uma meiose normal, e heterozigota, que leva à típica configuração em cruz na prófase I, e o anel de 4 cromossomos na metáfase I. Dependendo da ocorrência de segregação alternada ou adjacente com o anel na anáfase I, resultarão gametas funcionais ou estéreis. A translocação heterozigota, portanto, leva à semi-esterilidade.

cações recíprocas é facilmente observada em plantas tais como o milho. As espigas não têm quase a metade dos grãos, e eles são dispostos irregularmente (Fig. 15.10). O pólen abortivo é reduzido em tamanho.

Humanos. Translocações em adição a 14/21, associadas à síndrome de Down (Cap. 14), foram relatadas em alguns casos para seres humanos. As que mais despertaram atenção envolvem segmentos cromossômicos presentes em triplicata. Entre outras translocações, foram detectadas as dos grupos D e G, B e D e C e E (veja Fig. 4.15). Quando os membros de vários grupos de autossomos não eram facilmente diferenciados, as translocações eram designadas por duas letras separadas por uma barra. A primeira letra indica o cromossomo ou o grupo do cromossomo que forneceu o centrômero e a segunda indica o grupo ou cromossomo que recebeu o segmento transferido. Em uma translocação recíproca, podemos identificar ambos os componentes, por exemplo 8/14 e 14/8. Quando os pontos de quebra são bem no centrômero pode ser feita uma escolha arbitrária. A translocação 14/21 na síndrome de Down é um caso especial, pois persiste apenas um componente (chamado 14/21). Supostamente, o pequeno 21/14 se perde.

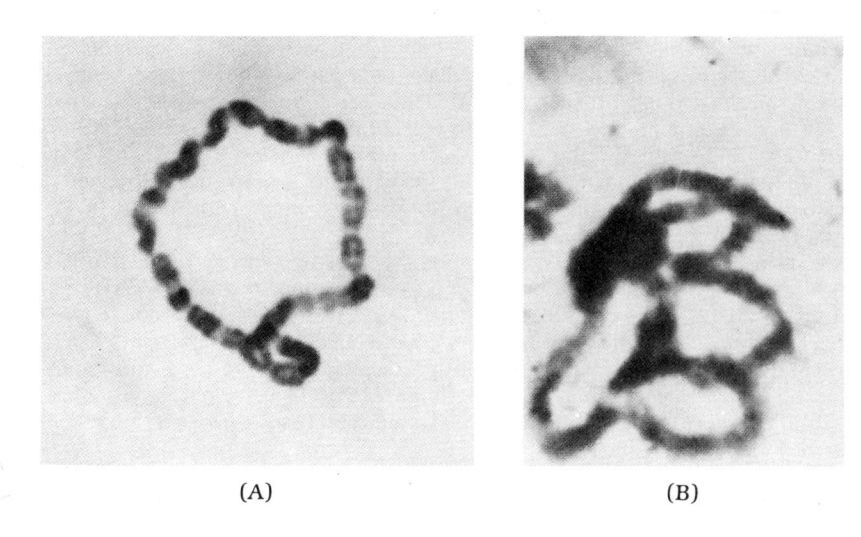

(A)   (B)

Fig. 15.8 Os cromossomos em anel na planta tropical *Rhoeo discolor*. (A) Anel de 12 cromossomos. (B) Outro anel de vários cromossomos. Os anéis se formam nos heterozigotos para translocações como resultado da terminalização do quiasma.

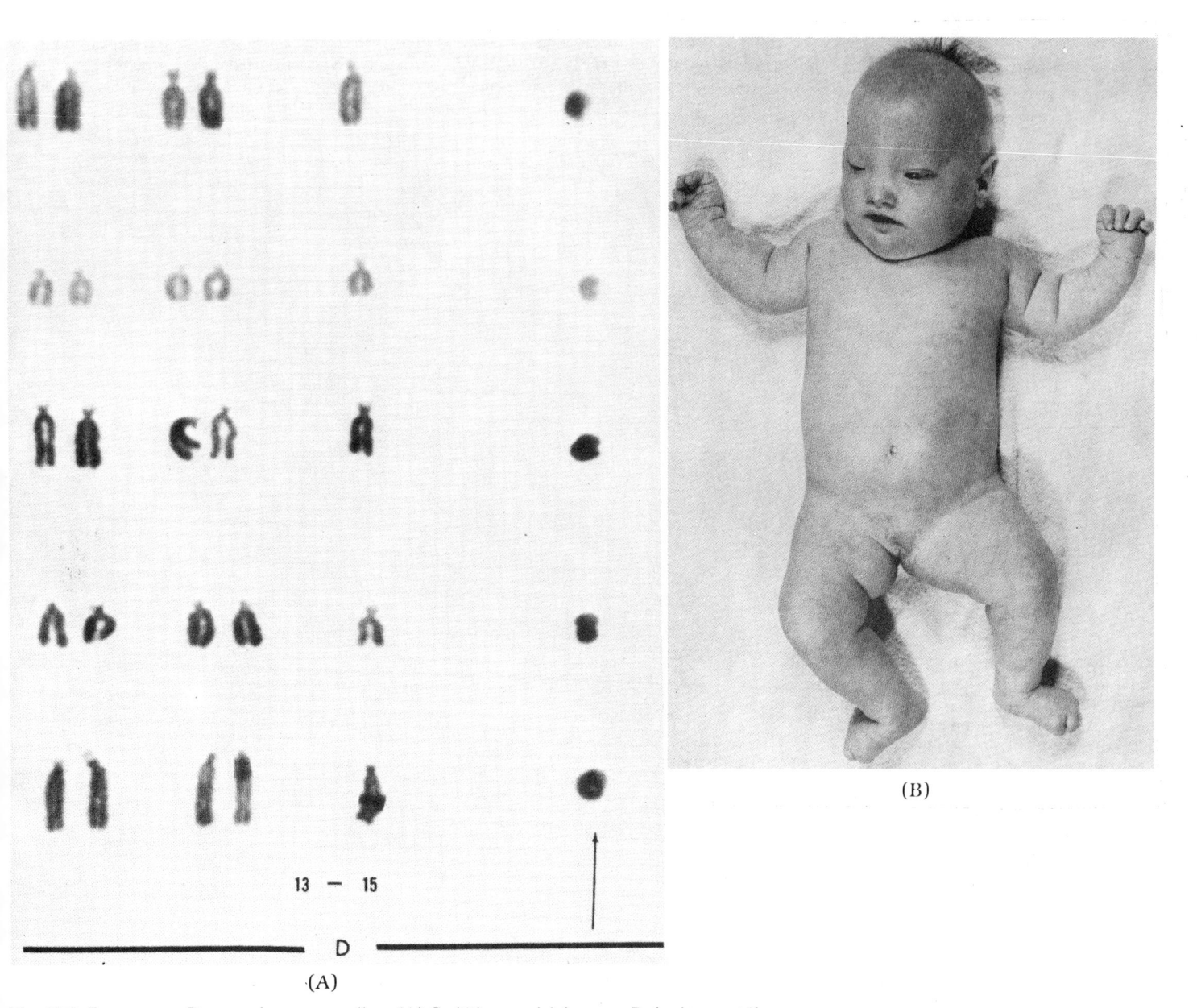

13 — 15

D

(A)

(B)

Fig. 15.9 Cromossomo D em anel em uma mulher. (A) Cariótipo parcial do grupo D de cinco metáfases diferentes mostrando os cromossomos em anel à direita. (B) Anomalias fenotípicas associadas ao cromossomo D em anel. (Cortesia do Dr. Richard C. Juberg, 1969, com permissão.)

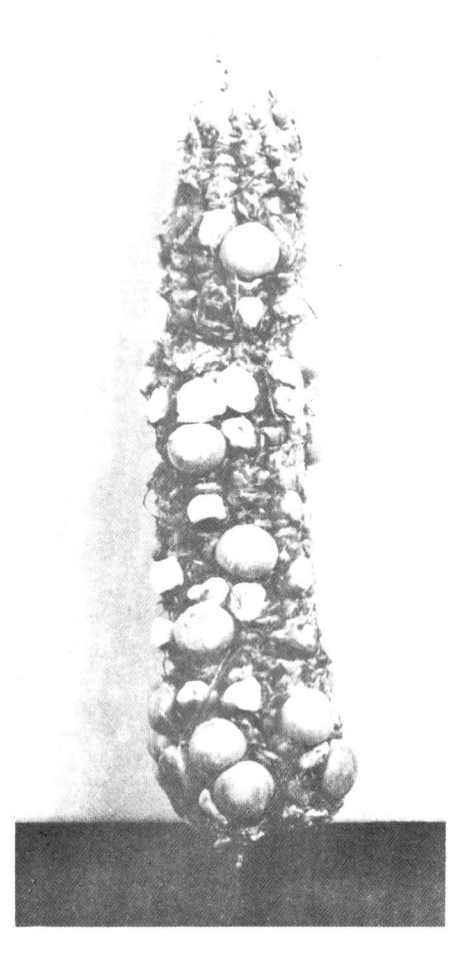

Fig. 15.10 A esterilidade parcial resulta de uma redução nos gametas funcionais causada por múltiplas translocações. (Cortesia da De-Kalb Agricultural Association, Inc., DeKalb, Illinois.)

Fig. 15.11 O *crossing-over* dentro de uma alça de inversão paracêntrica diminui a freqüência de gametas cromossomicamente normais e funcionais. (A) Um par de cromossomos, em que um dos membros sofreu uma inversão envolvendo os *loci c, d, e* e *f*. (B) A sinapse dos cromossomos homólogos mostrando as cromátides e um *crossing-over* entre cromátides não-irmãs dentro da alça de inversão. (C) Anáfase I. Dois cromossomos filhos normais (*ABCDEFG* e *abcdefg*), um dicêntrico (*ABCDefba*) e um acêntrico (*GFEdcg*). O acêntrico é perdido, seja na meiose ou em uma mitose subseqüente. O dicêntrico geralmente se parte (caso os centrômeros se movam em direções opostas) aleatoriamente. (D) Os quatro produtos meióticos (por exemplo, meiosporos ou células-mãe do pólen nas plantas, ou espermátides ou ovócito e glóbulos polares nos animais) com dois núcleos normais (esquerda e direita) mais dois núcleos anormais (centro).

Na maioria dos casos existem numerosas anomalias fenotípicas, e geralmente ocorre um aborto espontâneo, ou morte poucos meses após o nascimento. Os que vivem por mais tempo quase sempre exibem retardo mental. Uma provável translocação não balanceada foi relatada, na qual uma grande parte de um dos cromossomos do grupo D estava presente em triplicata e uma pequena parte de um dos cromossomos B estava ausente. Havia várias anomalias anatômicas, e a morte do paciente ocorreu no sétimo mês. Estavam presentes 46 cromossomos, incluindo um incomumente longo tido como sendo um B + D. Ambos os genitores eram citologicamente normais.

Uma translocação C/E com efeitos semelhantes aos da síndrome de Down foi, ao que parece, primeiramente identificada em 1969 em um hospital de Boston. A criança tinha um longo cromossomo extra em seu complemento de 46, interpretado como sendo um E com material adicional de um membro do grupo C, cujo material estava, portanto, em triplicata. Esse diagnóstico foi feito com base no cariótipo da mãe, que mostrava um membro mais curto do grupo C (tido como número 8) e um cromossomo E maior que o normal (provavelmente n.º 18). A mãe era fenotipicamente normal, como seria esperado, pois tinha a quantidade normal do material cromossômico.

Os pacientes com leucemia mielógena crônica apresentam uma interessante anomalia cromossômica. Na medula óssea e células derivadas dela, está presente um pequeno cromossomo chamado Filadélfia (Ph[1]) (em homenagem à cidade onde foi primeiramente descrito). O Ph[1] persiste na medula óssea e em células dela derivadas mesmo durante a remissão. Um detalhado estudo citológico revelou que era um cromossomo 22 que havia perdido grande parte do segmento distal de seu braço longo ($22q^-$). A parte deletada do cromossomo 22 é *translocada* para um outro autossomo, preferencialmente a parte distal do $9q$.

Em parte, a confusão entre o envolvimento do 21 ou do 22 se derivou da semelhança morfológica entre eles (veja a semelhança na Fig. 4.15). Além disso, não foi possível explicar o comportamento alterado das células contendo o cromossomo Filadélfia. A translocação

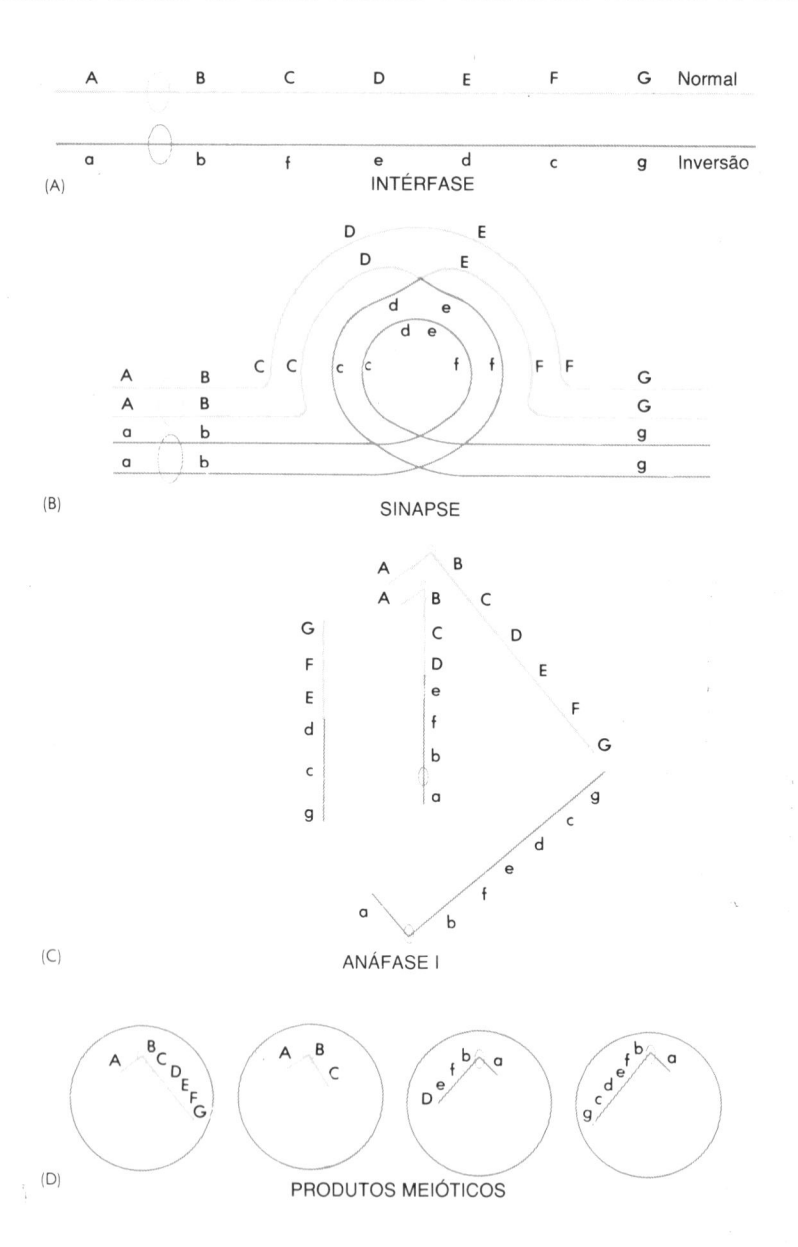

não parecia envolver alteração na quantidade total de material genético. Parece ser um *efeito de posição*, no qual os genes do *22q* normalmente interagem uns com os outros, mas não o podem fazer quando os genes são translocados, por ficarem associados a um bloco inteiramente diferente de genes no cromossomo 9. O Ph[1] não aparece em gametas, pois não é transmitido à prole de pessoas com tal anomalia cromossômica.

Inversões

As **inversões** geralmente surgem quando ocorrem quebras em pontos onde o cromossomo forma uma alça durante a sinapse. Uma inversão heterozigota, na qual apenas um dos dois homólogos tem a inversão, forma uma característica **alça de inversão** na prófase I da meiose. Com um pouco de cuidado, podemos distinguir facilmente as alças de deleção das de inversão.

Uma inversão requer duas quebras em um cromossomo, seguidas da reinserção do segmento na direção oposta. Um determinado bloco de genes ficará então em uma seqüência reversa (Quadro 15.1). As inversões podem incluir o centrômero *(inversões pericêntricas)* ou não incluir o centrômero *(inversões paracêntricas)*. Os cromossomos homólogos, com idênticas inversões em cada membro, se pareiam e sofrem uma distribuição normal na meiose. Caso haja um *crossing* dentro de uma inversão paracêntrica, por exemplo, é produzida uma ponte dicêntrica na anáfase-I, que resulta na perda de um fragmento acêntrico (Fig. 15.11). A ponte se rompe à medida que a anáfase-I progride, e isto resulta em aberrações adicionais tais como deleções ou duplicações. Embora as inversões tenham sido chamadas de supressoras de *crossing*, tal termo é impreciso, pois elas não impedem a ocorrência do *crossing*, mas sim eliminam os *produtos* do *crossing*. A comparação de cariótipos bandeados de humanos e macacos revela numerosas inversões paracêntricas e pericêntricas nos humanos.

Duplicações e o efeito de posição

As **duplicações** ocorrem quando uma parte de um cromossomo é representada mais de duas vezes em uma célula diplóide normal. O segmento extra pode estar ligado ao cromossomo cujos *loci* estão repetidos, ou a um grupo de ligação diferente, ou pode até mesmo estar presente como um fragmento separado. As duplicações são úteis no estudo de efeitos quantitativos de genes normalmente presentes apenas em pares nas células diplóides.

Quadro 15.2 Comparação de genótipos e fenótipos para olho bar em fêmeas de *Drosophila*

Cromossomos X	Fenótipo		N.º médio de facetas
A/A	Normal		779
AA/A	Bar heterozigoto		358
AA/AA	Bar homozigoto		68
AAA/A	Ultrabar heterozigoto		45
AAA/AAA	Ultrabar homozigoto		25

A = Uma seção 16A do cromossomo X.

A primeira duplicação a receber um estudo crítico foi a variante *olho bar* em *Drosophila*. O olho tipo selvagem essencialmente tem formato oval. O fenótipo olho bar é caracterizado por um olho mais estreito, oblongo, com menos facetas. Os estudos clássicos de Bridges (1936) mostraram que esse caráter estava associado à duplicação de um segmento do cromossomo X, chamado seção 16A, como observado nos cromossomos de glândulas salivares. Cada seção 16A adicionada intensifica o fenótipo bar. No entanto, o efeito estreitador é maior se os segmentos duplicados estão no mesmo cromossomo. Se usarmos a letra A para representar uma seção 16A em um determinado cromossomo X, poderemos reconhecer os genótipos e fenótipos mostrados no Quadro 15.2. Outros arranjos também são possíveis, mas eles mostram claramente que o efeito bar de um determinado número de seções 16A duplicadas é intensificado se a duplicação ocorrer em um cromossomo X, em vez de estar dividido entre os dois da fêmea. Compare os olhos das heterozigotas ultrabar e os das homozigotas bar, por exemplo.

O olho bar é outro exemplo de um caráter que mostra um *efeito de posição*. No olho bar, cada segmento adicionado estreita ainda mais os olhos, e este efeito é aumentado quanto mais duplicações ocorram em um cromossomo. Sabemos que outras duplicações produzem o efeito oposto, contrabalançando o efeito de genes mutantes. Mais ainda, as duplicações não precisam sempre estar imediatamente adjacentes para exercer seu efeito de posição.

Causas químicas das aberrações cromossômicas em humanos

Muitas substâncias, entre elas o LSD, marijuana, nicotina, ciclamatos, DDT, cafeína, asbestos e alguns ingredientes de tintura de cabelo, foram suspeitas de provocar danos cromossômicos em humanos. Esses resultados são paralelos aos dos mutágenos ambientais discutidos em mais detalhes no Cap. 13.

Em células cultivadas de alguns indivíduos existem sítios específicos nos cromossomos que apresentam uma falha de coloração, tendo o aspecto de uma constrição. Eles foram chamados **sítios frágeis**. Esses sítios parecem ser locais nos cromossomos suscetíveis a *quebras cromossômicas*. Eles não estão presentes nas preparações normais, tendo que ser evidenciados alterando o meio no qual as células estão sendo cultivadas. Existem 17 sítios frágeis mapeados no genoma humano que ocorrem em metáfases exatamente nos mesmos pontos em qualquer indivíduo. O grupo mais comum de sítios frágeis é induzido por um meio de cultura pobre em ácido fólico, e portanto são chamados *sítios sensíveis ao folato*. Nada se sabe sobre a estrutura molecular de um sítio frágil. No entanto, os sítios sensíveis ao folato são herdados como caracteres mendelianos codominantes, indicando uma seqüência de DNA única no sítio frágil.

Muito embora se suponha que os sítios frágeis sejam locais de quebra cromossômica, até agora só um distúrbio humano, a **síndrome do X frágil,** foi associado à ocorrência de um sítio frágil. A síndrome afeta aproximadamente 1 em cada 2.000 homens, sendo caracterizada por graus variáveis de retardo mental. A síndrome está associada a um sítio frágil no braço longo do cromossomo X (Xq27). No entanto, 20% dos homens que herdam o sítio frágil não são afetados. As mulheres que têm um X frágil e um cromossomo normal não apresentam defeitos óbvios. O padrão geral de herança dessa síndrome, na análise de heredogramas, apresenta características muito interessantes. Elas podem ser resumidas do seguinte modo:

1. Os filhos de mulheres portadoras têm uma chance de 50% de herdar a *mutação X frágil*, mas apenas um risco geral de 40% de ter retardo mental.
2. A filha de uma mulher portadora, que tem 50% de chance de herdar o X frágil, apresenta um risco de ter retardo mental que depende de sua mãe ser prejudicada ou não. Aproximadamente 28% das filhas de uma mulher portadora mentalmente prejudicada também são retardadas, mas apenas 16% das filhas de portadoras mentalmente normais são retardadas.
3. As filhas de homens transmissores têm um risco de 100% de herdar o X frágil, enquanto as filhas de portadoras normais têm um risco de 50% de herdar o X frágil de sua mãe. No entanto, as filhas de homens transmissores raramente, se forem, são mentalmente retardadas, enquanto as filhas de portadoras normais têm uma incidência de 16% de retardo.
4. Há uma diferença distinta no risco de retardo mental nas crianças que são filhas de mães de homens transmissores, quando comparadas ao risco de crianças nascidas de filhas de homens transmissores.

A síndrome do X frágil é a forma hereditária mais comum de retardo mental. Alguns a consideram como sendo o distúrbio cromossômico logo em seguida em ocorrência à síndrome de Down, mas outros sugerem que não seja uma anomalia cromossômica, e sim uma única mutação gênica associada a um marcador estrutural cromossômico. Obviamente, ainda há muito a se procurar quanto à causa da síndrome, bem como à compreensão completa de seu padrão de herança.

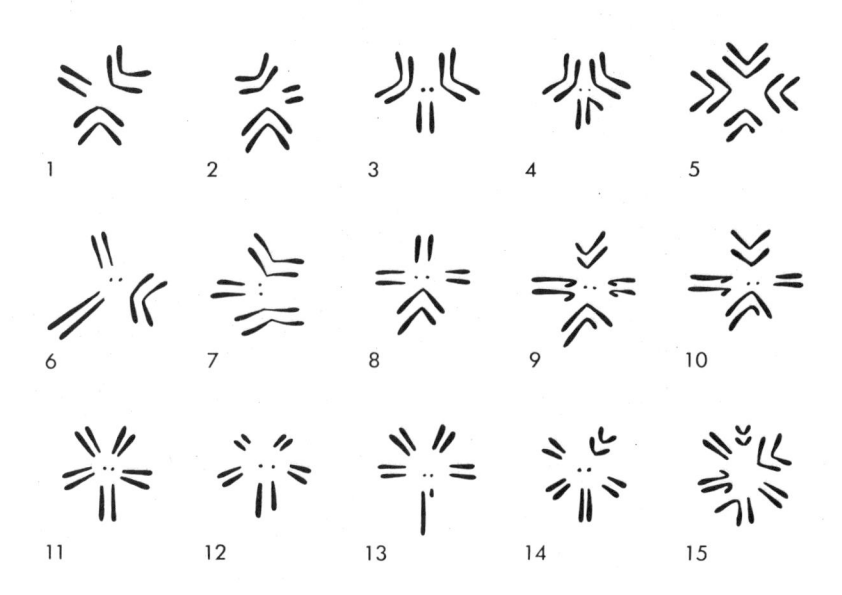

Fig. 15.12 Cariótipo masculino em várias espécies de *Drosophila*. Os cromossomos X e Y estão embaixo em cada desenho. (1) *D. willistoni;* (2) *D. prosaltans;* (3) *D. putrida;* (4) *D. melanogaster;* (5) *D. ananassae;* (6) *D. spinofemora;* (7) *D. americana;* (8) *D. pseudoobscura;* (9) *D. azteca;* (10) *D. affinis;* (11) *D. virilis;* (12) *D. funebris;* (13) *D. repleta;* (14) *D. montana;* (15) *D. colorata.*

Aberrações cromossômicas e evolução

A especiação, a divergência evolutiva de segmentos de uma população ao ponto de não serem mais capazes de combinar seus genes por reprodução sexuada, é um processo complexo que não tem apenas um mecanismo causal. A diversidade sobre a qual se constrói a evolução, em cada caso, no entanto, requer alterações no próprio material genético (mutação, Cap. 13) e/ou mudanças em seu arranjo (aberrações cromossômicas), ambas levando a incompatibilidade reprodutiva. A efetividade de ambos os fatores é aumentada caso a população se fragmente em dois ou mais grupos isolados. Desse modo, as freqüências dos genes mutantes podem geralmente se espalhar mais rapidamente, a probabilidade de que mutações *diferentes* surjam em grupos separados é aumentada e grupos diferentes não fazem *crossing* devido a vários mecanismos de isolamento.

Cada uma das aberrações cromossômicas descritas nos Caps. 14 e 15 é, senão letal ou detrimental, ralacionada ao desenvolvimento de novas entidades taxonômicas, embora cada uma raramente atue de modo isolado no tempo. Portanto, a trissomia em estramônio leva a diferenças morfológicas que são reconhecíveis e forma a base para uma série aneuplóide. Uma série aneuplóide, que pode surgir em uma variedade de modos, existe em muitas famílias de plantas, bem como gêneros, e está associada a diferenças morfológicas interespecíficas.

Mas as alterações estruturais também são importantes em uma mudança gradual, etapa por etapa. São conhecidas muitas inversões que diferenciam várias espécies de *Drosophila.* Portanto, a *D. pseudoobscura* e *D. persimilis,* que são morfologicamente muito semelhantes, produzem machos estéreis mas fêmeas híbridas férteis e diferem em quatro inversões principais. Por outro lado, *D. pseudoobscura* e *D. miranda* produzem uma prole completamente estéril, quando cruzadas. Os complexos arranjos de pareamento formados pelos cromossomos gigantes nas larvas híbridas desse cruzamento interespecífico indicam repetidas e extensas inversões.

As translocações em enótera, *Oenothera,* foram grandemente responsáveis pelas diferenças nas quais DeVries baseou sua teoria mutacional. Uma série de translocações recíprocas em populações isoladas pode levar a uma completa incompatibilidade reprodutiva, bem como a definitivas diferenças morfológicas, de modo que se pode dizer que ocorreu especiação. A comparação dos complementos de várias espécies de *Drosophila* (Fig. 15.12) sugere as maneiras de aberrações cromossômicas, incluindo translocações (uniões de cromossomos inteiros) e deleções, pelo menos. Observe as séries 3, 4, 5 e 6.

Por outro lado, os efeitos prejudiciais e letais de muitos tipos de aberrações cromossômicas, especialmente em animais superiores tais como os humanos, nos lembram que a aneuploidia, a poliploidia e as alterações estruturais em cromossomos podem ter um valor seletivo altamente negativo.

PROBLEMAS

15-1 Sugira uma configuração meiótica em sinapse para uma situação em que seis cromossomos sofreram translocações recíprocas aproximadamente do mesmo comprimento.

15-2 Abaixo está um diagrama de um par de cromossomos (para simplificar, as cromátides não foram mostradas). Os *loci* estão indicados por arábicos ao longo do cromossomo. Para cada uma das alterações estruturais no "cromossomo 7" (os homólogos materno e paterno são designados A e B, respectivamente) construa um diagrama simples mostrando as figuras sinápticas assumidas na meiose em cada um dos casos citados abaixo do diagrama. As cromátides precisam ser representadas apenas na parte (c):

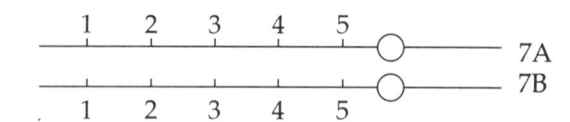

(a) uma deleção em 7B envolvendo os *loci* 2 e 3;

(b) uma inversão em 7B envolvendo os *loci* 2, 3 e 4;

(c) uma translocação recíproca com o cromossomo 8B envolvendo os *loci* 1, 2 e 3 do autossomo 7B e os *loci* F, G e H do cromossomo 8B (estes últimos no braço longo do 8B, que tem a seqüência [centrômero] D, E, F, G, H [término]);

(d) uma duplicação envolvendo os *loci* 2, 3, e 4 em 7B.

15-3 O diagrama abaixo representa um par de cromossomos humanos n.º 6 (com A e B representando os homólogos materno e paterno, respectivamente), cada um dos quais com duas cromátides irmãs. As letras ao longo das cromátides representam vários *loci* hipotéticos.

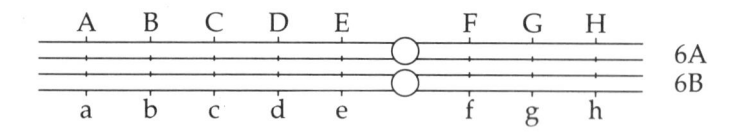

(a) Esquematize a figura sináptica assumida pelos dois homólogos (mostrando as cromátides) se o cromossomo 6 sofresse um *crossing* entre os *loci* F e G.

(b) Esquematize o cromossomo 6, com os *loci*, como apareceria em cada um dos quatro espermatozóides derivados do espermatócito primário.

15-4 Diferencie as inversões paracêntricas e pericêntricas.

15-5 Suponha um cromossomo com a seguinte seqüência de genes (o representa o centrômero):

$$A\ B\ C\ D\ o\ E\ F\ G\ H$$

Suponha que você encontrou várias aberrações neste cromossomo. Identifique o tipo de aberração em cada item abaixo:

(a) *A B C D o E F H*

(b) *A D C B o E F G H*

(c) *A B C D C D o E F G H*

15-6 Em relação às informações do Quadro 15.2, onde você colocaria *AAA/AA* e *AAAA/AAA*? Observe que os olhos progressivamente mais estreitos são mostrados de cima para baixo no quadro.

15-7 Na *Drosophila*, o gene *e* está no *locus* 70,7 no cromossomo III, as moscas *ee* têm corpos ébone, muito mais escuros que as moscas selvagens com o genótipo + + ou + *e*. Se o cruzamento + + × *ee* produzir uma pequena porcentagem de moscas ébone, porém maior do que o que seria esperado pela freqüência de mutação conhecida do gene, (a) qual seria a causa suspeita? (b) O que você procuraria para confirmar?

15-8 Que termo(s) da lista à direita está(ão) corretamente associado(s) a cada um da lista da esquerda:

(a) Klinefelter   (1) Deleção

(b) Philadelphia   (2) Duplicação

(c) Síndrome do   (3) Inversão
    cri du chat   (4) Translocação

(d) Cromossomo em anel   (5) Nenhum dos acima

(e) Olho bar em *Drosophila*

15-9 Em um organismo hipotético, o gene *a* está mapeado geneticamente a três unidades de mapa do centrômero. Seria esperado que um mapa citológico mostrasse este gene mais afastado, mais próximo ou na mesma distância do centrômero? Por quê?

16

SISTEMAS GENÉTICOS CITOPLASMÁTICOS

A existência dos genes como segmentos de moléculas de ácidos nucleicos, situados em cromossomos, e controladores de fenótipos por meios conhecidos ou previsíveis tem sido amplamente demonstrada em bases sólidas, observáveis e verificáveis. Mas o firme estabelecimento de tal mecanismo cromossômico de herança não necessariamente elimina o papel de outras partes da célula (plastos e mitocôndrias). De fato, quando alguns mutantes demonstraram um padrão de herança muito diferente do normal mendeliano, os geneticistas foram forçados a olhar para outros locais que não o núcleo para poder explicar os resultados. Padrões anormais de segregação mostrando herança de um único genitor, **herança uniparental** ou, mais especificamente, **herança materna,** em que o genótipo do genitor feminino era preferencialmente herdado na prole, levaram a considerar o citoplasma como um sistema genético adicional.

EVIDÊNCIAS DE GENES CITOPLASMÁTICOS

Com base no padrão de transmissão hereditária, existem quatro observações que definitivamente apontam para a existência de sistemas genéticos citoplasmáticos:

1. Em vista do gameta feminino contribuir com quase todo o citoplasma para o zigoto e o gameta masculino apenas com o núcleo, um padrão de herança que difere entre cruzamentos recíprocos sugere envolvimento citoplasmático. Isto é nitidamente a base da herança uniparental ou materna, em que a prole sempre se assemelha a um genitor, mais comumente o genitor feminino.
2. Sempre que os caracteres não demonstrem os padrões clássicos de segregação e se desviem dos normais, a conclusão é novamente um tipo de herança citoplasmática. Isto é particularmente evidente quando marcadores citoplasmáticos presuntivos não se segregam juntamente com marcadores nucleares conhecidos.
3. Quando o caráter não apresenta ligação a nenhum grupo de ligação nuclear conhecido, e se segrega independentemente de genes nucleares, é sugerido um modo citoplasmático de herança.
4. Muitos tipos de mutantes que se ajustam aos critérios acima se segregarão durante a divisão mitótica. Isto é muito comum em plantas variegadas que são portadoras de mais de um tipo de plastídio (cloroplasto) por célula. Isto leva a variegação, sugerindo segregação somática ou vegetativa dos tipos de plastídios. Além disso, pode ser possível observar ao microscópio eletrônico ou detectar por métodos bioquímicos a transmissão das organelas portadoras dos marcadores citoplasmáticos.

A herança citoplasmática, portanto, será compreendida com base em ácidos nucleicos situados no citoplasma, independentes, autoduplicáveis, que diferem dos genes cromossômicos por sua localização dentro da célula e têm sua própria e única seqüência de nucleotídios. A base para se identificar a transmissão citoplasmática, na maioria dos casos, é a contribuição diferencial do citoplasma dos gametas masculino e feminino.

CLOROPLASTOS

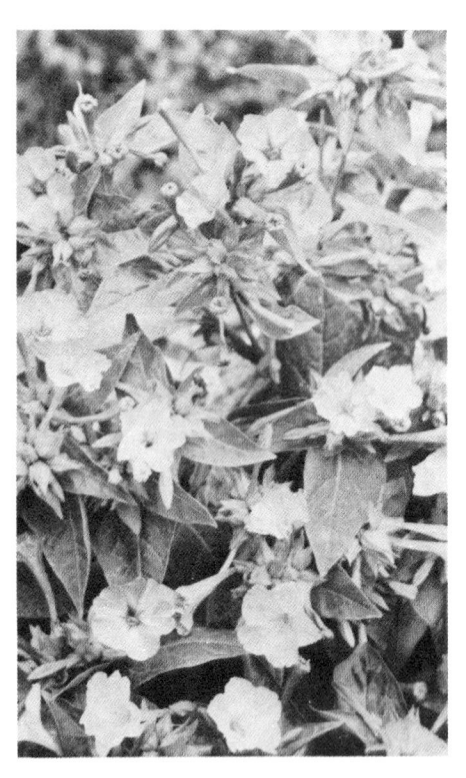

Fig. 16.1 A bonina, *Mirabilis jalapa*, da variedade folhas verdes. (Foto por cortesia de Burpee Seeds.)

A herança de cloroplastos na bonina (*Mirabilis jalapa;* Fig. 16.1) é uma ilustração clássica de herança citoplasmática. Este exemplo foi primeiro estudado em 1909 por Carl Correns, um dos redescobridores do trabalho original de Mendel. Essa planta pode existir em três formas: verde normal, variegada (manchas de tecido verde e não-verde) e branca (sem clorofila). De vez em quando ocorre uma planta com ramos de dois ou três desses tipos. Os plastídios nas áreas brancas não têm clorofila. A prole dos cruzamentos é fenotipicamente como o genitor pistilado (produtor de ovócitos), exceto quando o genitor pistilado é variegado, quando então a prole apresenta todos os três tipos, em proporções irregulares. Os gametas femininos de plantas verdes têm plastos verdes normais, os de plantas brancas contêm apenas plastos brancos e os de genitores variegados podem ter ambos os tipos de plastos ou apenas um tipo. O pólen (que produz o gameta masculino e raramente contém plastos) não tem nenhum efeito no fenótipo da prole.

Tudo que está envolvido aqui é o tipo de proplastídios e plastídios presentes no citoplasma do gameta feminino. Caso os plastídios sejam deficientes com relação à síntese de clorofila, a planta de F_1 não será verde; caso não seja deficiente, a planta de F_1 será verde. Os genitores variegados produzem gametas femininos que contêm tanto plastídios normais quanto deficientes. Esses gametas femininos originam plantas cujas células ocasionalmente recebem uma maioria de plastídios verdes ou cujas células recebem números maiores de plastídios brancos, o que resulta em plantas variegadas. Lembre-se que a divisão do citoplasma, ao final da mitose, não é um processo quantitativamente exato.

Neste exemplo, o padrão de herança é estritamente materno, seguindo a herança do tipo de plastídio no citoplasma do gameta feminino. Um tipo parecido porém diferente de herança citoplasmática é demonstrado pela alga verde *Chlamydomonas reinhardi*. Nesta alga (ciclo de vida no Apêndice B) os dois tipos de gametas têm quantidades iguais de citoplasma (isogamia). As células vegetativas móveis são haplóides; o zigoto é a única célula diplóide. Na germinação o zigoto sofre meiose para formar quatro zoosporos haplóides que rapidamente amadurecem em adultos vegetativos.

A reprodução sexual na maioria das espécies apresenta isogamia morfológica, na qual os gametas são morfologicamente distinguíveis. Em *Chlamydomonas* ocorre uma anisogamia fisiológica, na qual os gametas são diferenciados em linhagens + e −, e que são fisicamente indistinguíveis uns dos outros. O tipo de cruzamento depende de genes nucleares; o *locus* está no grupo de ligação 6 (existem 16 grupos de ligação em *C. reinhardi;* veja Quadro 4.1). A atração química entre gametas de linhagens opostas parece ser exercida por proteínas presentes nos flagelos.

Ocorrem dois tipos de reação ao antibiótico estreptomicina em *C. reinhardi*. As células vegetativas do genótipo *sr-1* são resistentes a 100 μg por mililitro de estreptomicina; aquelas com o genótipo *ss* (sensíveis) são mortas nesta concentração. Esse par de alelos apresenta segregação mendeliana regular. Outro genótipo, *sr-2*, confere resistência a 500 μg por mililitro de estreptomicina; as sensíveis são novamente designadas *ss*. A reação a esta concentração maior da droga *não* é transmitida de modo mendeliano, mas a resposta da prole à estreptomicina é a do genitor tipo +, muito embora a prole se segregue normalmente para o caráter nuclear, tipo de cruzamento, como se vê neste par de cruzamentos recíprocos:

(a)　P:　　　$sr\text{-}2\ mt^+ \times ss\ mt^-$
　　　F_1:　　$\frac{1}{2}\ sr\text{-}2\ mt^+ + \frac{1}{2}\ sr\text{-}2\ mt^-$

(b)　P:　　　$sr\text{-}2\ mt^- \times ss\ mt^+$
　　　F_1:　　$\frac{1}{2}\ ss\ mt^+ + \frac{1}{2}\ ss\ mt^-$

Observe que em cada caso a linhagem cruzada se segrega de modo mendeliano normal (1:1), enquanto a resposta à estreptomicina da prole segue o do genitor (+). Evidências mais recentes sugerem que quando ocorre a fertilização e os únicos plastídios de cada genitor se fundem o DNA da linhagem (−) é degradado por uma endonuclease do tipo (+), de modo que apenas o DNA do cloroplasto da linhagem (+) permanece no zigoto. Isto evidentemente explica que o padrão de herança de *sr-2* está associado apenas à linhagem (+) do genitor e o DNA do cloroplasto como sendo a localização do gene *sr-2*.

MITOCÔNDRIA

Todas as células vivas, exceto bactérias, cianobactérias e eritrócitos maduros, contêm mitocôndrias, que são organelas auto-replicáveis, de considerável complexidade estrutural interna e que são os centros da respiração aeróbica. Algumas são mostradas em corte transverso na Fig. 4.2. Embora a forma da mitocôndria não seja constante, elas geralmente se mostram alongadas, como bastonetes de dimensões variáveis, e média de cerca de 0,5 μm de diâmetro e de 3 a 5 μm de comprimento. Já foram relatados extremos de 0,2 até 7 μm de diâmetro e 0,3 a 40 μm de comprimento. O número delas por célula varia muito, desde uma na alga verde unicelular *Micrasterias* até cerca de meio milhão na ameba gigante *Chaos chaos*. Um caso simples de herança citoplasmática mitocondrial é demonstrado por mutantes com função mitocondrial prejudicada. Um exemplo clássico é o mutante *poky* do fungo *Neurospora* (veja ciclo de vida no Apêndice B). Poky é caracterizado por seu crescimento muito lento comparado com o fungo normal. Esse crescimento lento foi correlacionado à função prejudicada da mitocôndria com relação a certos citocromos (proteínas essenciais ao transporte de elétrons). O padrão de herança de poky é estritamente materno, sendo ilustrado em dois cruzamentos recíprocos:

Poky (feminino) × normal (masculino)
Prole: toda poky
Normal (feminino) × poky (masculino)
Prole: toda normal

Em cada cruzamento o fenótipo da prole é idêntico ao fenótipo do genitor feminino.

Os estudos de linhagens deficientes na respiração celular da levedura de cerveja *(Saccharomyces cerevisiae)* indicam claramente o papel genético da mitocôndria. As leveduras são fungos ascomicetos unicelulares. No ciclo de vida de algumas espécies (Apêndice 8), há alternância de adultos diplóides e haplóides, no qual estes se reproduzem por meiosporos, chamados ascosporos, e aqueles se reproduzem por isogametas. As linhagens com deficiência na respiração celular são capazes de o fazer apenas anaerobicamente e, em ágar, produzem colônias caracteristicamene pequenas conhecidas como "petites". Tanto os controles nuclear como o citoplasmático afetam esse caráter.

Em um tipo de petite *(petite segregacional)*, as deficiências respiratórias foram claramente demonstradas como causadas por um gene nuclear recessivo. Os cruzamentos entre petite haplóide com normal resultam em uma F_1 toda diplóide normal, mas os ascosporos produzidos por esta última se segregam 1:1 para petite e normal. Por outro lado, uma outra linhagem *(petite neutra)* tem um DNA mitocondrial deficitário. Falaremos mais sobre o DNA mitocondrial na próxima seção. Nesta linhagem, o caráter petite não se segrega, e a F_1 e F_2 do cruzamento petite × normal são normais; o citoplasma contendo as mitocôndrias normais é incorporado aos zigotos de F_1 e células vegetativas e distribuído aos ascosporos e células vegetativas haplóides da geração seguinte. Em um terceiro tipo de petite *(petite supressivo)*, os cruzamentos com normais produzem uma fração altamente variável de petites na prole. Acredita-se que os supressivos têm uma DNA mitocondrial anormal, de rápida replicação. Assim, os petites podem não ter um funcionamento mitocondrial devido a um DNA nuclear mutante ou um DNA mitocondrial mutante, ou ambos. As enzimas respiratórias (exceto para o citocromo c) estão aqui sob duplo controle genético.

Um interessante exemplo de caráter mitocondrialmente determinado em algumas plantas superiores é encontrado na **esterilidade masculina citoplasmática.** Uma planta que apresente esterilidade masculina simplesmente não produz pólen funcional. Se o caráter apresenta herança materna, ele é chamado esterilidade masculina citoplasmática, ou EMC. O melhor exemplo estudado até agora é o do milho. Existem três diferentes sistemas de EMC em milho: EMC-S, EMC-C e EMC-T. Os dois primeiros tipos, S e C, podem ser revertidos por genes restauradores nucleares; o outro, EMC-T, não. A base molecular para o caráter EMC em milho foi demonstrada como se situando na mitocôndria. Esse caráter EMC é usado por agricultores para evitar a demorada tarefa de remoção da antera de modo a evitar a autopolinização. Como resultado, algumas formas de EMC são encontradas na maioria das variedades economicamente úteis de milho. Um tipo, EMC-T, estava presente em aproximadamente 80% das linhagens cruzadas. Em 1970, foi descoberto que este citoplasma tipo T, embora confira EMC às plantas, também as torna muito suscetíveis à raça T do patógeno *Helminthosporum maydis*, o que causa a *ferrugem do milho*. Isto resultou em grande epidemia de ferrugem e perda de quase 80% da plantação de milho daquele ano. A membrana da mitocôndria nas plantas EMC-T é, de algum modo, desconhecido, muito sensível à toxina produzida pelo patógeno, causando assim a doença. Aqui, como no caso do DNA do plastídio, há uma gradação de controle citoplasmático sobre o fenótipo. No entanto, esse controle não é inteiramente independente do DNA nuclear.

Para que estas duas organelas celulares contribuam para a hereditariedade da célula, o primeiro requisito é a presença de DNA e o segundo é que o DNA codifique proteínas específicas das organelas. Isto já foi demonstrado em ambos os casos.

BIOLOGIA MOLECULAR DE CLOROPLASTOS E MITOCÔNDRIAS

Cloroplastos

O DNA é facilmente isolado de cloroplastos. A Fig. 16.2 mostra o DNA altamente helicoidizado (cpDNA) de *Acetabularia mediterranea*. Grande número de investigações forneceu evidências definitivas de que o cpDNA é uma molécula fechada, circular, com dois filamentos. No milho, cada molécula de cpDNA tem cerca de 139.000 pares de bases de comprimento e é repetida cerca de 50 vezes por cloroplasto. Cada molécula é suficientemente longa para codificar aproximadamente 140 proteínas, embora muito poucas tenham sido na verdade identificadas. Os plastídios contêm suas próprias DNA-polimerases e o DNA se replica de

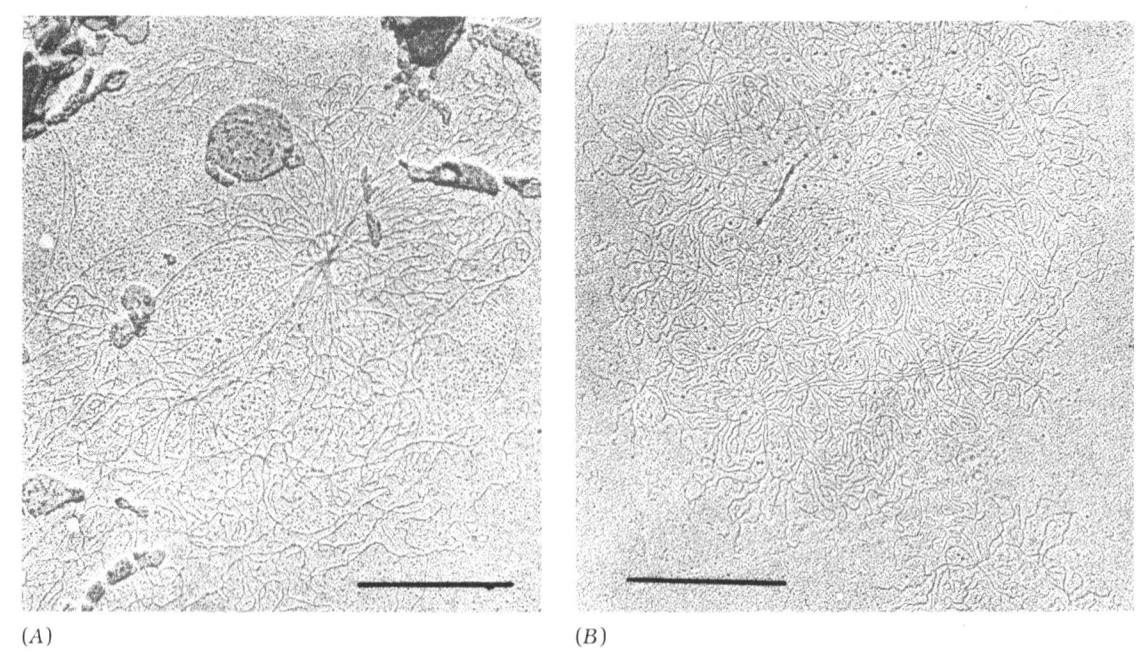

(A)   (B)

Fig. 16.2 Foto ao microscópio eletrônico do DNA de cloroplasto da alga verde *Acetabularia mediterranea*. (A) Cloroplasto lisado mostrando o DNA ao redor de um "centro". (B) O DNA disperso liberado de um cloroplasto. A barra representa 1 μm. (Cortesia do Dr. Beverly R. Green, University of British Columbia, com permissão.)

Quadro 16.1 Proteínas de cloroplasto sabidamente codificadas por cpDNA e sintetizados no cloroplasto

Proteínas	Função
Ribulose-difosfato-carboxilase-oxigenase (RUBISCO) da subunidade maior	Parte da enzima fotossintética fixadora de CO_2
Subunidade do fator I de acoplamento	Proteína fotossintética ligada à membrana
Proteína ligadora de ubiquinona	Proteína da membrana que liga ubiquinona
Proteínas induzidas por luz	Funções desconhecidas, mas sintetizadas quando a planta é transferida do escuro para a luz

modo semiconservativo. A RNA-polimerase encontrada nos plastídios é mais semelhante à RNA-polimerase II do núcleo. Esta RNA-polimerase transcreve vários RNAs mensageiros, RNAs ribossômicos de cloroplastos e um conjunto completo de tRNAs de cloroplasto. Várias proteínas codificadas pelo cpDNA são sintetizadas nos ribossomos do cloroplasto. Uma lista parcial dessas proteínas é encontrada no Quadro 16.1.

Sabemos tanto a respeito do cpDNA do milho que foi construído um mapa genético ilustrando a localização de muitos genes. Esse mapa é encontrado na Fig. 16.3. A característica mais marcante do mapa é a grande área de repetição invertida. Tal área contém os genes de rRNA e alguns genes de tRNA na mesma ordem, porém invertidos. Embora haja muito o que aprender, o cloroplasto representa claramente um sistema genético separado na célula, mas não totalmente independente do núcleo.

Mitocôndria

Um caso similar pode ser feito para a mitocôndria. A presença do DNA foi claramente estabelecida. A Fig. 16.4 mostra o mtDNA circular de células de fibroblasto de camundongo. O achado interessante sobre o mtDNA é sua tremenda variação em tamanho. Os três sistemas principais estudados até agora são o humano, levedura e mtDNA de plantas superiores. O mtDNA humano contém 16.569 pares de bases e foi completamente seqüenciado. O mtDNA de levedura é cerca de cinco vezes maior do que o mtDNA humano, e o do milho é cerca de cinco vezes maior que o de levedura. O mtDNA codifica várias proteínas bem como rRNA e tRNAs. Uma lista de proteínas mitocondriais e de RNAs sabidamente codificados pelo mtDNA é encontrada no Quadro 16.2.

Embora o mapa genético do mtDNA humano não esteja tão desenvolvido quanto o mapa para o cpDNA de milho, acredita-se que cada par de bases no mtDNA humano está envolvido na codificação de um mRNA para uma proteína, um rRNA ou um tRNA. Os genes parecem estar bem próximos, sem seqüências não codificantes entre eles. Além disso,

Quadro 16.2 Produtos gênicos sabidamente codificados por mtDNA

Proteínas

Citocromo-oxidase, subunidade I
Citocromo-oxidase, subunidade II
Citocromo-oxidase, subunidade III
Citocromo B
ATPase, subunidade 6
ATPase, subunidade 8
ATPase, subunidade 9
ATPase, subunidade alfa
var 1 (proteína ribossomal)

RNA

rRNA
   Camundongo 16s, 12s
   Levedura 9s, 15s, 21s
   Milho 5s, 18s, 26s
tRNA
   22 no camundongo
   24 em levedura
   3 em milho

(De Mulligan e Walbot, 1986.)

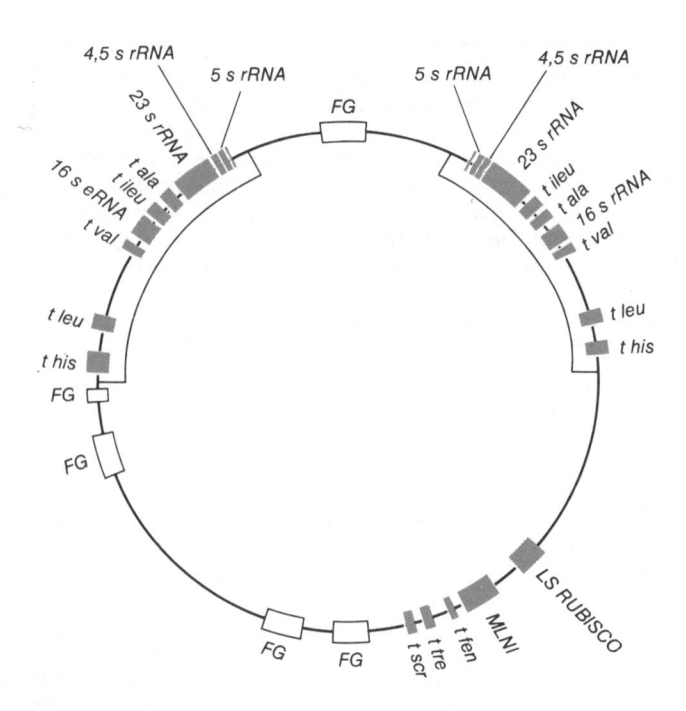

Fig. 16.3 O mapa genético do DNA circular de cloroplasto de milho. Note a posição das duas grandes repetições invertidas no alto, contendo vários genes para RNA ribossômico e RNA transportador. A localização de vários outros genes para tRNA é mostrada, bem como dos fotogenes (FG, que são induzidos na presença de luz) e o gene para a grande subunidade RUBISCO. A grande MLNI (matriz de leitura não identificada e aberta) contém seqüências que provavelmente são genes funcionais, mas até agora não identificadas.

só existe um promotor principal em cada filamento. O produto primário da transcrição é uma cópia total de cada filamento. O transcrito é então clivado em várias moléculas de RNA. Pelo menos alguns dos genes contêm íntrons. Parece que os genes de tRNA flanqueiam quase todos os genes principais e na verdade são usados como espaçadores entre esses genes. o mtDN mostra as pequenas variações no código genético apresentadas no Quadro 10.4.

Terá ficado bem claro nesta discussão que os plastídios e as mitocôndrias representam sistemas genéticos separados em células eucarióticas. Eles têm DNA e codificam proteínas que determinam fenótipos cujo padrão de herança não segue os padrões mendelianos convencionais. Eles não são, no entanto, independentes do núcleo, pois muitas das proteínas nos plastídios e mitocôndrias são codificadas por genes nucleares. A compreensão de como os sistemas genéticos nuclear e de organelas cooperam para produzir uma organela normal funcionante ainda é uma grande dúvida da pesquisa moderna em biologia molecular.

Fig. 16.4 Eletronmicrografia de DNA isolado da mitocôndria de células de fibroblasto de camundongo. Observe a circularidade destas moléculas. Uma molécula altamente enovelada fica no interior de um monômero aberto (à esquerda embaixo) e três moléculas pouco torcidas se situam à direita. A barra representa 1 μm. (Cortesia do Dr. Margit M.K. Nass, com permissão.)

PLASMÍDIOS

Os elementos genéticos extracromossômicos compostos de moléculas de DNA fechado, circular, ocorrem em bactéria e foram claramente caracterizados em *E. coli*. Eles são hoje chamados coletivamente **plasmídios,** embora o termo *epissomo* tenha sido originalmente introduzido por Jacob e colaboradores em 1960 para designar um material genético tal como o fator F (fertilidade ou sexual), que pode existir seja integrado ao "cromossomo" bacteriano ou separadamente e autonomamente no citoplasma. O termo *plasmídio* foi reservado para os trechos de material genético que existem *apenas* extracromossomicamente e não podem ser integrados ao nucleóide (o DNA). Os epissomos eram ditos integráveis, enquanto os plasmídios não. Para simplificar, todo material genético extracromossômico bacteriano, seja integrável ou não, será designado *plasmídio*. Existem três classes importantes de plasmídios: fatores **F** (fertilidade), fatores **R** (resistência) e fatores **Col** (colicinogênicos).

Fatores F

Já chamamos a atenção para o fator F e sua importante função na conjugação bacteriana. Sob uma estrita separação semântica, o fator F é um epissomo, pois é integrável ao nucleóide. Quando integrado, a célula bacteriana doadora é designada recombinante de alta freqüência (*Hfr,* do inglês *high-frequency*); quando existe como organela citoplasmática separada, a célula doadora é chamada F^+. Esta última se comporta diferentemente da célula *Hfr* na conjugação. O fator fertilidade é composto de DNA; em *E. coli* ele é composto de cerca de 1×10^5 pares de bases. Ele determina que a célula na qual reside servirá como doadora na conjugação, e por sua localização (isto é, se está integrado ou não) se esta célula será *Hfr* ou F^+. (Células sem o fator F são receptoras na conjugação.) Portanto, o fator fertilidade preenche os critérios delineados na abertura deste capítulo para ser um verdadeiro determinante genético citoplasmático.

Fatores R

Os fatores R são plasmídios; eles variam em tamanho desde $1,5 \times 10^4$ até 1×10^5 pares de desoxirribonucleotídios. Eles estão mais freqüentemente presentes de uma a três cópias por célula, embora números mais altos tenham sido relatados para alguns fatores R.

Estes plasmídios são portadores de genes para resistência a uma ou mais substâncias químicas. Para os fins atuais elas incluem muitas drogas usadas para combater infecções (por exemplo, cloranfenicol, neomicina, penicilina, estreptomicina, sulfonamidas e tetraciclinas). A resistência a uma ou mais drogas (geralmente várias) é "infecciosa", no sentido de que blocos de DNA portadores de marcadores de resistência são freqüentemente transferidos durante a conjugação.

Os fatores R são compostos de duas partes: o *fator de transferência da resistência* (RTF) responsável pela transferência e os vários genes de *resistência a drogas*. Estes últimos incluem todos os fatores de resistência a drogas que possam estar presentes, exceto para o fator que confere resistência à tetraciclina, que parece estar na posição RTF. Lewin e outros descreveram a descoberta da resistência bacteriana a drogas durante o tratamento de casos de disenteria bacilar (causada por espécies de bactérias do gênero *Shigella*) no Japão na década de 50. Quatro drogas de uso comum para o tratamento dessa doença são o cloranfenicol, a estreptomicina, as sulfonamidas e a tetraciclina. As linhagens do organismo causal, isoladas de casos humanos da doença, foram vistas adquirir resistência a uma ou, mais comumente, a todas as quatro drogas.

Pesquisadores japoneses no final da década de 50 e início da de 60 estabeleceram que as linhagens de *Shigella* com múltipla resistência a drogas surgiram no intestino humano pela conjugação com linhagens resistentes de *E. coli*. A resistência a drogas só pode ser transferida pelo contato célula a célula, mas pode ser passada tanto de *E. coli* para *Shigella* quanto de *Shigella* para *E. coli*. A transferência intergenérica desse tipo é muito difundida em bactéria, especialmente nos membros da família Enterobacteriaceae, ao qual pertencem tanto a *E. coli* quanto a *Shigella*. Segundo, pelo menos um baixo nível de *E. coli* resistentes está sempre presente no trato intestinal, e o tratamento da disenteria com qualquer uma dessas quatro drogas mata todas as *E. coli* e *Shigella* suscetíveis. As resistentes que sobrevivem multiplicam-se e "traficam" RTFs, por conjugação, no intestino.

Fatores colicinogênicos

Os fatores colicinogênicos (Col) são plasmídios que portam genes para produção de **colicinas,** que são proteínas altamente específicas produzidas por algumas linhagens de bactérias intestinais. Outras linhagens são suscetíveis caso suas paredes portem sítios específicos de receptores de colicina e resistentes caso os receptores estejam ausentes. As células colicinogênicas são resistentes às colicinas que elas mesmas sintetizam. Existem muitos tipos de colicinas, cada uma tendo sua própria ação mortífera. Uma das mais interessantes, a colicina K, inibe a replicação do DNA, a transcrição do RNA e a síntese de polipeptídios. Muitos, mas nem todos, desses plasmídios são transferíveis na conjugação. São moléculas de DNA bifilamentares, circulares, variando entre 6.000 a 21.000 pares de bases de comprimento.

Detecção de plasmídios

A ocorrência de plasmídios em uma determinada linhagem celular pode ser detectada de vários modos. Primeiro, e mais convincentemente, eles podem ser fotografados ao microscópio eletrônico. Segundo, alguns são "infecciosos" isto é, podem ser transferidos na conjugação. Isto é notavelmente verdadeiro no caso da resistência a drogas. Terceiro, por se replicarem independentemente do cromossomo, eles podem se perder de uma linhagem celular de modo aleatório. Quarto, eles podem ser geneticamente mapeados, e seus *loci* não apresentam ligação a nenhum marcador no cromossomo bacteriano.

A herança citoplasmática também pode ser observada na transmissão de microrganismos invasores ou partículas citoplasmáticas que têm efeitos fenotípicos definidos.

PARTÍCULAS INFECTANTES

Sensibilidade ao dióxido de carbono em *Drosophila*

Uma certa linhagem de *Drosophila melanogaster* apresenta alto grau de sensibilidade ao dióxido de carbono. Enquanto o tipo selvagem pode ser exposto por longos períodos ao dióxido de carbono puro sem dano permanente, a linhagem sensível logo se torna descoordenada mesmo com breves exposições a baixas concentrações. Esse caráter é transmitido primariamente, mas não exclusivamente, por herança materna. Os testes revelaram que a sensibilidade é dependente de uma partícula infecciosa, semelhante a um vírus, chamado *sigma*, no citoplasma. É normalmente transmitida pela maior quantidade de citoplasma do gameta feminino, mas ocasionalmente também pelo masculino. A sensibilidade pode até ser induzida por injeção de um extrato livre de células, das sensíveis.

Sigma contém DNA e é mutável, mas é claramente uma partícula infectiva, "de fora". A multiplicação é independente de qualquer gene nuclear, mas o mecanismo de sua ação sensibilizadora é desconhecido.

Proporção sexual em *Drosophila*

Em outra linhagem de *Drosophila*, quase todos os embriões masculinos morrem logo após a formação do zigoto. Os estudos revelaram que esse caráter é dependente de um *espiroqueta* transmitido no citoplasma da fêmea. A manutenção do espiroqueta é dependente dos genes nucleares.

Caráter killer em *Paramecium*

Algumas raças ("killer") do ciliado comum *Paramecium aurelia* produzem uma substância chamada paramecina que é letal a outros indivíduos ("sensíveis"). A paramecina é hidrossolúvel e difundível e depende, para sua produção, de partículas chamadas **kappa,** no citoplasma. Kappa contém DNA e RNA e é mutável, mas sua presença é dependente do gene nuclear K. Os animais com o genótipo nuclear *kk* são incapazes de ter kappa.

Os indivíduos K não possuem kappa a menos que, e até que, seja introduzido por uma ponte citoplasmática durante a conjugação (Fig. 16.5). Os animais não-killer também podem derivar-se dos killers pela diminuição do número de partículas kappa. Elas podem ser obtidas ou pela estagnação da cultura ou submetendo-a baixas temperaturas ou, em contraste, fazendo com que as killers se multipliquem mais rapidamente do que kappa.

As partículas kappa podem ser vistas ao microscópio. A microscopia eletrônica revela que elas têm pequenas quantidades de citoplasma e são delimitadas por uma membrana. Em adição, kappa contém DNA e proteína. As partículas podem ser transferidas para outros ciliados pela alimentação. Muito embora estejam longe de ser uma ilustração de gene citoplasmático, inicialmente se supunha que fossem, devendo ser vistas como um organismo infeccioso que atingiu alto grau de simbiose com seu hospedeiro.

Similarmente, o caráter killer em *Paramecium* é gerado por uma partícula *mu* que, por sua vez, existe apenas nas células cujos micronúcleos contêm pelo menos um alelo dominante de um gene nuclear. As partículas *mu*, também, parecem ser endossimbiontes.

Fator leite em camundongos

As fêmeas de certas linhagens de camundongos são altamente suscetíveis a câncer de mama. Os resultados de cruzamentos recíprocos entre elas e animais de uma linhagem com baixa incidência de câncer depende das características do genitor feminino. Permitindo que os filhotes de uma linhagem com baixa incidência sejam alimentados por mães adotivas suscetíveis produz-se neles alta taxa de câncer. Aparentemente este é um caso de um agente infeccioso que é transmitido no leite. O chamado fator leite tem muitas das características de um vírus,

Fig. 16.5 Conjugação em *Paramecium* e o caráter killer. A prole dos sensíveis é killer apenas em raras situações, onde a conjugação persiste por um período mais longo de modo que o citoplasma contendo kappa é introduzido no conjugante sensível. As partículas kappa, no entanto, são mantidas apenas na presença de um genótipo K-nuclear.

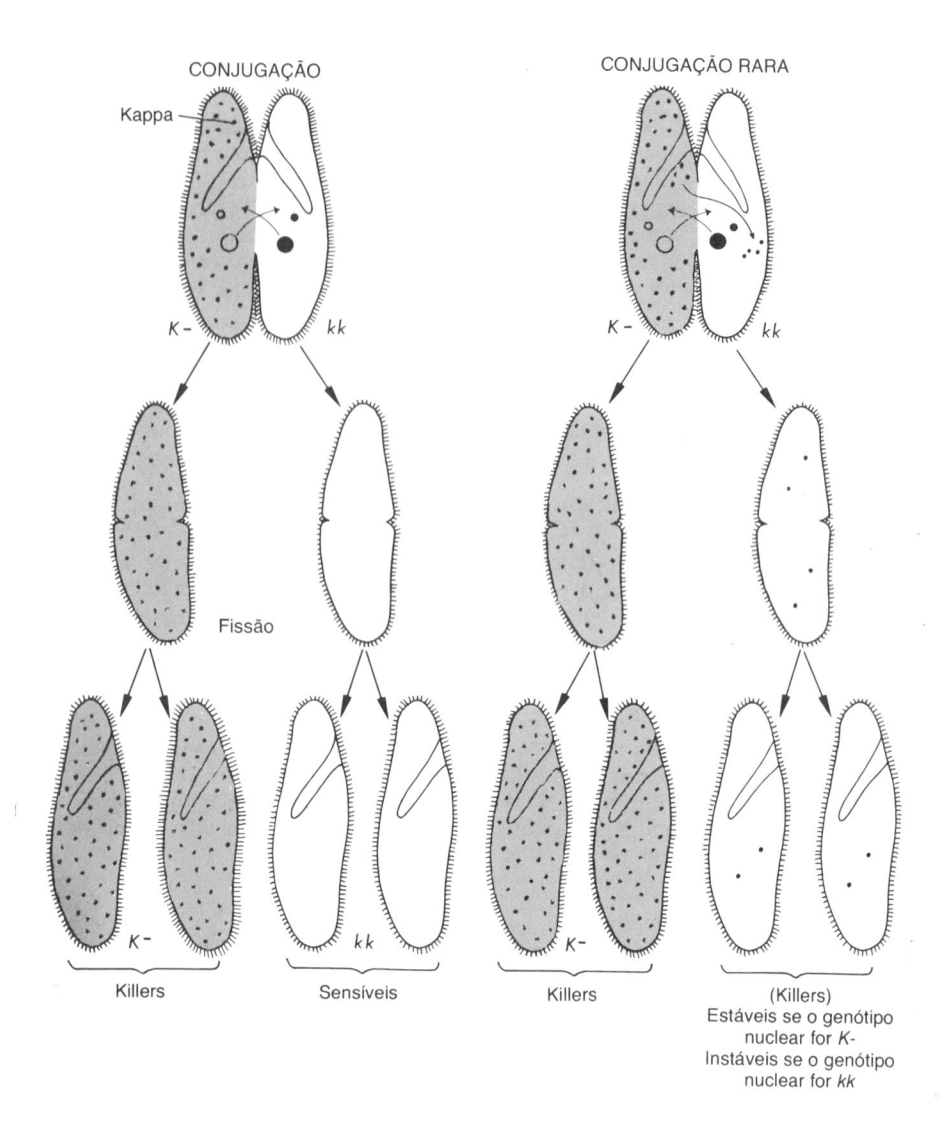

e descobriu-se que são transmissíveis também pela saliva e sêmen. Sua presença nos líquidos corpóreos, de novo é dependente de certos genes nucleares.

Situações do tipo que envolve o fator leite, que geralmente apresentam padrão de herança materna, certamente não são exemplos de herança citoplasmática, como nós a definimos. Ao invés de serem componentes dos mecanismos genéticos dos indivíduos e resultarem de ácidos nucleicos independentes, situados no citoplasma, os componentes simplesmente adquiriram agentes infecciosos.

EFEITOS MATERNOS

Curvatura da concha do caracol *Limnaea*

A direção da curvatura da concha em moluscos tais como a *Limnaea* ilustra a influência de genes nucleares agindo por meio de efeitos produzidos no citoplasma.

As conchas se curvam para a direita (dextrorsa) ou para a esquerda (sinistras), como visto na Fig. 16.6. Uma concha mantida de modo que a abertura pela qual sai o corpo do animal esteja à direita e de frente para o observador é chamada *dextrorsa;* se a abertura está para a esquerda, a curvatura é *sinistra.* A direção da curvatura é determinada por um par de alelos nucleares; dextrorsa (+) é dominante em relação a sinistra (s). Mas a expressão do caráter depende do genótipo materno. Um cruzamento entre uma fêmea dextrorsa e um macho sinistro produz uma F_1 que é destra. Quando as F_1 se autofecundam (o que é possível por serem hermafroditas) todos os de F_2 são também dextrorsos, muito embora um quarto da prole seja genotipicamente sinistra. Quando cada um dos genótipos de F_2 é novamente autofertilizado, a prole F_3 dos animais (++) e (+s) é dextrorsa, mas os indivíduos *ss* são sinistros.

A explicação para esse padrão de herança é de que o fenômeno da curvatura de qualquer indivíduo é determinado pelo genótipo, mas não o fenótipo da mãe. Isto é porque a mãe determina a direção inicial da orientação de fuso na primeira mitose do zigoto. A orientação do fuso, por sua vez, é controlada pelo genótipo do ovócito do qual o zigoto se desenvolveu,

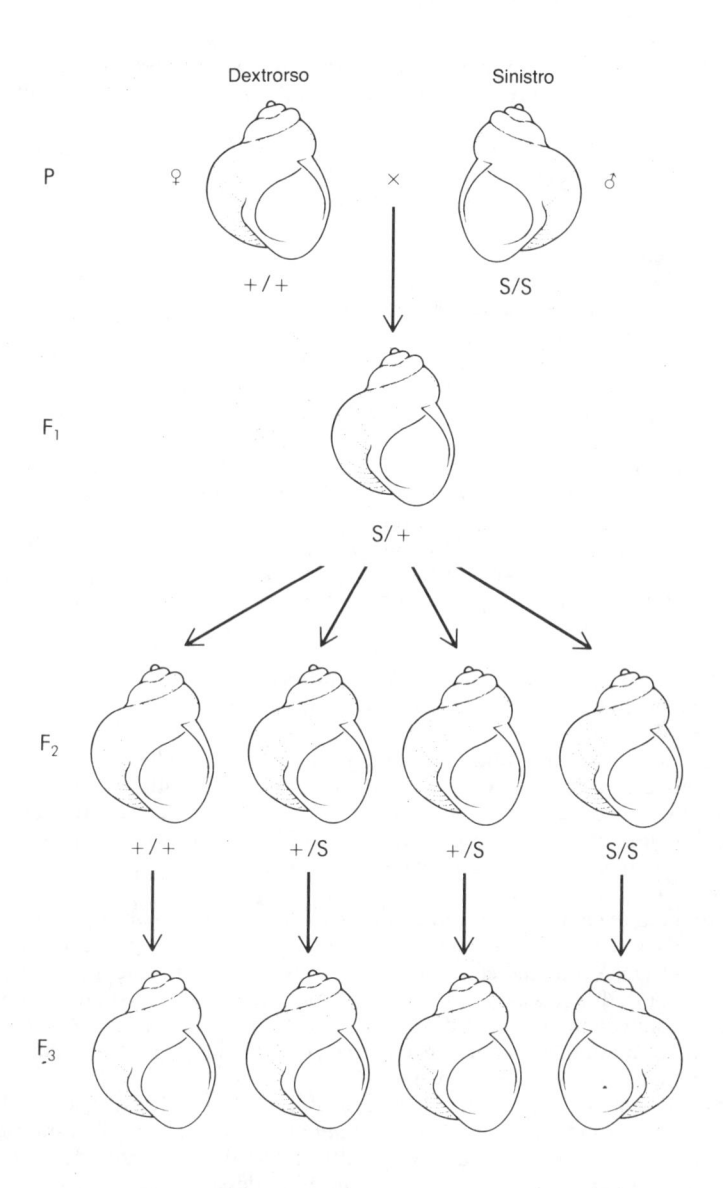

Fig. 16.6 Padrão de herança da curvatura dextrorso (+) e sinistra (s) no molusco *Limnaea*. A direção da curvatura é determinada pelo genótipo da mãe por um efeito materno e não é devido a um sistema genético com base em organela.

e parece ser feita no gameta antes que ocorra a meiose ou a singamia. A base exata deste controle incomum é desconhecida. Esse tipo de herança deve-se a um **efeito materno,** e não a sistemas genéticos de organela.

Pulga d'água e mariposa da farinha

Um tipo similar de efeito materno ocorre em pelo menos dois invertebrados muito diferentes, a pulga d'água *(Gammarus)* e a mariposa da farinha *(Ephestia)*. A produção de pigmentos nos indivíduos jovens depende de um par de alelos nucleares, *A* e *a*. O alelo dominante dirige a produção de **cinurenina,** uma substância difundível que está envolvida na síntese de pigmento. O cruzamento *Aa* (fêmea) × *aa* (macho), por exemplo, produz uma prole que tem olhos escuros quando jovem. Ao atingir o estágio adulto, metade da prole (aqueles com genótipo *aa*) fica com olhos claros. A explicação é que a cinurenina difunde-se da mãe *As* para todos os filhotes, permitindo-lhes que fabriquem pigmento a despeito de seu genótipo.

A prole *aa*, no entanto, não tem meios de continuar o fornecimento de cinurenina, resultando em que os olhos eventualmente se tornem claros. Isto é nitidamente um efeito citoplasmático materno, não devido a um mecanismo genético citoplasmático.

ORIGEM DOS SISTEMAS GENÉTICOS CITOPLASMÁTICOS

Com a ocorrência de sistemas genéticos no citoplasma, tais como plastídios e mitocôndrias, surge a pergunta sobre sua origem. A teoria atualmente aceita é a do **endossimbionte,** que afirma que os plastídios e mitocôndrias se originaram com a invasão de uma célula eucariótica primitiva por um organismo procariótico. Eventualmente, foi estabelecida uma relação simbiótica na qual cada parceiro se beneficiou mutuamente. Com o tempo, eles se tornaram dependentes um do outro e não mais puderam viver separadamente. Certamente há similaridade suficiente entre procariontes e organelas para apoiar tal teoria. Essas similaridades incluem:

1. Ambos têm organização genômica similar, com DNA circular, ribossomos 70s, ausência de histonas e falta de uma membrana nuclear.
2. Ambos respondem similarmente aos antibióticos que inibem a síntese de proteínas.

Um apoio adicional veio do fato de que essas organelas codificam proteínas celulares essenciais não codificadas por genes nucleares. Esta cooperação molecular indica uma relação simbiótica para muitas funções celulares. Por exemplo, muito embora a respiração ocorra nas mitocôndrias, algumas enzimas respiratórias são codificadas por genes mitocondriais e algumas por genes nucleares. A subunidade maior da enzima **ribulose-difosfato-carboxilase-oxigenase (RUBISCO)** é codificada por um gene de cloroplasto e a subunidade menor é codificada por um gene nuclear, muito embora a enzima funcione exclusivamente no cloroplasto. Além disso, quando são feitas comparações entre organismos, são observadas etapas de transição. A proteína da subunidade 9 do complexo ATPase mitocondrial é codificada por um gene nuclear em *Neurospora* e mamíferos, mas pelo mtDNA em leveduras. Este tipo de exemplo levou alguns a propor um fluxo gênico entre organelas e o núcleo.

Um suporte adicional para esta hipótese de fluxo gênico veio da descoberta do **DNA promíscuo,** a ocorrência das mesmas seqüências de nucleotídios em mais do que um dos três compartimentos genéticos limitados por membrana (núcleo, plastídios, mitocôndrias) das células eucarióticas. Por exemplo, seqüências que codificam o rRNA 16s e vários tRNAs de cloroplasto também têm sido encontradas no DNA mitocondrial de milho. Em leveduras, a ATPase mitocondrial é codificada pelo DNA mitocondrial, enquanto em *Neurospora* o mesmo gene ativo está no núcleo. No entanto, o genoma mitocondrial de *Neurospora* contém uma cópia inativa do gene.

Esse fenômeno certamente ajuda a estender e apoiar as conclusões da teoria endossimbiôntica. Não são conhecidos os verdadeiros invasores procarióticos, entretanto, no caso dos plastídios acredita-se que uma cianobactéria primitiva e uma bactéria sulfurosa sejam as precursoras das mitocôndrias. No caso da mitocôndria é também possível que haja uma bactéria primitiva. O que hoje parece verdade é que ambos os tipos de organelas não tenham uma origem comum.

Finalmente, uma vez que o DNA mitocondrial aparentemente evoluiu muito rapidamente, a análise desse DNA tem sido usada para estudar as possíveis relações evolutivas. Quando foi comparado o mtDNA humano como o de quatro espécies de macacos (chimpanzé, gorila, orangotango e gibão), foi possível construir nas menores etapas evolutivas possíveis uma árvore evolutiva com os cinco grupos derivados de um ancestral comum. A ordem de divergência foi gibão, orangotango, humano, chimpanzé e gorila (Fig. 16.7). Não foi possível tirar nenhuma conclusão usando o DNA nuclear.

Em um estudo similar, o DNA do cloroplasto foi usado por Kung e seus colaboradores para formar relações evolutivas no gênero *Nicotiana* (tabaco). Eles observaram que usando uma única enzima de restrição, Sma-I (Cap. 20), eles foram capazes de identificar cada uma das espécies no gênero *Nicotiana*. Os resultados desse trabalho são encontrados na Fig. 16.8. Esse estudo não só foi capaz de elucidar as relações individuais entre as espécies como também confirmar a origem do tabaco atualmente cultivado, *Nicotiana tabacum,* como um híbrido interespecífico entre *N. sylvestris* e *N. tomentosoformis*. Tal origem já foi proposta com base em outros dados.

ONDE ESTÃO AS PERCAS LISTRADAS?

Num esforço para explicar por que a população antes abundante de percas listradas da baía de Chesapeake quase desapareceu, os biólogos marinhos estão-se voltando para o DNA mitocondrial (mtDNA) para encontrar a resposta. Uma das primeiras dúvidas a que os cientistas têm que responder diz respeito à atual localização da perca. Exatamente onde estão as principais subpopulações da perca na baía? Um dos modos mais precisos e reveladores de responder a esta pergunta vem da análise do mtDNA das amostras de peixes de toda a região de Chesapeake.

Uma pequena amostra de mtDNA é isolada de um peixe e é cortada em pedaços específicos com enzimas de restrição (Cap. 20). É obtido um padrão único de fragmento para cada grupo de peixe, tão identificável e característico como uma impressão digital. Esse padrão de mtDNA é então ligado ao local onde o peixe foi coletado. Observando que o mtDNA é herdado apenas da mãe, as famílias maternas com padrões idênticos podem ser contruídas. Os resultados indicam que cada família de percas listradas pode ser situada em regiões distintas da baía e adjacên-cias. A maior divisão familiar está entre os peixes da baía de Chesapeake e os de Dan River em North Carolina. A maior divisão em seguida ocorre entre os peixes das partes nordeste e leste da baía e os peixes das partes sudeste e oeste. Podem ser identificados até mesmo subgrupos dentro de uma família. Por exemplo, o mtDNA dos listrados do rio Potomac é distinguível do mtDNA dos do leste da praia da baía Chesapeake e até difere do mtDNA coletado no golfo do México.

Estes estudos usando o mtDNA estão nos dando agora um quadro o mais preciso que já se obteve da população listrada da baía de Chesapeake. A próxima etapa será marcar a população para ver se eles migram e acompanhar o seu comportamento de desova. Eventualmente, os cientistas serão capazes de responder com certeza à seguinte pergunta: onde foram as percas listradas? Esta será a primeira etapa para a restauração de suas populações aos níveis de vários anos atrás.

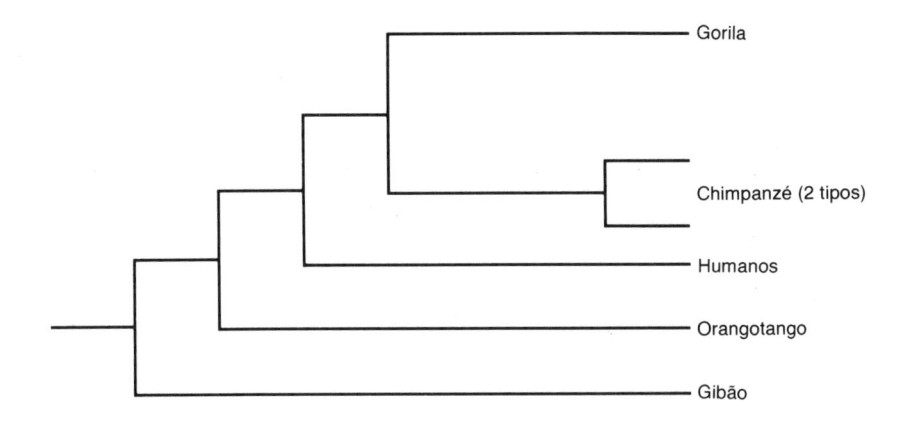

Fig. 16.7 Ramificação evolutiva para o DNA mitocondrial de cinco primatas superiores. Ela é baseada em um mínimo de 67 mutações em 42 posições no mtDNA. (Veja referências em Ferris *et al.* 1981.)

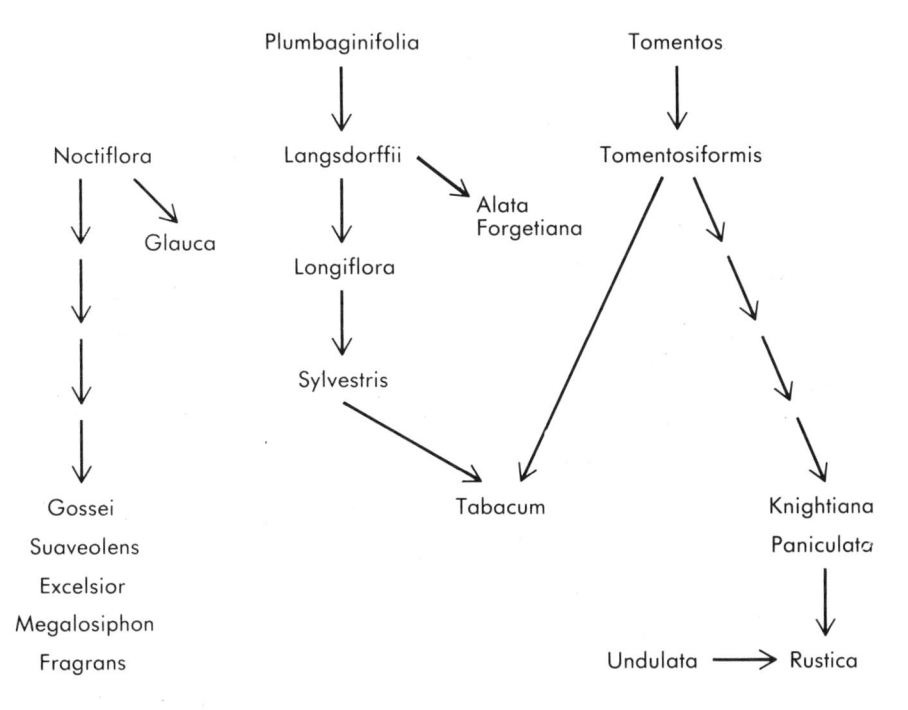

Fig. 16.8 Árvore filogenética para as espécies de *Nicotiana* com base nas alterações no DNA de cloroplasto. Esta informação é apoiada por evidências bioquímicas e outras e estabelece a seqüência da evolução. (Veja referência em Kung *et al.* 1982).

PROBLEMAS

16-1 Você acaba de descobrir um novo caráter em *Drosophila* e observou que os cruzamentos recíprocos dão resultados diferentes. Como você determinaria se esse caráter é ligado ao sexo, um efeito puramente materno, ou o resultado de um sistema genético extranuclear?

16-2 Que fenótipo seria exibido por cada um dos seguintes genótipos no caracol: $+s$, $s+$, ss, $+ +$?

16-3 Que tipo(s) de prole, com relação a cor de olho, resulta destes cruzamentos na mariposa da farinha *(Ephestia):* (a) claro ♀ + homozigoto escuro ♂, (b) homozigoto escuro ♀ × claro ♂?

16-4 Uma bonina com três tipos de ramos (verde, variegado e "branco") é usada em um experimento de cruzamento. Que tipos de prole são esperados de cada um dos seguintes cruzamentos: (a) verde ♀ × branca ♂, (b) branca ♀ × verde ♂, (c) variegada ♀ × verde ♂?

16-5 Green e Burton (1970) foram capazes de obter segmentos intactos de cpDNA de *Acetabularia* de até 419 μm. Tal DNA consistiria de cerca de $1,23 \times 10^6$ pares de desoxirribonucleotídios. (a) Se supusermos que todo este cpDNA é transcrito, ele seria responsável por quantos códons? (b) Se toda esta quantidade de cpDNA for transcrita e os códons resultantes forem todos traduzidos, quantas cadeias polipeptídicas poderiam ser produzidas se cada uma tivesse 400 aminoácidos?

16-6 Embora um petite neutro em levedura tenha um DNA mitocondrial defectivo, ele pode ter um gene nuclear para o funcionamento normal da mitocôndria. Como indicado no texto, um petite segregacional haplóide porta um gene nuclear recessivo para mitocôndria defeituosa, mas pode possuir um DNA mitocondrial normal. Se este neutro é cruzado com um petite segregacional do tipo aqui descrito, qual o fenótipo da (a) F_1 diplóide, (b) geração haplóide que se desenvolve dos ascosporos produzidos por essas células diplóides?

16-7 Empregando diferentes sublinhagens de *Escherichia coli* K-12 como conjugantes *Hfr* produzimos diferentes resultados (veja mapa de ligação, Fig. 6.7):

	Genes cromossômicos transferidos na conjugação	
Sublinhagem K-12	Primeiro	Último
C	lis + met	gal
H	pil	pyr-B

Para cada sublinhagem, dê (a) a localização de F e (b) o segundo gene cromossômico que seria transferido.

16-8 Para os seguintes cruzamentos de bonina dê os fenótipos da prole:

Genitor pistilado (♀)	Genitor estaminado (♂)
(a) Branco	Verde
(b) Verde	Branco
(c) Verde	Variegado
(d) Variegado	Verde
(e) Verde	Variegado

16-9 Na reprodução sexual isogâmica na alga verde unicelular *Chlamydomonas*, o cloroplasto da linhagem menos é perdido, enquanto o do genitor mais é mantido, torna-se o cloroplasto do zigoto e, por divisão, os cloroplastos das quatro células derivadas por meiose do zigoto.

Os isogametas têm quantidades mais ou menos iguais de citoplasmas e estão combinados no zigoto. A linhagem sm-4 deste organismo *requer* o antibiótico estreptomicina para sobreviver. Este caráter é passado à prole apenas pelo genitor mais. Onde mais provavelmente está localizado o gene *sm4*?

16-10 Nitrosoguanidina é um potente mutágeno. Sua aplicação a uma cultura de *Chlamydomonas* logo antes da divisão nuclear causa mutação em uma variedade de genes nucleares, mas sua aplicação a um tubo de cultura de células do genitor mais, logo antes de ser misturado e se reproduzir sexualmente com células menos não tratadas, resulta em muitos mutantes sm4. Por outro lado, a aplicação de nitrosoguanidina a um tubo com apenas a linhagem menos, antes da reprodução sexual, não produz mutantes sm4. Que efeito esses fatos têm sobre a sua resposta ao Problema 16-9?

17

ALELOS MÚLTIPLOS E HERANÇA DE GRUPOS SANGUÍNEOS

Nas discussões até aqui, a suposição básica tem sido a de que uma determinada posição cromossômica, ou **locus,** é ocupada por um dentre dois alelos. São conhecidos muitos casos, no entanto, nos quais um determinado *locus* pode ser ocupado por uma série de vários alelos, de modo que um indivíduo diplóide pode possuir quaisquer dois alelos de uma série. *Quando qualquer um dentre três ou mais alelos pode ocupar determinado* locus, *tais alelos são ditos constituintes de uma série de alelos múltiplos.*

COR DA PELAGEM EM COELHOS

A cor da pelagem do coelho comum (selvagem) é chamada *agouti,* na qual os indivíduos têm pêlos malhados, sendo a parte próxima da pele cinza, sucedida de uma banda amarela e finalmente uma ponta preta ou marrom (Fig. 17.1). Os coelhos albinos, que são totalmente sem pigmentação, também são muito conhecidos (Fig. 17.2). Os cruzamentos dos homozigotos agouti e albino produzem uma F_1 homozigota agouti. O cruzamento de indivíduos da F_1 produz uma proporção de 3 agouti:1 albino. Dois terços dos indivíduos agouti da F_2 podem ser demonstrados, por cruzamento-teste, como sendo heterozigotos. Obviamente, então, este é um caso de herança monoíbrida, com agouti dominante em relação a albino.

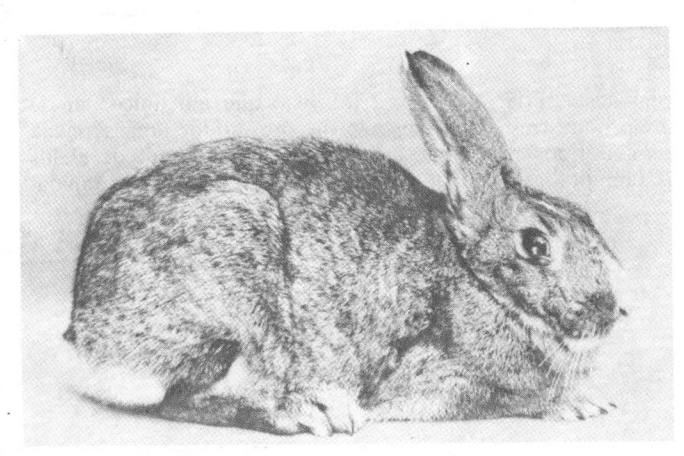

Fig. 17.1 Coelho agouti selvagem. (Foto por cortesia da American Genetic Association.)

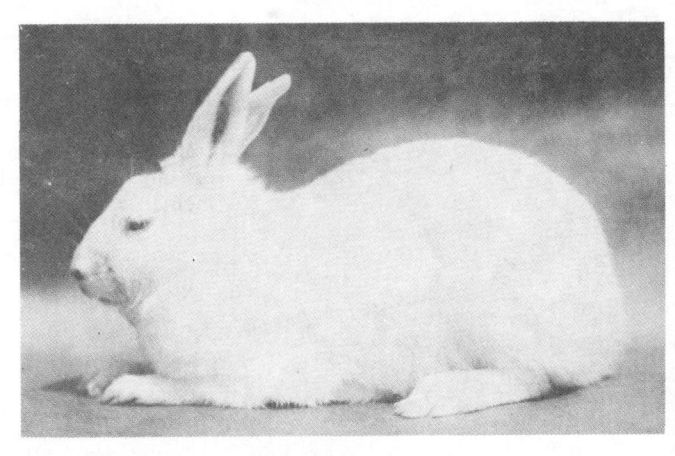

Fig. 17.2 Coelho albino. Os animais albinos são totalmente despigmentados. (Foto por cortesia da American Genetic Association.)

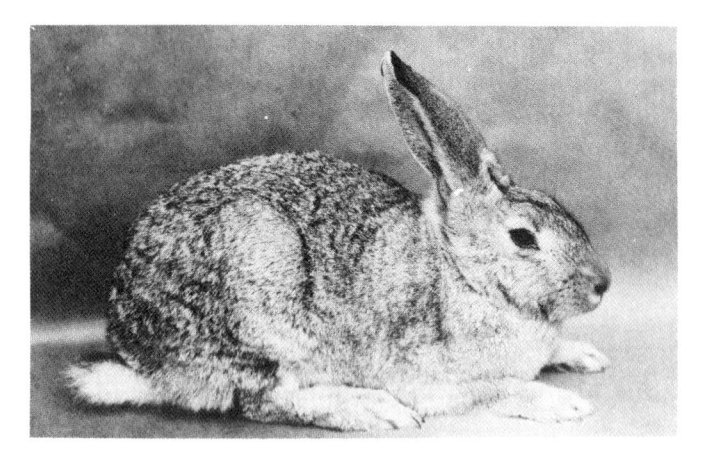

Fig. 17.3 Coelho chinchilla. (Foto por cortesia da American Genetic Association.)

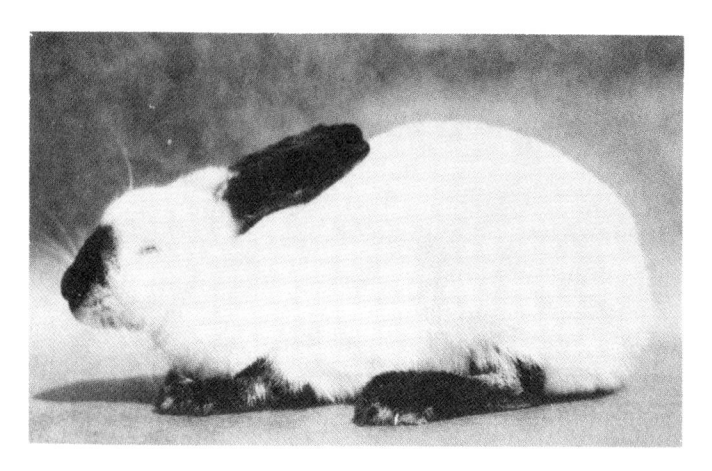

Fig. 17.4 Coelho himalaia. (Foto por cortesia da American Genetic Association.)

Outros indivíduos, que não têm o pigmento amarelo na pelagem, têm aspecto cinza prata, devido ao efeito óptico dos pêlos pretos e cinza. O fenótipo é conhecido como chinchilla (Fig. 17.3). Os cruzamentos entre chinchilla e agouti produzem indivíduos totalmente agouti na F_2. Portanto, os genes que determinam chinchilla e agouti parecem ser alelos, com agouti novamente sendo dominante. Caso, no entanto, seja feito um cruzamento de chinchilla com albino, a F_1 é toda chinchilla, e a F_2 mostra uma proporção 3 chinchilla:1 albino. Portanto, os genes para chinchilla e albino também são alelos, e agouti, chinchilla e albino formam uma série de alelos múltiplos.

Um outro fenótipo é encontrado em lojas de bichos de estimação. É o himalaia (Fig. 17.4), no qual a pelagem é branca exceto pelas extremidades pretas (nariz, orelhas, pés e cauda). Os olhos são pigmentados, ao contrário do albino. Por cruzamentos apropriados podemos demonstrar que o alelo para imalaia é dominante em relação a albino, mas recessivo em relação aos alelos que determinam agouti e chinchilla. Alguns dos cruzamentos possíveis, com proles de F_1 e F_2, são mostrados na Fig. 17.5. Os símbolos dos genes freqüentemente usados são c^+ (agouti), c^{ch} (chinchilla), c^h (himalaia) e c (albino). Pelos cruzamentos mostrados na Fig. 17.5 a ordem de dominância pode ser estabelecida:

$$c^+ > c^{ch} > c^h > c$$

É fácil, é claro, prever as proles de F_1 e F_2 de dois cruzamentos não mostrados na Fig. 17.5, que são agouti × himalaia ou chinchilla × albino.

Os fenótipos e seus genótipos associados, portanto, para esta serie em coelhos são:

Fenótipo	Genótipo
Agouti	$c^+ c^+$, $c^+ c^{ch}$, $c^+ c^h$, $c^+ c$
Chinchilla	$c^{ch} c^{ch}$, $c^{ch} c^h$, $c^{ch} c$
Himalaia	$c^h c^h$, $c^h c$
Albino	cc

Dez genótipos diferentes ocorrem nesta série. No Cap. 2 foi visto que um único par de alelos em um determinado *locus* produz três genótipos. Do mesmo modo, uma série de três alelos múltiplos produz seis genótipos. Note que à medida que o número de alelos em uma série de alelos múltiplos aumenta, a variedade de genótipos sobe ainda mais rapidamente:

Nº de alelos nas séries	Nº de genótipos
2	3
3	6
4	10
5	15
n	$\dfrac{n}{2}(n+1)$

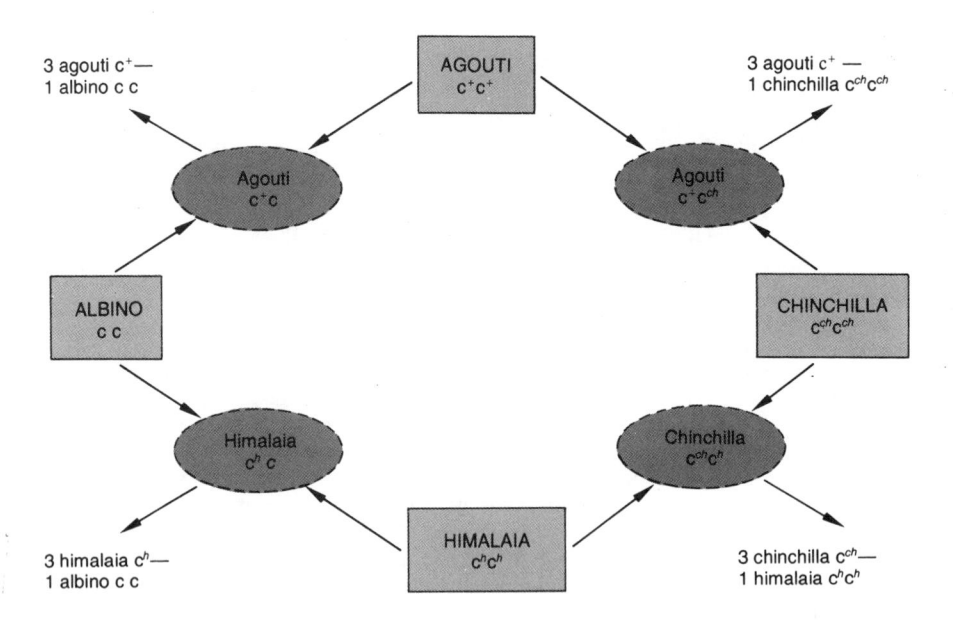

Com o número de genótipos possíveis subindo mais rapidamente que número de alelos, ocorre considerável aumento de variabilidade genética. Considere, por exemplo, um organismo hipotético que tem apenas 100 *loci*, com uma série de exatamente quatro alelos múltiplos para cada *locus*. Dez genótipos são possíveis no primeiro *locus*. Esses dez podem ser combinados com qualquer um dos dez no segundo *locus*, e assim em diante. O número total de genótipos possíveis torna-se 10^{100}.

As evidências disponíveis indicam que um determinado *locus* pode mutar em várias direções muitas vezes na história de uma espécie. Os vários membros da série em coelhos indubitavelmente surgiram em diferentes épocas e locais como mutações de um gene ancestral, muito possivelmente c^+. É possível, portanto, que muitos casos aparentes de diferença de um par na verdade envolvam séries de alelos múltiplos. Outros casos em mamíferos e plantas são citados nos problemas ao final deste capítulo, embora algumas séries interessantes em humanos sejam descritas nas seções seguintes.

A REAÇÃO ANTÍGENO-ANTICORPO

O sangue consiste de dois componentes principais: células (vermelhas, brancas e plaquetas) e líquido (plasma). O plasma, menos a proteína de coagulação, o fibrinogênio, é chamado soro. Nas primeiras tentativas de transfusão, no século dezoito, às vezes ocorria a morte do receptor sem que houvesse um motivo determinado. Mas em 1901, o Dr. Karl Landsteiner, trabalhando em um laboratório em Viena, observou que as células vermelhas (eritrócitos) de alguns indivíduos se aglutinavam em grupos macroscopicamente visíveis quando misturadas ao soro de algumas — mas nem todas — pessoas.

A base para tal aglutinação é a reação **antígeno-anticorpo.** A entrada de uma substância estranha (**antígeno**) na corrente sanguínea de um animal leva à produção de um **anticorpo** característico e específico que reage com o antígeno. Tais anticorpos são chamados *adquiridos,* porque sua produção depende da entrada de um antígeno de fora, não sendo produzidos de outro modo (Cap. 11). O antígeno é geralmente uma proteína, pelo menos em parte, e pode ser uma proteína vegetal ou animal, uma toxina bacteriana, a proteína da capsula de um vírus ou pode ser derivada do pólen. Como foi discutido no Cap. 11, um anticorpo é altamente específico para determinado antígeno (embora possam ocorrer reações cruzadas de vários graus entre um anticorpo e outras moléculas muito similares de antígeno). Tal sistema forma a base das práticas de imunização bem como das reações alérgicas. Por outro lado, em alguns casos os anticorpos são produzidos naturalmente e normalmente pelo sangue, mesmo na ausência do antígeno apropriado. Esses anticorpos *naturais* incluem vários envolvidos nos grupos sanguíneos humanos, particularmente os importantes grupos do sistema ABO, que serão discutidos resumidamente.

Dependendo da natureza do antígeno e de seu anticorpo, podem ocorrer numerosos tipos de reação antígeno-anticorpo. Se, por exemplo, o antígeno é uma toxina (tal como a produzida pela bactéria tifóide, da cólera, estafilococos e muitas outras, ou por substâncias tais como o veneno de cobra), os anticorpos neutralizantes são chamados **antitoxinas.** Caso o antígeno seja de natureza celular, o anticorpo pode ser uma **lisina,** que lisa ou desintegra as células invasoras, ou uma **aglutinina,** que causa a aglutinação das células. Estes são apenas alguns dos tipos de anticorpos reconhecidos.

Após a descoberta de Landsteiner da aglutinação das hemácias e a compreensão da reação antígeno-anticorpo, outros estudos revelaram a ocorrência de dois anticorpos naturais

Quadro 17.1 Antígenos e anticorpos dos grupos sanguíneos humanos

Grupo sanguíneo	Antígeno nos eritrócitos	Anticorpo no soro
A	A	anti-B
B	B	anti-A
AB	A e B	nenhum
O	nenhum	anti-A e anti-B

no soro e dois antígenos na superfície dos eritrócitos. Com relação aos antígenos, um indivíduo pode produzir qualquer um, ambos ou nenhum. Ele ou ela pode produzir qualquer um, nenhum ou ambos os anticorpos. Após uma confusa multiplicidade de nomenclatura para tais substâncias, o sistema mais usado hoje designa os antígenos de A e B e os anticorpos correspondentes como anti-A (ou α) e anti-B (ou β). Quimicamente, os antígenos A e B são mucopossacarídios, consistindo em uma proteína e um açúcar. A porção protéica é identica em ambos os antígenos. O açúcar é a base da especificidade antígeno-anticorpo. O grupo sanguíneo de um indivíduo é designado pelo tipo de antígeno que ele ou ela produz, como é indicado no Quadro 17.1. Os testes sanguíneos para cada um dos quatro principais grupos são mostrados na Fig. 17.6.

Um subgrupo muito incomum de A foi descoberto em 1911, de modo que o grupo A foi subdividido em A_1 e A_2. Em 1936, um subgrupo mais raro, A_3, foi descoberto. Hoje conhecemos um subgrupo ainda mais raro, o A_4. Esses subgrupos de A reagem fracamente com anti-A_1, de modo que a presença de um antígeno A pode ser reconhecida. Também foram relatadas muitas variantes ligeiramente diferentes do grupo B.

Os grupos O e A são os mais comuns na população dos EUA (Quadro 17.2). O grupo A_1 é de longe o mais freqüentemente encontrado nas pessoas A e AB. Por exemplo, de 1.698 estudantes de genética da Ohio Wesleyan University testados durante um período de doze anos, só um possuía o antígeno A_2 e era uma pessoa A_2B. Nessa amostra não foram encontradas pessoas A_3 ou A_4.

Embora os grupos A, B, AB e O sejam importantes nas transfusões e outras situações

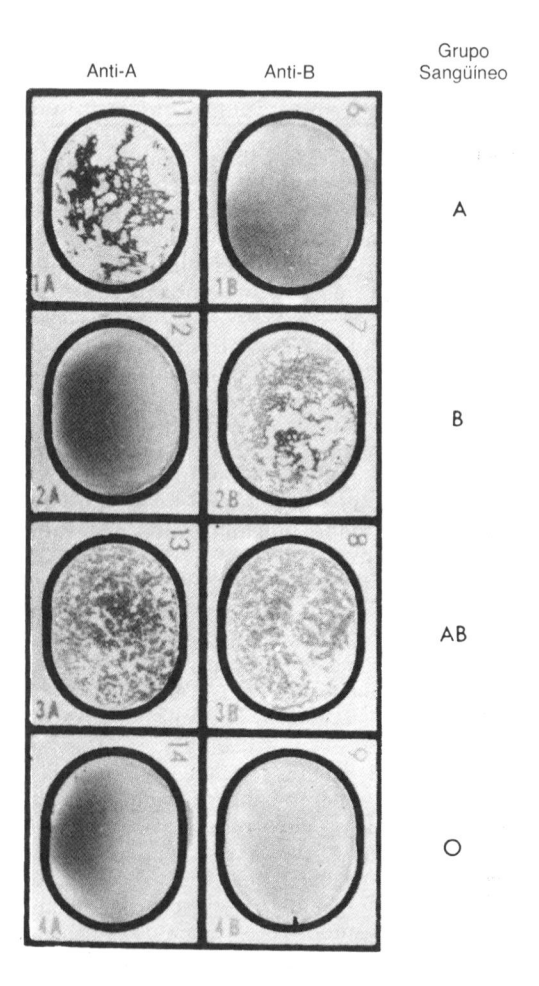

Fig. 17.6 Os testes para grupos sanguíneos A, B, AB e O. Os eritrócitos do grupo A são aglutinados pelo anti-soro A, do grupo B pelo anti-B, do grupo AB por ambos os soros e do grupo O por nenhum. (Foto por Art Green, cortesia de Pfizer Diagnostics.)

Quadro 17.2 Freqüências dos principais grupos sanguíneos em amostras dos EUA

Descrição da amostra	A	B	AB	O
Rochester, N.Y. (brancos e negros) ($n = 23.787$)*	0,418	0,100	0,038	0,444
Negros (Iowa)†	0,265	0,201	0,043	0,491
Brancos (Massachusetts)†	0,397	0,106	0,034	0,463

*De Altman e Dittmer, eds., 1964.
†De Mourant, 1954 (tamanho da amostra não disponível).

médicas, os subgrupos são relevantes em problemas legais. Portanto, deve ser dada atenção à genética desses quatro grupos principais e alguns de seus subgrupos.

HERANÇA DOS GRUPOS SANGUÍNEOS A, B, AB, E O

Os estudos de grandes números de heredogramas humanos mostraram que as crianças produzem o antígeno A apenas se pelo menos um dos genitores também o produzir. Similarmente, o antígeno B é encontrado apenas em indivíduos quando pelo menos um dos genitores o possui. Entretanto, os indivíduos do grupo O podem ocorrer na prole de genitores A e/ou B, mas genitores O só têm filhos O, sugerindo a recessividade do alelo para o grupo O. Em alguns casos, os casamentos de pessoas A e B produzem crianças com os antígenos A e B, indicando que os alelos para esses antígenos são co-dominantes. O Quadro 17.3 apresenta um resumo dos fenótipos da prole.

A análise de heredogramas mostra claramente que um indivíduo possui, seja no estado homozigoto ou heterozigoto, quaisquer dois de uma série de alelos múltiplos. Em vista dos antígenos envolvidos serem do tipo conhecido como isoaglutinogênios (ou iso-hemaglutinogênios), tais alelos são freqüentemente designados como I^A, I^B e i. Não considerando no momento os subgrupos, as relações de dominância desses três alelos podem ser representadas: $(I^A = I^B) > i$. Estudos adicionais que levam em conta os subgrupos do antígeno A indicam que I^A pode ocorrer em pelo menos quatro formas alélicas. Elas são representadas como I^{A1}, I^{A2}, I^{A3} e I^{A4}. I^{A1} é dominante em relação a todos os alelos I^A, I^{A2} é recessivo em relação a I^{A1}, mas é dominante em relação aos outros dois, e assim em diante. Considerando quatro formas de I^A, uma de I^B, e uma de i, a dominância dentro da série pode ser representada deste modo:

$$[(I^{A_1} > I^{A_2} > I^{A_3} > I^{A_4}) = I^B] > i$$

Quadro 17.3 Herança de fenótipos de grupos sanguíneos humanos*

Grupos parentais ↓ →	A_1	A_2	A_3	B	O	A_1B	A_2B	A_3B
A_1	A_1 A_2 A_3 O	A_1 A_2 A_3 O	A_1 A_2 A_3 O	A_1B A_2B A_1 A_3B B A_2 O A_3	A_1 A_2 A_3 O	A_1 A_1B A_2B A_3B B	A_1 A_2 A_1B A_2B A_3B B	A_1 A_2 A_3 A_1B A_2B A_3B B
A_2		A_2 A_3 O	A_2 A_3 O	A_2 A_2B A_3 A_3B B O	A_2 A_3 O	A_1 A_2B A_3B B	A_2 A_2B A_3B B	A_2 A_2B A_3 A_3B B
A_3			A_3 O	A_3 A_3B B O	A_3 O	A_1 A_3B B	A_2 A_3B B	A_3 A_3B B
B				B O	B O	A_1 A_1B B	A_2 A_2B B	A_3 A_3B B
O					O	A_1 B	A_2 B	A_3 B
A_1B						A_1 A_1B B	A_1 A_1B A_2B B	A_1 A_1B A_3B B
A_2B							A_2 A_2B B	A_2 A_2B A_3B B
A_3B								A_3 A_3B B

*O grupo A é arbitrariamente mostrado como consistindo em 3 subtipos. Os fenótipos dos genitores são mostrados na linha de cima e à esquerda; os fenótipos dos possíveis filhos são mostrados dentro do quadro.

Omitindo o alelo I^{A4} muito raro, esta série de alelos múltiplos produz 15 genótipos e 8 fenótipos:

Genótipo	Fenótipo	Genótipo	Fenótipo
$I^{A1}\,I^{A1}$		$I^{A1}\,I^{B}$	A_1B
$I^{A1}\,I^{A2}$			
$I^{A1}\,I^{A3}$	A_1	$I^{A2}\,I^{B}$	A_2B
$I^{A1}\,i$			
		$I^{A3}\,I^{B}$	A_3B
$I^{A2}\,I^{A2}$			
$I^{A2}\,I^{A3}$	A_2	$I^{B}\,I^{B}$	B
$I^{A2}\,i$		$I^{B}\,i$	
$I^{A3}\,I^{A3}$		ii	O
$I^{A3}\,i$	A_3		

Curiosamente, as aparentes alterações em um dos fenótipos A-B-O estão associadas a certas condições patológicas. A mais conhecida é um enfraquecimento da reação antigênica A ou B em uma proporção variável de eritrócitos em pessoas que sofrem de leucemia mielóide aguda. Isto está especialmente bem documentado no caso de pessoas do grupo A. Em alguns casos, a resposta diminuída ao anti-soro anti-A é relatada como sendo acompanhada de uma fraca reação positiva ao anti-soro anti-B em pessoas leucêmicas do grupo A. Durante as remissões, a resposta antigênica normal das hemácias retorna, só caindo novamente durante a recidiva. A base de tal alteração não é conhecida, mas pode estar relacionada a alterações cromossômicas características (descritas no Cap. 15) que ocorrem na leucemia mielocítica. Em adição às alterações associadas a leucemia, algumas infecções bacterianas de vez em quando fazem com que as células do grupo A adquiram uma resposta fraca ao soro anti-B. Isto foi explicado com base na adsorção de um polissacarídio bacteriano, quimicamente similar ao antígeno B, às hemácias A (Race e Sanger, 1968). Exceto por tais situações incomuns, os antígenos e anticorpos de uma pessoa refletem apurada e constantemente o genótipo.

O ANTÍGENO H

Os antígenos A e B são sintetizados de um mucopolissacarídio precursor na presença do alelo dominante de outro par designado H e h. Com os genótipos HH ou Hh, o precursor é convertido a um antígeno H que, por seu lado, na presença de I^A e/ou I^B, é parcialmente convertido nos antígenos A e/ou B (Fig. 17.7). O gene h é denominado amorfo porque não é responsável por nenhum produto demonstrável. Quando ocorre o genótipo $H\,-$, as pessoas do grupo A produzem antígenos A e H, as do grupo B apresentam um teste positivo para os antígenos B e H e as do grupo AB produzem antígenos A, B e H. Os indivíduos do grupo O só produzem antígeno H se forem do genótipo $iiH\,-$. Por outro lado, o sangue de pessoas do genótipo $-\,-\,hh$ (Fig. 17.7) não reage com anti-A, anti-B ou anti-H. Este é o *fenótipo Bombaim,* muito raro, assim denominado porque foi primeiro descrito em uma família daquela cidade. Um caso similar foi descrito em 1955 em uma família americana de descendência italiana, sendo parte desse heredograma mostrado na Fig. 17.8. O alelo h tem uma freqüência extremamente baixa. O fenótipo Bombaim foi descrito na literatura em menos de 30 casos. A freqüência do fenótipo Bombaim foi estimada em grandes amostras como sendo de apenas 1 em 13.000 na área de Bombaim, não sendo encontrado nenhum caso na Inglaterra em mais de 1 milhão de pessoas testadas.

Em vista do antígeno H ser parcialmente convertido nos antígenos A e/ou B na presença de genótipos adequados, como mostrado na Fig. 17.7, seria esperado que nem todos os genótipos $-\,-\,H\,-$ exibissem uma reação igualmente forte ao soro anti-H. E isto ocorre.

Fig. 17.7 Vias que levam à produção de antígenos nas hemácias. O mucopolissacarídio precursor é convertido em substância H na presença do genótipo H — e é, ela mesma, parcialmente convertida em antígenos A e/ou B na presença dos genes I^A e/ou I^B, com I^{A1} sendo mais efetivo do que I^{A2}, e I^{A3} sendo o menos efetivo. O gene raro h (falta de substância H) é epistático aos alelos múltiplos do *locus* A-B-O. As células de pessoas com o genótipo — — $h\,h$ não dão reação com soros anti-A ou anti-B (muito embora possuam genes I^A ou I^B. Este é o raro fenótipo Bombaim.)

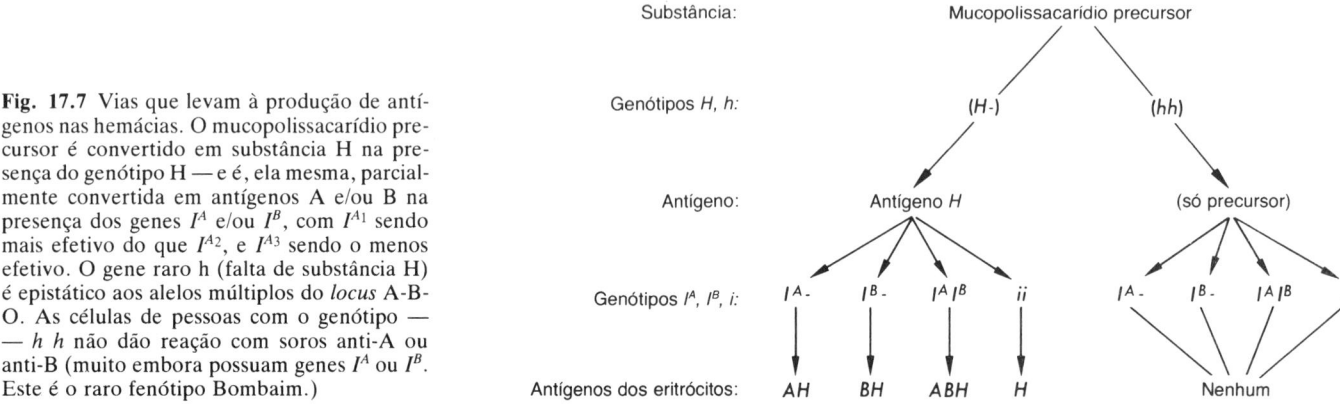

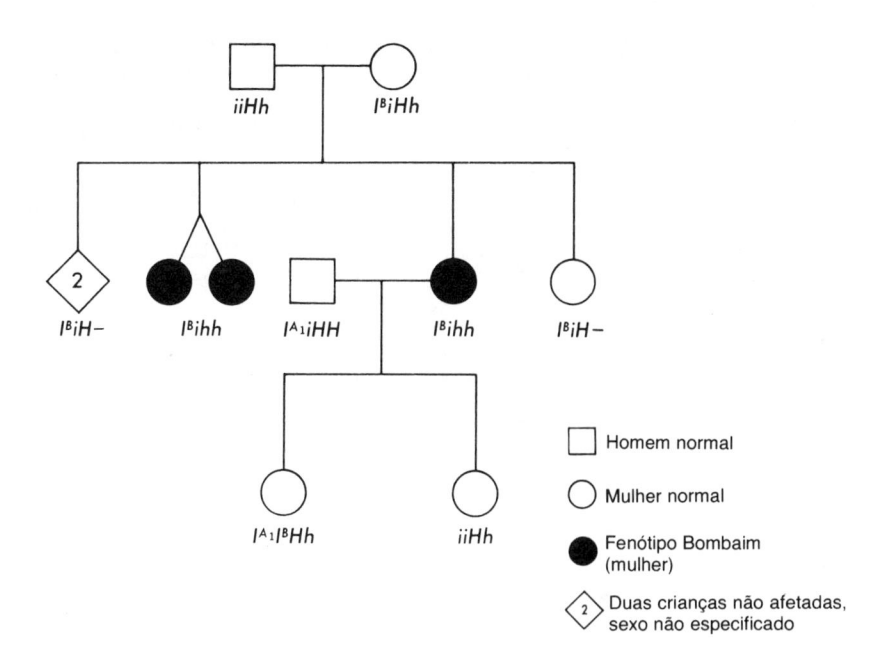

Fig. 17.8 Heredograma parcial de uma família com três filhos com o fenótipo Bombaim. O fato de serem todos meninas é mera coincidência. (Baseado no trabalho de Levine, Robinson, Celano, Briggs e Falkinburg, 1955.)

O sangue de pessoas com o genótipo $iiH-$ (grupo O) apresenta a reação anti-H mais forte e o sangue de pessoas AB apresenta a mais fraca. Dentro dos subtipos de A, A_3 reage mais fortemente do que A_2 que, por sua vez, reage mais fortemente do que A_1. O sangue A_1 dá uma reação mais forte ao anti-H do que o grupo B.

ASPECTOS MÉDICO-LEGAIS DA SÉRIE ABO

Pelo Quadro 17-3 e com conhecimento das relações de dominância das séries de alelos múltiplos envolvidas, das quais se derivam os dados do quadro, podemos prontamente ver as aplicações a casos de disputa de paternidade. Embora as trocas em hospitais sejam raras hoje em dia, já ocorreram situações nas quais um ou mais casais acreditavam ter recebido o filho de outros na hora da saída do hospital. Por exemplo, um caso de tribunal há alguns anos envolvia tal situação. Dois casais levaram seus filhos para casa na mesma época. No processo, a pulseira de identificação da criança levada pela família 1 havia sido retirada. A família 2 logo descobriu o nome da família 1 na criança que havia levado, mas a família 1 não concordou com a troca. Felizmente, os testes de grupo sanguíneo prontamente demonstraram que nenhuma das crianças pertencia à família que a levara para casa, mas cada uma podia pertencer aos outros genitores:

	Grupo sanguíneo dos genitores	Grupo sanguíneo da criança levada
Família 1	A × AB	O
Família 2	A × O	B

A troca satisfez a ambas as famílias. Obviamente, os testes neste caso não *provaram* que a criança recebida pela família 1 pertencia à família 2, mas apenas que isto era possível. Suponha que as duas famílias fossem A × B e O × B, e que crianças dadas a cada uma fossem O e B, respectivamente. Sem nenhuma informação adicional de outros testes (descritos mais adiante neste capítulo) seria realmente impossível tomar uma decisão válida, pois qualquer uma das famílias poderia ter tido qualquer uma das crianças.

Claramente, os testes sanguíneos são de considerável valor em casos de ilegitimidade. Novamente, os testes não podem provar que um homem é o pai, mas podem em alguns casos mostrar que ele não é o pai. Baseado apenas no sistema ABO, a probabilidade de exclusão de um homem erradamente acusado em um caso de paternidade é de apenas cerca de 0,18. Testes adicionais para antígenos MNSs e sistema Rh elevam tal probabilidade para cerca de 0,53. Adicionando os sistemas Kell, Lutheran, Duffy e Kidd, mais o caráter secretor (todos descritos mais adiante neste capítulo), elevamos a probabilidade para cerca de 0,71. Usando os testes de antígenos leucocitários humanos (HLA; estes antígenos são também discutidos mais adiante neste capítulo), elevamos a precisão de exclusão a pelo menos 98%. Na Califórnia, onde uma bateria de testes genéticos pode ser requisitada em disputas de paternidade, o nível de precisão é relatado como sendo de 99,98%. Neste estado, apenas 1% das ações de paternidade vão a julgamento. Hoje, com as novas técnicas de *fingerprinting* de DNA (veja Adendo no Cap. 20), a precisão atingiu os 100%.

Em 1982, o estado de Ohio juntou-se aos poucos estados com uma forte base científica para ações de paternidade. No "Uniform Parentage Act" desse estado, a corte "pode, por iniciativa própria ou de qualquer uma das partes da ação" a, requerer uma série de sofisticados testes genéticos, cujos resultados podem ser usados para estabelecer ou excluir a paternidade. Os termos da lei quanto a esses testes são inequívocos:

(Seção 3111.09) (E) Do modo como usado neste capítulo, "testes genéticos" significam uma série de testes sorológicos que são imunológicos ou bioquímicos, ou ambos, e que são especificamente selecionados devido ao seu conhecido modo de transmissão genética. Os "testes genéticos" incluem, mas não são limitados a, testes para a presença ou ausência dos antígenos comuns de grupos sanguíneos, os antígenos de hemácias, os antígenos de leucócitos, enzimas do soro e proteínas do soro.

A lei ainda estipula (Seção 3111.10) que:

Em uma ação sob este capítulo, as evidências quanto à paternidade devem incluir:
(A) Evidência de intercurso sexual entre a mãe e o suposto pai na época possível da concepção;
(B) A opinião de um especialista quanto à probabilidade estatística da paternidade do suposto pai, cuja opinião se baseia na duração da gestação da mãe;
(C) Resultados de testes genéticos, avaliados de acordo com as evidências, se disponíveis, da probabilidade estatística da suposta paternidade;
(D) Evidências médicas quanto à alegada paternidade da criança, baseadas em testes feitos por especialistas. Caso um homem seja identificado como o possível pai da criança, a Corte pode, bem como por requisição de uma das partes, requerer que a criança, a mãe e o homem se submetam a testes apropriados...

Antes que as legislações e tribunais se adaptassem aos fatos científicos, ocorreram muitas injustiças. Um dos casos mais celebrados desse tipo ocorreu em 1944 na Califórnia. Um astro muito conhecido de cinema foi acusado por uma *starlet* sua protegida de ser o pai da filha dela. O caso ficou muito marcado pelos detalhes e datas, uma memória tão precisa que todos os outros pais potenciais foram eliminados. Três médicos realizaram testes sanguíneos no suposto pai, na mãe e na criança, com os seguintes resultados:

	Grupo sanguíneo
Suposto pai	O
Mãe	A
Filha	B

Basta um pequeno momento de reflexão sobre a genética desses fenótipos ou consulta ao Quadro 17.3 para se ver claramente que o acusado não poderia ser o pai (exceto por uma altamente improvável mutação). Na verdade, o pai deveria pertencer ao grupo B ou AB. A despeito de tal evidência científica, o júri em um segundo julgamento (o primeiro acabou em "júri suspenso") declarou o acusado *culpado*. Tanto quanto se possa determinar, o acusado teve que contribuir por vinte anos para o sustento de uma criança que não era dele.

Os testes sanguíneos, envolvendo a série ABO bem como outras a serem descritas, podem, é claro, também ser usados com boa vantagem em casos de processo contra o estado, ou em certos tipos de procedimentos criminais, particularmente porque o grupo sanguíneo pode ser determinado em cadáveres. De fato, o tipo sanguíneo pode ser algumas vezes determinado até em múmias, e isto se tornou importante ferramenta antropológica em algumas pesquisas. Os problemas ao final deste capítulo exploram algumas possibilidades hipotéticas.

OUTROS FENÓTIPOS SANGUÍNEOS

O caráter secretor

À medida que o estudo dos grupos sanguíneos A, B, AB e O continuou, notou-se que, em algumas pessoas cujos eritrócitos portavam antígenos A, B e/ou H, esses antígenos também podiam ser detectados em secreções aquosas tais como as dos olhos, nariz e glândulas salivares. As pessoas com este caráter são chamadas *secretores*. Eles produzem antígenos hidrossolúveis. Vários relatos na literatura indicam que cerca de 77 a 78% de todas as pessoas testadas são secretoras. Os indivíduos que não têm esse caráter são chamados não-secretores, e seus antígenos são apenas solúveis em álcool. Note que o fenótipo secretor/não-secretor pode ser determinado apenas para os genótipos *HH* ou *Hh*. O grupo sanguíneo dos secretores *H* – pode ser determinado até de saliva seca.

Os estudos de heredogramas indicam um único par de alelos, *Se* e *se*, como responsáveis. O caráter secretor é completamente dominante. Este par de alelos aumenta muito o número de fenótipos de grupos sanguíneos.

O sistema MNSs

No curso de suas pesquisas sobre os antígenos sanguíneos humanos, Landsteiner e Levine, em 1927, descobriram dois antígenos, M e N, os quais, quando injetados em coelhos ou cobaias, estimularam a produção de anticorpos no soro do animal experimental. Em vista dos seres humanos não produzirem anticorpos para M e N, esses antígenos não têm importância na transfusão. Eles são, no entanto, de algum interesse em genética, pois a herança do caráter depende de um par de alelos co-dominantes, às vezes chamados de L^M e L^N (de Landsteiner), porém mais frequentemente como M e N, produzindo os seguintes fenótipos:

Fenótipo	Antígeno produzido
M	Só antígeno M
MN	Antígenos M e N
N	Só antígeno N

Não se conhece nenhum alelo para a ausência desses antígenos. No entanto, existe grande variedade de alelos no *locus* M-N, desde incomuns até extremamente raros, e seus antígenos podem ser detectados por anti-soros apropriados.

Um outro par de antígenos, S e s, intimamente relacionados com a série M-N, foi descoberto em 1947. Infelizmente, a designação de antígenos se desenvolveu muito aleatoriamente, de modo que temos dois conjuntos de antígenos, um representado por duas letras maiúsculas (M e N) diferentes, e o outro pela mesma letra em maiúsculo e minúsculo (S e s). Os estudos mostram que todos os seres humanos produzem o antígeno S ou o s, ou ambos. Portanto, está envolvido um outro par de alelos co-dominantes (hoje designados S e s).

Como indicado, há uma grande relação genética entre os genes M-N e *S-s*. Por exemplo, nas famílias em que os genitores são fenotipicamente MNSs e NS, os filhos, com raras exceções, se enquadram em duas categorias: (1) MNS e NSs ou (2) MNSs e NS. Claramente, no primeiro desses dois casos, os filhos recebem genes para MS ou Ns do genitor heterozigoto, enquanto no segundo recebem genes para Ms ou NS. As primeiras explicações favoreciam uma série de quatro alelos múltiplos em um único *locus*: M^S, M^s, N^S e N^s, e de fato os resultados já citados poderiam depender de um mecanismo de alelos múltiplos. No entanto, Race e Sanger, em seus extensos estudos sobre grupos sanguíneos humanos, preferiram uma explicação alternativa, isto é, dois pares de alelos co-dominantes muito ligados, *M-N* e *S-s*. Esta conclusão baseia-se nos raros casos de recombinação entre os dois *loci* sugeridos. Com base nesta última suposição, os dois casos descritos neste parágrafo podem ser diagramados assim:

Caso 1: P $MS/Ns \times NS/NS$

F_1 $\frac{1}{2} MS/NS + \frac{1}{2} Ns/NS$

Caso 2: P $Ms/NS \times NS/NS$

F_1 $\frac{1}{2} Ms/NS + \frac{1}{2} NS/NS$

Outros antígenos

Muitos outros antígenos sanguíneos foram descritos na literatura. Alguns são muito raros. Eles são geralmente designados pelo nome da família do indivíduo em que o antígeno ou anticorpo foi primeiro demonstrado. Os exemplos incluem o fator Kidd (cerca de 77% da população dos EUA testados são Kidd-positivos), o Cellano, Duffy, Kell, Lewis e Lutheran (todos nomes das famílias em que foram primeiro descobertos), para citar apenas alguns.

Estes e um grande número de antígenos e/ou anticorpos adicionais produzem grande diversidade de grupos sanguíneos humanos. Em um teste de 475 pessoas em Londres para os antígenos A_1-A_2-B, as séries M-N-S-s, Rh, Kell, Lutheran e Lewis, foram relatados 269 tipos, 211 dos quais incluíam apenas uma pessoa cada. Considerando os grupos atualmente conhecidos e o fato de que outros continuam a ser relatados, o já grande número de fenótipos sanguíneos pode ainda aumentar ao ponto em que o grupo sanguíneo de um indivíduo poderá identificá-lo tanto quanto suas impressões digitais. Esta tipificação foi aplicada com sucesso em casos recentes de crianças desaparecidas. Apenas os gêmeos idênticos, que têm genótipos idênticos, seriam indistinguíveis pelos testes apropriados.

O COMPLEXO PRINCIPAL DE HISTOCOMPATIBILIDADE (MHC) EM HUMANOS

Transplantes de órgãos

Desde a década de 50, foi demonstrado que os transplantes de órgãos (por exemplo, rins, coração, fígado, pulmão e pâncreas, bem como medula óssea), entre animais da mesma espécie, geralmente são seguros e relativamente práticos. No entanto, embora o tempo de vida de muitos receptores tenha sido estendido além do esperado com o órgão que funcionava mal, raramente a expectativa de vida é igual à de pessoas que tenham órgãos próprios normalmente funcionantes.

Os transplantes de rins são exceções a esta última afirmativa, porque (1) a maioria dos receptores ainda tem um rim funcionante, e (2) mesmo quando o enxerto é mais cedo ou mais tarde rejeitado, o paciente pode voltar para a diálise. A taxa de rejeição para transplantes de rim é de apenas cerca de 10% ao ano, e a rejeição (isto é, morte do rim transplantado) não resulta na morte do receptor. Os transplantes de rins são os mais bem-sucedidos e os de pulmão os piores, quando a longevidade é o critério de julgamento.

Embora a mesma condição que tornou o transplante originalmente necessário freqüentemente apareça mais tarde no órgão transplantado, ocorre uma rejeição precoce a menos que doador e receptor tenham alto grau de compatibilidade tissular. O uso de imunossupressores, tais como a ciclosporina, tem reduzido muito a rejeição. Esta compatibilidade tissular depende em grande parte da semelhança dos antígenos leucocitários humanos (HLA) do complexo principal de histocompatibilidade. Essa histocompatibilidade é a mais alta em gêmeos monozigóticos (que têm genótipos idênticos) e a menor em indivíduos não aparentados. Em geral, a compatibilidade tissular diminui à medida que o grau de parentesco diminui.

Bases genéticas

A genética da histocompatibilidade é um dos mais complexos de todos os campos da genética humana, e no momento não é totalmente compreendido. Em resumo, a compatibilidade/incompatibilidade tissular reside em reações imunes da célula que envolvem antígenos de linfócitos (um tipo de leucócitos). Esses antígenos ocorrem nas superfícies dos linfócitos e capacitam tais células a "reconhecer" tecidos cujas células portam antígenos "estranhos". Os linfócitos então atacam e matam tecidos ou órgãos estranhos, levando assim à rejeição. A histoincompatibilidade causa rejeição tão rápido quanto a incapacidade de ajuste entre receptor e doador para os grupos sanguíneos A-B-O.

As bases genéticas da reação imune se derivam de pelo menos quatro *loci* no cromossomo 6 humano. Após uma discordância inicial quanto à exata localização dos genes de HLA no cromossomo 6, Pearson e colaboradores descobriram uma incomum inversão e duplicação do cromossomo 6, com uma expressão trissômica co-dominante dos antígenos HLA, e apresentaram uma evidência convincente de que os *loci* HLA estão entre o segmento p21 e a ponta do braço curto do sexto cromossomo (isto é, 6p21→pter). Os quatro (ou mais) *loci* juntos compreendem o **complexo principal de histocompatibilidade** (MHC) e são designados HLA-B, HLA-C e HLA-D. Em cada um desses *loci* pode ocorrer uma série de alelos múltiplos co-dominantes, cada um responsável pela produção de um determinado antígeno linfocitário. Esses quatro *loci* se situam dentro de um intervalo de menos de 2 unidades de mapa, e a seqüência (lendo da ponta do braço curto do cromossomo para o centrômero) é HL-A, HLA-C, HLA-B e HLA-D.

Devido ao grande número de alelos, podendo ocorrer qualquer um em cada *locus*, a probabilidade de que duas pessoas quaisquer (exceto gêmeos monozigóticos) tenham genótipos de MHC idênticos é tão baixa que efetivamente é zero. Muitos milhões de diferentes classes fenotípicas de HLA são teoricamente possíveis. Os *loci* de MHC são tão ligados que raramente ocorre *crossing-over*. Cada indivíduo, portanto, geralmente herda de cada genitor um autossomo número 6 portador de quatro determinados alelos co-dominantes de HLA. Cada uma dessas contribuições cromossômicas para a próxima geração é chamada **haplótipo.** Cada um de nós, portanto, tem dois haplótipos, um de cada genitor, e escritos, por exemplo, A1B8C2D4/A7B27C4D7.

Suponha, apenas para ilustração, que qualquer um dentre 20 alelos múltiplos possa ocorrer em cada *locus* de MHC (pelo menos 20 foram identificados no *locus* HLA-A, 40 no HLA-8, 8 no no HLA-C e 12 no HLA-D). Com este dado hipotético de 20, o número de combinações possíveis *dentro de um único haplótipo* seria de 20^4 ou de 160.000. Esse dado, é claro, faz algumas suposições sobre o número de alelos múltiplos em cada *locus*. Embora tais suposições não sejam necessariamente precisas, o número 160.000 sugere alto grau de polimorfismo (múltiplas classes) que existe nos *loci* de AMHC. Qualquer um desse grande número de haplótipos pode ser combinado com o haplótipo do outro genitor para liberar um número tremendamente grande de classes fenotípicas. Juntando os testes para antígenos de MHC a outros testes sanguíneos para determinação da paternidade, elevaríamos a probabilidade de exclusão de um homem erradamente acusado a quase 100% ou muito próximo disto. Infelizmente a tipificação de HLA é cara, não sendo assim amplamente usada na maioria dos casos de disputa de paternidade.

Um dos mais importantes e valiosos benefícios da pesquisa de HLA é a descoberta de que alguns dos antígenos de MHC estão associados a distúrbios determinados (Quadro 17.4). É necessária certa cautela na interpretação dos dados do Quadro 17.4. A ocorrência de determinado tipo de HLA não *garante* o desenvolvimento de determinada doença, mas indica uma probabilidade estatisticamente significativa de desenvolver a condição associada. Por exemplo, as pessoas com HLA B27 são 87,4% mais sujeitas a desenvolver espondilite anquilosante (uma condição artrítica espinhal) do que as pessoas sem HLA B27. Em um estudo o HLA B27 estava presente em 90 por cento das pessoas afetadas pela espondilite anquilosante, enquanto apenas 9,4% de pessoas sem a doença possuíam o antígeno.

Quadro 17.4 Associação de algumas doenças humanas e antígenos de HLA*

Doença	HLA	Risco aumentado devido à presença de antígeno HLA
Hodgkin	A1	1,4 ×
Espondilite anquilosante	B27	87,4 ×
Tireoidite subaguda	B35	13,7 ×
Psoríase vulgar	**Cw6	13,3 ×
Dermatitis herpetiformis	†D/DR3	15,4 ×
Doença celíaca	D/DR3	10,8 ×
Diabete insulino-dependente	D/DR3, D/DR4, D/DR2	3,3, 6,4, 0,2 ×
Miastenia grave	D/DR3	2,5 ×
Esclerose múltipla	D/DR2	4,1 ×
Artrite reumatóide	D/DR4	4,2 ×

*Adaptado de Ryder e col. (1980).
**A designação *w* (por exemplo, Cw6) vem de "workshop" e indica uma especificação identificada provisoriamente.
†D e DR se referem ao método de identificação do antígeno; o R significa semelhante (*related*).

No Quadro 17.4 o risco aumentado de desenvolver doença na presença do antígeno de HLA varia de 1,4 × (Hodgkins) até 87,4 × (espondilite anquilosante). Um indivíduo com determinados marcadores de HLA desenvolverá o distúrbio associado sob dieta apropriada, condições ambientais ou infecciosas. O que se herda, portanto, não é a doença propriamente, mas sim uma propensão a desenvolvê-la. Uma determinação do genótipo de MHC permitiria a identificação de indivíduos que estejam geneticamente em risco para várias condições sérias ou letais. Como já foi dito, os testes necessários são caros e complexos, colocando a identificação dos antígenos leucocitários humanos fora do alcance da maioria das pessoas, atualmente.

Cor de olho

Na *Drosophila* o olho tipo selvagem é vermelho. Este fenótipo é produzido por um alelo completamente dominante no *locus* 1,5 do cromossomo I (o cromossomo X; veja também Cap. 7). Entre os muitos mutantes de cor de olho conhecidos em *Drosophila* estão vários de interesse aqui, incluindo coral, cereja, apricot, eosina, marfim e branco. Os primeiros trabalhos sugeriam que os genes para todas estas e outras cores de olhos formariam uma série de alelos múltiplos, e todos estariam no mesmo *locus*. Nesta hipótese (+) (ou w⁺) designa o alelo para o tipo selvagem vermelho; *wᵃ*, apricot; e *w*, branco. À medida que os dados foram sendo acumulados dos cruzamentos nos quais se esperava que a prole fosse apenas das duas classes fenotípicas, apricot e branco, surgiu ocasionalmente um vermelho selvagem. A freqüência dessas moscas de olhos vermelhos era baixa, isto é, menos de 1 por 1.000, porém muito alta para ser explicada por mutação.

Usando "genes marcadores" *y* (corpo amarelo, *yellow*) e *spl* (pêlos torácicos divididos) nos *loci* 0,0 e 3,0, respectivamente, na condição heterozigota, observou-se que os genes para apricot e branco estavam em *loci* diferentes, embora muito próximos, não sendo portanto parte de uma série de alelos múltiplos. O símbolo para apricot foi então alterado para *apr*. A partir desse trabalho logo foi determinado que (1) moscas *apr +/+w* tinham olhos apricot, (2) + +/*apr w* tinham olhos vermelhos e (3) as relações de ligação *(linkage)* entre *apr* e *w* não se alteraram a menos que *y* e *spl* também o fizessem. Portanto, moscas + + + +/y *apr w spl* tinham olhos vermelhos, enquanto as + + w *spl*/y *apr* + +, por exemplo, tinham olhos apricot, demonstrando *loci* separados para *apr* e *w*.

A freqüência de *crossing-over* entre *apr* e *w* é menor que 0,001. Os *loci apr* e *w* são portanto *alelos funcionais*, pois ambos afetam o mesmo caráter fenotípico geral (cor de olho). Na verdade eles *estruturalmente* não são alelos, isto é, por recombinação podemos mostrar que ocupam *loci* diferentes. Na configuração *cis*, é produzido o fenótipo olho vermelho, mas na *trans* temos um fenótipo diferente, apricot. Os dois *loci* exibem **complementação** na posição *cis*, mas **não-complementação** na posição *trans* (veja Cap. 11). Isto é chamado efeito de posição *cis-trans*. Caso as configurações *cis* e *trans* produzam fenótipos diferentes, as duas formas são partes de um mesmo gene; mas se as configurações *cis* e *trans* produzirem fenótipos idênticos, as duas são consideradas como genes diferentes (Fig. 17.9).

Os *loci* lozenge

O estudo de *loci* complexos começou em 1940 com o trabalho sobre o *locus* lozenge em *Drosophila*. Neste organismo, o olho tipo selvagem tem formato oval (Fig. 17.10); no fenótipo recessivo lozenge, os olhos são estreitamente ovalados com uma superfície irregular. Os genes responsáveis estão no cromossomo I, mapeados no *locus* 27,7. Os trabalhos subseqüentes mostraram quatro *loci* distintos, muito próximos (Fig. 17.11). Esses *loci* exibem o efeito

Fig. 17.9 Efeito *cis-trans*. Um produto funcional só é produzido quando os dois *loci* estão na posição *cis* (A); na posição *trans* não é produzido nenhum produto funcional (B); os *loci* a^1 e a^2 só exibem complementação na configuração *cis* e são funcionalmente alélicos, mas não estruturalmente. Em (C) e (D) os *loci* a e b exibem complementação tanto em *cis* quanto em *trans* e, portanto, são considerados genes diferentes. Veja o texto para mais detalhes.

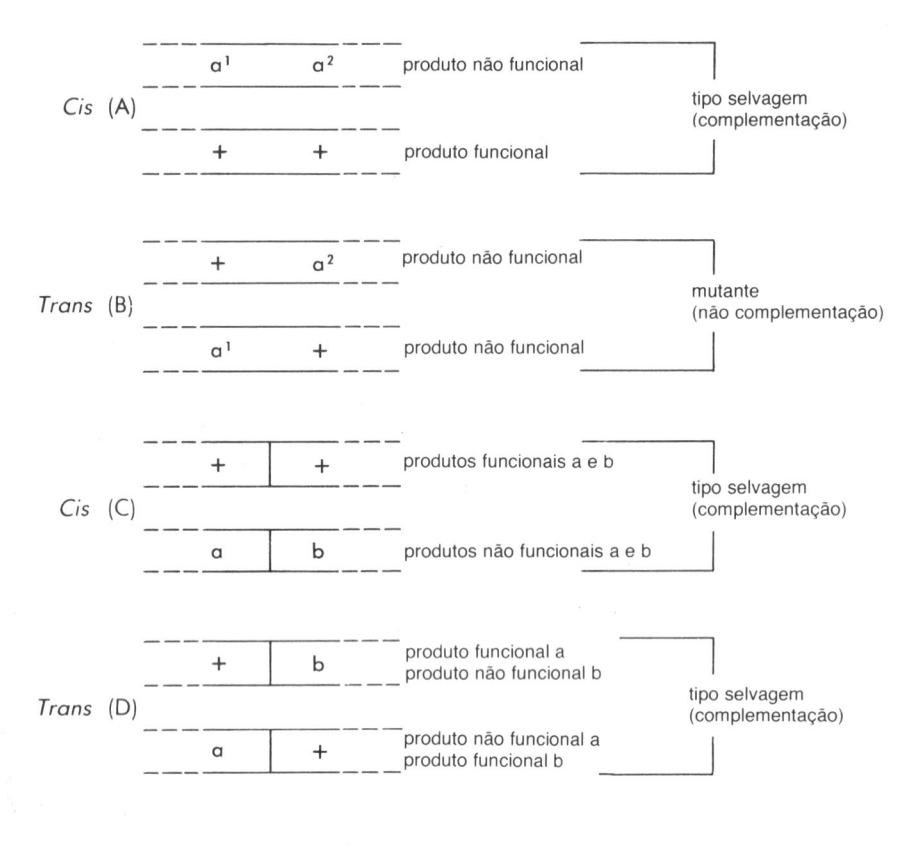

Fig. 17.10 Uma comparação do olho tipo selvagem de *Drosophila melanogaster* (esquerda) com o fenótipo lozenge (direita).

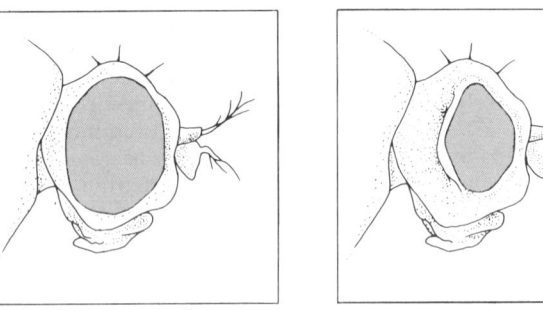

Fig. 17.11 Os *loci* lozenge de *Drosophila melanogaster*. A linha horizontal representa uma parte do cromossomo I e os números abaixo mostram as freqüências de recombinação. Veja o texto para detalhes.

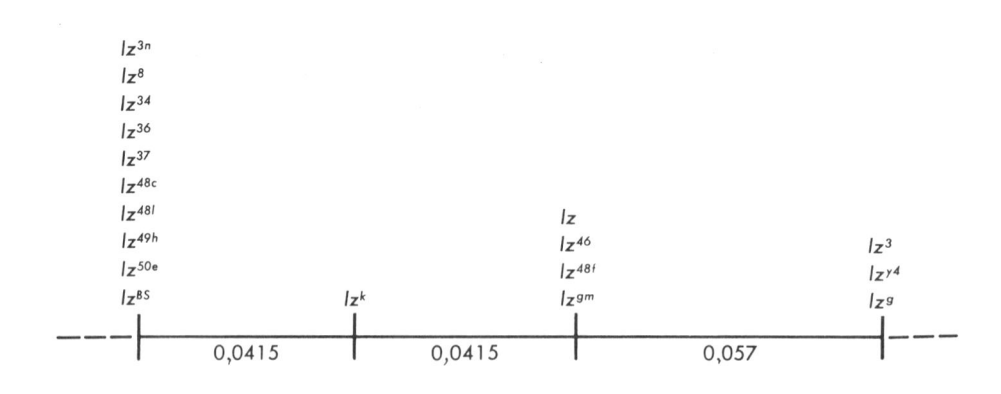

cis-trans, como no caso anterior. Por exemplo, o heterozigoto *cis* $1z^8\ 1z^k/+\ +$ tem o fenótipo selvagem, mas o heterozigoto *trans* $1z^8\ +/\ +\ 1z^k$ é lozenge. São conhecidos cerca de 20 alelos nesses quatro *loci*.

SERES HUMANOS: O FATOR Rh

História

O hoje bem conhecido fator Rh foi descoberto em 1940 por Landsteiner e Wiener, que relataram que quando em um coelho é injetado o sangue do macaco *Macaca rhesus* o coelho forma anticorpos. Esses anticorpos aglutinariam as hemácias de todos os macacos *rhesus*.

Portanto, a superfície dos eritrócitos do macaco possui um antígeno específico, designado Rh. Os testes em seres humanos mostram que a maioria das pessoas também produz esse antígeno. De fato, cerca de 85% dos brancos americanos e mais de 91% dos negros americanos o produzem. (Os motivos para esta disparidade são explicados no Cap. 19.) As pessoas que produzem o antígeno Rh são chamadas Rh-positivo (Rh$^+$). A porcentagem muito menor que não produz o antígeno *rhesus* é chamada Rh-negativo (Rh$^-$).

Bases genéticas

As evidências indicaram quase imediatamente uma base genética para o fenótipo Rh positivo, sendo o Rh$^+$ o caráter dominante. Foi postulado um único par de genes, *R* e *r*, sendo que as pessoas Rh$^+$ têm o genótipo *RR* ou *Rr* e as pessoas Rh$^-$ o genótipo *rr*. Desde o trabalho de Landsteiner e Wiener, foram descobertos mais antígenos Rh. O número hoje está acima de 30, e a genética é muito mais complexa do que originalmente se supunha. Resumos da complexidade dos grupos sanguíneos Rh são fartamente encontrados na literatura. Foram postuladas duas teorias explicativas principais, uma pelo pesquisador americano Wiener e a segunda, na Inglaterra, por Fisher e outros.

O sistema de **Wiener** postula uma série de pelo menos 10 alelos múltiplos (Quadro 17.5), alguns comuns, outros muito raros, em um único *locus*. Como observado no Cap. 6, esse *locus* foi mapeado no cromossomo 1. Cada um, exceto o alelo *r* completamente recessivo, é responsável pela produção de um ou mais antígenos Rh.

O sistema de **Fisher,** elaborado por Race e Sanger e outros, propõe um grupo de pelo menos três pseudo-alelos muito ligados, *D, d, C, c* e *E, e* (à medida que novos antígenos e anticorpos foram descobertos, o sistema de Fisher teve que ser expandido para incluir pelo menos dois pares de alelos novos, *F, f* e *V, v*, não incluídos aqui). As evidências apóiam a seqüência D-C-E. Os casos de antígenos compostos (por exemplo, *ce*), um único caso relatado de um possível *crossing-over* (Steinberg), e alguns casos aparentes de efeito de posição são mais prontamente explicados do que pelo conceito de pseudo-alelos. Por exemplo, Race e Sanger destacam que o heterozigoto *cis Dce/DCE* produz um antígeno composto *ce* (entre outros), mas na configuração *trans* (por exemplo, *DCe/DcE*) esse antígeno não é produzido. Os *loci c* e *e* ilustram assim o efeito de posição *cis-trans* e não são complementares.

O caso de um possível *crossing-over* relatado por Steinberg e citado acima é interessante, pois pode ser explicado ou por recombinação entre pseudo-alelos muito próximos ou por mutação dentro de um único local. Neste caso, foi determinado que o marido tinha o genótipo *DCe/dce* e a esposa tinha *dce/dce*. Havia oito filhos, quatro *dce/dce*, três *DCe/dce* e um *dCe/dce*. Steinberg foi capaz de eliminar a possibilidade de ilegitimidade da criança *dCe/dce*. Em vista das evidências cada vez mais claras de que a seqüência correta dos *loci* no conceito de pseudo-alelos deve ser D-C-E, como inicialmente sugerido por Fisher, o nascimento dessa criança deve ter sido precedido de um *crossing* no pai ou de uma mutação em D, em determinado espermatozóide.

Embora as dificuldades sejam inerentes tanto ao sistema de Wiener quanto ao de Fisher, cada um também tem suas vantagens, e ambos são de uso corrente. Ainda não podemos fazer um julgamento final entre os dois. Uma comparação dos dois sistemas é mostrada no Quadro 17.5. No sistema de Wiener cada gene listado é responsável pela formação de mais de um antígeno.

O antígeno D (= Rh$_0$) é o que mais comumente causa problemas nas transfusões e em algumas gestações (veja a seção seguinte). Portanto, em circunstâncias comuns, as pessoas são tipadas como Rh$^+$ caso seus eritrócitos sejam aglutinados pelo anti-soro anti-D (anti-Rh$_0$).

Quadro 17.5 Uma comparação dos sistemas gênicos de Wiener e Fisher e seus antígenos

| Genes | | | Antígenos | | | | | | | | | | |
| Wiener | Fisher | Freqüência* | Rh$_0$ | rh' | rh'' | hr' | hr'' | rh^w | hr | rh | | | (Wiener) |
			D	C	E	c	e	C^w	ce	Ce	CE	cE	(Fisher)
r	*dce*	0,385	−	−	−	+	+	−	+	−	−	−	
r'	*dCe*	0,007	−	+	−	−	+	−	−	+	−	−	
r''	*dcE*	0,007	−	−	+	+	−	−	−	−	−	+	
r^y	*dCE*	rara	−	+	+	−	−	−	−	−	+	−	
R^0	*Dce*	0,022	+	−	−	+	+	−	+	−	−	−	
R^1	*DCe*	0,405	+	+	−	−	+	−	−	+	−	−	
R^2	*DcE*	0,154	+	−	+	+	−	−	−	−	−	+	
R^z	*DCE*	0,002	+	+	+	−	−	−	−	−	+	−	
R^{1w}	*DC^{w}e*	0,016	+	+	−	−	+	+	−	+	−	−	
R$^{0''}$	*D^{u}ce*	rara	fraco	−	−	+	+	−	+	−	−	−	

*Aproximada, em populações brancas de origem européia ocidental.

Neste quadro um sinal mais indica a produção de um determinado antígeno, bem como aglutinação de hemácias pelo anti-soro correspondente. Alguns genes muito raros não foram incluídos aqui.

A prática atual designa como Rh$^-$ qualquer genótipo que inclua a capacidade de produzir antígeno D (Rh$_0$); todos os outros são designados Rh$^-$. O antígeno C^w foi primeiro descrito por Callender e Race (1946).

Quadro 17.6 Genótipos e fenótipos de Rh com as freqüências percentuais
na população dos EUA

Fenótipo	Genótipos Wiener	Genótipos Fisher	$n = 135$ negros	$n = 105$ índios de Oklahoma	$n = 766$ brancos
Rh$^+$	R^0/r	Dce/dce	45,9	2,9	2,2
Rh$^+$	R^1/R^1	DCe/DCe	0,9	34,3	20,9
Rh$^+$	R^1/r	DCe/dce	22,8	5,7	33,8
Rh$^+$	R^2/R^2	DcE/DcE	16,3	17,1	14,9
Rh$^+$	R^1/R^2	DCe/DcE	4,4	36,2	13,9
Rh$^+$	R^1/R^z	DCe/DCE	0,0	2,9	0,1
Rh$^-$	r/r	dce/dce	9,6	0,9	13,9

Assim, uma pessoa Rh$^-$ (por exemplo, do genótipo *dce/dce*, *dCE/dce*, e assim em diante) não produz antígeno D (Rh$_o$), mas produz outros antígenos Rh, como mostrado no Quadro 17.5. Alguns resultados interessantes da tipagem de Rh geralmente podem ser observados quando, digamos, uma turma de alunos de genética é testada. Os eritrócitos de algumas pessoas são fortemente aglutinados pelo ti-soro anti-D (o mais comumente usado, para tal finalidade), enquanto o sangue de outras pessoas reage muito mais fracamente contra anti-D. Por exemplo, as hemácias de pessoas do genótipo *DCe/dce* (R^1/r) são fortemente aglutinadas por anti-D, mas as células de pessoas com o genótipo *DCe/dCe* (R^1/r') reagem apenas fracamente. O motivo desse tipo de diferença é desconhecido. No entanto, no sistema de Fisher, ele pode ser classificado como um efeito de posição. A forte reação apresentada por *DCe/dce* pode ser devida ao fato de que *dce* são adjacentes. A reação mais fraca de *DCe/dCe* resultaria de *d* estar em seguida a *C*. Não está claro como este efeito de posição opera, embora tal evidência apoiasse o conceito de Fisher. Nenhum antígeno demonstrável é produzido pelo gene *d*.

Alguns dos genótipos comuns para amostras de uma população americana são citados no Quadro 17.6. Heiken e Rasmuson publicaram extensa lista de freqüências genotípicas para uma grande amostra de crianças suecas (Quadro 17.7).

Eritroblastose fetal

Não são conhecidos casos de pessoas que naturalmente contenham em seu sangue anticorpos anti-Rh, embora possam, e de fato se desenvolvam, indivíduos Rh$^-$ caso expostos ao antígeno de Rh correspondente. Tal exposição pode ocorrer por transfusão, e esta, como já foi dito antes, é a razão pela qual a tipagem de Rh (geralmente apenas quanto à produção ou não do antígeno D, ou Rh$_o$) é hoje rotineiramente determinada para os doadores e receptores. Mas o desenvolvimento de um anticorpo anti-Rh também pode ocorrer em algumas gestações, geralmente resultando em uma condição fetal conhecida como **eritroblastose**. Trata-se de uma anemia hemolítica, freqüentemente acompanhada de icterícia, pois os capilares do fígado

Quadro 17.7 Fenótipos e genótipos de Rh e freqüências
percentuais em 8.297 crianças suecas

Fenótipo	Genótipo representativo provável Wiener	Genótipo representativo provável Fisher	% amostra
Rh$^+$	R^0/r	Dce/dce	1,48
Rh$^+$	R^2/R^2	DcE/DcE	3,08
Rh$^+$	R^2/r	DcE/dce	12,50
Rh$^+$	R^1/r	DCe/dce	32,72
Rh$^+$	R^{1w}/r	DC^{w}e/dce	1,45
Rh$^+$	R^1/R^2	DCe/DcE	14,46
Rh$^+$	R^z/R^2	DCE/DcE	0,05
Rh$^+$	R^{1w}/R^2	DC^{w}e/DcE	0,66
Rh$^+$	R^1/R^1	DCe/DCe	16,16
Rh$^+$	R^1w/R^z	DC^{w}e/DCE	1,86
Rh$^+$	R^z/R^1	DCE/DCe	0,05
		Total Rh$^+$	84,47
Rh$^-$	r/r	dce/dce	14,90
Rh$^-$	r''/r	dcE/dce	0,22
Rh$^-$	r'^w/r	dC^{w}e/dce	0,02
Rh$^-$	r'/r	dCe/dce	0,39
		Total Rh$^-$	15,53

Baseado no trabalho de Heiken e Rasmuson, 1966.

ficam entupidos com os restos de hemácias e a bile é absorvida pelo sangue. Os eritrócitos danificados não transportam corretamente o oxigênio e se assemelham a células imaturas da medula, onde são formados. Pode ocorrer a morte antes do nascimento ou logo após, a menos que sejam tomadas medidas corretivas apropriadas.

Tal distúrbio ocorre apenas quando várias condições coincidentes se reúnem. A mãe tem que ser Rh^-, o feto Rh^+, portanto apenas o casamento de uma mulher Rh^- e um homem Rh^+, está envolvido. Deve também haver um defeito placentário no qual o sangue fetal, em que a superfície das hemácias leva o antígeno Rh, passa do embrião para a circulação materna. Isto ocorre muito, logo antes ou durante o nascimento. Como resultado, a concentração de anticorpos Rh é gradualmente elevada na mãe, e ela se torna *sensibilizada*. Em uma segunda ou subseqüente gestação envolvendo uma criança Rh^+, esses anticorpos podem retornar ao feto, onde destruirão as hemácias portadoras de antígeno. A elevação de anticorpos na mãe é gradual. Ela é sensibilizada no nascimento de seu primeiro filho Rh^+ ou logo após (a menos, é claro, que ela tenha já recebido uma transfusão com sangue Rh^+, um evento hoje incomum).

Embora a eritroblastose fetal seja uma condição severa e trágica, sua ocorrência, felizmente, é relativamente rara. Um estudo em Chicago mostrou apenas 92 crianças afetadas em 22.742 nascimentos em um período de sete anos. Isto corresponde a uma freqüência de 0,004, uma média baixa para eritroblastose resultante de incompatibilidade de Rh. A freqüência esperada de nascimentos eritroblásticos, na ausência de qualquer fator complicante, pode ser calculada a partir das freqüências dos alelos D e d, seguindo os métodos introduzidos no Cap. 5. Não considerando os *loci C* e *E*, as pessoas Rh^- têm o genótipo *dd*, e na população branca americana isso ocorre com uma freqüência de cerca de 0,15. Este número é o valor de b^2 na expansão de $(a + b)^2$. A freqüência do alelo recessivo *d* é portanto igual a $\sqrt{b^2}$ ou $\sqrt{0,15} = 0,39$. Em vista deste exemplo lidar com apenas um par de alelos, $(a + b)^2 = 1$ e $a = 1 - b$ ou 0,61, que é portanto a freqüência do alelo *D*. Apenas dois tipos de casamento, *DD* (homem) $\times$ *dd* (mulher) *Dd* (homem) $\times$ *dd* (mulher), podem resultar em uma criança Rh^+ de uma mãe Rh^- (o alelo raro D^u está envolvido aqui, mas não é incluído nos cálculos devido à sua baixa freqüência). As freqüências desses casamentos, com base na espectativa de casamento aleatório, seria:

DD (homem) $\times$ dd (mulher): $a^2 \times b^2 = 0,61^2 \times 0,39^2 = 0,0566$
Dd (homem) $\times$ dd (mulher): $2ab \times b^2 = 2(0,61 \times 0,39) \times 0,39^2 = 0,0723$

Nos casamentos *DD* (homem) $\times$ *dd* (mulher), todos os filhos são Rh^+, enquanto no segundo tipo a probabilidade de uma criança Rh^+ é de 0,5. Portanto, a freqüência esperada para todos os nascimentos com eritroblastose (caso todas as gestações venham a termo) é 0,0566 + 1/2 (0,0723) = 0,0927, ou aproximadamente 10% de todas as gestações, não considerando o fato de que na maioria das vezes o primeiro filho não é afetado. Esses 10% são bem maiores do que as freqüências observadas na maioria dos estudos.

A freqüência relativa de eritroblastose é em parte devida a outros caracteres provavelmente com base genética, tais como uma placenta defeituosa. Mas outro fator importante é a *incompatibilidade* ABO. Os casamentos ABO-compatíveis são aqueles em que o marido tem um grupo ABO adequado para doar sangue à sua esposa, e os incompatíveis são o reverso, isto é, o marido não pode doar sangue à esposa, ou seja,

	♀	♂
Compatível	A	A, O
	AB	A, B, AB, O
	B	B, O
	O	O
Incompatível	A	B, AB
	B	A, AB
	O	A, B, AB

Alguns estudos mostram que nascem muito menos crianças eritroblastóticas de casamentos ABO-incompatíveis do que de compatíveis. Nos casamentos ABO-incompatíveis, os eritrócitos fetais portadores de um antígeno, para o qual o sangue da mãe contém o anticorpo correspondente, quando cruzam a placenta são rapidamente destruídos antes que possa ocorrer a formação de anticorpo anti-Rh.

A descoberta de dois tipos de anticorpos anti-D (anti Rh_0) quase simultaneamente em 1944 por Wiener e Race, felizmente forneceu uma medida preventiva simples para a eritroblastose por Rh, de modo que tal condição não é mais necessariamente causa da morte da criança ou anemia. Esses dois tipos de anticorpo anti-D são (1) *completo*, que aglutina as hemácias contendo o antígeno D, e (2) *incompleto*, que não o faz. O anticorpo incompleto, no entanto, se liga aos sítios receptores nos eritrócitos Rh^+, os "sensibiliza" e evita que eles ajam antigenicamente. Uma injeção intramuscular de imunoglobulina humana D (Rh_0), contendo anticorpo anti-D incompleto, em uma mulher Rh^- dentro de 72 horas após o nascimento de uma criança D^- ou D^{u-} bloqueia efetivamente as hemácias da criança que estão na circulação materna quanto à indução da produção de anticorpos por parte da mãe. O anticorpo incompleto é freqüentemente obtido de homens Rh⁻ que tenham sido injetados com sangue Rh⁺.

PROBLEMAS

17-1 É possível cruzar dois coelhos agouti e produzir uma prole tanto chinchilla quanto himalaia?

17-2 Na planta ornamental capuchinha, as flores podem ser únicas, duplas ou superduplas. Elas diferem no número de pétalas, tendo a super-dupla o maior número delas. Os cruzamentos de superdupla × dupla às vezes produzem 1 superdupla:1 dupla e às vezes todas superdupla. Superdupla × superdupla produz uma prole toda superdupla ou 3 superdupla: 1 dupla ou 3 superdupla:1 única. Única × única só produz única. (a) Quantos alelos múltiplos ocorrem nesta série? (b) Disponha os fenótipos em ordem de dominância. (c) Um outro cruzamento de superdupla × dupla produz uma prole na proporção de 1 dupla:2 superdupla:1 única. O que você sabe sobre os genótipos parentais?

Use a seguinte informação nas respostas aos próximos quatro problemas. Na prímula chinesa a flor tem um centro, o "olho", de uma cor diferente do restante das pétalas. Normalmente esse olho é de tamanho médio e de cor amarela. Estas variantes também ocorrem: olho amarelo muito grande ("Primrose Queen"), olho branco ("Alexandra") e olho azul ("Blue Moon"). São os seguintes os resultados de alguns cruzamentos:

P	F_1	F_2
Normal × Alexandra	Alexandra	3 Alexandra:1 Normal
Alexandra × Primrose Queen	Alexandra	(não relatada)
Blue Moon × Normal	Normal	3 Normal:1 Blue Moon
Primrose Queen × Blue Moon	Blue Moon	(não relatada)

17-3 a) Disponha estes fenótipos em ordem de relativa dominância.
b) Quantos genótipos pode possuir o fenótipo "Alexandra"?
c) Quantos genótipos pode possuir o fenótipo "Primrose Queen"?
d) Quantas combinações diferentes de genótipos parentais produzirão uma proporção na prole de 3 Alexandra:1 normal?

17-4 A freqüência do gene I^{A1} foi obtida, em um estudo envolvendo 3,459 pessoas, como sendo de aproximadamente 0,21, a de I^{A2} 0,07 e a de I^B 0,06. Qual é a freqüência calculada para os seguintes fenótipos: (a) A_1B; (b) A_2B? (Trabalhe com quatro decimais.)

17-5 Quantas das 3.459 pessoas na amostra do problema anterior deverão ser A_2B? (Arredonde a resposta.)

17-6 Um homem tem o genótipo $I^A I^B$ Hh, enquanto o de sua esposa é $iihh$ (o ii foi determinado pela análise de heredograma). Qual a probabilidade de que tenham um filho com o fenótipo Bombaim?

17-7 Suponha que você não sabe o seu fenótipo M-N, ou se você é secretor ou não (a maioria das pessoas não tem esta informação sobre si própria). Qual é o seu fenótipo *mais provável*?

17-8 É conhecida uma série hipotética de 20 alelos múltiplos. Quantas classes fenotípicas são possíveis?

17-9 Quantas classes genotípicas diferentes são possíveis para o *locus* citado no Problema 17-11?

17-10 Considerando que o grupo sanguíneo A inclui três subtipos e os grupos B e O incluem um cada, quantos fenótipos estão incluídos na série A-B-O?

17-11 Considerando três subtipos do grupo A, quais grupos sanguíneos de sua resposta ao problema anterior você esperaria que dessem a mais fraca resposta anti-H?

17-12 Um caso de paternidade duvidosa envolve estes fatos: a mulher é A_1, seu filho é O e o suposto pai é B. Ele poderia ser o pai? Explique.

17-13 Em um caso de paternidade duvidosa foi determinado que a mulher era A_1, MS/NS e secretora. O homem acusado é O, MS/NS e secretor. A criança é A_2, MS/Ns e não secretora. Usando apenas esta informação, você poderia eliminar o homem como sendo o pai da criança? Explique.

17-14 Em outro caso de paternidade duvidosa foi determinado que a mulher é do grupo A, MNS e secretora, bem como A2B1C2D1/A3B4C3D4;

o homem é grupo B, Ms, secretor e A1B2C1D2/A4B3C4D3. O filho é do grupo O, MSs, não secretor e A2B1C2D1/A4B5C6D7. (a) Ele poderia ser o pai? (b) Em qual(is) teste(s) a resposta correta se baseia?

17-15 No caso seguinte considere que os *loci* HLA-A estão tão ligados que o *crossing-over* pode ser eliminado como possibilidade. Com relação aos *loci* HLA-A e HLA-B, o genótipo de uma mulher é A2B5/A9B12. Ela e seu marido têm três filhos cujos *fenótipos* são (1) A1A2 B5B8; (2) A1A9 B8B12; (3) A2A3 B5B7. Qual é o genótipo do marido?

17-16 Os *loci* HLA-A e HLA-C foram mapeados distando 0,6 unidade de mapa. Se o genótipo de um indivíduo para esses *loci* é A6B12/A9B5, qual seria a freqüência esperada de gametas A6B5 por mil produzidos por essa pessoa?

17-17 Quais são os fenótipos de cada um dos seguintes genótipos em *Drosophila melanogaster*: (a) lz^{BS} + + + / + lz^k + + ; (b) lz^{BS} lz^k + + / + + + +?

17-18 Lembre que na eritroblastose os alelos importantes são D e d e que, portanto, as pessoas Rh⁺ são do genótipo DD ou Dd e as pessoas Rh⁻ são dd. No heredograma abaixo o casamento mostrado é o primeiro tanto para o homem quanto para a mulher, e ela nunca recebeu transfusão de sangue nem injeção de imunoglobulina D. Os símbolos escuros representam casos de eritroblastose fetal. Após examinar o heredograma, dê o genótipo de Rh para cada membro da família.

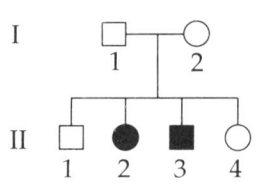

17-19 Em qual dos seguintes casamentos o risco de eritroblastose é maior: ♀ A, Rh⁻ × ♂ O, Rh⁺, ou ♀ O, Rh⁻ × ♂ A, Rh⁺?

17-20 Considerando que o grupo sanguíneo A inclui três subtipos e os grupos B e O incluem um cada, quantos fenótipos podem ser reconhecidos se as classes A-B-O e as duas classes de Rh forem todas levadas em conta?

17-21 Uma mulher do grupo A_2 acusa um homem do grupo A_2 de ser o pai de seu filho grupo A_3 Rh⁺. Ele poderia ser?

17-22 Tanto o homem quanto a mulher do problema anterior são Rh⁻. Isto altera o seu julgamento?

17-23 Um casal acredita que levou o bebê errado do hospital. A mulher é O⁺, seu marido B⁺ e a criança O⁻. O filho poderia ser deles?

17-24 Um teste adicional descobre que o marido e a esposa do problema anterior são do tipo M, enquanto a criança é MN. Este fato adicional altera seu julgamento?

17-25 Em uma ação, um homem afirma que alguns de seus seis filhos com uma mulher na verdade não são dele. Os testes sanguíneos do marido, mulher e das seis crianças deram as seguintes informações:

Marido:	O,	Dce/DcE,	MS/Ms
Esposa:	A_1,	DcE/dce,	MS/Ns
Filho 1:	A_1,	DcE/DcE,	MS/MS
Filho 2:	O,	Dce/dce,	MS/Ns
Filho 3:	O,	DcE/dce,	Ms/Ns
Filho 4:	A_1,	DcE/dce,	NS/Ns
Filho 5:	O,	dce/dce,	MS/NS
Filho 6:	A_1B,	DCe/DcE,	MS/NS

Supondo que todos são nascidos dessa mãe, poderiam todas estas cirranças ser filhos desse pai? Explique.

17-26 Uma estudante de uma turma de genética foi tipada como B⁺. Ela relatou que seu pai é B⁻, sua mãe O⁺. Usando os símbolos-padrão I^A, I^B e i para o sistema A-B-O, e restringindo o tipo Rh ao par de genes D, d, dê o genótipo dessa estudante para o grupo sanguíneo e tipo de Rh.

18

HERANÇA POLIGÊNICA

Lembre-se de que as classes fenotípicas das características examinadas até aqui sempre foram **descontínuas.** Tais caracteres podem ser chamados **qualitativos.** As folhas de *Coleus* tinham uma venação regular ou irregular; os bois podiam ou não ter chifres e ser vermelho, ruão, ou branco; os coelhos podiam ser distinguidos pela cor da pelagem, bem como muitos outros animais; as pessoas pertencem a um grupo sanguíneo ou outro, e assim em diante. Este tem sido o caso quando o caráter envolvia forma e estrutura, pigmentos (isto é, um aspecto da fisiologia), antígenos e anticorpos, e assim em diante. Além disso, os genes envolvidos mostravam dominância completa, incompleta ou co-dominância.

Nem todos os caracteres herdados se expressam dessa maneira descontínua, no entanto. Nos seres humanos, por exemplo, a altura é um carater geneticamente determinado. Mas se nós tentarmos classificar uma amostra aleatória de estudantes em um *campus* de acordo com a altura, os resultados prontamente mostrarão um caráter que apresenta uma variação **fenotípica contínua.** Podemos perguntar, então: onde está a linha de separação entre as classes fenotípicas? As classes devem ser separadas em decímetros, centímetros, milímetros? Muitos outros caracteres são expressos de modo similar, incluindo a inteligência, cor da pele e dos olhos nas pessoas, cor de várias plantas, tamanho em muitas plantas e animais, bem como grau de manchas em alguns animais ou salpicado em algumas plantas. A diferença essencial entre herança contínua e descontínua é ilustrada com dados generalizados de cruzamentos de cada tipo comparado graficamente na Fig. 18.1. Claramente, os conceitos de herança mendeliana simples, com o reaparecimento dos fenótipos parentais como classes distintas e separadas nas gerações F_1 e F_2, devem se modificados de modo a explicar a variação contínua em caracteres **quantitativos,** tais como altura, peso, inteligência ou cor da pele.

O interesse não é só com a altura relativa da pessoa, mas o *quão* alta, isto é, com *caracteres contínuos de grau e não descontínuos de tipo.* A herança quantitativa lida mais freqüentemente com uma população na qual ocorrem todos os possíveis cruzamentos e menos freqüentemente com cruzamentos individuais. Esse tipo de estudo envolve a quantificação de dados e tratamentos estatísticos tais como médias, variâncias, desvios padrão e outros de modo a avaliar apropriadamente os dados.

COR DOS GRÃOS EM TRIGO

Entre as pesquisas pioneiras que deram evidência significativa aos mecanismos de herança quantitativa está o trabalho de Nilsson-Ehle (1909) com o trigo. Um de seus cruzamentos era de uma variedade vermelha × variedade branca. Os grãos da F_1 eram uniformemente vermelhos, mas de uma tonalidade intermediária ao vermelho e branco da geração parental. Isto pode sugerir dominância incompleta, mas ao cruzar os membros da F_1, Nilsson-Ehle produziu uma F_2 na qual ocorriam cinco classes fenotípicas, em uma proporção 1:4:6:4:1. Observando que $\frac{1}{16}$ da F_2 era de cor tão extrema quanto cada uma das plantas parentais (isto é, tão vermelha ou branca quanto os indivíduos P), ele especulou que dois pares de alelos controladores da produção do pigmento vermelho estavam operando nesse cruzamento.

Fig. 18.1 Curvas comparando os resultados de cruzamentos envolvendo (A) altura, um caráter descontínuo em ervilhas, e (B) cor dos grãos, um caráter contínuo em trigo, seguidos por três gerações. As ordenadas representam o número de indivíduos; as abscissas representam o caráter quantitativo.

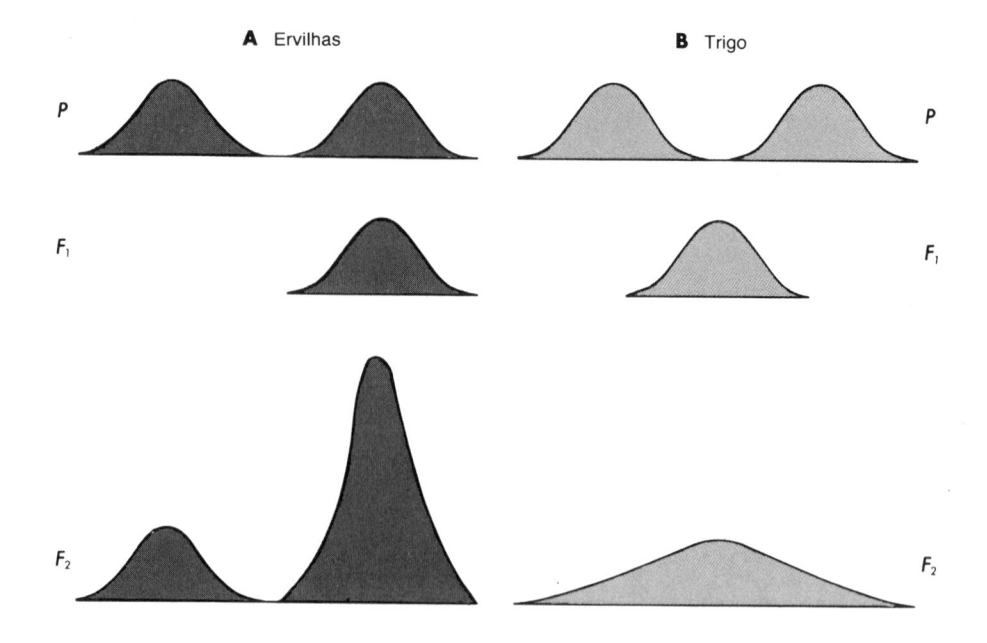

A explicação, é claro, está na fração $\left(\frac{1}{16}\right)$ que era tão extrema quanto cada uma das linhagens parentais. Simbolizando os genes para vermelho com as letras maiúsculas *A* e *B*, e seus alelos responsáveis pela falta de pigmento por *a* e *b*, esse cruzamento pode ser diagramado assim:

$$P \quad AABB \quad \times \quad aabb$$
$$\text{vermelho-} \quad \text{branco}$$
$$\text{escuro}$$

$$F_1 \quad AaBb \quad (\times AaBb)$$

$$F_2 \quad \tfrac{1}{16} AABB + \tfrac{2}{16} AaBB + \tfrac{1}{16} aaBB$$
$$+ \tfrac{2}{16} AABb + \tfrac{4}{16} AaBb + \tfrac{2}{16} aaBb$$
$$+ \tfrac{1}{16} AAbb + \tfrac{2}{16} Aabb + \tfrac{1}{16} aabb$$

Supondo que cada "dose" de um gene para produção de pigmento aumente a intensidade da cor, esta F_2 pode ser distribuída fenotipicamente, de acordo com o número de alelos para vermelho, do seguinte modo:

Genótipo	Número de genes para vermelho	Fenótipo	Fração de F_2
AABB	4	vermelho-escuro	$\frac{1}{16}$
AABb, AaBB	3	vermelho-médio	$\frac{4}{16}$
AAbb, aaBB, AaBb	2	vermelho intermediário	$\frac{6}{16}$
aaBb, Aabb	1	vermelho-claro	$\frac{4}{16}$
aabb	0	branco	$\frac{1}{16}$

Os alelos simbolizados por letras maiúsculas, os que "contribuem" para a cor vermelha neste caso, são chamados **alelos contribuintes.** Os que não "contribuem" para a cor vermelha (representados por letras minúsculas) podem ser chamados **alelos não contribuintes.** Alguns geneticistas referem-se a eles como alelos efetivos e não efetivos, respectivamente. Temos aqui uma série poligênica com quatro alelos contribuintes. O termo **poligene** foi introduzido por Kenneth Mather, que resumiu a interpretação moderna de herança quantitativa. Este termo tem sido amplamente usado em substituição a *fatores múltiplos.*

Várias suposições simplificadoras devem ser feitas para se determinar se o mecanismo de herança poligênica é o mesmo que opera nos casos de caracteres qualitativos. *Suponha* que

1. Não há dominância, mas sim existem pares de alelos contribuintes e não contribuintes.
2. Cada alelo contribuinte na série produz um efeito igual.
2. Os efeitos de cada alelo contribuinte são cumulativos ou aditivos.
4. Não há epistasia (mascaramento do fenótipo) entre genes em diferentes *loci.*
5. Não há ligação.
6. Os efeitos ambientais estão ausentes ou são tão controlados que podem ser ignorados.

Certamente, à medida que o número de pares de alelos aumenta, a probabilidade de ligação aumenta, e o efeito do ambiente pode ser ignorado apenas em experimentos rigidamente controlados. Além disso, alguns geneticistas encontraram evidências sugerindo que não ocorram universalmente a primeira e/ou a segunda dessas suposições. Muitos efeitos poligênicos, no entanto, parecem operar de modo consistente com os primeiros quatro pontos, e a tarefa é consideravelmente facilitada quando admitimos todas as seis suposições simplificadoras.

Em outro cruzamento em trigo, relatado por Nilsson-Ehle, foi usada uma variedade diferente de vermelho, resultando em $\frac{1}{64}$ da F_2 tão extrema quanto cada genitor, com sete classes em uma proporção 1:6:15:20:15:6:1. Um pouco de reflexão nos sugere a operação de três pares de alelos. Lembre, dos capítulos anteriores de herança monogênica, que, se estiver envolvido apenas um par de alelos, um quarto da F_2 deve ser tão extrema quanto cada genitor. Caso a informação para um, dois e três pares de poligenes seja tabulada, emerge um padrão:

Número de pares de polígonos nos quais dois genitores diferem	Fração de F_2 igual a um dos genitores	Número de classes genotípicas de F_2	Número de classes fenotípicas de F_2	Proporção fenotípica de F_2 = coeficiente de
1	$\frac{1}{4}$	3	3	$(a + b)^2$
2	$\frac{1}{16}$	9	5	$(a + b)^4$
3	$\frac{1}{64}$	27	7	$(a + b)^6$
n	$(\frac{1}{4})^n$	3^n	$2n + 1$	$(a + b)^{2n}$

Assim, com quatro pares de poligenes, $\frac{1}{256}$ da F_2 é tão extrema quanto cada genitor; com cinco, apenas $\frac{1}{1024}$; com 10, a fração cai para 1/1.048.576 e com 20 pares apenas 1 em 1.099.511.627.776 da F_2 terá medidas como um genitor ou o outro. O número de classes genotípicas aumenta, é claro, com grande rapidez à medida que o número de pares de poligenes se torna maior. Para quatro pares de alelos existem 81 classes de F_2; cinco pares de alelos produzem 243 genótipos de F_2; 10 pares, 59.049; e 20 pares, 3.486.784.401. Assim, à medida que o número de poligenes que governam determinado caráter sobe, a prole forma rapidamente um contínuo de variação no qual a distinção entre as classes se torna virtualmente impossível de fazer.

Dividindo a diferença quantitativa total pelo número de alelos contribuintes indicamos a quantidade contribuída por cada alelo efetivo. Por exemplo, no seguinte caso hipotético em abóbora, quantos alelos contribuintes estão operando e qual a contribuição de cada um?

$$\text{P frutos com 2.300 kg} \times 9,5 \text{ kg}$$
$$\text{F}_1 \text{ frutos com 5,8 kg}$$
$$\text{F}_2 \ \tfrac{3}{750} \text{ frutos com 2,3 kg} \dots \tfrac{3}{750} \text{ frutos com 9,5 kg}$$

Observe que $\frac{3}{750}$, a fração da F_2 que tem frutos tão leves ou tão pesados quanto a geração P, é simplificável para $\frac{1}{250}$. Usando a fórmula $(\frac{1}{4})^n$ (onde n = pares de alelos), note que $(\frac{1}{4})^n = \frac{1}{256}$ caso $n = 4$, e $\frac{1}{250}$ é próximo a apenas $(\frac{1}{256})$ na série de $(\frac{1}{4})^n$. Portanto, quatro pares de alelos devem estar envolvidos, e as plantas que produzem os frutos mais pesados têm todos os oitos alelos contribuintes. Uma vez que a diferença total é de 7 kg (9,5 - 2,3), cada alelo efetivo contribui com $\frac{16}{8} = 0,9$ kg.

Alternativamente, $(\frac{1}{2})^n$ pode ser usado para se determinar diretamente o número de alelos contribuintes (em vez do número de pares). Neste caso $(\frac{1}{2})^n = \frac{1}{256}$ apenas se $n = 8$. Neste exemplo com o peso das abóboras, um peso de aproximadamente 2,30 kg é chamado peso básico e sugere que de todos os poligenes que podem estar envolvidos no peso do fruto, as duas linhagens parentais não eram homozigotas para todos os quatro pares determinados nestes cálculos.

É também aparente que o número de classes fenotípicas de F_2 segue um padrão, mas que produz um aumento menos dramático à medida que o número de pares de poligenes torna-se maior. Assim com um par, a F_2 do cruzamento $AA \times aa$ inclui três classes fenotípicas que correspondem ao número de classes genotípicas (AA, Aa, aa). Os dois exemplos do trabalho de Nilsson-Ehle em trigo indicam que o número de classes fenotípicas de F_2 é um mais que o dobro do número de pares de poligenes, ou $2n + 1$.

Observe que a proporção fenotípica também segue um padrão. Um par dá origem à proporção 1:2:1: na F_2, dois pares dão 1:4:6:4:1 e três pares a 1:6:15:20:15:6:1. Estas proporções são do mesmo modo que a seqüência de *coeficientes* nos binômios de uma potência se iguala ao *dobro* do número de pares de alelos envolvidos. Note a relação desses coeficientes a certas linhas no triângulo de Pascal, no Cap. 5. Assim, a expansão de $(a+b)^2$ dá uma seqüência de coeficiente de 1:2:1, que é a mesma que a proporção fenotípica de F_2 para um par de poligenes. Expandindo para $(a+b)^4$ produzimos uma série de coeficiente de 1:4:6:4:1, e assim em diante. Assim, uma proporção fenotípica de F_2 pode ser determinada para qualquer número de pares de poligenes pensando na seqüência de coeficientes dada pela expansão binomial elevada à potência $2n$, onde, novamente, n representa o número de pares de poligenes.

COR DO OLHO HUMANO

As pessoas diferem nitidamente quanto à cor de olho, isto é, na quantidade de melanina na íris. Exceto nos albinos, ninguém deixa de ter alguma pigmentação ocular. Os que têm menos apresentam olhos que parecem azuis e os que têm mais apresentam olhos que parecem castanhos. Os olhos azuis devem sua cor à dispersão da luz branca na superfície quase incolor de células da íris. Este efeito é maior nos comprimentos de onda mais curtos (azuis) do espectro visível, dando à íris seu aspecto azul. A inspeção detalhada de íris não-marrom de algumas pessoas revela pequenos pontos de uma coloração castanha ou um tanto alaranjada, pois a pequena quantidade de pigmento é mais abundante em pequenos grupos de células. Em outras pessoas o pigmento é mais uniformemente distribuído, e os olhos parecem de azul uniforme.

Obviamente, portanto, há uma gradação na cor dos olhos, variando desde o azul-claro até o castanho mais escuro ("preto"). Os seres humanos não caem simplesmente nas categorias "ou" azul "ou" castanho, mas as grandes amostras formam um contínuo de variação, que é forte indicativo de herança poligênica. O número de classes fenotípicas reconhecidas é portanto arbitrário e depende mais das técnicas de observação e equipamento usado e em parte do observador. Embora a herança da cor de olho seja complexa e apenas parcialmente compreendida, pelo menos nove classes fenotípicas (Davenport e Hughes designam cinco e sete, respectivamente) podem ser reconhecidas por questão de conveniência. Em ordem crescente de pigmentação melanínica, eles podem ser designados como azul-claro, azul-médio, azul-escuro, cinza, verde, avelã, castanho-claro, castanho-médio e castanho-escuro.

Se considerarmos o número de classes fenotípicas como sendo um a mais que o dobro de pares de poligenes ($2n + 1$), teremos nove classes resultantes da ação de quatro pares de alelos. Nesta hipótese, uma base simplificada para a cor de olho seria:

Número de alelos contribuintes no genótipo	Cor dos olhos
0	Azul-claro
1	Azul-médio
2	Azul-escuro
3	Cinza
4	Verde
5	Avelã
6	Castanho-claro
7	Castanho-médio
8	Castanho-escuro

Independentemente do número de pares de poligenes postulados (e devemos enfatizar que os estudos até agora não permitem uma determinação definitiva do número de pares), está claro que a cor de olho é devida a poligenes, alguns dos quais podem interagir de maneiras ainda pouco compreendidas. Nenhum dado conclusivo está disponível quanto à ligação de genes que afetem tal caráter, embora alguns sugiram uma herança ligada ao X.

OUTROS CARACTERES HUMANOS

A cor da pele em humanos também depende de quantidades relativas de melanina. Os estudos de cor da pele começaram com C.B. Davenport em 1913, tentando relacionar freqüências de amostras de vários graus de pigmentação a modelos baseados em números diferentes de pares de poligenes. Isto se baseou simplesmente em um cruzamento diíbrido mendeliano com *AABB* como pares de genes para a cor preta e *aabb* sendo os pares de genes para a cor branca. A cor real foi determinada por quantos genes *A* ou *B* a pessoa tinha, de um modo aditivo. Desde essa época, com métodos melhores para quantificar a cor da pele, foram considerados de três a seis pares de genes como responsáveis pela cor da pele. A conclusão básica de Davenport de que a cor da pele era poligênica era correta. Embora a herança poligênica seja claramente sugerida em seres humanos para muitos caracteres quantitativos, tais como peso, inteligência e cor de cabelo (exceto para vermelho *versus* não vermelho), nenhuma hipótese completa estabeleceu o número exato de pares de alelos nem mediu seu efeito individual e coletivo para qualquer dessas características

VARIAÇÃO TRANSGRESSIVA

Parte da prole pode ser mais extrema que qualquer um dos genitores ou avós. Lembre de exemplos humanos onde, digamos, algumas crianças são mais baixas ou mais altas que ambos os genitores ou qualquer ancestral mais remoto. O mesmo fenômeno às vezes ocorre também com relação à inteligência, cor de pele e cor de olhos. Tais exemplos ilustram **variação transgressiva.**

Um dos primeiros casos de variação transgressiva a ser relatado na literatura foi descrito em 1914 e 1923 por Punnett e Bailey. Fizeram um cruzamento de galináceos Golden Hamburg (grande) com Sebright Bantam (pequeno). A F_1 era intermediária em peso aos genitores e bastante uniforme, mas algumas aves de F_2 eram mais pesadas ou leves que ambos os genitores. Seus resultados sugeriram a Punnett e Bailey quatro pares de alelos, com Golden Hamburg tendo, digamos, o genótipo *AABBCCdd* e Sebright Bantam tendo o genótipo *aabbccDD*. Do mesmo modo, as crianças podem ter olhos mais escuros ou claros que qualquer um dos genitores. Alguns dos problemas ao final deste capítulo lidam com interessantes ilustrações de variação transgressiva.

Os casos de herança poligênica são conhecidos em muitas outras plantas e animais. Um dos casos mais sugestivos foi descoberto em tomate por Lindstrom. Os cruzamentos entre os Golden Beauty, de frutos grandes (média de peso de 166,6g), e os Red Cherry, de frutos menores (média de peso de 7,3g), produziram uma F_1 com frutos de tamanhos intermediários aos tipos parentais, porém mais próximos da variedade com frutos menores (média de peso de 23,9g). Tais resultados podem ser explicados supondo uma dominância ou efeito desigual entre pelo menos alguns dos alelos contribuintes.

Em gado ocorre tanto cor uniforme quanto malhada. A cor uniforme é devida a um alelo dominante, *S,* e a malhada a seu alelo recessivo, *s.* Os estudos indicam que o grau de malhado nos *ss* depende de uma grande série de poligenes (Fig. 18.2). Os que forem *S* — não serão malhados, independentemente do restante do genótipo com relação a malhado.

C.K. Chai mostrou que a diferença entre uma contagem de leucócitos alta e baixa no camundongo é um caráter poligênico. Ele sugeriu dominância, no entanto, para contagem baixa e destacou que "as evidências estão-se acumulando... de que um caráter quantitativo é um agregado de efeitos de diferentes sistemas biológicos, cada um dos quais contribui com efeitos específicos que diferem em magnitude e efeito biológico sob o controle de genes individuais. Os resultados atuais, embora não sejam considerados definitivos, indicarão que é assim".

Em resumo, os mecanismos operativos básicos na herança quantitativa parecem ser os mesmos que os dos caracteres qualitativos. Tais estudos, como relatados aqui, também enfatizam o fato de que muitos caracteres são o resultado de interação de um tipo ou de outro entre vários pares de alelos.

No caso de *caracteres quantitativos* tais como os lidados aqui, o possível do ambiente deve ser considerado e cuidadosamente regulado em qualquer experimento controlado. Por exemplo, a altura em muitas plantas (milho, tomate, ervilha, cravo-de-defunto, zínia) é um caráter controlado geneticamente, mas é obvio que fatores ambientais tais como fertilidade do solo, textura, água, temperatura, duração e comprimento de onda da luz incidente, ocorrência de parasitas, para citar apenas alguns, também afetam a altura. O genótipo determina a faixa que um indivíduo poderá ocupar em relação a um caráter quantitativo. O ambiente determina o ponto, dentro da faixa geneticamente determinada, em que o tamanho do indivíduo se situará.

OUTROS ORGANISMOS

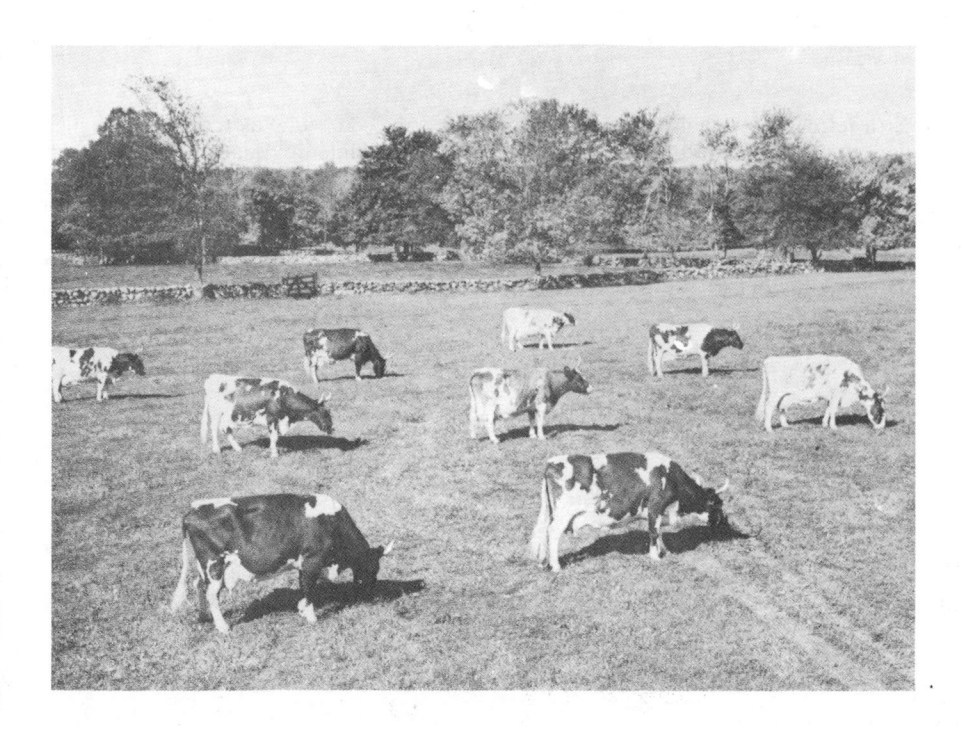

Fig. 18.2 Variação no grau de manchas em um rebanho de gado. A quantidade de manchas depende de uma série de poligenes, mas eles são hipostáticos a *S* (cor uniforme). (Foto por cortesia de Ayrshire Breeders Association.)

CONCEITOS ESTATÍSTICOS

A análise da herança dos poligenes que controlam caracteres de variação contínua requer a aplicação de certas técnicas de um ramo da matemática chamada estatística. A estatística é útil em dois problemas fundamentais comumente encontrados na pesquisa científica: (1) o que se pode aprender sobre uma populaçãoa partir de medidas de uma amostra dessa população, e (2) o quão confiáveis são as conclusões sobre tal população.

Há uma clara diferença entre **população** e **amostra**. A população consiste de um grupo inteiro de indivíduos, medidos quanto a algum caráter variável quantitativo. Neste contexto o aspecto importante de uma população é uma série de números que representam tal variável quantitativa. Assim, os dados mostrando, por exemplo, o ganho de peso em ratos adultos de laboratório que receberam uma dieta específica por determinado número de dias representa uma população biológica, como a medida da altura de alunos e alunas, ou os pesos de abóboras. O estatístico está interessado nesses números e não nos ratos, pessoas ou abóboras, propriamente. Mesmo um pequeno problema com uma população de uma espécie endêmica em uma pequena ilha isolada não inclui todos os indivíduos da espécie dessa ilha. Por razões óbvias, ou é impraticável ou impossível acumular as medidas de tal grupo. Raramente a população é suficientemente finita para que todos os indivíduos sejam medidos.

Assim sendo, as descrições da população devem geralmente ser formuladas a partir de *amostras* dela. Para serem úteis na estimativa de uma população, a amostragem deve ser colhida do modo mais aleatório possível. Ao lidar com alturas e pesos, por exemplo, a avaliação da amostra não deve selecionar pelo mais alto, ou mais baixo, ou mais pesado, ou leve, mas deve refletir o mesmo tipo e grau de variabilidade que a população.

Os valores reais para as populações são constantes chamadas **parâmetros**. As estimativas de populações baseadas em amostras são **estatísticas**. As estatísticas são sujeitas a algum grau de erro aleatório que resultam de práticas de amostragem, mas, uma vez determinada, é possível estabelecer a faixa do parâmetro correspondente com um certo grau de confiança. O geneticista precisa ser capaz não só de estimar os parâmetros de importância bem como determinar a probabilidade de se estar lidando com indivíduos da mesma ou de populações diferentes. No contexto genético, portanto, dizemos que a estatística fornece:

1. Uma descrição concisa das características quantitativas da amostra.
2. Uma estimativa
   a) das características quantitativas da população de onde foi tirada a amostra.
   b) de o quanto a amostra representa bem a população.
3. Uma expressão da probabilidade de que duas amostras difiram significativamente (dentro de limites estabelecidos pelo acaso) em termos de uma hipótese particular explicando o motivo das diferenças observadas.

Os seguintes métodos estatísticos fornecerão as estimativas e descrições citadas.

Média

Uma estatística muito elementar, com a qual você sem dúvida está acostumado, é a **média**. O cálculo da média, representada por $\bar{x}$, pode ser representado pela fórmula

$$\bar{x} = \frac{\Sigma x}{n} \tag{1}$$

onde Σ (a letra grega maiúscula sigma) significa a soma de todos os termos; x, as medidas individuais; e n, o número de indivíduos na amostra. Geralmente, quando n é muito grande, é conveniente agrupar os dados por *classes*. Assim, para se determinar o grau médio em uma prova para uma turma grande, talvez seja mais prático determinar o número ou *freqüência* de indivíduos avaliando entre 96 e 100 em uma classe ou grupo, os que ficam entre 91 e 95 em outra, e assim em diante. O "valor da classe" médio entre os extremos de cada faixa de classe também é computado. Os dados tabulados serão então dispostos do seguinte modo:

Faixa da classe	Valor da classe x	Freqüência f	fx
96-100	98	1	98
91-95	93	4	372
86-90	88	8	704
81-85	83	12	996
76-80	78	18	1.404
71-75	73	25	1.825
66-70	68	17	1.156
61-65	63	10	630
etc.	etc.	etc.	etc.

Se os dados forem agrupados deste modo, a média será então

$$\overline{x} = \frac{\Sigma fx}{n} \tag{2}$$

A equação (2) perde um pouco em precisão para a equação (1), mas a simplicidade aritmética de seu método compensa muito esta ligeira imprecisão.

Embora a média seja uma estatística necessária, ela não é muito informativa, pois uma comparação de médias de diferentes amostras não reflete nada de sua diversidade, ou *variabilidade*. Considere como exemplo três estudantes; o primeiro obteve os graus 75, 75, 75; o segundo, 65, 75, 85; e o terceiro 50, 75 e 100. Obviamente a média de cada um é 75, mas a distribuição reflete faixas muito diferentes. Não há variabilidade nas notas do primeiro estudante, e muito na do último. Além disso, a média é muito afetada por alguns valores extremos.

Variância

A variabilidade da população é medida pela variância, σ^2:

$$\sigma^2 = \frac{\Sigma(x - \mu)^2}{N} \tag{3}$$

onde x representa cada medida individual na população, μ a média da população e N o número de indivíduos que compõem a população. Obviamente, a média da população e o número total de indivíduos geralmente não são determináveis pois é impraticável ou impossível medir cada *indivíduo* da população. Estas dificuldades são evitadas substituindo-se os valores da amostra pelos da população:

$$s^2 = \frac{\Sigma(x - \overline{x})^2}{n} \tag{4}$$

Mas a equação (4) é tendenciosa na direção de uma subestimativa pois, ao se usar a média da amostra, o número de medidas independentes é n — 1. Por exemplo, a série de seis valores 4, 3, 6, 2, 1, 2 tem uma média de 3, que é calculada de tal modo que um valor é fixado pela soma dos outros. Ou seja,

$$\frac{4 + 3 + 6 + 2 + 1 + x}{6} = 3$$

o valor de x só pode ser 2. Para evitar a tendenciosidade na fórmula (4), temos que multiplicar pelo fator de correção

$$\frac{n}{n - 1}$$

dando

$$s^2 = \frac{\Sigma(x - \overline{x})^2 \, n}{n(n - 1)}$$

Cancelando n no numerador e denominador, temos uma estimativa não tendenciosa da variância da amostra.

$$s^2 = \frac{\Sigma(x - \overline{x})^2}{n - 1} \tag{5}$$

Caso os dados sejam agrupados por classes, como em nosso cálculo da média, a equação (5) fica

$$s^2 = \frac{\Sigma f(x - \overline{x})^2}{n - 1} \tag{6}$$

A variância da amostra, s^2, nos dá uma estimativa não tendenciosa da variância da população (σ^2). Mas a variância é *expressa ao quadrado*, e nós não avaliamos a altura em metros quadrados ou o peso em quilos quadrados. Esta dificuldade é resolvida pela próxima estatística a ser descrita.

Desvio padrão

Para evitar expressar a variabilidade no quadrado da medida, simplesmente extraímos a raiz quadrada da variância. Esta estatística é o **desvio padrão,** s, que é dado pela fórmula

$$s = \sqrt{\frac{\Sigma f(x - \bar{x})^2}{n - 1}} \tag{7}$$

Com efeito, o desvio padrão reflete a extensão na qual a média representa toda a amostra. Se todos os indivíduos tivessem o mesmo valor, não haveria variabilidade, e a média representaria perfeitamente a amostra. O exame da equação (7) indica que o desvio padrão seria então *zero*. À medida que a amostra se torna mais variável, a média vai-se tornando progressivamente um indicador menos perfeito de toda a amostra, e como o desvio da média, classe por classe, aumenta, também aumenta o desvio padrão. No entanto, a extração da raiz quadrada da variança reintroduz uma tendenciosidade. Porém o desvio padrão tem a vantagem necessária de expressar as unidades de medida, bem como a utilidade na determinação de outras estatísticas.

Para avaliar como tal estatística pode ser calculada e o que ela revela em relação à amostra, considere algumas medidas de comprimento de 200 plantas hipotéticas de F_1 resultantes de um determinado cruzamento. Os cálculos serão facilitados se os dados forem agrupados por classes e tabulados do seguinte modo:

1	2	3	4	5	6
Valor da classe (cm)	Freqüência f	fx	Desvio da média $(x\text{-}\bar{x})$	Desvio ao quadrado $(x\text{-}\bar{x})^2$	$f(x\text{-}\bar{x})^2$
48	8	384	− 4,75	22,56	180,50
50	32	1.600	− 2,75	7,56	242,00
52	75	3.900	− 0,75	0,56	42,19
54	52	2.808	+ 1,25	1,56	81,25
56	28	1.568	+ 3,25	10,56	295,75
58	5	290	+ 5,25	27,56	137,81
	$n = 200$	$\Sigma fx = 10.550$			$\Sigma f(x - \bar{x})^2 = 979,50$

$$\bar{x} = \frac{\Sigma fx}{n} = \frac{10.550}{200} = 52,75 \text{ cm}$$

$$s = \sqrt{\frac{\Sigma f(x - \bar{x})^2}{n - 1}} = \sqrt{\frac{979,5}{199}} = \sqrt{4,92} = 2,218 \approx 2,22$$

Este cálculo nos fornece uma média, mais ou menos o desvio padrão; isto é, $\bar{x} = 52,75 \pm 2,22$. Para compreender o significado de tal expressão e a informação que ela contém, devemos examinar as "curvas de distribuição".

Sendo os dados de grandes amostras plotados em medidas quantitativas, tais como o comprimento, na abscissa, e os números de indivíduos (freqüência) plotados na ordenada, a curva resultante freqüentemente tem a forma de um sino. A variação é simétrica na maior classe (ou moda), como indicado na Fig. 18.3. Tal curva é uma **curva normal** ou uma curva de distribuição normal. Se os dados forem cuidadosamente plotados e levantada uma perpendicular da abscissa em um valor igual à média, ela intersectará a curva em seu ponto mais alto e dividirá a área sob a curva em duas partes iguais (Fig. 18.3), dividindo portanto a amostra em dois grupos do mesmo tamanho. Caso a perpendicular à abscissa seja levantada

Fig. 18.3 A curva de distribuição normal. Uma perpendicular levantada da abscissa em um valor igual à média corta a curva em seu ponto mais alto e divide a área sob a curva em áreas de igual tamanho.

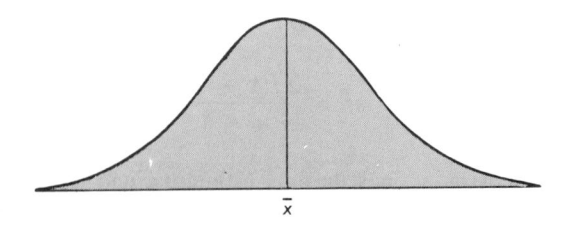

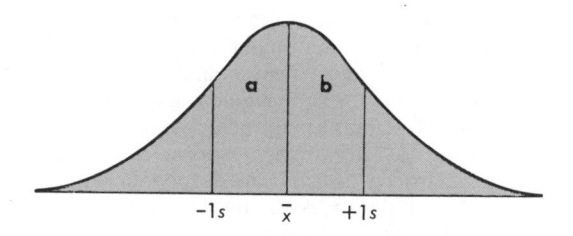

Fig. 18.4 A curva de distribuição normal com perpendiculares à abscissa levantadas em pontos mostrando valores de $x + s$ e $x - s$. As áreas a e b compreendem cada uma 34,13% das áreas sob a curva.

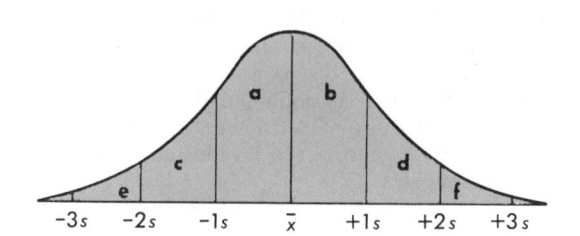

Fig. 18.5 Curva de distribuição normal com perpendiculares à abscissa levantadas em valores de $x +/- 1s$, $x +/- 2s$, e $x +/- 3s$. As áreas sob a curva são as seguintes: $a + b = 68,26\%$; $(a + b) + (c + d) = 95,44\%$ $(a + b) + (c + d) + (e + f) = 99,74\%$.

em pontos com valores iguais a $\bar{x} + s$ e $\bar{x} - s$, a área sob a curva entre $\bar{x} + s$ e $\bar{x} - s$, é 68,26% da área sob a curva (Fig. 18.4).

Similarmente, a área sob a curva entre $\bar{x} - 2s$ e $\bar{x} + 2s$ é 95,44% da área total; para $\bar{x} \pm 3s$, a área incluída é 99,74% do total (Fig. 18.5). Isto significa que, *em uma distribuição normal*, cerca de 68% (ou aproximadamente dois terços) dos indivíduos terão valores entre $\bar{x} - s$ e $\bar{x} + s$, cerca de 95% terão valores entre $\bar{x} - 2s$ e $\bar{x} + 2s$, e assim em diante. Portanto, se um indivíduo for escolhido ao acaso em uma população normalmente distribuída, a probabilidade é de 0,68 de que ele pertença à parte da população que fica na faixa $\bar{x} \pm s$. Similarmente, há uma probabilidade de 0,95 de que o indivíduo selecionado fique entre os limites $\bar{x} \pm 2s$ ou apenas uma probabilidade de 0,05 de que o indivíduo escolhido aleatoriamente fique fora desses limites. As porcentagens da amostra determinadas pela média mais ou menos múltiplos diferentes do desvio padrão são mostradas de modo completo no Quadro 18.1.

Assim, o desvio padrão é uma descrição útil da variabilidade da amostra, e se a amostra for grande e escolhida aleatoriamente, será um bom indicador da variabilidade da população. À medida que a variabilidade da amostra aumenta, também aumenta o desvio padrão.

Erro padrão da média de amostras

Se uma série de amostras for colhida da mesma população, suas médias e desvios padrão provavelmente não serão os mesmos. Na página seguinte foram mostradas medidas de uma amostra

Quadro 18.1 Porcentagens de amostra que caem dentro de múltiplos do desvio padrão da média

Média ± valores de s	Percentagem de amostra incluída	Média ± valores de s	Percentagem de amostra incluída
0,1	7,96	2,0	95,44
0,2	15,86	2,1	96,42
0,3	23,58	2,2	97,22
0,4	31,08	2,3	97,86
0,5	38,30	2,4	98,36
0,6	45,14	2,5	98,76
0,675	50,00	2,58	99,00
0,7	51,60	2,6	99,06
0,8	57,62	2,7	99,30
0,9	63,18	2,8	99,48
1,0	68,26	2,9	99,62
1,1	72,86	3,0	99,74
1,2	76,98	3,1	99,80
1,3	80,64	3,2	99,86
1,4	83,84	3,3	99,90
1,5	86,64	3,4	99,94
1,6	89,04	3,5	99,96
1,645	90,00	3,6	99,96
1,7	91,08	3,7	99,98
1,8	92,82	3,8	99,98
1,9	94,26	3,9	99,99
1,96	95,00	4,0	99,99

hipotética de plantas com uma média de 52,75cm. Um outro grupo de 200 plantas de F_2 da mesma população teria, ao acaso, uma média um pouco diferente. No entanto, se uma série de amostras de 200 indivíduos cada fosse colhida ao acaso, suporíamos, com nossos conhecimentos das leis da probabilidade, que algumas amostras teriam médias relativamente baixas e algumas relativamente altas, mas a maioria seria intermediária. De fato, se plotássemos um grande número dessas amostras sucessivas, elas formariam uma curva normal, e teríamos um quadro mais ou menos claro da distribuição da população. Poderíamos então calcular a média e o desvio padrão da população. As limitações práticas nos impedem de fazer exatamente isto, mas o desvio padrão das médias ou o **erro padrão da média das amostras** podem ser calculados em uma amostra representativa.

O erro padrão da média da amostra, $s_{\bar{x}}$, representa uma estimativa do desvio padrão das médias de muitas amostras que podem ser colhidas e mede a aproximação com que a média da amostra, $\bar{x}$, representa a média da população, μ. O tamanho usado da amostra e a variabilidade da população afetam a confiabilidade de $\bar{x}$ como estimativa de μ. Quanto maior a variação na população, maior a amostra necessária para fornecer uma representação adequada da população. Ambos os fatores são levados em conta na equação para o cálculo do erro padrão da média da amostra:

$$s_{\bar{x}} = \frac{s}{\sqrt{n}} \tag{8}$$

onde s é o desvio padrão da média e n é o número de indivíduos que compõem a amostra.

Na amostra hipotética de 200 plantas de F_1, onde $\bar{x} = 52,75$ cm e $s = 2,22$, o erro padrão da média da amostra torna-se

$$s_{\bar{x}} = \frac{2,22}{\sqrt{200}} = \frac{2,22}{14,14} = 0,157, \text{ ou cerca de } 0,16$$

Em vista de $s_{\bar{x}}$ representar o desvio padrão de uma série de médias de amostras, e lembrando que as relações entre as áreas de uma curva normal (Fig. 18.5) indicam que $\bar{x} \pm s$ inclui 68,26% da amostra, $\bar{x} \pm 2s$ inclui 95,44% da amostra etc., o valor $s_{\bar{x}} = 0,16$ indica que há uma probabilidade de 0,68 de que μ fique na faixa de 52,75cm $\pm$ 0,16, isto é, entre 52,59cm e 52,91cm. Do mesmo modo, a probabilidade de que μ esteja na faixa $\bar{x} \pm 2s_{\bar{x}}$, ou entre 52,43 e 53,07, é de cerca de 0,95. Portanto $\bar{x} = \mu \pm s_{\bar{x}}$ 68,26% das vezes apenas *pelo acaso*, $\bar{x} = \mu \pm 2s_{\bar{x}}$ em 95,44% dos casos, e $\bar{x} = \mu \pm 3s_{\bar{x}}$ 99,74% das vezes. Se a amostra é grande (maior que 100), outros níveis podem ser determinados pelo Quadro 18.1. Por exemplo, há uma probabilidade de 0,9 de que μ fique na faixa de 52,74 $\pm$ 1,654 $s_{\bar{x}}$, ou 52,75 $\pm$ 0,263 cm; uma probabilidade de 0,5 de que fique na faixa de 52,75 $\pm$ 0,675 $s_{\bar{x}}$; e assim em diante. Obviamente, quanto menor o erro padrão, mais confiável a estimativa da média da população. À medida que o tamanho da amostra, n, aumenta, a magnitude do erro padrão diminui. Portanto, é desejável usar amostras o maior possível de modo a determinar as características da população.

Nos casos que envolvem herança poligênica, o erro padrão da média de amostras nos dará uma medida da média da população. Ele também ajuda a fixar, por exemplo, uma média parental à qual podemos comparar uma dada fração da F_2. Em outras palavras, no exemplo das abóboras (pág. 287), poderíamos perguntar qual o valor entre 4 e 6 ou 19 e 23 é aceitável como representativo das linhagens parentais de modo a que alguns indivíduos da F_2 possam ser designados como sendo um extremo tal como cada genitor. Se o erro padrão da média é calculado para cada amostra parental, surge uma faixa na qual há uma confiança de 0,68, 0,95 ou 0,99 onde estará a média da população, e portanto esta faixa é uma representação válida das populações parentais com a qual nós comparamos a F_2.

Erro padrão da diferença de médias

Freqüentemente é necessário determinar se a diferença nas médias de duas amostras é estatisticamente significativa, isto é, determinar a probabilidade de que duas médias de amostras representem populações geneticamente diferentes em vez de diferenças ao acaso em duas amostras de uma mesma população. Uma resposta a esta dúvida é fornecida por uma estatística conhecida como **erro padrão da diferença de médias** (S_d):

$$S_d = \sqrt{(s_{\bar{x}_1})^2 + (s_{\bar{x}_2})^2} \tag{9}$$

Por exemplo, considere a estatística desenvolvida para o grupo hipotético de 200 plantas ("amostra 1") comparada à estatística semelhante para um segundo exemplo hipotético:

Amostra 1	Amostra 2
$n_1 = 200$	$n_2 = 200$
$\bar{x}_1 = 52,75$	$\bar{x}_2 = 55,87$
$s_1 = 2,218$	$s_2 = 3,150$
$s_{\bar{x}1} = 0,16$	$s_{\bar{x}2} = 0,22$

Substituindo na equação (9) para determinar o s_d para estas duas amostras teremos

$$S_d = \sqrt{(0,16)^2 + (0,22)^2}$$
$$= \sqrt{0,026 + 0,048}$$
$$= \sqrt{0,074}$$
$$= 0,272$$

O significado do valor de $S_d = 0,272$ pode ser visto comparando a diferença na média das amostras, aqui $\bar{x}_2 - \bar{x}_1$, com o erro padrão da diferença das médias, S_d:

$$\frac{\bar{x}_2 - \bar{x}_1}{S_d} \tag{10}$$

Substituindo os valores, a equação (10) fica

$$\frac{3,12}{0,27} = 11,55$$

(Observe que a média menor é sempre subtraída da maior de modo a ter um numerador positivo.)

O que, então, significa o valor de S_d e sua relação com a diferença na média da amostra? Lembre que em uma curva normal a área sob a curva igual a $\bar{x} \pm 2s$ compreende 95% da área total, isto é, 95% dos indivíduos terão um valor quantitativo entre $\bar{x} - 2s$ e $\bar{x} + 2s$. Portanto, para uma distribuição normal, um erro padrão representa o desvio padrão de uma série de médias, e um erro padrão da diferença de médias lida com esta mesma relação entre $\pm 1s$, $\pm 2s$ e assim em diante. Portanto, *se a diferença nas médias das amostras é maior que o dobro do erro padrão da diferença de médias das amostras, a diferença na média das amostras é considerada significativa.* A significância começa sempre que $\bar{x}_1 - \bar{x}_2 > 2 S_d$. Aqui *significância* quer dizer duas populações diferentes

Uma diferença nas médias de, digamos, *exatamente* o dobro do valor de S_d significaria que estão representadas duas populações diferentes pelas duas amostras? Não. No entanto, os valores de $\bar{x}_1 - \bar{x}_2 = 2 S_d$ dariam uma confiança de 0,95 de que estão envolvidas duas populações e uma probabilidade de 0,05 de que duas amostras foram tiradas de uma mesma população. *Quando a probabilidade de que duas amostras tenham vindo da mesma população cai abaixo de 0,05, a diferença de médias é considerada significativa.* Portanto, para ser significativa, $\bar{x}_1 - \bar{x}_2$ deve *exceder* $2 S_d$. No exemplo, aqui, $\bar{x}_1 - \bar{x}_2 = 11,55 S_d$; por isso $\bar{x}_1 - \bar{x}_2$ é considerado altamente significativo. A probabilidade de que haja apenas uma população representada é tão pequena que é rejeitada. Note que uma diferença significativa entre duas médias de amostras não é inerentemente "boa" nem "má".

APLICAÇÃO DE ESTATÍSTICA A PROBLEMAS GENÉTICOS

Dois exemplos da aplicação de estatística a problemas genéticos demonstrarão a utilidade de tais análises. No primeiro exemplo, suponhamos que um produtor comercial de sementes de milho híbrido quer vender grãos que produzirão plantas com espigas de comprimento bem uniforme. Ele tem duas variedades, A e B, ambas produzem espigas só um pouco abaixo de 8 polegadas (20cm), o que é um comprimento satisfatório para seus fins de mercado. Embora a média de A seja mais próxima dos 20cm, parece ser mais variável do que B. O produtor cultiva vários acres de cada variedade em um ambiente o mais uniforme possível e, então, analisa 100 espigas de cada. A variedade A tem as seguintes estatísticas:

$$\bar{x} = 19,87 \text{ centímetros}$$
$$s = 1,30 \text{ centímetro}$$
$$s_{\bar{x}} = 0,13 \text{ centímetro}$$

Embora a média da amostra esteja muito próxima do comprimento desejado, o desvio padrão indica que é de se esperar que dois terços das espigas desta variedade variem de até 1,30cm da média de 19,87cm. Evidentemente, um terço desviará mais do que isto.

Isto é mais variabilidade do que o produtor prefiriria, e, assim, para comparação, 100 espigas da variedade B são igualmente analisadas. Tal variedade tem estas estatísticas:

$$\bar{x} = \quad 19,70 \text{ centímetros}$$
$$s = \quad 0,58 \text{ centímetro}$$
$$s_{\bar{x}} = \quad 0,05 \text{ centímetro}$$

Embora as espigas sejam em média ligeiramente mais curtas do que as da variedade A, B tem uma faixa mais estreita de variação. Podem se esperar dois terços das últimas espigas dentro da faixa 19,12 a 20,28cm, em comparação com 18,57 a 21,17 para A. Por isso o produtor decide usar B.

Os erros padrões das duas amostras são úteis por indicar ao agricultor de quanto se deve esperar que o comprimento médio de suas amostras varie em relação aos comprimentos médios de todas as plantas das duas variedades. Suas amostras são suficientemente grandes, e os erros padrão bem pequenos. Isto mostra que as amostras realmente refletem o grau de variabilidade das duas variedades.

Um outro exemplo mostrará uma aplicação de estatística a um tipo de problema mais teórico (Quadro 18.2). Acumularam-se dados sobre dias de amadurecimento de duas variedades de tomate (Burpeeana Early Hybrid, P_1, e Burpee Big Boy, P_2) e seus híbridos (F_1 e F_2). O tempo de maturação é dependente tanto da hereditariedade quanto do ambiente, de modo que devem ser minimizadas as diferenças ambientais. Isto é freqüentemente feito por plantios aleatórios, pelos quais diferentes variedades são distribuídas ao acaso no campo. O tempo decorrido entre a colocação das plantas no campo e o amadurecimento do primeiro fruto foi registrado como "dias de maturação". Registraram-se dados de amostras de 100 plantas de cada uma de quatro variedades, todas elas crescendo na mesma estação em distribuição aleatória.

Os dados do Quadro 18.2 sugerem claramente que P_1 e P_2 representam populações diferentes, e isto é confirmado pelo desvio padrão de cada, assim como pelo erro padrão da diferença das médias. De fato, a diferença das médias das amostras é 19,54 dias, que é cerca de 108 vezes o erro padrão da diferença de médias. Como uma diferença das médias das amostras de mais que $2S_d$ é considerada significativa, esta diferença aqui é altamente significativa.

As mesmas estatísticas para as gerações F_1 e F_2 também mostram que embora as diferenças em tempos de maturação sejam consideravelmente menores do que para as linhagens paternas, elas são significativamente diferentes. Tem-se mais que 95% de confiança em que as amostras

Quadro 18.2 Dados de duas linhagens parentais e duas de prole de tomates baseados nos dias necessários para atingir a maturidade (os dados mostrados são números de plantas)

Dias	P_1	P_2	F_1	F_2
55	1			
56	6			
57	9			1
58	40			1
59	28			2
60	14			3
61	2		3	4
62			8	9
63			20	10
64			31	12
65			19	14
66			10	20
67			8	7
68			1	4
69				3
70				3
71				1
72				2
73				1
74				1
75		4		1
76		12		1
77		20		
78		35		
79		15		
80		10		
81		3		
82		1		
$\bar{x}$	58,38	77,92	64,22	65,14
s	1,14	1,43	1,49	3,43
$s_{\bar{x}}$	0,114	0,143	0,149	0,343
S_d		0,183		0,374

de F_1 e F_2 representem duas populações geneticamente diferentes. A diferença de médias dessas duas amostras é somente de 0,92 dias, mas isto é cerca de 2,5 vezes o erro padrão da diferença de médias.

Estes dados sugerem claramente poligenes. A F_1 é intermediária aos pais, assim como a F_2, mas a F_2 tem uma faixa mais ampla do que a F_1. Se P_1 e P_2 forem considerados completamente homozigotos, então a variabilidade que cada um mostra deve ser inteiramente ambiental. A F_1 seria então completa e uniformemente heterozigota e sua variabilidade ambiental. É de se esperar a segregação em F_2. Há, por isso, variação genética superposta à ambiental.

Os dados de F_2 podem ser usados para fornecer uma estimativa muito grosseira do número de alelos contribuintes. Onze dos 100 de F_2 estavam em um extremo equivalente a P_1 e 2 no extremo de P_2. Agora $\frac{11}{100}$ pode ser simplificado para $\frac{1}{9}$ e $\frac{2}{100}$ para $\frac{1}{50}$. A fórmula para computar números de alelos efetivos a partir dos dados de F_2 (pág. anterior) mostra que $\frac{1}{16}$, que indica quatro alelos contribuintes, está entre os dois extremos de $\frac{1}{9}$ e $\frac{1}{50}$.

Tal enfoque é em verdade muito simples e provavelmente dá uma estimativa muito baixa, pois seriam necessárias muitas centenas ou milhares de indivíduos de F_2 para dar uma chance razoável de recuperar o máximo possível de extremos. Sewall Wright mostrou que o número de *pares de poligenes (n)* pode ser calculado pela equação

$$ n = \frac{R^2}{8(s^2_{F_2} - s^2_{F_1})} \tag{11} $$

onde R (range) é a faixa (maior diferença) entre os valores médios dos fenótipos extremos (sejam eles encontrados nas gerações genitoras ou em outra parte), $s^2_{F_2}$ é a *variança* da F_2 e $s^2_{F_1}$ a variança de F_1. Uma aplicação desta fórmula aos dados do Quadro 18.2 com as substituições mostra

$$ n = \frac{(77,92 - 58,38)^2}{8(11,76 - 2,22)} = \frac{(19,54)^2}{8(9,54)} = \frac{381,81}{76,32} = 5,003 $$

ou cerca de cinco pares de poligenes.

Ao usar esta fórmula foram feitas as seguintes suposições: (1) nenhum efeito ambiental, (2) nenhuma dominância, (3) nenhuma epistasia, (4) contribuições iguais e aditivas de todos os *loci*, (5) nenhuma ligação (*linkage*) e (6) homozigose completa em cada genitor, com heterozigose completa em F_1. Com estas suposições, deve-se esperar que a média de F_1 caia a meio caminho entre as médias dos genitores. Como tal não aconteceu, sugere que nem todas estas suposições são completamente válidas neste caso e/ou a amostra é muito pequena. Além disso, o fato de que uma estimativa bruta do número de pares de genes das frações de F_2 que atingiam valores nos extremos equivalentes aos pais é mais baixa do que o valor dado pela fórmula de Wright também ilustra a necessidade de uma amostra consideravelmente maior.

Estes são exemplos das contribuições práticas de análises estatísticas aos problemas genéticos. Há contudo vantagens mais sutis. Em muitos casos foi possível separar mecanismos genéticos de erros de amostragem e em outros diferenciar entre variação genética e ambiental. Acima de tudo, as atitudes críticas quanto ao planejamento de experiências e tratamento de dados foram aguçadas.

PROBLEMAS

18-1 Quais dos seguintes fenótipos humanos pareceriam baseados em herança poligênica: inteligência, ausência de incisivos, altura, fenilcetonúria (dificuldade em metabolizar o aminoácido fenilalanina), sensibilidade gustativa à feniltiocarbamida, cor da pele, criptoftalmia (não separação das pálpebras no desenvolvimento embrionário), cor de olho?

18-2 Mostre, por meio de genótipos apropriados, como os genitores podem ter filhos mais altos que eles.

18-3 Suponha que foi descoberta uma outra variedade de trigo na qual a cor do grão é determinada como dependente da ação de seis pares de poligenes. Do cruzamento $AABBCCDDEEFF \times aabbccddeeff$, (a) que fração da F_2 seria esperada como igual a qualquer um dos genitores? (b) Quantas classes fenotípicas de F_2 resultarão? (c) Que fração de F_2 possuirá qualquer dos seis alelos contribuintes?

18-4 Duas variedades de milho, medindo 1,20m e 1,80m de altura, respectivamente, foram cruzadas. A F_1 é bem uniforme, medindo 1,50m de altura. Das 500 plantas de F_2, duas eram tão curtas quanto 1,20m e duas tão altas quanto 1,80m. Qual o número de poligenes envolvidos

e quanto cada um contribui para a altura?

18-5 Nos Problemas 6-17 a 6-20 foi destacado que as plantas Pl — são púrpuras, enquanto os indivíduos $pl\ pl$ são verdes. Suponha agora que a F_1 no Problema 18-4 também seja $Pl\ pl$. O pesquisador quer recuperar verde "puro", com 1,20m do cruzamento dado no Problema 18-4. Que fração da F_2 ele encontrará?

18-6 Duas plantas com 75cm de uma espécie hipotética são cruzadas produzindo uma prole na seguinte proporção: uma com 55cm, oito com 60cm, 28 com 65cm, 56 com 70cm, 70 com 75cm, 56 com 80cm, 28 com 85cm, oito com 90cm e uma com 95cm. Quais são os genótipos dos genitores? (Comece com a primeira letra do alfabeto e use tantas quantas forem necessárias.)

18-7 O Sr. A tem olhos castanhos-escuros e sua esposa olhos azuis-claros. Supondo que quatro pares de poligenes ($A,a;B,b;C,c;D,d$) sejam responsáveis pela cor de olho humana, dê o genótipo de (a) Sr. A e (b) sua esposa; (c) os fenótipos dos filhos que poderão ter?

18-8 Uma filha do Sr. e Sra. A casou-se (Sr. B) e o marido tem o mesmo genótipo que ela. Qual a probabilidade de que eles possam ter (a) um filho de olhos castanhos-escuros, (b) azuis-escuros, (c) avelã?

18-9 (a) Qual a cor de olho mais provável na prole do Sr. e Sra. B? (b) Qual a probabilidade de uma criança ter tal cor de olho?

18-10 A criança citada no Problema 18.8 ilustra qual fenômeno?

18-11 Como foi visto no texto, as manchas em certos cruzamentos de gado são dependentes da interação de S (cor uniforme) ou ss (manchada) e um número de poligenes para o grau de mancha. Suponha quatro pares desta última (o que certamente é pouco) designados como A, a; B, b; C, c; D, d. Caso tenhamos acumulado dados suficientes dos cruzamentos $SsAaBbCcDd \times SsAaBbCcDd$ para dar um total de, digamos, 1.024 bezerros de tais cruzamentos, quantos deles terão cor uniforme?

18-12 Suponha que a altura de uma planta seja determinada por dois pares de poligenes não ligados, com cada alelo contribuindo com 5cm. É feito um cruzamento $AABB \times aabb$. (a) Quais as alturas de cada genitor? (b) Que altura é esperada para a F_1 caso não haja efeitos ambientais? (c) Qual a proporção fenotípica esperada na F_2?

18-13 Se cada par de alelos no Problema 18-12 exibisse dominância completa em vez de efeito aditivo, (a) quais as alturas de cada genitor? (b) Que altura seria esperada na F_1? (c) Qual a proporção fenotípica esperada na F_2?

18-14 Se você estivesse lidando com um caso de herança poligênica em milho e determinasse o envolvimento de seis pares de poligenes, que binômio seria desenvolvido para se obter a proporção fenotípica esperada de F_2 (suponha que a geração P consiste de dois genótipos: (1) todo homozigoto contribuinte e (2) todo homozigoto não-contribuinte)?

Os seguintes dados foram obtidos sobre o peso em libras de determinada amostra de abóboras:

30	26	22	16	24
24	24	30	22	14
28	22	16	26	22
24	20	28	14	28
22	24	22	22	26

18-15 Qual a média do mais próximo decimal de uma libra?

18-16 Qual a variância?

18-17 (a) Qual o desvio padrão do mais próximo decimal de uma libra? (b) O que esse valor lhe diz sobre a amostra?

18-18 Caso um indivíduo seja aleatoriamente selecionado desta amostra, qual a probabilidade de que pese mais que 18 porém menos que 28 libras? (Suponha que a amostra tem distribuição normal.)

18-19 (a) Qual é o erro padrão da média da amostra? (b) Que informação isto lhe dá?

18-20 Qual a probabilidade de que a média da população fique entre 21 e 25 libras?

Os dados de uma segunda amostra de 25 indivíduos foram coletados e obtidas as seguintes estatísticas:

$$\bar{x}_2 = 21,8 \text{ lb}$$

$$s_2 = 4,0$$

$$s_{\bar{x}_2} = 0,8$$

18-21 Qual é o erro padrão da diferença das médias das amostras?

18-22 Qual a probabilidade aproximada de que as amostras 1 e 2 representem duas populações diferentes?

18-23 Em vista de sua resposta ao problema anterior, a diferença na média das amostras é significativa? Por quê?

18-24 Duas linhagens parentais com médias de altura de 64,29 e 135cm, respectivamente, foram cruzadas. A F_1 e F_2 que resultaram tinham as seguintes estatísticas:

	$\bar{x}$	s
F_1	99,64	10,000
F_2	102,11	13,342

Se desprezarmos possíveis efeitos ambientais, dominância, ligação ou epistasia, e supondo que cada alelo efetivo dá a mesma contribuição aditiva, quantos pares de poligenes estão envolvidos?

19

GENÉTICA DE POPULAÇÕES

A genética de populações lida com populações *naturais*. Uma população natural consiste de todos os indivíduos que, ao se reproduzir uns com os outros, compartilham de um **pool de genes**, que é o total de informações genéticas possuído pelos membros reprodutivos da população. Os alelos no *pool* interagem uns com os outros e com o ambiente, o que resulta no efeito da seleção exercida sobre esses genes. Até aqui, neste livro, nosso interesse tem sido o resultado de programas de cruzamentos experimentais e os estudos de heredogramas familiares, dos quais emergem certas proporções genotípicas e fenotípicas. Ao produzir proporções de F_2 tais como 1:2:1 e 9:3:3:1, a geração parental era geralmente de genótipos tais como $AA \times aa$ ou $AABB$ e $aabb$, isto é, os alelos A e a bem como B e b foram introduzidos em *iguais freqüências*.

Similarmente, em todos os experimentos citados neste texto, a freqüência gênica foi intencionalmente incluída entre os fatores controlados. Mas em populações naturais as freqüências dos alelos podem variar consideravelmente tanto no espaço como no tempo. Por exemplo, o alelo para polidactilia é dominante em relação a seu alelo recessivo, se bem que o fenótipo polidactilia é infreqüente nos recém-nascidos, muito embora o caráter não tenha nenhum papel na sobrevivência e papel menor na escolha de um cônjuge. Aparentemente, a *freqüência do alelo dominante aqui é menor que a do alelo recessivo*. Este par, obviamente, não existe na população na proporção 1:1 tão comumente encontrada no laboratório, onde a freqüência do gene e o padrão do cruzamento são controlados.

Em 1908, G. H. Hardy, um matemático britânico e um médico alemão, W. Weinberg, independentemente desenvolveram um conceito matemático relativamente simples, hoje chamado **princípio de Hardy-Weinberg**, para descrever esse equilíbrio genético. Tal princípio é o fundamento da genética de populações e, em essência, diz que na ausência de migração, mutação e seleção as freqüências gênicas e genotípicas permanecem constantes dentro de limites estreitos, determináveis, geração após geração, em uma população grande com reprodução aleatória. O princípio de Hardy-Weinberg pode ser usado para determinar a freqüência de cada alelo de um par ou de uma série, bem como freqüências de homozigotos e heterozigotos na população. Este capítulo examinará as aplicações desse princípio e as forças que alteram as freqüências gênicas.

CÁLCULO DA FREQÜÊNCIA DE GENES

O princípio de Hardy-Weinberg pode ser usado para calcular a freqüência gênica sob várias condições. Elas incluem genes-codominantes, genes completamente dominantes, alelos múltiplos e genes ligados ao sexo.

Co-dominância

O tipo sanguíneo M-N fornece exemplo útil de uma série de fenótipos devidos a um par de alelos co-dominantes. Nenhum dos três fenótipos possíveis, M, MN e N, parece ter qualquer valor seletivo. De fato, a maioria das pessoas não sabe seu tipo M-N. As freqüências dos dois alelos envolvidos serão calculadas para amostras de dois grupos diferentes.

Um estudo de 6.129 americanos brancos que viviam em Nova York, Boston e Columbus apresentou uma proporção genotípica de aproximadamente 1:2:1. Em vista dos alelos muito relacionados S e s não terem sido incluídos, esses indivíduos só foram agrupados em função do sistema M-N:

Genótipo	Número
MM	1.787
MN	3.039
NN	1.303
	6.129

Para calcular as freqüências dos dois alelos M e N, lembre-se que essas 6.129 pessoas possuem um total de 6.129 × 2 = 12.258 alelos. O número de alelos M, por exemplo, é 1.787 + 1.787 + 3.039. Assim, o cálculo das freqüências de M e N deve ser feito do seguinte modo:

$$M = \frac{1.787 + 1.787 + 3.039}{12.258} = \frac{6.613}{12.258} = 0,5395$$

$$N = \frac{1.303 + 1.303 + 3.039}{12.258} = \frac{5.645}{12.258} = 0,4605$$

Assim, as freqüências dos dois alelos nesta amostra são quase iguais, e isto se reflete na grande aproximação de uma proporção 1:2:1 freqüentemente vista em resultados de laboratório.

As freqüências gênicas expressas em decimais podem ser diretamente usadas para determinar as probabilidades. Suponha que esta amostra seja representativa da população; então há uma probabilidade de 0,5395 de que os cromossomos portadores desse par de alelos, qualquer um selecionado aleatoriamente, tenham o gene M e uma probabilidade de 0,4605 de que tenham o N. Assim, as freqüências dos três fenótipos esperados na população são:

Genótipo	Fenótipo	Freqüência genotípica	
MM	M	$0,5395 \times 0,5395$ =	0,2911
MN $\rbrace$	MN	$2(0,5395 \times 0,4605)$ =	0,4968
NM $\rbrace$	N	$0,4605 \times 0,4605$ =	0,2121
NN			1,0000

Observe que as freqüências genotípicas seguem uma distribuição binomial.

A relação geral entre as freqüências gênicas e genotípicas é descrita em termos algébricos pelo princípio de Hardy-Weinberg. Se p representar a freqüência de M e q representar a freqüência de N, as probabilidades dos três genótipos (MM, MN e NN) serão dadas por

$$p^2 + 2pq + q^2$$

que é a expansão de $(p + q)^2$. Note também que neste caso $p + q = 1$ e, é claro, também $(p + q)^2$. Portanto, a probabilidade de um indivíduo do tipo M, por exemplo, em um sistema de casamento aleatório é dada pela expressão p^2, em que o valor de p já foi calculado como sendo 0,5395. Similarmente, a probabilidade de pessoas MN (os heterozigotos) é dada por $2pq$ e de pessoas N, por q^2.

Alternativamente, as freqüências de M e N poderiam ter sido calculadas por outro enfoque. Lembre que um indivíduo do genótipo NN, por exemplo, representa a ocorrência simultânea de dois eventos de igual probabilidade, ou seja, a fusão de dois gametas, cada um com o genótipo N. Portanto, q^2 tem o valor de 1.303/6.129 = 0,2126, e $q = \sqrt{0,2126}$, ou 0,46. Como $p + q = 1$, $p = 1 - q$, ou $1 - 0,46 = 0,54$.

Para comparação, observe a seguinte amostra de 361 índios navajos do Novo México:

Fenótipo	Número
M	305
MN	52
N	4
	361

Tal amostra está longe da proporção 1:2:1 típica de laboratório. Essas freqüências significam que os navajos não se enquadram nas mesmas leis genéticas da amostra anterior? A resposta é não, pois a proporção 1:2:1 baseia-se em *freqüências iguais* de alelos na população. Os novos dados sugerem claramente que M é consideravelmente mais freqüente nos navajos que o alelo N. Usando o mesmo método que foi empregado para calcular as freqüências gênicas da amostra anterior teremos:

$$\text{seja } p = \text{freqüência de M} = \frac{305 + 305 + 52}{722} = 0,9169$$

$$\text{seja } q = \text{freqüência de N} = \frac{52 + 4 + 4}{722} = \frac{0,0831}{1,0000}$$

Aplicando-se tais freqüências gênicas à amostra, teremos as seguintes freqüências genotípicas:

Genótipo	Freqüências gênicas	Probabilidade do genótipo	Genótipo s na amostra Esperado	Observado
MM	$p^2 = (0,9169)^2$	0,8407	303,5	305
MN	$2pq = 2(0,9169 \times 0,0831)$	0,1524	55,0	52
NN	$q^2 = (0,0831)^2$	0,0069	2,5	4
		1,0000	361,0	361

Um teste de qui-quadrado (veja Cap. 5) dos dados da amostra navajo nos dá $\chi^2 = 1,071$. Para aquela amostra de 6.129 pessoas o $\chi^2 = 0,0237$. Assim, o desvio do esperado com base no cálculo das freqüências gênicas está bem abaixo do nível de significância em cada caso. Note que, embora existam três classes fenotípicas, só há um grau de liberdade, porque só estão envolvidos dois alelos, M e N. Portanto, apenas uma classe fenotípica pode ser estabelecida aleatoriamente. Por exemplo, em uma amostra de 400 pessoas tendo 200 alelos M e portanto 600 alelos N, qualquer número de indivíduos até 100 pode ser do genótipo MM. Se existirem, digamos, 60 pessoas do tipo M, as outras classes serão automaticamente determinadas:

Fenótipo	Número de pessoas	Número de alelos M	N
M	60	120	—
MN	80	80	80
N	260	—	520
Totais	400	200	600

Dominância completa

Um caráter fenotípico interessante sem nenhum valor adaptativo é a capacidade ou incapacidade de sentir o gosto da feniltiocarbamida (PTC, $C_7H_8N_2S$), também chamada feniltiuréia. O teste é muito simples e pode ser feito com qualquer turma de alunos de genética. O procedimento usual é molhar um papel de filtro com uma solução aquosa de PTC (cerca de 0,5 a 1 g por litro), deixar secar e então colocar um pedaço do papel tratado na ponta da língua. Cerca de 70 por cento da população americana branca sente o gosto, geralmente muito amargo e raramente doce. Embora não saibamos a base fisiológica, a sensibilidade depende de um alelo completamente dominante que chamaremos T. Assim, os sensíveis são $T-$ (isto é TT ou Tt). Os insensíveis são tt.

Em um estudo de 280 estudantes de genética, 198 eram sensíveis e 82 insensíveis. Partindo desses dados podemos facilmente calcular as freqüências dos genes T e t. Os 82 insensíveis (29,29% da amostra) são pessoas com o genótipo tt e, no princípio de Hardy-Weinberg, podem ser representadas como q^2. Portanto,

$$q^2 = 0,2929 \text{ e } q = \sqrt{0,2929} = 0,5412$$

que é a freqüência do gene t. Por estar envolvido apenas um par de alelos, as freqüências dos dois genes devem novamente somar 1, $p + q = 1$ e $p = 1 - q$. Portanto, nesta amostra p, a freqüência do alelo T é igual a $1 - 0,5412$ ou 0,4588. As freqüências de sensíveis homozigotos e heterozigotos podem então ser computadas. A expansão binomial $p^2 + 2pq + q^2$ nos dá a distribuição dos três genótipos possíveis:

$$p^2 = TT = (0,4588)^2 = 0,2105$$
$$2\,pq = Tt = 2\,(0,4588 \times 0,5412) = 0,4966$$
$$q^2 = (0,5412)^2 = 0,2929$$

Testando amostras representativas de diferentes populações, podemos similarmente calcular as freqüências de T e t nesses grupos.

Alelos múltiplos

O binômio $(p + q)^2$ pode ser usado apenas quando ocorrem dois alelos em um determinado *locus*. Para casos de alelos múltiplos, adicionamos mais termos à expressão. Lembre que os grupos sanguíneos A-B-O são determinados por uma série de três alelos múltiplos, I^A, I^B e i, não considerando os vários subtipos. Na análise das freqüências gênicas, seja

$$p = \text{freqüência de } I^A$$
$$q = \text{freqüência de } I^B$$
$$r = \text{freqüência de } i$$

e

$$p + q + r = 1$$

Assim, os genótipos em uma população com casamentos aleatórios serão dados por $(p + q + r)^2$.

Para ver como este trinômio é aplicado, considere a seguinte amostra de 23.787 pessoas de Rochester, New York:

Fenótipo	Número	Freqüência
A	9,943	0,418
B	2,379	0,100
AB	904	0,038
O	10.561	0,444
	23.787	1.000

A freqüência de cada alelo pode agora ser calculada a partir desses dados, onde p, q e r representam as freqüências dos genes I^A, I^B e i, respectivamente. O valor de r, isto é, a freqüência do gene i, é imediatamente evidente a partir dos dados:

$$r^2 = 0,444, \text{ logo}$$
$$r = \sqrt{0,444} = 0,6663 \ (= \text{freqüência de } i)$$

A soma dos fenótipos A e O é dada por $(p + r)^2 = 0,418 + 0,444 = 0,862$. Portanto,

$$p + r = \sqrt{0,862} = 0,9284$$

assim, $p = (p + r) - r = 0,9284 - 0,6663 = 0,2621 \ (= \text{freqüência de } I^A)$. Em vista de $p + q + r = 1$, $q = 1 - (p + r) = 1 - 0,9284 = 0,0716 \ (= \text{freqüência de } I^B)$. As freqüências genotípicas, como mostrado no Quadro 19.1, podem ser então calculadas. As probabilidades obtidas para esta grande amostra se aproximam muito das obtidas em outras amostras da população dos EUA.

Uma vez caracterizada uma população quanto a suas freqüências alélicas, os gametas produzidos por tal população (para gerar a próxima geração) se igualam às freqüências da presente geração. O impacto principal do princípio de Hardy-Weinberg é que as freqüências genotípicas e alélicas (e portanto as freqüências fenotípicas) tendem a se repetir geração após geração, até que, ou a menos que, algum agente seletivo atue para alterar as freqüências alélicas.

As amostras obtidas de outras raças ou nacionalidades podem, no entanto, apresentar

Quadro 19.1 Cálculo das freqüências genotípicas para uma amostra de 23.787 pessoas que vivem em Rochester, New YorK

Fenótipos	Genótipos	Freqüências genotípicas	Probabilidade na população com base na amostra		
O	ii	r^2	0,440	=	0,4440
A	$I^A I^A$	p^2	0,0687		
	$I^A i$	$2pr$	0,3493	=	0,4180
B	$I^B I^B$	q^2	0,0051		
	$I^B i$	$2pr$	0,0954	=	0,1005
AB	$I^A I^B$	$2pq$	0,0375	=	0,0375
					1,0000

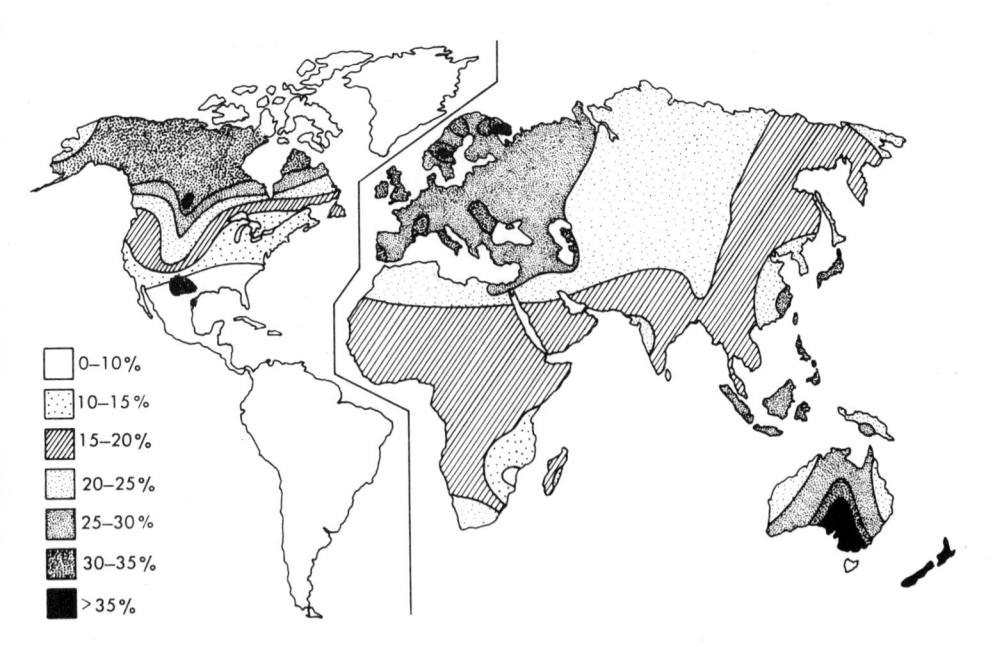

Fig. 19.1 Distribuição mundial de I^A para populações nativas.

0–10%
10–15%
15–20%
20–25%
25–30%
30–35%
>35%

diferentes freqüências para os mesmos alelos. Em uma amostra de índios Navajos foram obtidas as seguintes freqüências alélicas:

$$I^A = 0,1448$$
$$I^B = 0,0020$$
$$i = 0,8532$$

Admitindo que esta amostra seja representativa da população Navajo, o percentual de indivíduos de cada genótipo e fenótipo pode ser calculado a partir de tais freqüências. Assim, podemos calcular as freqüências alélicas a partir dos números de cada fenótipo, ou computar porcentagens da população para cada fenótipo caso sejam conhecidas as freqüências alélicas.

Os dois exemplos anteriores demonstraram claramente que podem ocorrer freqüências diferentes dos genes I^A e I^B, bem como i, em populações diferentes. Isto é verdade, especialmente para I^A e I^B, como se vê nas Figs. 19.1 e 19.2.

Ligação ao sexo

Até aqui, ao considerar freqüências alélicas, só foram discutidos genes autossômicos. As mesmas técnicas, com uma modificação, podem ser usadas para genes ligados ao sexo. Em vista dos homens só terem um cromossomo X, eles não podem refletir uma distribuição binomial para uma combinação aleatória de pares de genes ligados ao sexo, como as mulheres.

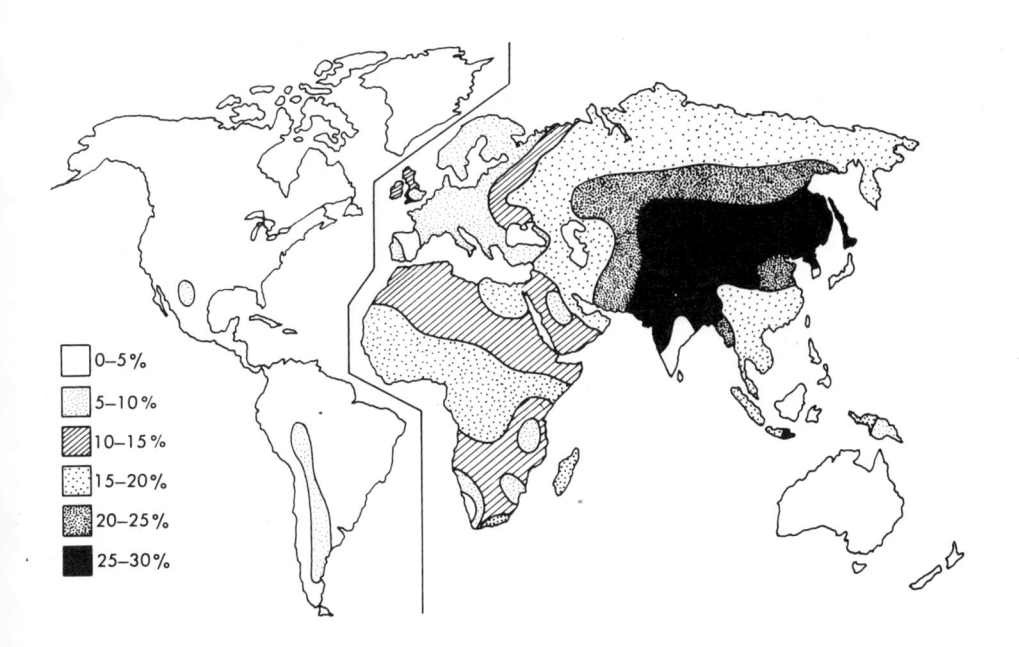

0–5%
5–10%
10–15%
15–20%
20–25%
25–30%

Fig. 19.2 Distribuição mundial de I^B para populações nativas.

O equilíbrio de distribuição dos genótipos para um caráter ligado ao sexo, onde $p + q = 1$, é dado por

$$(\male)\ p + q$$
$$(\female)\ p^2 + 2pq + q^2$$

Considere, por exemplo, o daltonismo verde-vermelho. Tal caráter deve-se a um recessivo ligado ao sexo, como notado no Cap. 7, e pode ser designado r. Cerca de 8% de todos os homens sofrem desse daltonismo tipo deutan. Isto logo nos mostra que q, a freqüência do alelo r, é 0,08 e p, a freqüência do seu alelo normal, R, é 0,92. Assim, a freqüência de mulheres daltônicas é esperada como sendo $q^2 = 0,0064$. Isto é o que mais ou menos se encontra. Os dominantes ligados ao sexo podem ser lidados do mesmo modo. No caso de visão normal a cores, com $p = 0,92$, a incidência de mulheres normais é $p^2 + 2pq = 0,9936$.

FATORES QUE AFETAM A FREQÜÊNCIA GÊNICA

Mecanismos de isolamento

Qualquer mecanismo que evite a troca de genes é chamado *mecanismo de isolamento*. De modo amplo, tais mecanismos podem ser (1) geográfico ou físico, tal como grandes distâncias ou montanhas ou barreiras oceânicas que mantenham separadas as populações, ou (2) outros mecanismos que efetivamente evitem a troca de genes entre populações na mesma área. Como as barreiras geográficas mantêm as populações fisicamente isoladas, há dúvida quanto a se, em todos os casos, tais grupos permaneceriam reprodutivamente isolados se fossem unidos. De fato, está claro que em muitos casos populações que eram fisicamente isoladas trocam genes quando o isolamento é rompido.

Sempre que os indivíduos se deslocam de uma população para outra e lá se reproduzem, isto é chamado migração ou fluxo gênico. Migração também é usada para descrever o fluxo de genes entre populações que eram separadas mas que posteriormente foram unidas. As comparações de freqüências gênicas de amostras isoladas e mistas de esquimós e índios Flathead (Quadro 19.2) mostram que as freqüências gênicas em uma população podem ser alteradas pelo fluxo de alelos de outras populações. Supostamente a "mistura" nesses casos vem do complexo europeu-americano. Observe como a freqüência do alelo T aumentou pela migração na população esquimó. O mesmo tipo de alteração, embora na direção oposta, ocorreu pela exogamia dos índios Flathead, em que a freqüência de T é alta (0,683) no grupo isolado e pouco mais baixa (0,583) na população mista.

Devido à real ou possível troca de genes entre populações previamente separadas, uma vez reunidas, é freqüentemente preferível restringir o conceito de mecanismos de isolamento aos que evitam a troca de genes entre populações que ocupam a mesma área. Eles incluem um ou mais dos seguintes: restrição a habitats bem diferentes (especialmente em plantas), maturação reprodutiva em épocas diferentes, diferenças de comportamento reprodutivo e/ou incompatibilidade física das genitálias (animais), destruição dos espermatozóides (animais) ou falta de desenvolvimento de tubo polínico (plantas), e/ou morte do zigoto ou do embrião. Além disso, algumas populações produzem híbridos estéreis, como na mula (jumento × égua) e em muitas variedades horticulturais de plantas, impedindo efetivamente o estabelecimento de novas linhagens genéticas autoperpetuantes.

Em resumo, populações diferentes são freqüentemente caracterizadas por determinadas freqüências alélicas, que produzem freqüências fenotípicas esperadamente flutuantes ao redor

Quadro 19.2 Porcentagem de sensíveis aos PTC em várias populações humanas

				Freqüência genética	
População	*Local*	*Tamanho da amostra*	*% de sensíveis*	*T*	*t*
Galês	5 cidades	237	58,7	0,36	0,64
Esquimó (não-misto)	Labrador e Baffin	130	59,2	0,36	0,64
Árabe	Síria	400	63,5	0,40	0,60
Branco americano	Montana	291	64,6	0,41	0,59
Esquimó (misto)	Labrador e Baffin	49	69,4	0,45	0,55
Branco americano	Columbus, Ohio	3.643	70,2	0,45	0,55
Estudantes americanos	Delaware, Ohio	280	70,7	0,46	0,54
Negros americanos	Alabama	533	76,5	0,52	0,48
Índios Flathead (mistos)	Montana	442	82,6	0,58	0,42
Índios Flathead (não-mistos)	Montana	30	90,0	0,68	0,32
Negros americanos	Ohio	3.156	90,8	0,70	0,30
Negros africanos	Kenya	110	91,9	0,72	0,28
Negros africanos	Sudão	805	95,8	0,80	0,20
Índios Navajos	Novo México	269	98,2	0,87	0,13

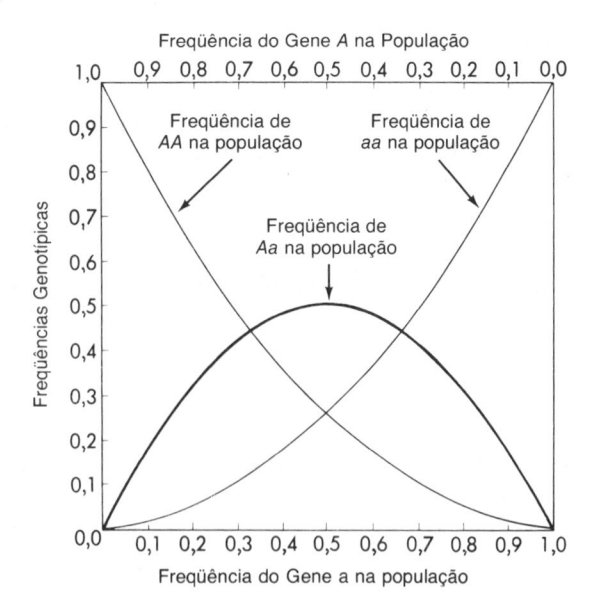

Freqüência do Gene *A* na População

Freqüência de *AA* na população

Freqüência de *aa* na população

Freqüência de *Aa* na população

Freqüências Genotípicas

Freqüência do Gene *a* na população

Fig. 19.3 O efeito das mudanças nas freqüências gênicas sobre as freqüências dos genótipos de uma população.

de uma média até que algo ocorra para alterar as freqüências gênicas. A Fig. 19.3 indica como as freqüências de homozigotos e heterozigotos são alteradas por uma mudança nas freqüências alélicas.

Já vimos antes que em populações grandes as alterações em freqüências gênicas podem surgir não apenas por alterações de mecanismos de isolamento como também por mutação e seleção. Mas em populações de tamanho finito, entra em cena um fator adicional. É a flutuação aleatória da freqüência gênica, ou *deriva genética*. Cada um desses mecanismos, como alteradores de freqüência gênica, será agora examinado.

Mutação. Basicamente, mutação é uma alteração súbita, aleatória no genótipo de um indivíduo (veja Cap. 13). Estritamente falando, é uma alteração no próprio material genético, mas o termo é estendido para incluir aberrações cromossômicas tais como as já consideradas (Cap. 14 e 15). Sua importância em genética de populações é fornecer um novo material sobre o qual a seleção pode operar, bem como alterar as freqüências gênicas.

Caso, por exemplo, o gene *T* mute para *t*, as freqüências relativas dos dois alelos serão alteradas. Caso a mutação *T → t* recorra consistentemente, *T* pode desaparecer da população. Mas a mutação não é apenas recorrente, ela é também reversível, com uma freqüência conhecida em muitos casos. As mutações *reversas* pelo menos diminuem a de outro modo inexorável mudança de *T* para *t*, talvez evitando o total desaparecimento de *T*. Mas observe que a mutação *T → t* inevitavelmente mudaria as freqüências gênicas ao longo do tempo (1) a menos que a taxa de mutação reversa *T ← t* se iguale à taxa de mutação direta *T → t*, e (2) a menos que a posse do gene *t* forneça a seu portador uma vantagem ou não confira nenhuma desvantagem. Portanto, a mutação como uma força para alteração das freqüências gênicas pode ser considerada à parte do fator de seleção, e seu efeito *combinado* será considerado mais adiante neste capítulo.

O equilíbrio resultante da mutação pode ser facilmente calculado pela álgebra. Em vista da taxa de mutação *T → t* geralmente não ser igual à taxa de *T ← t*, podemos mostrar esta relação como sendo

$$\overset{u}{\underset{v}{T \underset{\leftarrow}{\rightarrow} t}}$$

onde *u* é a taxa de mutação *T → t*, e a taxa de mutação reversa *T ← t* ocorre na taxa *v*, sendo u ≠ v. Geralmente *u* é maior que *v*.

Caso *q* represente a freqüência do gene mutante *t* em qualquer geração, e *p* represente a freqüência do gene mutante *T* (alguns autores preferem designar a freqüência do alelo dominante como 1 − *q*), a alteração na freqüência de *t* resultante de mutação será governada por

1. **A adição de *t*, determinada por**
   a. a taxa de mutação direta (*u*) e
   b. a freqüência de *T* (*p*); isto é,
   c. ao limite determinado por *up*
2. **A perda de *t*, determinada por**
   a. a taxa de mutação reversa (*v*) e

b. a freqüência de *t (q)*; isto é,

c. ao limite estabelecido por *vq*

As freqüências de *T* e *t* estarão em equilíbrio sob mutação quando houver o balanço entre adições e perdas, isto é, quando *up = vq*. A taxa de alteração em *q* sob mutação, ou q_m, pode ser dada como

$$\Delta \hat{q}_m = up - vq \tag{1}$$

Assim, $\hat{q}_m$, a freqüência em equilíbrio de *t* sob mutação, será igual à taxa $T \rightarrow t$ dividida pela soma das taxas:

$$\hat{q}_m = \frac{u}{u + v} \tag{2}$$

Caso, por exemplo, *T* mute para *t* três vezes mais que *t* mute para *T*,

$$u = 3v$$

e

$$\hat{q}_m = \frac{3v}{3v + v} = \frac{3}{4}$$

Assim, a população atingirá o equilíbrio quanto às freqüências dos alelos mutantes *T* e *t* quando *q*, a freqüência de *t*, é 0,75 e *p*, a freqüência de *T*, é 1 − 0,75, ou 0,25.

Seleção completa. O bacilo intestinal comum (*Escherichia coli*) geralmente é morto pelo antibiótico estreptomicina. O fenótipo normal, selvagem, é portanto "estreptomicina-sensível". Os alelos para este caráter são designados *str^s* (estreptomicina-sensível) e *str^r* (estreptomicina-resistente). Em vista das células vegetativas de *E. coli* serem haplóides, qualquer uma tem o genótipo *str^r* ou *str^s*. Em uma cultura em crescimento deste organismo, cerca de 1 em 10 milhões pode, por meio de técnicas apropriadas de cultura, ser demonstrada como sendo resistente. O gene *str^s* muta para *str^r* com uma freqüência de cerca de 1×10^{-7}. Em seu ambiente normal, livre de estreptomicina, nem *str^s* nem *str^r* confere qualquer vantagem ou desvantagem. Portanto, a freqüência de *str^r* atingiria o equilíbrio após algumas gerações. No entanto, caso seja introduzida estreptomicina no meio, possuir *str^r* será uma grande vantagem. Sem ele não há sobrevivência. Assim, como uma alteração ambiental específica, os indivíduos *str^r* sobrevivem e os *str^s* não. Poderíamos dizer que um gene geralmente neutro (*str^r*) subitamente passou a ter alto valor seletivo e, ao mesmo tempo, *str^s* passou a ter valor seletivo negativo.

A doença de Tay-Sachs, cujos sintomas foram rapidamente descritos no Cap. 2, é causada por um alelo autossômico recessivo. A condição é mais comum em judeus Ashkenazi. A persistência desse alelo deletério deve-se primariamente aos portadores heterozigotos assintomáticos que podem, e o fazem, passar o alelo para sua prole, e secundariamente à mutação do alelo normal nos homozigotos normais. As crianças afetadas (homozigotos recessivos) morrem na lactância ou infância, de modo que há uma seleção *completa* contra o alelo recessivo.

O extremo impacto da seleção também pode ser visto em um exemplo em tomate. Nesta planta, vários grupos de ligação contêm alelos dominantes que conferem resistência a linhagens diferentes do fungo das folhas (*Cladosporium*). A doença não é geralmente um problema nas culturas de campo, mas geralmente se torna severa em estufas comerciais, onde a temperatura e a umidade podem ser consistentemente altas o suficiente para causar severa infecção de plantas suscetíveis. Em tais casos, os homozigotos recessivos, que são suscetíveis, são rapidamente mortos e podem não viver até a idade reprodutiva. Por simplicidade, considere esta situação como o resultado de um único par de alelos, *C* e *c*, sendo as plantas *cc* susceptíveis ao fungo. Uma população de plantas na qual as freqüências de *C* e *c* são cada uma 0,5 no campo, bem como em uma cultura contínua em estufa onde são obtidas sementes para novas plantações, está sendo suposta.

Inicialmente, então, a geração parental pode ser assim representada:

Freqüência de *C = p = 0,5; freqüência de* c *= q = 0,5*
Genótipos parenterais: *CC*   *Cc*   *cc*
Freqüências genotípicas: $p^2 + 2\ pq + q^2$
                            $= 0,25 = 0,50 = 0,25$

Caso os indivíduos *cc* sejam incapazes de se reproduzir nesse ambiente, a população em cruzamento será reduzida para as plantas *CC* e *Cc*, o que ocorrerá agora na proporção 1:2 como a seguir:

Quadro 19.3

Cruzamentos	Freqüências		Freqüências genotípicas da F_1		
			CC	Cc	cc
CC × CC	$(0,33)^2$	= 0,11	0,11		
CC × Cc	$2(0,33 × 0,67)$	= 0,44	0,22	0,22	
Cc × Cc	$(0,67)^2$	= 0,45	0,11	0,23	0,11
			0,44	0,45	0,11

$$CC: \frac{0,25}{0,25 + 0,50} = 0,33 \text{ (nova freqüência genotípica)}$$

$$Cc: \frac{0,50}{0,25 + 0,50} = 0,67 \text{ (nova freqüência genotípica)}$$

Isto torna possível apenas os cruzamentos $C- × C-$, com as conseqüentes alterações nas freqüências fenotípicas e genotípicas das gerações futuras (Quadro 19.3).

A freqüência de c caiu em uma única geração de 0,5 para 0,33 $(= \sqrt{0,11})$ e a freqüência de C subiu de 0,5 para 0,67.

Com efeito, temos considerado uma *seleção completa* contra um letal recessivo. Podemos representar a freqüência de tal gene após determinado número de gerações como

$$q_n = \frac{q_o}{1 + nq_o} \tag{3}$$

onde q_n é a freqüência do letal recessivo após n gerações adicionais e q_o é a freqüência inicial deste gene. Assim, em nosso exemplo de tomate, onde $q_o = 0,5$ e $n = 1$,

$$q_1 = \frac{0,5}{1 +(1 × 0,5)} = \frac{0,5}{1,5} = 0,33$$

Em uma população fechada, sem entrada de outros grupos, apenas a mutação pode evitar que a freqüência de um alelo tão radicalmente selecionado caia rapidamente a zero. A curva para a seleção completa contra um alelo recessivo, no entanto, é hiperbólica, com a caída final sendo determinada menos pela mutação do que pelo fato de que o alelo recessivo persiste nos relativamente raros heterozigotos que mais freqüentemente se cruzam com os indivíduos dominantes. O número de gerações adicionais (n) requeridas para reduzir q de um valor de q_o para um valor desejado, q_n, é dado pela equação

$$n = \frac{1}{q_n} - \frac{1}{q_o} \tag{4}$$

Assim, para reduzir q de 0,5 $(= q_o)$ a 0,33 $(= q_n)$, é necessária uma geração adicional:

$$n = \frac{1}{0,33} - \frac{1}{0,5} = 3 - 2 = 1$$

Com esta equação podemos prontamente calcular a freqüência de um letal recessivo para qualquer número de gerações adicionais, como é mostrado no Quadro 19.4.

Observe que a freqüência do letal é reduzida pela metade na geração dois, mas são necessárias mais quatro para reduzi-la à metade novamente, e assim em diante. Além disso, a aplicação da equação (4) mostra que o número de gerações requeridas para reduzir à metade a freqüência de tal alelo é muito grande quando a freqüência inicial é muito baixa. Por outro lado, se o letal fosse dominante em vez de recessivo, ele teria sido eliminado em uma geração na ausência de influências complicadoras.

Seleção parcial. Freqüentemente os genótipos envolvidos diferem muito menos em sua vantagem ou desvantagem relativa, e o homozigoto recessivo, por exemplo, seria eliminado muito mais lentamente do que no exemplo do tomate. Por exemplo, suponha que o genótipo $A-$ produz uma prole de 100, todos atingem a idade reprodutiva em um determinado ambiente, enquanto o genótipo aa produz apenas 80 que o consigam. A proporção da prole de um genótipo que sobrevive até a maturidade (em relação à do outro genótipo) pode ser chamada *valor adaptativo*, W. Assim, neste caso W_{A-} pode ser arbitrariamente estipulado como sendo 1;

Quadro 19.4 Redução na freqüência (q) de um letal recessivo por gerações

Gerações	q
0	0,500
1	0,333
2	0,250
3	0,200
4	0,167
5	0,143
6	0,125
7	0,111
8	0,100
9	0,091
10	0,083
50	0,019
100	0,010
1.000	0,001

Quadro 19.5 Seleção contra um alelo recessivo

	AA	Aa	aa	Total
Freqüência inicial	p^2	$2pq$	q^2	1
Valor adaptativo (W)	1	1	$1 - s$	
Freqüência após seleção	p^2	$2pq$	$q^2(1 - s)$	$p^2 + 2pq + q^2 - sq^2 = 1 - sq^2$

W_{aa} será então 0,8. A medida da redução de adaptabilidade de um determinado genótipo é chamada seu **coeficiente de seleção**, s. A relação entre o valor adaptativo (W) e o coeficiente de seleção (s) pode ser representada como

$$W = 1 - s, \text{ ou } s = 1 - W$$

No exemplo considerado aqui, $s = 0$ para o genótipo $A-$, e $1 - 0,8 = 0,2$ para aa.

Se p é a freqüência do gene A e q é a freqüência de seu alelo a, a seleção contra esse último é mostrada no Quadro 19.5. Pelo mesmo método usado para calcular as freqüências dos genes T e t, por exemplo, no equilíbrio de Hardy-Weinberg, a informação no Quadro 19.5 nos dá uma equação para determinar a freqüência do gene a quando o valor de W_{aa} é conhecido:

$$q_1 = \frac{q_o - sq_o^2}{1 - sq_o^2} \tag{5}$$

onde q_o novamente é a freqüência de a em uma dada geração, q_1 é a freqüência uma geração depois sob seleção e s é o coeficiente de seleção.

Se, por exemplo, $q = 0,5$ e $s = 0,2$, substituindo na equação (5), $q_1 = 0,4737$. Assim, como uma *seleção parcial* contra um alelo totalmente recessivo, a diminuição em sua freqüência é muito menor por geração do que para a seleção completa contra um letal recessivo. A alteração na freqüência do alelo a sob seleção (Δq_s ou $q_1 - q_o$) pode ser representada pela equação

$$\Delta q_s = \frac{-sq_o^2 p}{1 - sq_o^2} \tag{6}$$

Substituindo aqui, $q_s = -0,0263$. Se q_o fosse muito pequeno, como normalmente seria no caso de mutações deletérias, q_s seria quase igual a $-sq_o^2$.

Com o tempo, uma população grande e com reprodução aleatória atinge o equilíbrio genético, que é a resultante das forças seletivas e taxa de mutação. Observa-se isto em muitas espécies diferentes de animais, incluindo humanos bem como plantas. Mas, uma vez que a população deixa de ser isolada, as freqüências gênicas podem começar a mudar, caso outras populações contribuam com seu material genético.

Reprodução preferencial. Nem todas as populações têm reprodução aleatória. Em populações de plantas autofertilizantes, por exemplo, determinados genótipos, com efeito, só se unem a outros semelhantes. Isto é o **cruzamento preferencial genotípico completamente positivo** e resulta em um rápido aumento nas freqüências de homozigotos. Por exemplo, suponha uma população em que as freqüências genotípicas na geração 0 são 0,25 AA + 0,50 Aa + 0,25 aa, isto é, $p_o = q_o = 0,5$. Com um cruzamento preferencial genotípico completamente positivo, as freqüências da prole na geração 1 podem ser calculadas assim:

Cruzamento	Proporções de cruzamento	Genótipo da prole		
		AA	Aa	aa
$AA \times AA$	0,25	0,25		
$Aa \times Aa$	0,5	0,125	0,25	0,125
$aa \times aa$	0,25			0,25
Total	1,00	0,375	0,25	0,375

Similarmente, as proles em sucessivas gerações ocorreriam com as freqüências mostradas no Quadro 19.6. Com o contínuo endocruzamento, as freqüências de homozigotos se aproximam dos valores de p_o e q_o, respectivamente. Os heterozigotos passam a ter uma freqüência tão baixa que podem facilmente ser eliminados, por exemplo, por uma nevada fora de época (plantas) ou por predadores (animais). Caso isto ocorra, as freqüências dos indivíduos AA se igualaram a p_o e a freqüência dos indivíduos aa seria igual a q_o. Um declínio similar porém menos rápido na freqüência de heterozigotos irá ocorrer em populações em que genó-

Quadro 19.6 Freqüências genotípicas da prole sob cruzamento aleatório genotípico positivo completo, onde $p_o = q_o = 0,5$

Geração	Genótipos e freqüências da prole		
	AA	Aa	aa
0		1	
1	$\frac{1}{4} = 0,25$	$\frac{2}{4} = 0,5$	$\frac{1}{4} = 0,25$
2	$\frac{3}{8} = 0,375$	$\frac{2}{8} = 0,25$	$\frac{3}{8} = 0,375$
3	$\frac{7}{16} = 0,4375$	$\frac{2}{16} = 0,125$	$\frac{7}{16} = 0,4375$
4	$\frac{15}{32} = 0,46875$	$\frac{2}{32} = 0,0625$	$\frac{15}{32} = 0,46875$
5	$\frac{31}{64} = 0,484375$	$\frac{2}{64} = 0,03125$	$\frac{31}{64} = 0,484375$
n	$\dfrac{2^n - 1}{2^{n+1}}$	$\dfrac{2}{2^{n+1}}$	$\dfrac{2^n - 1}{2^{n+1}}$

tipos iguais, embora não "forçados" a se reproduzir uns com os outros, podem cruzar-se preferencialmente (cruzamento preferencial genotípico parcialmente positivo).

Por outro lado, o cruzamento pode ocorrer preferencialmente (ou mesmo inteiramente) entre genótipos *diferentes* (exogamia). Este é o **cruzamento preferencial genotípico negativo**, e pode, é claro, ser completo ou parcial. O cruzamento negativo resulta em um aumento da freqüência de heterozigotos.

Similarmente, também pode ocorrer um cruzamento preferencial *fenotípico*. O **cruzamento preferencial fenotípico positivo** consiste na reprodução entre fenótipos semelhantes, isto é, $A- \times A-$ e $aa \times aa$. O **cruzamento preferencial fenotípico negativo** envolve o cruzamento entre fenótipos diferentes, isto é, $A- \times aa$. O efeito do primeiro é aumentar a homozigose e o do último é aumentar a heterozigose.

Efeito combinado de mutação e seleção. Na doença de Tay-Sachs os homozigotos recessivos não produzem a enzima hexosaminidase A (veja o Cap. 2). A deterioração mental e motora segue rapidamente o início dos sintomas, acompanhada de paralisia e degeneração da retina, o que leva a cegueira. Culmina com a morte, geralmente antes dos quatro anos. A freqüência do alelo recessivo na população judaica de New York é de cerca de 0,015, mas apenas de 0,0015 em não-judeus.

O coeficiente de seleção para o alelo Tay-Sachs é, logicamente 1, pois os homozigotos morrem na lactância ou início da infância. Uma estimativa razoável da mutação direta (u) parece ser de 1×10^{-6}, embora alguns relatem uma faixa tão alta quanto $1,1 \times 10^{-5}$. Devido a sua letalidade no início da vida, a taxa de mutação reversa (v) é efetivamente zero. Em resumo, então, para a população judaica de New York:

$$q = 0,015 = 1,5 \times 10^{-2}$$
$$p = 0,985 = 9,85 \times 10^{-1}$$
$$u = 0,000001 = 1 \times 10^{-6}$$
$$v = 0$$
$$s = 1$$

Qual é, então, a freqüência de equilíbrio desse letal recessivo na população judaica de New York sob o efeito combinado de mutação e seleção?

Lembre (da pág. 305) que a taxa de alteração na freqüência de um gene recessivo sob mutação é dada por

$$\Delta q_m = up - vq$$

Substituindo,

$$\Delta q_m = (1 \times 10^{-6} \times 9,85 \times 10^{-1}) - (0 \times 1,5 \times 10^{-2})$$
$$= (1 \times 10^{-6} \times 9,85 \times 10^{-1}) - 0$$
$$= up = 9,85 \times 10^{-7}$$

Este último número é aproximadamente igual a u, porque $0,000000985 \cong 0,000001$. Donde

$$\Delta q_m \cong u \qquad (7)$$

Voltando por um momento à alteração de freqüência sob seleção, nós usamos a equação (6) da pág. 308.

$$\Delta q_s = \frac{-sq_o^2 P}{1 - sq_o^2}$$

Substituindo nesta equação,

$$\Delta q_{s.} = \frac{-(0,015)^2 \times 1 \times 0,985}{1 - 1\,(0,015)^2}$$

$$= \frac{-2,25 \times 10^{-4} \times 9,85 \times 10^{-1}}{1 - 2,25 \times 10^{-4}}$$

$$= \frac{-2,216 \times 10^{-4}}{9,998 \times 10^{-1}}$$

$$= -2,22 \times 10^{-4}$$

Portanto

$$\Delta q_s \cong -sq_o^2 \tag{8}$$

pois $-2,22 \times 10^{-4} \cong -2,25 \times 10^{-4}$.

Assim $\Delta q_m \cong u$, $\Delta q_s \cong -sq^2$ e $\Delta q = \Delta q_s + \Delta q_m = -sq^2 + u$. Mas, por definição, no equilíbrio, $\Delta q = 0$. Portanto, no equilíbrio,

$$u - sq^2 = 0$$

e

$$u = sq^2$$

Reescrevendo esta última equação para resolver q^2,

$$q^2 = \frac{u}{s}$$

e portanto

$$\hat{q} = \sqrt{\frac{u}{s}} \tag{9}$$

Substituindo na equação (9) para o problema de Tay-Sachs,

$$\hat{q} = \sqrt{\frac{1 \times 10^{-6}}{1}} = 1 \times 10^{-3}$$

Portanto, na população aqui considerada, a freqüência de equilíbrio do gene Tay-Sachs sob o efeito combinado de mutação e seleção é 0,001. A freqüência de nascimento Tay-Sachs nesse grupo, então, no equilíbrio seria 1×10^{-6}, isto é, $(1 \times 10^{-3})^2$, comparada com a atual freqüência de $2,25 \times 10^{-4}$ ou $(0,015)^2$.

Deriva genética aleatória

De geração a geração o número de indivíduos portadores de um determinado alelo, seja no estado homozigoto ou heterozigoto, pode variar um pouco, de modo que as freqüências gênicas flutuem ao redor de uma média. A amplitude de tal flutuação é a *deriva genética aleatória* e também é devida a caprichos de cruzamentos ao acaso e ao fato de que, mesmo nos casos em que $p = q = 0,5$, as proporções teóricas (por exemplo, 3:1, 1:1, 1:2:1) certamente não são sempre produzidas.

Caso a população seja grande, a deriva é não direcional e de pequena magnitude; espera-se que varie dentro de limites estreitos acima e abaixo da média. Mas em pequenas populações toda a prole pode, apenas pelo acaso, ser do mesmo genótipo com relação a determinado par de alelos; por exemplo, Aa. Sua prole (a F_1) seria esperada na proporção genotípica 1 AA:2 Aa:1 aa. Supõe-se que a F_2 surja do cruzamento aleatório dos membros da F_1. A probabilidade de qualquer um dos possíveis cruzamentos da F_1 é então uma função da freqüência de cada genótipo da F_1. Sob tais condições, a **fixação** irá ocorrer em um oitavo da prole (F_2) por geração:

Cruzamento F_1	Probabilidade do cruzamento	Valores de p e q na população cruzada		Prole (F_2)
		p	q	
$aa \times aa$	$\frac{1}{4} \times \frac{1}{4} = \frac{1}{16}$	0	1	todos aa
$Aa \times aa$	$2(\frac{2}{4} \times \frac{1}{4}) = \frac{4}{16}$	0,25	0,75	1 Aa:1 aa
$Aa \times Aa$	$\frac{2}{4} \times \frac{2}{4} = \frac{4}{16}$	0,5	0,5	1 AA:2 Aa; 1aa
$AA \times aa$	$2(\frac{1}{4} \times \frac{1}{4}) = \frac{2}{16}$	0,5	0,5	todos Aa
$AA \times Aa$	$2(\frac{1}{4} \times \frac{2}{4}) = \frac{4}{16}$	0,75	0,25	1 AA:1Aa
$AA \times AA$	$\frac{1}{4} \times \frac{1}{4} = \frac{1}{16}$	1	0	todos AA

O princípio do fundador. A formação de uma nova população pela migração de uma amostra de indivíduos pode, igualmente, levar a diferentes freqüências gênicas. Imagine uma população grande na qual $p = 0,4$ e $q = 0,6$. Os valores mais prováveis de p e q, portanto, em uma amostra dessa população também são 0,4 e 0,6, respectivamente. O desvio esperado desses valores é, logicamente, dado pelo desvio padrão. O desvio padrão para uma simples proporcionalidade, tal como cara ou coroa, é dado pela fórmula 10:

$$s = \sqrt{\frac{pq}{n}} \tag{10}$$

onde n é o número de observações. Mas as freqüências gênicas são calculadas da freqüência de fenótipos homozigotos recessivos, como já fizemos, e a equação do desvio padrão torna-se (equação 11):

$$s = \sqrt{\frac{pq}{2N}} \tag{11}$$

onde N é o número de indivíduos (diplóides) da amostra.

Caso, nessa grande população considerada, seja colhida uma amostra de 50.000 pessoas,

$$s = \sqrt{\frac{0,24}{100,000}} = 0,00155$$

Isto é, em qualquer amostra de 50.000 indivíduos de tal população com $p = 0,4$ e $q = 0,6$, 68% das vezes p ficará entre 0,39845 e 0,40155, isto é, 0,4 ± 0,00155; 95% das vezes cairá dentro da faixa de 0,4 ± 0,0031 ou 0,3969 a 0,4031. Mas, se a amostra consistir de apenas 50 pessoas,

$$s = \sqrt{\frac{0,24}{100}} = 0,049$$

UMA EXCEÇÃO AO PRINCÍPIO DO FUNDADOR?

De acordo com o princípio do fundador, criado em 1954, caso um grupo muito pequeno de indivíduos de uma população a deixe e vá fundar uma nova população, a freqüência gênica e a variância da nova população serão bem diferentes, em comparação à população original. Por exemplo, caso existam 200 alelos em um *locus* em uma população, e apenas 2 indivíduos — um homem e uma mulher — comecem uma população, o número máximo de alelos na nova população é de apenas 4. Isto reduziria muito a variabilidade na nova população.

Um recente estudo na mosca caseira desafiou esse dogma e está causando interessante discussão sobre o princípio do fundador. Em tal estudo, foram tomados 1,4 e 16 pares de moscas de uma população e usados para fundar novas populações. Nas novas populações, 3.000 moscas foram exaustivamente medidas quanto a vários caracteres. O resultado não foi a esperada diminuição na variância das novas populações desenvolvidas, mas sim um aumento de variância para alguns dos caracteres investigados. Havia mais variabilidade na nova população para tamanho de asa e forma do que na população original. Nem todos os caracteres mostraram o mesmo aumento de variância.

A maioria dos geneticistas de populações estão entusiasmados com esses resultados, mas não estão muito seguros do que eles significam. Por exemplo, na natureza o tipo de caráter envolvido seria muito importante. Parece que esses caracteres envolvendo adaptabilidade, tais como tamanho do corpo e características reprodutivas, não apresentam aumento de variância. Quando se considera a sobrevivência geral da espécie em populações naturais, uma variância reduzida em caracteres ligados a adaptabilidade pode ter sérias conseqüências. Portanto, o aumento observado na variância de alguns caracteres não deve ser considerado como benéfico à espécie.

Tais achados também têm uma implicação prática. Em nossas providências para salvar a espécie em risco, nós protegemos e usamos as populações limitadas para aumentar o número de espécies. Aumentar o número pode não ser uma solução completa para sua sobrevivência, no entanto, caso sua adaptabilidade geral seja afetada adversamente.

Fig. 19.4 Ilustração do princípio do fundador. A freqüência gênica na nova população pode ser muito diferente da população original devido ao tamanho muito pequeno da amostra.

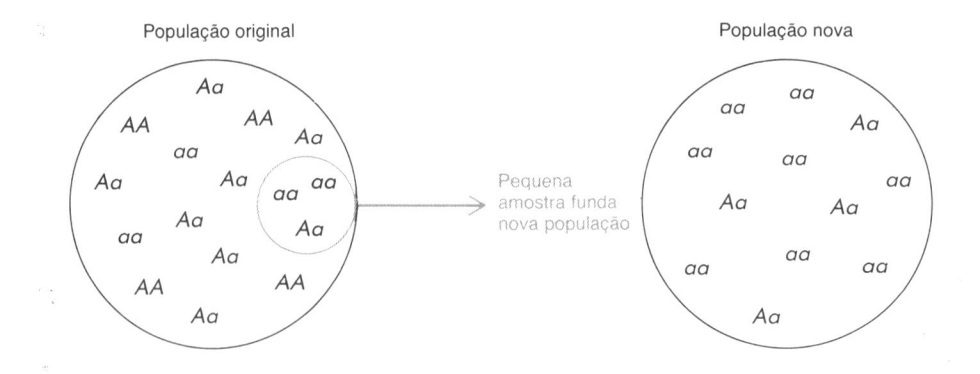

População original

População nova

Pequena amostra funda nova população

Em 68% das amostras desse tamanho, p deveria cair dentro da faixa de 0,4 ± 0,049, ou entre 0,351 e 0,449. Similarmente, em 95% dos casos de amostras de 50, p deveria ficar na faixa de 0,302 a 0,498. A formação de uma nova população pela emigração de uma amostra tão pequena como 50 pode ser esperada a levar, puramente por acaso, a uma freqüência gênica diferente na próxima geração. Esta deriva genética devida a uma pequena amostra (fundadores) ter-se estabelecido como uma nova população é chamada **princípio do fundador**, que é ilustrado diagramaticamente na Fig. 19.4.

Um suposto exemplo de um caso de deriva genética foi relatado para os Dunkers da Pensilvânia. Eles são membros de uma seita religiosa que emigrou da Alemanha no início do século dezoito e permaneceu relativamente isolada. A freqüência de grupo sanguíneo A neste pequeno grupo é de aproximadamente 0,6, enquanto está entre 0,40 e 0,45 nas populações americana e alemã, e o alelo I^B é praticamente ausente nos Dunkers, enquanto as pessoas do grupo B constituem 10 a 15% das populações americana e alemã.

O MECANISMO DA EVOLUÇÃO

Os princípios até aqui examinados, especialmente neste capítulo e nos Caps. 14 e 15, constituem os mecanismos básicos pelos quais novas espécies evoluem, às vezes lentamente, às vezes repentinamente, a partir de outras pré-existentes. Uma espécie é mais um conceito taxonômico do que uma entidade concreta e seus parâmetros necessariamente diferem um pouco entre vários grupos de animais e plantas. Assim, uma espécie em bactérias é um conceito muito diferente de uma de aves. Os "limites" entre as espécies de vírus e de vertebrados têm ênfases diferentes, como mesmo em unidades mais proximamente relacionadas, tais como grupos de livre hibridização, geneticamente mais adaptáveis, tais como salgueiros *versus* grupos menos adaptáveis, tais como bordo. No entanto, em termos muito gerais, a especiação, a origem de novas espécies, depende grandemente de mecanismos genéticos e citológicos tais como:

1. Aberrações cromossômicas, especialmente translocações e alopoliploidia (em plantas)
2. Adição de novo material genético por mutação (embora a maioria seja ou neutra ou desvantajosa em um ambiente natural)
3. Mudanças nas freqüências gênicas:
   a. Por mutação
   b. Por deriva genética
   c. Por seleção ambiental
   d. Por migração ou quebra de barreiras de isolamento.

Mais cedo ou mais tarde esses mecanismos podem partir grandes populações em unidades menores que (1) desenvolvam caracteres geneticamente determinados, distintos morfológica e/ou fisiologicamente, que difiram dos de outras unidades, e (2) tornem-se isoladas reprodutivamente de grupos correlatos e se desenvolvam em "populações mendelianas" que tenham seu próprio *pool* de genes. Como, em que direção(ões) e com que intensidade a evolução irá se desenvolver dependerá de uma intrincada interação de uma variedade de influências. Mas basicamente apenas as mudanças no material genético, que podem ser passadas a gerações futuras e não desapareçam do *pool* de genes, podem servir como agentes evolutivos em organismos vivos.

PROBLEMAS

19-1 Considerando os dados mostrados neste capítulo para as pessoas M, MN e N nos EUA e supondo que você não saiba seu genótipo ou o de seus genitores: (a) Qual genótipo você provavelmente terá? (b) Que genótipo você tem menos chance de ter?

19-2 Uma amostra de 1.000 pessoas testadas para os antígenos M-N estava assim distribuída: M, 360; MN, 480; N, 160. Quais as freqüências dos alelos M e N?

19-3 Uma amostra de 1.522 pessoas que vivem em Londres apresentou 464 do tipo M, 733 do tipo MN e 325 do tipo N. Calcule as freqüências dos genes M e N.

19.4 Uma amostra de 200 pessoas de Papua (sudeste da Nova Guiné) mostrou 14 M, 48 MN e 138 N. Calcule as freqüências dos alelos M e N.

19-5 Uma amostra de 100 pessoas apresentou 84 sensíveis ao PTC. Calcule as freqüências gênicas de T e t.

19-6 (a) Quantos heterozigotos devem existir na amostra do Problema 19-5? (b) Quantas pessoas TT? (c) Qual a probabilidade de que um sensível nesta amostra seja heterozigoto (Tt)?

19-7 O albinismo é a expressão fenotípica de um genótipo homozigoto recessivo. Uma estimativa é que a freqüência de albinos na população americana seja de 1 em 20.000. Que porcentagem da população é heterozigota para tal gene?

19-8 A alcaptonúria, que resulta da expressão homozigota de um alelo autossômico recessivo, ocorre em cerca de 1 em 1.000.000 de pessoas. Qual a proporção de heterozigotos (portadores) na população?

19-9 Uma amostra hipotética de 1.000 pessoas nos EUA apresenta a seguinte distribuição de grupos sanguíneos: A, 450; B, 130; AB, 60; O, 360. Calcule as freqüências dos genes I^A, I^B e i.

19-10 Uma outra amostra de 1.000 pessoas hipotéticas tem estes grupos sanguíneos: A, 320; B, 150; AB, 40; O, 490. Qual é a freqüência nesta amostra de cada um dos seguintes genótipos: $I^A I^A$, $I^A i$, $I^B I^B$, $I^B i$, $I^A I^B$, ii?

19-11 Suponha que os dados do Quadro 19.1 representem corretamente a distribuição dos grupos sanguíneos A, B, AB e O na população dos Estados Unidos. Usando o teste do qui-quadrado, determine se a amostra do Problema 19-9 representa um desvio significativo. (Arredonde as freqüências do Quadro 19.1 para 440, 420, 100 e 40, respectivamente, para obter valores para o cálculo do qui-quadrado.)

19-12 Uma amostra de 429 pessoas de Porto Rico apresentou as seguintes freqüências alélicas: I^A, 0,24; I^B, 0,06; i, 0,70. Calcule a porcentagem de pessoas nesta amostra com sangue tipo A, B, AB e O.

19-13 Que porcentagem na amostra do problema anterior é (a) homozigota A, (b) heterozigota B?

19-14 Caso um homem em 25.000 sofra de hemofilia A, qual será a freqüência do gene h na população?

19-15 Um homem em 100 exibe o caráter que resulta de um certo gene recessivo ligado ao sexo. Qual a freqüência de (a) mulheres heterozigotas, (b) mulheres homozigotas recessivas?

19-16 Os dados representados no Quadro 19.4 mostram a freqüência 0,64 para o gene i e 0,61 para o alelo D de Rh na população branca dos EUA. Caso consideremos apenas esses dois alelos, qual será a freqüência de pessoas O^+ nesta população?

19-17 Cada vez mais vem sendo usada a amniocentese (veja Cap. 20) para detectar um feto Tay-Sachs, em mães com risco. Alguns genitores, em casos em que o resultado era positivo para Tay-Sachs, escolheram abortar. Que efeito teria tal prática, ao longo do tempo, sobre a freqüência do gene de Tay-Sachs?

19.18 Um grande esforço está sendo feito para eliminar a distrofia muscular causada pelo alelo d. Caso algum dia tenhamos sucesso em eliminar o *efeito* desse gene em pessoas *tratadas*, isto resultaria em uma melhoria ou deterioração genética na população mundial?

19-19 Use os dados tabulados (Quadro 19.3) com relação à freqüência do gene c em tomate para determinar a freqüência desse alelo após uma ou mais gerações de endogamia.

19-20 (a) Caso consideremos os dados tabulados (Quadro 19.3) com relação à freqüência do alelo c em tomate, qual seria a freqüência desse gene na vigésima geração de endogamia? (b) Caso a geração parental seja considerada geração 1, em que geração a freqüência de c seria reduzida para exatamente 0,005?

19-21 O alelo f é um letal autossômico recessivo que mata os indivíduos ff antes que atinjam a idade reprodutiva. Caso, em uma população isolada, esse gene tenha a freqüência de 0,4 na geração P, qual seria sua freqüência na F_2?

19-22 Para um certo par de alelos, o alelo completamente dominante A tem uma freqüência inicial de 0,7 em um valor adaptativo de 1. Seu alelo recessivo tem uma freqüência de 0,3 e um valor adaptativo de 0,5. Qual a freqüência de a na próxima geração?

19-23 O alelo A muta para seu alelo recessivo a quatro vezes mais freqüentemente do que a muta para A. Qual será a freqüência de equilíbrio de a sob mutação?

19-24 Se o alelo B tem uma taxa de mutação direta de 5×10^{-6} e uma taxa de mutação reversa de 1×10^{-6}, qual é a freqüência de equilíbrio do alelo b sob mutação?

19-25 Em dada população, o alelo C tem freqüência de 0,2. Caso seja colhida uma amostra de 50 indivíduos de tal população, haverá probabilidade de 0,68 de que a freqüência de C seja não mais do que quanto acima ou abaixo de 0,2 nessa amostra?

19-26 Pessoas com fibrose cística do pâncreas ocorrem com uma freqüência de cerca de 0,0004. Tal condição deve-se a um alelo autossômico recessivo e é fatal na infância. (a) Dê a freqüência desse alelo nessa população. (b) Caso a taxa de mutação direta seja de 4×10^{-6}, qual a freqüência de equilíbrio do alelo da fibrose cística sob o efeito combinado de mutação e seleção?

19-27 Baseado em suas respostas à parte (a) do problema anterior, e supondo que uma geração humana seja de 30 anos, (a) quantos anos seriam necessários para reduzir tal freqüência a 0,01? (b) É provável que isto ocorra? Por quê?

19-28 Seja p a freqüência do alelo autossômico dominante A e q a freqüência de seu alelo recessivo a. Para uma população com reprodução aleatória, dê a expressão matemática para (a) a freqüência de indivíduos AA, (b) a probabilidade de um casamento $AA \times AA$, (c) a freqüência de indivíduos Aa, (d) a probabilidade de um casamento $Aa \times Aa$, (e) a probabilidade de um casamento $Aa \times aa$, (f) o total de todos os possíveis casamentos.

19-29 Dê a expressão matemática para a freqüência de (a) fenótipos de prole dominantes (b) recessivos para um casamento $Aa \times aA$.

19-30 Considerando *toda* a população com reprodução aleatória, e ocorrendo todos os possíveis cruzamentos com igual possibilidade, dê (a) a expressão matemática para a freqüência de prole recessiva na população resultante de tais cruzamentos aleatórios e (b) o valor numérico dessa expressão se $p = q = 0,5$.

19-31 Usando a informação do Quadro 19.6, calcule a freqüência dos heterozigotos na geração 10.

19-32 Em vista de sua resposta ao problema anterior, qual seria a freqüência de cada um dos dois genótipos homozigotos na 10ª geração?

19-33 A fenilcetonúria (PKU) é uma condição caracterizada por inteligência tão baixa que as pessoas não diagnosticadas pouco depois do nascimento e postas sob imediato tratamento quase nunca se reproduzem. Tal condição é produzida por uma dificuldade hereditária em metabolizar o aminoácido essencial fenilalanina, sendo causada pela homozigose de um alelo autossômico recessivo. Os PKUs têm uma incidência de cerca de $3,6 \times 10^{-6}$. (a) Supondo a falta de diagnóstico a tempo para se tratar efetivamente a condição, qual é a freqüência do gene da PKU no momento? (b) Qual a incidência de pessoas normais homozigotas? (c) Qual a incidência de heterozigotos? (d) Se u supostamente for 4×10^{-6}, qual a freqüência de equilíbrio do alelo sob o efeito combinado de mutação e seleção? (e) Neste valor de u, qual a probabilidade de duas pessoas homozigotas normais produzirem uma criança PKU?

19-34 Suponha que certo alelo dominante tenha taxa de mutação direta de 2×10^{-6} e seu alelo recessivo tenha agora freqüência de 0,015 e um coeficiente de seleção de 0,5. Qual a freqüência de equilíbrio do alelo recessivo sob o efeito combinado de mutação e seleção?

19-35 Como foi visto no texto, alguns relatos sobre a taxa de mutação direta para o alelo recessivo de Tay-Sachs são tão altos quanto $1,1 \times 10^{-5}$. Calcule a freqüência de equilíbrio desse alelo sob o efeito combinado de mutação e seleção usando esta alta taxa de mutação direta.

19-36 O comprimento do dedo indicador em relação ao do quarto dedo é tido como devido a um alelo autossômico influenciado pelo sexo, sendo o alelo F (dedo indicador mais curto) dominante nos homens e recessivo nas mulheres. Uma turma de 85 estudantes de genética consistia de 32 homens com dedo indicador mais curto, 8 com dedo indicador mais longo, 27 mulheres com dedo indicador mais curto e 18 mulheres com dedo indicador mais longo. Com base na hipótese de um par de alelos influenciados pelo sexo, calcule a freqüência (a) do alelo F nas mulheres, e (b) do alelo f nos homens. (c) Quantos homens nessa amostra devem ter o genótipo FF?

19-37 A tirosinemia é um distúrbio recessivo no qual uma enzima hepática (ácido para-hidroxifenilpirúvico) não é produzida, resultando no acúmulo de toxinas que causam câncer e cirrose hepática. Ela afeta 1 em cada 100.000 crianças nos EUA. Tais crianças geralmente vivem menos que um ano (embora algumas possam sobreviver até os 5) a menos que se possa fazer um transplante de fígado bem-sucedido. (a) Qual a freqüência de crianças com tal distúrbio (expressa em decimais)? (b) Qual a freqüência de heterozigotos (até quatro casas decimais)? (c) Qual a probabilidade de dois heterozigotos se casarem (até cinco casas decimais)? (d) Qual a probabilidade de que as pessoas citadas no item (c) tenham um filho afetado (até cinco casas decimais)? (e) Caso o gene dominante normal para a produção da enzima mute para o alelo recessivo para tirosinemia na taxa de 1×10^{-18}, qual será a freqüência de equilíbrio do alelo recessivo sob o efeito combinado de mutação e seleção (expressa como potência de 10)?

20

DNA RECOMBINANTE: A NOVA GENÉTICA E O FUTURO

No início da década de 70, um grupo de cientistas se reuniu e decidiu declarar uma moratória ao tipo particular de experimentos que estavam fazendo e que envolvia o uso de uma técnica recém-desenvolvida de manipulação gênica. A suspensão desses experimentos se estenderia até que fosse feita uma avaliação dos riscos potenciais de tal pesquisa. Concluiu-se que os riscos eram mínimos. A técnica era concernente à habilidade de construir novas combinações de moléculas de DNA que não existiam na natureza. Essas moléculas são geralmente chamadas moléculas de **DNA recombinante.** Este capítulo examina as bases dessa pesquisa e suas possíveis aplicações e riscos bem como outros novos desenvolvimentos em genética e medicina.

A reunião de DNAs derivados de fontes biologicamente diferentes é a tecnologia chamada **DNA recombinante** ou **engenharia genética.** Os avanços nesse campo tornaram rotineiros experimentos que nem eram possíveis poucos anos atrás. A partir de tais técnicas está surgindo uma indústria de **biotecnologia,** ou o uso de processos biológicos para a produção de substâncias úteis. O processo geral é centralizado em três enfoques experimentais principais:

1. A produção de uma série de fragmentos de DNA de fontes diferentes contendo seqüências gênicas de interesse.
2. Reunião desses segmentos em uma molécula de DNA que é capaz de se replicar, usualmente um plasmídio bacteriano chamado vetor.
3. Transformação de células bacterianas com a molécula recombinante de modo que elas primeiro se repliquem (clonadas) e então se expressem.

Enzimas de restrição

A base da técnica de DNA recombinante é o uso de **endonucleases de restrição.** Elas são enzimas bacterianas de clivagem de DNA que reconhecem seqüências curtas de bases e fazem um corte na dupla hélice de DNA. Sua função na célula bacteriana é destruir um DNA de fora que possa ter entrado na célula. A enzima reconhece o DNA de fora e o corta em vários pontos ao longo da molécula. Cada bactéria tem suas próprias enzimas de restrição e cada enzima reconhece apenas um tipo de seqüência. As seqüências reconhecidas pelas enzimas de restrição são **palíndromos.** Palíndromos são seqüências de bases que têm a mesma leitura nos dois filamentos mas em direções opostas. Por exemplo, se a seqüência em um filamento é G A A T T C lida no sentido 5′→3′, a seqüência no filamento oposto é C T T A A G lida no sentido 3'→5', mas quando ambos os filamentos são lidos no sentido 5'→3' a seqüência é a mesma. Portanto, o palíndromo seria:

5′ G A A T T C 3′
3′ C T T A A G 5′

Além disto, há um ponto de simetria dentro do palíndromo. Em nosso exemplo, esse ponto é o centro entre AT/TA. A utilidade das enzimas de restrição é que elas fazem cortes na molécula de DNA ao redor desse ponto de simetria. Algumas cortam a molécula na perpendicular ao eixo simétrico, produzindo pontas retas. Mais valiosas, no entanto, são as enzimas de restrição que cortam entre as mesmas duas bases fora do ponto de simetria nos dois filamentos, produzindo assim pontas desiguais:

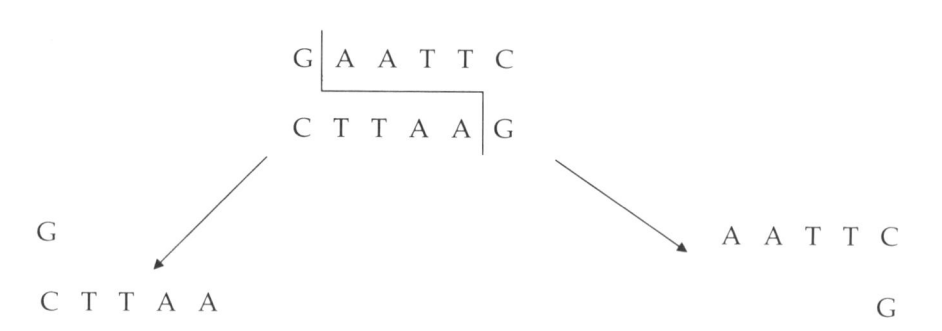

O exemplo usado é a seqüência palindrômica reconhecida por uma das mais populares enzimas de restrição, a **Eco RI,** de *E. coli.* No Quadro 20.1 são mostradas enzimas de restrição adicionais e seus sítios de clivagem no DNA. Existem hoje centenas de enzimas de restrição conhecidas.

O aspecto mais útil das enzimas de restrição é que cada enzima reconhece a mesma seqüência única de bases, independentemente da fonte do DNA. Isto significa ainda que tais enzimas estabelecem marcos fixos ao longo do que, de outro modo, seria uma molécula muito regular de DNA. Isto permite dividir uma longa molécula de DNA em fragmentos que podem ser separados uns dos outros pelo tamanho com a técnica de eletroforese em gel. Cada fragmento fica então disponível para uma análise posterior, incluindo o seqüenciamento discutido no Cap. 8.

Uma das utilidades de cortar a molécula de DNA em pequenos fragmentos é ser capaz de localizar um determinado gene no fragmento em que ele se encontra. Isto é feito pela técnica geral de **capilaridade** *(blotting)* **de Southern.** Tal técnica é ilustrada na Fig. 20.1. Nesta técnica, a molécula de DNA é cortada em fragmentos discretos por uma enzima de restrição. Estes são submetidos a eletroforese em gel de agarose. Isto separa os vários fragmentos de acordo com o tamanho. O DNA é então desnaturado em filamentos unitários expondo o gel ao NaOH. Alguns pedaços de papel de filtro molhado em tampão são colocados sob o gel. Sobre o gel de agarose é colocado um papel de nitrocelulose, seguido de várias camadas de papel de filtro. Esse material absorvente puxa o tampão da camada inferior através do gel. Isto libera o DNA do gel para o papel de filtro, onde ele se liga covalentemente ao filtro.

As posições das moléculas de DNA no filtro são idênticas às posições no gel. O filtro de nitrocelulose contendo o DNA é inicialmente seco e então exposto a uma solução de mRNA marcado com ^{32}P do gene a ser isolado. O mRNA radioativo se hibridiza (pontes

Quadro 20.1 Enzimas de restrição, fontes e sítios de clivagem

Enzima de restrição	Fonte	Sítio de clivagem
Bam H1	*Bacillus amyloliquefaciens H*	↓ GGATCC CCTAGG ↑
Hind III	*Haemophilus influenzae*	↓ AAGCTT TTCGAA ↑
Sal I	*Streptococcus albus G*	↓ GTCGAC CAGCTG ↑
Pst I	*Providencia stuartii*	↓ CTGCAG GACGTC ↑

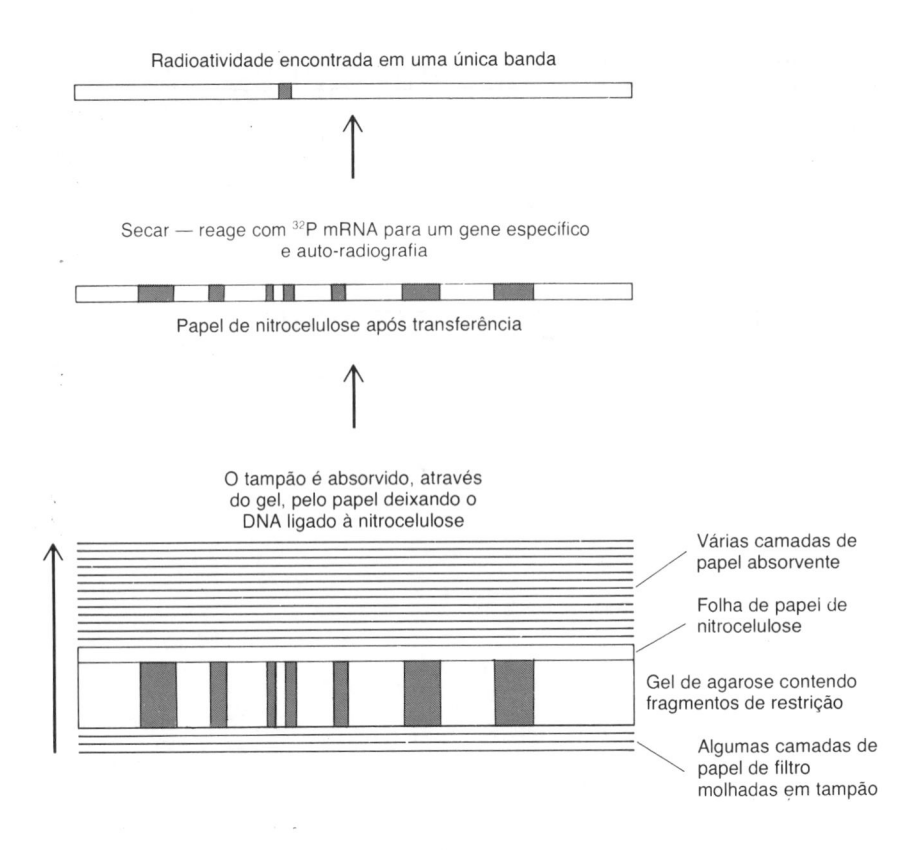

Radioatividade encontrada em uma única banda

Secar — reage com ³²P mRNA para um gene específico e auto-radiografia

Papel de nitrocelulose após transferência

O tampão é absorvido, através do gel, pelo papel deixando o DNA ligado à nitrocelulose

Várias camadas de papel absorvente

Folha de papel de nitrocelulose

Gel de agarose contendo fragmentos de restrição

Algumas camadas de papel de filtro molhadas em tampão

Fig. 20.1 O procedimento de capilaridade *(blotting)* de Southern. Os fragmentos de restrição são transferidos do gel de agarose para um papel de nitrocelulose, onde o mRNA marcado radioativamente reage apenas com seqüências complementares de DNA em uma banda correspondendo a um único tamanho de fragmento.

de hidrogênio) apenas com o DNA unifilamentar dos fragmentos de restrição que contêm seqüências complementares. O filtro de nitrocelulose é então removido e colocado em contato com um filme fotográfico, que quando revelado mostrará os fragmentos do gel original contendo seqüências complementares ao mRNA usado no experimento. Esse procedimento permite a identificação específica de fragmentos de restrição contendo seqüências de DNA para moléculas específicas de RNA.

Em adição, tais fragmentos de moléculas de DNA, produzidos pela mesma enzima da mesma fonte ou de fontes diferentes, contêm pontas desiguais idênticas. Uma vez que essas pontas podem-se superpor e ocorrer pareamento de bases complementares, os fragmentos de fontes diferentes podem juntar-se para formar moléculas híbridas (recombinantes). Se os fragmentos de DNA reunidos forem tratados com DNA-ligase, eles se unirão permanentemente. Um diagrama desse processo é mostrado na Fig. 20.2.

Clonagem molecular

De modo a construir uma molécula híbrida de DNA útil usando endonucleases de restrição, os fragmentos de uma fonte são unidos a uma molécula que é capaz de se replicar quando reintroduzida em uma célula bacteriana. Ela geralmente é um plasmídio bacteriano (veja Cap. 16). Os plasmídios, com seu relacionamento íntimo com as bactérias nas quais existem, portam genes que conferem vantagens a suas células hospedeiras. A célula hospedeira em troca fornece condições necessárias para a replicação limitada do plasmídio e sua transmissão às células filhas sempre que a célula se divida, permitindo assim que o plasmídio se espalhe e exista em toda a população bacteriana.

Os plasmídios são facilmente isolados em grandes números das células bacterianas e geralmente têm um número pequeno e limitado de sítios de restrição. Quando um plasmídio é cortado com uma enzima de restrição, é usada uma DNA-ligase para juntar os fragmentos a um fragmento de DNA de fora produzido pela mesma enzima, resultando uma molécula de DNA híbrida (recombinante). O plasmídio portador de um trecho de DNA estranho (de fora) é chamado **vetor**. Fagos vetores, que também são usados desse modo, têm a vantagem de ser capazes de carregar um grande fragmento de DNA estranho. O plasmídio, ou fogo vetor, fornece um meio de se estabelecer e de se expressar o fragmento de DNA estranho na bactéria. O método de junção de um pedaço de DNA estranho a um plasmídio vetor é mostrado na Fig. 20.3.

O plasmídio recombinante é introduzido em uma bactéria, como na transformação. Isto é facilmente feito pela adição do vetor a bactérias na presença de CaCl₂. Uma vez dentro da bactéria, o plasmídio se replica e o número cresce. O plasmídio vetor geralmente porta um ou mais marcadores de resistência a antibióticos, de modo que, quando cultivados em um meio contendo antibiótico, apenas as células bacterianas contendo o plasmídio vetor recombinante sobrevivem e crescem. Cada molécula híbrida resulta em uma população de bactérias com o mesmo fragmento de DNA estranho estando presente em todas as células.

Fig. 20.2 Construção de uma molécula de DNA recombinante usando uma enzima de restrição.

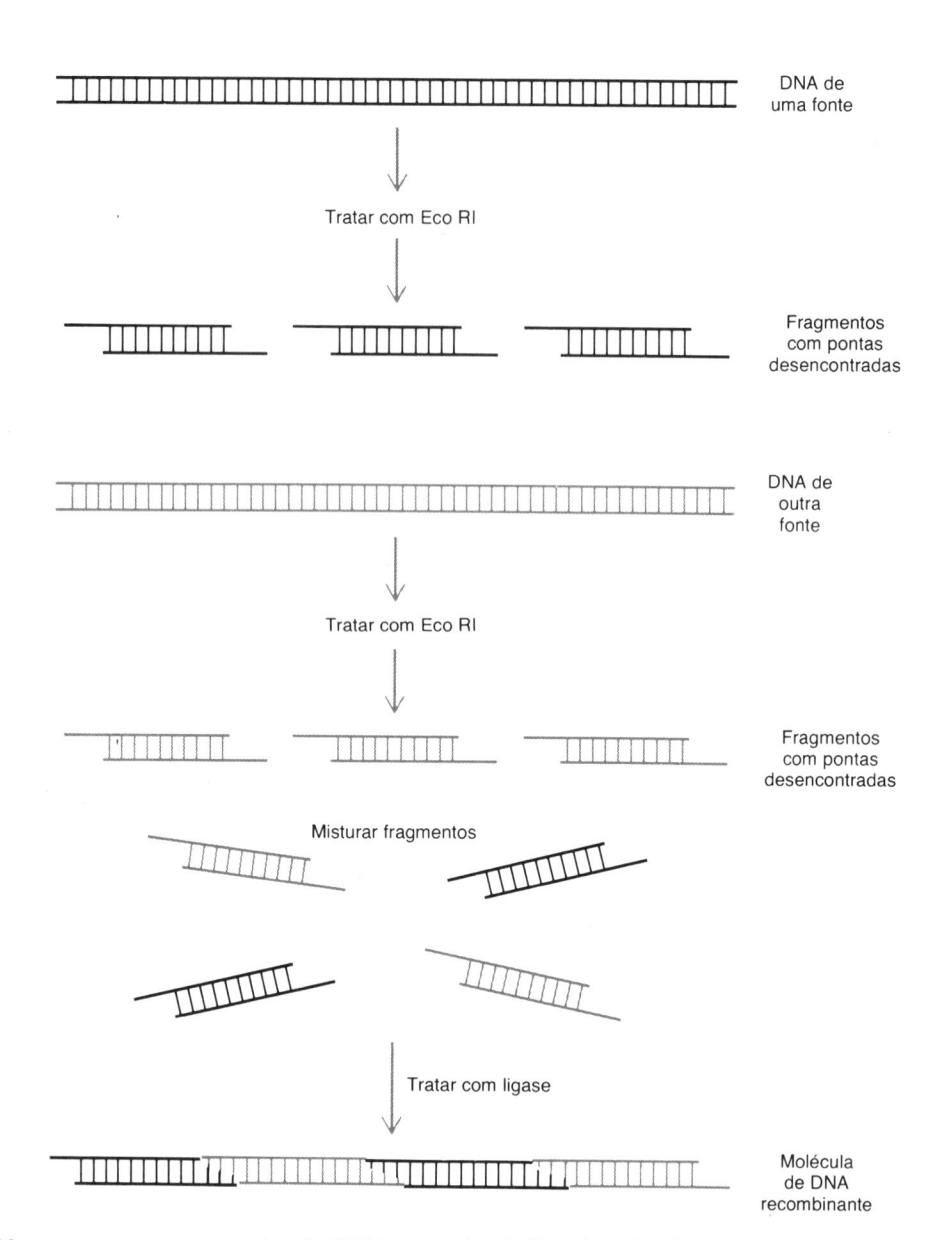

DNA de uma fonte

Tratar com Eco RI

Fragmentos com pontas desencontradas

DNA de outra fonte

Tratar com Eco RI

Fragmentos com pontas desencontradas

Misturar fragmentos

Tratar com ligase

Molécula de DNA recombinante

Neste contexto, esse trecho de DNA estranho é dito clonado. Isto constitui o processo de **clonagem molecular.**

Uma importante aplicação da clonagem gênica é ter fragmentos de DNA representando todo o genoma de um organismo clonado em plasmídios. Isto constitui a chamada **livraria gênica.** Ela representa uma coleção de plasmídios contendo fragmentos que é suficientemente grande a ponto de cada segmento de todo o DNA genômico ser representado pelo menos uma vez. Um método geral de produzir uma livraria gênica é chamado clonagem *"shotgun"*. Uma descrição geral do procedimento é encontrada na Fig. 20.4.

O DNA é isolado de determinada fonte e clivado em fragmentos com uma enzima de restrição. Semelhantemente, um vetor de clonagem de plasmídio também é clivado com a mesma enzima. Quando os fragmentos são misturados e ligados, é construída uma população de plasmídios que contêm uma disposição aleatória de fragmentos. Com base no tamanho do genoma, o número de clones independentes, *N,* necessário de modo a garantir a completa representação de todo o genoma na livraria, pode ser calculado assim:

$$N = 1n\,(1 - P)/1n\,(1 - f)$$

onde *P* é a probabilidade de uma determinada seqüência de nucleotídios estar na livraria (um valor normalmente aceitável é 99%) e *f* é a fração do DNA genômico representada por cada clone independente.

Os clones desses plasmídios são então mantidos na população bacteriana. Várias técnicas estão disponíveis para sondar a livraria para linhagens específicas de bactérias contendo um fragmento com uma determinada seqüência. Uma estratégia envolve o isolamento de um mRNA transcrito de um tecido que esteja produzindo grandes quantidades da proteína cujo gene está sendo procurado. Esse mRNA é marcado radioativamente e, por capilaridade de Southern, é posto para reagir com DNA isolado de vários clones de livraria. O RNA isolado se hibridiza apenas com os clones que possuem seqüências complementares de DNA.

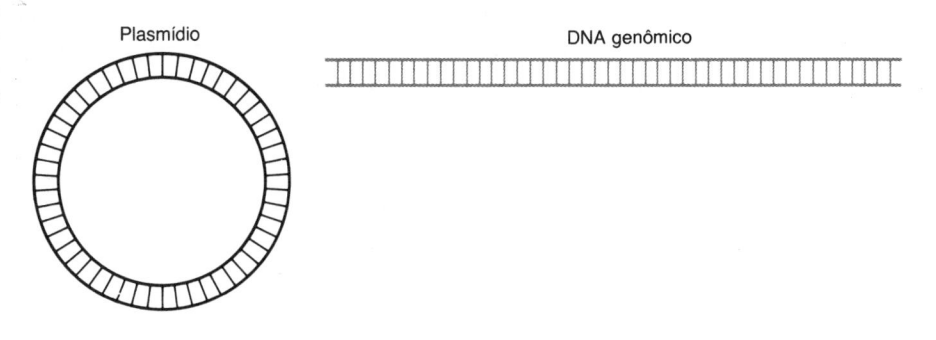

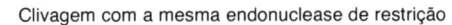

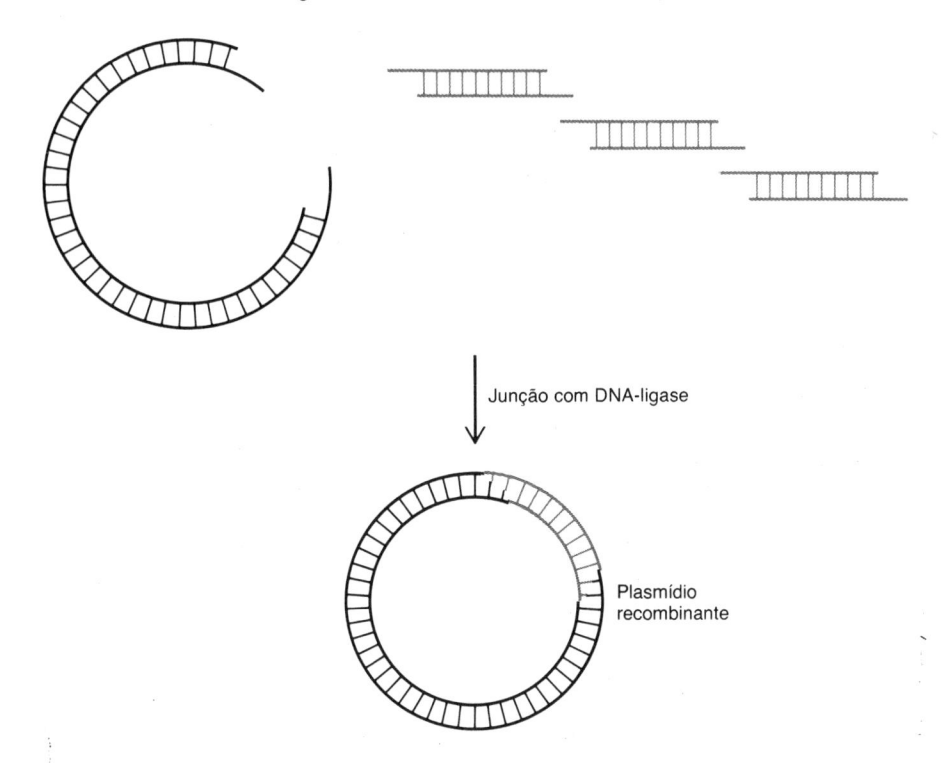

Fig. 20.3 Construção de um plasmídio recombinante entre um plasmídio bacteriano e o DNA genômico de outro organismo.

Um outro enfoque pode ser usado para identificar clones que portam genes específicos. Esta é chamada clonagem com cDNA. O mRNA transcrito do gene em questão pode ser isolado e feita uma cópia de DNA desse RNA com uma transcriptase reversa. Tal DNA é chamado DNA cópia ou cDNA. O cDNA pode ser inserido em um plasmídio e clonado em uma bactéria. O cDNA clonado é usado como sonda para identificar clones de livraria portadores desse gene específico. Caso a proteína codificada pelo gene procurado não esteja presente em grande quantidade, é purificada pequena quantidade da proteína e determinada a seqüência de aminoácidos de uma parte dela. Pode ser sintetizado um trecho de cDNA correspondente a esta seqüência. O fragmento feito pelo homem é usado como sonda para o clone interessado. Finalmente, caso haja proteína suficiente para se obterem anticorpos, os vários clones podem ser triados com o anticorpo para identificar os clones nos quais a proteína está sendo feita. Por meio dessas técnicas e outras, é hoje possível isolar e clonar qualquer gene cujo produto protéico seja conhecido.

Expressão de genes clonados

Uma aplicação imediata do DNA recombinante e da tecnologia de clonagem é usar bactérias que contenham genes clonados como fábricas para produzir determinado produto gênico. Isto requer que um gene estranho seja transcrito e traduzido em uma célula bacteriana. Muitos problemas são encontrados ao se tentar atingir esse objetivo, especialmente se o gene estranho é eucariótico.
Eles incluem:

1. A RNA-polimerase da bactéria pode não reconhecer os promotores eucarióticos que acompanham o gene.
2. Caso o gene seja transcrito, pode não haver as seqüências procarióticas necessárias para ligar a mensagem ao ribossomo bacteriano.

Fig. 20.4 Procedimento de clonagem "shot-gun" e criação de uma livraria gênica.

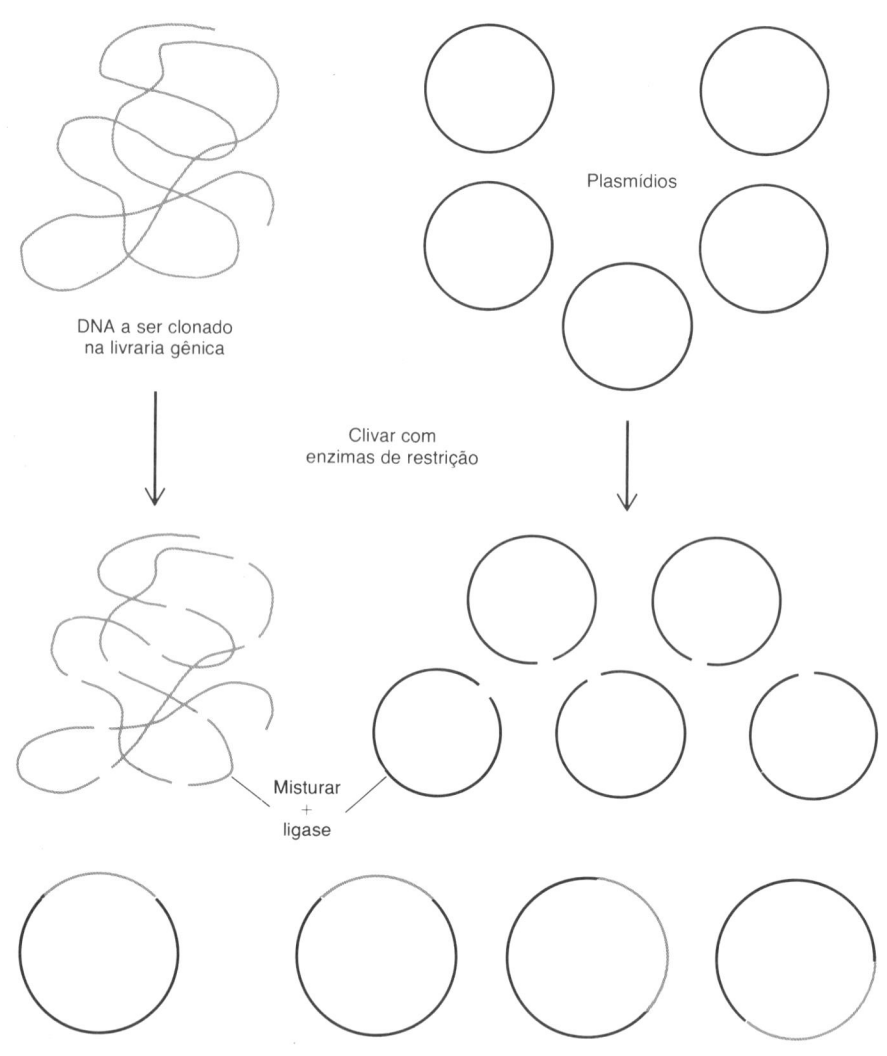

DNA a ser clonado
na livraria gênica

Plasmídios

Clivar com
enzimas de restrição

Misturar
+
ligase

População de plasmídios contendo fragmentos genômicos

3. Caso o gene eucariótico contenha introns, a bactéria não terá as enzimas para processar o RNA.
4. A bactéria pode não ser capaz de processar os produtos da tradução para torná-los funcionais.
5. As proteases bacterianas podem reconhecer as proteínas como estranhas e degradá-las antes que possam ser isoladas da bactéria.

Algumas dessas dificuldades podem ser superadas usando-se um promotor bacteriano ou de levedura e um cDNA que não contenha introns. Uma vez que esses obstáculos tenham sido superados, e o gene seja reestruturado para um alto nível de expressão em um sistema bacteriano ou de levedura, as proteínas que normalmente são sintetizadas apenas em pequenas quantidades podem ser produzidas em grandes quantidades. Além disso, como será visto com a insulina, pode ser necessária uma etapa de processamento do produto do gene fora da bactéria. Esse enfoque geral permite um cultivo muito barato de bactérias contendo genes clonados em larga escala de câmaras de fermentação para serem usadas na produção de grandes quantidades de valiosas proteínas.

APLICAÇÕES DA TECNOLOGIA DO DNA RECOMBINANTE

Atualmente estão sendo perseguidas várias aplicações dessa tecnologia de DNA recombinante. Elas incluem: (1) construção de bactérias para realizar processos específicos ou produzir moléculas importantes tais como hormônios ou antibióticos, (2) alterar os genótipos de plantas como um auxílio aos horticultores e (3) alterar genótipos de animais para corrigir defeitos genéticos.

Engenharia bacteriana

Talvez uma das primeiras aplicações das técnicas de DNA recombinante tenha sido a combinação de vários genes para metabolizar petróleo em um único plasmídio e introduzir esse

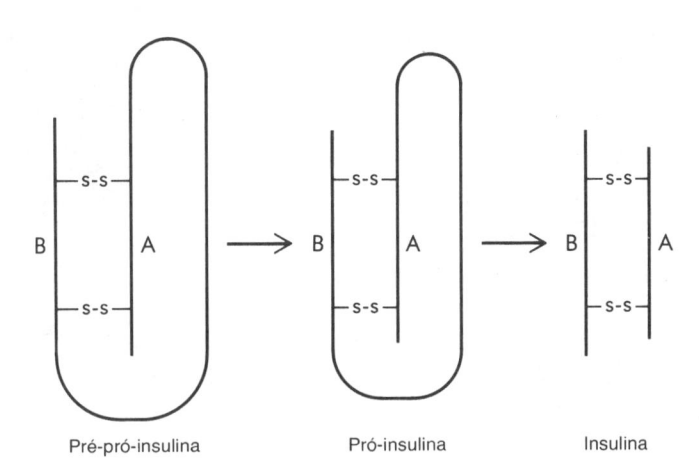

Fig. 20.5 Processamento da pré-pró-insulina em pró-insulina e em insulina.

Pré-pró-insulina   Pró-insulina   Insulina

plasmídio em uma bactéria marinha. Este organismo pode ser usado para limpar manchas de óleo nos oceanos. Outra aplicação é a construção de bactérias com informações genéticas para converter detritos biológicos em álcool etílico, que é diretamente aplicável como combustível. Vários produtos protéicos estão atualmente sendo produzidos em bactérias construídas. Eles incluem insulina para tratamento de diabéticos, interferon para o controle de infecções e possivelmente tumores, urocinase e ativador de plasminogênio para dissolver coágulos sanguíneos, fator de necrose tumoral para a terapia do câncer e celulase para produzir açúcar a partir da celulose de plantas.

Dois exemplos bem-sucedidos de bactérias produzidas e sendo usadas como fábricas de proteínas humanas — o hormônio de crescimento humano, somatostatina, e a insulina — em bases comerciais serão discutidos. Os artifícios empregados para fazer com que as bactérias produzam essas proteínas são, por si só, fascinantes. O gene para o peptídio de 14 aminoácidos da somatostatina foi ligado ao início do gene Z lac que codifica a betagalactosidase (veja o Cap. 12). Esse gene é inserido em um plasmídio com o promotor lac e usado para transformar uma *E. coli*. Quando o operon lac é induzido pela lactose, a proteína feita contém os primeiros aminoácidos da betagalactosidase, e então a somatostatina. A proteína é isolada da bactéria, purificada e os aminoácidos da betagalactosidase são clivados, deixando o peptídio da somatostatina intacto.

A situação é apenas um pouco mais complexa para a insulina, o hormônio de 51 aminoácidos que regula o metabolismo do açúcar nos seres humanos. A fonte principal de insulina para o tratamento de diabete é o pâncreas bovino ou suíno. No entanto, alguns diabéticos são alérgicos a esta insulina. As técnicas de DNA recombinante foram usadas para produzir, com sucesso, insulina humana em bactérias. Normalmente a insulina é sintetizada como uma molécula de 86 aminoácidos chamada pré-pró-insulina (Fig. 20.5) e é o produto de um único gene. A molécula dobra-se sobre si mesma, forma pontes bissulfídicas, é processada inicialmente em pró-insulina e finalmente processada no hormônio insulina com 51 aminoácidos. O hormônio funcional consiste em uma cadeia A com 21 aminoácidos e uma cadeia B com 30 aminoácidos.

A insulina foi produzida em *E. coli* de modo similar ao da somatostatina. Os segmentos

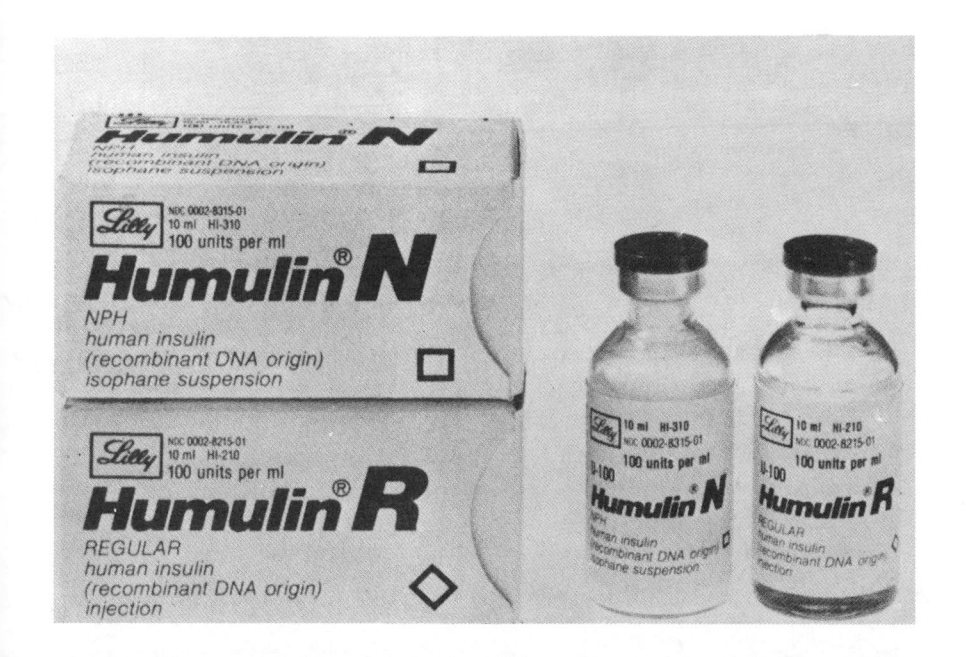

Fig. 20.6 Insulina comercialmente disponível produzida pelas técnicas de DNA recombinante. (Foto por cortesia de Mary P. Grein, Eli Lilly Co.)

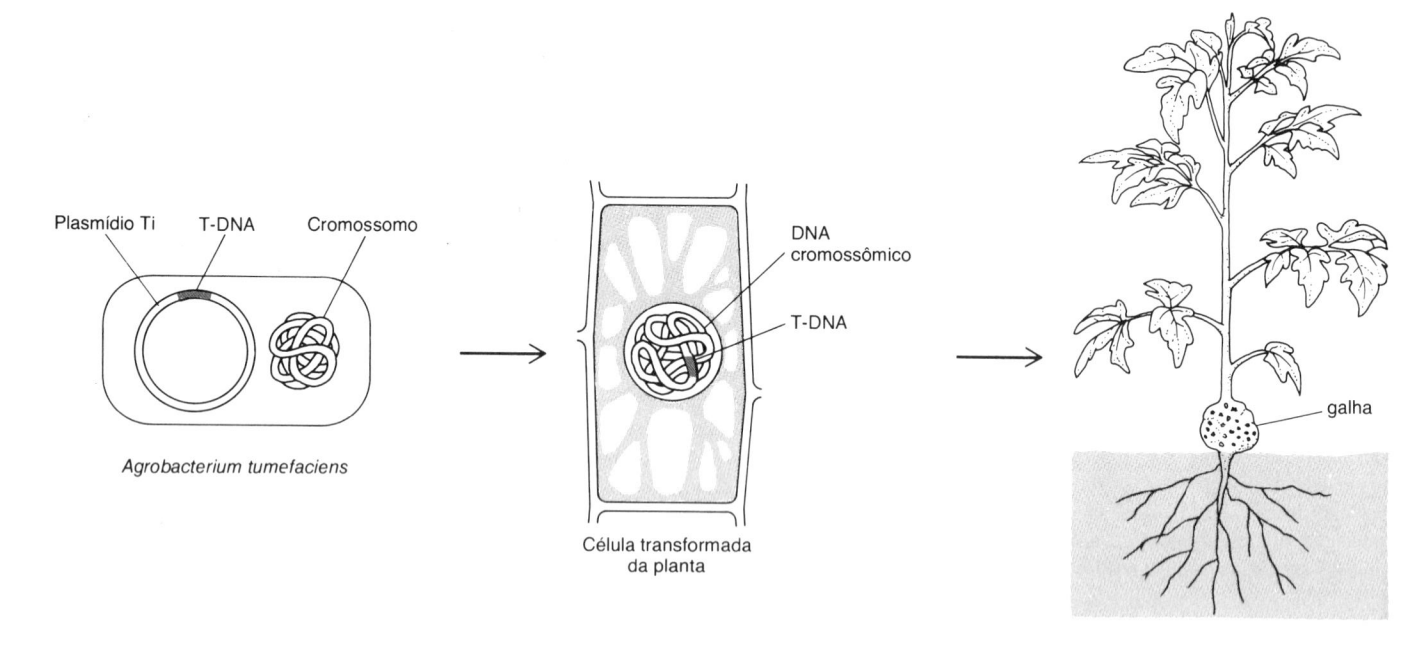

Fig. 20.7 Atividade transformante do plasmídio Ti de *Agrobacterium tumefaciens*. O T-DNA do plasmídio Ti é transferido para o DNA da célula hospedeira. O T-DNA contém genes para a biossíntese de hormônios que interrompem o equilíbrio hormonal normal e causam um crescimento celular incontrolável e um tumor da galha na planta.

de DNA codificantes das cadeias humanas A e B são clonados separadamente em duas bactérias diferentes dentro do gene Z de betagalactosidase. Quando as duas proteínas são sintetizadas em *E. coli*, elas são isoladas e purificadas. As cadeias são misturadas e as pontes que ligam as cadeias são formadas. A insulina humana produzida pela tecnologia do DNA recombinante já está disponível comercialmente (Fig. 20.6).

Alterando genótipos de plantas

A tecnologia do DNA recombinante está atualmente sendo aplicada a problemas de transferência de genes e alterações dirigidas no genótipo de importantes plantas de cultivo. O principal vetor de interesse é o plasmídio Ti da bactéria indutora de tumor da galha *Agrobacterium tumefaciens*. A capacidade de induzir tumor da *A. tumefaciens* reside no plasmídio Ti. Quando

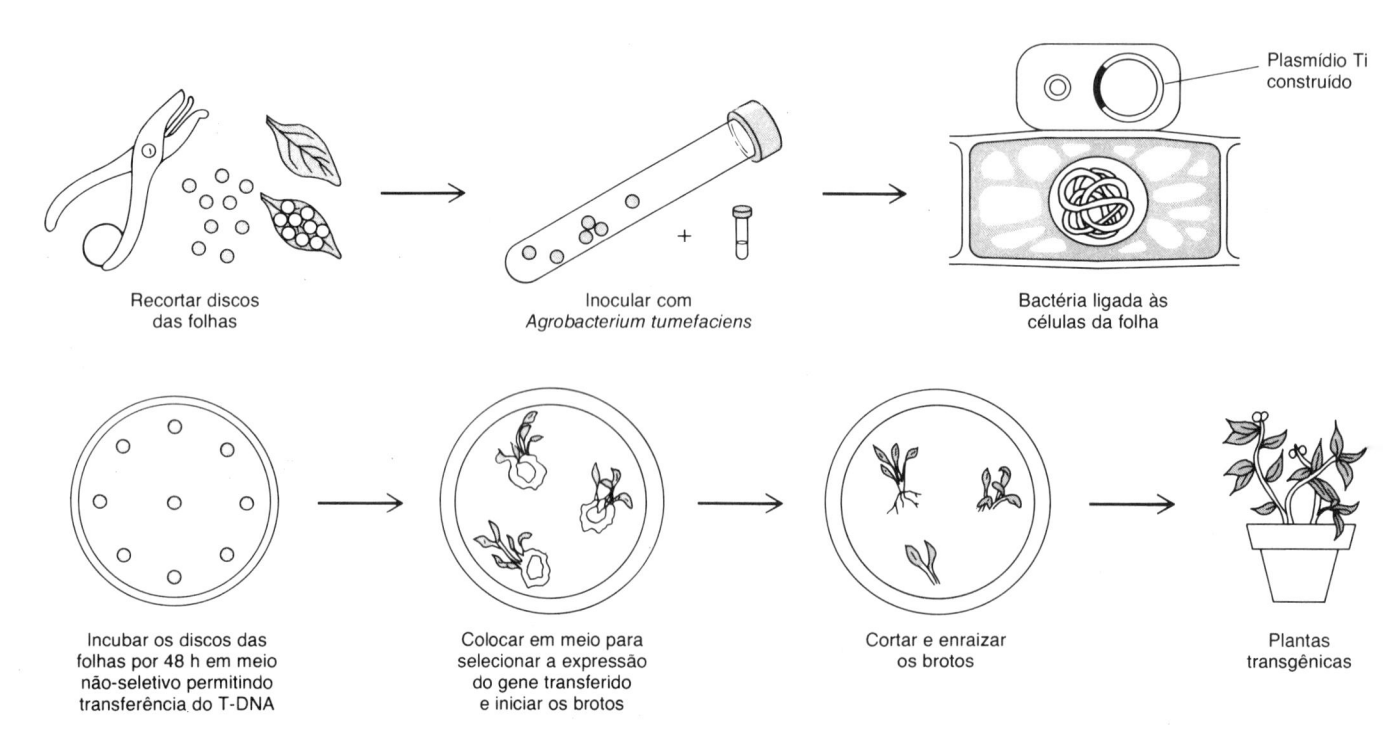

Fig. 20.8 Esquema da transformação de plantas usando o plasmídio Ti de *Agrobacterium tumefaciens*.

plantas dicotiledôneas são infectadas com a bactéria, uma parte do plasmídio Ti, o **T-DNA,** é transferida ao genoma da planta. O T-DNA se integra estavelmente ao DNA da planta. Em vista de o T-DNA conter genes para a produção de hormônios vegetais, auxina e citocinina, é desequilibrado o balanço normal da planta, fazendo com que as células infectadas da planta se dividam descontroladamente. O resultado é o tumor da galha (Fig. 20.7).

Os cientistas observaram que podiam deletar os genes de hormônios do T-DNA e introduzir genes estranhos em seu lugar. Quando uma planta é infectada com a bactéria, os genes estranhos são transferidos para a célula da planta, na qual se expressam. Quando plantas inteiras são regeneradas dessas células, elas estão transformadas para o caráter. Uma esquematização desse procedimento é mostrada na Fig. 20.8. Até agora apenas alguns genes têm sido bem-sucedidamente transferidos de tal maneira. A maioria desses genes está relacionada a resistência a antibióticos, porém recentemente **petúnias** têm sido transformadas para tolerância ao herbicida glifosato e tomates ficaram resistentes a insetos pela introdução de um gene bacteriano cuja proteína é tóxica para as larvas de vários insetos.

Alterando genótipos de animais

O uso das técnicas de DNA recombinante também tem progredido para alterar a hereditariedade de animais e mesmo, algum dia, de humanos. Dois enfoques diferentes têm tido sucesso. Primeiro, o gene estrutural para o hormônio de crescimento humano foi ligado à região reguladora de um gene de camundongo. Os "genes de fusão", como são chamados, foram microinjetados em zigotos de camundongo. Parte da prole que se desenvolveu produziu naturalmente o hormônio. O que é mais impressionante é que o camundongo cresceu muito mais que os controles em resposta ao hormônio de crescimento. A Fig. 20.9 mostra uma comparação entre os camundongos que receberam e os que não receberam o gene transferido. Ainda mais, as características de aumento de crescimento foram transmitidas e se expressaram em metade da prole desses camundongos. Todos os camundongos que herdaram o gene fusionado cresceram duas a três vezes mais rapidamente do que os que não herdaram o gene.

Enfoque um pouco diferente foi usado em um experimento em *Drosophila*. As moscas homozigotas para rosy *(ry)* têm cor de olho marrom avermelhado, não possuindo a enzima xantina-desidrogenase necessária para formar a cor vermelho-escura do tipo selvagem. O alelo *(ry⁺)* de "rosy (+)" que codifica a xantina-desidrogenase e permite a cor de olho diferente da selvagem foi inserido em um elemento de transposição *P* de *Drosophila* (veja Cap. 13) e clonado em uma bactéria. Os elementos clonados contendo "rosy (+)" foram microinjetados em zigotos de *Drosophila ry/ry*. Quase 40% da prole obtida dos zigotos microinjetados exibiam o fenótipo *ry⁺*. A segunda geração mostrou a herança de *ry⁺* de modo esperado para um alelo dominante estável. Aparentemente o elemento transponível *P* contendo o alelo *ry⁺* passou do plasmídio para o genoma de *Drosophila*. Em cerca de metade das moscas transformadas, o alelo *ry⁺* havia sido inserido na localização cromossômica correta para esse gene.

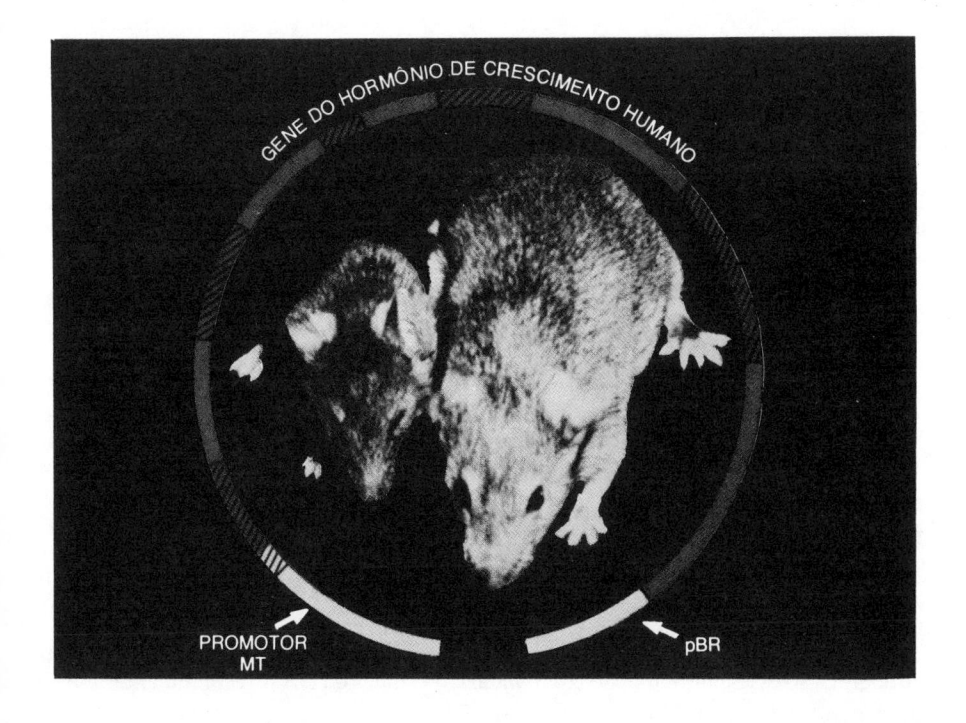

Fig. 20.9 Comparação entre camundongos irmãos de 24 semanas de idade. O da direita recebeu o gene de hormônio de crescimento humano e o da esquerda não. (Foto por cortesia do Dr. R. L. Brinster, University of Pennsylvania, com permissão.)

COMPLICAÇÕES DA TRIAGEM GENÉTICA

As recentes aplicações das técnicas de biologia molecular resultaram na capacidade de se determinar a presença de genes responsáveis por vários distúrbios humanos. A essência do enfoque é a mesma que a usada no *fingerprinting* de DNA — as **sondas de DNA.** Elas são seqüências de DNA radioativamente marcadas que podem ser usadas para procurar em todo o genoma de uma célula uma seqüência alvo específica. Essa seqüência é um trecho de DNA imediatamente adjacente ao gene da doença em questão. Quando a sonda se liga à seqüência alvo, sua localização pode ser determinada pela marcação radioativa. Caso a seqüência alvo seja sempre herdada pelas vítimas da doença, então o gene defeituoso deve estar próximo dela.

A dúvida agora é se devemos usar tais sondas para a triagem de pessoas que ainda não tiveram a doença mas que poderão desenvolvê-la mais tarde. Um exemplo é triagem de pessoas normais para ver se são portadoras do gene da coréia de Huntington. Todos os que herdam o gene, mais cedo ou mais tarde desenvolvem esta doença devastadora, progressiva, irreversível e fatal. Uma vez que não existem maneiras de prevenção, as pessoas em risco deveriam ser automaticamente triadas para o gene, ou deveríamos deixar que decidam por si próprias se querem saber ou não se herdaram o gene? Em um estudo, 96% de filhos de pacientes com Huntington disseram que o teste deveria estar disponível, mas apenas 66% disseram que queriam ser testados.

Outra área problemática é a prática potencial de triagem dos empregados quanto a esses distúrbios genéticos. Os empregadores podem não querer contratar ou promover alguém que possa desenvolver uma doença genética debilitante em um futuro próximo. Além disso, as companhias de seguro podem requisitar os exames de empregados novos ou atuais para certos distúrbios. O primeiro problema é manter o segredo dos resultados do teste de modo a proteger os direitos dos empregados. Segundo, há uma diferença dependendo de se as companhias de seguro de saúde ou de vida estão fazendo a triagem. É justo deixar que uma companhia de seguro de saúde teste pessoas quanto a doenças genéticas sobre as quais elas não têm controle? No entanto, os custos potenciais para a companhia de seguro podem ser muito grandes. As companhias de seguro de vida podem querer excluir pessoas devido à pouca saúde ou com alto risco de morte. Finalmente, caso a seguradora pague pelo teste, que é caro, quem tem o direito de ver os resultados?

A controvérsia parece muito similar à atualmente envolvida nos testes de AIDS. Em New York, as seguradoras que exigem testes de AIDS não podem dar os resultados ao empregador. No entanto, não temos ainda nem mesmo uma política nacional com relação a testes de AIDS. Atualmente, não existem soluções fáceis que balanceiem os direitos individuais contra os direitos das companhias e empregadores.

RESULTADOS DO DEBATE SOBRE DNA RECOMBINANTE

Muitas aplicações do DNA recombinante foram desenvolvidas desde a moratória original em 1974 sobre as pesquisas nesta área. Em 1976, foram publicadas detalhadas orientações pelo National Institutes of Health (NIH) governando todas as pesquisas apoiadas pelo governo. As orientações especificavam alguns tipos de experimentos que não deviam ser feitos e recomendavam regras para os que seriam executados. Dependendo do risco, as orientações especificavam níveis de **limitações físicas** aos experimentos para evitar o escape acidental de organismos do laboratório e níveis de **limitações biológicas** para restringir o crescimento de um organismo caso ele escape.

Neste espaço de tempo desde a publicação das normas do NIH, com os novos conhecimentos, tem havido relaxamento de algumas das restrições. Uma vez que não resultou nenhum risco à saúde dos experimentos de DNA recombinante, as dúvidas atuais estão centradas nas aplicações comerciais e patentes das técnicas, controle da liberação de organismos modificados no ambiente e modos pelos quais esta tecnologia pode ser mais bem usada para o benefício da humanidade.

OUTRAS TECNOLOGIAS DA NOVA GENÉTICA

Parece que as preocupações originais sobre os riscos das pesquisas de DNA recombinante eram basicamente infundadas. No entanto, quando combinadas a tecnologias contemporâneas adicionais tais como **amniocentese** e **fertilização** *in vitro,* a possível intervenção genética na reprodução humana pode tornar-se um problema potencial. Até agora, a amniocentese e a fertilização *in vitro* foram empregadas principalmente como instrumentos diagnósticos para doenças genéticas.

A **amniocentese** (Fig. 20.10) é a técnica que envolve a remoção do líquido amniótico, a cultura de células fetais contidas no líquido e a triagem das células cultivadas para aberrações cromossômicas ou outros distúrbios genéticos. Uma combinação dessa técnica com a análise de fragmentos obtidos por enzimas de restrição possibilita hoje que os pesquisadores diagnostiquem pré-natalmente a anemia falciforme. A única substituição de nucleotídio no gene para a cadeia beta de hemoglobina elimina um sítio de restrição nesse gene. Como resultado, é produzido um fragmento maior pela digestão enzimática do DNA obtido de células cultivadas do líquido amniótico. Esse diagnóstico não podia ser feito senão vários meses após o nascimento, pois o gene estava inativo antes disso. Com o diagnóstico de algumas doenças geneticamente herdadas tais como a síndrome de Down, os pais podem escolher abortar o feto, após o aconselhamento.

A **fertilização** *in vitro* é uma técnica na qual é removido um ovócito humano da mãe e fertilizado com espermatozóides do marido ou de outro doador. Após o início do desenvolvimento do embrião, ele é implantado no útero da mulher. Tal procedimento vem sendo bem-sucedidamente aplicado a mulheres que têm distúrbios físicos que impossibilitam a fertilização normal. Caso esse enfoque fosse combinado às técnicas de DNA recombinante, poderia

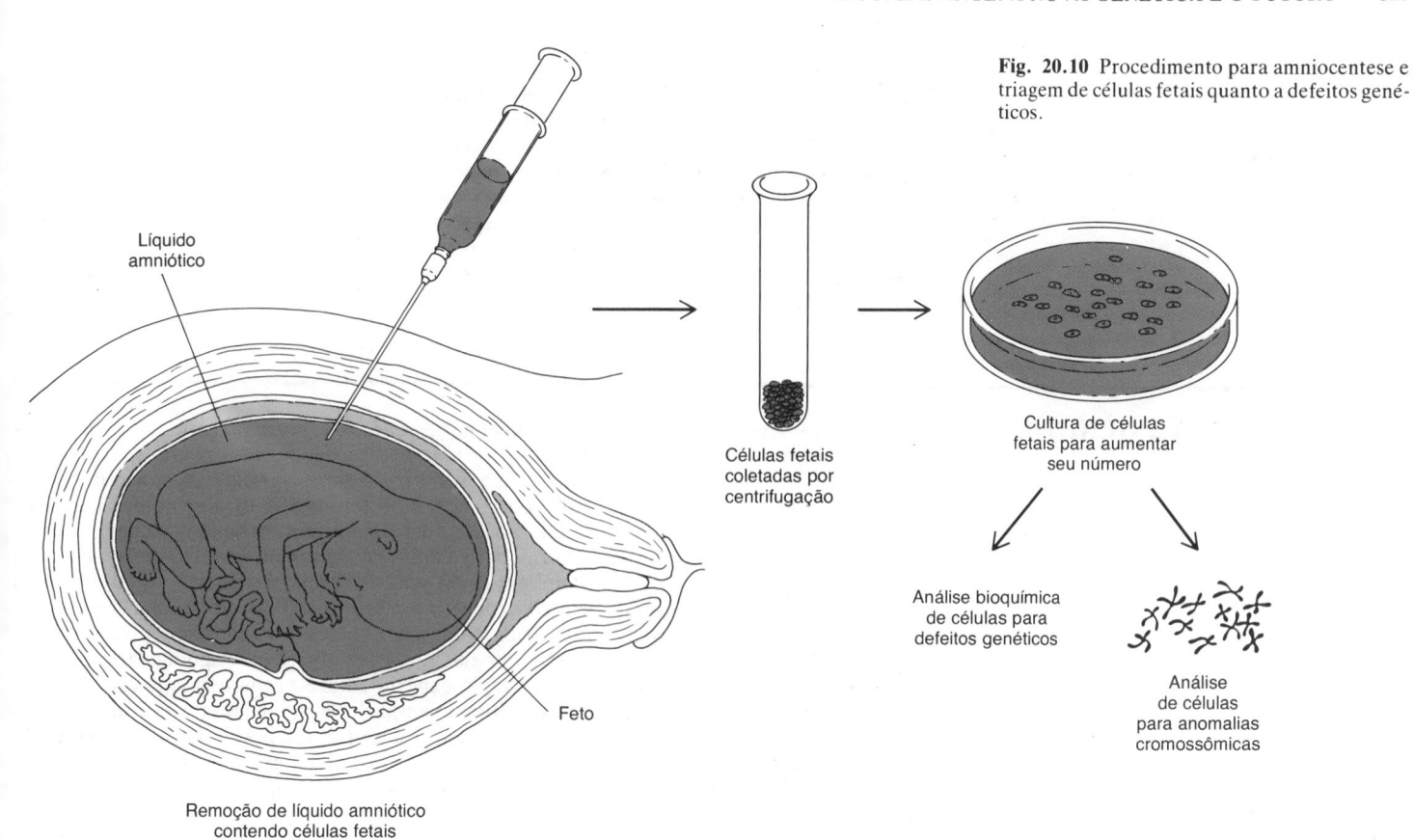

Fig. 20.10 Procedimento para amniocentese e triagem de células fetais quanto a defeitos genéticos.

Líquido amniótico

Feto

Remoção de líquido amniótico contendo células fetais

Células fetais coletadas por centrifugação

Cultura de células fetais para aumentar seu número

Análise bioquímica de células para defeitos genéticos

Análise de células para anomalias cromossômicas

ser alterado o genótipo do futuro feto. Um retrovírus ou elemento de transposição modificado para conter um gene específico poderia ser injetado no gameta feminino antes ou após a fertilização, e o zigoto implantado na mulher. O gene transferido podia ser uma cópia normal de um gene sabidamente ausente na mãe. Este procedimento é chamado **terapia gênica.** Até agora apenas pequeno número de genes humanos foi isolado e clonado para possível uso em tais experimentos. Eles são citados no Quadro 20.2.

Para ser bem-sucedido o gene recém-introduzido teria que se expressar e ser regulado apenas nos tecidos em que o gene normalmente se manifesta e deveria conferir alguma vantagem seletiva em uma célula com o novo gene.

Atualmente as pesquisas com terapia gênica usam culturas de células de medula óssea (um tipo de célula somática, pois os experimentos com células da linhagem germinativa estão atualmente banidos) e um retrovírus modificado como vetor. Após a transferência do gene normal para as células e sua expressão nessas células, as células de medula óssea são reimplantadas no animal. Embora tais experimentos tenham sido bem-sucedidos em corrigir defeitos enzimáticos em células cultivadas, a expressão desse gene novo ao se transferirem as células de volta para o animal é tão baixa que não resultaria na correção do defeito do animal. Este enfoque tem um grande potencial devido à capacidade de corrigir permanentemente alguns defeitos genéticos, tais como a substituição de um gene defeituoso de hemoglobina beta por um normal, ou corrigir o diabete substituindo o gene defectivo produtor de

Quadro 20.2 Relação de doenças genéticas humanas para as quais já foram clonados genes

Alfa-Talassemia
Beta-Talassemia
Colágeno, distúrbio
Nanismo
Enfisema
Lesch-Nyhan, síndrome de
Fenilcetonúria
Doença de Christmas
Hemofilia
Glicose-6-fosfato-desidrogenase, deficiência de
Ornitina-transcarbamoilase, deficiência de
Antitrombina-3, deficiência
Colesterol, metabolismo/doença cardíaca
Câncer
Leucemia, linfomas
Imunodeficiências

De Ellis e Davies (1985).

insulina por um normal. Uma grande preocupação com o uso de retrovírus como vetor é que a inserção do novo gene possa ser próxima a um oncogene (veja Cap. 13) que poderia tornar-se ativado, fazendo com que a célula se torne cancerosa.

Uma técnica que pode ser classificada como terapia gênica envolve a reindução de genes fetais normais, que são desligados durante o desenvolvimento, para substituir a atividade de um gene adulto defeituoso. Este é o caso da betatalassemia e da homozigose para a anemia falciforme. Nestas doenças, o gene defectivo só se expressa nos adultos. Foi observado que a 5'-azacitidina pode ser usada para reativar o gene normal de globina fetal que foi desligado durante o desenvolvimento. O gene fetal fornece a proteína normal em lugar da defectiva do gene adulto.

ÉTICA E A NOVA GENÉTICA

Existem, logicamente, muitos desafios na engenharia genética seja envolvendo DNA recombinante, fertilização *in vitro* e implantação ou terapia gênica. Como tantos avanços, a "nova genética" é vista com alarme por alguns, mas por outros como de grande benefício potencial para a espécie humana. Em um curto espaço de tempo teremos muitas proteínas humanas importantes produzidas por grande quantidade de microrganismos portadores de genes humanos, que serão comprovadamente seguras para o uso por seres humanos e disponíveis na prateleira da farmácia. Tais técnicas também estão sendo pesquisadas em vários laboratórios para melhorias mais rápidas, mais bem controláveis e mais específicas em animais de criação e em plantações. Muitos novos laboratórios comerciais, fundados tanto por investimentos públicos quanto privados, foram criados para perseguir esses objetivos. Algumas dessas metas já foram atingidas, outras ainda estão em estágio experimental e prometem logo estar comercialmente disponíveis. No entanto, outras (por exemplo, desenvolvimento de milho, trigo e outras plantas fixadoras de nitrogênio) parecem à maioria dos pesquisadores estar ainda distantes. Existem algumas preocupações do público, tais como o impacto ambiental da liberação de organismos geneticamente modificados, ou o possível escape na produção industrial de um organismo modificado.

Há uma legítima preocupação sobre alguns itens éticos levantados quanto à contínua aplicação ao *Homo sapiens,* mas há uma grande incompreensão entre as pessoas leigas. Algum calor, mas muito pouca luz, é produzido por manchetes de revistas tais como "O Que A Ciência Está Fazendo Com A Raça Humana? Um Relato Chocante Sobre Os Experimentos Genéticos" (*Parents Magazine,* maio de 1981). Como já foi destacado, a ciência médica já está usando várias técnicas em seres humanos (por exemplo, armazenamento de espermatozóides, inseminação artificial, superovulação e fertilização *in vitro* e triagem pré-natal por amniocentese). Outras possibilidades são a escolha de sexo pela tipagem do espermatozóide (X *versus* Y), partenogênese (seja por transferência nuclear ou fusão de óvulos) e a correção de distúrbios genéticos pelas técnicas de DNA recombinante.

Nosso crescente controle sobre o genótipo e o fenótipo e a alteração dessas propriedades de modo dirigido são, para alguns, um desafio excitante, para outros um tanto difícil e para outros ainda um alarmante desafio. É claro que essa crescente capacidade pode ser vista como uma usurpação da responsabilidade que tem sido historicamente feita por forças outras que não o *Homo sapiens* para manter nossa integridade genética. Por outro lado, também pode ser vista como uma luz positiva como meio de melhoria, tanto agora como no futuro.

Argumentos religiosos têm surgido em ambos os lados da questão. O Papa João Paulo II vê a engenharia genética como em oposição às leis naturais. Por outro lado, um proeminente filósofo católico, Robert Francoeur, escreveu:

"O homem já brincou de Deus no passado, criando um novo e artificial mundo para seu conforto e diversão. Obviamente nós nem sempre tivemos a necessária sabedoria e antevisão nesta criação; portanto me parece uma perda de tempo para os cientistas, os éticos e os leigos bater no peito hoje em dia, continuamente discutindo a questão de se temos ou não temos bastante sabedoria para brincar de Deus com a natureza humana e nosso futuro."

A Secretaria de Tecnologia do 97.° Congresso dos EUA, em um relato intitulado "Impactos da Genética Aplicada", faz a seguinte declaração:

A genética nos coloca dilemas sociais que a maioria das outras tecnologias baseadas em ciências físicas não estabelece. Assuntos como escolha de sexo, aborto de um feto geneticamente defeituoso e fertilização *in vitro* levantam conflitos entre os direitos individuais e a responsabilidade social, e desafiam as crenças religiosas e morais de muitos.

Pelas técnicas e procedimentos já descritos, quase que qualquer gene defeituoso ou "indesejável" poderia talvez ser alterado, primeiro em células somáticas e em seguida nas células reprodutivas. A modificação do material genético de células somáticas pode, é claro, não ter efeito nas futuras gerações. Para exercer um controle de qualidade sobre a evolução

FINGERPRINTING DE DNA: O TESTE MÁXIMO DE IDENTIFICAÇÃO

A gota de sangue encontrada no local do crime é do suspeito que está sendo julgado? Quem é o pai da criança? Todos os anos nos tribunais de todo o mundo a capacidade de estabelecer a identidade de uma pessoa é essencial para uma decisão justa. Até recentemente, não havia nenhuma prova inconteste. Em um caso criminal, caso não haja impressões digitais identificáveis na cena do crime, não há caso. Os testes sanguíneos podiam determinar apenas quem não era o pai, e não quem era. Outros testes têm a precisão de apenas 90%. Foi então desenvolvido um teste que nos dá 100% de identificação positiva. Ele é chamado **fingerprinting de DNA.** Este teste pode mostrar conclusivamente se o material genético em uma gota de sangue coincide com o do suspeito, ou pode ser usado para resolver casos de paternidade.

A técnica de *fingerprinting* de DNA reside no desenvolvimento da tecnologia do DNA recombinante e permite um exame da seqüência única de DNA de um indivíduo. A técnica foi descoberta na Inglaterra por Alec Jeffreys e baseia-se no fato de que o DNA de cada indivíduo é interrompido por séries de seqüências idênticas de DNA chamadas DNA repetitivo ou repetições em tandem. O padrão, comprimento e número dessas repetições são únicos para cada indivíduo. Jeffreys desenvolveu uma série de sondas de DNA, que são pedaços curtos de DNA que procuram uma seqüência específica para se parear, por suas bases. As sondas são usadas para a detecção de padrões únicos de DNA repetitivo, característicos de cada indivíduo.

O procedimento é mostrado na figura abaixo. O DNA é purificado de uma pequena amostra de sangue, sêmen, ou outra célula contendo DNA e digerido em pequenos fragmentos com endonucleares de restrição. Os fragmentos são separados por eletroforese em gel de agarose, uma técnica que foi descrita para o seqüenciamento de DNA no Cap. 8. Os fragmentos separados são transferidos para uma membrana de *nylon* pela técnica de capilaridade *(blotting)* de Southern (Fig. 20.1). As sondas de DNA marcadas com material radioativo são adicionadas a uma solução contendo a membrana de *nylon*. Sempre que as sondas encontram uma banda contendo seqüências de DNA repetitivo, elas se ligam. Um filme de raios X é pressionado contra o filtro de *nylon* e exposto apenas nas bandas portadoras de sondas radioativas ligadas aos fragmentos. O padrão de bandas obtido no filme é 100% único para cada pessoa, exceto em gêmeos idênticos, que têm o mesmo padrão.

As aplicações forenses da técnica envolvem uma comparação entre o *fingerprinting* de DNA obtido das células na cena do crime com o das células obtidas do suspeito. Se os padrões de DNA coincidirem exatamente, é feita a identificação. Para a determinação de paternidade, são comparados os *fingerprintings* de DNA da mãe, da criança e do suposto pai. Neste caso, metade das bandas da criança veio da mãe, e a outra metade do pai. Todas as bandas de origem paterna no *fingerprinting* de DNA da criança devem se ajustar ao do suposto pai para que a identificação de paternidade seja positiva. Uma terceira e importante utilidade de tal técnica será a identificação de crianças perdidas, bem como usar a informação como parte de um banco de dados para identificação de crianças perdidas ou raptadas.

O PROCESSO DE *FINGERPRINTING* DO DNA

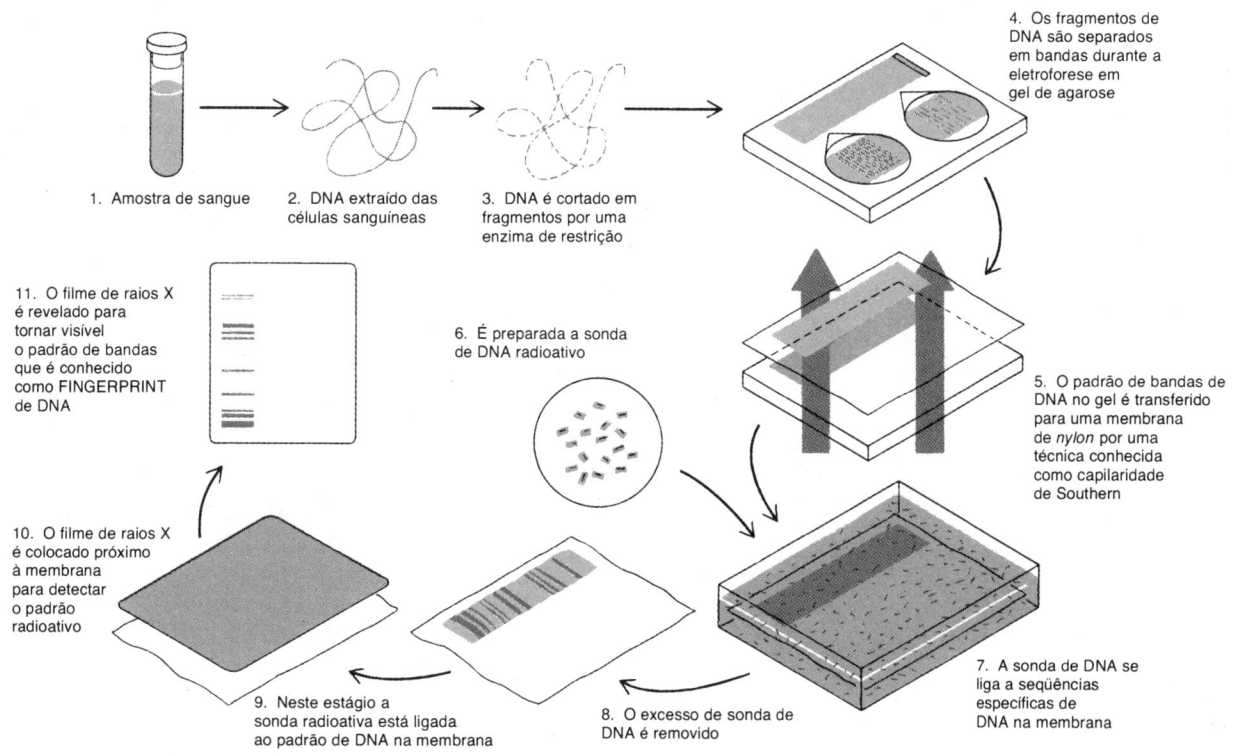

1. Amostra de sangue
2. DNA extraído das células sanguíneas
3. DNA é cortado em fragmentos por uma enzima de restrição
4. Os fragmentos de DNA são separados em bandas durante a eletroforese em gel de agarose
5. O padrão de bandas de DNA no gel é transferido para uma membrana de *nylon* por uma técnica conhecida como capilaridade de Southern
6. É preparada a sonda de DNA radioativo
7. A sonda de DNA se liga a seqüências específicas de DNA na membrana
8. O excesso de sonda de DNA é removido
9. Neste estágio a sonda radioativa está ligada ao padrão de DNA na membrana
10. O filme de raios X é colocado próximo à membrana para detectar o padrão radioativo
11. O filme de raios X é revelado para tornar visível o padrão de bandas que é conhecido como FINGERPRINT de DNA

humana, teriam que ser feitas modificações nas células sexuais, seja diretamente por engenharia genética ou pelo caminho mais ineficiente e problemático da recombinação.

No entanto temos ainda graves dúvidas:

1. Em que extensão a diminuição das pressões seletivas negativas (por exemplo, manter vivos aqueles cujos genótipos hoje são letais) "poluiria" o reservatório gênico humano?
2. Como é definido o que é "desejável" no genoma, isto é, desejável do ponto de vista de quem?
3. Que perigos atualmente não previstos surgirão dos experimentos de engenharia genética, mesmo em microrganismos?
4. Sabendo que algumas aplicações da engenharia genética são, mesmo hoje, salvadoras de algumas vidas ou pelo menos que melhoram a qualidade de vida de alguns, deveríamos suspender as pesquisas em engenharia genética, seja permanentemente ou até que nossa capacidade em usar esta nova tecnologia tenha amadurecido?
5. Qual a responsabilidade do cientista em ajudar os legisladores e o público a discernir e compreender os complexos aspectos envolvidos?
6. Como podem ser respondidas as dúvidas legais e éticas?

Os próprios cientistas estão se devotando cada vez mais a avaliar estas e outras dúvidas similares, e, como se pode imaginar, não há um consenso.

Há uma concordância de que os progressos médicos em manter vivas até a idade reprodutiva pessoas cujos genótipos atualmente os condenam à morte ou à incapacitação antes desta idade, teriam apenas pequeno efeito quantitativo sobre as freqüências gênicas. Esses genes deletérios têm, na maior parte, freqüências muito baixas no grande reservatório gênico humano. O número de gerações necessárias para dobrar o número de heterozigotos, por exemplo, depende tanto da freqüência atual do gene em consideração quanto do número de nascimentos. O Dr. Arthur Steinberg obteve os dados mostrados no Quadro 20.3, onde q_0 representa a atual freqüência do alelo deletério e n representa o número de crianças por família. Caso suponhamos uma geração humana de 30 anos, e apenas dois filhos por família, o tempo de duplicação para a freqüência de heterozigotos varia de 600 anos (caso $q_0 = 0,1$) a cerca de meio milhão de anos (se $q_0 = 0,0001$). Mesmo sem futuros progressos médicos para aliviar distúrbios genéticos letais (o que certamente não se espera), o efeito na espécie está longe de ser grande. Apenas quando nos centramos em determinada família é que as preocupações tornam-se mais imediatas.

Quadro 20.3 Número de gerações necessárias para dobrar a freqüência de heterozigotos

n	q_0			
	0,1	0,01	0,001	0,0001
2	20	156	1.517	15.127
4	14	110	1.070	10.675

Dados de Steinberg.

As definições de "desejável" simplesmente não são possíveis por duas razões. Primeiro, a história humana tem sido a de usar as descobertas tanto para o bem quanto para o mal. A fissão atômica é uma ilustração recente, e muitos outros exemplos podem nos ocorrer. Segundo, as futuras aplicações de descobertas aparentemente inofensivas ou mesmo benéficas nem sempre podem ser antecipadas. Signer cita um caso. A tese de doutorado de Arthur Galston revelou que o ácido 2,3,5,-triiodobenzóico aumenta o número de flores e frutos na soja, o que resulta em maior produção por acre, uma importante descoberta numa época de pouca comida. No entanto, a equipe governamental de fiscalização do uso de drogas descobriu que altas concentrações dessa substância produzem desfolhação. Tal descoberta foi seguida do desenvolvimento dos desfolhantes amplamente usados no Vietnam. Um deles, o "agente laranja", que é uma mistura de ácido 2,4-diclorofenoxiacético e ácido 2,4,5-triclorofenoxiacético, corresponde a 58% do que foi espargido no Vietnam, onde foi aplicado em uma concentração de 9 quilogramas por acre — 10 vezes a quantidade usada nos EUA. Ele produz malformações nos fetos de ratos e camundongos e possivelmente induziu câncer em soldados americanos expostos ao espargimento. Aumentos incomuns de natimortos e de defeitos de nascimento (por exemplo, palato fendido e espinha bífida — um defeito nas paredes do canal espinhal resultando em formação de tumor) foram relatados no Tay Ninh Provincial Hospital e em Saigon em 1971, após intenso e generalizado espargimento pelos EUA.

CONCLUSÕES

Embora a aplicação bem-sucedida da engenharia genética ainda dependa muito do futuro, este logo se tornará presente, e não é nada improvável que em um dia bem próximo se torne possível nos seres humanos. Como Friedmann (1979) destacou:

Os sonhos e expectativas científicas de uma geração tornam-se as técnicas que as futuras gerações têm como estabelecidas. Tem sempre sido assim, e não deverá ser surpresa que novas e admiráveis técnicas continuem a surgir, tornando possível o trabalho que era antes inimaginável... Essas técnicas já iluminaram os mecanismos de controle gênico nos sistemas procarióticos e eucarióticos, e elas prometem ser usadas em um ritmo crescente para o estudo da expressão gênica, para o potencial tratamento de doenças humanas, para a agricultura e todos os outros campos da genética.

A nova genética — DNA recombinante — é prólogo ou epílogo? Por nossos registros de uso incorreto de novas tecnologias, as perspectivas podem não ser tão boas, mas com sabedoria e sobriedade, com uma visão lógica dos aspectos éticos envolvidos, a nova genética oferece à espécie humana um excitante prólogo. Para que você e seus filhos se tornem parte deste estimulante futuro, no entanto, você deve informar-se sobre os fatos e avaliar os aspectos éticos com cuidado e lógica. Caso adote uma posição informada, não preconceituosa, você será uma testemunha, e possivelmente mesmo um participante, do que talvez seja a maior aquisição da humanidade em todos os tempos.

PERGUNTAS PARA REFLEXÃO

(Não se pretende a originalidade nas perguntas seguintes, pois muitos escritores já fizeram outras semelhantes, implicitamente ou explicitamente. Mais ainda, poucas delas poderão ter respostas absolutas em nosso presente estágio de compreensão. A maioria delas é de opinião, para as quais, espera-se, seu curso de genética tenha contribuído com algum conhecimento bem como um senso de prioridades e valores. Portanto, não serão encontradas respostas no Apêndice A. No entanto, todas são importantes para você pessoalmente.)

20-1 Em um caso recente de abuso de criança, ela foi tão severamente espancada pelos genitores que sofreu dano cerebral permanente e ficou definitivamente aleijada. Você recomendaria a retirada da criança desses genitores?

20-2 Um casal tem uma criança que desenvolveu a doença de Tay-Sachs. Os testes confirmam que tanto o marido quanto a mulher são heterozigotos. A probabilidade nesse caso indica que eles deveriam "tentar de novo"?

20-3 O casal da pergunta anterior "tentou de novo". A amniocentese descobriu que o segundo filho também tem doença de Tay-Sachs. Eles deveriam abortar?

20-4 Como você responderia às duas questões anteriores se fosse um membro do casal?

20-5 Suponha que um filho seu nasceu com doença de Tay-Sachs, mas precisa de um respirador para se manter vivo durante o período imediatamente seguinte ao nascimento. Você gostaria que ele fosse usado?

20-6 Você é um dos aproximadamente 3 em 100 que é heterozigoto para fibrose cística. Nesta condição, devida a um gene autossômico recessivo, as pessoas afetadas são incapazes de digerir corretamente a comida e são altamente sujeitos a infecções. Seus ligamentos não se formam adequadamente e os pulmões se enchem de líquido que tem de ser removido (às vezes de modo doloroso) quase diariamente. A morte geralmente ocorre na segunda década. (a) Você se casaria? (b) Você escolheria ter filhos seus? (c) Caso sim, e a amniocentese descobrisse que o feto era homozigoto recessivo (o que, é lógico, descobriria que seu conjuge também era heterozigoto), optaria por um aborto?

20-7 Como muitas pessoas, você é heterozigoto para vários genes letais. Você se submeteria à engenharia genética por vírus transdutores de modo a alterar seu genótipo quanto a esses genes? Explique os fundamentos de sua escolha.

20-8 Algumas pessoas são incapazes de sintetizar arginase e conseqüentemente têm altos níveis sanguíneos de arginina. Como resultado, sofrem de paraplegia espástica, convulsões epiléticas e severo retardo mental. Tal condição, chamada argininemia, é causada por gene autossômico recessivo. A infecção com o vírus Shope, que é portador de um gene para a síntese de arginase, resulta em níveis elevados da enzima tanto nas pessoas normais quanto nas afetadas. O vírus produz câncer de pele em coelhos, embora seu efeito carcinogênico

em humanos não tenha sido estabelecido. Se seu filho nascesse com argininemia, você desejaria que ele fosse tratado com o vírus Shope?

20-9 Os genitores em geral devem ter a liberdade de escolher se teriam seus próprios filhos ou não (a) caso ambos sejam heterozigotos para vários genes diferentes prejudiciais ou letais? (b) Se ambos forem heterozigotos para o mesmo gene letal ou prejudicial?

20-10 Caso você soubesse que tanto você quanto seu cônjuge eram heterozigotos para o mesmo gene letal recessivo (que, quando em homozigose, causa intenso sofrimento físico e depois a morte entre os 5 e 10 anos), (a) gostaria de ter a liberdade de fazer sua própria escolha quanto a ter ou não um filho? (b) Gostaria que tomassem a decisão por você, digamos uma autoridade governamental?

20-11 Uma mulher está com gêmeos dizigóticos (fraternos). A amniocentese descobriu que um dos fetos é homozigoto para um gene letal que matará a criança em alguma época entre os 5 e 10 anos após um intenso sofrimento físico. Suponha que o outro feto é normal. Supondo que um aborto em geral não pode ser seletivo apenas para o feto anormal, que opção tomaria caso (a) a mulher fosse desconhecida para você, (b) a mulher fosse sua irmã, (c) a mulher fosse você, ou sua esposa?

20-12 Você gostaria de ser capaz de escolher o sexo de sua prole?

20-13 Se fosse possível escolher o sexo da prole quase com certeza, você poderia prever as possíveis desvantagens para a espécie humana?

20-14 Você gostaria de ser capaz de escolher a faixa de inteligência de seus filhos dentro de, digamos, cerca de 10 pontos de QI?

20-15 Você gostaria de ter um ou mais clones? Dê as bases de sua resposta.

20-16 Você acha que nós devemos tentar alterar os genótipos humanos (a) agora ou (b) no futuro? Dê o raciocínio de seu ponto de vista.

20-17 O que é DNA recombinante e como é feito?

20-18 Que potenciais benefícios e/ou riscos para a humanidade você vê no DNA recombinante? Avalie criticamente esses benefícios e/ou riscos.

20-19 Você acredita que as pesquisas com DNA recombinante devem (a) ser feitas sem interrupção mas com todas as precauções possíveis contra a contaminação do reservatório gênico humano, (b) temporariamente e voluntariamente suspensas até que os riscos e vantagens possam ser mais claramente avaliados, (c) permanentemente e voluntariamente suspensas, ou (d) permanentemente suspensas por uma legislação? Explique seu ponto de vista à luz de seus atuais conhecimentos de genética e da probabilidade de futuros progressos e seus usos potenciais.

20-20 Supondo que este planeta não possa mais conter sua população, que tentativas com relação à agricultura tenham falhado e que o tempo tenha acabado, você recomendaria (a) estagnação em massa, (b) estagnação de populações selecionadas, ou (c) eliminação de membros não contribuintes ou "substandard" da espécie humana? Você tem outras opções a sugerir?

APÊNDICE A

RESPOSTAS AOS PROBLEMAS

CAPÍTULO 2

2-2 *ww*.

2-3 (a) 1. *aa*; 2. *Aa*; 3. *Aa*; 4. *aa*; 5. *A−*.
(b) 1:1.

2-4 Dominância incompleta.

2-5 (a) 25%.
(b) 50%.
(c) *Probabilidade zero; as evidências sugerem* que a mulher é homozigota normal.

2-6 (a) Incompletamente dominante quanto à excreção de cloreto.
(b) Recessivo letal.

2-7 (a) Nenhuma.
(b) Sim; os netos desse casal têm probabilidade de 50% de ser heterozigotos. Se um desses heterozigotos se casar com outro, *seus* filhos (netos do casal original) terão risco de 25% de ter a doença.

2-8 (a) Púrpura é heterozigoto; azul é homozigoto.
(b) Púrpura.

2-9 Sem chifre é o caráter dominante. Os animais sem chifre que produzem prole com chifre são heterozigotos; qualquer um que produza isto não deve ser cruzado. Como ele quer livrar-se de um recessivo, e o gado geralmente só produz um descendente por ano, o problema não será resolvido rapidamente. Por outro lado, os animais vermelhos são homozigotos, e portanto os ruões e brancos podem ser excluídos do programa de cruzamento.

2-10 (a) *hh*.   (e) *h*.
(b) *HH*.   (f) *Hh*.
(c) *H*.   (g) *Hh*.
(d) *h*.   (h) *hh*.

2-11 Recurvada é a expressão heterozigota de um letal recessivo; 341:162 é uma boa aproximação de uma proporção 2:1.

2-12 Rh positivo.

2-13 (a) Completamente recessivo.
(b) Ambos são heterozigotos.

2-14 Codominância.

2-15 Dominância incompleta, mas o gene para talassemia major é recessivo quanto à letalidade.

2-16 (a) $\frac{1}{2}$.   (b) $\frac{1}{4}$.

2-17 Não; o sangue transfundido não afeta o genótipo do receptor.

2-18 (a) $\frac{2}{3}$ (*não* $\frac{1}{2}$, pois seu fenótipo normal elimina a possibilidade de que ele seja homozigoto recessivo para PKU).
(b) Provavelmente nenhum; parece altamente provável que a mulher seja homozigota dominante para normal.
(c) Qualquer filho heterozigoto deles (o que poderá ocorrer se o marido for heterozigoto) tem uma chance em quatro de ter um filho PKU caso ele ou ela se case com outro heterozigoto. Isto eventualmente é mais provável se tal filho heterozigoto se casar com um parente, tal como primo.

2-19 (a) $(\frac{2}{3})^2 = \frac{4}{9}$. (b) $(\frac{1}{9})$. (c) $\frac{1}{4}$.

2-20 (a) Completamente dominante.
(b) 1:1.
(c) Cruzamento teste.

2-21 Os genes para os antígenos A e B são codominantes, sendo ambos dominantes em relação ao gene que resulta na não-produção de nenhum antígeno.

CAPÍTULO 3

3-1 $6(AA \times AA; AA \times Aa; AA \times aa; Aa \times Aa; Aa \times aa; aa \times aa)$.

3-2 (a) $\frac{3}{16}$.   (c) $\frac{2}{16}$.
(b) $\frac{3}{16}$.   (d) $\frac{1}{16}$.

3-3 (a) 8.
(b) 2^{12}.

3-4 (a) 1:1.
(b) 1:1:1:1:1:1:1:1.

3-5 16.

3-6 (a) 16.
(b) 81.

3-7 256.

3-8 (a) 4.   (c) 16.
(b) 8.   (d) 2^n.

3-9 $(\frac{1}{4})^n$.

3-10 (a) $\frac{1}{64}$.
(b) $\frac{1}{16}$.

3-11 (a) 24.
(b) $\frac{1}{256}$.
(c) $\frac{1}{128}$.

3-12 Caso Y represente vermelho e y amarelo, os genótipos parentais são $Yyh^1h^2 \times Yyh^1h^2$ (cabelos vermelhos esparsos).

3-13 (a) Creme.
(b) $\frac{2}{16}$.

3-14 3:6:3:1:2:1.

3-15 (a) Dois pares, ambos incompletamente dominantes.
(b) Vermelha larga, vermelha estreita, branca larga, branca estreita.

3-16 9 vermelhas:3 rosa:4 brancas.

3-17 9 normais:7 surdos.

3-18 (a) 9:7.   (c) $AaBb$.
(b) A — B —.   (d) $AAbb \times aaBB$.

3-19 (a) $aabb$.
(b) $AaBb$.
(c) Qualquer um, *exceto aabb*.

3-20 9 pretos:3 marrons:4 brancos.

3-21 12 brancos:3 pretos:1 marrom.

3-22 12 brancos:3 marrons:1 preto.

3-23 9 marrons:3 pretos:4 brancos.

3-24 (a) 2.
(b) $AaBb$.
(c) Púrpura, $A — B —$; vermelho, $A — bb$; branco, $aa — —$, caso A seja o gene responsável pela enzima que converte o precursor incolor em cianidina, e B para a enzima que converte cianidina em delfinidina.

3-25 9 ambas as enzimas:3 só a enzima número 1:3 só a enzima número 2:1 nenhuma enzima.

3-26 $aaBB \times AAbb$; $aaBb \times Aabb$.

3-27 Quatro: vermelho longo, vermelho redondo, branco longo e branco redondo.

3-28 (a) 3:6:3:1:2:1.
(b) 1:2:1.

3-29 (a) Use A para representar um gene inibidor de cor, a o gene para cor, B amarelo, b verde. Então, $A — — —$ é branco, $aaB —$ amarelo e $aabb$ verde.
(b) P: $AAbb$ (branco) $\times aaBB$ (amarelo)
F_1: $AaBb$
F_2: 9 $A — B —$ ⎫
   3 $A — bb$ ⎬ branco
   3 $aaB —$ amarelo
   1 $aabb$ verde.

3-30 (a) Discóide $C — D —$, esférico $C — dd$ e $ccD —$; alongado $ccdd$.
(b) P: $CCdd \times ccDD$
F_1: $CcDd$
F_2: 9 $C — D —$ discóide
   3 $C — dd$ ⎫
   3 $ccD —$ ⎬ esférico
   1 $ccdd$ alongado.

3-31 (a) 8.
(b) 1.
(c) 24.

3-32 (a) 9.
(b) $\frac{108}{256}$.

3-33 (a) vermelho $R — S —$; areia $rrS —$ e $R — ss$; branco $rrss$.
(b) caso 1 $RRSS \times RRSS$.
caso 2 $RrSS \times RrSS$, ou $RRSs \times RRSs$, ou $RrSs \times RrSS$, ou $RrSs \times RRSs$.
caso 3 $RRSS \times rrss$.
caso 4 $rrSS \times RRss$.
caso 5 $rrSS \times Rrss$.

3-34

	Genotípica:	Fenotípica:
(a)	1:2:1:2:4:2:1:2:1	9:3:3:1
(b)	1:2:1:2:4:2:1:2:1	3:6:3:1:2:1
(c)	1:2:1:2:4:2:1:2:1	1:2:1:2:4:2:1:2:1
(d)	1:2:1:2:4:2	3:1
(e)	1:2:1:2:4:2	1:2:1
(f)	1:2:2:4	todos iguais.

3-35 3 vermelhos:6 púrpura:3 azuis:4 brancos.

3-36 (a) 4; penetrância reduzida.   (c) 1; epistasia
(b) 3; gene letal.   (d) 4; penetrância reduzida.

CAPÍTULO 4

4-1 (a) 48.   (e) 48.
(b) 24.   (f) 24.
(c) 48.   (g) 12.
(d) Nenhum.   (h) 12.

4-2 (a) 20.   (d) Nenhum.
(b) 40.   (e) 40.
(c) 40.

4-3 (a) 20.   (e) 10.
(b) 10.   (f) 10.
(c) 30.   (g) 20.
(d) 10.

4-4 (a) 40.
(b) 40.
(c) 40.

4-5 160.

4-6 (a) 80.
(b) 160.

4-7 (a) $(\frac{1}{2})^{30}$.
(b) $(\frac{1}{4})^{30}$.

4-8 (a) 33.
(b) As irregularidades de pareamento na sinapse levam a gametas defeituosos, com cromossomos a mais ou a menos.

4-9 Todos Aa.

4-10 Dois A e dois a.

4-11 Prófase mais longa, em seguida telófase, depois metáfase, e anáfase mais curta; por quê?

4-12 $(\frac{1}{2})^7$.

4-13 (a) 1.   (d) 4.
(b) 2.   (e) 2.
(c) 2.   (f) 32.

4-14 (a) 2.
(b) AB e ab.

4-15 (a) 4.   (c) 0,1 cada.
(b) AB, ab, Ab, aB.   (d) 0,4 cada.

4-16 (a) Sim.
(b) *Crossing* entre os dois pares de alelos.

4-17 (a) 0,000005 m.   (c) 5.000 nm
(b) 0,005 mm.   (d) 50.000 Å

4-18 Aumenta a variabilidade recombinando caracteres dos dois genitores.

4-19 Pode causar combinações de genes deletérios na prole ou romper combinações gênicas (supergenes) que conferem vantagem seletiva ao organismo.

4-20 Os cromossomos geralmente ocorrem em pares nos organismos diplóides. Assim, a despeito do número de *pares* (par ou ímpar), o número total de cromossomos (= número de pares × 2) será um número par, exceto em alguns casos como no gafanhoto.

CAPÍTULO 5

5-1 (a) $(\frac{1}{2})^3$ ou $\frac{1}{8}$.
(b) $\frac{3}{8}$

5-2 $\frac{1}{2}$.

5-3 $\frac{1}{2}$.

5-4 $(\frac{1}{2})^8 = \frac{1}{256}$.

5-5 (a) $(\frac{1}{2})^5 = \frac{1}{32}$.
(b) $\frac{1}{16}$.

5-6 (a) $\frac{1}{6}$.
(b) $\frac{1}{36}$.
(c) $\frac{1}{6}$.

5-7 (a) $\frac{3}{4}$.
(b) $\frac{1}{4}$.

5-8 (a) $\frac{4}{16}$ ou $\frac{1}{4}$.
(b) $\frac{1}{16}$.
(c) $\frac{9}{16}$.
(d) $\frac{3}{16}$.

5-9 (a) $28a^6b^2$.

5-10 $\frac{18}{256}$.

5-11 (a) $\frac{1}{8}$.
(b) $\frac{1}{4}$.
(c) 6.

5-12 $\frac{270}{32.768}$.

5-13 (a) $\frac{243}{32.768}$.
(b) Não, pois também são possíveis outros fenótipos.

5-14 0,2.

5-15 $\frac{36}{4.096}$ ou $\frac{9}{1.024}$.

5-16 $\frac{24}{81}$.

5-17 0,02.

5-18 0,0392.

5-19 Veja o Quadro 5.2. A expectativa com o menor de qui-quadrado é a interpretação preferida.

5-20 O Quadro 5.2 mostra que o qui-quadrado é igual a zero quando não há desvio da proporção calculada ou esperada.

5-21 P = 1,0.

5-22 (a) 1.

(b) Sim, para a expectativa 2:1.
(c) Expectativa de 3:1.

5-23 O qui-quadrado para uma proporção 13:3 é 0,993.

5-24 (a) O qui-quadrado para uma expectativa de 1:1 é 2,0.
(b) O qui-quadrado para uma expectativa de 9:7 é 0,127.
(c) Não.
(d) A menos que se possa obter uma amostragem maior, aceite a expectativa que tenha o menor valor de qui-quadrado; nesse caso é a expectativa de 9:7.

5-25 (a) O qui-quadrado para uma expectativa de 1:1 é 20,0.
(b) O qui-quadrado para uma expectativa de 9:7 é 1,27.
(c) O desvio só não é significativo para a expectativa 1:1.
(d) Quanto maior a amostra, maior a utilidade do teste do qui-quadrado.

5-26 (a) O qui-quadrado é 0,015.
(b) O qui-quadrado é 0,415.
(c) O qui-quadrado é 0,563.
(d) O qui-quadrado é 0,618.
Nenhum dos valores de qui-quadrado é significante.

5-27 Muito próximo de 2% (na realidade, 0,198 ou 1,98%).

CAPÍTULO 6

6-1 (a) *R* e *ro* cada um 0,4375; *R, ro* e *rRo* cada um 0,0625.
(b) *RRo/RRo* na prole é calculada como sendo 0,0914.
(c) A prole púrpura longa é calculada como tendo uma freqüência esperada de 0,6912.

6-2 15 unidades de mapa.

6-3 (a) El_1d/el_1D.
(b) Trans.

6-4 (a) 0,485.
(b) 0,015.

6-5 (a) *wo-dil-o-aw* (ou a ordem reversa).
(b) Em razão da incapacidade de se detectarem *crossings* duplos na distância de mapa obtida na parte (a).

6-6 (a) *jvl-fl-e* (ou o reverso).
(b) Porque os *crossings* duplos são perdidos nos *crossings* em dois pares envolvendo *jvl* e *e*.

6-7 O *locus obt* pode estar a 19 unidades de mapa de qualquer lado de *jvl*.

6-8 A seqüência é agora confirmada como sendo *jvl-fl-e-obt*.

6-9 (a) Sim.
(b) 0,77%.

6-10 4.

6-11 12.

6-12 (a) 12.
(b) 12.
(c) 23.
(d) 24.

6-13 Porque os genes para *algumas* das características que ele estudou estão em diferentes pares de cromossomos. Os caracteres ligados com os quais ele trabalhou (cor de semente/cor da flor; contorno da vagem/altura da planta, entre outros) estão tão distantes em seus cromossomos que os genes para tais características parecem segregar-se aleatoriamente. Em um outro caso Mendel não fez o cruzamento que teria revelado a ligação.

6-14 (a) Sim
(b) Não. (Veja o texto.)

6-15 (a) 4.
     (b) 2.

6-16 (a) 8.
     (b) 2.

6-17 (a) Pêssego, redondo e liso, ovalado.
     (b) O genitor pistilado é tido como heterozigoto e, pela prole dada, a planta pistilada deve ser *PO/po*. O genitor estaminado, pêssego ovalado, deve ser *po/po*. Assim, o cruzamento parenteral é *PO/po* ♀ × *po/po* ♂.
     (c) *Cis*.
     (d) A freqüência genotípica do gameta do genitor pistilado deve ser 0,44 para *PO* e *po* e os gametas com *crossing* 0,06 cada.
     (e) 12 unidades de mapa.

6-18 Sim, eles estão ligados. As placentas normais pontuadas são duplamente heterozigotas neste caso e devem produzir cerca de 6% ($= \frac{1}{16}$) da prole com este fenótipo. O número de fato observado é cerca de 3,68 vezes maior do que o esperado com genes não-ligados.

6-19 (a) Configuração *cis*.
     (b) 4 unidades de mapa.

6-20 0,4 *Plpy* + 0,4 *plpy* + 0,1 *Plpy* + 0,1 *plPy*.

6-21 16%.

6-22 9%.

6-23 As plantas "puras" devem ser homozigotas dominantes ou homozigotas recessivas para cada um dos dois pares de genes ligados. A porcentagem de plantas "puras" aqui é de 34%.

6-24 (a) Prole com o cromossomo materno + *ss* + ou *cu* + *sr* totaliza 88,2%.
     (b) A prole com o cromossomo materno + + + ou *cu ss sr* totalizaria 0,2%.

6-25 (a) A seqüência de genes é *h fz eg*. A distância *h-fz* é de 14 unidades de mapa; a distância *fz-eg* é de 6 unidades de mapa.
     (b) 0,238.

6-26 0,5 (arredondado de 0,502).

6-27 (a) *d* + + e + *m p*.
     (b) *p d m* (ou a ordem reversa).
     (c) *p d*, 4,5 unidades de mapa; *d m*, 4,5 unidades de mapa.
     (d) 0,5.

6-28 (a) As formas sem *crossing* são *b* + + e + *cn vg* totalizando 81,8%.
     (b) As formas com *crossing* duplo são *bn* + e + + *vg*, totalizando 0,3 por cento.
     (c) *Trans*.
     (d) *cn*.
     (e) *cn b*, 9 unidades de mapa; *vg cn*, 9,5 unidades de mapa.
     (f) Sim.
     (g) 0,35.

6-29 (a) 0,85.
     (b) 0,05.
     (c) 0,1.
     (d) Nenhum (zero).

6-30 (a) Sem *crossing*, 0,4275 cada.
     Um só *crossing* entre pg_{12} e gl_{15}, 0,0225 cada.
     Um só *crossing* entre gl_{15} e bk_2, 0,0475 cada.
     Crossings duplos 0,0025 cada.
     (b) Sem *crossing*, 0,42625 cada.
     Um só *crossing* entre pg_{12} e gl_{15} 0,02375 cada.
     Um só *crossing* entre gl_{15} e bk_2, 0,04875 cada.
     Crossings duplos, 0,00125 cada.

CAPÍTULO 7

7-1 (a) Metafêmea.
     (b) Metamacho.

     (c) Metafêmea.
     (d) Intersexo.
     (e) Fêmea tetraplóide.
     (f) Metamacho.

7-2 (a) ♀.
     (b) ♂.
     (c) ♀.
     (d) ♂.
     (e) ♂.

7-3 9 monóicos:3 estaminados:4 pistilados.

7-4 $\frac{1}{4}$.

7-5 3 ♂: 1 ♀.

7-6 (a) *bW* (ou *b*).
     (b) *B*−.
     (c) *BW* (ou *B*).
     (d) *bb*.

7-7 (a) $\frac{1}{4}$ de cada um dos seguintes: barrado ♀, não-barrado ♀, barrado ♂, não barrado ♂.
     (b) Todos os ♂s barrados, ♀s 1 barrada:1 não-barrada.

7-8 $\frac{1}{3}$ ♂, $\frac{2}{3}$ ♀.

7-9 0,1.

7-10 45% (ou seja, 20% XX + 25% XXY).

7-11 (a) $\frac{1}{4}$.
     (b) $\frac{1}{4}$.
     (c) $\frac{1}{3}$.

7-12 (a) Branco ($X^w O$).
     (b) Vermelho ($X^+ X^w Y$).

7-13 Padrão de fluorescência, especialmente o braço longo intenso, é a melhor identificação isolada; os braços longos estão próximos e os satélites estão ausentes. Seu comprimento relativo aos membros dos grupos F e G de autossomos é mais variável.

7-14 Do ponto de vista teórico, são possíveis várias explicações alternativas. Entre as mais prováveis estão:
     (a) Não-disjunção do Y na segunda divisão meiótica da espermatogênese.
     (b) Não-disjunção na primeira divisão meiótica na espermatogênese, dando origem a um espermatozóide XY;
     (c) Primeira ou segunda divisão da espermatogênese ou ovocitogênese, produzindo um espermatozóide ou ovócito O, que então se junta com um gameta X. A condição XXY também pode surgir por não disjunção na primeira divisão de clivagem de um zigoto XY normal, ficando uma célula filha XXY e a outra OY (esta última inviável).

7-15 Mais provavelmente pelo atraso de um cromossomo X nas mitoses iniciais de um zigoto XX.

7-16 O cromossomo X porta grande número de *loci* gênicos, a maioria ou todos sendo necessários ao desenvolvimento normal.

7-17 Humanos. Genes isolados (*Asparagus*) estão sujeitos a mutações que podem resultar em desequilíbrio sexual em pequenas populações ou mesmo em condição letal, mas em humanos parece haver vários *loci* controlando o sexo em pelo menos os cromossomos X e Y. Além disso, os cruzamentos ocasionais "macho × macho" que ocorrem em *Asparagus* aumentam a probabilidade de homozigose de genes deletérios na prole. A proporção sexual 1:1 em *Asparagus* só ocorre em populações nas quais os "machos" são heterozigotos.

7-18 (a) XX.   (c) XY.
     (b) XY.   (d) XX.

7-19 Em virtude de irregularidades na meiose.

7-20 Materna.

7-21 Porque o fenótipo Xg^a — é recessivo, os genótipos devem ser: mãe, XgXg, pai Xg^{a}Y, filha XgO.

7-22 (A) Mãe.
(B) Pai.

7-23 Mãe, XgXg; pai Xg^{a}Y, filho, XgXgY.

7-24 Todas as ♀s "curvada", todos os ♂s normal.

7-25 Uma probabilidade de 50% de uma menina com nistagmo leve e uma chance de 50% de um menino com nistagmo severo. A probabilidade de uma criança de qualquer sexo é 50%.

7-26 Toda a prole ♀ normal e toda a prole ♂ "desarrumada".

7-27 Todos os ♂s são barrados, rosa (*BbRr*) e todas as ♀s são não-barradas, rosa (*bWRr*).

7-28 A F$_2$ inclui $\frac{3}{16}$ de machos *BbR*− e $\frac{3}{16}$ *BWR*− para $\frac{6}{16}$ barrados, rosa, igualmente divididos entre os dois sexos.

7-29 Prole $\frac{1}{4}$ *RR* + $\frac{2}{4}$ *Rr* (= $\frac{3}{4}$ rosa) + $\frac{1}{4}$ *rr*.

7-30 Não há nenhuma chance de que qualquer filho do jovem homem venha a desenvolver a doença desde que se case com uma jovem + +; cada mulher tem probabilidade de 0,5 de ser heterozigota e, portanto, de transmitir o caráter à metade de seus filhos.

CAPÍTULO 8

8-1 Dominância, epistasia, ligação ao sexo.

8-2 3′TTGCATGACG5′ em razão da qualidade de pareamento dos desoxirribonucleotídios.

8-3 4^n.

8-4 $L_{\mu m} = 3,4 \times 10^{-4}P$, onde $L_{\mu m}$ representa o comprimento em micrômetros e P representa o número de pares de nucleotídios.

8-5 68 μm.

8-6 (a) $1,38 \times 10^{10}$, supondo que o peso molecular de um par de desoxirribonucleotídios seja 650.
(b) $4,7 \times 10^6$.
(c) Comprimento em polegadas (L_{in}) = 185.

8-7 (a) $7,7 \times 10^8$.
(b) $2,6 \times 10^5$.
(c) 10,2.

8-8 (a) 135.
(b) 126.
(c) 111.
(d) 151.

8-9 (a) 251.
(b) 242.
(c) 227.
(d) 267.

8-10 (a) 329.
(b) 320.
(c) 305.
(d) 345.

8-11 649,5 (mas arredonde para 650 pela maior facilidade dos cálculos; neste dado há uma perda inconseqüente de precisão).

8-12 $1,3 \times 10^8$.

8-13 (a) $4,15 \times 10^6$.
(b) 1.411.

8-14 Um por minuto.

8-15 À taxa de um por minuto.

8-16 A, 20 por cento; T, 20 por cento; G, 30 por cento; C, 30 por cento.

8-17 Não. Em conseqüência da qualidade de pareamento das bases, a quantidade total de timina + citosina deve ser igual à quantidade de adenina + guanina. As quatro bases totalizariam então apenas 50% em vez de 100%.

8-18 (a) A/T = 0,99, G/C = 1,00.
(b) De que é bifilamentar.
(c) Que o DNA no Quadro 8.1 está na forma replicativa unifilamentar.

8-19 Isto sugere que a função do gene é de natureza nuclear. O assunto é abordado no Cap. 16.

8-20 31,26%.

8-21 (a) Nada.
(b) Duas das quatro terão um filamento ^{15}N e um ^{14}N.
(c) Os outros dois filamentos terão incorporado apenas ^{14}N.

8-22 A transformação envolve o DNA puro de uma célula que se incorpora em outro DNA, enquanto na transdução um vírus serve como vetor, transferindo o DNA derivado de uma célula para outra.

8-23 (a) $L_{in} = \dfrac{L_{\mu m}}{2,54 \times 10^4}$. O denominador representa o número de micrômetros por polegada.

(b) $L_{in} = \dfrac{3,4 \times 10^{-4}\,P}{2,54 \times 10^4}$ ou $1,3386 \times 10^{-8}\,P$.

CAPÍTULO 9

9-1 Não. Por quê?

9-2 Sim. Por quê?

9-3 Não. Por quê?

9-4 Dois pares diferentes de alelos (Fig. 9.1) estão envolvidos em dois pontos diferentes na síntese de melanina. Caso, por exemplo, os genitores fossem *AAa′a′* e *aaA′A′*, eles seriam albinos, mas seus filhos seriam *AaA′a′* e, portanto, de pigmentação normal.

9-5 Linhagem 1.

9-6 A linhagem 2 só cresce se tiamina ou tiazol forem fornecidos; portanto, não pode produzir a enzima "*a*". Caso o tiazol, por exemplo, seja fornecido exogenamente, a linhagem 2 crescerá, pois produz as enzimas "*b*" e "*c*".

9-7 A linhagem 4 não produz nem à enzima "*a*" nem "*b*".

9-8 O genótipo de cada linhagem é: 1. + + +; 2. *a* + +; 3. + *b* +; 4. *a b* +.

9-9 (a) A linhagem 2 não produz a enzima "*a*".
(b) A linhagem 3 não produz a enzima "*b*".
(c) A linhagem 1 não produz a enzima "*c*".

9-10 (a) 3′AUCUUUACGCUA5′
(b) Ácido adenílico (A).
(c) Ácido uridílico (U).

9-11 200.

9-12 (a) $L_{\text{Å}}$ & 3,4 P = 3,4 × 100 = 340. Para um nucleotídio de número tão pequeno como 101, use espaços internucleotídicos $n - 1$ para maior precisão.
(b) $L_{\mu m}$ = 3,4 × 10^{-4} = 3,4 × 10^{-4} × 100 = 3,4 × 10^{-2} = 340. Novamente, use espaços internucleotídicos $n - 1$ para maior precisão.

9-13 Use 337 como peso molecular médio de um ribonucleotídio, um valor

útil apenas se os quatro ribonucleotídios estiverem presentes em números iguais. Assim, o cálculo seria:
(a) 80.
(b) $L_{\mu m} = 0,027$
(c) tRNA, com base em seu número de nucleotídios (que por sua vez determina seu peso molecular).

9-14 2.967.

9-15 5'UAGCCAAUC3'.

9-16 (a) Por definição, os códons ocorrem apenas no mRNA.
(b) O anticódon é complementar, base a base, ao códon e, portanto, é UAC.
(c) Por definição, anticódons só ocorrem no tRNA.
(d) TAC (complementar ao códon AUG).

9-17 Não é necessária nenhuma explicação além do Cap. 9 e Apêndice A.

9-18 O Cap. 9 e o Apêndice A contém informação suficiente.

9-19 Maior; por quê?

CAPÍTULO 10

10-1 Do Quadro 10.2,
(a) Um código de trinca, sem superposição, produziria estas seqüências de códons do mRNA e aminoácidos:

(DNA)	3' TAC CGG AAT TGC 5'
(mRNA)	5' AUG GCC UUA ACG 3'
(aminoácidos)	met ala leu tre

(b) Um código de trinca, sem superposição, de duas bases iria produzir (Quadro 10.2) estas seqüências de códons e aminoácidos:

(mRNA)	5' AUG UGG GGC GCC 3'
aminoácidos	met trp gli ala
	CCU CUU UUA UAA
	pro leu leu pare
	AAC ACG CG–

não lidos

(c) O trinucleotídio TAC transcreve AUG (met), que serve de sinal de início da cadeia polipeptídica.

10-2 A deleção do segundo C no DNA produz aqui:

DNA	3' TAC GGA ATT GC– 5'
mRNA	5' AUG CCU UAA CG– 3'
aminoácidos	met pro pare não lido →

10-3 (a) Com o segundo C deletado e um T inserido após a seqüência GG,

DNA	3' TAC GGT AAT TGC 5'
mRNA	5' AUG CCA UUA ACG 3'
aminoácidos	met pro leu tre

(b) Mudança no segundo aminoácido (pro substituindo ala).

10-4 (a) $\frac{6}{216}$ ou $\frac{1}{36}$. Com as proporções relativas de 3U:2G:1A, a probabilidade de um determinado ribonucleotídio no mRNA sintético é : U, $\frac{3}{6}$; G, $\frac{2}{6}$; A, $\frac{1}{6}$. Portanto, $\frac{3}{6} \times \frac{2}{6} \times \frac{1}{6} = \frac{6}{216}$ das trincas seriam esperadas como sendo UGA.
(b) Para UUU a probabilidade é $(\frac{3}{6})^3 = \frac{27}{216} = \frac{1}{8}$.

10-5 (a) 423.
(b) 0,14 μm.
(c) Muito baixo para o gene real em razão dos íntrons, mais os sinais de início e final; correto apenas para os éxons.

10-6 Em GCU, o códon do mRNA para alanina. O pareamento mRNA-tRNA é determinado apenas pela complementariedade códon-anticódon; o aminoácido ligado ao tRNA não tem nada com o processo.

10-7 Triptofano, que tem apenas um códon. A arginina tem seis.

10-8 O mutante A-14 sofreu substituição na segunda base do códon da isoleucina (AUU, AUC, ou AUA) para AUG (met). O mutante

Ni-1055 sofreu substituição na terceira base de um códon de isoleucina (AUU, AUC, ou AUA) para AUG, o códon da metionina, como mostrado no Quadro 10.2.

10-9 No A-446, UAU ou UAC (tirosina) sofreu substituição na terceira base para UGU ou UGC (cisteína). No mutante A-187, um códon de glicina (GG–) sofreu substituição na segunda base de GG– para GU–, que codifica valina.

10-10 288.

10-11 (a) Degeneração.
(b) Ambigüidade.

10-12 (a) Sem sentido; UGA é um sinal de final e não é traduzido.
(b) Sentido trocado; GGA codifica glicina, GAA ácido glutâmico.
(c) Degeneração; tanto GGA como GGC codificam glicina.
(d) Sentido trocado; GGA codifica glicina, CGA arginina.

10-13 (a) 402.
(b) Não pois são eliminados no processamento.

CAPÍTULO 11

11-1 (a) 1.500.
(b) Muito alto; por quê?

11-2 267.

11-3 801.

11-4 (a) 5×10^9.
(b) 5×10^9.
(c) $1,7 \times 10^6$.
(d) $8,33 \times 10^8$.
(e) $2,78 \times 10^6$.

11-5 Dependendo da posição do aminoácido envolvido, algumas mutações de sentido trocado resultam em substituições que materialmente não afetam o funcionamento da proteína resultante, mas, por exemplo, podem resultar em peptídios com diferentes mobilidades eletroforéticas em função da diferença de carga.

11-6 Pelo acúmulo de uma série de mutações de sentido trocado que afetam diferentes posições de aminoácidos em um determinado polipeptídio; as que não forem letais ou prejudiciais podem ser perpetuadas e passadas a outras gerações. Esta é a base do polimorfismo genético.

11-7 *Cistron:* segmento de DNA que especifica uma cadeia polipeptídica. *Muton:* o menor segmento de DNA que pode ser alterado e portanto causar uma mutação; pode ser tão pequeno quanto um par de desoxirribonucleotídios. *Recon:* o menor segmento de DNA que é capaz de recombinação; pode ser tão pequeno quanto um par de desoxirribonucleotídios.

11-8 *Complementação:* a capacidade de segmentos lineares adjacentes de DNA suplementarem-se no efeito fenotípico. *Recombinação:* uma nova associação de genes em um indivíduo recombinante, surgindo de (1) segregação independente de genes não ligados, (2) *crossing-over* entre genes ligados, (3) *crossing-over* intracistrônico, (4) inserção ou deleção de transposons.

11-9 No exemplo da hemoglobina, como em muitos outros, existem diferentes moléculas protéicas, cada uma tendo a mesma função prevalente em diferentes estágios do desenvolvimento do organismo. As diferenças entre as proteínas são de apenas alguns aminoácidos. Cada forma da proteína é codificada por um gene diferente ativo em determinados estágios do desenvolvimento. Uma coleção de tais genes seria chamada de família de genes regulada pelo desenvolvimento.

11-10 Uma célula embrionária contém muitas seqüências de bases codificando todos os anticorpos. Tais seqüências são contíguas no DNA. Durante o desenvolvimento ocorrem recombinações recíprocas, juntando seqüências distantes e, ao mesmo tempo, removendo grandes blocos de DNA que incluem seqüências adjacentes. Existem muitos blocos diferentes que podem ser removidos, e assim podemos ter um número infinito de combinações de seqüências codificantes após o evento da recombinação. Um evento ocorre em uma única célula e sua prole com uma seqüência codificante única que capacita o clone de células a fazer um anticorpo específico.

11-11 A região constante tem mais ou menos a mesma seqüência de aminoácidos em todas as moléculas de anticorpo, enquanto a seqüência na região variável é diferente em cada tipo de molécula de anticorpo.

CAPÍTULO 12

12-1 São similares quanto a serem compostos de um determinado segmento de desoxirribonucleotídios, e cada um participar no controle regulatório dos cístrons. Por outro lado, embora o operador seja transcrito em grande parte, ele não é traduzido. O regulador é responsável pela produção de uma proteína reguladora (seja um repressor ou um ativador); tal produto não foi demonstrado para o operador.

12-2 O repressor é uma proteína, o produto de um sítio regulador, que inibe a ação de um sítio operador, de modo que os cístrons do operon sejam "desligados". Um efetor é qualquer substância, geralmente o substrato da(s) enzima(s) para a(s) qual(is) o(s) cístron(s) do operon é(são) responsável(is); ele se liga à proteína repressora, que por sua vez modifica sua forma de modo a não poder mais se ligar ao operador.

12-3 Ambos envolvem o controle de uma proteína reguladora, que se liga a um operador. No controle positivo a proteína reguladora serve como ativador, permitindo a tradução dos cistrons do operon ao se ligar ao operador. No controle negativo a proteína reguladora reprime o operador, seja na ausência de um efetor (operon *lac*) ou na presença de um efetor (operon *his*).

12-4 Nível transcricional.

12-5 (a) Indutivo.
(b) Constitutivo.
(c) Constitutivo.
(d) Ausente.
(e) Constitutivo.

12-6 (a) Não produzido.
(b) Betagalactosidase constitutiva, betagalactosídio permease indutiva e tiogalactosídio acetilase constitutiva.

12-7 (a) A presença de glicose interfere na produção de adenosina monofosfato cíclico (cAMP) de modo que o complexo cAMP-CRP não pode ser formado, impedindo assim a transcrição dos cistrons da lactose (mesmo a lactose estando presente).
(b) Embora, na ausência de glicose, o complexo cAMP-CRP seja formado, a ausência de lactose permite que um repressor ativo se ligue ao operador, impedindo assim a transcrição dos cistrons de lactose.
(c) Na ausência de glicose, o complexo cAMP-CRP é produzido, a lactose liga-se ao repressor, inativando-o e permitindo que os cístrons sejam transcritos.

12-8 (a) Não; por quê?
(b) Nenhum será produzido. Por quê?

12-9 Todos três são produzidos constitutivamente; por quê?

12-10 Tradução; uma mutação sem sentido causa término e liberação de cadeia (supondo que os fatores de liberação estejam presentes). Término e liberação funcionam na tradução, não na transcrição.

12-11 (a) Negativo; por quê?
(b) Produzido; por quê?

12-12 A expressão gênica bacteriana é geralmente ligada e desligada muitas vezes durante a vida da célula, enquanto em uma célula diferenciada o gene é geralmente ligado e nunca desligado.

12-13 Os genes eucarióticos não são organizados em operons, e em conseqüência da presença de íntrons em muitos genes eucarióticos, apenas uma proteína é feita a partir de um transcrito primário.

12-14 A heterocromatina é mais densamente corada do que a eucromatina. Assim, o que absorve o corante deve estar mais visível na heterocromatina do que na eucromatina, e deve haver mais disto em conse-

qüência do denso grau de compactação da heterocromatina em relação à eucromatina.

12-15 Uma mutação em um promotor, que impediria a transcrição, ou uma mutação no códon iniciador, que impediria a iniciação.

12-16 Primeiro, teria que passar pela membrana citoplasmática e citoplasma e, depois, passar pela membrana nuclear. Então teria que desmanchar o nucleossomo e remover as histonas antes de interagir com o DNA.

12-17 A marcação ocorre apenas nas regiões cromossômicas de um *puff* onde os genes estão ativamente transcrevendo RNA e, portanto, incorporando o uracil radioativo no RNA.

12-18 O padrão de expressão desses genes é claramente influenciado pela temperatura. A temperatura que houver no segundo estágio irá determinar o padrão de desenvolvimento. Esse padrão não pode ser revertido pela alteração de temperatura. Após o segundo *instar* as células são destinadas a formar qualquer estrutura que tenha sido determinada nesta época.

CAPÍTULO 13

13-1 Para o ambiente de uma determinada espécie, as mutações que tenham um valor seletivo positivo ou neutro deverão aumentar em freqüência, embora se espere que mutações recessivas deletérias persistam em freqüência baixa nos heterozigotos. Além disso, muitas (mas não todas) mutações resultam em proteínas com menor capacidade funcional; tais indivíduos mutantes estão geralmente em desvantagem de sobrevivência e reprodução.

13-2 Veja o texto que acompanha.

13-3 Os efeitos a curto prazo incluem doença por radiação, queimadura e destruição dos tecidos superficiais e profundos, perda de cabelo, e assim por diante. Os efeitos a longo prazo incluem aumento de incidência de leucemia (embora a radiação seja empregada, juntamente com a quimioterapia, para diminuir ou bloquear o progresso da doença) e uma variedade de mutações. Os aumentos de incidência de malformações congênitas nas crianças e abortos nas mulheres expostas a radiação também apresentam provável correlação positiva.

13-4 A Figura 13.8 não apresenta tal dose limiar.

13-5 As mutações recessivas são mais facilmente detectadas em machos hemizigotos.

13-6 Maior no haplóide e menor no poliplóide. Grande parte das mutações é recessiva, e os recessivos têm apenas baixa probabilidade de se expressar nos poliplóides com seus múltiplos conjuntos de cromossomos portando alelos normais (dominantes). Tanto as mutações recessivas quanto as dominantes se expressam de imediato nos haplóides.

13-7 *Avena brevis* ($2n = 14$) é um diplóide, *A. barbata* ($2n = 28$) é um tetraplóide e *A. sativa* ($2n = 42$) é um hexaplóide. Em vista da maioria das mutações ser recessiva, a freqüência de mutações detectáveis deve ser inversamente relacionada à poliploidia.

13-8 A espécie diplóide ($2n$). Pelo mesmo motivo que em 13-7.

13-9 (a) Dois; por quê?
(b) Porque $\frac{9}{16}$ da prole devem ter pelo menos um dominante de cada par ($A-B-$) e são azuis, resultando o azul do segundo processo enzimaticamente controlado. Sendo o branco o precursor incolor, vermelho deve ser o fenótipo resultante de pelo menos um dominante de um par, mas homozigoto recessivo para o outro (por exemplo, $\frac{3}{16}$ $A-bb$). Branco resultará então ou dos genótipos $\frac{3}{16}$ $aaB-$ ou $\frac{1}{16}$ $aabb$. Assim, a seqüência é branco → vermelho → azul.
(c) (1) Os genitores são $AaBb \times AaBb$. Estes são os únicos genótipos parentais que podem produzir um proporção fenotípica na prole de 9:3:4. (2) $A-B-$.
(d) (1) $A-bb$ (ou $aaB-$) ($\frac{3}{16}$). (2) $aa - -$ (ou $- - bb$ caso $aaB-$ tenha sido escolhido para (d) (1).
(e) O par A,a (ou o par B,b caso as alternativas tenham sido escolhidas na parte (d)).

13-10 DNA: 3'AAA5' alterado para 3'AAC5'
mRNA: 5'UUU3' alterado para 5'UUG3'
aminoácidos: fen   alterado para leu.

13-11 Uma transição porque se pareia com guanina, que substitui uma adenina, ambas sendo purinas.

13-12 A78 é uma transversão; A58 é uma transição:

	A78	selvagem	A58
Resíduo 233:	Cisteína	Glicina	Ácido aspártico
DNA:	ACG	CCG	CTG
códon do mRNA:	UGC	GGC	GAC
Mudança:	C → A		C → T
	(pir → pur)		(pir → pir)

13-13 A molécula unifilamentar formaria uma estrutura em alça com uma haste curta tendo bases pareadas, formada pelas pontas invertidas e repetidas do elemento de transposição, e uma alça de região unifilamentar correspondendo à região codificante do elemento de transposição.

13-14 Mutação somática.

13-15 Três, e qualquer outro número de deleções (ou adições) causaria mudança de matriz de leitura e outras alterações de aminoácidos.

CAPÍTULO 14

14-1 $DDDD$. Explique.

14-2 DD, supondo uma disjunção normal.

14-3 Este cruzamento é ovócito DD × espermatozóide d, dando origem a DDd.

14-4 O diplóide fica $DDdd$, supondo uma replicação normal.

14-5 Proporção gamética: 1 DD: 4 Dd: 1 dd.

14-6 (a) Autotetraploidia.
(b) Só surgirá um anão autotetraplóide se um óvulo dd for fecundado por um espermatozóide dd. Cada um desses genótipos gaméticos tem probabilidade de $\frac{1}{6}$ de ser produzido pelo respectivo genitor (veja o problema anterior); a probabilidade de tais gametas se fundirem é de $(\frac{1}{6})^2 = \frac{1}{36}$.

14-7 A probabilidade de um gameta $aabb$ de *cada* genitor é $\frac{1}{6} \times \frac{1}{6} = \frac{1}{36}$; a probabilidade deles se unirem é $(\frac{1}{36})^2 = \frac{1}{1.296}$.

14-8 $(\frac{1}{6})^6 = \frac{1}{46.656}$.

14-9 Para cada par heterozigoto de alelos em um autotetraplóide ($AAaa$) a probabilidade de um gameta aa é $\frac{1}{6}$ e de sua fusão é de $(\frac{1}{6})^2$. Para os dois pares ($AAaaBBbb$) a probabilidade do gameta $aabb$ é $(\frac{1}{6})^2$ e de sua fusão é de $(\frac{1}{6})^4$. Assim, para n pares de genes heterozigóticos em um autotetraplóide, a probabilidade de um indivíduo totalmente recessivo na prole de um cruzamento entre dois autotetraplóides heterozigotos é $(\frac{1}{6})^{2n}$.

14-10 Reduz. Por quê?

14-11 O conjunto haplóide básico aqui é de 14 cromossomos. Assim os diplóides têm 28 cromossomos (2 × 14), os tetraplóides 56 (4 × 14), os pentaplóides 70 (5 × 14) e os hexaplóides 84 (6 × 14).

14-12 Uma série diferente de aberrações cromossômicas em cada espécie, de modo que é impossível o pareamento normal. A translocação (veja Cap. 15) é provavelmente a mais freqüente dessas aberrações.

14-13 Sim, criando um híbrido alotetraplóide.

14-14 Euploidia; os diferentes números de cromossomos são, respectivamente, $2n$, $3n$, $4n$, $6n$, $8n$ e $12n$.

14-15 13 (metade do número diplóide de 26).

14-16 12 conjuntos (12 × 13).

14-17 (a) ♂, triplóide 69, XXY.
(b) ♀, triplóide 69, XXX.

14-18 69, XXY. Haveria três conjuntos de cromossomos (66). 1 X da mãe e 1 X mais um Y do pai.

14-19 (a) 92,XXYY, ou quatro de cada autossomo, mais 2 X e dois cromossomos Y.
(b) Não. Tais embriões são geralmente abortados precocemente, antes mesmo que a mulher saiba que está grávida.

14-20 Ovócitos contendo dois cromossomos iguais (por exemplo, número 9) são funcionais, mas tais espermatozóides não estão nesta planta. Portanto, em datura,
(a) $1 P + 2p + 2Pp + 1pp$.
(b) Apenas $1 P + 2p$.
(c) $1 P + 1 PP$.
(d) todos P.
(e) $2P + 1 p$.

14-21 (a) $\frac{2}{18} PP + \frac{1}{18} Pp + \frac{1}{18} PPp + \frac{2}{18} Ppp + \frac{1}{18} Pp + \frac{2}{18} pp + \frac{2}{18} Ppp + \frac{1}{18} ppp$. Todos os indivíduos tendo pelo menos um alelo P são púrpura, portanto esse cruzamento produz uma proporção fenotípica de 15:3 (ou 5:1).
(b) Prole: $\frac{1}{12} PP + \frac{1}{12} Pp + \frac{1}{12} PPP + \frac{1}{12} PPp + \frac{1}{12} Pp + \frac{1}{12} pp + \frac{1}{12} PPp + \frac{2}{12} Ppp$ para uma proporção de 11 púrpura: 1 branco.
(c) Prole: $\frac{1}{18} PP + \frac{2}{18} PPp + \frac{1}{18} Ppp + \frac{2}{18} Pp + \frac{2}{18} Pp + \frac{1}{18} PPp + \frac{2}{18} ppp + \frac{1}{18} pp$ para uma proporção 12 púrpura: 6 branco (= 2:1).

14-22 (Em *Drosophila* costumamos usar o sinal + para o alelo dominante e uma letra ou letras para o recessivo.)
"Sem olho" (olhos pequenos ou ausentes) é um caráter recessivo cujos alelos estão situados no pequeno cromossomo IV de *D. melanogaster*. Tanto os ovócitos triplo-IV quanto os espermatozóides triplo-IV são funcionais nesse inseto.
(a) $\frac{1}{4} + +$, $\frac{1}{4} + (ey)ey$, $\frac{1}{4} + ey (ey)$, $\frac{1}{4} ey\ ey$, para uma proporção de 3:1 normal: 1 sem olho.
(b) 11 normal:1 sem olho.
(c) 35 normal:1 sem olho.

14-23 A monossomia autossômica provavelmente constitui um desequilíbrio gênico letal.

14-24 Desequilíbrio gênico letal; o cromossomo 1 é o maior dos cromossomos humanos.

14-25 Trissomia, monossomia, triploidia.

CAPÍTULO 15

15-1 Veja o desenho no texto.

15-2 Veja o desenho no texto.

15-3 Veja o desenho no texto.

15-4 Por definição uma inversão paracêntrica não inclui o centrômero, enquanto uma pericêntrica inclui.

15-5 (a) Deleção.
(b) Inversão.
(c) Duplicação.

15-6 AAA/AA entre ultrabar heterozigoto e ultrabar homozigoto. $AAAA/AAA$ abaixo ultrabar homozigoto. Cada seção 16A adicionada intensifica o fenótipo bar pela diminuição do número de facetas. O efeito estreitante é maior caso os segmentos adicionados estejam no mesmo cromossomo.

15-7 (a) Uma deleção.
(b) Uma alça de deleção no cromossomo apropriado da glândula salivar (número III).

15-8 (a) 5   (d) 4
(b) 4   (e) 2
(c) 1

15-9 Longe do centrômero, o qual interfere no *crossing-over*.

CAPÍTULO 16

16-1 Os caracteres recessivos ligados ao sexo apresentam uma seqüência hereditária de um pai afetado, através de uma filha "portadora", para cerca de metade de seus netos; os ligados ao sexo dominantes são transmitidos por uma mãe afetada (× pai normal) para cerca de metade de seus filhos e metade de suas filhas ou por um pai afetado (× mãe normal) para todas as suas filhas e nenhum de seus filhos. Os efeitos puramente maternos são transmitidos pela mãe a toda a sua prole, mas não persistem em alguns genótipos nucleares. Os sistemas genéticos extranucleares operariam pela linhagem materna. Se o caráter é repetidamente transmitido por retrocruzamentos de indivíduos F₁ com o genitor materno mas não com o paterno, pode estar envolvido um sistema genético extranuclear. Ele deve ser identificado e localizado, e aplicados os critérios de orientação como os citados no destaque deste capítulo.

16-2 Nenhum genótipo terá o fenótipo determinado pelo genótipo materno (um efeito materno).

16-3 (a) Este cruzamento é *aa* ♀ × *AA* ♂; a prole é toda *Aa*. Em razão do efeito materno, os jovens têm olhos claros, mas o gene dominante *A* dirige a produção de cinurina, que escurece os olhos no início do estágio adulto.
(b) Este cruzamento é *AA* ♀ × *aa* ♂; a prole é toda *Aa* e têm olhos escuros, em qualquer idade. Os jovens têm olhos escuros em conseqüência da difusão de cinurina da mãe *AA* para o jovem. Em vista da prole ser *Aa*, na época em que o pigmento derivado da mãe desapareceu, a prole *Aa* está produzindo sua própria cinurina. Assim, a prole é toda de olhos escuros tanto no estágio jovem quanto adulto.

16-4 (a) Toda a prole verde em razão dos ovócitos contendo cloroplasto do genitor pistilado.
(b) Todos "brancos" em conseqüência dos plastídios incolores (defeituosos) nos ovócitos do genitor pistilado.
(c) Verde, variegado e "branco" em uma proporção irregular, refletindo os três tipos de ovócitos produzidos pelo genitor pistilado.

16-5 (a) *P/3*, onde *P* representa o número de pares de desoxirribonucleotídios e 3 é o número de nucleotídios por códon. Assim, $1,23 \times 10^6 / 3 = 4,1 \times 10^5$.
(b) Divida o número de códons pelo número de aminoácidos por cadeia polipeptídica; assim, $4,1 \times 10^5 / 400 = 1.025$.

16-6 (a) A F₁ diplóide será toda heterozigota normal petite (e portanto de fenótipo normal), porque o gene para normal é dominante; aqui ele é transmitido pelo petite neutro. O citoplasma dos indivíduos F₁ contém mitocôndrias normais derivadas do petite segregacional.
(b) 1:1 petite:normal. O citoplasma de todos os membros da geração haplóide seguinte contém mitocôndrias normais contribuídas pela F₁ diplóide. No entanto, na divisão meiótica, que produz a prole haplóide, os genes nucleares se segregam, com o resultado de que metade das células haplóides da prole recebem o alelo normal e metade o alelo recessivo para petite.

16-7 (a) Na sublinhagem C, entre *lis + met* e *gal*; na sublinhagem H, entre *pil* e *pir-B*.
(b) Em C, muc; em H, tre.

16-8 Os fenótipos da prole em todos os cruzamentos dados são idênticos aos do genitor pistilado em conseqüência do tipo de plastídio contido no ovócito. Verde, variegado e "branco" da parte (d) ocorrem em proporção irregular.

16-9 No DNA do cloroplasto; o cloroplasto da linhagem menos é perdido e o cloroplasto de cada uma das quatro células da prole resultante da meiose é derivada, por divisão, da linhagem menos. A única estrutura contendo DNA compartilhada por todos os produtos meióticos é o cloroplasto derivado da linhagem +.

16-10 Este comportamento confirma a localização do gene sm4 no cpDNA. Apenas o cpDNA da linhagem mais é afetado pelo mutágeno.

CAPÍTULO 17

17-1 Não, pelas relações de dominância dos quatro alelos múltiplos: $c^+ > c^{ch} > c^h > c$. O cruzamento $c^+ c^{ch} \times c^+ c^{ch}$, por exemplo, produz aguti e chinchilla em uma proporção fenotípica de 3:1, e o cruzamento $c^+ c^h \times c^+ c^h$ produz aguti e himalaio em uma proporção fenotípica de 3:1. Dependendo dos genótipos parentais, é possível assegurar aguti e/*ou* himalaio *ou* chinchilla na prole, mas não ambos no mesmo cruzamento.

17-2 (a) 3 alelos múltiplos, um para cada fenótipo.
(b) Superduplo > duplo > único. A dominância de superduplo em relação a ambos os seus alelos é indicada pela ocorrência de superduplo em toda, $\frac{3}{4}$, ou $\frac{1}{2}$ da prole, dependendo dos genótipos parentais. Sempre que superduplo ocorrer em um genitor, o caráter também aparecerá na prole. O cruzamento único × único só produz prole com uma flor, indicando que único é recessivo em relação a ambos os seus alelos.
(c) A proporção 1:2:1 na prole indica heterozigose de ambos os genitores, um para superduplo e único, e o outro para duplo e único. A heterozigose dos genitores também é indicada pela ocorrência de único na prole.

17-3 (a) Alexandra > Normal > Blue Moon > Primrose Queen.
(b) 4.
(c) 1.
(d) 3.

17-4 (a) 0,0252. (Você pode querer rever o Capítulo 5.)
(b) 0,0084.

17-5 29.

17-6 0,5.

17-7 MN, secretor, porque o caráter MN e secretor são os mais comuns através da população mundial.

17-8 20.

17-9 210.

17-10 8.

17-11 A₁B. Veja o texto.

17-12 Sim, *caso* a mulher seja $I^A i$ e o homem $I^B i$.

17-13 Sim, ele é eliminado (apenas) pelo teste MNSs. Nem a mãe nem o suposto pai poderiam ter contribuído com Ns para a criança.

17-14 (a) Não.
(b) O teste HLA. O haplótipo *A4B5C6D7* não poderia ter sido passado pelo suposto pai. Os outros testes não o eliminam.

17-15 *A1B8/A3B7*. O *A1B8* do primeiro e segundo filhos e o *A3B7* do terceiro filho foram cedidos pelo pai.

17-16 Gametas *A6B5*, uma das duas possíveis combinações de *crossing* e, portanto, seriam esperadas com freqüência de 0,6/2 = 0,3 por cento ou 3 por mil.

17-17 (a) Lozenge; este é um heterozigoto *trans*.
(b) Selvagem; este é um heterozigoto *cis*.

17-18 A ocorrência de eritroblastose em algumas das crianças indica que a mulher (I-2) é Rh−, e portanto com o genótipo *dd*, e o homem (I-1) é Rh+. Ele parece ter o genótipo *Dd* pois, pelos dados, a última criança (II-4) é mais provavelmente Rh− (*dd*) e nasceu de mãe já sensibilizada. A criança II-1 deve ter o genótipo *Dd* (Rh+) e sensibilizou a mãe. A segunda e terceira crianças (II-2 e II-3) são identificadas como Rh+ em função de sua eritroblastose, e cada uma tem o genótipo *Dd*.

17-19 O casamento A Rh− ♀ × O Rh+ ♂ é A-B-O compatível; portanto, o risco de eritroblastose é maior neste casamento. O outro casamento é A-B-O incompatível e, assim, ter menor risco.

17-20 16.

17-21 Sim.

17-22 Sim.

17-23 Sim, caso ambos os genitores sejam heterozigotos $I^{A2}\ I^{A3}$.

17-24 Sim, dois genitores Rh− não podem ter um filho Rh+.

17-25 As crianças 4,5 e 6 não podem ser do marido, número 4 com base no *NS/Ns*, a número 5 com base no *dce/dce* e NS/Ns, e a número 6 com base nestes três testes, mesmo com uma probabilidade muito pequena de recombinação. Além disto, parece que há mais de um pai para essas três crianças (4, 5 e 6). A número 4 e a 5 *poderiam* ter o mesmo pai (mas não o marido), e a número 6 teria um terceiro pai.

17-26 $I^B\ iDd$. Os genótipos parentais são $iiD- ♀ \times I^B - dd\ ♂$.

CAPÍTULO 18

18-1 Todos os caracteres que apresentam variação contínua devem-se provavelmente a poligenes. Aqui, a inteligência, altura, cor da pele e cor dos olhos provavelmente envolvem poligenes. Como será visto mais adiante neste capítulo, alguns deles fornecem excelentes indicações de ação poligênica.

18-2 Quaisquer genótipos parentais que possam produzir pelo menos alguma prole com um número maior de alelos contribuintes do que eles próprios são possíveis, por exemplo, $AaBbCcDd \times AaBbCcDd$, $AaBbCcDd \times aabbCcDd$ etc.

18-3 (a) $\frac{1}{4.096}$.
(b) 13.
(c) $\frac{924}{4.096}$.

18-4 Quatro pares de poligenes, ou um total de 8. A contribuição de cada alelo efetivo é de 20,32 cm, supondo as condições estabelecidas neste capítulo.

18-5 $\frac{1}{4.096}$.

18-6 $AaBbCcDd \times AaBbCcDd$.

18-7 (a) $AABBCCDD$; veja o texto.
(b) aabbccdd; veja o texto.
(c) Apenas olhos verdes ($AaBbCcDd$ neste caso).

18-8 Este cruzamento é $AaBbCcDd \times AaBbCcDd$.
(a) $\frac{1}{256}$.
(b) $\frac{28}{256}$.
(c) $\frac{56}{256}$.

18-9 (a) Verde; veja o texto.
(b) $\frac{70}{256}$.

18-10 Variação transgressiva.

18-11 $769 = \frac{3}{4}$ de 1.024 que são S . . . ., mais 1 que é *ssaabbccdd* e, portanto, sem pintas.

18-12 (a) 25 e 5 cm.
(b) 15 cm.
(c) 1:4:6:4:1.

18-13 (a) 15 cm para $AABB$, 5 cm para *aabb*.
(b) 15 cm.
(c) 9 (15); 6 (10): 1 (5).

18-14 $(a + b)^{2n}$, ou, neste caso, $(a + b)^{12}$.

18-15 23,04, ou arredondado para 23.

18-16 20,04.

18-17 (a) 4,477, ou aproximadamente 4,5.
(b) 0,6826 da amostra deve estar na faixa de 23 ± 4,5.

18-18 0,6826, ou aproximadamente $\frac{2}{3}$.

18-19 (a) 0,895.
(b) Há uma probabilidade de 0,6826 de que μ, a média da população, fique entre os limites de 23 ± 0,895, e assim em diante.

18-20 Os limites de 21 e 25 são aproximadamente 23 ± 2 ou $\bar{x} \pm 2\ s_{\bar{x}}$. Portanto, há uma probabilidade de 0,9544 de que μ fique entre 21 e 25.

18-21 1,2.

18-22 0,6826; isto é, uma probabilidade de apenas 0,6826 de que duas populações diferentes estejam envolvidas, pois 0,6826 apenas *se iguala a* S_d.

18-23 $x_1 - x_2$ *não* é significativo.

18-24 O número de poligenes (n) é igual a 8.

CAPÍTULO 19

19-1 (a) *MN*; por quê?
(b) *NN*; por quê?

19-2 M, 0,6; N, 0,4.

19-3 A freqüência de *M* é 0,546. A freqüência de *N* é $1 - 0,546 = 0,454$.

19-4 A freqüência do alelo *M* é 0,19, a do alelo *N* é $1 - 0,19$ ou 0,81.

19-5 A freqüência de *T* é 0,6 e a de *t* é 0,4.

19-6 (a) A freqüência de heterozigotos é de 0,48 ou 48 das 100 pessoas testadas.
(b) A freqüência de pessoas *TT* é 0,36 ou 36 das 100 pessoas testadas.

19-7 1,4% ou uma em 71 pessoas.

19-8 Uma em 500 pessoas é uma "portadora".

19-9 As freqüências dos três alelos são: I^A, 0,3; I^B, 0,1; i, 0,6.

19-10 $I^A i^A$, 0,04; $I^A i$, 0,28; $I^B I^B$, 0,01; $I^B i$, 0,14; $I^A I^B$, 0,04; ii, 0,49.

19-11 O desvio é altamente significativo; o valor do qui-quadrado é 35,69.

19-12 A = 39,36%; B = 8,76%; AB = 2,88%; O = 49,0%.

19-13 (a) Homozigoto A, 5,76%.
(b) Heterozigoto B, 8,4%.

19-14 A freqüência do alelo *his* é $\frac{1}{25.000}$ ou 0,00004.

19-15 (a) A freqüência de mulheres heterozigotas é de 0,0198, ou aproximadamente 0,02.
(b) A freqüência de mulheres homozigotas aqui seria 0,0001, ou 1 em 10.000.

19-16 A freqüência de pessoas O+ nesta amostra é de 0,3473 ou, arredondando, 35%.

19-17 Nenhum, pois o alelo deve sua presença contínua na população humana quase que totalmente à perpetuação nos heterozigotos.

19-18 Deterioração.

19-19 0,25.

19-20 (a) 0,045.
(b) 198.

19-21 0,22.

19-22 0,267.

19-23 0,8.

19-24 0,83.

19-25 0,04.

19-26 (a) 0,02.
(b) 2×10^{-3}.

19-27 (a) 1.500 anos.
(b) Provavelmente não, por causa de mutação do dominante normal para o recessivo letal.

19-28 (a) p^2.
(b) p^4.
(c) $2pq$.
(d) $4p^2q^2$.
(e) $4pq^3$.
(f) $p^4 + 4p^3q + 6p^2q^2 + 4pq^3 + q^4$.

19-29 (a) $p^2 + 2pq$.
(b) q^2.

19-30 (a) $p^2q^2 + 2pq^3 + q^4$.
(b) $0,0625 + 0,125 + 0,0625 = 0,25$.

19-31 0,0009765.

19-32 $1 - 0,0009765$ (do problema anterior), dividindo por 2, é igual a 0,49995117.

19-33 (a) 6×10^{-3}.
(b) 0,988.
(c) 0,012.
(d) 2×10^{-3}
(e) $(4 \times 10^{-6})^2 = 1,6 \times 10^{-11}$.

19-34 2×10^{-3}.

19-35 3,317, ou acima de 0,003.

19-36 (a) 0,775.
(b) 0,447.
(c) 12 (arredondado de 12,232).

19-37 (a) $\frac{1}{100.000}$ ou 0,00001.
(b) 0,0063.
(c) 0,00004.
(d) 0,00001.
(e) 1×10^{-9}.

CICLOS DE VIDA SELECIONADOS

1. BACTÉRIA

As bactérias se reproduzem mais freqüentemente por divisão assexuada, mas pelo menos alguns gêneros, notavelmente *Escherichia coli* e outros bem próximos, podem também participar de um tipo de reprodução chamada conjugação. Os conjugantes são de dois tipos gerais, F^- ("fêmea, ou melhor, células **recipientes**) e F^+ ou *Hfr* ("machos", ou melhor, células **doadoras**). As células doadoras possuem o fator fertilidade F; nas células F^+ o F é um plasmídio citoplasmático independente, enquanto nas células *Hfr* o F está integrado na molécula grande de DNA da célula (seu "cromossomo"). A conjugação entre uma *Hfr* (**recombinante de alta freqüência**) e uma célula F^- inclui as seguintes etapas:

a. Contato casual entre as células *Hfr* e F^-, aos pares.
b. Formação de um tubo de conjugação ligando os dois conjugantes.
c. Um filamento da dupla hélice de DNA do "cromossomo" de uma célula *Hfr* é cortado enzimaticamente em um ponto junto de F. Ocorre a replicação do DNA pelo método do círculo rolante, e um único filamento com sua ponta 5′ entra na célula F^- pela ponte de conjugação.
d. O F integrado está na ponta 3' do filamento que está sendo transferido.
e. O contato célula-célula é em geral rompido por forças externas antes que a maior parte do filamento 5′-3′ seja transferida do doador para o receptor.
f. Ocorre a sinapse entre o segmento doado e a seção homóloga do cromossomo F^-.
g. O trecho do filamento doador é integrado ao "cromossomo" recipiente. O segmento unifilamentar da célula receptora é enzimaticamente degradado após sua excisão do "cromossomo" F^-.
h. Ocorre a replicação do filamento de DNA complementar ao agora integrado. A célula receptora será um *recombinante* caso o segmento de DNA doado tenha alelos aos do "cromossomo" receptor (p. ex., *doador: leu$^+$ pan$^+$ met D$^-$pro A$^-$*; e *receptor: leu$^-$ pan$^-$ met D$^+$ pro A$^+$* e assim em diante).
i. O fator F algumas vezes leva um número variável de cístrons cromossômicos em sua própria forma circular. Esse tipo de fator fertilidade é designado F'. A célula recipiente na conjugação com uma célula F' pode tornar-se, e geralmente se torna, diplóide (um **merozigoto**) para os genes cromossômicos que estão incluídos no fator fertilidade. A conjugação envolvendo células doadoras F' é chamada **sexdução.**

No caso da conjugação de $F^+ \times F^-$ quase sempre (mais de 99,9% dos casos) só o plasmídio F é transferido para o receptor, que assim se torna uma célula F^+. O doador F^+ permanece F^+, porque o plasmídio F se replica antes do processo de conjugação. Por outro lado, na conjugação $Hfr \times F^-$, o doador *Hfr* permanece *Hfr*, exceto em casos muito raros nos quais todo o filamento doador (i. é., incluindo F) é transferido.

2. NEUROSPORA

Como muitos fungos, a *Neurospora* produz grande número de esporos assexuados (aqui chamados conídios), mas também se reproduz sexualmente caso as linhagens + e − entrem em contato. Na *Neurospora,* como em muitos fungos, o pareamento dos núcleos das células sexuais não resulta em singamia imediata. Os núcleos que finalmente se fundem são núcleos-filhos dos que originalmente se parearam. As etapas essenciais são representadas na Fig. B-1 e incluem:

a. Contato de filamentos (hifas) das linhagens + e −.
b. Pareamento (não-fusão) dos núcleos + e −.
c. Desenvolvimento do corpo frutífero (ascocarpo), chamado peritécio, o qual consiste em hifas n^+, n^- e um dicário (n^+/n^-).
d. Desenvolvimento de grande número de esporângios alongados, em forma de saco, chamados ascos, no peritécio.
e. Fusão nos jovens ascos de núcleos + e − derivados de várias mitoses do par original, formando assim um zigoto diplóide.
f. Meiose do zigoto logo após a formação, no asco em desenvolvimento, para formar quatro meiósporos.
g. Mitose dos quatro meiósporos para formar oito esporos (monoplóides) chamados ascosporos. Quatro deles darão origem a linhagens + e os outros quatro a linhagens − .
h. Liberação dos ascosporos e sua germinação para formar novos adultos.

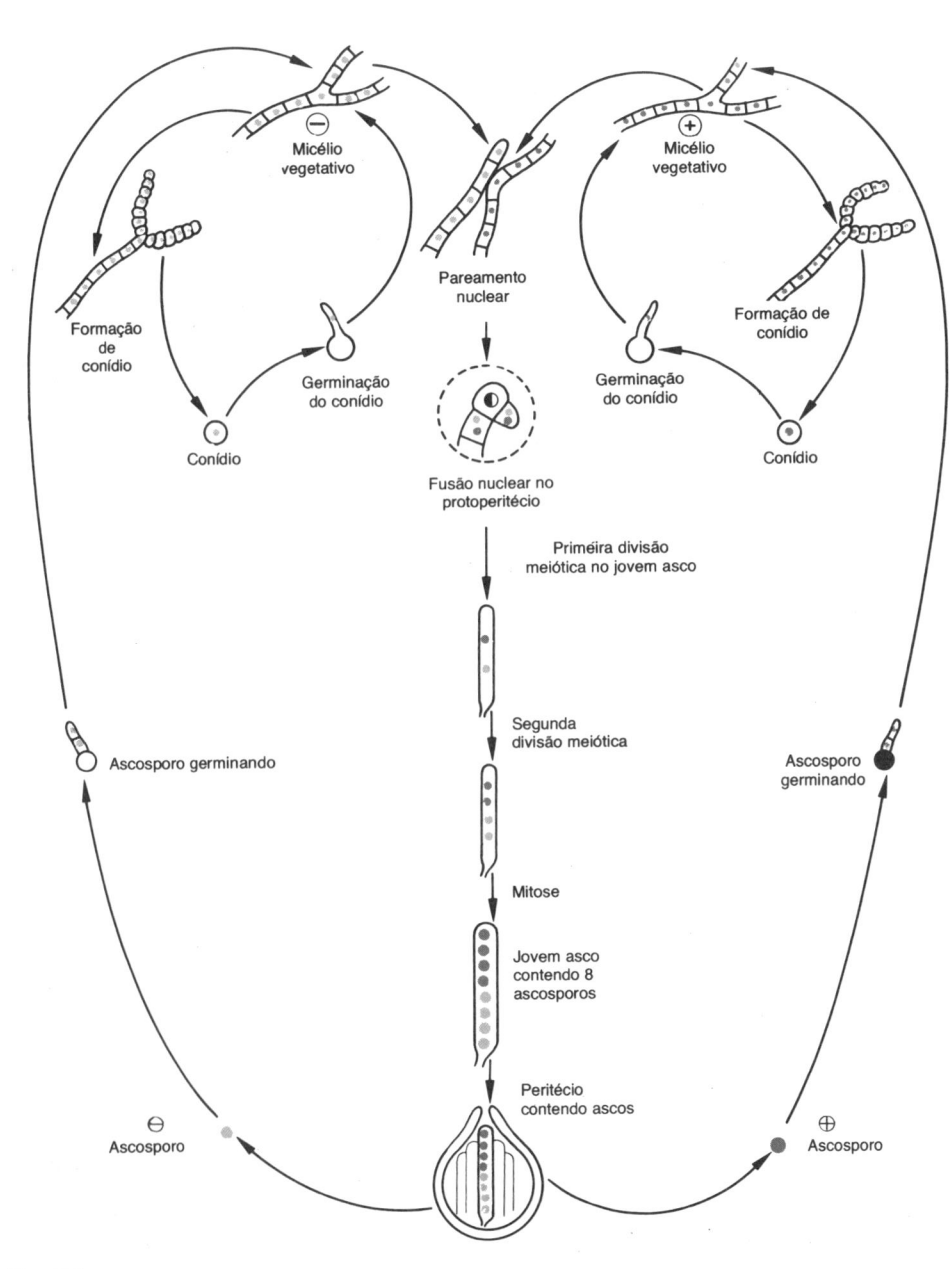

Fig. B.1

3. *SACCHAROMYCES* (LEVEDURAS)

As leveduras são fungos ascomicetos unicelulares. A multiplicação é por brotamento, no qual o núcleo se divide por mitose. No ciclo de vida completo, no entanto, alternam-se gerações morfologicamente idênticas diplóides e monoplóides, como mostrado na Fig. B-2. O ciclo vital consiste das seguintes etapas:

a. Os indivíduos diplóides multiplicam-se por "brotamento" mas, sob certas condições ambientais, sofrem meiose para formar quatro meiosporos monoplóides dentro da velha parede celular.

b. Maturação dos quatro meiosporos para se tornar quatro ascosporos (levedura do pão), ou, em algumas outras espécies, a mitose de cada um dos quatro meiosporos para formar oito ascosporos.

c. Liberação dos ascosporos do asco (velha parede celular vegetativa).

d. Germinação dos ascosporos para formar células adultas monoplóides. Metade dos ascosporos de qualquer asco dá origem a linhagens adultas + e metade a linhagem − .

e. Multiplicação dos adultos monoplóides + e − por "brotamento".

f. Contato entre as células + e − .

g. Formação de ponte citoplasmática intercelular.

h. Fusão de núcleos + e − (cada célula monoplóide no par fornece um único gameta).

i. Formação da célula vegetativa diplóide, freqüentemente da ponte citoplasmática.

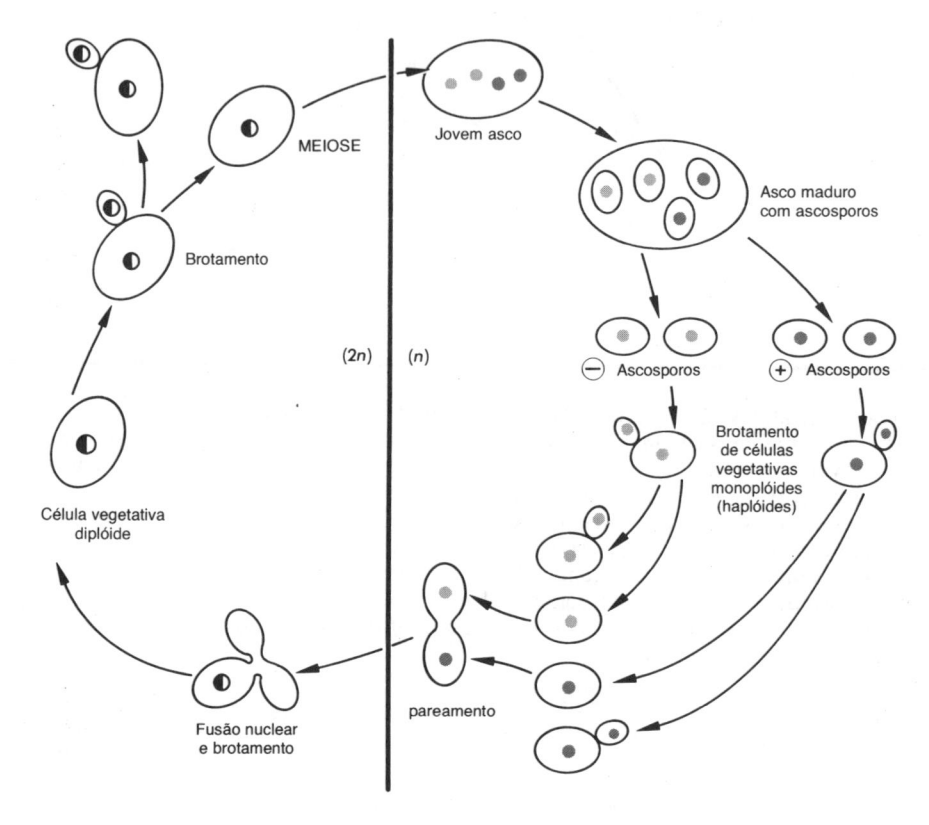

Fig. B.2

4. *CHLAMYDOMONAS*

A pequena alga móvel, unicelular, *Chlamydomonas* reproduz-se livremente por divisão celular (mitose e citocinese). As células vegetativas são monoplóides (haplóides). Na reprodução sexuada, a célula vegetativa funciona como um gametângio. Tais células sexuais são morfologicamente similares às células vegetativas, porém de tamanho menor. Em muitas espécies os gametas são idênticos em aspecto, sendo por isto chamados isogametas. Em outras espécies ocorrem vários graus de diferenciação morfológica dos gametas. As diferenças químicas entre os gametas e as células que os produzem ocorrem, sendo então as linhagens reprodutivas designadas + e −. Os gametas de linhagem oposta entram em contato por suas extremidades flagelares. Os protoplasmas se fundem para formar um zigoto com quatro flagelos. O zigoto logo perde seus flagelos, desenvolve uma parede e se torna dormente. A germinação do zigoto começa com a meiose de seu núcleo diplóide e termina com a liberação de zoosporos biflagelares da velha parede do zigoto. Em algumas espécie só são formados quatro zoosporos, mas em outras a meiose é seguida por uma ou mais mitoses de modo que são produzidos 8, 16 ou mais zoosporos. Os zoosporos se assemelham às células vegetativas nas quais eles irão se desenvolver. Do número produzido de um único zigoto, metade será de cada linhagem reprodutiva. O processo está representado na Fig. B-3.

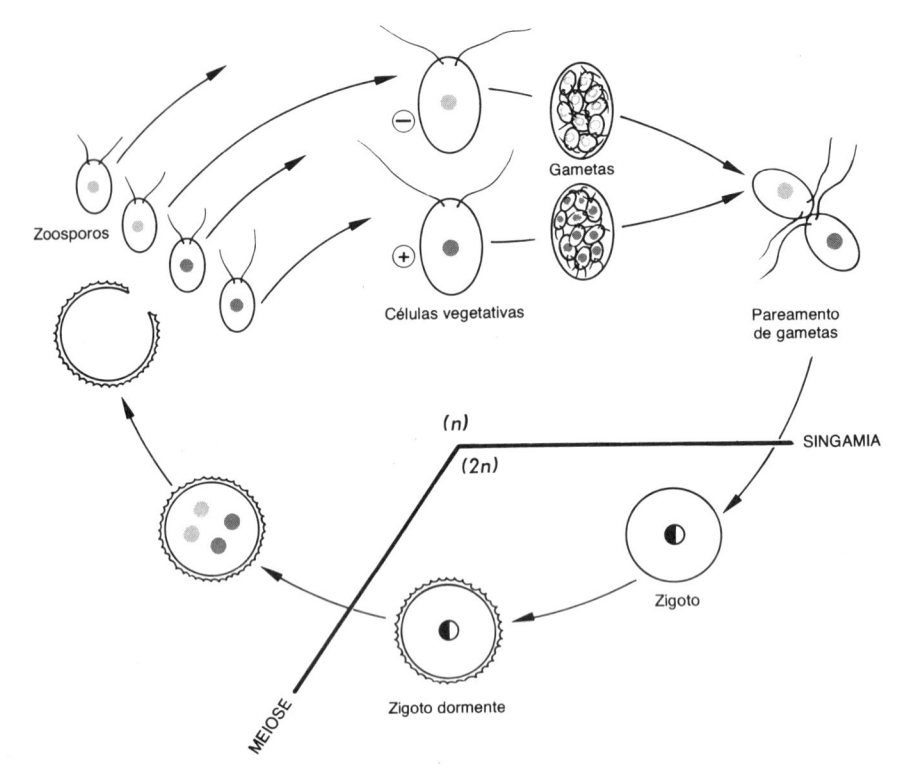

Fig. B.3

5. *SPHAEROCARPOS* (HEPÁTICAS)

As formas vegetativas são pequenas, finas e lobuladas. Estes são gametófitos unissexuais (plantas produtoras de gametas) monoplóides (haplóides). Os machos produzem espermatozóides móveis nos anterídios. As fêmeas desenvolvem um óvulo em cada uma das várias arquegônias. Ocorre singamia na presença de água (da chuva ou do orvalho), a qual possibilita que os espermatozóides nadem para as arquegônias. O zigoto resultante se desenvolve em um esporófito (planta portadora de esporos) pequeno, multicelular, o qual permanece sempre ligado ao gametófito genitor. Finalmente, ele se eleva dos restos do arquegônio e internamente produz um grande número de esporócitos diplóides que sofrem meiose para produzir quatro meiosporos cada. Dois de cada irão produz gametófitos masculinos e dois femininos. O ciclo vital está representado na Fig. B-4.

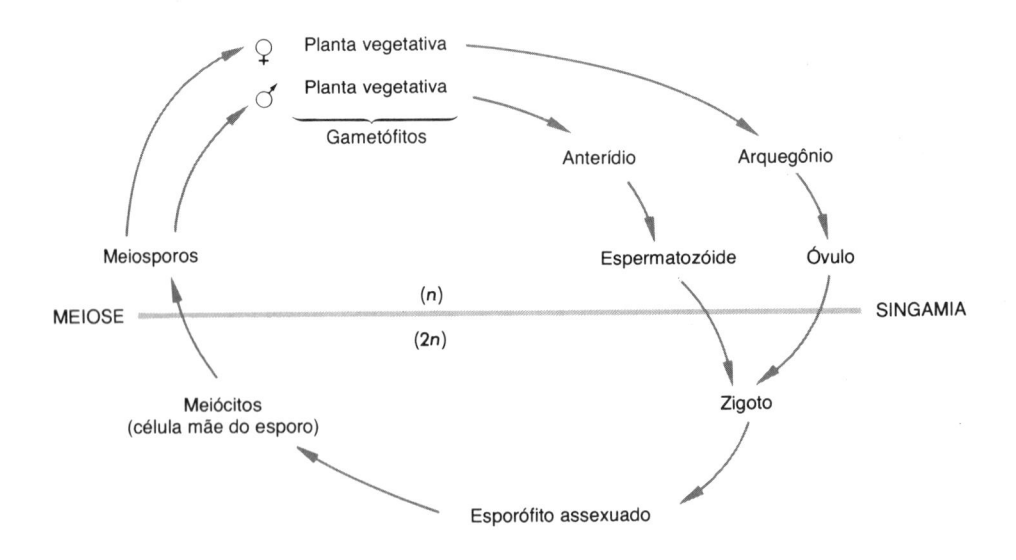

Fig. B.4

A planta que nós conhecemos como angiosperma é o esporófito diplóide. O gametófito monoplóide (haplóide) é microscópico e está contido quase inteiramente em várias estruturas florais. Também ocorre um tecido (geralmente) triplóide armazenador de alimento, o endosperma, que é citologicamente único nos angiospermas. O ciclo vital de um angiosperma representativo é representado na Fig. B-5 e consiste nas seguintes etapas e estruturas: seguintes etapas e estruturas:

6. PLANTAS FLORESCENTES (CLASSE *ANGIOSPERMAE*)

a. Produção de flores pelo esporófito.
b. Meiose dos microsporócitos (célula mãe do pólen) nas anteras dos estames para formar quatro microsporos uninucleados e funcionais, cada um.
c. Desenvolvimento de um jovem gametófito masculino por mitose do núcleo do microsporo dentro da parede do microsporo, no interior da antera. Tal estrutura binucleada (núcleo do tubo e núcleo gerador) é algumas vezes chamada grão de pólen.
d. Transferência dos grãos de pólen para os estigmas dos pistilos, onde cada grão produz um crescimento tubular, o tubo polínico, que cresce para baixo através das estruturas do pistilo até o óvulo, no qual penetra via micrópila.
e. Desenvolvimento de um megasporócito em cada óvulo, o qual sofre meiose para formar quatro megasporos, três dos quais degeneram.
f. Desenvolvimento do gametófito feminino por mitose a partir do megasporo funcional. No caso clássico o gametófito feminino maduro consiste em oito núcleos (um óvulo, dois polares, duas sinérgides, três antípodas) em um citoplasma comum dentro de cada óvulo, contido no ovário do pistilo.
g. Mitose do núcleo gerador para formar dois espermatozóides no tubo polínico.
h. Entrada do tubo polínico no saco embrionário.
i. Fusão do óvulo e espermatozóide para formar o zigoto.
j. Fusão do segundo espermatozóide com os dois polares para formar o núcleo triplóide.
k. Degeneração das sinérgides e antípodas.
l. Desenvolvimento do embrião multicelular a partir do zigoto.
m. Desenvolvimento do endosperma a partir do núcleo triplóide. Em algumas plantas esse tecido é absorvido pelos cotilédones do embrião durante o desenvolvimento deste último.
n. Desenvolvimento do revestimento da semente, primariamente a partir dos integumentos do óvulo.
o. Desenvolvimento de um fruto a partir do ovário.

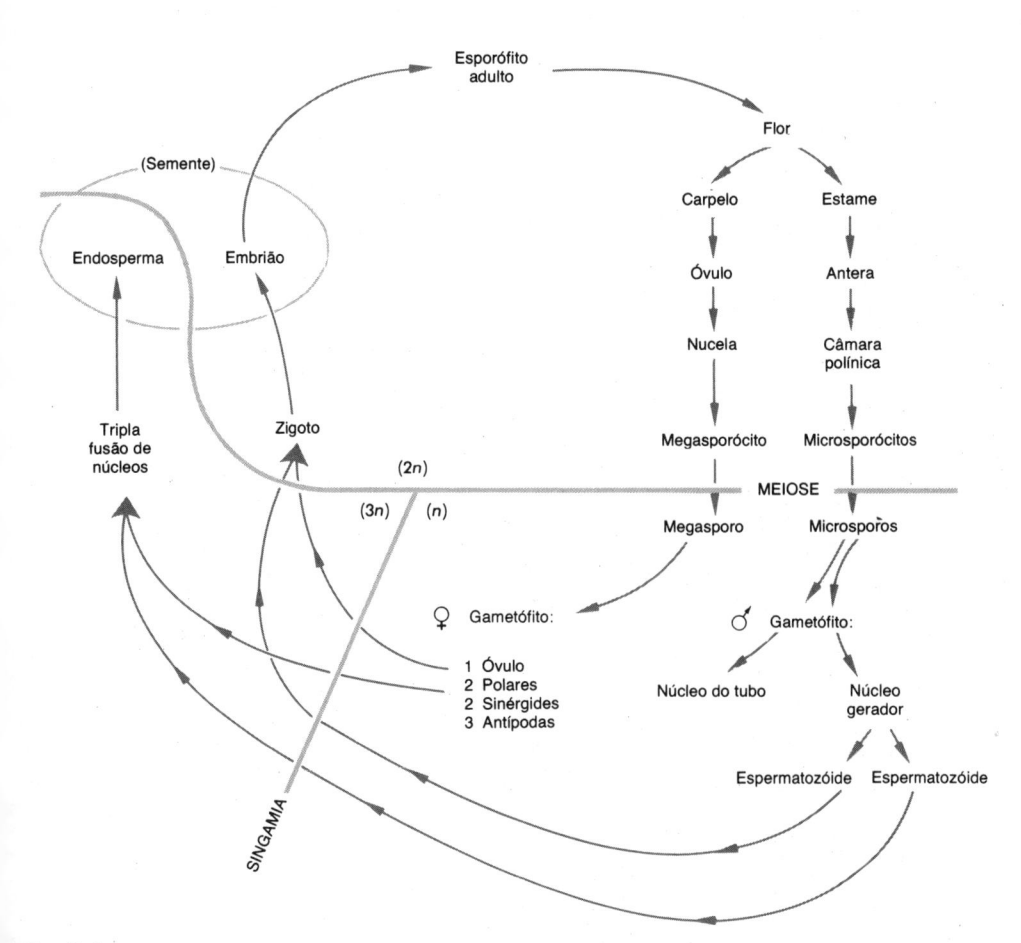

Fig. B.5

7. PARAMÉCIOS

Os paramécios são ciliados alongados do filo *Protozoa*. Cada animal consiste em um grande macronúcleo, que exerce o controle fenotípico do indivíduo, e dois micronúcleos, que funcionam no processo sexual. O macronúcleo é poliplóide e o micronúcleo diplóide, no animal vegetativo. Os paramécios aumentam de número apenas por fissão. Também ocorrem outros processos, importantes em genética, como os seguintes:

Fissão

a. Mitose dos micronúcleos.
b. Constrição dos macronúcleos para formar dois.
c. Movimento de um macronúcleo e um micronúcleo para cada extremidade do animal, o qual se estrangula no meio para formar dois novos indivíduos.

Conjugação (Fig. B-6)

a. Pareamento de dois animais (conjugantes) e formação de uma ponte intercelular.
b. Desintegração do macronúcleo.
c. Meiose de cada um dos dois micronúcleos.
d. Desintegração de sete dos oito produtos de meiose.
e. Meiose do núcleo monoplóide restante para formar dois.
f. Um dos dois núcleos monoplóides de cada conjugante passa pela ponte de conexão para o outro animal (transferência recíproca).
g. Fusão dos dois núcleos monoplóides em cada conjugante, para restaurar a condição diplóide.

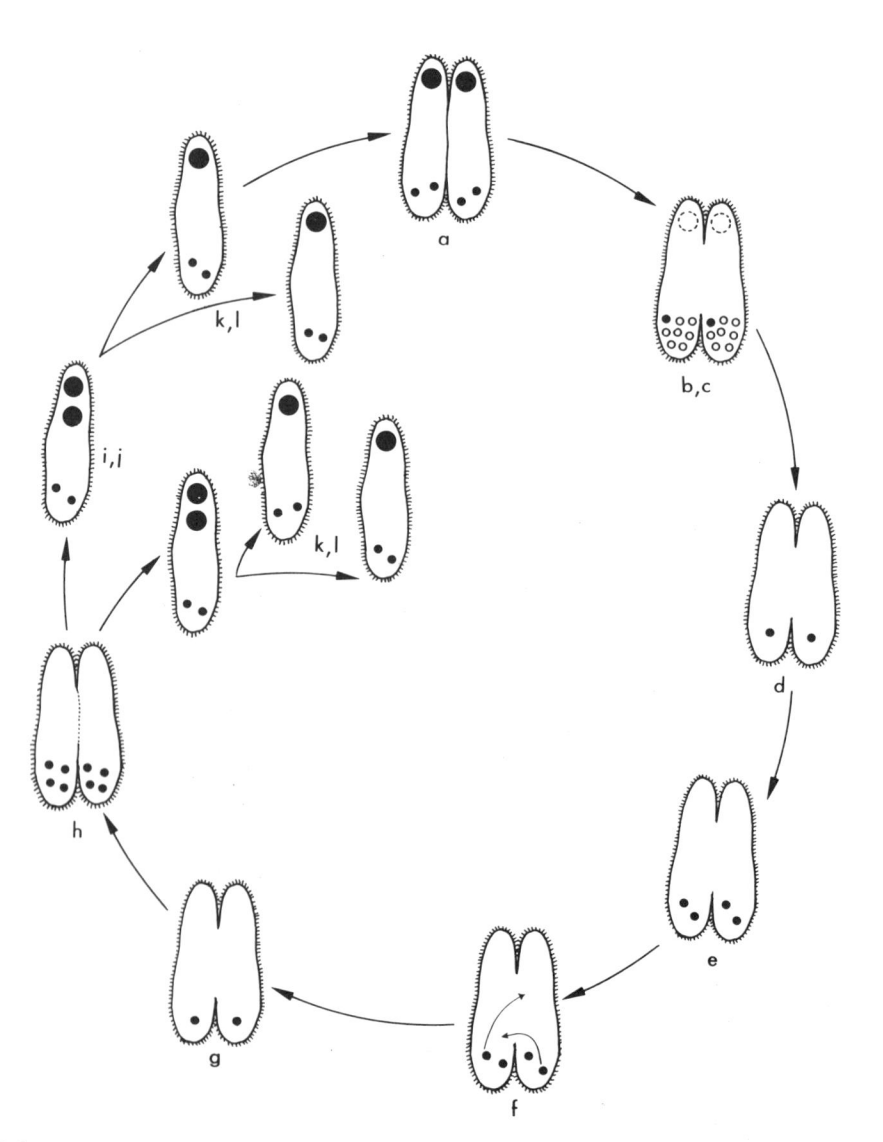

Fig. B.6

h. Duas mitoses do núcleo de fertilização, que resultam em quatro núcleos diplóides por conjugante.
i. Separação dos conjugantes, que agora são geneticamente semelhantes.
j. Dois dos quatro núcleos em cada ex-conjugante se tornam macronúcleos e dois se tornam micronúcleos.
k. Distribuição dos dois macronúcleos para cada célula filha na próxima fissão.
l. Mitose dos dois micronúcleos na próxima fissão, dois sendo distribuídos para cada célula filha.
m. A conjugação é geralmente de curta duração com pouca transferência citoplasmática. Sob certas condições a conexão intercelular pode persistir por um período maior e permitir a troca de uma quantidade considerável de citoplasma.

Autogamia (Fig. B-7)

Este é um tipo de autofertilização interna que se assemelha um pouco aos eventos da conjugação, mas envolve apenas um único animal. Resulta na homozigose do indivíduo que sofre o processo.

a. O macronúcleo se comporta como na conjugação.
b. Ocorre meiose dos dois micronúcleos e desintegração de sete dos oito núcleos resultantes, como na conjugação.
c. Mitose do núcleo monoplóide restante para formar dois.
d. Fusão dos dois núcleos monoplóides resultantes da etapa c.
e. Restauração dos micronúcleos e do macronúcleo, como na conjugação.

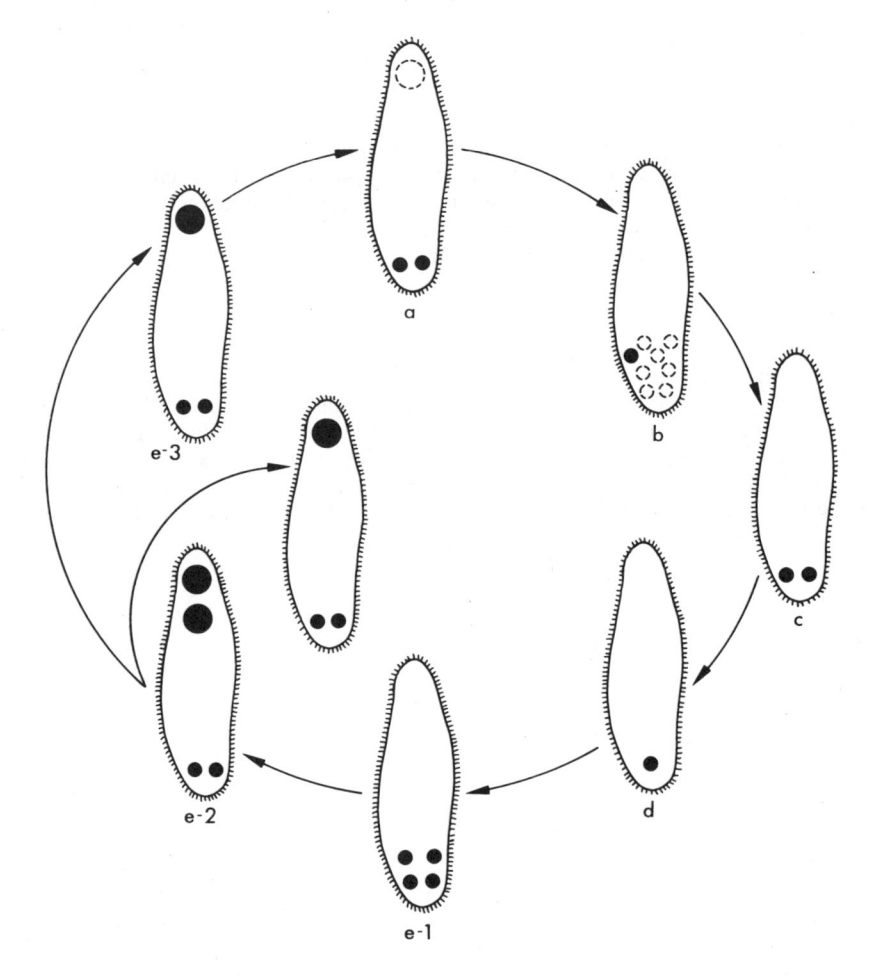

Fig. B.7

Nos mamíferos, as células somáticas (exceto algumas, como no fígado, que podem ser poliplóides) são diplóides. A meiose precede imediatamente a formação de gametas. A condição diplóide é restaurada na singamia (Fig. B-8). No macho estão envolvidas as seguintes etapas:

8. MAMÍFEROS

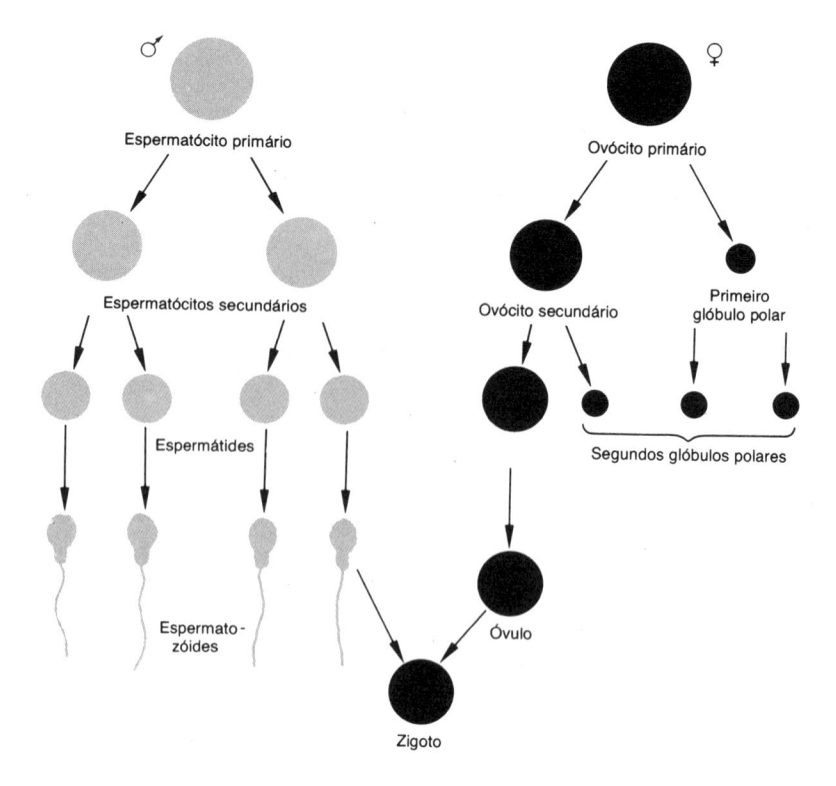

Fig. B.8

a. Desenvolvimento de espermatócitos primários diplóides.
b. Meiose. Os dois produtos haplóides da primeira divisão meiótica são chamados espermatócitos secundários. As quatro células resultantes da segunda divisão meiótica são chamadas espermátides.
c. Maturação das espermátides em espermatozóides.

Na fêmea:

a. Desenvolvimento de ovócitos primários diplóides.
b. Meiose. A primeira divisão produz duas células desiguais, um pequeno primeiro glóbulo polar e um grande ovócito secundário. A segunda divisão produz dois segundos glóbulos polares a partir do primeiro, e do ovócito secundário, um terceiro segundo glóbulo polar e uma grande ovótide.
c. Maturação do óvulo a partir da ovótide. Degeneração dos três segundos glóbulos polares.

FÓRMULAS ÚTEIS, PROPORÇÕES E ESTATÍSTICAS

3:1	Proporção fenotípica monoíbrida produzida por $Aa \times Aa$.
1:2:1	Proporção genotípica monoíbrida produzida por $Aa \times Aa$; proporção genotípica e fenotípica monoíbrida produzida por $a^1a^2 \times a^1a^2$.
1:1	Proporção genotípica e fenotípica de cruzamento-teste monoíbrido produzida por $Aa \times aa$.
2:1	Proporção fenotípica e genotípica letal monoíbrida produzida por $a^1a^2 \times a^1a^2$, onde a^1a^1 ou a^2a^2 são letais; também proporção sexual produzida por $Aa \times AY$ onde a é um letal recessivo ligado ao sexo.
"1:0"	Proporção fenotípica letal monoíbrida produzida por $Aa \times Aa$ onde aa ou $A-$ é letal: também proporção genotípica e fenotípica de cruzamento-teste monoíbrido produzida por $AA \times aa$.
9:3:3:1	Proporção fenotípica diíbrida produzida por $AaBb \times AaBb$ onde os fenótipos podem ser representados como 9 $A-B-$, 3 $A-bb$, 3 $aaB-$, 1 $aabb$; note as possibilidades epistáticas de "condensações" desta proporção (p. ex., 9:7, 9:6:1).
1:1:1:1	Proporção fenotípica e genotípica de cruzamento-teste diíbrido produzida por $AaBb \times aabb$, onde não há ligação.
3:6:3:1:2:1	Proporção fenotípica diíbrida produzida por $Aab^1b^2 \times Aab^1b^2$. Note que as proporções diíbridas e poliíbridas são produtos de suas proporções monoíbridas componentes e podem ser combinadas de qualquer modo.
2^n	Número de genótipos gaméticos e fenótipos da prole em que $n =$ ao número de pares de genes heterozigotos com dominância completa.
3^n	Número de genótipos zigóticos nas condições precedentes.

4^n — Número de combinações zigóticas possíveis sob as condições precedentes, o que dá 3^n genótipos zigóticos.

$\dfrac{n}{2}(n + 1)$ — A chance de selecionar ao acaso quaisquer dois pares (p. ex., o número de genótipos possíveis para n alelos múltiplos em uma série).

$(a + b)^{2n}$ — Proporções fenotípicas da prole em cruzamentos poligênicos são dadas pelos *coeficientes* da expansão de $(a + b)^{2n}$, onde n = número de *pares* de poligenes.

$(a + b)^n$ — A expansão do binômio fornece as determinações de probabilidades, onde n = número de eventos independentes, e as escolhas, representadas por a e b, respectivamente, são duas.

$(p + q)^2 = 1$ — Binômio cuja expansão permite o cálculo da freqüência de cada membro de um par de alelos.

$(p + q + r)^2 = 1$ — Trinômio cuja expansão permite o cálculo da freqüência de cada um dos três alelos múltiplos.

$(\frac{1}{4})^n$ — Nos casos poligênicos, a fração da F_2 igual a P é dada por esta expressão, onde n = número de pares de genes nos quais os genitores (P) diferem.

$(\frac{1}{2})^n$ — Nos casos poligênicos, a fração da F_2 igual a P é dada por esta expressão, onde n = ao número de alelos efetivos ou contribuintes.

$\chi^2 = \Sigma \left[\dfrac{(o - c)^2}{c} \right]$ — Consulte os quadros de qui-quadrado para os níveis de significância (em que os graus de liberdade são iguais a um menos o número de classes). Em geral, um valor de qui-quadrado igual ou maior que o de P = 0,05 é tido como significante; *i. e.* há evidência significativa contra a hipótese. Um valor de qui-quadrado mostrando um nível de P = 0,05, por exemplo, *não* significa que um desvio tão grande ou maior *não* ocorra apenas ao acaso, sob a hipótese adotada; mas é provável em apenas cinco tentativas em 100. Isto é considerado muito pequeno; a este nível, a chance de rejeitar uma hipótese correta é de apenas uma em 20.

$\bar{x} = \dfrac{\Sigma fx}{n}$ ou $\dfrac{\Sigma x}{n}$ — A média da amostra é auto-explicativa.

$s^2 = \dfrac{\Sigma f(x - \bar{x})^2}{n - 1}$ — A variância (s^2) fornece uma estimativa não tendenciosa da variança populacional (σ^2).

$s = \sqrt{\dfrac{\Sigma f(x - \bar{x})^2}{n - 1}}$ — O desvio-padrão mede a variabilidade da amostra; em um distribuição normal; 68,26% da amostra cairão na faixa $\bar{x} \pm s$ e 95,44% cairão na faixa $\bar{x} \pm 2s$. Usada com distribuições normais.

$s_{\bar{x}} = \dfrac{s}{\sqrt{n}}$ — O erro-padrão da amostra indica o grau de correspondência entre $\bar{x}$ e μ; há 68,26% de confiança de que $\mu = \bar{x} \pm s_{\bar{x}}$ apenas por acaso e 95,44% de confiança de que $\mu = \bar{x} \pm 2\,s_{\bar{x}}$ apenas por acaso.

$S_d = \sqrt{(s_{\bar{x}_1})^2 + (s_{\bar{x}_2})^2}$ — O erro-padrão da diferença nas médias é útil na comparação de duas amostras, para se determinar se a diferença em suas médias é significante. Se $(\bar{x}_1 - \bar{x}_2) > 2S_d$, a diferença na média da amostra é considerada significante, e as duas amostras representam duas populações diferentes.

$s = \sqrt{\dfrac{pq}{n}}$ — O desvio-padrão (s) de uma simples proporcionalidade, tal como cara (p) *versus* coroa (q) em n lances.

$s = \sqrt{\dfrac{pq}{2N}}$ — O desvio-padrão das freqüências gênicas em que N representa o número de indivíduos *diplóides* e p e q representam a freqüência de cada par de alelos.

$n = \dfrac{R^2}{8(s^2_{F_2} - s^2_{F_1})}$ — O número de pares de poligenes (n) é calculado desta equação onde R é a faixa quantitativa máxima entre fenótipos, $s^2_{F_2}$ é a variância da F_2 e $s^2_{F_1}$ é a variância da F_1.

$$q_n = \frac{q_0}{1 + nq_0}$$

A freqüência de um letal recessivo (q_n) após n gerações adicionais é igual à freqüência inicial do gene (q_o) dividida por 1 mais o produto do número de gerações adicionais (n) vezes a freqüência inicial do gene.

$$n = \frac{1}{q_n} - \frac{1}{q_0}$$

O número de gerações adicionais (n) necessárias para reduzir a freqüência de um gene de seu valor inicial (q_o) a um valor determinado (q_n) é dado por esta equação.

$$W = 1 - s,$$
$$\text{e } s = 1 - W$$

O valor adaptativo de um genótipo (W) é 1 menos seu coeficiente de seleção (s), e o coeficiente de seleção é 1 menos o valor adaptativo do genótipo.

$$q_1 = \frac{q_0 - s(q_0)^2}{1 - s(q_0)^2}$$

A equação para se determinar a freqüência de um gene após uma geração sob seleção (q_1) quando seu coeficiente de seleção (s) e sua freqüência inicial (q_0) são conhecidos.

$$\Delta q_s = \frac{-sq_0^2 p}{1 - sq_0^2}$$

Alteração na freqüência de um gene recessivo sob seleção em uma geração.

$$L_{\mu m} = 3{,}4 \times 10^{-4} P$$

Comprimento em micrômetros $(L_{\mu m})$ da dupla hélice de DNA igual a 0,00034 vez o número de pares (P) de desoxirribonucleotídios.

$$P = \frac{M}{650}$$

O número de pares (P) de desoxirribonucleotídios é igual ao peso molecular (M) de uma molécula de DNA dividido por 650.

$$M = 650P$$

O peso molecular de uma molécula (M) de DNA é igual a 650 vezes o número de pares (P) de desoxirribonucleotídios que a constituem.

$$P = \frac{L_{\mu m}}{3{,}4 \times 10^{-4}}$$

O número de pares (P) de desoxirribonucleotídios em uma molécula de DNA é igual a seu comprimento em micrômetros $(L_{\mu m})$ dividido por 0,00034.

$$\Delta q_m = up - vq$$

A taxa de alteração na freqüência de um gene recessivo apenas sob mutação é igual à taxa de mutação vezes a freqüência do gene dominante menos a quantidade de mutações reversas vezes a freqüência do alelo recessivo. Veja o Cap. 19.

$$\hat{q}_m = \frac{u}{u + v}$$

A freqüência de equilíbrio de um alelo recessivo apenas sob mutação é igual à taxa de mutação dividida pela soma da taxa de mutação mais mutação reversa.

$$\hat{q} = \sqrt{\frac{u}{s}}$$

A freqüência de equilíbrio de um alelo recessivo sob o efeito combinado de mutação e seleção é igual à raiz quadrada da taxa de mutações dividida pelo coeficiente de seleção.

APÊNDICE D

VALORES MÉTRICOS ÚTEIS

Nome	Valor numérico (m)	Potência de 10	Símbolo	Sinônimo
Metro	1,0		m	
Decímetro	0,1	10^{-1}	dm	
Centímetro	0,01	10^{-2}	cm	
Milímetro	0,001	10^{-3}	mm	
Micrômetro	0,000001	10^{-6}	μm	mícron (μ)
Nanômetro	0,000000001	10^{-9}	nm	milimícron (mμ)
	0,0000000001	10^{-10}		Angstrom (Å)

Nota: 1 Å = 0,0001 ou 1×10^{-4} μm; 1 μm = 10.000 ou 1×10^{4} Å.

APÊNDICE E

PERIÓDICOS E REVISÕES

Advances in Genetics
Advances in Human Genetics
American Journal of Human Genetics
Annals of Human Genetics
Annual Review of Biochemistry
Annual Review of Genetics
Annual Review of Microbiology
Biochemical Genetics
BioEssays
Bio/Technology
Cell
Chromosoma
Clinical Genetics
Cold Spring Harbor Symposia in
  Quantitative Biology
Cytogenetics
Genetica
Genetical Research
Genetics
Genetics Abstracts
Hereditas

Heredity
Human Genetics
Journal of Bacteriology
Journal of Genetics
Journal of Heredity
Journal of Medical Genetics
Journal of Molecular Biology
Journal of Virology
Lancet
Molecular and General Genetics
Nature
New England Journal of Medicine
Plant Molecular Biology
Proceedings of the National Academy
  of Science (U.S.)
Science
Scientific American
Theoretical and Applied Genetics
Trends in Biochemical Sciences
Trends in Biotechnology
Trends in Genetics

BIBLIOGRAFIA

CAPÍTULO 1

Para celebrar o 100? aniversário da descoberta de Mendel, vários livros surgiram fazendo revisões do desenvolvimento histórico deste campo da genética. São leituras recomendadas tanto para cientistas quanto para historiadores da ciência.

CARLSON, E. A., 1966. *The Gene: A Critical History.* W. B. Saunders Co., Philadelphia.

DUNN, L. C., 1965. *A Short History of Genetics.* McGraw Hill, New York.

OLBY, R. C., 1966. *Origins of Mendelism.* Shocken Books, New York.

STURTEVANT, A. H., 1965. *A History of Genetics.* Harper & Row, New York.

CAPÍTULO 2

ABBOT, U. K., R. M. CRAIG, and E. B. BENNETT, 1970. Sex-linked coloboma in the chicken. *J. Heredity* 61:95–102.

CUENOT, L., 1904. L'Heredite de la pigmentation chex les souris 3me Note. *Arch Zool. Exp. et Gen.*, 3me Serie 10:Notes et Revues, 27–30.

CUENOT, L., 1905. Les races pures et leur combinaisons chex les souris. *Arch. Zool. Exp. et Gen.* 3:123–132.

EATON, G. J., and M. M. GREEN, 1962. Implantation and lethality of the yellow mouse. *Genetica* 33:106–112.

HENAULT, R. E., and R. CRAIG, 1970. Inheritance of plant height in the Geranium. *J. Heredity* 61:75–78.

KRETCHMER, N., 1972. Lactose and lactase. *Sci. American* 227:(4)71–78.

ROBERTSON, G. G., 1942. An analysis of the development of homozygous yellow mouse embryos. *J. Exp. Zool.* 89:197–231.

ROSENFELD, A., 1981. The heartbreak gene. *Science* 812:46–50.

CAPÍTULO 3

ATWOOD, S. S., and J. T. SULLIVAN, 1943. Inheritance of a cyanogenic glucoside and its hydrolyzing enzyme in *Trifolium repens.* *J. Heredity* 34:311–320.

STEWARD, R. N., and T. ARISUMI, 1966. Genetic and histogenic determination of pink bract color in Poinsettia. *J. Heredity* 57:217–220.

CAPÍTULO 4

ALBERTS B., D. BRAY, J. LEWIS, M. RAFF, K. ROBERTS, and J. D. WATSON, 1985. *Molecular Biology of the Cell.* Garland Publishing, New York.

BAHR, G. F., 1977. Chromosomes and chromatin structure. In J. J. Yunis, ed., *Molecular Structure of Human Chromosomes.* Academic Press, New York.

CASPERSSON, T., I. ZECH, and C. JOHANSSON, 1970a. Differential binding of alkylating fluorochromes in human chromosomes. *Exp. Cell Res.* 60:315–319.

CASPERSSON, T., L. ZECH, and C. JOHANSSON, 1970b. Analysis of the human metaphase chromosome set by aid of DNA-binding fluorescent agents. *Exp. Cell Res.* 62:490–492.

CASPERSSON, T., L. ZECH, C. JOHANSSON, and E. J. MODEST, 1970c. Identification of human chromosomes by DNA-binding fluorescing agents. *Chromosoma* 30:215–227.

CHAMBON, P., 1978. Summary: The molecular biology of the eukaryotic genome is coming of age. *Cold Spring Harbor Symposia Quant. Biol.* 42:1209–1234.

FELSENFELD, G., 1978. Chromatin. *Nature* 271:115–122.

KEDES, L. H., 1979. Histone genes and histone messengers. *Ann. Rev. Biochemistry* 48:837–870.

KING, R. D., and W. STANSFIELD, 1985. *A Dictionary of Genetics,* 3rd ed. Oxford University Press, New York.

MAZIA, D., 1974. The cell cycle. *Sci. American* 230:(1)54–64.

PARDEE, A. B., R. DUBROW, J. L. HAMLIN, and R. F. KLETZIEN, 1978. Animal cell cycle. *Ann. Rev. Biochemistry* 47:715–750.

RIS, H., and D. F. KUBAI, 1970. Chromosome structure. *Ann. Rev. Genet.* 4:263–294.

SWANSON, C. P., T. MERZ, and W. J. YOUNG, 1981. *Cytogenetics,* 2nd ed. Prentice-Hall, Englewood Cliffs, N.J.

TSO, P. O. P., ED., 1977. *The Molecular Biology of the Mammalian Genetic Apparatus,* vol. 1. Elsevier North-Holland, New York.

VON WETTSTEIN, D., S. W. RASMUSSEN, and P. B. HOLM, 1984. The synaptonemal complex in genetic segregation. *Ann. Rev. Genet.* 18:331–413.

WRAY, W., M. MACE, JR., Y. DASKAL, and E. STUBBLEFIELD, 1978. Metaphase chromosome architecture. *Cold Spring Harbor Symposia Quant. Biol.* 42:361–365.

YUNIS, J. J., ED., 1977. *Molecular Structure of Human Chromosomes.* Academic Press, New York.

YUNIS, J. J., and D. PRAKASH, 1982. The origin of man: A chromosomal pictorial legacy. *Science* 215:1525–1530.

CAPÍTULO 5

SNEDECOR, G. W., and W. G. COCHRAN, 1980. *Statistical Methods,* 7th ed., Iowa State University Press, Ames, Iowa.

SOKAL, R. R., and F. J. ROHLF, 1981. *Biometry—The Principles and Practices of Statistics in Biological Research,* 2nd ed. W. H. Freeman, San Francisco.

CAPÍTULO 6

BACHMAN, B. J., and K. B. LOW, 1980. Linkage map of *Escherichia coli* K-12, Edition-6. *Microbiol. Rev.* 44(1):1–56.

BATESON, W., and R. C. PUNNETT, 1905–1908. Experimental studies in the physiology of heredity. Reports to the Evolution Committee of the Royal Society, 2, 3, and 4. Reprinted in J. A. Peters, ed. 1959. *Class Papers in Genetics.* Prentice-Hall, Englewood Cliffs, New Jersey.

BATESON, W., E. R. SAUNDERS, and R. C. PUNNETT, 1905. Experimental studies in the physiology of heredity. Reports to the Evolution Committee of the Royal Society, II, 1–55 and 80–99.

BEREGSMA, D., ED. 1974. *Human Gene Mapping.* Intercontinental Medical Book Corp., New York.

BLIXT, S., 1975. Why didn't Gregor Mendel find linkage? *Nature* 256:206.

CONNEALLY, P. M., and M. L. RIVAS, 1980. Linkage analysis in man. *Adv. Genet.* 10:209–266.

CREIGHTON, H. S., and B. MCCLINTOCK, 1931. A correlation of cytological and genetical crossing-over in *Zea mays. Proc. Nat. Acad. Sci. (U.S.)* 17:492–497. Reprinted in J. A. Peters, 1959. *Classic Papers in Genetics.* Prentice-

Hall, Englewood Cliffs, New Jersey.

HUTCHISON, C. B., 1922. The linkage of certain aleurone and endosperm factors in maize, and their relation to other linkage groups. *Cornell Agr. Exp. Sta. Mem.,* 60.

MCKUSICK, V. A., 1971. The mapping of human chromosomes. *Sci. American* 224:(4)104–113.

MCKUSICK, V. A., 1986. *Mendelian Inheritance in Man,* 7th ed. The Johns Hopkins Press, Baltimore.

MCKUSICK, V. A., 1986. The human gene map. *Clin. Genet.* 29:545–588.

MCKUSICK, V. A., and F. H. RUDDLE, 1977. The status of the gene map of the human chromosomes. *Science* 196:390–405.

MORGAN, T. H., 1910a. Sex-limited inheritance in *Drosophila. Science* 32:120–122.

MORGAN, T. H., 1910b. The method of inheritance of two sex-limited characters in the same animal. *Proc. Soc. Exp. Biol. Med.* 8:17.

MORGAN, T. H., 1911a. The application of the conception of pure lines to sex-limited inheritance and to sexual dimorphism. *Am. Naturalist* 45:65.

MORGAN, T. H., 1911b. Random segregation versus coupling in Mendelian inheritance. *Science* 34:384.

O'BRIEN, S. J., ED., 1984. *Genetic Maps.* Cold Spring Harbor Press, New York.

PAINTER, T. S., 1934. Salavary gland chromosomes and the attack on the gene. *J. Heredity* 25:465–476.

RENWICK, J. H., 1971. The mapping of human chromosomes. *Ann. Rev. Genet.* 5:81–120.

SUTTON, W. S., 1903. The chromosomes in heredity. *Biol. Bull.* 4:231–251. Reprinted in J. A. Peters, ed., 1959. *Classic Papers in Genetics.* Prentice-Hall, Englewood Cliffs, N.J.

CAPÍTULO 7

BRAZZEL, J., T. TEGENKAMP, and R. ASHCOM, 1978. Pregnancy in a bisexually active true hermaphrodite, 46,XX. *Program and Abstracts,* The American Society of Human Genetics, 29th Annual Meeting, The University of Chicago Press, Chicago.

BRIDGES, C. B. 1916a. Nondisjunction as proof of the chromosome theory of heredity. *Genetics* 1:1–52.

BRIDGES, C. B., 1916b. Nondisjunction as proof of the chromosome theory of heredity (concluded). *Genetics* 1:107–163.

BRIDGES, C. B., 1925. Sex in relation to chromosomes and genes. *Am. Naturalist* 59:127–137.

BUHLER, E. M., 1980. A synopsis of the human Y chromosome. *Human Genet.* 55:145–175.

CURTISINGER, J. W., and M. W. FELDMAN, 1980. Experimental and theoretical analysis of the sex-ratio polymorphism in *Drosophila pseudoobscura. Genetics* 94:445–466.

DE GROUCHY, J., and C. TURLEAU, 1977. *Clinical Atlas of Human Chromosomes.* John Wiley, New York.

EICHER E. M., and L. L. WASHBURN, 1986. Genetic control of primary sex determination in mice. *Ann. Rev. Genet.* 20:327–360.

FICHMAN, K. R., B. R. MIGEON, and C. J. MIGEON, 1980. Genetic disorders of male sexual differentiation. In H. Harris and K. Hirschhorn, eds. *Advances in Human Genetics,* vol. 10. Plenum Press, New York.

GERMAN, J., J. L. SIMPSON, R. S. K. CHAGANTI, R. L. SUMMIT, L. B. REID, and I. R. MARKATS, 1978. Genetically determined sex-reversal in 46,XY humans. *Science* 202:53–56.

LUBS, H. A., and F. H. RUDDLE, 1970. Chromosomal abnormalities in the human population: Estimation of rates based on New Haven newborn study. *Science* 169:495–497.

LYON, M. F., 1962. Sex chromatin and gene action in mammalian X-chromosomes. *Am. J. Human Genet.* 14:135–148.

LYON, M., B. M. CATTANACH, and H. M. CHARLTON, 1981. Genes affecting sex determination in animals. In C. R. Auston and R. G. Edwards, eds. *Mechanisms of Sex Determination in Animals and Man.* Academic Press, New York.

McKUSICK, V. A., 1986. *Mendelian Inheritance in Man,* 7th ed. The Johns Hopkins University Press, Baltimore.

McKUSICK, V. A., 1986. The human gene map. *Clin. Genet.* 29:545–588.

MORGAN, T. H., 1910. Sex limited inheritance in *Drosophila. Science* 32:120–122. Reprinted in J. A. Peters, ed., 1959. *Classic Papers in Genetics.* Prentice-Hall: Englewood Cliffs, N.J.

MORREALE, S. J., G. J. RUIZ, J. R. SPOTILA, and E. A. STANDORA, 1982. Temperature-dependent sex determination. *Science* 216:1245–1247.

NOTHIGER, R., and M. STEINMANN-ZWICKY, 1985. Sex determination in *Drosophila. Trends in Genet.* 1:209–214.

OHNO, S., 1976. Major regulatory genes for mammalian sexual development. *Cell* 7:315–321.

RICK, C. M., and G. C. HANNA, 1943. Determination of sex in *Asparagus officinalis* L. *Am. J. Botany* 33:711–714.

SIMPSON, E., 1982. Sex reversal and sex determination. *Nature* 300:404.

SIMPSON, J. L., 1982. Abnormal sexual differentiation in humans. *Ann. Rev. Genet.* 16:193–224.

SUMMITT, R. L., and D. BERGSMA, EDS., 1978. *Sex Differentiation and Chromosomal Abnormalities.* Annual Review of Birth Defects, 1977. Proceedings of the 1977 Memphis Birth Defects Conference, Part C. Alan R. Liss, New York.

WARMKE, H. W., 1946. Sex determination and sex balance in *Melandrium. Am. J. Botany* 33:648–660.

CAPÍTULO 8

AVERY, O. T., C. M. MacLEOD, and M. McCARTY, 1944. Studies on the chemical nature of the substance inducing transformation of Pneumococcal types. *J. Exp. Med.* 79:137–158. Reprinted in J. A. Peters, ed., 1959. *Classic Papers in Genetics.* Prentice-Hall, Englewood Cliffs, N.J.

BAHR, G. F., 1977. Chromosomes and chromatin structure. In J. J. Yunis, ed., *Molecular Structure of Human Chromosomes,* Academic Press, New York.

BURLINGAME R. W., W. E. LOVE, B-C WANG, R. HAMLIN, N-H. XUONG, and E. N. MOUDRIANAKIS, 1985. Crystallographic structure of the octameric histone core of the nucleosome at a resolution of 3.3 Å. *Science* 228:546–553.

DENHARDT, D., and E. A. FAUST, 1985. Eukaryotic DNA replication. *BioEssays* 2:148–153.

DuPRAW, E. J., 1970. *DNA and Chromosomes.* Holt, Rinehart, Winston, New York.

EDENBERG, H. J., and J. A. HUBERMAN, 1975. Eukaryotic chromosome replication. *Ann. Rev. Genet.* 9:245–284.

GEIS, I., 1983. Visualizing the anatomy of A, B and Z-DNAs. *J. Biomol. Struc. Dynam.* 1:581–591.

FREIFELDER, D., 1987. *Molecular Biology, A Comprehensive Introduction to Prokaryotes and Eukaryotes,* 2nd ed. Jones and Bartlett, Boston.

GILBERT, W., 1981. DNA sequencing and gene structure. *Science* 214:1305–1312.

GRIFFITH, F., 1928. The significance of Pneumococcal types. J. Hygene 27:113–156.

HERSHEY, A. D., and M. CHASE, 1952. Independent functions of viral protein and nucleic acid in growth of bacteriophage. *J. Gen. Physiol.* 36:39–56. Reprinted in G. S. Stent, ed., 1965. *Papers on Bacterial Viruses,* 2nd ed. Little, Brown, Boston.

HOTCHKISS, R. D., and M. GABOR, 1970. Bacterial transformation, with special reference to recombination process. *Ann. Rev. Genet.* 4:193–224.

JUDSON, H. F., 1979. *The Eighth Day of Creation. The Makers of the Revolution in Biology.* Simon and Schuster, New York.

KORNBERG, A., 1984. DNA replication. *Trends Biochem. Sci.* 9:122–124.

KRIEGSTEIN, H. J., and D. S. HOGNESS, 1974. Mechanism of DNA replication in *Drosophila* chromosomes: Structures of replication forks and evidence for bidirectionality. *Proc. Natl. Acad. Sci. (USA)* 71:135–139.

LEHMAN, I. R., 1974. DNA ligase: Structure, mechanism, and function. *Science* 186:790–797.

LENG, M., 1985. Left-handed Z-DNA. *Biochim. Biophys. Acta* 825:339–344.

LEWIN, B., 1974. *Gene Expression, Bacterial Genomes,* vol 1. John Wiley, New York.

LEWIN, B., 1978. *Gene Expression, Plasmids and Phages,* vol 3. John Wiley, New York.

LEWIN, B., 1980. *Gene Expression, Eukaryotic Chromosomes,* vol 2. John Wiley, New York.

LEWIS, B. J., J. W. ABRELL, R. G. SMITH, and R. C. GALLO, 1974. Human DNA polymerase III (R-DNA polymerase): Distinction from DNA polymerase I and reverse transcriptase. *Science* 183:867–869.

MACE, M. L., JR., Y. DASKAL, H. BUSCH, V. P. WRAY, and W. WRAY, 1977. Isolated metaphase chromosomes: Scanning electron microscope appearance of salt-extracted chromosomes. *Cytobios* 19:27–40.

MESELSON, M. S., and F. W. STAHL, 1958. The replication of DNA in *Escherichia coli. Proc. Nat. Acad. Sci. (USA)* 44:671–682.

OGAWA, T., and T. OKAZAKI, 1980. Discontinuous DNA replication. *Ann. Rev. Biochemistry* 49:421–457.

OZEKI, H., and H. IKEDA, 1968. Transduction mechanisms. *Ann. Rev. Genet.* 2:245–278.

SANGER, F., 1981. Determination of nucleotide sequences of DNA. *Science* 214:1205–1210.

SAYRE, A., 1975. *Rosalind Franklin and DNA.* W. W. Norton & Co, New York.

SHEININ, R., J. HUMBERT, and R. E. PEARLMAN, 1978. Some aspects of eukaryotic DNA replication. *Ann. Rev. Biochemistry* 47:277–316.

THOMASZ, A., 1969. Some aspects of the competent state in genetic transformation. *Ann. Rev. Genet.* 3:217–232.

WATSON, J. D., 1968. *The Double Helix.* Atheneum, New York.

WATSON, J. D., 1971. The regulation of DNA synthesis in eukaryotes. In D. M. Prescott, L. Goldstein, and E. McConkey, eds. *Advances in Cell Biology.* Appleton-Century-Crofts, New York.

WATSON, J. D., and F. H. C. CRICK, 1953. Molecular structure of nucleic acids. A structure for deoxyribonucleic acid. *Nature* 171:737–738. Reprinted in J. H. Taylor, ed., 1965. *Selected Papers on Molecular Genetics.* Academic Press, New York.

WATSON, J. D., and F. H. C. CRICK, 1953. Genetic implications of the structure of deoxyribonucleic acid. *Nature* 171:964–969. Reprinted in J. H. Taylor, ed., 1965. *Selected Papers on Molecular Genetics.* Academic Press, New York.

WATSON, J. D., N. H. HOPKINS, J. W. ROBERTS, J. A. STEITZ, and A. M. WEINER, 1987. *Molecular Biology of the Gene,* 4th ed. The Benjamin/Cummings Publishing Co., Inc., Menlo Park, CA.

WICKNER, S. H., 1978. DNA replication proteins of *Escherichia coli. Ann. Rev. Biochemistry* 47:1163–1191.

YUNIS, J. J., 1977. *Molecular Structure of Human Chromosomes.* Academic Press, New York.

ZINDER, N. D., and J. LEDERBERG, 1952. Genetic exchange in *Salmonella. J. Bacteriology* 64:679–699.

CAPÍTULO 9

ABELSON, J., 1979. RNA processing and the intervening sequence problem. *Ann. Rev. Biochemistry* 48:1035–1069.

BEADLE, G. W., and E. L. TATUM, 1941. Genetic control of biochemical reactions in *Neurospora. Proc. Natl. Acad. Sci. (USA)* 27:499–506. Reprinted in J. A. Peters, ed., 1959. *Classic Papers in Genetics.* Prentice-Hall, Englewood Cliffs, N.J.

BIRNSTIEL, M., M. BUSSLINGER, and K. STRUB, 1985. Transcription termination and 3' processing: The end is in site. *Cell* 41:349–359.

BITTAR, E. E., ED., 1973. *Cell Biology in Medicine.* Wiley (Interscience Division), New York.

BRIMACOMBE, R., and W. STEGE, 1985. Structure and function of ribosomal RNA. *Biochem. J.* 229:1–17.

BRIMACOMBE, R., R. G. STOFFLER, and H. G. WITTMAN, 1978. Ribosome structure. *Ann. Rev. Biochemistry* 47:217–249.

BUSCH, H., F. HIRSCH, K. K. GUPTA, M. RAO, W. SJLOHN, and B. C. WU, Structural and functional studies on the "5'-Cap": A survey method for mRNA. In W. E. Cohn and E. Volkin, eds. 1976. *Progress in Nucleic Acid Research and Molecular Biology,* vol. 19. Academic Press, New York.

CASKEY, C. TH., 1980. Polypeptide chain termination. *Trends Biochem. Sci.* 5:234–237.

CLARK, B., 1980. The elongation step of protein synthesis. *Trends Biochem. Sci.* 5:207–210.

CLARK-WALKER, G. D., 1973. Translation of messenger RNA. In P. R. Stewart and D. S. Letham, eds. *The Ribonucleic Acids.* Springer-Verlag, New York.

DOOLITTLE, R. F., 1985. Proteins. *Sci. American* 253:(4)88–99.

FREIFELDER, D., 1987. *Molecular Biology—A Comprehensive Introduction to Prokaryotes and Eukaryotes,* 2nd ed. Jones and Bartlet Publishers, Boston.

FURUICHI, Y., S. MUTHUKRISHNAN, J. TOMASZ, and A. J. SHATKIN, 1976. The 5'-terminal sequence ("Cap") of mRNAs. In W. E. Cohen and E. Volkin, *Progress in Nucleic Acid Research and Molecular Biology,* vol. 19. Academic Press, New York.

GREEN, M., 1986. Pre-mRNA splicing. *Ann. Rev. Genet.* 20:671–708.

HAMKALO, B., 1985. Visualizing transcription in chromosomes. *Trends Genet.* 1:255–260.

HARRIS, H., 1975. *The Principles of Human Biochemical Genetics,* 2nd ed. American Elsevier, New York.

HASELKORN, R., and L. B. ROTHMAN-DENES, 1973. Protein synthesis. *Ann. Rev. Biochemistry* 42:397–438.

HOWELLS, A. J., 1973. Messenger RNA. In P. R. Stewart and D. S. Letham, eds. *The Ribonucleic Acids.* Springer-Verlag, New York.

HUNT, T., 1980. The initiation of protein synthesis. *Trends Biochem. Science* 5:207–210.

KABACK, M. M., ED., 1977. *Tay-Sachs Disease: Screening and Prevention. Progress in Clinical and Biological Research,* vol. 18. Alan R. Liss, New York.

KIM, S. H., F. L. SUDDATH, G. J. QUIGLEY, A. McPHERSON, J. L. SUSSMAN, A. H. J. WANG, N. C. SEEMAN, and A. RICH, 1974. Three-dimensional tertiary structure of yeast phenylalanine transfer RNA. *Science* 185:435–440.

LAKE, J., 1981. The ribosome. *Sci. American* 245:(2)84–97.

MADISON, J. T., G. A. EVERETT, and H. KUNG, 1966. Nucleotide sequence of a yeast tyrosine transfer RNA. *Science* 153:531–534.

MILLER, O. L., JR., and B. A. HAMKALO, 1972. Visualization of Genetic Transcription. In M. Sussman, ed. *Molecular Genetics and Developmental Biology.* Prentice-Hall, Englewood Cliffs, N.J.

PATWARDHAN, S., G. KALTWASSER, P. R. DiMALRIA, and C. J. GOLDENBERG, 1985. Splicing of messenger RNA precursors. *BioEssays* 2:205–208.

POLYA, G. M., 1973. Transcription. In P. R. Stewart and D. S. Letham, eds. *The Ribonucleic Acids.* Springer-Verlag, New York.

RICH, A., and S. H. KIM, 1978. The three-dimensional structure of transfer RNA. *Sci. American* 238:(1)52–62.

RICH, A., and L. RAJBHANDARY, 1976. Transfer RNA: Molecular structure, sequence, and properties. *Ann. Rev. Biochemistry* 45:805–860.

SHARP, P. A., 1987. Splicing of messenger RNA precursors. *Science* 235:766–771.

CAPÍTULO 10

ADAMS, J. M., and M. R. CAPECCH, 1965. N-formylmethion-ine-RNA as the initiator of protein synthesis. *Proc. Nat. Acad. Sci. (USA)* 55:147–155.

BEAUDET, A. L., and C. T. CASKEY, 1972. Polypeptide chain termination. In L. Bosch, ed. *The Mechanism of Protein Synthesis and Its Regulation.* American Elsevier, New York.

BRENNER, S., A. O. W. STRETTON, and S. KAPLAN, 1965. Genetic code: The "nonsense" triplets for chain termination and their suppression. *Nature* 206:994–998.

COREY, S., K. R. MARCKER, S. K. DUBE, and B. F. C. CLARK, 1968. Primary structure of a methionine transfer RNA from *Escherichia coli. Nature* 220:1039–1040.

CRICK, F. H. C., 1963. On the genetic code. *Science* 139:461–464.

CRICK, F. H. C., 1966. Codon-anticodon pairing: The wobble hypothesis. *J. Molec. Biol.* 19:548–555.

CRICK, F. H. C., L. BARNETT, S. BRENNER, and R. J. WATTS-TOBIN, 1961. General nature of the genetic code for proteins. *Nature* 192:1227–1232.

DUBE, S. K., K. R. MARKER, B. F. C. CLARK, and S. CORY, 1968. Nucleotide sequence of N-formyl-methionine-transfer RNA. *Nature* 218:232–233.

FREIFELDER, D., 1987. *Molecular Biology—A Comprehensive Introduction to Prokaryotes and Eukaryotes,* 2nd ed. Jones and Bartlett Publishers, Boston.

FRISCH, L., ED., 1967. The genetic code. *Cold Spring Harbor Symposia Quant. Biol.* 31 (1966).

GAREN, A., 1968. Sense and nonsense in the genetic code. *Science* 160:149–159.

GRUNBERG-MANAGO, M., and S. OCHOA, 1955. Enzymatic synthesis and breakdown of polynucleotides: Polynucleotide phosphorylase. *J. Am. Chem. Soc.* 778:3165–3166.

HOSMAN, D., D. GILLESPIE, and H. F. LODISH, 1972. Removal of formyl-methionine residue from nascent bacterio-phage f2 protein. *J. Molec. Biol.* 65:163–166.

HOYER, B. H., B. J. McCARTHY, and E. T. BOLTON, 1964. A molecular approach in the systematics of higher organisms. *Science* 144:959–967.

JUKES, T. H., 1983. Evolution of the amino acid code. In *Evolution of Genes and Proteins,* M. Nei and R. K. Koehn eds. Sinauer Associates Inc, Sunderland, Mass.

LEDER, P., and M. W. NIRENBERG, 1964. RNA code words and protein synthesis III. On the nucleotide sequence of a cysteine and a leucine RNA code word. *Proc. Natl. Acad. Sci. (USA)* 52:1521–1529.

NIRENBERG, M., and P. LEDER, 1964. RNA code words and protein synthesis. *Science* 145:1319–1407.

NIRENBERG, M. W., and J. H. MATTHAEI, 1961. The dependence of cell-free protein synthesis in *E. coli* upon naturally occurring or synthetic polyribonucleotides. *Proc. Nat. Acad. Sci. (USA)* 47:1588–1602.

REVEL, M., 1972. Polypeptide chain initiation: The Role of ribosomal protein factors and ribosomal subunits. In L. Bosch, ed. *The Mechanism of Protein Synthesis and Its Regulation.* American Elsevier, New York.

SARABHAI, A. S., A. O. W. STRETTON, and S. BRENNER, 1964. Co-linearity of the gene with the polypeptide chain. *Nature* 201:13–17.

SHAW, D. C., J. E. WALKER, F. D. NORTHROP, B. G. BARRELL, G. N. GODSON, and J. C. FIDDERS, 1978. Gene K, a new overlapping gene in bacteriophage G4. *Nature* 272:510–515.

SIBLEY C. G., and J. E. AHLQUIST, 1984. The phylogeny of the hominoid primates, as indicated by DNA-DNA hybridization. *J. Mol. Evol.* 20:2–15.

WHITFIELD, H., 1972. Suppression of nonsense, frameshift, and missense mutation. In L. Bosch, ed. *The Mechanism of Protein Synthesis and Its Regulation.* American Elsevier, New York.

WOESE, C. R., 1967. *The Genetic Code—the Molecular Basis for Genetic Expression.* Harper and Row, New York.

WOESE, C. R., 1970. The problem of evolving a genetic code. *BioScience* 20:471–485.

YANOFSKY, C. 1967. Structural relationships between gene and protein. *Ann. Rev. Genet.* 1:117–138.

YANOFSKY, C., G. R. DRAPEAU, J. R. GUEST, and B. C. CARLTON, 1967. The complete amino acid sequence of the tryptophan synthetase A protein (a subunit) and its colinear relationship with the genetic map of the A gene. *Proc. Natl. Acad. Sci. (USA)* 57:296–298.

ZINDER, N. D., D. L. ENGLEHARDT, and R. E. WEBSTER, 1966. Punctuation in the genetic code. *Cold Spring Harbor Symposia Quant. Biol.* 31:251–256.

CAPÍTULO 11

BENZER, S., 1955. Fine structure of a genetic region in bacteriophage. *Proc. Natl. Acad. Sci. (USA)* 41:344–354.

BENZER, S., 1961. On the topography of the genetic fine structure. *Proc. Natl. Acad. Sci. (USA)* 47:403–415.

BENZER, S., 1962. The fine structure of the gene. *Sci. American* 206:(1)70–84.

BENZER, S., and E. FREESE, 1958. Induction of specific mutations with 5-bromouracil. *Proc. Natl. Acad. Sci. (USA)* 44:112–119. Reprinted in G. S. Stent, ed., 1965. *Papers on Bacterial Viruses,* 2nd ed. Little Brown, Boston.

FREIFELDER, D., 1987. *Molecular Biology, A Comprehensive Introduction to Prokaryotes and Eukaryotes,* 2nd ed. Jones and Bartlett Publishers, Boston.

GILBERT, W., 1985. Genes-in-pieces revisited. *Science* 228:823–824.

LEWIN, B., 1987. *Genes III.* John Wiley, New York.

MANITAIS, T., E. F. FRITSCH, J. LAUER, and R. M. LAWN, 1980. The molecular genetics of human hemoglobins. *Ann. Rev. Genet.* 14:145–178.

STADLER, D. R., 1973. The mechanism of intragenic recombination. *Ann. Rev. Genet.* 7:113–127.

STAMATOYANNOPOULOS, G., 1972. The molecular basis of hemoglobin disease. *Ann. Rev. Genet.* 6:47–70.

TONEGAWA, S., 1985. The molecules of the immune system. *Sci. American* 253:(4)122–131.

CAPÍTULO 12

AMABIS, J. M., and D. CABRAL, 1970. RNA and DNA puffs in polytene chromosomes of *Rhynchosciara:* Inhibition by extirpation of prothorax. *Science* 169:692–694.

AMES, B. N., and P. E. HARTMAN, 1963. The histidine operon. *Cold Spring Harbor Symposia Quant. Biol.* 28:349–365. Reprinted in E. A. Adelberg, ed., 1966. *Papers on Bacterial Genetics.* Little, Brown, Boston.

ANGELIER, N., M. PAINTRAND, A. LAVAUD, and J. P. LECHAIRE, 1984. Scanning electron microscopy of amphibian lampbrush chromosomes. *Chromosoma* 89:243–253.

BECKWITH, J. R., 1967. Regulation of the lac operon. *Science* 156:596–604.

BECKWITH, J., and P. ROSSOW, 1974. Analysis of genetic regulatory mechanisms. *Ann. Rev. Genet.* 8:1–13.

BECKWITH, J. R., and D. ZIPSER, EDS., 1970. *The Lactose Operon.* Cold Spring Harbor Laboratory, Cold Spring Harbor, N.Y.

DICKSON, R. C., J. ABELSON, W. M. BARNES, and W. S. REZNIKOFF, 1975. Genetic regulation: The lac control region. *Science* 187:27–35.

ENGLESBERG, E., and G. WILCOX, 1974. Regulation: Positive control. *Ann. Rev. Genet.* 8:219–242.

GEHRING, W. J., 1985. The molecular basis of development. *Sci. American* 253:(4)153–162.

GEHRING, W. J., and Y. HIROMI, 1986. Homeotic genes and the homeobox. *Ann. Rev. Genet.* 20:147–174.

JACOB, F., and J. MONOD, 1961. Genetic regulatory mechanisms in the synthesis of proteins. *J. Molec. Biology* 3:318–356.

JACOB, F., D. PERRIN, C. SANCHEZ, and J. MONOD, 1960. The operon: A group of genes whose expression is coordinated by an operator. *Compt. Rend. Acad. Sci.* 250:1727–1729.

LEWIN, B., 1987. *Genes III.* John Wiley, New York.

MACLEAN, N., 1976. *Control of Gene Expression.* Academic Press, New York.

O'MALLEY, B. W., H. C. TOWLE, and R. J. SCHWARTZ, 1977. Regulation of gene expression in eukaryotes. *Ann. Rev. Genet.* 11:239–275.

PARDEE, A. B., F. JACOB, and J. MONOD, 1959. The genetic control and cytoplasmic expression of "inducibility" in the synthesis of B-galactosidase by *E. coli. Jour. Molec. Biol.* 1:165–178.

REZNIKOFF, W. S., 1972. The operon revisited. *Ann. Rev. Genet.* 6:133–156.

RUDDLE, F. H., C. P. HART, and W. McGINNIS, 1985. Structural and functional aspects of the mammalian homeobox sequences. *Trends Genet.* 1:48–50.

VON HOLT, C., 1985. Histones in perspective. *BioEssays* 3:120–124.

WANG, T. Y., N. C. KOSTRABA, and R. S. NEWMAN, 1976. Selective transcription of DNA mediated by nonhistone proteins. In W. E. Cohn and E. Volkin, eds., *Progress in Nucleic Acid Research and Molecular Biology.* Academic Press, New York.

WILCOX, G., K. J. CLEMETSON, P. CLEARYA, and E. ENGLESBERG, 1974. Interaction of the regulatory gene product with the operator site in the L-arabinose operon of *Escherichia coli. J. Molec. Biology* 85:589–602.

CAPÍTULO 13

AMES, B. N., 1979. Identifying environmental chemicals causing mutations and cancer. *Science* 204:587–593.

BISHOP, J. M., 1982. Oncogenes. *Sci. American* 246:(1)80–93.

BISHOP, J. M., 1985. Trends in oncogenes. *Trends Genet.* 1:245–249.

BISHOP, J. M., 1987. The molecular genetics of cancer. *Science* 235:305–311.

COLE, M., 1986. The myc oncogene: Its role in transformation and differentiation. *Ann. Rev. Genet.* 20:361–384.

CROCE, C. M., and G. KLEIN, 1985. Chromosome translocations and human cancer. *Sci. American* 252:(3)54–73.

CROW, J. F., and C. DENNISTON, 1985. Mutation in human populations. *Adv. Human Genet.* 14:59–216.

DORING, H.-P. 1985. Plant transposable elements. *Bioessays* 3:164–166.

DORING, H.-P., and STARLINGER P., 1986. Molecular genetics of transposable elements in plants. *Ann. Rev. Genet.* 20:175–200.

DRAKE, J. W., 1970. *The Molecular Basis of Mutation.* Holden-Day, San Francisco.

FEDOROFF, N., 1984. Transposable genetic elements in maize. *Sci. American* 250:(6)84–98.

HOLLAENDER, A., 1971. *Chemical Mutagens.* Plenum Press, New York.

HOWARD-FLANDERS, P., 1981. Inducible repair of DNA. *Sci. American* 245:(5)72–80.

HUNTER, T., 1984. The proteins of oncogenes. *Sci. American* 251:(2)70–79.

KLECKNER, N., 1981. Transposable genetic elements. *Ann. Rev. Genet.* 15:341–404.

KNUDSON, A. G., 1986. Genetics of human cancer. *Ann. Rev. Genet.* 20:327–360.

McCLINTOCK, B., 1951. Chromosome organization and genetic expression. *Cold Spring Harbor Symp. Quant. Biol.* 16:13–47.

McCLINTOCK, B., 1965. The control of gene action in maize. *Brookhaven Symp. Biol.* 18:162–184.

McKUSICK, V. A., 1986. *Mendelian Inheritance in Man,* 7th ed. Johns Hopkins University Press, Baltimore.

MULLER, H. J., 1927. Artificial transmutation of the gene. *Science* 66:84–87.

REIF, A. E., 1981. The causes of cancer. *Am. Scientist* 69:437–447.

STADLER, L. J., 1928. Mutations in barley induced by X rays and radium. *Science* 68:186–187.

WEINBERG, R. A., 1983. A molecular basis of cancer. *Sci. American* 249:(5)126–142.

WHITKIN, E. M., 1976. Ultraviolet mutagenesis and inducible DNA repair in *Escherichia coli. Bact. Rev.* 40:869–907.

CAPÍTULO 14

BURNS, G. W., 1942. The taxonomy and cytology of *Saxifraga pensylvanica* L. and related forms. *Am. Midl. Nat.* 28:127–160.

BUTLER, L. J., P. E. CONEN, and B. ERKMAN-BALIS, 1966. Frequency and occurrence of chromosomal syndromes. 1. D-trisomy, 2. E-trisomy. *Am. J. Human Genet.* 18:374–398.

DAY, R. W. 1966. The epidemiology of chromosome aberrations. *Am. J. Human Genet.* 18:70–80.

ERIKSON, J. D., 1979. Paternal age and Down's syndrome. *Am. J. Human Genet.* 31:489–497.

EDWARDS, J. H., D. G. HARNDEN, A. H. CAMERON, V. M. CROSSE, and O. H. WOLFF, 1960. A new trisomic syndrome. *Lancet* 1:787–789.

GERMAN, J., 1970. Studying human chromosomes today. *Am. Scientist* 58:182–201.

GROUCHY, J. DE, and C. TURLEAU, 1977. *Clinical Atlas of Human Chromosomes.* John Wiley, New York.

GROUCHY, J. DE, C. TURLEAU, M. ROUBIN, and F. CHAVIN-COLIN, 1973. Chromosomal evolution of man and the primates *(Pan troglodytes, Gorilla gorilla, Pongo pygmaeus). Nobel Symposium 23: Chromosome Identification.* Academic Press, New York.

GUPTA, P. K., and P. M. PRIYADARSHAN, 1982. Triticale: Present status and future prospects. *Adv. Genet.* 21:256–346.

HAMERTON, J. L., 1971. *Human Cytogenetics,* vol 2. Academic Press, New York.

HASSOLD, T., P. JACOBS, J. KLEIN, Z. STEIN, and D. WARBURTON, 1980. Effect of maternal age on autosomal trisomies. *Ann. Human Genet.* 44:29–36.

HASSOLD, T. J., and P. JACOBS, 1984. Trisomy in man. *Ann. Rev. Genet.* 18:69–97.

HASSOLD, T., D. WARBURTON, J. KLINE, and Z. STEIN, 1984. The relationship of maternal age and trisomy among trisomic spontaneous abortions. *Am. J. Human Genet.* 36:1349–1356.

HOOK, E. B., R. LEHRKE, A. ROESNER, and J. J. YUNIS, 1965. Trisomy-18 in a 15-year old female. *Lancet* 2:910–911.

HUSKINS, C. L., 1930. The origin of *Spartina townsendii. Genetica* 12:531–538.

JUBERG, R. C., E. F. GILBERT, and R. S. SALISBURY, 1970. Trisomy C in an infant with polycystic kidneys and other malformations. *J. Pediatrics* 76:598–603.

KAJII, T., N. HIIKAWA, A. FERRIER, and H. TAKAHARA, 1973. Trisomy in abortion material, *Lancet* 2:1214.

KARPECHENKO, G. D., 1928. Polyploid hybrids of *Raphanus sativus* L. × *Brassica oleracea* L. *Ztschr. Ind. Abst. Vererb.* 48:1–83.

LEWIS, W. H., ED., 1980. *Polyploidy: Biological Relevance.* Plenum Press, New York.

MCCLURE, H. M., K. H. BELDEN, W. A. PIEPER, and C. B. JACOBSEN, 1969. Autosomal trisomy in a chimpanzee: Resemblance to Down's syndrome. *Science* 165:1010–1011.

MCCREANOR, H. R., F. M. O'MALLEY, and R. A. REID, 1973. Trisomy in abortion material. *Lancet* 2:972–973.

MANING, C. H., and H. O. GOODMAN, 1981. Parental origin of chromosomes in Down's syndrome. *Human Genet.* 59:101–103.

MARCHANT, C. J., 1963. Corrected chromosome numbers for *Spartina* × *townsendii* and its parent species. *Nature* 199:929.

MIOLA, E. S., 1987. Down syndrome: Update for practitioners. *Ped. Nursing* 13:6–10.

PANTELAKIS, S. N., O. M. CHRYSSOSTOMIDOU, D. ALEXIOU, T. VALAES, and S. A. DOXIADIS, 1970. Sex chromatin and chromosome abnormalities among 10,412 liveborn babies. *Arch. Dis. Childhood* 45:87–92.

PATAU, K., D. W. SMITH, E. THERMAN, S. L. INHORN, and H. P. WAGNER, 1960. Multiple congenital anomaly caused by an extra autosome. *Lancet* 1:790–793.

PENROSE, L. S., and J. D. A. DELHANATY, 1961. Triploid cell cultures from a macerated fetus. *Lancet* 1:1261–1262.

SCHINDLER, A.-M., and K. MIKAMO, 1970. Triploidy in man: Report of a case and a discussion in etiology. *Cytogenetics* 9:116–130.

SIMMONDS, N. W., ED., 1976. *Evolution in Crop Plants.* Longman, London.

STEBBINS, G. L., 1966. Chromosome variation and evolution. *Science* 152:1463–1469.

STEBBINS, G. L., 1971. *Chromosome Evolution in Higher Plants.* Addison-Wesley, Reading, Mass.

SWANSON, C. P., T. MERZ, and W. J. YOUNG, 1981. *Cytogenetics. The Chromosome in Division, Inheritance, and Evolution,* 2nd ed. Prentice-Hall, Englewood Cliffs, N.J.

YUNIS, J. J., ED., 1977. *New Chromosomal Syndromes.* Academic Press, New York.

CAPÍTULO 15

BENEDICT, W. F., 1976. Morphological transformation and chromosome aberrations produced by two hair dye components. *Nature* 260:368–369.

BRIDGES, C. B., 1936. The bar "gene," a duplication. *Science* 83:210–211. Reprinted in J. A. Peters, ed., 1959. *Classic Papers in Genetics,* Prentice-Hall, Englewood Cliffs, N.J.

BUTLER, L. J., A. V. PALMER, T. SPENCER, R. TABIOS-BROADWAY, and W. J. WALL, 1987. A new interstitial deletion of chromosome No. 4 del(4) (q22:q25). *Clin. Genet.* 31:199–205.

DISHOTSKY, N. I., W. D. LOUGHMAN, R. E. MOGAR, and W. R. LIPSCOMB, 1971. LSD and genetic damage. *Science* 172:431–440.

GROUCHY, J. DE, and C. TURLEAU, 1977. *Clinical Atlas of Human Chromosomes.* John Wiley, New York.

GROUCHY, J. DE, C. TURLEAU, M. ROUBIN, and F. CHAVIN-COLIN, 1973. Chromosomal evolution of man and the primates *(Pan troglodytes, Gorilla gorilla, Pongo pygmaeus). Nobel Symposium 23: Chromosome Identification,* Academic Press, New York.

Hsu, L. Y., L. Strauss, and K. Hirschorn, 1970. Chromosome abnormality in offspring of LSD user. *J. Am. Med. Assn.* 211:987–990.

Hungerford, D. A., K. M. Taylor, C. Shagass, G. U. LaBadie, G. B. Balaban, and G. R. Paton, 1968. Cytogenetic effects of LSD therapy in man. *J. Am. Med. Assn.* 206:2287–2291.

Johnson, G. A., and S. M. Jalal, 1973. DDT-induced chromosome damage in mice. *J. Heredity* 64:7–8.

Leuchtenberger, C., R. Leuchtenberger, U. Ritter, and N. Innui, 1973. Effects of marijuana and tobacco smoke on DNA and chromosomal complement in human lung explants. *Nature* 242:403–404.

Leuchtenberger, C., R. Leuchtenberger, and A. Schneider, 1973. Effects of marijuana and tobacco smoke on human lung physiology. *Nature* 241:137–139.

Long, S. Y., 1972. Does LSD induce chromosomal damage and malformations? A review of the literature. *Teratology* 6:75–90.

Nussbaum, R. L., and D. H. Ledbetter, 1986. Fragile × syndrome: A unique mutation in man. *Ann. Rev. Genet.* 20:109–145.

Sincock, A., and M. Seabright, 1975. Induction of chromosome changes in chinese hamster cells by exposure to asbestos fibers. *Nature* 257:56–58.

Swanson, C. P., T. Merz, and W. J. Young, 1981. *Cytogenetics: The Chromosome in Division, Inheritance and Evolution,* 2nd ed. Prentice-Hall, Englewood Cliffs, N.J.

Green, B. R., and H. Burton, 1970. *Acetabularia* chloroplast DNA: Electron microscopic visualization. *Science* 168:981–982.

Green, B. R., and M. P. Gordon, 1966. Replication of chloroplast DNA of tobacco. *Science* 152:1071–1074.

Grivell, L., 1983. Mitochondrial DNA. *Sci. American* 248:(3)78–89.

Kung, S. D., Y. S. Zhu, and G. F. Shen, 1982. *Nicotiana* chloroplast genome III. Chloroplast DNA evolution. *Theor. Appl. Genet.* 61:73–79.

Lewin, B., 1977. *Gene Expression III Plasmids and Phages.* John Wiley, New York.

Mulligan, R. M., and V. Walbot, 1986. Gene expression and recombination in plant mitochondrial genomes. *Trends Genet.* 2:263–266.

Palmer, J. D., 1985. Comparative organization of chloroplast genomes. *Ann. Rev. Genet.* 19:325–354.

Preer, J. R., Jr., 1971. *Extrachromosomal inheritance. Ann. Rev. Genet.* 5:361–406.

Sager, R., 1976. The circular diploid model of chloroplast DNA in *Chlamydomonas.* In T. Bucher, W. Neupert, W. Sebald, and S. Werner, eds., *Genetics and Biogenesis of Chloroplasts and Mitochondria.* North-Holland Publishing, New York.

Sager, R., 1985. Chloroplast genetics. *BioEssays* 3:180–184.

Sager, R., and Z. Ramanis, 1963. The particulate nature of nonchromosomal genes in *Chlamydomonas. Proc. Natl. Acad. Sci. (USA)* 50:260–268.

CAPÍTULO 16

Birky, C. W., 1978. Transmission genetics of mitochondria and chloroplasts. *Ann. Rev. Genet.* 12:471–512.

Bogorad, L., et al., 1983. The organization and expression of maize plastid genes. In L. D. Owens, ed., *Genetic Engineering: Applications to Agriculture.* Granada Press, London.

Bucher, T., W. Neupert, W. Sebald, and S. Werner, 1976. *Genetics and Biogenesis of Chloroplasts and Mitochondria.* North-Holland Publishing, New York.

Chiang, K. S., 1976. On the search for a molecular mechanism of cytoplasmic inheritance: Past controversy, present progress and future outlook. In T. Bucher, W. Neupert, W. Sebald, and S. Werner, eds., *Genetics and Biogenesis of Chloroplasts and Mitochondria.* North-Holland Publishing, New York.

Ellis, R. J., 1981. Chloroplast proteins: Synthesis, transport and assembly. *Ann. Rev. Plant Physiology* 32:111–137.

Falkow, S., E. M. Johnson, and L. S. Baron, 1967. Bacterial conjugation and extrachromosomal elements. *Ann. Rev. Genet.* 1:87–116.

Ferris, S. D., A. C. Wilson, and W. M. Brown, 1981. Evolutionary tree for apes and humans based on cleavage maps of mitochondrial DNA. *Proc. Natl. Acad. Sci. (USA)* 78:2432–2436.

Gillham, N. W., 1978. *Organelle Heredity.* Raven Press, New York.

CAPÍTULO 17

Altman, P. L., and D. S. Dittmer, eds., 1962, 1972, *Biology Data Book.* Federation of American Societies for Experimental Biology, Bethesda, Maryland.

Amos, D. B., and D. D. Kostyu, 1980. HLA-A central immunological agency of man. In H. Harris and K. Hirshhorn, eds., *Advances in Human Genetics,* vol. 10. Plenum Press, New York.

Bach, F. H., 1976. Genetics of transplantation: The major histocompatibility complex. *Ann. Rev. Genet.* 10:319–339.

Erskine, A. G., and W. W. Socha, 1978. *Principles and Practices of Blood Grouping,* 2nd ed. Mosby, St. Louis.

Fisher, R. A., 1947. The rhesus factor: A study in scientific method. *Am. Scientist* 35:95–103.

Green, M. M., 1961. Phenogenetics of the lozenge locus in *Drosophila melanogaster.* II. Genetics of lozenge-krivshenko (lzk). *Genetics* 46:1169–1176.

Green, M. M., 1963. Pseudoalleles and recombination in *Drosophila.* In W. J. Burdette, ed. *Methodology in Basic Genetics.* Holden-Day, San Francisco.

Green, M. M., and K. C. Green, 1949. Crossing over between alleles at the lozenge locus in *Drosophila melanogaster. Proc. Natl. Acad. Sci. (USA)* 35:586–591.

Heiken, A., and M. Rasmusson, 1966. Genetical studies on the Rh blood group system. *Hereditas* 55:192–212.

LANDSTEINER, K., 1901. Uber Agglutinationserscheinungen Normlalen Menschlichen Blutes. *Wien Klin. Wochenschr.* 14:1132–1134. Reprinted (in English) in S. H. Boyer, ed., 1963. *Papers on Human Genetics*, Prentice-Hall, Englewood Cliffs, N.J.

LANDSTEINER, K., and P. LEVINE, 1927. A new agglutinable factor differentiating individual human bloods. *Proc. Soc. Exp. Biol. N.Y.* 24:600–602.

LANDSTEINER, K., and A. S. WIENER, 1940. An agglutinable factor in human blood recognized by immune sera from Rhesus blood. *Proc. Soc. Exp. Biol. Med. N.Y.* 43:223.

LEWIS, E. B., 1952. The pseudoallelism of white and apricot in *Drosophila melanogaster*. *Proc. Natl. Acad. Sci. (USA)* 38:953–961.

MOURANT, A. E., 1954. *The Distribution of Human Blood Groups*. Blackwell Scientific Publications, Oxford, England.

PEARSON, G., J. D. MANN, J. BENSEN, and R. W. BULL, 1979. Inversion duplication of chromosome 6 with trisomic codominant expression of HLA antigens. *Am. J. Human Genet.* 31:29–34.

RACE, R. R., and R. SANGER, 1968. *Blood Groups in Man*, 5th ed. F. A. Davis Company, Philadelphia.

RYDER, L. P., A. SVEJGAARD, and J. DAUSSET, 1980. Genetics of HLA disease association. *Ann. Rev. Genet.* 15:169–187.

STEINBERG, A. G., 1965. Evidence for a mutation or crossing-over at the Rh locus. *Vax Sang.* 10:721.

WALSH, R. H., and C. MONTGOMERY, 1947. A new isoagglutinin subdividing the MN blood group system. *Nature* 160:504.

WATKINS, W. M., 1980. Biochemistry and genetics of the ABO, Lewis, and P blood group systems. In H. Harris and K. Hirschhorn, eds., *Advances in Human Genetics*, vol 10. Plenum Press, New York.

YOSHIDA, A., 1982. Biochemical genetics of the human blood group ABO system. *Am. J. Human Genet.* 34:1–14.

CAPÍTULO 18

BODMER, W. F., and L. L. CAVALLI-SFORZA, 1970. Intelligence and race. *Sci. American* 223:(4)19–29.

BRUES, A. M., 1946. A genetic analysis of human eye color. *Am. J. Phys. Anthropology* (new series) 4:1–36.

CHAI, C. K., 1970. Genetic basis of leukocyte production in mice. *J. Heredity* 61:61–71.

DAVENPORT, C. B., 1913. Heredity of skin color in negro–white crosses. *Carnegie Inst. Washington Pub.* 188:1–106.

DAVENPORT, G. C., and C. B. DAVENPORT, 1910. Heredity of skin pigmentation in man. *Am. Naturalist* 44:641–672.

FALCONER, D. S., 1981. *Introduction to Quantitative Genetics*, 2nd ed. Longman, New York.

HUGHES, B. O., 1944. The inheritance of eye color—brown and nonbrown. Contributions from the Laboratory of Vertebrate Biology, University of Michigan, No. 27:1–10.

LINDSTROM, E. W., 1924. A genetic linkage between size and color factors in the tomato. *Science* 60:182–183.

LINDSTROM, E. W., 1926. Hereditary correlation of size and color characters in tomatoes. *Iowa Agr. Exp. Sta. Research Bull. 93.*

LINDSTROM, E. W., 1929. Linkage of qualitative and quantitative genes in maize. *Am. Naturalist* 63:31–327.

MATHER, K., 1954. The genetic units of continuous variation. *Proc. IX International Cong. Genet.* Part I:106–123.

MATHER, K., and J. L. JINKS, 1971. *Biometrical Genetics*. Chapman, London.

NILSSON-EHLE, H., 1909. *Lunds Univ. Arsskrift N. F. Avd. 2: Bd. 5.*

PUNNETT, R. C., 1923. *Heredity in Poultry*. Macmillan, New York.

THOMPSON, J. N., JR., and J. M. THODAY, EDS., 1979. *Quantitative Genetic Variation*. Academic Press, New York.

CAPÍTULO 19

BLAKESLEE, A. F., and T. N. SALMON, 1935. Genetics of sensory thresholds: Individual taste reactions for different substances. *Proc. Natl. Acad. Sci. (USA)* 21:84–90.

CAVALLI-SFORZA, L. L., 1974. The genetics of human populations. *Sci. American* 231:(3)80–89.

GLASS, H. B., M. S. SACKS, E. F. JAHN, and C. HESS. 1952. Genetic drift in a religious isolate: An analysis of the causes of variation in blood group and other gene frequencies in a small population. *Am. Naturalist* 86:145–159.

HENDRICK, P. W., 1983. *Genetics of Populations*. Van Nostrand, New York.

KABACK, M. M., ED., 1977. *Tay-Sachs Disease and Prevention*. Alan R. Liss, New York.

LEWONTIN, R. C., 1973. Population genetics. *Ann. Rev. Genet.* 7:1–17.

LEWONTIN, R. C., 1974. *The Genetic Basis of Evolutionary Change*. Columbia University Press, New York.

REED, T. E., 1969. Caucasian genes in American Negroes. *Science* 165:762–768.

SCHULL, W. J., and J. W. MacCLUER, 1968. Human genetics: Structure of population. *Ann. Rev. Genet.* 2:279–304.

STERN, C., 1943. The Hardy-Weinberg law. *Science* 97:137–138.

VOLPE, E. P., 1984. *Understanding Evolution*. Wm. C. Brown Publishers, Dubuque, Iowa.

WHITE, M. J. D., 1969. Chromosomal rearrangements and speciation in animals. *Ann. Rev. Genet.* 3:75–98.

CAPÍTULO 20

ABELSON, J., 1980. Recombinant DNA. A revolution in biology. *Science* 209:1319–1321.

ANDERSON, W. F., and E. G. DIACUMAKOS, 1981. Genetic engineering in mammalian cells. *Sci. American* 245(1):106–121.

BERG, P., 1981. Dissections and reconstructions of genes and chromosomes. *Science* 213:296–303.

CAVALIERI, L. F. *The Double-Edged Helix: Science in the Real World*. Columbia University Press, New York.

CHILTON, M. D., 1983. A vector for introducing new genes into plants. *Sci. American* 248:(6)50–59.

COHEN, S. N., 1975. The manipulation of genes. *Sci. American* 233:(1)24–33.

ELLIS, K. P., and K. E. DAVIES, 1985. An appraisal of the application of recombinant DNA techniques to chromosomal defects. *Biochem. J.* 226:1–11.

FREIFELDER, D., 1987. *Molecular Biology, A Comprehensive Introduction to Prokaryotes and Eukaryotes*. 2nd ed. Jones and Bartlett Publishers, Boston.

HOPWOOD, D. A., 1981. Genetic programming of industrial microorganisms. *Sci. American* 245:(3)91–102.

JACKSON, D. A., and S. P. STICH, EDS., 1979. *The Recombinant DNA Debate*. Prentice-Hall, Englewood Cliffs, N.J.

MOTULSKY, A. G., 1983. Impact of genetic manipulation on society and medicine. *Science* 219:135.

NATHANS, D., 1979. Restriction endonucleases, simian virus 40, and the new genetics. *Science* 206:903–909.

PALMITER, R. D., and R. L. BRINSTER, 1985. Transgenic mice. *Cell* 41:343–345.

PALMITER, R. D., and R. L. BRINSTER, 1986. Germ-line transformation of mice. *Ann. Rev. Genet.* 20:465–499.

PALMITER, R. D. ET AL., 1983. Metallothionein-human GH fusion genes stimulate growth of mice. *Science* 222:809–814.

RODRIGUES, R. L., and R. C. TAIT, 1983. *Recombinant DNA Techniques: An Introduction*. Addison-Wesley, Reading, Mass.

RUBIN, G. M., and A. C. SPRADLING, 1982. Genetic transformation of *Drosophila* with transposable element vectors. *Science* 218:348–353.

SEEBERG, P. H., ET AL., 1978. Synthesis of growth hormone by bacteria. *Nature* 276:795–798.

SHAH, D. M., ET AL., 1986. Engineering herbicide tolerance in transgenic plants. *Science* 233:478–481.

SINSHEIMER, R. L., 1977. Recombinant DNA. *Ann. Rev. Biochem.* 46:415–438.

SMITH, D. H., 1979. Nucleotide sequence specificity of restriction endonucleases. *Science* 205:455–462.

SPRADLING, A. C., and G. M. RUBIN, 1982. Transposition of cloned P elements into *Drosophila* germ line chromosomes. *Science* 218:341–347.

TORREY, J. G., 1985. The development of plant biotechnology. *Am. Scientist* 73:354–363.

WEINBERG, R. A., 1985. The molecules of life. *Sci. Am.* 253:(4)48–57.

WILLIAMSON, B., 1982. Gene therapy. *Nature* 298:416–418.

WU, R., ED., 1979. Recombinant DNA. *Methods in Enzymology*, vol. 68. Academic Press, New York.

GLOSSÁRIO

Aborto. Um feto abortado.

Acêntrico. Uma cromátide ou cromossomo que não tem centrômero.

Acridina, corante. Moléculas orgânicas que produzem mutações por se ligarem ao DNA causando inserções ou deleções de bases.

Acrocêntrico. Um cromossomo com um centrômero quase terminal.

Adaptabilidade. Veja *Adaptativo, valor*.

Adaptação. Ajuste, de algum modo, ao ambiente.

Adaptativo, valor. A proporção da prole de um determinado genótipo que sobrevive até a maturidade (em relação à de um outro genótipo) é o seu valor adaptativo (também chamada *adaptabilidade*). É expressa como um número entre 0 e 1. Assim, se apenas 60% da prole do genótipo *aa* sobrevivem, enquanto 100 daqueles com o genótipo *A* — sobrevivem, o valor adaptativo de *aa* é de 0,6.

Adenílico, ácido. O ribonucleotídio contendo a purina adenina.

Adenina. Uma base purínica que ocorre no DNA e RNA. Pareia-se normalmente com a timina no DNA.

Adenosina. O ribonucleosídio contendo a purina adenina.

Adquirido, caráter. Uma alteração na função ou forma que resulta de uma resposta em ambiente; não é herdável.

Aglutinina. Um anticorpo que produz aglutinação da estrutura antigênica.

Albino. Um indivíduo caracterizado pela ausência de pigmento. Normalmente aplicado a animais cuja pele, cabelos e olhos são despigmentados, e cuja pele e olhos são rosados pela transparência que evidencia os vasos sanguíneos. Também usado para descrever plantas nas quais um determinado pigmento (geralmente clorofila) está ausente.

Alelo (também **alelomorfo**; adj., **alélico** ou **alelomórfico**). Um membro de um par ou uma série de genes que podem ocorrer em um determinado *locus* em cromossomos homólogos.

Aleurona, camada. Camada mais externa do endosperma em algumas sementes, rica em grãos de aleurona (proteináceo); tipicamente células triplóides.

Alfa hélice. Uma estrutura secundária tipicamente helicoidal encontrada em muitas proteínas. Em cada volta da hélice temos 3,6 aminoácidos.

Alopoliplóide. Um poliplóide que tem conjuntos cromossômicos completos de espécies diferentes.

Alostérica. Aplicado a uma enzima (ou proteína) que tem dois ou mais sítios receptores (ou de ligação) não superpostos.

Alternância de gerações. A ocorrência regular de alternância de fases haplóide (gametófito) e diplóide (esporófito) no ciclo de vida de plantas com reprodução sexuada.

Âmber. O códon sem sentido UAG.

Ambigüidade. A codificação de mais de um aminoácido por um determinado códon. Veja também código genético e códon.

Ames, teste de. Um teste bacteriológico para mutagenicidade, usado para triagem de substâncias químicas suspeitas por sua carcinogenicidade.

Amina, grupo. O grupamento químico-NH_2.

Aminoácido. Uma classe de substância química que contém um grupamento amina (NH_2) e um grupamento carboxila (COOH), mais uma cadeia lateral; a unidade constitucional básica das proteínas.

Amniocentese. Um método para testar o genótipo de uma criança não-nascida pela retirada de uma pequena quantidade de líquido de bolsa amniótica; ele contém células fetais que se soltaram.

Anáfase. Estágio da divisão nuclear caracterizado pelo movimento de cromossomos, pelo fuso, do equador para os pólos. Começa com a separação dos centrômeros e termina com o momento dos cromossomos para os pólos.

Aneuploidia. Variação no número de cromossomos (cromossomos inteiros), porém menor que o conjunto todo. Por exemplo, 2n + 1 (trissomia), 2n − 1 (monossomia).

Anfidiplóide. Um indivíduo tetroplóide, isto é, tendo dois conjuntos de cromossomos de cada uma de duas espécies ancestrais conhecidas. Um alotetraplóide no qual a fonte (espécie) dos dois genomas diferentes é claramente conhecida. Veja também *Alopoliplóide*.

Angstrom (Å). Uma medida de comprimento ou distância, em geral usada para descrever dimensões intra- ou intermoleculares. Igual a 1×10^{-10} metro e 1×10^{-1} nanômetro.

Anisogomia. Reprodução sexual envolvendo gametas similares na morfologia, porém diferentes em tamanho.

Antera. O microsporângio das plantas florescentes. Parte distal do estame no qual são produzidos os microsporos e depois os grãos de pólen.

Antibiótico. Qualquer substância química, elaborada por um organismo vivo (em geral um microrganismo), que mata ou inibe o crescimento de uma bactéria.

Anticódon. O grupo de três nucleotídeos no RNA transportador que se pareia complementarmente com três nucleotídeos do RNA mensageiro, durante a biossíntese de proteínas.

Anticorpo. Uma substância que age para neutralizar um antígeno específico, em um organismo vivo.

Antígeno. Qualquer substância, em geral uma proteína, que causa a produção de um anticorpo, quando introduzido em um organismo vivo.

Antiparalelo. Um termo usado para se referir à disposição oposta, porém paralela, dos dois filamentos açúcar-fosfato na dupla hélice do DNA. A orientação 5'-3' de um desses filamentos alinha-se à orientação 3'-5' do outro filamento.

Ascosporo. Um dos esporos monoplóides (haplóides) assexuados contido no saco dos fungos ascomicetos, tais como a *Neurospora* e as leveduras.

Ascus (pl. **asci**). O meioesporângio em forma de saco, geralmente alongado, no qual são produzidos os ascosporos nos fungos ascomicetos.

Assexuada, reprodução. Qualquer processo de reprodução que não envolva a fusão de células. A reprodução vegetativa por partes do corpo é, às vezes, distinguida como um tipo separado.

Ativador. Um elemento controlador autônomo que tem a capacidade de cortar a si próprio de um local cromossômico e se transpor para outro local.

ATP. Trifosfato de adenosina composto rico em energia que participa das reações de armazenamento e uso de energia na célula.

Auto-imunidade. A produção de anticorpos contra seus próprios tecidos.

Autofertilização. O funcionamento em um único indivíduo tanto como genitor masculino quanto feminino. As plantas são autofertilizadas quando os gametas masculino e feminino são fornecidos pelo mesmo indivíduo.

Autônomo, elemento. Um elemento de transposição capaz de excisão e transposição independente.

Autopoliplóide. Um poliplóide no qual todos os conjuntos de cromossomos são da mesma espécie.

Autossomo. Um cromossomo não associado com o sexo do indivíduo e portanto possuído aos pares pelos membros diplóides dos dois sexos.

Auxotrófico. Um indivíduo que, incapaz de realizar determinada síntese, requer a suplementação do meio mínimo com algum fator de crescimento.

Bacteriófago. Veja *Fago*.

B, células. Células brancas do sangue produzidas pela medula óssea, que produzem anticorpos.

Balbiani, anel de. Um *puff* produtor de RNA nos cromossomos poligénicos do díptero *Chironomus*.

Barr, corpúsculos de. O cromossomo X inativo, densamente corável, condensado, geralmente encontrado próximo à membrana nuclear no núcleo das células somáticas das fêmeas XX. O número de corpúsculos de Barr em tais núcleos é de um a menos que o total de cromossomos X.

Base, análogo de. Uma purina ou pirimidina ligeiramente modificada que pode substituir uma base normal em uma molécula de ácido nucleico.

Bivalente. Um par de cromossomos homólogos em sinapse.

Carboxila, grupo. Um grupo químico ácido, $-COOH$.

Carcinógeno. Qualquer agente físico ou químico que causa câncer.

Cariocinese. A divisão do núcleo durante a divisão celular.

Cariolinfa. Um material líquido claro no interior do núcleo.

Cariótipo. O complemento cromossômico somático de um indivíduo, geralmente definido na metáfase mitótica pela morfologia (incluindo a posição do centrômero, e geralmente por técnicas especiais de coloração, como bandeamento fluorescente) e número, disposto em uma seqüência que é padrão para cada organismo.

Carotenóide. Qualquer um dos pigmentos amarelos, laranja ou vermelho, nas plantas, associados à clorofila e na gordura animal.

C, bandas. Um método de corar cromossomos que envolve o tratamento com álcalis e hidrólise controlada com soluções de tampão salinas. A técnica enfatiza as regiões centroméricas.

Células, cultura de. O cultivo de células *in vitro*.

Centímetro (cm). 1×10^{-2} metro.

Centimorgan. Uma unidade de distância relativa entre genes ligados: igual a 1% de *crossing-over*. Veja também *Morgan, unidade*.

Centríolo. O grânulo central do centrossomo.

Centrômero. Uma região especializada e complexa do cromossomo, a qual consiste em um cinetócoro para cada cromátide irmã.

Centrossomo. Um corpúsculo citoplasmático autopropagante presente nas células animais e de algumas plantas inferiores, que consiste em um centríolo e um áster em cada pólo do fuso, durante a divisão nuclear.

Cinetócoro. A região de fixação (dentro do centrômero) dos microtúbulos do fuso nas células que estão sofrendo mitose ou meiose.

Cis, disposição. Ligação dos dominantes de dois ou mais pares de alelos em um cromossomo e os recessivos do cromossomo homólogo.

Cis, trans, teste. Um teste para determinar se dois sítios mutantes estão no mesmo ou em diferentes cistrons. Na configuração cis ambas as mutações estão no mesmo cromossomo e ambos os alelos selvagens estão no homólogo. Na configuração trans, cada homólogo tem um mutante e um tipo selvagem (ex., a^1 a^+/a^+a^2). Na configuração cis ocorre o fenótipo selvagem; na trans, ocorre o fenótipo mutante.

Citidílico, ácido. O ribonucleotídio contendo a pirimidina citosina.

Citidina. O ribomucleosídio contendo a pirimidina citosina.

Citocinese. A divisão do citoplasma durante a divisão celular.

Citogenética. O estudo das estruturas e mecanismos celulares associados à genética.

Citologia. O estudo da estrutura e função das células.

Citosina. Uma base pirimidínica que ocorre no DNA e RNA. Parecia-se com guanina no DNA.

Clone. Um grupo de células ou organismos, derivados de uma única célula ancestral ou indivíduo, sendo todos geneticamente iguais.

Cloroplasto. Organela citoplasmática contendo vários pigmentos, particularmente a clorofila absorvente de luz, e também DNA e polissomos.

Codificante, seqüência. A parte de um gene eucariótico, separada por seqüências intercalares, que verdadeiramente codifica a proteína.

Código. Veja *Código genético*.

Codominância. A condição de heterozigotos na qual ambos os membros de um par de alelos contribuem para o fenótipo, o qual é então uma *mistura* das características fenotípicas produzidas por ambas as condições homozigotas. Em gado, o cruzamento de vermelho × branco produz o ruão, cuja pelagem consiste em fios vermelhos e fios brancos. A codominância difere da dominância incompleta.

Códon. Um conjunto de nucleotídios que é específico para um determinado aminoácido na síntese de proteínas. Consiste em três nucleotídios, o último dos quais, no caso de alguns aminoácidos, pode ser qualquer um dos quatro nucleotídios.

Coincidência. A freqüência observada de *crossing* duplos, dividido por sua freqüência calculada ou esperada. Expressa como um número puro. É uma medida da interferência. Na interferência positiva a coincidência é menor que 1; na interferência negativa a coincidência é maior que 1.

Col, fatores. Plasmídios nas bactérias que conferem a habilidade de produzir colicinas (antibióticos lipocarboidratoprotéicos).

Colinearidade. Diz-se de um código genético no qual a seqüência de nucleotídios corresponde à seqüência de resíduos de aminoácidos em um polipeptídio.

Complementação. A capacidade de segmentos do DNA linearmente adjacente se suplementarem no efeito fenotípico. Genes complementares, quando juntos interagem para produzir uma expressão diferente de um caráter.

Complementar, pareamento. Pareamento de bases no qual A sempre se pareia com T, e G sempre está pareado com C.

Condicional, letal, mutação. Uma mutação que é letal sob certas condições.

Conjugação. Associação lado a lado de dois corpos, como nos cromossomos pareados na meiose, ou de dois organismos durante a reprodução sexual.

Consenso, seqüência de. Uma seqüência de nucleotídios geralmente presente em um segmento de DNA de interesse.

Constante, região. Parte da molécula de anticorpos que tem a mesma seqüência de aminoácidos entre um grande grupo de tipos de anticorpos.

Constitutiva, enzima. Uma enzima que é constantemente produzida independentemente das condições ambientais.

Controlador, elemento. Um tipo do elemento de transposição que causa mutações altamente instáveis.

Co-repressor. Uma pequena molécula que inibe a transcrição de genes em um óperon ligando-se à proteína reguladora. O co-repressor é geralmente o produto final de uma via.

CpDNA. O DNA situado em cloroplastos.

Cromátide. Uma das duas metades longitudinais idênticas de um cromossomo, que compartilha um centrômero com a cromátide irmã. Isto resulta de replicação dos cromossomos durante a intérfase.

Cromatina. O material nuclear que compreende os cromossomos. O complexo DNA-proteína, ou nucleoproteína.

Cromossomo. Estruturas nucleoprotéicas, geralmente em forma de bastão durante a divisão celular, sendo a base física dos genes nucleares, que estão dispostos linearmente. Cada espécie tem um número característico de cromossomos, embora existam indivíduos com menos ou mais do que esse número característico, especialmente nas plantas.

Cronômero. Espessamento pequeno, corável, disposto linearmente ao longo de um cromossomo.

Crossing, forma. Dito de uma cromátide ou gameta resultante de *crossing-over*.

Crossing-over. Processo pelo qual os genes são trocados entre cromátides não-irmãs de cromossomos homólogos. O *crossing* desigual pode ocorrer, resultando em uma cromátide com duplicação de um gene, enquanto a outra não o recebe. O quiasma é a evidência visível do *crossing-over*.

Crossing, unidade de. Um valor de *crossing* de 1% entre genes ligados. Veja também *Unidade de mapa*.

Cruzada. Material de reação (CRM). Uma proteína defeituosa produzida por um gene mutante, enzimaticamente inativa mas antigenicamente similar à proteína tipo selvagem.

C-terminal. A ponta da cadeia peptídica que tem o grupamento carboxila do último aminoácido da seqüência; escrito na ponta direita da fórmula estrutural.

Dalton. Uma unidade igual à massa do átomo de hidrogênio ($1,67 \times 10^{-24}$g).

Deficiência. Veja *Deleção*.

Degeneração. Diz-se de um código genético no qual um determinado aminoácido é codificado por mais de um códon.

Deleção. A perda de parte de um cromossomo, em geral envolvendo um ou mais genes (raramente uma parte de um gene).

Deleção, alça de. A alça formada pela parte não-sináptica de um cromossomo inalterado, causada por uma deleção no cromossomo homólogo.

Deriva. Veja *Genética, deriva*.

Desenroladoras, proteínas. Proteínas que se ligam, e desenrolam, a dupla hélice de DNA na forquilha de replicação.

Desoxiadenílico, ácido. O desoxirribonucleotídio contendo a purina adenina.

Desoxiadenosina. O desoxirribonucleosídio contendo a purina adenina.

Desoxicitidílico, ácido. O desoxirribonucleosídio contendo a pirimidina citosina.

Desoxicitidina. O desoxirribonucleosídio contendo a pirimidina citosina.

Desoxiguanílico, ácido. O desoxirribonucleosídio contendo a purina guanina.

Desoxiguanosina. O desoxirribonucleosídio contendo a purina guanina.

Desoxirribonucleico, ácido (DNA). Uma molécula de ácido nucleico, geralmente dupla hélice, composta de dois filamentos de desoxirribosefosfato conectados pelas bases que estão ligadas ao açúcar; o material genético de todos os organismos vivos e muitos vírus.

Desoxirribonucleosídio. Parte da molécula de DNA composta de uma desoxirribose mais uma purina ou pirimidina.

Desoxirribonucleotídio. Parte da molécula de DNA composta de uma desoxirribose, fosfato e uma purina ou pirimidina.

Desoxirribose. O açúcar de 5 carbonos do DNA.

Desvio. O afastamento do esperado ou da norma.

Dicêntrico. Dito de um cromossomo ou cromátide com dois centrômeros.

Diíbrido. Um indivíduo heterozigoto para dois pares de alelos; também dito de um cruzamento entre indivíduos que difiram em dois pares de genes.

Dióico. Indivíduos que produzem ou espermatozóides ou óvulos, mas não ambos. Nas espécies dióicas, os sexos são separados. Compare com os monóicos.

Diplóide. Um indivíduo ou célula com dois conjuntos complexos de cromossomos.

Disgênico. Qualquer efeito ou situação que é ou tende a ser prejudicial à genética de futuras gerações.

Disjunção. A separação de cromossomos homólogos durante a anáfase I da meiose.

DNA-ligase. Uma enzima que catalisa a união covalente dos segmentos de um filamento de açúcar-fosfato interrompidos, na dupla hélice no DNA.

DNA-polimerase. Uma das enzimas de um sistema que catalisa a formação de DNA de desoxirribonucleotídios, usando um filamento de DNA como molde.

DNase I. Uma endonuclease que digere DNA unifilamentar ou bifilamentar.

DNA-topoisomerase. Uma classe de enzimas que produz quebras em um ou ambos os filamentos do DNA durante a replicação para liberar a tensão causada pela separação dos dois filamentos.

Dominância. A situação na qual um membro de um par de genes alélicos se expressa totalmente (dominância completa) ou em parte (dominância incompleta) em relação ao outro membro.

Dominante. Pertencente a um par de alelos que se expressa nos heterozigotos. Também o caráter produzido por um gene dominante.

Domínio. Uma seqüência de aminoácidos dentro de uma proteína que pode ser identificada com uma determinada função.

Duplicação. Uma aberração cromossômica na qual um segmento de um cromossomo portador de *loci* específico está repetido.

Efetor (molécula). Uma substância que se combina com proteínas reguladoras, ativando-as ou inativando-as quanto à sua habilidade de se ligar a um sítio operador.

Embrionário, saco. Um gametófito feminino de uma planta florescente. Uma célula grande, de parede fina, dentro do óvulo, contendo o óvulo e vários outros núcleos, dentro do qual o embrião se desenvolve após a fertilização do óvulo.

Endonuclease. Uma enzima que quebra as ligações fosfodiéster internas em uma molécula DNA.

Endoplasmático, retículo. Um sistema de membranas duplas no citoplasma, contínuo com a membrana nuclear e portador de numerosos ribossomos.

Endosperma. Um tecido poliplóide (em muitas espécies) armazenador de alimentos, em muitas sementes de angiospermas, formado pela fusão de duas (ou mais) células femininas e um espermatozóide.

Enzima. Qualquer substância, total ou parcialmente protéica, que regula a velocidade de uma reação bioquímica específica nos organismos vivos.

Epissomo. Uma molécula de DNA circular, fechada, que pode estar presente em uma determinada célula (bactéria), seja separada no citoplasma ou integrada no cromossomo. F, ou fator de fertilidade, em *E. coli* é um exemplo. Veja também *Plasmídio*.

Epistasia. O mascaramento do efeito fenotípico de um ou ambos os membros de um par de alelos por um gene de um par diferente. O gene mascarado é dito hipostático.

Equatorial, placa. A figura formada no equador do fuso na divisão nuclear.

Equilíbrio, freqüência. Em uma população, a freqüência gênica que varia não-direcionalmente em torno da média em uma quantidade descrita pelo desvio-padrão sob condições de pressão de seleção e taxa de mutação inalteradas, sem mistura de outras populações.

Especializada, transdução. Um tipo de transdução onde apenas alguns genes bacterianos são transferidos, pois o fago só tem sítios específicos de integração no cromossomo hospedeiro.

Espermátide. As células haplóides, resultantes de meiose de um espermatócito primário que irão transformar-se em espermatozóide.

Espermatócito. A célula que sofre meiose pode produzir quatro espermátides.

Espermatogênese. O desenvolvimento do espermatozóide.

Esporo. Um protoplasto reprodutivo assexuado capaz de se desenvolver em um novo indivíduo. Veja também *Meiósporo*.

Esporócito. Nas plantas, um meiócito.

Esporófito. Nas plantas, a fase do ciclo de vida que se reproduz assexuadamente por meiósporos e é caracterizada por ter um número duplo (geralmente diplóide) de cromossomos.

Esporogênese. Formação de esporos.

Estame. A parte da planta, a flor, que produz microsporos (que, por sua vez, produz gametas masculinos). Às vezes, é "incorretamente", referido como a parte floral masculina.

Eucarioto. Qualquer organismo ou células com núcleos individualizados. Contrasta com *procarioto*.

Eucromatina. A cromatina que não está condensada durante a intérfase e condensada durante a divisão nuclear, atingindo o máximo na metáfase. Os segmentos bandeados de cromossomos politênicos de *Drosophila* (nas glândulas salivares) contêm eucromatina.

Euploidia. Variação no número de cromossomos por grupos inteiros ou múltiplos exatos do número monoplóide (haplóide), *e.g.*, diplóide, triplóide. Os euplóides acima do nível diplóide podem ser coletivamente chamados poliplóides.

Excisão, reparo. Reparo de lesões de DNA pela remoção de um segmento danificado e substituição por um segmento correto recém-sintetizado.

Exon. Seqüências de DNA de um cistron que são transcritas em mRNA. Veja também *Intron*.

Expressividade. O grau de expressão fenotípica dentro de um fenótipo sob uma variedade de condições ambientais.

Extrato livre de células. Um líquido extraído de materiais solúveis de células obtido pela ruptura e descarga de materiais particulados e células intactas.

F_1. A primeira geração filial; primeira geração resultante de um cruzamento.

F_2. A segunda geração filial; a geração resultante no intercruzamento ou autofecundação de membros da F_1.

Fago. Um vírus que infecta bactéria.

Falciforme, anemia. Anemia nos seres humanos herdada como autossômica recessiva e devida a uma única substituição na cadeia beta de globina.

F^-, célula. Uma bactéria que não tem o fator fertilidade (F); atua como célula receptora da conjugação.

F^+, célula. Uma célula bacteriana com o fator fertilidade (F) como um plasmídio no citoplasma.

F', célula. Bactéria cujo fator de fertilidade induz alguns genes cromossômicos.

F, fator. O fator de fertilidade na bactéria *Escherichia coli*; é composto de DNA e deve estar presente para que uma célula funcione como doadora na conjugação. Veja também *Epissomo*.

Fenótipo (adj. **fenotípico**). O aparecimento de caráter discernível de um indivíduo, o qual é dependente de sua constituição genética, geralmente expresso em palavras, *e.g.*, "alto", "anão", "selvagem" etc. Fenótipos idênticos não dão necessariamente prole igual.

Fertilidade, fator. Veja *F, Fator*.

Filogenia. O desenvolvimento evolutivo de uma espécie ou outro grupo taxonômico.

Fixação. Quando se atinge a freqüência gênica de 1,0.

Fosfodiéster, ligação. Uma ligação entre um açúcar e um grupo fosfato na seqüência açúcar-fosfato do DNA.

Fotorreativação. Uma reversão induzida por luz ultravioleta causando dano às células.

Frágil, sítio. Um espaço não-corado em um cromossomo, herdado de modo mendeliano, e sujeito a quebra.

Fundador, efeito. Alteração na freqüência gênica de uma nova população fundada por uma amostra muito pequena de uma população existente. Nesse caso, o grupo fundador não possui uma freqüência gênica representativa de população original.

Gameta. Um protoplasto, que no processo de reprodução sexual se fusiona com outro protoplasto.

Gametófito. Nas plantas, a fase do ciclo vital que tem reprodução sexuada por gametas e caracterizada por ter o número de cromossomos reduzidos, geralmente haplóide.

G, bandas. Bandas coradas em cromossomos produzidas pelo tratamento com tripsina e coradas com Giemsa. A eucromatina cora-se levemente e a heterocromatina fortemente, produzindo bandas G características.

Gene. O determinante de um caráter hereditário. Um segmento particular de uma molécula de DNA, geralmente situado em um cromossomo. Veja também *Muton, Recon* e *Cistron*.

Generalizada, transdução. Transdução induzida por fago na qual o fago pode inserir-se em qualquer parte do cromossomo hospedeiro.

Genética, carga. A redução proporcional da adaptabilidade média, em relação a um genótipo ótimo; o número médio de letais por indivíduo na população.

Genética, deriva. Uma alteração de freqüência gênica em uma população. *Deriva invariável (steady)* é uma alteração dirigida na freqüência para valores maiores ou menores: *deriva aleatória* é uma flutuação aleatória da freqüência gênica causada pelo acaso nos padrões de reprodução ou devida a erros de amostragem.

Genético, código. A coleção de trincas de base do DNA e RNA portadora de informação genética através da qual são sintetizadas proteínas na célula.

Genético, equilíbrio. Constância de uma determinada freqüência genética por sucessivas gerações.

Genético, polimorfismo. A ocorrência contínua em uma população de duas ou mais variantes genéticas descontínuas que não podem ser devidas à mutação recorrente.

Gênica, freqüência. A proporção de um alelo de um par ou série presente na população ou em uma amostra. O número de *loci* nos quais um gene ocorre, dividido pelo número de *loci* nos quais ele pode ocorrer, expressa como um número entre 0 e 1.

Gênica, interação. O efeito coordenado de dois ou mais genes na produção de um determinado caráter fenotípico.

Gênica, livraria. Uma grande coleção de vetores de clonagem contendo um conjunto completo de fragmentos do genoma de um organismo.

Gênico, *pool*. O total de genes de uma população.

Genoma. Um conjunto completo de cromossomos, ou de genes cromossômicos, herdado como uma unidade de um genitor, ou o genótipo inteiro de uma célula ou um indivíduo.

Genótipo (adj. **genotípico**). O conteúdo ou constituição genética de um indivíduo, com relação aos caracteres considerados, geralmente expresso como um símbolo, *e.g.*, "+", "D", "Dd", "Str". Indivíduos do mesmo genótipo só produzem prole igual a si. Veja *Fenótipo*.

Ginandromorfo. Um indivíduo em que parte do corpo exibe caracteres sexuais masculinos e parte exibe caracteres femininos.

Guanina. Uma base purínica que ocorre no DNA e RNA. Pareia-se normalmente com citosina no DNA.

Haplo. Prefixo do número de cromossomos indicador de um indivíduo cujas células somáticas apresentam a falta de um membro desse par cromossômico.

Haplóide. Um indivíduo ou célula com um único conjunto completo de cromossomos. Sinônimo, *monoplóide*.

Hardy-Weinberg, equilíbrio. Ocorrência em uma população de três genótipos, dois homozigotos e um heterozigoto. (*e.g., AA, Aa* e *aa*), onde as freqüências dos três genótipos são p^2 para dominantes homozigotos, $2pq$ para heterozigotos e q^2 para homozigotos recessivos, e p = freqüência de A e q = freqüência de a. Nessas freqüências não há mudança nas freqüências genotípicas desde que os mecanismos de isolamento, freqüência de mutação e deriva sejam constantes.

HeLa, células. Células originadas (1952) de um carcinoma de cérvice, mantidas como linhagem celular padrão para experimentos genéticos e histológicos. "HeLa" é derivado do pseudônimo (Helen Lane) da paciente original (Henrietta Lacks).

Helicase. Uma enzima que desenrola a dupla hélice do DNA, em conjunto com uma DNA-polimerase III.

Hélice, proteína desestabilizadora. Proteínas que se ligam a um dos filamentos da molécula da DNA, impedindo que ela assuma uma conformação bifilamentar durante a replicação.

Hemizigoto. Um indivíduo com apenas uma cópia de um determinado gene; ou um gene presente apenas uma vez. Designa um organismo haplóide, um gene ligado ao sexo nos machos XY (ou um indivíduo XY com relação a um determinado gene ligado a X) ou um indivíduo heterozigoto para uma dada deleção cromossômica.

Hemofilia. Um distúrbio metabólico caracterizado por intenso sangramento até mesmo de pequenas feridas devido à falta de formação de fatores de coagulação. Está associada a um gene recessivo ligado ao sexo.

Hemoglobina. Um pigmento ferro-protéico do sangue que funciona nas trocas de oxigênio de células vivas.

Heredograma. A história ancestral de um indivíduo. Uma representação esquemática de tal história.

Hermafrodita. Um indivíduo com órgãos reprodutivos tanto masculino quanto feminino.

Heterocromatina. Cromatina condensada. A heterocromatina constitutiva ocorre na região centromérica dos cromossomos e em várias posições intercalares características de um determinado espécime; ela inclui algumas regiões geneticamente ativas importantes. A *heterocromatina facultativa* é aquela que torna todos os cromossomos geneticamente inativos. (*e.g.*, o cromossomo X nas mulheres) ou partes de alguns outros cromossomos.

Heterodúplex. Um ácido nucleico bifilarmentar no qual os dois filamentos têm origens diferentes e portanto não são perfeitamente complementares.

Heterogamético, sexo. O sexo com um ou dois cromossomos sexuais diferentes, como XO, XY ou ZW. O sexo heterogamético produz dois tipos de gametas com relação a cromossomos sexuais, *e.g.*, espermatozóides X e Y em seres humanos.

Heterogêneo nuclear, RNA (hnRNA). Moléculas não processadas de RNA situadas no núcleo.

Heterosporia. Nas plantas superiores, a produção de dois tipos de meiócitos (megasporócitos e microsporócitos) que dão origem a dois tipos diferentes de meiósporos. Compare com *homosporia*.

Heterozigose (adj. **heterozigoto**). Um indivíduo cujos cromossomos possuem genes diferentes em um determinado par alélico ou série. Os heterozigotos produzem mais de um tipo de gametas com relação a um determinado *locus*.

HLA. Antígenos leucocitários humanos; antígenos situados na superfície de leucócitos e que afetam a compatibilidade tissular em transplantes de órgãos e enxertos da pele. Esses antígenos ocorrem em um grande número de tipos e são produzidos por pelo menos quatro *loci* muito intimamente ligados (na seqüência DBCA) no autossomo 6. Coletivamente, constituem o *complexo principal da histocompatibilidade* (MHC).

Hognes box. Uma seqüência de aproximadamente 30 pares de bases "acima" de um gene eucariótico à qual se liga a RNA-polimerase II.

Holândrico, gene. Um gene situado apenas no cromossomo Y nas espécies XY.

Homeobox. Um segmento de DNA altamente conservado encontrado em todos os genes hemeóticos. Esta seqüência pode codificar a parte de uma proteína regulatória que se liga ao DNA.

Homeótica, mutação. Uma mutação na qual um padrão de desenvolvimento é substituído por outro. Os genes nos quais ocorre a mutação parecem estar envolvidos na regulação de padrões de desenvolvimento possivelmente codificando proteínas que se ligam ao DNA. As mutações antenapedia e bitórax são mutações homeóticas.

Homogamético, sexo. O que possui dois cromossomos sexuais idênticos (XX ou ZZ). Os gametas produzidos pelo sexo homogamético são todos iguais com relação à constituição de cromossomos.

Homólogo. Veja *Homólogos, cromossomos*.

Homólogos, cromossomos. Cromossomos que ocorrem aos pares (nos diplóides), um derivado de cada um dos genitores. Normalmente (exceto para cromossomos associados com o sexo), esses cromossomos são morfologicamente semelhantes e possuem os mesmos *loci*. Cada membro de tal par é *homólogo* do outro.

Homosporia. Nas plantas, a produção de um só tipo de meiócito que origina meiósporos morfologicamente indistinguíveis um do outro.

Homozigoto. Um indivíduo cujos cromossomos possuem genes idênticos para um determinado par ou série de alelos. Os homozigotos só produzem um tipo de gameta com relação a determinado *locus*.

Híbrido. Um indivíduo que resulta de cruzamento entre dois genitores geneticamente diferentes.

Hibridoma. Uma célula híbrida entre uma célula B produtora de anticorpos e uma célula tumoral, que se divide indefinidamente e produz um único anticorpo (anticorpo monoclonal), em cultura.

Hifa. Um dos filamentos de um micélio em fungos.

Histona. Uma dentre várias proteínas básicas, de baixo peso molecular, que pode associar-se ao DNA.

H-Y, antígeno. Um fator de histocompatibilidade determinado pelo cromossomo Y. Acredita-se que seja o principal fator determinante da masculinidade nos mamíferos. Nos seres humanos o gene para o antígeno H-Y está no braço curto do cromossomo Y.

Imunoglobulina. Um dos vários tipos de anticorpos secretados pelos plasmócitos.

Imperfeita, flor. A que não tem estames ou pistilo.

Incompleta, dominância. A condição em heterozigotos na qual o fenótipo é intermediário a dois homozigotos. Em algumas plantas o cruzamento de vermelho e branco produz uma prole rosa. A dominância incompleta difere da codominância.

Incompletamente ligados ao sexo, genes. Genes situados em partes homólogas dos cromossomos X e Y (ou Z e W).

Independente, segregação. O comportamento aleatório ou independente de genes em diferentes pares de cromossomos.

Indutível, enzima. Uma enzima sintetizada apenas na presença de um efetor.

Indutor. Veja *Efetor*.

Interfase. O estágio da vida da célula durante o qual a célula não está se dividindo.

Interferência. O aumento (interferência negativa) ou diminuição (interferência positiva) da probabilidade de um segundo cromossomo muito próximo de outro. Na maioria dos organismos a interferência aumenta com a diminuição da distância entre os *crossings*. Veja *Coincidência*.

Intersexo. Um indivíduo que apresenta caracteres sexuais intermediários a um homem e uma mulher, ou um pouco de cada sexo.

Intron (seqüência intercalar). Uma seqüência de nucleotídios no DNA que não aparece no mRNA; provavelmente eliminada do hnRNA em seu processamento. Sua função é desconhecida. *In vitro* há síntese de polipeptídios sem introns.

Inversão. A reversão da ordem de um bloco de genes em um determinado cromossomo. *PQUTSRVWX* representaria uma inversão dos genes *RSTU* na ordem alfabética normal.

Inversão, alça de. A configuração de alça em um par de cromossomos homólogos unidos, causada por uma inversão em um deles.

Invertida, repetição. Duas cópias da mesma seqüência de DNA orientada em direções opostas na mesma molécula. Comumente encontrada no final dos transposons e T-DNA de *Agrobacterium tumefaciens.*

In vitro. Processos biológicos experimentalmente induzidos fora de um organismo (literalmente, *no vidro*).

In vivo. Processos biológicos induzidos experimentalmente dentro de organismos.

Isogametas. Gametas sexualmente não diferenciados. A fusão de isogametas, que são fisicamente similares, em algumas espécies mostra que eles são quimicamente diferenciados.

Kapa. Uma partícula presente no citoplasma de alguns paramécios não possuidores de partícula kapa.

Klinefelter, síndrome. Uma doença genética devida ao cariótipo XXY. Produz machos estéreis com algum retardo mental.

Letal, gene. Um gene cujo efeito fenotípico é suficientemente drástico para matar seu portador. A morte por diferentes genes letais pode ocorrer em qualquer época desde a fertilização do oócito até a idade avançada. Os genes letais podem ser dominantes, incompletamente dominantes ou recessivos.

Ligação. A ocorrência de genes diferentes no mesmo cromossomo. Eles não se segregam independentemente na meiose. Veja também *Sintenia.*

Ligação, grupo de. Todos os genes situados fisicamente em um determinado cromossomo.

Ligação, mapa de. Uma representação em escala, de um cromossomo, mostrando todas as posições relativas dos genes conhecidos.

Lise. Desintegração ou dissolução. Geralmente, a destruição de uma bactéria hospedeira pela infecção de partícula de fago.

Lisogênica, bactéria. Bactérias vivas que possuem fagos temperados (vírus). *Locus* (pl. **loci**). A posição ou lugar em um cromossomo ocupada por um determinado gene ou um de seus alelos.

Matriz de leitura. Mudança no código da leitura que resulta da edição ou deleção de nucleotídios em qualquer número que não 3 ou seus múltiplos.

Micélio. O corpo vegetativo filamentoso de muitos fungos.

Micrômetro (μm). Uma unidade comumente empregada para medida em microscopia, sendo igual a 1×10^{-6} metro ou 1×10^{-3} milímetro. Sinônimo, *micron (μ)* antes usado.

Micron. Veja *Micrômetro.*

Microsporo. Nas plantas, o microsporo que origina o gametófito masculino e os gametas.

Microsporócito. Nas plantas, a célula que produz microsporos por meiose. Sinônimos, *células-mãe do microsporo* e *"célula-mãe do pólen"*.

Microtúbulo. Um componente citoplasmático tubular que forma o fuso do aparelho mitótico e é encontrado especialmente em células móveis. Tem um diâmetro externo de cerca de 15 a 30 nm.

Milímetro (mm). Uma unidade de medida de distância igual a 1×10^{-3} metro.

Mitocôndrias. Pequena organela citoplasmática onde ocorre a respiração celular.

Mitose. Divisão nuclear na qual a replicação de cromossomos é seguida de separação dos produtos de replicação e sua incorporação em dois núcleos filhos. Os núcleos filhos são normalmente idênticos entre si e ao original tanto em tipo quanto em número de cromossomos. A mitose pode ou não envolver divisão citoplasmática.

Mitótico, aparelho. A coleção de estruturas citoplasmáticas que estão presentes nas células mitóticas, consistindo de ésteres (casos presentes) rodeando cada centrossomo e o fuso dos microtúbulos.

Moda. A classe ou grupo numericamente maior em uma série de medidas ou valores.

Molde. Um modelo, ou padrão. O DNA age como molde para a síntese de RNA.

Monoclonal, anticorpo. Um anticorpo específico produzido por uma linhagem celular de hibridoma.

Mono-híbrido. A prole de dois genitores homozigotos que difere em apenas um *locus* gênico ou na qual apenas um *locus* está sendo considerado.

Mono-híbrido, cruzamento. O cruzamento de dois genitores que diferem em apenas um caráter herdável, ou no qual apenas um caráter está sendo considerado.

Monóico. Indivíduo que possui tanto espermatozóides quanto óvulos.

Monoplóide. Um indivíduo com um único conjunto completo de cromossomos. Também o número fundamental de cromossomos de um só conjunto. Sinônimo, *haplóide.*

Monossômico. Um indivíduo com um dos cromossomos de um par (2n-1).

Morfologia. O estudo de forma e estrutura nos organismos.

Morgan, unidade de. Uma unidade de distância relativa entre genes em um determinado cromossomo. É igual a um valor de *crossing* de 100%.

Mosaico. Uma parte de um corpo que é composta de tecido geneticamente diferente de outra parte.

mtDNA. O DNA que ocorre como componente normal dentro da mitocôndria.

Múltiplos, alelos. Uma série de três ou mais alelos alternativos, sendo que qualquer um deles pode ocorrer em um determinado *locus* de um cromossomo.

Múltiplos, genes. Veja *Poligenes.*

Mutação. Uma súbita alteração no genótipo sem nenhuma relação com os ascendentes do indivíduo. Usado para alterações em um único gene ("mutação de ponto") e para aberrações cromossômicas.

Mutágeno. Qualquer agente que provoca mutação.

Muton. O menor segmento do DNA ou subunidade de um cistron que pode ser alterado e, portanto, levar a uma mutação. Pode ser tão pequeno quanto um par de nucleotídios.

Nanômetro (nm). Uma unidade de distância igual a 1×10^{-9} metro. Sinônimo, *milimicron (mμ).*

Não-autônomo, elemento. Um tipo de elemento controlador dependente de outro elemento autônomo para sua transposição. O elemento Ds no sistema Ac-Ds em milho é um exemplo.

Não-disjunção. A falha de separação de cromossomos homólogos na anáfase da meiose. Pode ocorrer uma *não-disjunção primária* em uma mulher XX, levando à produção de oócitos XX ou O (além dos normais com X); ou pode ocorrer (primeira divisão) em um homem XY, e resultar em espermatozóides XY e O, ou (segunda divisão) em espermatozóides XX e O ou YY e O (além dos normais com X ou Y). Pode ocorrer *não-disjunção secundária* em uma pessoa XXY, dando origem a gametas com XX, XY, X ou Y.

Não-histônica, proteína. Um grande grupo de proteínas cromossômicas, não da classe das histonas, provavelmente envolvida na regulação genética específica.

Negativo, controle. Repressão de um sítio operador por uma proteína reguladora que é produzida por um gen regulador.

Neoplasia. Uma população de células localizadas, de rápida divisão, cujo crescimento não está sujeito aos mecanismos usuais de controle do crescimento.

Normal, curva. Uma curva de distribuição simétrica, em forma de sino.

N-terminal. A ponta amino ($-NH_2$) de uma cadeia peptídica, por convenção escrita na ponta esquerda da fórmula estrutural.

Nucléolo. Corpúsculo fortemente corável contendo RNA. Múltiplas cópias de DNA codificantes de rRNA, e proteínas, ocorrem no núcleo.

Nucleosídio. Parte da molécula de DNA ou RNA composta de uma desoxirribose (no DNA), ou ribose (no RNA), mais uma purina ou pirimidina.

Nucleossomo. Cilindros em forma de discos, curtos, compostos de nucleoproteínas e espaços em intervalos de mais ou menos 100 Å nos cromossomos. As histonas H2A, H2B, H3 e H4 associam-se ao DNA nos nucleossomos.

Nucleotídio. Unidade monomérica da qual se constitui o DNA e o RNA. Consiste de uma base purínica ou pirimidínica, uma pentose e um ácido fosfórico.

Ocre. O códon sem sentido UAA.

Okazaki, fragmento de. Segmentos de aproximadamente 1.000 a 2.000 nucleotídios do filamento novo, ou replicante, de DNA. Eles são unidos em sucessão pela enzima DNA-ligase para formar a molécula normal bifilamentar de DNA.

Oligonucleotídio. Uma seqüência linear de alguns (geralmente não mais de 10) nucleotídios.

Oncogene. Um gene que induz proliferação celular descontrolada. Os oncogenes podem ser de origem celular ou viral.

Ontogenia. O desenvolvimento completo de indivíduo a partir do zigoto, esporo e assim em diante, até a forma adulta.

Opala. O códon sem sentido UGA.

Operador, sítio. Um segmento de DNA em um operon que afeta a atividade ou não atividade de cistrons associados. Pode combinar-se a um repressor e assim "desligar" os cistrons associados.

Operon. Um sistema de cistrons, sítios operador e promotor, pelos quais é regulada uma determinada atividade metabólica geneticamente controlada.

Organela. Uma estrutura citoplasmática especializada com uma função particular (ex. cloroplasto, mitocôndria).

Ovário. A gónada feminina em animais, ou a parte que contém o óvulo no pistilo de uma flor.

Ovócito. A célula diplóide que sofrerá meiose para formar um óvulo.

Ovocitogênese. A formação de um ovócito.

Óvulo. A estrutura dentro do ovário do pistilo de uma flor que se torna uma semente. Representa um megasporângio, juntamente com um tecido adjacente (integumentos), contendo o gametófito feminino (saco embrionário), no qual um dos núcleos é o óvulo.

P. A geração parenteal em um determinado cruzamento.

Padrão, desvio. Uma medida de variação em uma amostra. Simbolizado por s.

Padrão, erro, da diferença em médias. Medida do significado da diferença em duas médias de amostras. Simbolizado por S_d.

Padrão, erro, da média da amostra. Uma estimativa do desvio-padrão de uma série de médias de amostras hipotéticas que serve como uma medida de aproximação de uma determinada média de amostra com a média da população. Simbolizada por s_x.

Palíndromo. Uma seqüência de pares de bases do DNA que tem a mesma leitura nos filamentos complementares. Por exemplo, 5'GAATTC3' em um filamento, e 5'CTTAAG3' no outro filamento. As seqüências palindrômicas são reconhecidas pelas endonucleases de restrição.

Parâmetro. Valor real de algum caráter quantitativo para uma população. Compare com *estatística*.

Paracêntrico. Refere-se a uma inversão que não envolve o centrômero, atingindo apenas um dos braços do cromossomo.

Partenogênese. O desenvolvimento de um novo indivíduo a partir de um óvulo não-fertilizado.

Penetrância. A proporção de indivíduos de um determinado genótipo que apresenta o fenótipo esperado em um certo conjunto de condições ambientais.

Paricêntrica. Refere-se a uma inversão que inclui o centrômero, e portanto envolve ambos os braços de um cromossomo.

Perfeita, flor. Aquela com estames e pistilos.

Petite. Uma linhagem de levedura (*Saccharomyces*) de crescimento lento que não apresenta algumas enzimas respiratórias e forma geralmente colônias pequenas em ágar. Os *petites segregacionais* portam genes mutantes nucleares, enquanto os *petites neutros* (às vezes chamados *petites vegetativos*) possuem um DNA mitocondrial mutante.

Pilus (pl. *pili*). Uma das projeções filamentosas da superfície de uma bactéria. Um tipo de *pilus* serve como tubo de conjugação em bactéria.

Pirimidina. Base nitrogenada que ocorre no DNA (timina e citosina) ou RNA (uracil e citosina).

Pirimidina, dímero de. O composto resultante de ação de radiação UV induzindo a ligação covalente de duas timinas, duas citosinas ou de um par timina-citosina.

Pistilo. A parte da flor que produz megasporos (que por sua vez produz óvulos). Às vezes, e incorretamente, refere-se à parte feminina da flor.

Placa. Uma área clara em uma cultura de bactérias onde elas foram mortas por fungos.

Plasmagene. Um gene auto-replicante, situado no citoplasma.

Plasmídio. Originalmente, uma molécula de DNA circular, fechada, de tamanho restrito (algumas centenas de pares de nucleotídios) que existe apenas no citoplasma (da bactéria). Incapaz da integração no "cromossomo" bacteriano. Veja também *epissomo*. O termo plasmídio geralmente inclui epissomos e plasmídios.

Pleiotropia. Quando um gene influencia mais de um caráter.

Polar, glóbulo. Uma das três pequenas células produzidas durante a meiose de um ovócito, que contém um núcleo haplóide com pouco citoplasma. Não é funcional para reprodução.

Pólen. O jovem gametófito masculino de uma planta florescente, rodeado pela parede do microsporo.

Poli-A, cauda. Seqüência longa de adeninas na ponta 3' de um mRNA; adicionada após a transcrição.

Poligenes. Dois ou mais pares de alelos diferentes, com efeito supostamente cumulativo, que controlam características tais como tamanho, pigmentação, inteligência, entre outras. Os que contribuem para o caráter são chamados alelos contribuintes (efetivos). Os que não o fazem são chamados alelos não-contribuintes ou não-efetivos.

Polímero. Um composto químico que possui duas ou mais unidades do mesmo componente.

Polinucleotídio. Uma seqüência linear de muitos nucleotídios.

Polinucleotídio-fosforilase. Uma enzima que pode ligar ribonucleotídios de modo aleatório, podendo ser usada para construir uma molécula de mRNA artificial.

Polipeptídio. Um composto contendo aminoácidos unidos por ligações peptídicas. Uma proteína pode consistir em uma ou mais cadeias polipeptídicas específicas.

Poliplóide. Um indivíduo que tem mais de dois conjuntos completos de cromossomos; por ex., triplóide (3n), tetraplóide (4n).

Polirribossomo. Veja *Polissomo*.

Polissomo. Um grupo de ribossomos ligados a uma molécula de RNA-mensageiro.

Plumosos, cromossomos. Cromossomos que têm alças pareadas que se estendem lateralmente e ocorrem em núcleos de ovócitos primários; essas alças representam sítios de ativa síntese de RNA.

Politênicos, cromossomos. Cromossomos gigantes com muitos filamentos produzidos pela replicação repetida durante a sinapse em certos tecidos da larva de dípteros. Sinônimo, *cromossomo gigante*.

População. Um grupo infinito de indivíduos medidos por algum caráter variável, quantitativo, do qual se toma uma amostra.

Portador. Um indivíduo heterozigoto. Termo geralmente usado em casos de dominância completa.

Posição, efeito de. Um efeito fenotípico, dependente de uma mudança de posição, em um cromossomo, de um gene ou grupo de genes.

Positivo, controle. Ativação de um sítio operador por uma proteína reguladora, que é produzida por um sítio regulador.

Preferencial, casamento. A situação na qual a combinação entre homens e mulheres não é aleatória, mas envolve a tendência de homens de um tipo particular em se casarem preferencialmente com mulheres de um tipo particular.

Pribnow box. Uma seqüência de DNA acima do início de um códon em um gene procariótico à qual se liga uma RNA-polimerase.

Principal, complexo, de histocompatibilidade. Veja *HLA*.

Probabilidade. A possibilidade de ocorrência de um determinado evento. Geralmente expressa em número entre 0 (certeza total de que o evento não ocorrerá) e 1 (certeza total de que o evento ocorrerá).

Procarioto. Uma célula ou organismo que não tem núcleo individualizado.

Profago. Nucleoproteína (DNA ou RNA, dependendo do fago) de fago integrada ao DNA bacteriano.

Prófase. O primeiro estágio da divisão nuclear, incluindo todos os eventos até (mas não inclusive) a chegada dos cromossomos ao plano equatorial do fuso.

Prole. Indivíduos descendentes.

Promotor. Um sítio específico no DNA ao qual se liga a RNA-polimerase, para iniciar a transcrição.

Promíscuo, DNA. A ocorrência das mesmas seqüências de DNA em mais de um compartimento celular. Sugere que o DNA pode ter sido trocado entre organelas, ou entre organelas e o núcleo.

Protoplasto. Uma unidade estrutural do protoplasma. Todo o material vivo (protoplasmático) de uma célula. As duas partes principais são o núcleo e o citoplasma.

Protrotrófico. Um indivíduo capaz de realizar uma determinada síntese. Um indivíduo selvagem capaz de crescer em meio mínimo.

Pseudoalelos. Não alelos intimamente ligados que em geral são herdados como um só gene, porém demonstrados como separados pelos estudos de *crossing*.

Pseudodominância. A expressão (aparente dominância) de um gene recessivo em um *locus* oposto a uma deleção.

Pura, linhagem. Uma linhagem de indivíduos homozigotos para todos os genes considerados.

Purina. Base nitrogenada que ocorre no DNA e no RNA. Elas são a adenina e guanina.

Q, bandas. O padrão de bandeamento observado quando os cromossomos são corados com quinacrina mostarda e vistos à luz ultravioleta. Esta técnica é particularmente útil para a identificação do cromossomo Y.

Quadrado de Punnett. Um quadrado feito para se determinar todos os genótipos possíveis de um determinado cruzamento. Os genótipos dos gametas de um sexo são colocados na parte superior, e os do outro ao lado. Os genótipos dos zigotos produzidos em cada possível união são colocados dentro das subdivisões do quadrado.

Quiasma. A conexão visível ou cruzamento entre duas cromátides, visto durante a prófase I da meiose.

Quilobase (abr. **KB**). Mil nucleotídios ou pares de nucleotídios em seqüência. Pode ser usado para o DNA ou RNA.

Qui-Quadrado, teste. Um teste estatístico para a determinação da probabilidade de um grupo de valores obtidos experimentalmente ser igualado ou excedido, apenas por acaso, em relação a uma expectativa teórica.

r. A parte do plasmídio *R* que contém os genes para resistência a drogas, com a provável exceção da resistência à tetraciclina. Veja também *Fatores R* e *RTF*.

Rad. Termo que significa dose de radiação absorvida. É a quantidade de radiação ionizante que libera 100 ergs de energia em um grama de matéria.

Recessivo. Um adjetivo aplicado ao membro de um par de genes que não se manifesta na presença de seu alelo dominante.* O termo é também aplicável ao caráter produzido por um gene recessivo. Os recessivos geralmente só se expressam quando em homozigose.

Recíproca, translocação. A troca de segmentos entre dois cromossomos não-homólogos.

Recíproco, cruzamento. Um segundo cruzamento dos mesmos genótipos no qual os sexos da geração parental são invertidos. O cruzamento *AA* (♀) × *aa* (♂) é recíproco ao *aa* (♀) × *AA* (♂).

Recombinação. A nova associação de genes em um indivíduo recombinante. Esta associação surge da segregação independente de genes não ligados, pelo *crossing-over* entre genes ligados, ou de um *crossing* intracistrônico.

Recombinante. Um indivíduo derivado de um gameta que sofreu *crossing*.

Recombinante, DNA. Uma molécula de DNA (na prática geralmente um plasmídio bacteriano) que foi enzimaticamente cortada e o DNA de outro indivíduo da mesma ou de espécie diferente inserido no espaço produzido, recompondo novamente a forma circular. Muitas moléculas de DNA recombinante, portanto, podem ser construídas de tal modo que o indivíduo (ex., bactéria) passa a ter uma dotação genética previamente não associada a esse organismo.

Recon. O menor segmento do DNA ou subunidade de um cistron que é capaz de recombinação. Pode ser tão pequeno quanto um par de desoxirribonucleotídios.

Redução, divisão de. Veja *Meiose*.

Regulador, sítio. O segmento específico do DNA responsável pela produção de uma proteína reguladora que pode servir como repressor em alguns casos ou como ativador em outros. Veja também controle negativo e controle positivo.

Relacional, helicoidização. A helicoidização de cromátides uma em relação à outra.

Replicação. Formar réplicas de um modelo ou molde. Aplica-se à síntese de um novo DNA a partir de um DNA prexistente como parte da divisão nuclear.

Replicon. Um segmento seqüencialmente replicante de um ácido nucleico, controlado por um segmento conhecido como replicador. Um único replicador está presente no "cromossomo" bacteriano, enquanto os cromossomos dos eucariotos possuem grandes números de replicons em séries.

Repressor. Uma proteína produzida por um gene regulador, que pode combinar-se com e reprimir a ação de um gene operador associado.

Resistência, fator de transferência. Veja *RTF*.

Restrição, endonuclease de. Qualquer uma de um grupo de enzimas que quebram as ligações internas do DNA em pontos altamente específicos.

Restrição, sítio. A seqüência de bases na qual uma endonuclease de restrição corta a molécula de DNA; geralmente um ponto de simetria dentro de uma seqüência palindrômica.

Retrocruzamento. O cruzamento de um indivíduo da prole com um de seus genitores. Veja também *Cruzamento-teste*.

Retrovírus. Um vírus de RNA que se replica com uma transcriptase reversa. Como a enzima produz uma cópia de DNA ou RNA viral, o que é o reverso da transcrição, é usado o nome retro, sugerindo uma transcrição ao contrário.

Reversa, transcriptase. Uma enzima, existente nos retrovírus, que faz uma dupla hélice de DNA, a partir de um molde unifilamentar de RNA.

R, fatores. Plasmídios bacterianos portadores de genes para resistência a drogas. Veja também *r* e *RTF*.

Ribonucleico, ácido (RNA). Uma molécula unifilamentar de ácido nucleico, sintetizada principalmente no núcleo a partir do ácido desoxirribonucleico, composta de uma seqüência ribose-fosfato com purinas (adenina e guanina) e pirimidinas (uracil e citosina) ligadas ao açúcar ribose. O RNA tem várias funções, para levar a "mensagem genética" do DNA nuclear aos ribossomos.

Ribonucleosídio. Parte de uma molécula de RNA composta de uma molécula de ribose mais uma purina ou pirimidina.

Ribonucleotídio. Parte de uma molécula de RNA composta de uma unidade ribose-fosfato mais uma purina ou pirimidina.

Ribose. O açúcar de 5 átomos de carbono do ácido ribonucleico.

Ribossomal, RNA. O ácido ribonucleico incorporado aos ribossomos. Não tem especificidade quanto aos aminoácidos.

Ribossomo. Estrutura citoplasmática, geralmente aderente ao retículo endoplasmático, que é o local da síntese protéica. Nas bactérias os ribossomos estão livres no citoplasma. Veja também *Polissomo*.

RNase. Uma enzima que hidrolisa o RNA.

RNA-dependente, DNA-polimerase. Um grupo de enzimas que catalisa a formação de moléculas de DNA a partir de moldes de RNA. Elas ocorrem em alguns vírus (ex.: os que produzem tumores). Veja também *Reversa, Transcriptase*.

RNA-polimerase. Uma enzima que catalisa a formação de RNA a partir de trifosfatos de ribonucleotídios, usando como molde DNA unifilamentar.

RNA, processamento *(splicing)*. A remoção de grandes seqüências não codificantes (introns) de um transcrito primário de RNA, seguido da reunião de seqüências codificantes (exons) não adjacentes para produzir um mRNA funcional.

Roentgen (R). A quantidade de radiação ionizante que produz cerca de dois pares de íons por micrômetro cúbico de matéria, ou cerca de $1,6 \times 10^{12}$ pares de íons por centímetro cúbico.

RTF (fator de transferência de resistência). A parte do plasmídio *R* responsável pela transferência do fator R durante a conjugação bacteriana. Parece incluir o cistron para resistência à tetraciclina, enquanto outros fatores de resistência ocorrem na parte *r* do fator *R*.

S1, nuclease. Uma nuclease específica para ácidos nucleicos unifilamentares.

Satélite, DNA. Fração do DNA de uma célula eucariótica que difere significativamente em composição de bases na maioria do DNA, de modo que produz bandas separadas de DNA em um gradiente de densidade de CsCl. Se o DNA satélite é rico em A + T, ele é mais leve que o DNA principal; se é rico em C + G, é mais pesado que o DNA principal. As seqüências de DNA satélite são geralmente muito repetitivas.

Sedimentação, coeficiente de. A taxa de sedimentação de um soluto em um solvente apropriado na centrifugação. Um valor s de 1×10^{-13} segundo é uma *unidade Svedberg*.

Seleção, coeficiente de. A medida da adaptabilidade reduzida de um determinado genótipo; é igual a um menos o valor adaptativo deste genótipo.

Selvagem, tipo. O fenótipo mais freqüentemente encontrado nas populações naturais. O fenótipo "normal".

Semiconservativa. Replicação do DNA na qual as duas seqüências de açúcarfosfato se separam, sendo cada uma conservada como um dos dois filamentos das duas novas moléculas de DNA.

Sem pontuação. Diz-se de um código genético no qual sucessivos códons são contíguos e não separados por bases ou grupos de bases não-codificantes.

Sem sentido. Um códon que não especifica nenhum aminoácido, no código genético.

Sentido, códon com. Um códon que especifica um determinado aminoácido na síntese de proteínas.

Sentido errado. Uma mutação pela qual um determinado códon é alterado levando a incorporação de um aminoácido diferente, o que resulta em uma proteína inativa. Ele ocorre quando uma ou mais bases de um códon com sentido são alteradas, codificando um aminoácido diferente.

Sexdução. Incorporação de genes de um cromossomo bacteriano no plasmídio de fertilidade, com a subseqüente transferência de uma célula receptora na conjugação.

Sexo, caráter influenciado pelo. Aquele na qual a dominância de um alelo depende do sexo do portador, ex., calvície nos humanos é dominante nos homens e recessiva nas mulheres.

Sexo, caráter limitado ao. Aquele que se expressa apenas em um dos sexos; ex., a plumagem do galo, que é limitada aos machos normais.

Sexo, gene ligado ao. Um gene situado apenas no cromossomo X nas espécies XY (ou no cromossomo Z nas espécies ZW).

Sexuais, cromossomos. Cromossomos heteromórficos que não ocorrem em pares idênticos em ambos os sexos nos organismos diplóides. Nos humanos e nas moscas das frutas eles são chamados de cromossomos X e Y; nas aves são os cromossomos Z e W.

Shine-Delgarno, seqüência. A seqüência no mRNA que precede o códon iniciador e que serve de sítio de ligação para os ribossomos.

Significância. Em tratamentos estatísticos, os valores de probabilidade > 0,05 são ditos *não-significantes*, os ≤ 0,05 porém > 0,01 são *significantes*, os ≤ 0,01 porém > 0,001 são *altamente significantes*, e os ≤ 0,001 são *muitíssimo significantes*. Os valores significantes indicam que os resultados, embora possíveis desviam-se muito do esperado para

---

*N.R. — Isto no conceito antigo, mendeliano, mas não no conceito molecular atual.

serem aceitos apenas como resultantes do acaso.

Sinapse. O pareamento de cromossomos homólogos que ocorre na prófase I da meiose.

Sinaptinêmico, complexo. Uma estrutura que se forma entre cromossomos homólogos pareados no paquíteno, consistindo em um bastão tríplice de elementos paralelos, um denso, e elementos laterais que margeiam um complexo mediano.

Singamia. A união de núcleos de células sexuais (gametas) na reprodução.

Sintenia. A ocorrência de dois ou mais *loci* genéticos no mesmo cromossomo. Dependendo da(s) distância(s) intergênica(s) envolvida(s), podem ou não exibir uma segregação aleatória na meiose.

Soma (adj. **somático**). O corpo, células nas quais nos mamíferos e plantas florescentes encontramos dois conjuntos de cromossomos, um derivado de cada genitor.

Submetacêntrico. Um cromossomo no qual o centrômero está mais próximo de uma das extremidades do que da outra, o que resulta em braços desiguais.

Super-helicoidização. A helicoidização de uma molécula circular de DNA na qual a hélice é enrolada sobre si própria, cruzando seu próprio eixo.

Svedberg, unidade. Veja *Sedimentação, Coeficiente.*

TATA box. O mesmo que Hogness e Pribnow box. O sítio de ligação da RNA-polimerase.

Tautômero. Uma forma molecular alternativa de um composto caracterizada por um arranjo diferente de seus elétrons e prótons, quando comparada à forma comum da molécula.

Taxon. Um grupo taxonômico de qualquer tipo.

Taxonomia. O estudo da descrição, nome e classificação de organismos vivos, em cujas bases residem os sistemas de classificação.

Telocêntrico. Um cromossomo com um centrômero terminal.

Telófase. O último estágio de divisão nuclear, caracterizado pela reorganização dos núcleos interfásicos.

Temperado, fago. Um fago (vírus infectante de bactéria) que invade e se multiplica mas geralmente não lisa seu hospedeiro.

Teste, cruzamento. O cruzamento de um indivíduo (geralmente com fenótipo dominante) com outro que tenha fenótipo recessivo. Geralmente usado para se determinar se um indivíduo com fenótipo dominante é homozigoto ou heterozigoto, ou para se determinar o grau de ligação.

Tétrade. As quatro células monoplóides (haplóides) que surgem da meiose de um megasporócito ou microsporócito nas plantas. Também, um grupo de quatro cromátides associadas durante a sinapse.

Tetraplóide. Uma célula, tecido ou organismo poliplóide com quatro conjuntos de cromossomos (4n). Veja também *Poliplóide, Alopoliplóide* e *Autopoliplóide.*

Timidílico, ácido. O desoxirribonucleotídio que contém a pirimidina, timina.

Timidina. O desoxirribonucleosídio que contém a timina.

Timina. Uma base pirimidínica que ocorre no DNA. Pareia-se normalmente com adenina.

Totipotência. A propriedade de uma célula (ou células) de se desenvolver em um organismo completo e diferenciado.

Tradução. O processo pelo qual uma determinada seqüência de nucleotídios do RNA é responsável por uma seqüência de aminoácidos de uma cadeia polipeptídica.

Transcrição. Síntese de RNA mensageiro a partir de um molde de DNA.

Transcrito. A seqüência de códons resultantes de leitura que o mRNA fez dos nucleotídios do DNA, em grupos de três.

Trans, disposição. Ligação do alelo dominante de um par e o recessivo de outro no mesmo cromossomo.

Transdução. A recombinação em bactérias na qual o DNA é transferido por um fago de uma célula para outra. A transdução generalizada envolve fagos que incorporam um segmento do cromossomo bacteriano durante a formação do fago; a transdução especializada envolve fagos temperados que são sempre inseridos no cromossomo bacteriano em um local específico para esse fago.

Transformação. Recombinação genética, particularmente em bactérias, na qual o DNA puro de um indivíduo se incorpora ao de um outro.

Transgressiva, variação. Aparecimento na prole de uma expressão mais extrema de um caráter que ocorre nos genitores. Supostamente resulta

da ação cumulativa de poligenes, mas é necessário testar a variação nas linhagens parentais para verificar.

Transição. A substituição no DNA ou RNA de uma purina por outra, ou de uma pirimidina por outra.

Translocação. A mudança de uma parte de um cromossomo para outra parte do mesmo cromossomo, ou para um cromossomo diferente (veja também *Translocação recíproca*).

Transportador, RNA. RNA que transfere aminoácidos ativados para o mRNA, onde ocorre a síntese de polipeptídios.

Transposon (elemento de transposição). Um segmento de DNA, que geralmente consiste de mais de 2.000 nucleotídios e é capaz de se mover entrando ou saindo de um cromossomo ou plasmídio, e/ou de lugar para lugar dentro do cromossomo tanto em procariotos como em eucariotos. É capaz de ligar e desligar genes.

Transversão. A substituição no DNA ou RNA de uma purina por uma pirimidina ou vice-versa.

Três pontos, *crossing*. Um cruzamento-teste tríbrido (ex., *ABC/abc × abc/abc* etc.) usado primariamente no mapeamento de cromossomos.

Tríbrido. Um indivíduo heterozigoto para três pares de alelos.

Trinca. Um grupo de três nucleotídios sucessivos no RNA (ou DNA) que, no código genético, especifica um determinado aminoácido na síntese de cadeias polipeptídicas.

Triplo. Prefixo que denota um indivíduo trissômico no qual a identidade do cromossomo extra é conhecida. Por exemplo, *Drosophila* triplo-IV, ou seres humanos triplo-21.

Triplóide. Uma célula, tecido ou organismo poliplóide com três conjuntos de cromossomos (3n).

Trissômico. Um indivíduo com um cromossomo extra em um par (2n + 1).

Turner, síndrome de. Conjunto de anomalias em seres humanos devido a monossomia de um cromossomo X. São fenotipicamente mulheres, mas são estéreis.

Uniparental, herança. Padrão de herança no qual a prole recebeu determinados fenótipos apenas de um genitor. Esse padrão de herança é devido à transmissão de DNA contendo partículas citoplasmáticas.

Universal, doador. Uma pessoa com grupo sanguíneo O, cujos eritrócitos não têm antígenos A nem B e cujo sangue pode ser doado a membros de grupos O, A, B e AB, caso necessário.

Universal, receptor. Pessoa com grupo sanguíneo AB que pode receber sangue dos grupos AB, A, B ou O caso necessário.

Uracil. Uma base pirimidínica que ocorre no RNA.

Uridílico, ácido. O ribonucleotídio que contém a pirimidina uracil.

Uridina. O ribonucleosídio que contém a pirimidina uracil.

Variância. Uma estatística que fornece uma estimativa não tendenciosa da variabilidade da população. É o quadrado do desvio-padrão.

Variável, região. Parte da molécula do anticorpo que varia muito em seqüência de aminoácidos. Esta é a parte do anticorpo que reage ao antígeno.

Vetor. Uma molécula de DNA capaz de replicação na qual um gene é inserido por técnicas de DNA recombinante.

Vida, ciclo de. Toda a série de estágios de desenvolvimento de um indivíduo, do zigoto até a maturidade e morte.

Virulência. A capacidade de produzir doença.

Virulento, fago. Um fago (vírus) que destrói (lisa) sua bactéria hospedeira.

Xeroderma pigmentoso. Um distúrbio genético no qual a pele é extremamente sensível à luz do sol, ocorrendo geralmente a morte por câncer de pele. É herdado como autossômico recessivo.

X, ligação ao (ligação ao sexo). Refere-se a genes situados no cromossomo X.

X, ligado. Uma linhagem de *Drosophila* na qual os dois cromossomos X da fêmea estão permanentemente ligados (simbolizado XX) de modo que são produzidos apenas ovócitos XX e O.

Y, ligação ao (genes holândricos). Refere-se a genes situados no cromossomo Y.

Zigoto. O protoplasto resultante da fusão de dois gametas na reprodução sexuada. Um óvulo fertilizado.

ÍNDICE ALFABÉTICO

Os números em **negrito** referem-se a locais onde o assunto é tratado mais extensamente. Os números em *itálico* referem-se a inserções fora do texto (legendas, quadros, dísticos, notas etc.).

Impressão e Acabamento

Bartira

Gráfica
(011) 4393-2911

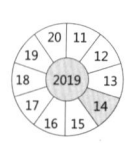